“十二五”普通高等教育本科国家级规划教材
“十三五”高等医学院校本科规划教材
住院医师规范化培训辅导教材

供基础、临床、护理、预防、口腔、中医、药学、医学技术类等专业用

实验诊断学

Laboratory Diagnostics

（第 4 版）

主　编　王建中　张　曼

副主编　姜晓峰　王贵娟　王学锋

　　　　涂建成　欧启水　李燕平

编　委（按姓名汉语拼音排序）

蔡晓红（上海交通大学医学院附属瑞金医院）
常　东（复旦大学附属浦东医院）
斗　章（佳木斯大学附属第一医院）
段　勇（昆明医科大学第一附属医院）
冯珍如（北京大学第一医院）
黄泽智（邵阳学院医学检验学院）
姜晓峰（哈尔滨医科大学附属第四医院）
李树平（湖南医药学院检验医学院）
李燕平（兰州大学第一医院）
李玉云（蚌埠医学院检验医学院）
李　智（同济大学附属杨浦医院）
梁红艳（哈尔滨医科大学附属第四医院）
刘彦虹（哈尔滨医科大学附属第二医院）
欧启水（福建医科大学附属第一医院）
潘　琳（宁夏医科大学总医院）
秦　雪（广西医科大学第一附属医院）
屈晨雪（兼秘书）（北京大学第一医院）
孙自镛（华中科技大学同济医学院附属同济医院）
唐　敏（重庆医科大学检验医学院）

涂建成（武汉大学中南医院）
王贵娟（河北医科大学医学技术学院）
王建中（北京大学第一医院）
王学锋（上海交通大学医学院附属瑞金医院）
王忠永（温州医科大学附属第一医院）
魏艳静（河北医科大学医学技术学院）
谢明章（新乡医学院第一附属医院）
徐菲莉（新疆医科大学附属中医医院）
徐亚茹（齐齐哈尔医学院附属第一医院）
徐元宏（安徽医科大学第一附属医院）
续　薇（吉林大学第一医院）
张德太（华中科技大学同济医学院附属协和医院）
张　曼（首都医科大学附属北京世纪坛医院）
郑　芳（天津医科大学医学检验学院）
郑　磊（南方医科大学南方医院）
钟　宁（山东大学临床医学院）
仲人前（海军军医大学长征医院）
周永列（杭州医学院附属人民医院）

北京大学医学出版社

SHIYAN ZHENDUANXUE

图书在版编目（CIP）数据

实验诊断学 / 王建中，张曼主编．—4 版．—北京：
北京大学医学出版社，2019.7（2025.2 重印）
ISBN 978-7-5659-1935-0

Ⅰ．①实… Ⅱ．①王…②张… Ⅲ．①实验室诊断－
医学院校－教材 Ⅳ．① R446

中国版本图书馆 CIP 数据核字（2019）第 001491 号

实验诊断学（第 4 版）

主　　编：王建中　张　曼
出版发行：北京大学医学出版社
地　　址：（100191）北京市海淀区学院路 38 号　北京大学医学部院内
电　　话：发行部 010-82802230；图书邮购 010-82802495
网　　址：http://www.pumpress.com.cn
E-mail：booksale@bjmu.edu.cn
印　　刷：北京溢漾印刷有限公司
经　　销：新华书店
责任编辑：袁朝阳　　责任校对：靳新强　　责任印制：李　啸
开　　本：850 mm×1168 mm　1/16　印张：28.75　插页：8　字数：850 千字
版　　次：2019 年 7 月第 4 版　2025 年 2 月第 8 次印刷
书　　号：ISBN 978-7-5659-1935-0
定　　价：69.00 元

修订说明

国务院办公厅颁布《关于深化医教协同进一步推进医学教育改革与发展的意见》、以"5+3"为主体的临床医学人才培养体系改革、教育部本科临床医学专业认证等一系列重要举措，对新时期高等医学教育人才培养提出了新的要求，也为教材建设指明了方向。

北京大学医学出版社出版的临床医学专业本科教材，从2001年开始，历经3轮修订、17年的锤炼，各轮次教材都高比例入选了教育部"十五""十一五""十二五"国家级规划教材。为了顺应医教协同和医学教育改革与发展的要求，北京大学医学出版社在教育部、国家卫生健康委员会和中国高等教育学会医学教育专业委员会指导下，经过前期的广泛调研、综合论证，启动了第4轮教材的修订再版。

本轮教材基于学科制课程体系，在院校申报和作者遴选、编写指导思想、临床能力培养、教材体系架构、知识内容更新、数字资源建设等方面做了优化和创新。共启动46种教材，其中包含新增的《基础医学概论》《临床医学概论》《诊断学》《医患沟通艺术》4种。《基础医学概论》和《临床医学概论》虽然主要用于非临床医学类专业学生的学习，但须依托于临床医学的优秀师资才能高质量完成，故一并纳入本轮教材中。《诊断学》与《物理诊断学》《实验诊断学》教材并存，以满足不同院校课程设置差异。第4轮教材修订的主要特点如下：

1. 为更好地服务于全国高等院校的医学教育改革，对参与院校和作者的遴选精益求精。教材建设的骨干院校结合了研究型与教学型院校，并注重不同地区的院校代表性；由各学科的委员会主任委员或理事长和知名专家等担纲主编，由教学经验丰富的专家教授担任编委，为教材内容的权威性、院校普适性奠定了坚实基础。

2. 以"符合人才培养需求、体现教育改革成果、教材形式新颖创新"为指导思想，以深化岗位胜任力培养为导向，坚持"三基、五性、三特定"原则，密切结合国家执业医师资格考试、全国硕士研究生入学考试大纲。

3．部分教材加入了联系临床的基础科学案例、临床实践应用案例，使教材更贴近基于案例的学习、以问题为导向的学习等启发式和研讨式教学模式，着力提升医学生的临床思维能力和解决临床实际问题的能力；适当加入知识拓展，引导学生自学。

4．为体现教育信息化对医学教育的促进作用，将纸质教材与二维码技术、网络教学平台相结合，教材与微课、案例、习题、知识拓展、图片、临床影像资料等融为一体，实现了以纸质教材为核心、配套数字教学资源的融媒体教材建设。

在本轮教材修订编写时，各院校对教材建设提出了很好的修订建议，为第4轮教材建设的顶层设计和编写理念提供了详实可信的数据储备。第3轮教材的部分主编由于年事已高，此次不再担任主编，但他们对改版工作提出了很多宝贵的意见。前3轮教材的作者为本轮教材的日臻完善打下了坚实的基础。对他们的贡献，我们一并表示衷心的感谢。

尽管本轮教材的编委都是多年工作在教学一线的教师，但囿于现有水平，书中难免有不当之处。欢迎广大师生多提宝贵意见，反馈使用信息，以臻完善教材的内容，提高教材的质量。

"十三五"高等医学院校本科规划教材评审委员会

序

国务院办公厅《关于深化医教协同进一步推进医学教育改革与发展的意见》（以下简称《意见》）指出，医教协同推进医学教育改革与发展，加强医学人才培养，是提高医疗卫生服务水平的基础工程，是深化医药卫生体制改革的重要任务，是推进健康中国建设的重要保障。《意见》明确要求加快构建标准化、规范化医学人才培养体系，全面提升人才培养质量。要求夯实5年制临床医学教育的基础地位，推动基础与临床融合、临床与预防融合，提升医学生解决临床实际问题的能力，推进信息技术与医学教育融合。从国家高度就推动医学教育改革发展作出了部署、明确了方向。

高质量的医学教材是满足医学教育改革、培养优秀医学人才的核心要素，与医学教育改革相辅相成。北京大学医学出版社出版的临床医学专业本科教材，立足于岗位胜任力的培养，促进自主学习能力建设，成为临床医学专业本科教学的精品教材，为全国高等医学院校教育教学与人才培养工作发挥了重要作用。

在医教协同的大背景下，北京大学医学出版社启动了第4轮教材的修订再版工作。全国医学院校一大批活跃在教学一线的专家教授，以无私奉献的敬业精神和严谨治学的科学态度，积极参与到本轮教材的修订和建设工作当中。相信在全国高等医学院校的大力支持下，有广大专家教授的热情奉献，新一轮教材的出版将为我国高等医学院校人才培养质量的提高和医学教育改革的发展发挥积极的推动作用。

前　言

实验诊断学（laboratory diagnostics）又称检验诊断学，是一门涉及现代医学多学科、多专业的临床应用学科，也是我国高等医学院校医学生的必修课之一。2004年，北京大学医学出版社组织国内部分高等医学院校从事大学本科教学的专家、教授编写了《实验诊断学》第1版，并且率先在国内开启以系统与器官疾病为主线编写实验诊断项目、重点阐述实验诊断的基本原理、突出临床意义及评价与问题，并适当反映学科新进展的教材编写新模式。这种创新性的教材编写思路顺应了当前国内外临床医学"器官－系统"整合教学改革的潮流，也符合临床医学生培养规律。《实验诊断学》从第1版出版发行后，就迅速得到了全国高等医学院校本科教学师生和实验诊断学专家、教授的认可与厚爱，并广泛使用。2008年，《实验诊断学》被教育部评为"十一五"普通高等教育本科国家级规划教材。2010年，《实验诊断学》第2版出版发行，并于2013年被教育部评为"十二五"普通高等教育本科国家级规划教材。2013年年底，《实验诊断学》第3版再次作为"十二五"普通高等教育本科国家级规划教材出版发行。

随着网络及媒体的发展，可获取知识的平台日益增多，但作为医学生本科主体教材的《实验诊断学》仍然必不可少。由全体专家、教授团队呕心沥血编写的一本适应信息化网络时代需求的纸质教材与在线网络资源互动的立体化教材《实验诊断学》第4版终于出版发行。为了适应当前临床医学生培养的改革趋势，《实验诊断学》第4版在第3版的基础上进行全面更新，内容编排做了重要改进，全书共分为3篇24章。第一篇为绪论，共4章，主要阐述实验诊断学概论，特别强调实验诊断结果分析与报告的临床应用。第二篇为临床疾病的实验诊断，共13章，是教学的核心内容；主要阐述临床各系统、器官疾病的检验项目与应用、实验诊断策略、常见与重要疾病的实验诊断；其中的学科新进展、学科人物和临床案例内容均作为二维码网络资源附于文中，通过手机扫描后即可阅读，这有助于知识拓展及联系临床实践。第三篇为临床实验诊断技术与应用，共7章，是教学的扩展内容，主要阐述各学科实验诊断项目的原理、参考区间、临床意义和应用评价。此外，第 4 版教材内的实验诊断思路或策略图片、实验原理示意图等，全部为统一绘制的精美彩色图，扫描二维码即可阅读。

北京大学医学部王淑娟教授等老一辈实验诊断学专家、教育家早在 20 世纪 90 年代初倡导将"实验诊断"内容从高等医学院校教材《诊断学》中分离出来；《实验诊断学》逐渐成为一门独立、完善并进展迅速的医学应用学科。随着精准医学和个体化医疗的快速发展，现代临床血液学、免疫学、生物化学、微生物学、细胞与分子遗传学等实验诊断技术已经广泛应用于临床、基础、预防和口腔医学的各个环节，特别是分子检测、基因诊断、伴随诊断和免疫学试验等实验诊断项目对恶性肿瘤的靶向治疗、免疫治疗等变得不可或缺。越来越多的医学生和医生高度重视各种疾病或生理病理状态下的检验项目与应用、实验诊断的思路与策略，并将其应用于临床疾病的预防和诊疗决策中。古人云：医非博不能通，非通不能精，非精不能专；必精而专，始能由博而约。希望本版《实验诊断学》能够帮助更多有志于医学的年轻人。

春去秋来，时光荏苒。《实验诊断学》已经过 15 年的连续改版与锤炼，第 4 版教材更加适用于全国高等医学院校临床、基础、预防和口腔医学类专业的本科与研究生教学；也可作为住院医师规范化培训的辅助教材；同时，可供临床医师、检验医师等医务工作者和医学研究人员在临床医学实践中应用与参考。

本书的编审过程得到北京大学医学部、北京大学第一医院及检验科和参编院校各级领导、专家的关怀与指导；北京大学第一医院检验科的屈晨雪、冯珍如和孙立颖老师对部分书稿做了大量卓有成效的修改、审校工作；华中科技大学同济医学院附属同济医院检验科刘为勇老师和南方医科大学南方医院检验科黄一芳老师分别绘制了本书中绝大部分彩色插图；一些参编院校的教师也协助编者付出了大量默默无闻的辛勤工作，但在书中没能留名，在此一并致谢！虽然全体编者都投入了极大的热情和精力编写本书，但书中难免存在不足之处，敬请读者、同道和专家批评指正，以便再版时修正。

王建中　张　曼
2019 年 4 月

二维码资源索引

目　录

第三篇　临床实验诊断技术与应用

第一篇

绪　论

第1章 实验诊断学的发展趋势与应用范围

实验诊断学（laboratory diagnostics），又称检验诊断学，是一门涉及现代医学多学科、多专业的临床应用学科。实验诊断是运用细胞学、血液学、临床化学、免疫学、微生物学、寄生虫学、遗传学和分子生物学等多学科的理论和实验方法与技术，对人体的血液、体液、排泄物、分泌物和组织细胞等标本进行各种实验室相关检验，获得机体生理病理特性及其变化规律，组织与脏器功能状态，感染病原体及其相关特征等检验数据与信息，为疾病的诊断与鉴别诊断、治疗方案选择、疗效监测、预后评估等提供客观依据、实验诊断结论或建议，并可结合患者病史、临床表现及其他各种相关检查和流行病学资料等进行综合分析，从而为疾病的预测与预防、诊断与治疗、监测与预后、出生缺陷和产前诊断等做出正确的临床决策，也是流行病学调研、健康评估与咨询、医学科学研究等不可或缺的重要手段。

在21世纪之前，由于技术进步慢、检验项目少，检验医师缺乏，实验诊断在临床医学中一直处于"辅助"状态，检验科也属于医院的"辅助科室"。进入21世纪后，上述状况迅速改善，检验科或临床实验室（clinical laboratory）快速引入先进的实验诊断方法与技术，特别是近年来由于蛋白分析、分子检测、基因诊断在精准医学（precision medicine）中的支撑和核心作用，使检验项目日益增多，实验诊断更加精准，检验医师也进入国家住院医师规范化培训行列，从而使实验诊断也逐步从"辅助"走向临床医学的"前沿"，开始发挥引领、指导、推进等作用；实验诊断学也不再被定义为基础与临床的桥梁学科，而是一门涉及面广、专业深入、贯穿临床医学诊疗过程始终的临床应用学科。无论是临床医学专业，还是基础、预防、口腔等医学类专业的学生或医护人员，都应熟悉实验诊断学的基本理论，掌握临床疾病的实验诊断策略，充分应用实验诊断项目所提供的信息与大数据、实验诊断的结论或建议，去探索人体的生理病理机制与疾病发生发展规律，为全力预防、预测、诊治和监测机体的病理状态与临床疾病，提高人类身心健康水平与生活质量做出努力。

北京大学第一临床医学院/第一医院检验科的王淑娟教授是我国著名的实验诊断学家、检验医学家和教育家（图1-1），她于1948年在北京大学医学院医疗系毕业后，从事检验医学（laboratory medicine）专业科研与教学工作，达六十五载。早在1991年，王淑娟教授开创性地把高等医学院校本科教材《诊断学》中的"实验诊断"部分分离出来，主编并由北京医科大学与中国协和医科大学联合出版社出版了国内第一部高等医药院校教材《实验诊断学》，为我国实验诊断学的教学与学科发展做出了卓越的贡献，是我国实验诊断学学科的奠基人。她曾多次获得北京医科大学优秀教师称号，并于1993年荣获北京医科大学教书育人最高奖——"桃李奖"。

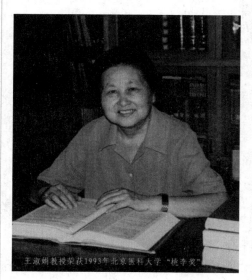

王淑娟教授荣获1993年北京医科大学"桃李奖"

图1-1　王淑娟教授

一、实验诊断学的发展趋势

当前实验诊断学的发展趋势主要体现在如下几个方面。

（一）新技术与方法快速引入实验诊断，并应用于临床医学

从显微镜发明后观察到血细胞形态开始，各种技术与方法不断应用于实验诊断。近代科学技术迅猛发展，特别是生物医学发展的最新成果以惊人的速度引入临床实验室，使实验诊断的水平迅速提高，应用范围不断拓展；尤其是通过近代组学（omics），主要包括基因组学（genomics）、蛋白组学（proteinomics）、代谢组学（metabolomics）等新理论与技术的研究与应用，探索人类组织细胞的结构、功能、基因、蛋白及代谢分子间的相互作用，从整体分析去反映人体组织器官、细胞功能和代谢的状态，为研究人类疾病的发病机制、发生发展规律提供了新思路。目前，围绕各类组学研究的常用新技术包括各种聚合酶链反应（polymerase chain reaction，PCR）、分子杂交（molecular hybridization）、生物芯片（biochip）、二代核酸测序（next-generation sequencing，NGS）、质谱技术（mass spectroscopy，MS）、多色流式细胞术（multicolor flow cytometry，MFC）等，开始或已经应用于感染性疾病、白血病、恶性肿瘤、遗传与代谢病等多种疾病或生理病理状态，在疾病的预测与诊断、药物代谢与靶向治疗、出生缺陷与产前诊断和健康管理等方面展现出广阔应用前景；最近新开发的质谱流式细胞术（mass cytometry）、三代测序技术的纳米孔测序法（nanopore sequencing）、核酸适配体（nucleic-acid aptamer）技术和免疫聚合酶链反应（immuno-PCR）技术等，不断促进后基因组时代的核酸与蛋白质结构及功能的研究和应用（图 1-2），也必将极大地推动精准医学的快速发展。虽然这些最新发展的技术还处于不断规范与完善之中，可能距离临床常规应用还有相当长的时间，但是这些技术与方法的发展趋势是明确的和可预见的，未来的实验诊断必将是密切结合临床的、实用的、崭新的、前沿的技术与临床应用的整合。

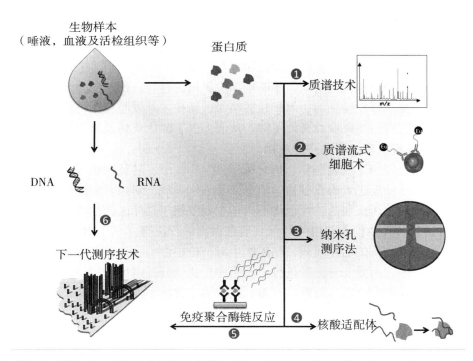

图 1-2　下一代蛋白分析技术：不同的生物样本（例如唾液、血液和活检组织等）的 **DNA** 和 **RNA** 分析已成常规检测，与之相比，蛋白分析还没有普及，但现在可以通过多种新技术，例如质谱技术、质谱流式细胞术、纳米孔测序法、核酸适配体和免疫聚合酶链反应等进行分析

（二）临床实验室快速实现自动化与网络化管理，实验诊断项目呈爆发式增加

随着现代新实验技术与方法的涌现，特别是现代细胞与分子免疫学技术、分子生物学技术、生物质谱技术、信息技术与自动化技术的飞速发展，各医疗机构检验科或实验诊断中心的自动化仪器与设备数量快速增加，通过规范化培训的检验医师和技师的精细管理与规范使用，标本检验的流程优化、速度加快，在很短的时间内即可得到多项检测结果；检测标本趋于少量或微量，极少量标本可检测数十项指标；通过检验数据管理网络化，促进和加快了检测数据和检验诊断报告的自动传输、发送、保存、查询和统计分析。目前，临床常用的实验诊断项目有1000项左右，有明确诊断效能的实验诊断项目已超过4000项。

（三）检验技术与方法逐渐趋于标准化，使实验诊断结果更加准确

21世纪之前，由于各种技术与方法、检验仪器与设备和实验室环境与人员技能等的差异，使检验结果的变异较大。到21世纪初，通过国内外学术机构与标准化组织的努力，不断改进检验技术，验证与确认检测系统，使实验诊断的数据可以在国内外不同实验室间的可比性大大增加，提高了实验诊断的正确度，促进了临床医疗质量和水平的提高，并有助于临床会诊、远程会诊和国际交流。

（四）检验全程普遍实施质量保证措施

对检验前（主要包括合理选择检验项目，患者准备，标本采集、转运、接收和储存等环节）、检验中 [主要包括检测系统、工作流程、室内质量控制（internal quality control，IQC）、室间质量评价（external quality assessment，EQA）和检验人员的资质与培训等] 和检验后（主要包括检测结果与报告的审核及发送，对异常检测结果的解释，检验诊断报告的书写、结论或建议，必要时与临床医护人员及患者的沟通等）的各个环节进行检验全程的质量控制，实施切实有效的质量保证措施，使实验数据的准确度和精密度大大提高；特别是国际标准化组织（International Organization for Standardization，ISO）关于医学实验室质量与能力认可准则（ISO 15189）的广泛推行，参与美国病理家协会（College of American Pathologists，CAP）的实验室资质认证，使绝大多数医院，特别是三级医院临床实验室的检验质量和能力大幅度提高，为实验诊断提供了质量与能力保证。

（五）检验医师与临床医护人员的交流不断增加，促进新项目的开展与应用

通过检验科实验室与临床科室的经常性协作与沟通，对检验新项目应用前实施临床评估与验证，使大量新技术与方法快速引入，不断增加更灵敏、特异、快速的检验新项目。通过检验医师开展对临床医师选择检验项目、解释检验结果、新技术开发与应用等的指导和咨询，增加临床医护人员对检验项目与临床意义的了解，从而促进了临床疾病诊治水平的迅速提高。

（六）精准医学在实验诊断中广泛应用

临床医学的发展经历了经验医学、传统医学、生物医学、转化医学、循证医学到目前的精准医学。精准医学是依据患者内在生物学信息以及临床表现，对患者实施健康医疗和临床决策的个体化医学模式；临床疾病的诊疗也将不再是主要依赖于临床医师的主观评价，而是更多地结合精准实验诊断及其他检查获得的数据或信息做出诊疗决策。早在2004年，新英格兰杂志介绍了一个恶性肿瘤病例的治疗模式：临床医生对一位小细胞肺癌患者没有盲目使用放疗、化疗、手术等治疗措施，而是先对患者进行基因测序，找到其基因突变的位点，再根据其靶点选择有效的治疗药物，对癌细胞实行精确打击。此类治疗方法不仅大大提高了治疗效果，还最大限度地减轻了患者痛苦，降低了医疗费用。

精准实验诊断（precision laboratory diagnosis）或精准检验诊断是通过高新技术与方法对来自人体样本中的核酸、蛋白和代谢等层面的精细检验，深入到组成机体的器官、组织和细胞的分子及基因组等信息，从而对患者个体进行分类、分组、分型等实验诊断，并提供与患者个体相关的预测、预防、治疗、用药、监测及预后等信息供临床参考及决策。精准医学的核心涉及

实验诊断学或检验医学（laboratory medicine）。伴随着临床医学的进步，实验诊断学也将从医学的"边缘"逐步走向医学的"中央"。未来实验诊断的发展，除了实验诊断技术与方法的快速发展，还将可能通过人工智能技术、大数据分析和网络信息技术等整合，协助临床快速、合理、经济地选择检验诊断项目，综合分析各种方法与技术的临床应用价值，准确使用所获得的各种检测数据与实验诊断结论或建议，提高临床快速诊断与鉴别诊断的准确性，并快速提供多项与诊疗措施相关的最新文献、专著、专家共识或诊疗指南、大数据分析、成功与失败的案例讨论等供临床医师参考，从而对患者个体采取最佳的诊疗策略和快捷、有效、经济的防治措施。

（七）现场快速试验（point of care testing，POCT）成为实验诊断发展的新模式

POCT 是指在采样现场（患者身边）进行的即时检验，即利用便携式分析仪器及配套试剂快速得到检测结果的一种检测方式。POCT 最初主要用于血糖、尿液干化学、妊娠试验等。随着检测方法与技术不断完善，尤其是一些新技术，例如免疫层析及生物芯片等技术的发展，其检测范围逐步扩大，例如心肌损伤标志物、抗血小板或抗凝血药物监测等，应用场所也扩展到急诊室、监护病房、外科手术室、事故现场甚至家庭，这使得医师可在抢救、急诊以及慢性病的家庭或医院监控网络中充分利用 POCT 在第一时间把握病情，通过及时干预提高疗效。

二、实验诊断的应用范围

根据当前实验诊断学的发展趋势，实验诊断的应用范围主要在以下几个方面。

（一）疾病诊疗

1. 确定诊断　对于部分疾病，可以通过实验诊断直接确定。例如，急性早幼粒细胞白血病（acute promyelocytic leukemia，APL）一般通过形态学（morphology，M）、免疫表型（immunophenotyping，I）、细胞遗传学（cytogenetics，C）和分子生物学（molecular biology，M）的 MICM 综合血液学检验，可确定 APL 伴 t（15；17）；PML-RARA 融合基因阳性的诊断；人类免疫缺陷病毒（human immunodeficiency virus，HIV）抗体或 HIV-RNA 检验阳性与否可以诊断是否存在 HIV 感染；血液中查到疟原虫环状体或滋养体，即可确定疟疾的诊断；血培养发现金黄色葡萄球菌生长，结合临床可以确定菌血症或脓毒症的诊断等。

2. 辅助诊断　一些实验诊断项目并非是某些疾病发生时的特异性变化，只能起辅助诊断作用。例如，通过糖代谢试验、肝功能试验、肾功能试验等，可以反映患者糖代谢有无异常、肝功能与肾功能有无受损，有助于糖尿病、肝炎、肾炎等的诊断，但糖代谢试验、肝功能与肾功能试验结果受多种生理病理因素的影响，并非糖尿病、肝炎、肾炎时出现的特异性变化。

3. 鉴别诊断　某些疾病与另一些疾病常出现一些类似的病理变化或临床表现，需要通过一些筛查试验或诊断试验加以鉴别。例如，不典型的急性髓系白血病（acute myeloid leukemia，AML）与急性细菌感染所致的类白血病反应，外周血均可出现白细胞总数和幼稚粒细胞增多，但通过血涂片或骨髓涂片细胞形态学检验，AML 可见到白血病性原始粒细胞 ≥ 20%，而类白血病反应的原始细胞计数一般都 < 2%，而且形态无异常，从而可鉴别两种不同性质的疾病。急性细菌性与病毒性感染时，前者白细胞总数显著增多伴中性粒细胞比例增加和中毒性形态学异常，后者的白细胞总数常常增加不明显或不增多，中性粒细胞比例不增加，而且也无中毒性形态学异常，可以初步鉴别；通过一些感染免疫学试验，例如血清 C 反应蛋白、降钙素原检测，前者显著升高，后者不升高或升高不显著，有助于快速诊断。

4. 治疗方案与药物选择　不同类型、亚型的疾病的治疗方案和药物选择常常有显著差别。例如，不同类型急性髓系与淋巴系白血病的化疗方案差异明显：AML 未成熟型常采用强烈化疗方案、抑制白血病细胞生长；APL 常采用全反式维甲酸诱导治疗方案，使 APL 细胞分化为成熟粒细胞，可达到 90% 以上的缓解率。非小细胞肺癌（non-small cell lung cancer，NSCLC）

常需要检测表皮细胞生长因子受体（epidermal growth factor receptor，EGFR）基因有无突变，伴 EGFR 基因突变的患者使用酪氨酸激酶抑制药可显著获益，而无 EGFR 突变的患者大多数对该类药物不敏感。产超广谱 β- 内酰胺酶（extended spectrum beta-lactamases，ESBLs）肺炎克雷伯杆菌感染患者对所有青霉素类、头孢菌素类及单环类抗生素（例如氨曲南）耐药，临床应用这些药物治疗无效。

5. 疗效观察　一些反映机体生理病理变化的实验诊断项目，常常可用于疾病治疗后或治疗中的疗效观察。例如，在肿瘤切除或放化疗有效时，大部分血清肿瘤蛋白标志物浓度可以显著降低；如果下降缓慢，甚至长时间不能降至参考区间，提示手术或其他治疗不成功或预后不良。

6. 预后判断　根据实验诊断结果，可对一些疾病的预后提供预后判断，从而有助于患者的治疗。例如，急性髓系白血病伴 t（8；21）（q22；q22）；RUNX1-RUNX1T1 的病例常有较好的化疗反应，在巩固化疗阶段用大剂量阿糖胞苷治疗后伴有长期无病生存的完全缓解率高。例如，小细胞肺癌伴 KRAS 基因突变的患者预后较差，无病生存期短。

7. 复发监测　一些疾病，特别是恶性肿瘤治疗后复发初期常无明显的临床表现，一旦临床复发时，治疗已较为困难。如果监测到患者分子水平的肿瘤早期复发，及时采取合适的治疗措施，则十分有助于患者的治疗或康复。例如，监测急性白血病患者在诱导和巩固化疗完全缓解后的微小残留病（MRD），若一直处于 MRD 阴性的患者复发率低、5 年无病生存期长、异基因造血干细胞移植治愈率高；而 MRD 阳性患者的复发率高、5 年无病生存期短。恶性肿瘤切除后，动态监测血清肿瘤标志物的变化，可比临床症状或影像学异常更早期发现肿瘤的复发，有利于早期治疗。

（二）流行病预防

通过流行病学调查，可及时发现传染病的传染源，包括不同菌株或毒株的蛋白表型或基因型等，为防止疾病的传播、制订预防或控制措施提供依据。实验诊断可及时、准确应用于病原体的确诊，特别是最新的核酸检测技术（包括基因扩增、测序等）和基质辅助激光解吸电离飞行时间质谱（matrix-assisted laser desorption ionization time of flight mass spectrometry，MALDI-TOF MS）技术的应用，使病毒的鉴定与分型，细菌鉴定、分型和耐药表型等检测更为快速、高效和准确，对监控感染和传染病的暴发流行控制起到关键作用。

（三）健康评估与咨询

通过对普通人群，尤其是高危人群进行定期或不定期的某些常规或特殊试验检查，可以及早发现处于亚临床阶段的糖尿病、高脂血症、高黏滞血症、慢性肝炎、慢性肾病、冠心病、恶性肿瘤等，有利于早期诊断、早期治疗，并可了解社会群体的卫生或健康状况，提高疾病的防治水平。此外，进行一些反映身体健康状况或器官功能状态的有关试验，可为大众提供健康咨询，有助于提高健康水平和生活质量。定期的个体体检，包括观察一些生理病理性实验诊断指标或参数的动态变化，有条件或需要时，也可做部分致病基因检测或全基因组测序，对于个体的健康管理、疾病预测或控制，某些疾病时的个体化用药等有参考意义或指导作用。

（四）出生缺陷与产前诊断

WHO 提出的出生缺陷三级预防措施，即在孕前、孕期和新生儿期的检查至关重要，特别是植入前遗传学实验诊断、采用孕妇外周血胎儿游离 DNA 进行的无创产前基因诊断、质谱技术高效筛查新生儿代谢病等新技术的应用，对出生缺陷、遗传性疾病的早发现、早处理、早治疗，提高人口质量具有深远的社会意义。

（五）临床医学研究

医学研究是现代医学发展的原动力，国内外一代又一代的医学科学家在从事救死扶伤医疗工作的同时，开展了大量的、创新性的、卓有成效的医学研究工作。最早的一些研究成果多为临床医疗经验总结，但在实验诊断开始应用于临床医学后，通过与患者的病史及临床表现等和客观的实验诊断数据综合分析，揭示出大量病理状态或疾病的病因、发生发展规律等，为疾病的临床诊疗奠定了基础。可以毫不夸张地说，如果当今的医学研究离开了实验诊断，几乎是无法完成的。目前，在各级医疗机构的医院信息系统（hospital information system，HIS）和实验室信息系统（laboratory information system，LIS）中，均储存有大量的实验诊断数据，十分方便研究用时的传输、调阅和统计分析。此外，在设计医学研究新课题时，应用现有的实验诊断项目或新方法、新技术开发的新实验诊断项目或检测的数据，都是研究课题的重要内容，均需要详实记录和整理，并结合其他资料比较、概括、分析、统计和总结，才能得出科学的结论。

（王建中）

实验诊断项目的分类与评价

　　一般情况下，临床医师常常需要在患者有关临床资料尚不完全，而且在难以判断疾病性质或转归的情况下，首先对患者的诊治尽量做出合理的决策，以便尽快开始治疗，尤其是对一些急重症患者更是如此。随着现代实验诊断学的快速发展，大量的实验诊断项目可以为临床快速提供客观、详尽、准确的数据与信息，十分有助于临床医护人员做出快捷、正确的临床诊断，并采取有效的对症治疗措施。近年来，各种高新技术与实验方法快速引入临床实验室，特别是随着人体基因组学、蛋白组学和代谢组学研究的深入，可以反映人体系统、器官、组织、细胞、代谢、蛋白和基因水平的各种、各类实验诊断项目越来越多，应用范围也不断增加，临床意义明确但又复杂多变，使临床医师要在难度较高的临床诊疗过程中快速、准确、高效、经济地选择实验诊断项目并非易事，只有深入认识每项实验诊断项目，熟悉各种实验诊断项目的分类、特征、有效性（或效能），才能对实验诊断结果或结论做出正确的评价及运用。

一、实验诊断项目的分类

　　根据各种实验诊断项目的原理、应用范围和临床意义的不同，可将临床实验室常用试验分为筛查试验（screening test）和确证试验或诊断试验（diagnostic test）两大类；或依据临床使用的频率或习惯分为常规试验（routine test）或特殊试验（specific test）；也可根据检测物质的含量或比例等划分为定性试验或定量试验。作为临床诊疗应用的项目，需要更多地了解所用实验诊断项目是筛查试验，还是诊断试验，但有些试验项目兼具筛查和诊断意义。

　　1. 筛查试验　一般是指具有较高的临床灵敏度（clinical sensitivity，CSE），而且方法简便、快速、成本低的试验，多属于临床常规试验。筛查试验可以是某一项或多个试验项目的组合应用，例如全血细胞计数、尿液常规试验、出凝血常规试验等。在了解患者病史、家族史和临床表现等的基础上，通过筛查试验可检出或除外某些疾病或病理状态，检出一些疾病的危险因素，发现无症状患者的隐袭性疾病，有助于早期治疗、早期干预，以预防疾病的发生。筛查试验应在一定条件下使用，包括受检人群中有足够的患病率、出现阳性结果时有可配合的后续诊断试验或其他类检查等。筛查试验应尽量减少或避免假阳性与假阴性结果，因为一项假阳性结果可能会导致许多不必要的后续试验，增加患者的不适、精神压力、不必要的治疗所带来的风险和支出；而假阴性结果则有可能贻误病情，使患者错过最佳的治疗时机。

　　2. 诊断试验　一般指具有较高的临床特异性（clinical specificity，CSP），但灵敏度可能相对低于筛查试验。如果一项试验既具有高特异性，又有高灵敏度，则同时具有筛查和诊断的意义。诊断试验有助于某种疾病或病理状态的诊断，可用于确定或排除一个有某些症状或体征患者的疾病。诊断试验一般为某一项或多项具有不同特异性的试验，例如血浆 D 二聚体检测阴性，一般可除外活动性静脉血栓栓塞性疾病。部分试验还可在某些疾病的症状或体征出现之前发生异常变化，有利于早期诊断，或者有助于疾病的分期、活动性及复发判断等。此外，诊断试验还可用于：①监测疾病的进程（如进展期、稳定期、缓解期）；②评估疾病的严重程度；③判断疾病的预后；④指导临床药物选择与调整治疗方案等。诊断试验既可以是常规试验，也可能是特殊试验。

二、实验诊断项目的临床性能评价

可作为临床应用的实验诊断项目（或试验），应已确立了试验方法的技术性能，包括敏感度、特异性、准确度（accuracy）和精密度（precision）和测量范围等，而且应有标准化操作程序（standard operating program，SOP），并已建立参考区间（reference interval）或参考范围（reference range）。一般可通过疾病诊断的金标准（gold standard）筛选受试者人群，分为患者（有病）与非患者（无病）组，评价其实验诊断项目的性能（performances），包括对疾病识别能力的准确性评价指标（临床敏感度和特异性）、对疾病预测的有效性指标（阳性与阴性预测值），以及两个方面同时评价的指标（阳性和阴性似然比）等。由此可以判断此项目（或试验）是否可作为某种疾病的筛查或诊断试验。在临床试验中，一般可将检测结果在受试者的患者与非患者组（或健康人群）中分为阳性和阴性两组。检测结果在患者组中呈阳性者为真阳性（true positive，TP），若为阴性则属于假阴性（false negative，FN）；检测结果在非患者组呈阳性者为假阳性（false positive，FP），若为阴性则属于真阴性（true negative，TN）。

（一）实验诊断效率的评价参数

用一种实验诊断项目检测足够的受试者后，根据试验结果中 TP、FP、TN、FN 的例数，可计算出各项参数。

1. 临床灵敏度（clinical sensitivity，CSE） 指患者得到某项试验阳性结果的概率，其计数公式为 CSE（%）= [TP/（TP+FN）] ×100%。如果所有某种特定疾病的患者均得出阳性结果，则该试验的 CSE 为 100%。由于临床敏感度较高的试验极少出现假阴性（又称漏诊率），故常用于筛查或排除某种疾病或病理状态。例如，高敏感性的血清人类免疫缺陷病毒（human immunodeficiency virus，HIV）抗体检查，阴性结果一般可除外艾滋病（AIDS）。

2. 临床特异性（clinical specificity，CSP） 指未患病者或健康人得到某项试验阴性结果的概率，其计数公式为 CSP（%）= [TN/（TN+FP）] ×100%。如果所有未患病者或健康人均为阴性结果，则该试验的 CSP 为 100%。具有高度临床特异性的试验极少出现假阳性（又称误诊率），常用于某种疾病或病理状态的诊断。例如，白细胞持续增高的中老年患者，t（9；22）（q34；q11）阳性时诊断慢性髓系白血病具有高度特异性（> 95%）。

3. 阳性预测值（positive predicative value，PPV） 一般指由诊断试验检出的全部阳性受试者中，患者所占阳性例数的比例，即从阳性结果中能预测真正患者的百分率。计算公式为 PPV（%）= [TP/（TP+FP）] ×100%；临床特异性越高的试验，PPV 越高。

4. 阴性预测值（negative predicative value，NPV） 一般指由诊断试验检出的全部阴性受试者中，未患病者或健康人数所占的比例，即从阴性结果中能预测未患病者的百分率。计算公式为 NPV（%）= [TN/（TN+FN）] ×100%。在一定的发病率情况下，灵敏度越高的试验，其 NPV 越高。

5. 似然比（likelihood ratio，LR） 是反映试验结果真实性的一种指标，是同时反映灵敏度和特异度的复合指标，即患病者中得出某一试验结果的概率与无病者得出这一概率的比值。LR 可以全面反映临床试验的诊断价值，且非常稳定。似然比的计算只涉及灵敏度与特异度，不受患病率的影响。由于试验结果有阳性与阴性之分，似然比可相应地分为阳性似然比（positive likelihood ratio，+LR）和阴性似然比（negative likelihood ratio，–LR）。① +LR：试验结果真阳性率与假阳性率的比值叫作 +LR。+LR 是指试验结果正确判断阳性的可能性是错误判断阳性可能性的倍数。+LR 比值越大，试验结果阳性时为真阳性的概率越大。② –LR：试验结果假阴性率与真阴性率的比值叫作 –LR。–LR 指错误判断阴性的可能性是正确判断阴性可能性的倍数。–LR 比值越小，试验结果阴性时为真阴性的概率越大。

（二）实验诊断效率的评价方法

实验诊断效率或有效性参数的计算一般采用国际通用的四格表盲法比较，即将待评价项目的检测结果在受试者阳性（患者）或阴性（非患者）人群中进行评价，将有关数据填入四格表，计算有效性参数，并评价其实验诊断项目的有效性或诊断效率。

例如，在一项临床试验中，在疑为深静脉血栓栓塞性疾病（deep vein thromboembolism, DVT）的 3342 例受试者中，经金标准确诊为 DVT 的患者 1228 例，非 DVT 患者 2114 例；用一种酶联免疫吸附试验（ELISA）试剂盒检测血浆 D 二聚体（d-dimer）含量，其数据分布见表 2-1，用四格表法评价这种方法检测血浆 D- 二聚体对 DVT 的实验诊断效率（diagnostic efficiency）。

表2-1　血浆D二聚体水平对DVT诊断效率评价的受试者数据分布

血浆D二聚体水平	临床确诊病例（例数）		
	深静脉血栓病	非深静脉血栓病	合计
阳性（≥ 0.5 mg/L）	a（1175）	b（1081）	a+b（2256）
阴性（< 0.5 mg/L）	c（53）	d（1033）	c+d（1086）
合计	a+c（1228）	b+d（2114）	a+b+c+d（3342）

根据四格表各相关数据计算血浆 D 二聚体水平对深静脉血栓病的评价参数：

临床敏感度（CSE）= a/（a+c）= 1175/1228 = 95.68%

临床特异性（CSP）= d/（b+d）= 1033/2114 = 48.86%

阳性预测值（PPV）= a/（a+b）= 1175/2256 = 52.08%

阴性预测值（NPV）= d/（c+d）= 1033/1086 = 95.12%

阳性似然比（+LR）= CSE/（1−CSP）= 95.68%/（1−48.86%）= 1.87

阴性似然比（−LR）=（1−CSE）/CSP =（1−95.68%）/48.86% = 0.09

诊断准确度 = a+d/（a+b+c+d）= 1175+1033/3342 = 66.07%

漏诊率 = c/（a+c）= 53/1228 = 4.32%

根据上述计算的各项性能评价参数，评价 ELISA 检测血浆 D- 二聚体含量对 DVT 的实验诊断效率：血浆 D- 二聚体水平对 DVT 的实验诊断效率主要表现在有较高的临床灵敏度、阴性预测值和较低的阴性似然比和漏诊率。因此，当血浆 D- 二聚体水平 < 0.5 mg/L（阴性）时，对于可疑临床 DVT 患者，一般可以除外 DVT，其漏诊率低于 4.5%；当血浆 D- 二聚体水平 ≥ 0.5 mg/L（阳性）时，则不能确定 DVT 诊断，应结合其他检查综合判断。

三、实验诊断项目应用的临床判断依据

在一项实验诊断项目进入临床应用之前，首先应能对其检测结果的临床意义有合理的解释，并提供检测结果临床判断的依据。例如，参考区间或参考范围、临界值；临床诊疗处置措施的阈值，例如医学决定水平等。此外，结合患者的病史、家族史和临床表现等，综合分析后作出临床判断则是必不可少的。

参考区间的制订需要选择参考人群（或健康人）组和患者组，尤其是患者组应包括轻型、重型、治疗及未治疗的患者和各种易混淆疾病的患者，以利于确定合适的参考区间、临界值和医学决定水平，便于在临床应用时对诊疗方向有明确的指引或参考。在临床医疗实践中，一些实验诊断项目在建立参考区间后，一般就可以开始应用，因为临界值，尤其是医学决定水平往

往需要在不断的临床医疗实践中反复验证后才能确定。

1. 参考区间（reference interval）　一般是指用稳定、可靠的实验方法或技术，在特定的条件下检测健康人群（或特定人群）所得的、包括 95% 测定值的范围；一般是在指定百分位数（通常为 2.5% ~ 97.5%）的条件下，由参考上限和下限所限定的数值区间。

参考区间与所用实验方法或技术、实验室环境，尤其与被测人群有关。在临床医学实践中，对一个测定值呈正态分布的参考区间，只能代表由参考人群（或健康者）组成的小样本中95% 的检测结果分布，但有 5% 的参考人群（或健康者）可能超出参考区间。在检验结果轻度偏离参考区间时，应注意结合临床解释为真正的异常或是假阳性或假阴性。

参考区间可受到参考人群的特征如年龄、性别、体重、饮食结构、活动状态、体位、地理及气候条件、生活习惯、职业、种族等的影响，而且标本采集的方式和实验方法或技术不同均有明显影响。因此，在使用参考区间时，应该用于相同的参考人群和采用与建立参考区间时相同的检测系统（例如检测方法、技术、仪器设备、试剂、环境等）。如果是引用行业指南（本书使用已有国内行业指南中的参考区间）、实验诊断教科书或专著、已发表论文、仪器试剂使用说明书等提供的参考区间，均应进行验证合格后才能使用，或者使用由本实验室建立的参考区间。

2. 临界值（cut-off value）　一般指参考人群或非患者人群与患者人群实验诊断结果的分界值，临床常将参考区间的上限或下限作为临界值。例如，当血液中红细胞数量、血红蛋白浓度和红细胞比容低于参考区间下限时可诊断为贫血，而高于其上限时则诊断为红细胞增多症。然而，在一些临床医疗实践或临床试验中，临界值并非是固定不变的，常可因某一实验诊断项目用于不同目的，可取不同的临界值而改变临床灵敏度或特异性。例如在图 2-1 中，若取 A点为临界值，则临床灵敏度为 100%，但特异性差；若取 D 点为临界值，临床特异性为 100%，但临床敏感度较差；B 点是参考区间高限和患者人群测定值低限的交叉点，可使临床灵敏度和特异性均保持较高水平；若取 C 点为临界值，则可提高其特异性，但灵敏度降低。

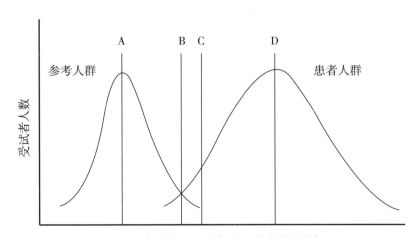

图 2-1　参考人群和患者人群试验结果分布

在改变临界值的设置时应特别注意：①为了使可治疗的严重疾病减少漏检率，但假阳性结果一般不引起患者严重的精神创伤或经济损失，或不适宜治疗的后果不严重，一般可改变临界值，提高实验诊断项目的敏感度；②为了使难以治疗的严重疾病诊断时降低假阳性率，避免引起严重的精神创伤或经济损失（例如 HIV 检测），可改变临界值，提高实验诊断项目的特异性。

通过受试者工作特性曲线（receiver operator characteristic curve，ROC 曲线）选择临界值：以一种实验诊断项目的临床灵敏度为纵坐标和临床特异性为横坐标绘制的曲线，即为 ROC 曲

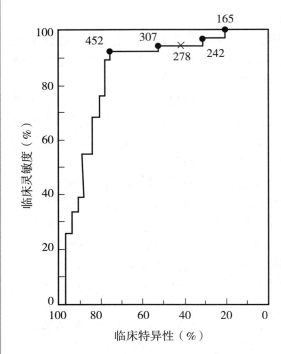

图 2-2   血浆 D- 二聚体诊断 DVT 或 PE 的 ROC，取 452 ng/ml 为临界值时的灵敏度和特异性最高

线，也可以（1- 临床特异性）为横坐标作图。在 ROC 曲线中，最靠近坐标图左上方的点为灵敏度和特异性均较高的临界值。因此，通过 ROC 曲线选取最佳临界值，可使某项实验诊断项目具有更高的临床灵敏度或特异性，或两者均较高；而且 ROC 曲线下面积越大，诊断的准确度越高。例如，用一种免疫乳胶比浊法测定血浆 D- 二聚体诊断深静脉血栓病（DVT）或肺梗死（PE），取临界值为 278 ng/ml 时，临床灵敏度、特异性、阳性预测值和阴性预测值分别为 94.7%、34.2%、59%、86.7%；当取临界值为 452 ng/ml 时，相应的临床灵敏度、特异性、阳性预测值和阴性预测值则分别为 92.1%、76.3%、79.6%、90.6%（图 2-2）：临床灵敏度和阴性预测值均大于 90%。

3. 医学决定水平（medical decision level，**MDL**） 是一种实验诊断项目的阈值（threshold value）或限值，可在疾病的诊断中起确诊或排除作用，或对某些疾病进行分类或分级，或预示将出现某些生理或病理变化、估计某些疾病的预后等。低于或高于 MDL 时，可提示或决定对患者适当的临床处置，例如进一步做某些检查或决定采取某种治疗措施等。例如，血液白细胞计数的不同 MDL 具有不同的临床意义，并据此采取不同的措施（表 2-2）。MDL 不仅涉及健康人群，更重要的是与疾病的不同阶段或严重程度有关，结合参考区间分析对临床更有意义，但要建立每一项试验的 MDL，需要长期的临床实践和数据统计分析，而且这是一项比较复杂、难度较大的工作，目前还做不到每项试验均有 MDL。

表2-2   白细胞计数的医学决定水平与临床意义及措施

医学决定水平	临床意义及措施
0.5×10^9/L	低于此值，患者有高度易感染性，应及时采取相应的预防性治疗及预防感染措施，并进一步查明原因
3.0×10^9/L	低于此值为白细胞减少症，应再做其他试验，如白细胞分类计数，观察血细胞形态等，并应询问用药史
11.0×10^9/L	高于此值为白细胞增多，此时作白细胞分类计数有助于分析病因和分型，如果需要应查找感染源
30.0×10^9/L	高于此值，提示可能为白血病，应进行白细胞分类、观察血细胞形态和进行骨髓检查

注：毛细血管血白细胞计数的参考区间为（4 ~ 10）×10^9/L

（王建中）

实验诊断的影响因素与质量保证

随着实验诊断方法与技术的快速发展，临床可选择和应用的实验诊断项目越来越多。当患者进入医院就诊时，几乎都需要实验诊断。实验诊断并非只用于诊断，而是贯穿临床医疗的全程。实验诊断结果主要以检验报告，包括检测数据报告和检验诊断报告两类，发给临床医护人员和患者及其家属等。然而，实验诊断受到多种因素的影响，从患者就诊开始，到医生选择实验诊断项目（俗称开化验单），患者准备，护理人员采集和运送标本，临床实验室接收与处理标本，检验技师检测与分析标本，检验医师和技师审核结果和发出检验报告（包括检测数据和检验诊断报告），临床医护人员和患者及其家属等收到检验报告并应用于诊疗等，临床医护人员和患者及其家属等对检验报告的反馈信息，检验医师对医护人员、患者及其家属的咨询与反馈信息。由此可见，实验诊断涉及多个环节，无论在哪一环节出现未控制或忽视的问题，均有可能影响到检验报告的质量，甚至影响到临床诊疗和患者权益。

为了便于管理和保证实验诊断质量，有效控制各种影响因素，按照标本的检测或分析流程，可以将上述复杂环节划分为检验前、检验中和检验后三个主要过程，并实施全面质量管理，使各个环节中的影响因素都处于受控状态，从而保证实验诊断的质量，使检测数据报告（报告时间一般较短）和检验诊断报告（报告时间一般较长）更加准确、及时、可靠。在本书第三篇的大多数实验诊断项目中有"应用评价"一项，有助于了解其关键的影响因素，并采取适当措施，保证实验诊断结果的质量。

一、检验前的影响因素及其质量控制

检验前的影响因素主要涉及患者就诊，医生合理选择实验诊断项目，受试者或患者的准备，护理人员采集、保存和运送标本等多个环节。据统计表明，检验前的差错占 46% ~ 68.2%。

1. 患者就诊 患者应选择正规、合法的医疗机构就诊，并和医护人员有效沟通，特别是配合医生了解诊疗需要的个人病史、家族史、主要症状，甚至经济条件、就医目的等，便于医生快速、正确地选择实验诊断项目，并尽快得到检验报告。

2. 医生合理选择试验 临床医生应根据患者的病史、临床表现、疾病的严重程度、个体状况等合理选择试验，尤其是有些试验具有时效性，如心肌损伤标志物检测、弥散性血管内凝血（DIC）的实验检查等，如果不根据发病时间选择试验或进行动态监测，所得检验结果也很难为临床所用，有时甚至会起到反作用。此外，还应考虑生理因素、试验方法、药物等的影响。选择患者病情最需要的试验也有助于缩短疾病的治疗周期。

由于每一项或多项组合的实验诊断项目有其特有的适应证、临床意义（clinical signification）和实验诊断性能，而每种疾病又有其特异或相关的病理生理变化，所以应结合患者的具体病情，快速、正确地选择检验项目；选择检验项目还应注意其有效性，如果选择的检验项目与疾病无关，即使试验结果再准确也无临床意义。选择试验时还要明确目的，例如是为了明确疾病的诊断、判断器官功能损伤程度，还是观察药物治疗效果或判断预后等。

由于同一检验项目可通过不同的实验技术检测，导致其价格可能出现差异。例如，乙肝病毒感染筛查常用成本较低的酶联免疫吸附试验检测血清标志物；但在确诊或疗效监测时，一般选用化学发光试验，但成本较高；必要时，还需要更特异的基因诊断技术，定量检测血清中乙肝病毒拷贝数，但成本更高。因此，针对患者病情需要和就诊目的，在选择检验项目时，应考虑检验项目的价格，并与患者沟通，尽量减轻患者的经济负担。

3．患者或受检者准备　患者的病情和生理状况，例如饮食、运动、应激、生理变异、生活习惯和临床用药等均可对检验结果产生一定程度的影响。不同检验项目对患者的要求也不尽一致，需要患者配合，医护人员应注意与患者或其家属沟通，特别是在检验结果与患者病情不符时，应注意排查有无相关因素的影响。例如，虽然测定空腹血糖、三酰甘油时需要禁食 12 h，但应告知可以适量饮水，避免由此引起患者身体不适，特别是在炎热的夏天。测定肾素及醛固酮时，患者体位及钠的摄入量需严格控制。在测定肌酸激酶前应避免重体力劳动和运动，以免肌肉过于兴奋引起假阳性。血液黏度测定时应空腹 12 h 以上，但可适量饮水，避免使血液浓缩而致黏度假性升高。大剂量青霉素静脉给药，可致血清天门冬氨酸转移酶、总蛋白、肌酐、尿素和血钾等升高。

4．标本采集、储存与运送　正确的标本采集、储存与运送是保证检验结果准确性的关键因素之一，而这一点却往往易被忽视，也常常是引起检验结果误差，甚至错误的重要原因。据统计，实验诊断中引起误差或错误的原因中，标本采集、储存与运送的问题最多。标本采集过程，包括标本的采集时机、空腹与否、体位、采血管（含或不含抗凝剂等）的选择、用真空采血管采集静脉血的先后顺序、采血管中的采血量、止血带的应用、血液标本混匀方式等，是常出现问题的环节。

（1）真空采血管（vacuum blood collection tube）：一般由经过培训且有资质的护士用真空负压采血管采集血液。真空负压采血管一般有 9 种类型，应根据检验项目不同，采用匹配的、质量合格的采血管采集血液。真空采血管的种类按统一的管帽颜色不同而区分：①红帽管：管内不含添加剂，管内血液自然凝固或离心机离心后分离血清，常用于血清标本的检测项目，例如血清蛋白类、酶类、糖类、脂类、某些抗原抗体等检测。也有在此管中加入促凝血试剂的红帽管。②橘红帽管：管内含有促凝血试剂，可使血液在管内快速凝固，适于需要快速分离血清的急诊检验项目，例如血清淀粉酶、心肌损伤标志物等检测。③黄帽管：管内添加有惰性分离胶和促凝血试剂。血液离心后，惰性分离胶可将血清和细胞及凝固的纤维蛋白分开，并完全积聚在试管中央而形成屏障，有助于更加快速地分离血清。④绿帽管：管内添加肝素抗凝剂。常用于需要抗凝全血的一些检验项目，例如红细胞脆性试验、血气分析、部分生化成分检测，不适于血凝试验和血细胞形态学检验。⑤浅绿帽管：管内添加有惰性分离胶和肝素锂抗凝剂，血液离心后，惰性分离胶可快速把血浆和血细胞分离，可用于血浆电解质或血浆生化成分检测和急诊血浆生化项目等检测。⑥紫帽管：管内添加一定量乙二胺四乙酸二钾（EDTA-K$_2$）抗凝剂，可用于一些需要抗凝全血的检验项目，例如血液常规检验、血细胞免疫表型分析等；不适用于凝血试验及血小板功能检验，不能用于血浆离子和一些酶类，例如碱性磷酸酶，肌酸激酶检测。⑦蓝帽管：管内加入一定体积的 3.2% 枸橼酸钠（相当于 0.109 mol/L）抗凝剂，真空负压采血后，管内抗凝剂与采血量的比例为 1:9，专用于凝血试验及血小板功能检验。⑧黑帽管：管内加入一定体积的 3.2% 枸橼酸钠（相当于 0.109 mol/L）抗凝剂，真空负压采血后，管内抗凝剂与采血量的比例为 1:4，专用于红细胞沉降率（又称"血沉"）的检测。⑨灰帽管：管内分别添加一定比例的草酸钾和氟化钠，前者具有抗凝血作用，后者抑制血液葡萄糖体外分解，专用于血液葡萄糖检测。各种颜色管帽的真空采血管见图 3-1。

（2）常用静脉真空负压采血的顺序：当采集多管静脉血液标本时，可按此原则先后采集不同颜色管帽的采血管：蓝帽管→黑帽管→黄帽管→红帽管→绿帽管→紫帽管→灰帽管。采集多管血液时，应注意避免含抗凝剂管中的血液凝固。

（3）必须按照标准化操作规程完成各种标本采集，避免操作不当引起的错误。例如，静脉采血不顺利或采血后未充分混匀，使含有抗凝剂的采血管中的血液产生微小血凝块，导致检测结果错误。标本采集后应准确记录标本采集时间，准确记录到分钟。标本采集后不应放置时间过长（例如，夜班人员很早采集，或让患者夜里采集标本，等到白班人员把所有标本采集后，再一起送检），应及时送检。转运标本人员应经过合格培训才能上岗，转运标本应注意密闭、防震、保温、防破损、防污染，及时送到临床实验室。对不合格标本，护理人员应重新采集送检。

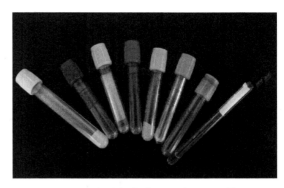

图 3-1　各种颜色管帽的真空采血管

（4）常见标本采集、储存与运送的差错：①在给药的静脉内取血，输注液可污染标本；②全血细胞计数时应选用含乙二胺四乙酸钠（EDTA-K$_2$）抗凝剂的采血管，错用含枸橼酸钠液体抗凝剂的采血管采血后，将标本再倒入 EDTA-K$_2$ 采血管，导致血液稀释和细胞形态改变；③测定血液葡萄糖，未使用加氟化钠的采血管，使血液葡萄糖以每小时 5% ~ 7% 的速度降解，导致血糖浓度假性降低；④采血量不足导致采血管内枸橼酸钠液体抗凝剂相对过多，而且血液标本采集后放置时间过长，可导致血浆凝血酶原时间（PT）延长；⑤剧烈振摇血液标本，可引起溶血，使红细胞中含量丰富的物质如钾、乳酸脱氢酶、转氨酶等的成分进入血浆，导致血浆中浓度升高；⑥剧烈振摇血液标本，使血小板聚集和活化，引起血小板计数减低、聚集率增加；⑦病房的血液、尿液和粪便常规检查标本，采集后放置时间过长，转运时间过长，甚至当天忘记送检（第二天再送检），使检测结果出现较大变化、细胞形态变异、有形成分破坏。

二、检验中的影响因素及其质量控制

检验中的影响因素主要涉及临床实验室接收与处理标本、检验技师检测与分析标本、检验医师和技师审核结果和发出检验报告等环节。

1. 接收与处理标本　标本转送到临床实验室后，实验室标本接收人员应和转运人员认真核对标本送出时间和送到时间；按要求接收经验收合格的标本，并记录标本接收时间。对不合格标本应作详细记录或退回重新采集。全部记录时间准确到分钟。收到的合格标本，应及时送到实验室内尽快检测。

2. 检测与分析标本　检验技师收到合格标本后应及时处理标本并开始检测，准确记录标本开始检测的时间（准确记录到分钟）。标本在实验室中进行检测的各种因素均可对检验结果产生影响，主要包括检验方法与技术选择、分析仪器设备性能与校准、量值溯源、试剂类型、检验环境等与检测系统相关的环节，完善的室内质量控制（internal quality control，IQC）、室间质量评价（external quality assessment，EQA）和高素质的检验人员是让检验中影响因素处于在控的保证。

（1）通过全面质量管理，可以最大限度降低检验中可能出现的质量问题：全自动血细胞分析仪、全自动生化分析仪、全自动免疫化学分析系统、全自动血培养仪等自动化仪器设备的广泛使用和严格的质量保证体系极大地提高了检验结果的精密度和准确度，可在极短的时间内处理大量标本，既缩短了患者的就诊时间，又保证了高质量的试验结果。据资料统计，由于自动化检测、网络化管理，目前由检验中因素导致的实验诊断质量问题已逐渐减少；但是，当检测系统出现不易察觉的故障或试剂变质等异常状态时，有可能导致成批的检验结果产生偏差，甚至错误。

（2）同一检验项目用不同方法、不同仪器设备、不同实验室或不同检验人员等检测时，所得检验结果可能存在差别；例如，用电阻型或流式细胞型血细胞分析仪分类计数血液白细胞时，以后者结果更为准确；测定血清转氨酶活性时，连续监测法优于终点法测定结果。对一些高度复杂的检验项目，例如流式细胞术分析白血病免疫表型、染色体核型与畸变分析、核酸检测与基因突变分析等，不同临床实验室的实验诊断结果也会存在差别。更值得注意的是有关形态学方面的检验，如血细胞形态、骨髓细胞形态、尿沉渣、粪便有形成分、寄生虫检验等，可受检验技师或医师的资质和经验等主观因素影响。

3. 审核检测结果和发出检验报告　当仪器或手工检测完成后，全部检验结果通过实验室信息系统（LIS）传输到计算机审核终端后，检验技师或医师应结合患者信息、当天的室内质控状况及检测系统运行情况，及时审核检验结果，对异常结果或先前异常但此次检测无异常的结果，应结合临床查明可能的原因，例如是否与患者病情相吻合？是否需要重复检测或进一步做哪些检查？若出现危急值时，应及时报告临床医生并记录；必要时通过历史回顾（网络管理系统可连续记载检验数据并可动态观察结果的变化，有助于发现潜在的错误或病情变化等）和临床医护人员或患者沟通。实验室的信息系统可明显减少检验报告的传送误差，但并不能消除，例如网络崩溃或计算机错误等导致数据丢失；通过严格的数据实时备份，有可能减少网络问题的出现。如果没有这些严格的审核和质量管理，仍有可能发出不符合临床的或无临床意义的，甚至是错误的检验报告。因此，只有当检验医师或技师审核无误后，才能打印或发送检测数据报告或检验诊断报告。检验报告的要求、内容、结论等详见第四章。

三、检验后的影响因素与质量控制

检验后是指检验报告发出到临床应用的全过程。即使有严格的检验前、检验中的质量保证措施和管理制度，仍有可能由于检验后的多种因素影响检验结果。例如，检验报告的发送、对检测结果或检验诊断结论的解释等产生误差。此外，检验后的标本一般都应在实验室保留一定时间，以备必要时复查；但涉及有形成分检验的标本，例如体液、排泄物和分泌物等，一般不予保存。

在检验报告发出后，主要涉及临床医护人员和患者及其家属等收到检验报告后的解读及应用于临床诊疗等问题、临床医护人员和患者及其家属等对检验报告的反馈信息、检验医师对医护人员和患者及其家属的咨询与反馈信息处理等。当检验报告与临床不符时，检验医师应积极协助临床医护人员查找原因，首先排除检验前影响因素，然后检查当天的实验室内质量控制数据是否在控？必要时取保留标本复查或重新采集标本检测。

笔者曾经遇到过一位外科住院治疗患者，在手术前做凝血常规试验，结果发现凝血酶原时间（PT）、部分凝血活酶时间（APTT）和凝血酶时间（TT）均明显延长，但患者目前并无出血症状。由此，临床考虑暂不手术。医生和患者急于了解凝血试验异常的原因，与检验医师沟通后，复查留存标本，但检验结果与上次的报告一致。经重新采集患者标本再检测，三项凝血试验结果全部在参考区间内，并未出现延长。为查找前次凝血试验异常的原因，随后逐一排查可能的影响因素，了解到上一次采血时，为了减轻患者扎针的不适，一名实习护士直接从患者静脉留置针中采血送检。由于留置针内残留肝素影响，导致凝血试验结果异常。

检验医师是在临床实验室工作并经过三年临床检验医学住院医师规范化培训的医师，具有临床检验与病理学专业的执业资质。检验医师主要担任检验结果的审核和报告，特别是检验诊断报告的发放，并负责与临床医生的沟通、咨询、培训和会诊等工作。由于临床需求，检验医师的数量在各临床实验室的配置也逐渐增多。检验医师通过参加临床科室查房、病例分析、学术讨论和科研协作等，向临床医护人员及时介绍近年来实验诊断的新方法、新技术、新项目发展状况及其应用的临床意义，特别是参与整个检验工作流程的全面质量控制，极大地推进了实验诊断在临床医学中的应用；临床医生和护士也应多与检验医师和临床实验室沟通，相互理解、相互支持、团结协作，共同提高实验诊断和临床医疗的质量与水平。

（王建中）

第4章

实验诊断结果的报告与分析

实验诊断报告是对临床医生申请检查的各项检验结果的电子或书面报告。临床实验室针对报告的内容、发布时限、结果审核、分析等应有严格的要求和操作规范，以保证临床医护人员和患者及其家属能够准确、及时获得检验结果。有时在临床医生提出检验申请的基础上，检验医师会根据患者病情和初步实验结果的需要加做一些试验，如全血细胞计数异常时加做血涂片显微镜形态学检验，有助于感染或血液病等的诊断；梅毒筛查试验阳性时，加做梅毒确诊试验等。临床医生在获得检验报告后，应结合患者的家族史、病史、临床表现和其他检查等资料，给予综合分析或评价。实验诊断的报告与分析是临床诊疗的重要环节，及时、正确的报告与综合有效的分析，可为疾病的诊断、鉴别诊断、疗效评估、预后转归等提供有力的支持。

第一节 实验诊断报告

一、实验诊断报告的内容

实验诊断报告所包含的内容须规范，格式清晰易懂。一般应包含以下信息。

1. 医嘱信息 ①患者信息：姓名、性别、年龄、病案号、病区、床号；②原始样本类型：例如静脉血、随机尿等；③申请医师姓名、申请科室；④临床诊断；⑤申请检验项目。

2. 检验信息 ①原始样品采集的日期和时间；②样本接收时间；③样本检测时间；④实验检测人员和报告审核人员签名；⑤结果报告日期和时间；⑥检测方法；⑦发布报告的实验室名称和地址。必要时，应注明可能对检测结果准确性造成影响的标本状态，例如标本黄疸、溶血等。

3. 检验结果 检测项目与相应检测数据、数据单位应在报告中清晰地列出，一般附有参考区间和结果增高或减低的提示。不能以数据形式表达的检测结果，可附有文字描述，例如形态学检验的描述。一些对于诊断有重要意义的形态图片可以在报告中体现。

4. 实验诊断意见或结论 对于部分检验报告，应基于多项检验结果，在了解患者临床信息后，通过综合分析、判断和总结，结合疾病诊断标准或指南等，可给出适当检验诊断意见或结论；对不明确的检验结果，可给出结果描述、解释或进一步检查的建议等。

二、实验诊断报告的签发时限

实验诊断报告签发应具有时限要求。从标本接收到结果审核与报告签发，临床实验室应详细规定其时间要求。临床实验室在遵循行业相关规定并严格按照相关操作规程的基础上，应尽可能地缩短检测周期，满足临床需要。若因仪器故障等因素不能在规定时限内签发报告，实验室应采取应急措施（尽快联系维修或送至委托实验室），并及时与临床医生沟通，说明延迟的原因及能够发出报告的时间。

三、实验诊断报告的分析与审核

临床标本检测完毕后，实验室审核人员应认真核对患者信息的完整性及准确性、检验项目有无遗漏、错项等情况，结合患者临床资料、相关检测项目、历史数据等对检测结果进行动态分析，审核检测结果是否正确，并签发实验诊断报告。实验诊断报告的审核与签发应由具有专业技术资质的人员完成。

（一）常规分析与审核

1. 结合临床资料分析　将试验结果与患者的年龄、性别、临床诊断等有关临床信息进行系统性评价。

2. 检测结果的相关性分析　针对同一患者相同时间段的检验项目，从细胞代谢、免疫反应、器官功能损伤、多系统并发症等多角度进行相关分析。如肝硬化腹水患者同一时间血液和尿液胆红素可升高、凝血酶原时间延长、肝功能试验异常等。综合分析检测结果的合理性，并进行评估和判断。多项目的组合试验，例如血常规试验与尿常规试验各项目之间存在内在联系和动态变化，也可辅助判断结果是否准确、可靠。

3. 结合既往检验结果分析　查看以往的检验结果的历史数据，针对发病病因、病理变化、治疗和预后等疾病全过程的相关检验指标进行纵向分析。

（二）异常检测结果的分析与审核

在分析实验诊断报告时，可能会遇到结果显著异常或与临床医生的诊断不符合的情况，此时应注意可从以下几个方面查找线索。

1. 检测系统因素

（1）分析前：例如取错样本、患者姓名或病历号有误、样本量少、患者在输注高渗葡萄糖盐水过程中同侧抽血检查血液葡萄糖或电解质、血液抗凝剂使用错误、抗凝血发生肉眼难见的微小凝固、样本采集后未及时送检等。这些是临床较为常见的差错。

（2）分析中：实验室检测人员应仔细排查试验结果的检测、审核、传输、发放等各个环节有无疏漏和错误，以除外实验室内可能出现的差错。例如检测仪器是否发生故障、当日检测项目的室内质量控制是否在控、检测试剂是否在效期内、人员操作是否按照标准操作规程进行等。

（3）分析后：标本质量和药物干扰是不可忽视、重要的潜在因素，例如高胆红素、乳糜及溶血样本可干扰一些比色、比浊和酶免分析等试验结果；碱性尿可导致干化学法检测尿蛋白呈假阳性；大剂量维生素 C 治疗时可使血液葡萄糖、三酰甘油、胆固醇等的测定结果偏低；口服阿司匹林可引起血小板聚集率下降等。另外，患者的饮食、运动、体位、其他疾病状态等都能够影响试验结果，例如在饥饿或全身性疾病时体内甲状腺激素浓度往往明显下降，有时会低于参考区间低限。结合临床，评估各项干扰因素对试验结果的影响。

2. 疾病因素　仔细分析与疾病变化不相符合的检验项目，以发现疾病早期变化、疾病好转或恶化趋势，以及发生其他新的病理变化所导致的结果异常。

当实验检测人员发现异常试验结果时，应核查实验室内部因素，并及时与临床医生进行沟通，了解患者的疾病状态、用药情况等，综合患者的临床资料判断导致异常检测结果的原因。

四、实验诊断报告的发布

实验诊断报告经过审核后签发，可通过实验室信息系统（LIS）向临床进行发布。实验结果的描述尽可能使用专业术语。报告签发时应在报告中描述接收到原始样品时质量不适于检测或可能影响检测结果的情况，例如样本乳糜血、黄疸、溶血等。当 LIS 故障无法发放正式报告，或临床医生因治疗需要须提前知晓患者初步检验结果时，可通过电话、图文传真和其他电子设备传送临时和（或）口头结果报告。发布临床和（或）口头实验诊断报告前，实验室检测人员应仔细核对患者姓名、性别、年龄、检测项目、检测时间、申请者姓名、样本类型以及与患者的关系等信息，确认患者信息后发布报告并详细记录结果报告内容、报告接收对象姓名（医生、护士和 / 或患者）、报告时间及报告人。发放临时和（或）口头报告结果后，应提供正式报告，并且最终报告应发放给检验申请者。

五、危急值报告

危急值（critical values）是指某项或某类临床检测的显著异常结果，是明显偏离参考区间上限或下限的定值，它与疾病的治疗、转归有密切联系。一旦出现危急值，表明患者病情正处于危及生命的边缘状态，实验检测人员在确认危急值后应立即报告临床医生，临床医生应迅速给予患者有效的干预或治疗措施，否则可能出现严重后果。例如某医院血钾的危急值：< 2.8 mmol/L 或 > 6.0 mmol/L（成人血钾的参考区间是 $3.5 \sim 5.3$ mmol/L）。当出现严重低钾血症（< 2.5 mmol/L）时，可导致患者肌无力、异位起搏心率等，甚至呼吸肌麻痹而危及生命；当出现严重高钾血症时（> 7.0 mmol/L）时，可致患者心电异常、心动过缓、心搏骤停，甚至猝死。因此，当实验人员检出危急值时，应立即核实并报告临床医生，以免因错过治疗时机而延误病情。并非所有的检测项目都需要设置危急值，危急值的项目及范围设置应以患者安全为目标，结合医疗机构实际状况进行设定。不同的实验室危急值设置存在差异，在 2007 年中国医院协会发布的患者安全目标中明确规定，将"血钙（Ca）、血钾（K）、血气（pH、$PaCO_2$、PaO_2）、白细胞计数（WBC）、血小板计数（PLT）、凝血酶原时间（PT）、活化部分凝血活酶时间（APTT）"等列为危急值项目。

第二节　五级实验诊断报告体系的建立及意义

随着现代化检测技术的引入、推广和更新，实验诊断项目的种类和复杂性日益增加，许多实验项目背后的重要意义可能被临床医生所忽视。对于承担医院大部分检验项目的检验科来说，仅仅将单一检测数据以传统的数据报告模式回报给临床医生或患者及其家属，已不能满足临床诊疗的需求。为了使繁杂的检测数据所涉及的临床意义尽可能以准确、及时、明了的方式展现出来，让临床医生用较短的时间收获较多的信息，或者让患者及其家属能够理解实验（或检验）诊断结论等，将实验诊断报告模式分为五级，可解决涉及各个临床学科的复杂问题（图 4-1）。一级：检测报告，将检验结果在尽可能保证其准确性和稳定性的条件下，尽快地直接回报给临床医生（门诊患者常常是自取），这是目前传统的、普遍采用的检验报告模式。二级：直接检验诊断报告，通过形态学观察并结合特征性的检测，可直接确认细菌类、真菌类、寄生虫类等的病原学检验结果或异常细胞等，给出结论性的描述。三级：分项检验诊断报告，将与某一类检测指标相关的所有结果进行分析、归纳和总结，给出结论性的描述。四级：综合检验诊断报告，将与某一种疾病诊断相关的所有检测结果进行分析和归纳；或将疾病的诊断、鉴别诊断和并发症判断等相关的多器官、多系统的检测结果进行综合分析和归纳，给出结论性的描述。五级：动态变化检验诊断报告，将与疾病诊断、治疗和预后相关的检测指标随时间变化的曲线描绘出来，直观反映病理变化过程，并进行分析和归纳、总结，给出结论性的描述。实验诊断报告内容主要针对各检测项目的数量变化、形态异常、成分改变、病原体，以及机体的生理状态、病理生理、生化代谢、免疫调节与反应等进行分析、总结和描述；例如，对临床上怀疑乙型病毒性肝炎的患者，不仅应检验其乙肝病毒相关的抗原抗体水平，还可包括病毒载量、基因类型、耐药情况以及肝功能状态和与肝功能直接相关的蛋白质代谢、糖代谢、脂代谢、凝血因子，甚至还包括疾病发展相关的肝硬化和肿瘤标志物等。实验诊断报告不仅提供疾病诊断的直接依据，而且也为疾病的转归、用药、预后等提供证据。

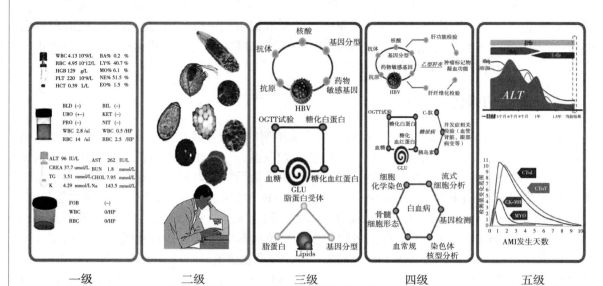

| 一级 检测报告 | 二级 直接检验诊断报告 | 三级 分项检验诊断报告 | 四级 综合检验诊断报告 | 五级 动态变化检验诊断报告 |

图 4-1 五级实验（或检验）诊断报告的分类与内容

一、建立实验诊断报告体系具有重要意义

1．真正实现为标本负责向为患者负责的转变。

2．完善检验医学分析后知识体系。实验诊断报告将检验医学知识与临床医学内容相结合，将技术检测与结果分析相结合，充分发挥了检验医学知识服务的主动性与积极性，体现了学科体系特点，提升了分析后知识服务内涵。

3．满足新时代对检验医学的需求。随着检验医学向个体化、精细化发展。检验项目之多，所包含信息量之大，使已负荷过重的临床医生没有时间深入、系统地了解检验结果背后的病理意义，五级实验诊断报告将复杂零散的检验信息进行系统的分析与描述，使临床医生能从繁杂的数据中解脱出来，提高诊疗效率，更好地开展临床诊疗工作（图 4-2）。

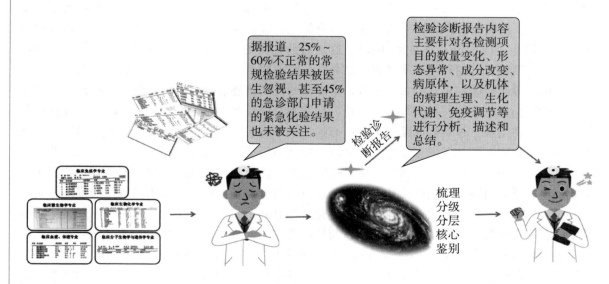

图 4-2 建立检验诊断报告体系的重要意义

4．提高检验医学人才知识服务能力。出具实验诊断报告要求检验医师能够从复杂、大量的检验信息中抽提关键要素，进行合理有效的分析、归纳、总结。这就对检验医师的知识服务能力提出了更高的要求。实验诊断报告体系的建立发展为行业人才培养提出了更高更全面的要求，建立了人才培养新模式，将有效促进检验人才知识服务能力的提升。

二、五级实验诊断报告模式

五级实验诊断报告模式及内容举例如下。

1．一级　检测数据报告。

××××医院外周血细胞检验报告单

姓名：×××	样本号：×××	病区：心脏内科一病区	病床号：××
性别：×	病历号：××××	科室：心脏内科	标本种类：静脉血
年龄：××	送检医师：×××	临床诊断：××××	备注：

序号	检测项目	英文简称	检测结果	单位	参考区间
1	白细胞计数	WBC	4.50	10^9/L	3.5～9.5
2	红细胞计数	RBC	1.86	10^{12}/L	↓ 3.80～5.10
3	血红蛋白浓度	HGB	63	g/L	↓ 115～150
4	红细胞比容	HCT	18.0	%	↓ 35.0～45.0
5	平均红细胞体积	MCV	96.8	fl	82.0～100.0
6	平均红细胞血红蛋白含量	MCH	33.8	pg	27.0～34.0
7	平均红细胞血红蛋白浓度	MCHC	350	g/L	316～354
8	红细胞体积分布宽度	RDW	28.4	%	↑ < 14.9
9	血小板计数	PLT	44	10^9/L	↓ 125～350
10	平均血小板体积	MPV	7.8	fl	7.7～13.0
11	血小板比容	PCT	0.03	%	↓ 0.18～0.22
12	血小板体积分布宽度	PDW	18.4	%	↑ < 17.2
13	中性粒细胞百分比	NE%	13.5	%	↓ 40.0～75.0
14	淋巴细胞百分比	LY%	35.9	%	20.0～50.0
15	单核细胞百分比	MO%	50.3	%	↑ 3.0～10.0
16	嗜酸性粒细胞百分比	EO%	0.1	%	↓ 0.4～8.0
17	嗜碱性粒细胞百分比	BA%	0.2	%	0～1.0
18	中性粒细胞计数	NE#	0.6	10^9/L	↓ 1.8～6.3
19	淋巴细胞计数	LY#	1.6	10^9/L	1.1～3.2
20	单核细胞计数	MO#	2.3	10^9/L	↑ 0.1～0.6
21	嗜酸性粒细胞计数	EO#	0	10^9/L	↓ 0.02～0.52
22	嗜碱性粒细胞计数	BA#	0	10^9/L	0～0.06

采样时间：××.××.××.××：××	收样时间：××.××.××.××：××
检测时间：××.××.××.××：××	报告时间：××.××.××.××：××
检验者：×××	审核者：×××

医院地址：××××××	联系电话：×××××××

2．二级　直接检验诊断报告。

×××××医院临床微生物学实验诊断报告

姓名：×××	就诊类型：住院	住院/门诊号：×××	病床号：××
性别：女	样本类型：脑脊液	申请科室：神经外科	临床诊断：中枢神经系统感染？
年龄：60 岁	样本编号：×××	申请医师：×××	医嘱申请项目：墨汁染色

一、检测结果：

1．样本外观：混浊

2．镜检结果：墨汁染色阳性（+），可见大量酵母样孢子，宽厚荚膜。见附图。

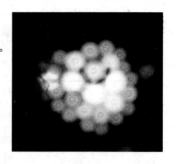

二、检验诊断/结论：

1．结合临床，疑似隐球菌中枢神经系统感染。

2．诊疗建议：两性霉素 B+ 氟胞嘧啶，2 周后改为氟康唑或伊曲康唑。

采样时间：××××.××.××.××：××	收样时间：××××.××.××.××：××
检测时间：××××.××.××.××：××	报告时间：××××.××.××.××：××
检验者：×××	报告（审核）者：×××
医院地址：××××××	联系电话：××××××

3．三级　分项检验诊断报告。

×××××医院检验科血液学实验诊断报告

姓名：×××	就诊类型：住院	住院/门诊号：×××	床号：5
性别：女	样本类型：外周血＋骨髓	申请科室：血液科	临床诊断：贫血待查？ 慢性非萎缩性胃炎
年龄：39 岁	样本编号：003	申请医师：×××	病史：慢性胃炎 10 余年

医嘱申请项目：外周血细胞检验＋骨髓细胞检验＋铁代谢试验＋血清叶酸、维生素 B_{12}＋免疫功能及自身抗体检测

（1）细胞形态学检验诊断

①外周血细胞检验诊断：血红蛋白 47 g/L，红细胞 2.90×10^{12}/L，红细胞平均体积 69.0 fl，红细胞平均血红蛋白量 16.2 pg，红细胞平均血红蛋白浓度 235 g/L，红细胞分布宽度 CV 20.1%；白细胞 4.32×10^9/L；血小板 245×10^9/L；图 4-3A，B 示成熟红细胞大小不一，部分红细胞中心浅染区扩大。

结论：重度小细胞低色素不均一性贫血，建议结合临床及铁代谢试验等进一步明确诊断。

②骨髓细胞形态学检验诊断：骨髓有核细胞增生活跃。粒系以中、晚期细胞为主。红系以中、晚幼红细胞居多，部分幼红细胞体积小，核固缩，胞质量少，呈灰蓝色，边缘不整齐，可见双核、畸形核及炭核幼红细胞；成熟红细胞大小不一，部分红细胞中心浅染区扩大（图 4-4C，D）。全片巨核细胞 153 个，血小板成堆可见。铁染色：细胞内铁（–），细胞外铁（–）。

结论：缺铁性贫血，请结合临床，进一步查明贫血的病因。

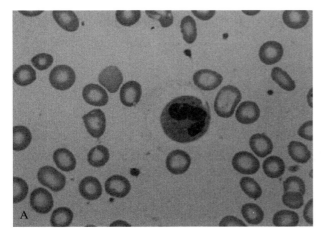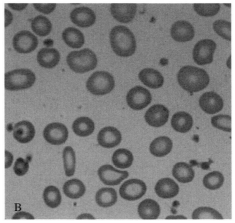

图 4-3　外周血涂片，瑞氏染色，×1000

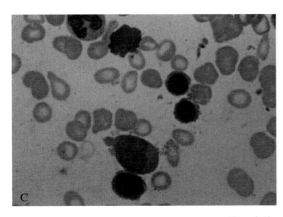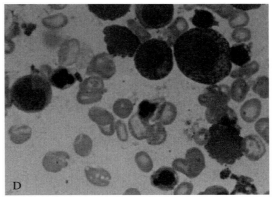

图 4-4　骨髓涂片，瑞氏染色，×1000

（2）临床化学与免疫学试验结果

序号	项目	结果	参考区间	单位	检测方法
铁代谢试验及血清叶酸、维生素 B_{12} 检测					
1	血清铁	1.70 ↓	6.60 ~ 26.00	μmol/L	比色法
2	总铁结合力	76.70 ↑	45.00 ~ 75.00	μmol/L	比色法
3	血清铁蛋白	2.10 ↓	30.00 ~ 400.00	ng/ml	化学发光法
4	血清叶酸	8.08	3.10 ~ 17.50	ng/ml	化学发光法
5	血清维生素 B_{12}	381.00	191.00 ~ 663.00	pg/ml	化学发光法
免疫功能与自身抗体检测					
1	血清补体 C_3	0.83	0.80-1.60	g/L	比浊法
2	血清补体 C_4	0.17	0.16-.038	g/L	比浊法
3	血清 C 反应蛋白	3.62	0.00-8.00	mg/L	比浊法
6	血清抗核抗体	阴性	阴性		间接免疫荧光法
7	抗人球蛋白试验	阴性	阴性		微柱凝胶法

（3）检验诊断 / 结论　重度缺铁性贫血，请结合临床及其他检查进一步明确贫血的病因。

采样时间：2016.08.15.08：25　　收样时间：2016.08.15.09：00　　检测时间 2016.08.15.10：00

报告时间：2016.08.16 09：20　　检测者：×××　　　　　　　报告（审核）者：×××

医院地址：×××××　　　　　联系电话：××××××××

4．四级　综合检验诊断报告。

××××医院检验科临床血液学实验诊断报告

姓名：×××	病历号：×××	样本种类：EDTA/肝素抗凝静脉血和骨髓	样本编号：×××
性别：男	科别：内科	临床诊断：皮肤、牙龈出血待查 就诊类型：	住院/门诊号：×××
年龄：35	申请医生：×××	医嘱申请项目：血液病检验整合诊断	病房：×××床号：×××

（1）临床病史：患者牙龈出血、发现皮肤瘀斑 7 d，发热 2 d；外院检查外周血白细胞（WBC）15×10^9/L，血红蛋白（Hb）100 g/L，血小板（PLT）35×10^9/L；未经任何治疗来我院。既往有牛皮癣 30 年，曾用多种外用药，药名不详。

（2）分项实验诊断报告

①血细胞形态学实验诊断

a．外周血：WBC 18×10^9/L、Hb 95 g/L、PLT 24×10^9/L。WBC 增高，异常早幼粒细胞占 46%；轻度贫血，红细胞形态大致正常；PLT 显著减少。

结论：初步诊断急性早幼粒细胞白血病。

b．骨髓：骨髓增生明显活跃，以多颗粒早幼粒细胞增生为主，占 82.0%，其胞体呈圆或椭圆形，部分细胞呈不规则形；细胞核呈圆或椭圆形，部分细胞可见扭曲或折叠，核染色质较细致，核仁 0～2 个；胞浆量丰富，呈灰蓝色，可见内外浆，细胞浆中可见大量粗大的紫红色颗粒，Auer 小体易见。粒系其他细胞显著减少，总计占 10%。红系细胞受抑制，仅见少数中晚幼红细胞，占 3%；成熟红细胞形态正常。成熟巨核细胞全片见 3 个，血小板难见。成熟淋巴细胞占 4%。

结论：急性早幼粒细胞白血病。

c．细胞化学染色：① MPO 染色：异常细胞 + 3%，++ 15%，+++ 82%。② CAE：+ 18%，++ 46%，+++ 36%。

结论：MPO 和 CAE 染色结果符合急性早幼粒细胞白血病特点。

②骨髓流式细胞免疫表型实验诊断

异常细胞占骨髓全部有核细胞的 80.67%，表达 CD13、CD33、cMPO、CD64、CD9；部分表达 CD117（64.8%）、CD56（39.78%）；不表达 CD34、HLA-DR、CD65、CD15、CD11b，符合异常早幼粒细胞免疫表型。

结论：符合急性早幼粒细胞白血病免疫表型。

③细胞遗传学实验诊断

核型：91＜4n＞,XXYY,del（2）（q31）,-9,del（11）（p12）,der（15）t（15；17）（q24；q21）x2,ider（17）（q10）t（15；17）x2 [20]

染色体核型为克隆性异常男性核型，染色体数目异常为近四倍体改变，结构异常累及 2 号染色体长臂部分丢失，9 号染色体单体，11 号染色体短臂部分丢失，t（15；17）易位，易位后的异常 17 号染色体又发生等臂易位（衍生等臂 17 号染色体）。

结论：伴 t（15；17）（q24；q21）易位的克隆性异常染色体核型。

④分子遗传学检验诊断

a．36 种白血病融合基因筛查：PML-RARA S 型融合基因阳性。

b．PML-RARA 融合基因定量：基因表达量 PML-RARA/ABL1 = 135.7%。

c．58 种血液肿瘤基因突变筛查：FLT3-ITD 突变阳性，突变型占全部等位基因比例的 33%。

结论：送检样本中 PML-RARA S 型融合基因阳性、FLT-ITD 突变阳性。根据 2008 年及 2017 年修订的 WHO 造血与淋巴组织肿瘤分类标准及文献报道，PML-RARA 融合基因为 APL 的特征性突变之一，提示对全反式维甲酸和砷剂治疗敏感。

（3）检验诊断 / 结论

t（15；17）（q24；q21）/PML-RARA S 型融合基因阳性，伴 FLT3-ITD 突变和克隆性异常染色体核型的急性早幼粒细胞白血病。可能患者的部分肿瘤细胞携带 FLT3-ITD 突变，同时也存在细胞遗传学水平的克隆异质性现象，治疗后注意追踪染色体及基因克隆演变。

采样时间：××××.××.××.××：××	收样时间：××××.××.××.××：××
检测时间：××××.××.××.××：××	报告时间：××××.××.××.××：××
检测者：×××	报告（审核）者：×××
医院地址：×××××××	联系电话：××××××××

5．五级　动态检验诊断报告。

××××医院检验科免疫学实验诊断报告

姓名：×××	病历号：×××	样本种类：××××		样本编号：×××
性别：男	科别：×××	临床诊断：乙型肝炎		住院 / 门诊号：××××
年龄：45	申请医师：×××	医嘱申请项目：动态实验诊断		病房：×× 床号：××

序号	项目名称	英文缩写	结果	单位	参考区间	检测方法
血清乙型肝炎标志物						电化学发光
1	乙肝表面抗原	HBsAg	15.8 阳性	COI	阴性：< 1	
2	乙肝表面抗体	抗 -HBs	0.33 阴性	IU/L	阴性：< 10	
3	乙肝 e 抗原	HBeAg	0.65 阴性	COI	阴性：< 1	
4	乙肝 e 抗体	抗 -HBe	0.76 阳性	COI	阴性：> 1	
5	乙肝核心抗体	抗 -HBc	0.05 阳性	COI	阴性：> 1	
血清乙型肝炎病毒核酸检测						荧光定量 PCR
1	乙型肝炎病毒核酸	HBV-DNA	小于检测限	IU/ml	$< 1.0 \times 10^2$	
肝功能试验						2400 生化流水线
1	丙氨酸氨基转移酶	ALT	34.7	U/L	9 ~ 50（男）	
2	天门冬氨酸氨基转移酶	AST	24.8	U/L	15 ~ 40（男）	
3	总胆红素	T-BIL	15.3	μmol/L	5 ~ 21	
4	直接胆红素	D-BIL	4.5	μ mol/L	< 7	
5	γ- 谷氨酰转肽酶	γ-GT	15	IU/L	10 ~ 60（男）	
6	白蛋白	ALB	47.0	g/L	40 ~ 55	
7	球蛋白	GLO	26.6	g/L	20 ~ 40	
8	白蛋白 / 球蛋白	A/G	1.77		1.2 ~ 2.4	

续表

序号	项目名称	英文缩写	结果	单位	参考区间	检测方法

HBV 标志物动态监测结果：

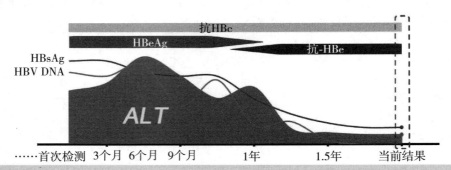

检验诊断 / 结论：

1. 慢性乙型肝炎病毒感染，动态监测显示当前乙肝病毒无 / 低水平复制。
2. 肝功能试验无异常，建议定期随访。

采样时间：××××.××.××.××：××　　　收样时间：××××.××.××.××：××
检测时间：××××.××.××.××：××　　　报告时间：××××.××.××.××：××
检测者：×××　　　　　　　　　　　报告（审核）者：×××
医院地址：××××××××　　　　　　联系电话：××××××××

（张　曼）

第二篇

临床疾病的实验诊断

第5章

血液系统疾病的实验诊断

血液系统疾病是指原发或主要累及造血器官和血液的一类疾病，依据病变所涉及的血细胞，一般分为红细胞疾病（例如各种贫血）和白细胞疾病（例如各种急、慢性白血病），患者常出现血液和（或）骨髓中细胞的数量、形态、结构、功能、免疫表型、染色体和基因（例如融合基因、基因突变）等异常或血浆成分的改变。只有通过对患者的各项标本检验及其检验结果的综合分析，并采取适当的实验诊断策略，结合临床，才能做出及时、正确的血液系统疾病实验诊断。

第一节 贫 血

贫血（anemia）是指外周血中红细胞数量（RBC）、血红蛋白浓度（Hb）、红细胞比容（Hct）低于相同年龄段、同性别、同地区的参考区间下限，其中以 Hb 减低最具诊断意义，因为 RBC 或 Hct 不一定能准确地反映贫血是否存在及贫血的程度。贫血是临床疾病常见症状之一，本身不是一种独立的疾病，许多疾病均可表现出贫血。因此，当患者疑为贫血时，首先要通过外周血细胞常规检验（blood routine test，BRT），简称血常规或血象，包括全血细胞计数和外周血细胞形态学检验，确定患者是否有贫血以及贫血的程度；然后再应用其他各项检验，查明贫血的类型，并结合临床及其他检查明确贫血的病因，从而有效地治疗贫血和预防贫血再发生。

一、贫血的检验项目与应用

贫血的检验项目较多，涉及的技术复杂，应用范围广泛，详见第十八章，本节主要阐述常用贫血检验项目的主要目的及其临床应用。

1. 全血细胞计数

【目的】计数各种血细胞的数量及测定相关参数，特别是红细胞参数，用于诊断有无贫血、贫血的初步分类及贫血程度的判断。

【应用】全血细胞计数（complete blood count，CBC）的检测参数较多，其中七项红细胞参数（表5-1）与贫血的实验诊断密切相关。当 RBC、Hb 和 Hct 三项检验结果确定存在贫血时，结合 MCV、MCH、MCHC 和 RDW 数值变化对贫血进行初步分类，有助于进一步选择检验项目、明确病因和协助治疗。

2. 外周血细胞形态学检验

【目的】显微镜下观察血细胞形态，主要是确认红细胞形态是否有异常，并结合 CBC 相关红细胞参数，分类、诊断贫血，初步判断贫血的病因。

表5-1　中国成年人群静脉血全血细胞计数参考区间*

分析参数	英文缩写（英文全称）	参考区间		报告单位
		男性	女性	
红细胞计数	RBC（red blood cell count）	4.3 ~ 5.8	3.8 ~ 5.1	$\times 10^{12}$/L
血红蛋白浓度	Hb（hemoglobin）	130 ~ 175	115 ~ 150	g/L
红细胞比容	Hct（hematocrit）	40.0 ~ 50.0	35.0 ~ 45.0	%
平均红细胞容积	MCV（mean corpuscular volume）	82 ~ 100	82 ~ 100	fl
平均红细胞血红蛋白量	MCH（mean corpuscular hemoglobin）	27 ~ 34	27 ~ 34	pg
平均红细胞血红蛋白浓度	MCHC（mean corpuscular hemoglobin concentration）	316 ~ 354	316 ~ 354	g/L
红细胞体积分布宽度	RDW（red blood cell volume distribution width）	< 14.9	< 14.9	%
白细胞计数	WBC（white blood cell count）	3.5 ~ 9.5	3.5 ~ 9.5	$\times 10^{9}$/L
血小板计数	PLT（platelet count）	125 ~ 350	125 ~ 350	$\times 10^{9}$/L

* 源自中华人民共和国卫生行业标准（WS/T 405-2012）：血细胞分析参考区间

【应用】通过外周血细胞形态学（peripheral blood morphology，PBM）检验，可观察到不同类型贫血时红细胞形态的相关变化，特别是出现一种或多种异常形态红细胞增多（彩图5-1，彩图5-2，彩图5-3，彩图5-4），是诊断与分类一些贫血的重要依据。例如，缺铁性贫血（iron deficiency anemia，IDA）时，血象可见到低色素小红细胞显著增多；重度 IDA 时，红细胞中心淡染区显著增大而呈环状红细胞。

3．网织红细胞计数

【目的】计数外周血中网织红细胞（reticulocyte，RET）的数量，或测定网织红细胞血红蛋白含量（reticulocyte hemoglobin content，CHr）及 RET 的核酸含量等，从而判断贫血时骨髓红系细胞的造血状态与增生能力。

【应用】RET 是尚未完全成熟的红细胞，胞质内残留有多少不等的核糖体、核糖核酸等嗜碱性物质（彩图5-5），在外周血中 1 ~ 2 d 后即完全消失，转变为成熟红细胞，故可敏感反映骨髓红系细胞造血状态与增生能力。RET 在外周血中数量较少，生理状态下仅占红细胞的 0.5% ~ 2.0%。若贫血患者 RET 增多，提示骨髓红系增生活跃；反之，则表明骨髓红系造血功能减低。CHr 减低可敏感反映红细胞血红蛋白合成的变化，可用于判断早期铁缺乏。

4．常用铁代谢试验

【目的】检测血清中反映机体铁代谢的相关指标，例如血清铁（serum iron，SI）、总铁结合力（total iron binding capacity，TIBC）、转铁蛋白饱和度（transferrin saturation，TS）和血清铁蛋白（serum ferritin，SF），用于铁缺乏、缺铁性贫血以及铁负荷过多的诊断及鉴别诊断。

【应用】生理状况下，SI 仅与约 1/3 的转铁蛋白结合，血清中未被铁结合的转铁蛋白在体外可与加入的铁完全结合而呈饱和状态，这种最大的铁结合量，称为 TIBC，它反映了血清中游离转铁蛋白的含量。SI 与 TIBC 的百分比值则称为 TS。铁蛋白是体内铁的贮存形式之一，血清或浆中含有微量铁蛋白，SF 与体内铁的贮存量相关，是判断机体是否缺铁或铁负荷过多的重要标志。几种铁代谢指标在常见疾病中的变化特点见表 5-2。

表5-2   常用铁代谢检验指标在部分疾病或病理状态中的变化特点

疾病	SI	TIBC	TS	SF
缺铁性贫血	正常 / 减低	增高	减低	减低
慢性病贫血	正常 / 减低	正常 / 减低	正常 / 减低	增高
溶血性贫血	正常 / 增高	正常 / 减低	正常 / 增高	正常
铁粒幼细胞性贫血	正常 / 增高	减低	增高	增高
反复输血	增高	减低	增高	增高
血色病	增高	减低	增高	增高

注："正常"即在参考区间内

5. 血清叶酸与维生素 B_{12}

【目的】测定血清叶酸（或红细胞内叶酸）及维生素 B_{12} 含量，用于大细胞性贫血的病因诊断和鉴别诊断。

【应用】叶酸（folic acid，FA）与维生素 B_{12}（Vitamin B_{12}，$VitB_{12}$）是合成 DNA 重要的辅酶，参与核酸代谢过程。缺乏叶酸和 $VitB_{12}$ 或其利用障碍时，可导致骨髓细胞 DNA 合成受阻，核分裂减慢而致胞体增大，形成巨大血细胞，导致巨幼细胞性贫血（megaloblastic anemia，MA）。通过检测叶酸与 $VitB_{12}$ 含量变化，可以明确大细胞性贫血是由何者降低所致；但一些细胞毒化疗药物所致的大细胞性贫血，叶酸与 $VitB_{12}$ 含量可不减低或增高。

6. 骨髓细胞形态学检验

【目的】显微镜下观察骨髓涂片中各种血细胞的形态和比例，特别是红系细胞的百分比和形态学变化，有助于明确贫血的类型或病因等，例如再生障碍性贫血（aplastic anemia，AA）、巨幼细胞性贫血、缺铁性贫血或其他因素所致贫血，例如溶血性贫血、白血病性贫血等。

【应用】通过骨髓细胞形态学（bone marrow morphology，BMM）检验（简称骨髓象），可观察到不同类型贫血时骨髓细胞形态的变化，结合全血细胞计数和外周血细胞形态学改变及必要的铁代谢试验、叶酸与维生素 B_{12} 含量，或溶血相关试验等，一般可以对常见血液系统疾病相关贫血（例如再生障碍性贫血、巨幼细胞性贫血、缺铁性贫血、白血病性贫血）的类型、贫血的程度及病因做出实验诊断；实验诊断更为特异，特别是出现一种或多种异常形态红细胞增多，是诊断与分类一些贫血的重要依据。例如，巨幼细胞性贫血时，巨幼红细胞显著增多，粒细胞和巨核细胞也出现明显巨幼变；再生障碍性贫血时，粒系、红系、巨核细胞系三系细胞增生极度减低，非造血细胞比例增高。

7. 骨髓铁染色

【目的】检测骨髓储存铁和铁粒幼红细胞，判断有无铁缺乏或铁过载，用于诊断铁代谢异常性贫血，例如缺铁性贫血、骨髓增生异常综合征伴环形铁粒幼细胞增多等。

【应用】骨髓中存储于幼红细胞外的铁，称为"细胞外铁"，一般以含铁血黄素的形式存在，主要存在于骨髓小粒和巨噬细胞中。存在于幼红细胞内的铁，称为"细胞内铁"，此种含铁粒的幼红细胞称为铁粒幼红细胞（sideroblast）；而含铁颗粒的成熟红细胞，称为铁粒红细胞。如果 5 个或以上的铁颗粒围绕幼红细胞核呈环状分布，称为环形铁粒幼细胞（ring sideroblast，RS）。鉴别缺铁性贫血与非缺铁性贫血：前者骨髓细胞外铁减少甚至消失，铁粒幼细胞减少；而非缺铁性贫血细胞外铁和铁粒幼细胞正常或增高。感染性贫血时，细胞外铁正常或增高，但铁粒幼细胞减少，提示存在铁利用障碍。骨髓增生异常综合征（myelodysplastic syndromes，MDS）：MDS 伴环形铁粒幼细胞增多（MDS-RS）患者，铁粒幼细胞明显增多，并且环形铁粒幼细胞占幼红细胞的 15% 以上，铁粒红细胞也显著增多。

8．溶血筛查试验

【目的】检测血浆游离血红蛋白（free hemoglobin，FHb）、血清结合珠蛋白（haptoglobin，Hp），判断是否存在血管内溶血？检测尿液血红蛋白（hemoglobin，Hb）和含铁血黄素（hemosiderin，Hs），初步判断血管内溶血的程度，以及属于急性或慢性溶血。

【应用】血管内溶血发生时，红细胞破坏增加，血浆 FHb 增高；Hp 与 FHb 结合，因消耗而减低。当血浆 FHb > 40 mg/L、Hp < 0.5 g/L 时，提示存在血管内溶血；FHb 越高，则 Hp 越低，甚至为零，可反映血管内溶血的程度。急性血管内溶血初期，若血浆 FHb 过高（> 1000 mg/L）时，Hb 随尿排除，出现血红蛋白尿（hemoglobinuria），尿中无 Hs；急性血管内溶血几天后，部分 Hb 被肾小管上皮细胞吸收、分解，以铁蛋白或 Hs 沉积，若脱落后则随尿液排出，才能查到含铁血黄素尿，并可持续一段时间。检测 Hs 的试验，又称 Rous 试验；尿中查到 Hs，称 Rous 试验阳性。

9．免疫性溶血试验

【目的】通过抗人球蛋白试验（Coombs test）、冷凝集素试验（cold agglutinin test，CAT）等，检测结合在患者红细胞膜上的自身抗体或补体及血清中游离的自身抗体，确定溶血是属于免疫性或非免疫性溶血。

【应用】免疫性溶血是指机体免疫功能异常产生的自身抗体和（或）补体吸附于红细胞表面介导的病理性红细胞溶血反应，这种溶血反应多发生在血管外，也可发生在血管内。

Coombs 试验最为常用，分为直接和间接试验，直接 Coombs 试验是检测红细胞膜上是否结合有不完全抗体，而间接 Coombs 试验是检测血清中是否有不完全抗体。直接 Coombs 试验阳性一般见于血型不合性溶血、自身免疫性溶血性贫血（autoimmune hemolytic anemia，AIHA）、系统性红斑狼疮、恶性淋巴瘤、类风湿性关节炎等，另外，青霉素类和甲基多巴引起的药物过敏性溶血也可表现 Coombs' 试验阳性。间接 Coombs 试验主要用于诊断 ABO 或 Rh 血型的免疫性新生儿溶血病。CAT 主要用于检测伴有冷反应性自身抗体的一类免疫性疾病，即冷凝集素综合征，可见于一些与免疫系统相关的疾病，例如淋巴瘤、浆细胞骨髓瘤等继发冷凝集素综合征。

10．红细胞膜缺陷诊断试验

【目的】筛查或诊断红细胞膜缺陷所致的溶血性贫血。常用的试验包括红细胞渗透脆性试验、红细胞孵育渗透脆性试验、红细胞及中性粒细胞表面 CD55、CD59 免疫表型分析。

【应用】红细胞膜缺陷所致的溶血性贫血包括遗传性球形细胞增多症（hereditary spherocytosis，HS）、遗传性椭圆形细胞增多症、遗传性口形细胞增多症、遗传性棘形红细胞增多症等，以及后天获得性疾病造成的溶血性贫血（hemolytic anemia，HA），如自身免疫性溶血性贫血（AIHA）、阵发性睡眠性血红蛋白尿症（paroxysmal nocturnal hemoglobinuria，PNH）。HS 患者血液中球形红细胞的比例增高常 > 20%，红细胞渗透脆性增高表现为开始溶血及完全溶血时氯化钠溶液的浓度均比对照增加 0.8 g/L 以上；由于温抗体型 AIHA 也可出现一定数量的球形红细胞，渗透脆性也可增高，这种情况下 Coombs 试验有助于鉴别。PNH 是一种后天获得性基因突变所致的克隆性疾病，其异常血细胞膜糖化磷脂酰肌醇 - 锚（GPI-anchor）连接蛋白如 CD55、CD59 等表达明显减低或缺乏，当检测到外周血 CD55 阴性或 CD59 阴性中性粒细胞及红细胞 > 10% 时有诊断价值。

11．红细胞酶缺陷诊断试验

【目的】筛查或诊断红细胞酶缺陷所致的溶血性贫血。常用试验有高铁血红蛋白（MetHb）还原试验、葡萄糖 -6- 磷酸脱氢酶（ glucose 6-phosphate dehydrogenase，G6PD）和丙酮酸激酶（pyruvate kinase，PK）活性定性的荧光斑点试验和定量酶学试验。

【应用】红细胞酶缺陷所致的疾病主要有 G6PD 和 PK 缺陷症，前者导致戊糖旁路代谢障碍，后者引起糖酵解途径异常。G6PD 缺陷症患者的 MetHb 还原率显著降低，G6PD 荧光斑点试验阳性，提示缺陷；G6PD 活性定量测定特异性高，可作为 G6PD 缺乏症的确诊试验。PK 缺陷症时，PK 荧光斑点试验阳性，提示 PK 缺陷，但需 PK 活性定量测定予以确诊；白血病、骨髓增生异常综合征（MDS）、再生障碍性贫血等也可继发 PK 缺陷。

12．异常血红蛋白诊断试验

【目的】用于珠蛋白合成异常所致溶血性贫血的诊断和鉴别诊断。常用试验是血红蛋白电泳（hemoglobin electrophoresis，HEP）、胎儿血红蛋白 F（fetal hemoglobin，HbF）、不稳定血红蛋白试验等。

【应用】血红蛋白（Hb）是由珠蛋白和亚铁血红素分子组成。成人 Hb 包括 HbA、HbA2 和 HbF 三种，分别由一对 α 链与一对非 α 链（β、γ、δ）所组成，分别为 HbA（α2β2）、HbA2（α2δ2）和 HbF（α2γ2）；成人以 HbA 为主，约占 97% 以上。若珠蛋白合成基因缺陷，引起珠蛋白肽链分子结构异常或珠蛋白合成减少甚至缺乏，导致血红蛋白病（hemoglobinopathy）。血红蛋白病可分为异常血红蛋白病和地中海贫血两大类，含有异常珠蛋白肽链的 Hb 称为异常 Hb，现已发现 500 余种，可引起几十种异常 Hb 病。一种或几种珠蛋白肽链的合成减少或缺乏，其他几种肽链过剩或代偿性增多，导致红细胞内几种正常 Hb 的比例失去平衡或构成某种肽链的四聚体，引起珠蛋白生成障碍性贫血，或称地中海贫血（thalassemia）或海洋性贫血。珠蛋白合成异常将不同程度地影响红细胞的形态、功能、变形性等，造成不同程度的骨髓无效造血、红细胞寿命缩短而导致贫血。通过对红细胞中 Hb 组分的定量、电泳特性、稳定性、溶解度以及 Hb 的基因分析等，有助于珠蛋白合成异常所致溶血性贫血的诊断。HEP 一般是血红蛋白病诊断的首选试验，可检出一些异常血红蛋白区带并进行相对定量；必要时再检测 HbF、不稳定血红蛋白、氧亲和力异常的血红蛋白等，确诊珠蛋白异常还可通过基因分析或珠蛋白肽链的一级结构分析而明确诊断。

二、贫血的实验诊断策略

贫血的种类较多，发病机制复杂，实验诊断是贫血临床诊疗中的首选。只有确定患者存在贫血及其贫血程度，并做出明确的分类和了解骨髓红系细胞造血的状况后，才有助于进一步选择检验项目、查找病因、确定治疗方案。常见贫血的实验诊断策略见图 5-1。

（一）确定有无贫血

严格定义的贫血是指全身循环血液红细胞总量低于参考区间下限的临床综合征，但由于全身循环血液中红细胞总量的测定难度较大，所以临床上一般通过外周血中全血细胞计数（CBC）的 RBC、Hb 和 Hct 三项参数判断，如果低于参考区间下限即可确定存在贫血。由于 RBC 和 Hct 易受红细胞容积的影响，通常以 Hb 判断为主。根据中国人群及地理与环境特点，一般在中国海平面地区，成年男性 Hb < 120 g/L、成年女性 Hb < 110 g/L，孕妇 Hb < 100 g/L，即可诊断贫血。

由于使用 RBC、Hb 和 Hct 三项参数判断有无贫血，必然存在一些问题，需要引起临床医生注意。①由于不同地区或人群 RBC、Hb 和 Hct 参考区间的差异，判断贫血的标准有所不同。表 5-1 虽然为新近发布的国家行业标准，但低于其下限时，临床并未诊断为贫血，可暂时作为早期减低判断，应注意监测和定期观察。②假性贫血：由于血浆量增加导致血液稀释，使 Hb、RBC、Hct 相对下降，可见于妊娠、充血性心力衰竭、脾大、低白蛋白血症、巨球蛋白血症等。③漏诊贫血：贫血伴血液浓缩时，Hb、RBC、Hct 下降相对不明显，甚至处于参考区间内，可能导致贫血漏诊，见于急性失血性贫血早期、大面积烧伤、严重脱水症等。

（二）判断贫血的程度

依据 Hb 的水平判断贫血严重程度标准：轻度贫血 Hb > 90 g/L ～参考区间下限；中度贫血 Hb 61 ～ 90 g/L；重度贫血 Hb 30 ～ 60 g/L；极重度贫血 Hb < 30 g/L。

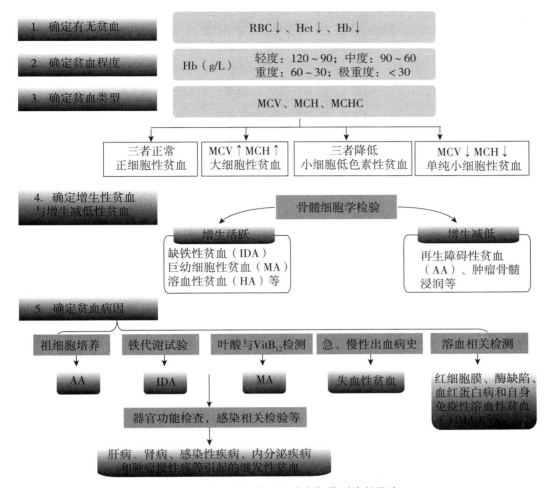

图 5-1　常见贫血的实验诊断与鉴别诊断思路

（三）贫血的形态学分类

依据 MCV、MCH、MCHC 可对贫血进行形态学四分类（表 5-3），初步确定贫血的类型，为进一步的病因检验诊断提供方向。再依据 MCV 和红细胞体积的变异度（RDW），对贫血进行六分类（表 5-4），可以校正红细胞体积的异质性对 MCV 的影响，更有助于贫血类型的鉴别诊断。贫血的形态学分类常需要结合外周血涂片中红细胞的形态变化特点，才能更准确，同时也有助于后续明确病因，有时具有决定性诊断意义，例如遗传性球形细胞增多症等形态特殊的贫血。

表5-3　贫血的红细胞形态学分类（1）

贫血类型	MCV	MCH	MCHC	常见贫血
大细胞性贫血	↑	↑	N	巨幼细胞性贫血及恶性贫血等
正细胞性贫血	N	N	N	急性失血性贫血、急性溶血性贫血、骨髓病性贫血，例如白血病等
单纯小细胞性贫血	↓	↓	N	慢性感染性贫血、慢性肾病所致贫血等
小细胞低色素贫血	↓	↓	↓	缺铁性贫血、珠蛋白生成障碍性贫血、铁粒幼细胞性贫血等

注：↑高于参考区间上限；N 在参考区间内；↓低于参考区间下限

表5-4　贫血的红细胞形态学分类（2）

贫血类型	MCV	RDW	常见贫血
小细胞均一性贫血	↓	N	轻型 β- 珠蛋白生成障碍性贫血等
小细胞不均一性贫血	↓	↑	缺铁性贫血等
正细胞均一性贫血	N	N	急性失血性贫血、再生障碍性贫血等
正细胞不均一性贫血	N	↑	骨髓纤维化、早期缺铁性贫血等
大细胞均一性贫血	↑	N	再生障碍性贫血等
大细胞不均一性贫血	↑	↑	巨幼细胞性贫血等

注：↑高于参考区间上限；N 在参考区间内；↓低于参考区间下限

（四）判定贫血时骨髓的增生程度及红系代偿水平

通过骨髓细胞学检验，依据骨髓有核细胞增生程度可分为增生性贫血和增生减低性贫血。①增生性贫血是指骨髓有核细胞增生活跃或明显活跃、红系代偿性增生的贫血，例如缺铁性贫血、溶血性贫血、巨幼细胞贫血，其骨髓象具有共同特点：骨髓增生明显活跃；粒系相对减少；红系增多，以中、晚幼红细胞增多为主；巨核细胞及血小板无明显改变。②增生减低性贫血是指骨髓增生程度减低或重度减低、红系增生代偿不足的贫血，例如再生障碍性贫血、范可尼贫血（Fanconi anemia，FA）、低增生白血病贫血和一些感染、肿瘤、化疗、肾病等慢性病贫血。增生减低性贫血的粒系、红系、巨核系的细胞数量与形态由于病因不同而不尽相同，针对可能的病因选择适当的实验诊断项目确定诊断。

（五）确定贫血的病因

根据贫血的病因和发病机制将贫血分为三大类：红细胞生成减少、红细胞破坏过多和红细胞丢失过多（表 5-5）。在上述贫血分类的基础上，通过选择有针对性或特异性高的检验项目，对大多数常见贫血，可以明确病因；对一些疑难或少见类型，可结合更多复杂或高技术检验项目，例如蛋白组学或基因组学方面的试验，并结合患者的临床状况，通常可以查明贫血的病因。

表5-5　贫血的病因及发病机制分类

贫血的病因及发病机制	临床常见贫血类型
红细胞生成减少	
骨髓干细胞损伤或异常	再生障碍性贫血、骨髓增生异常综合征
骨髓被异常组织侵害	白血病、骨髓纤维化
造血物质缺乏或失利用	巨幼细胞性贫血、缺铁性贫血
红细胞破坏过多	
红细胞内在缺陷	遗传性球形细胞增多症、珠蛋白生成障碍性贫血、葡萄糖 -6- 磷酸脱氢酶缺乏、范可尼贫血和阵发性睡眠性血红蛋白尿症等
红细胞外在因素	自身免疫性溶血性贫血、微血管病性溶血性贫血和各种物理、化学、生物因素引起的溶血性贫血
红细胞丢失过多（失血）	急性失血后贫血、慢性失血性贫血

对贫血的诊断并不困难，重要的是查找贫血的病因，需仔细询问病史、症状、检查体征，注意有无原发疾病，根据初步判断来选择检验项目，依据实验诊断结果进行符合性或支持性诊断。例如，某女性患者的血液常规检验（CBC 与血细胞形态检验）提示为不均一性小细胞低

色素性贫血；询问病史有长期下腹隐痛、月经出血过多，提示慢性失血；铁代谢试验明确为铁缺乏；由此诊断为缺铁性贫血；但至此诊断并未终结，妇科检查发现患者有子宫肌瘤，这才是引起长期月经出血过多并导致缺铁性贫血的原因。此外，对贫血的严重性也不能停留在对贫血的有无和轻重程度的判断。贫血的严重性取决于引起贫血的病因。例如早期的结肠癌或白血病患者的贫血可能是轻度的，而钩虫病或痔出血引起的贫血则可能是重度的，但前者的严重性远远超过后者。

三、主要贫血的实验诊断

临床主要的一些贫血类型一般可查到明确的病因，例如缺铁性贫血、巨幼细胞性贫血、再生障碍性贫血和溶血性贫血等。其他原因，例如感染、炎症、肿瘤、肝病、肾病、内分泌疾病等引起的继发性贫血的实验诊断较为复杂，不在此论述。

（一）缺铁性贫血

铁缺乏是引起贫血最常见的原因。当机体铁摄入不足、吸收不良、需求增多、转运障碍、丢失过多、利用障碍等因素导致机体铁代谢失衡，铁缺乏发展为缺铁性贫血（iron deficiency anemia，IDA）。铁缺乏呈阶段性发展，最早是体内贮存铁耗尽，称为隐性或潜在缺铁期；随着病情的发展，红系细胞内发生缺铁，称为缺铁性红细胞生成期；最后才发生 IDA。铁缺乏症是上述三个阶段的总称，前两个阶段虽有铁缺乏，但并未出现贫血。IDA 主要通过血象、骨髓象和铁代谢三方面进行实验诊断。

1. 血象　①储铁缺乏期：MCV、RDW 正常，红细胞仍为正细胞正色素性。②缺铁性红细胞生成期：MCV 开始变小，RDW 轻度升高。③ IDA 期：MCV、MCH、MCHC 减低，RDW 显著上升，呈典型的小细胞低色素性贫血。由于红细胞胞体较小，血红蛋白合成障碍，Hb 比 RBC 减低更为显著。血涂片中可见红细胞胞体小、中心淡染区扩大，严重时红细胞内因血红蛋白缺乏而呈环状（称为环形红细胞）；红细胞明显大小不均。网织红细胞可正常或轻度升高。白细胞计数一般变化不大，钩虫病者可有嗜酸性粒细胞增多。血小板可升高，多见于因失血发生贫血的患者。

2. 骨髓象　①骨髓有核细胞增生明显活跃，红系统细胞增生明显，常大于 30%，以中幼和晚幼红细胞为主。②幼红细胞体积较小，核染色质致密深染，胞质少嗜碱性，边缘不整齐，胞质因血红蛋白不足而呈嗜碱性，即"老核幼浆"现象（彩图 5-6）。红细胞胞体小，中央淡染区扩大。③粒细胞系相对减少，但各阶段百分率及形态、染色大致正常。④粒红比值减低。⑤淋巴细胞数量及形态无明显改变。⑥巨核细胞系无明显变化，血小板数量及形态多为正常。⑦骨髓铁染色：细胞外铁减少；铁粒幼红细胞减少，常＜ 15%。由于骨髓采集不便，虽然骨髓铁染色作为判断铁缺乏的"金标准"，但对 IDA 诊断并非必须。

3. 铁代谢试验　①储铁缺乏期：贮存铁耗尽，即血清铁蛋白（SF）减低，骨髓铁染色的骨髓小粒可染铁消失；血清总铁结合力（TIBC）和转铁蛋白饱和度（TS）正常。②缺铁性红细胞生成期：贮存铁耗尽后，在铁供给不足的情况下，机体继续生成红细胞，SF 和 TS 减低，TIBC 升高，血清可溶性转铁蛋白受体（sTfR）增高。③缺铁性贫血：血清铁（SI）、SF、TS 均减低，TIBC 升高。

4. 鉴别诊断　①慢性病性贫血：多为正细胞或小细胞低色素贫血，SI 和 TIBC 降低，TS 正常或稍减低；SF、sTfR 增高。骨髓中铁粒幼细胞数量减少，细胞外铁增多，提示铁利用障碍。②珠蛋白生成障碍性贫血：常有家族史，外周血涂片中可见多数靶形红细胞（彩图 5-2B）和显著的红细胞大小不均及形态不整。血红蛋白电泳异常或胎儿血红蛋白（HbF）、血红蛋白 A2（HbA2）增高。SF、TS 不减低，骨髓细胞外铁和细胞内铁均可增多。③ MDS 伴铁粒幼细胞增多：骨髓铁染色显示细胞外铁显著增加、环形铁粒幼红细胞常＞ 15%。SI、TS、SF 增高。

（二）巨幼细胞性贫血

巨幼细胞性贫血（megaloblastic anemia，MA）是由于脱氧核糖核酸（DNA）合成障碍所引起的一种大细胞性贫血，常因体内缺乏叶酸和（或）维生素 B_{12} 引起，也可由药物或遗传性等因素所致。MA 的特征是骨髓中造血细胞出现巨幼变，以红系细胞为主，粒系和巨核系细胞也常见。MA 的实验诊断思路（图 5-2）是首先确认是否存在大细胞不均一性贫血，然后通过形态学检验明确 MA，并查明是叶酸缺乏，还是维生素 B_{12} 缺乏，或是两者联合缺乏所致；并除外药物等因素影响，有助于查明病因，确定治疗和监测方案。

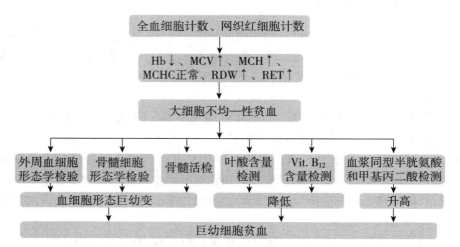

图 5-2   巨幼细胞性贫血的实验诊断思路

1.血象   ①大细胞性贫血，MCV 升高，可达 110～140 fl；RDW 显著升高。由于血红蛋白合成不受影响，RBC 比 Hb 减低更为显著。网织红细胞正常或轻度增加，重症病例可呈全血细胞减少。②血涂片中大卵圆形红细胞增多，红细胞大小不均，以大细胞为主，中央淡染区缩小或消失；严重病例可见嗜碱点彩红细胞（erythrocyte basophilhc shppling）和卡波环（Cabot ring）和豪 - 焦小体（Howell-Jolly bodies），并可出现巨幼红细胞（彩图 5-3）。③ WBC 正常或减低，中性粒细胞核分叶过多（5 叶者＞ 5% 或 6 叶者＞ 1%），即出现核右移现象（彩图 5-7B）。④ PLT 正常或减少，可见巨大血小板。

2.骨髓象   ①骨髓有核细胞增生明显活跃。②红细胞系增生，幼红细胞常＞ 40%，可见巨早幼红细胞、巨中幼红细胞和巨晚幼红细胞（＞ 10%）；巨幼红细胞胞体大，胞浆较胞核更成熟，表现为"幼核老浆"现象（彩图 5-8）。成熟红细胞体积大，易见嗜多色性红细胞、嗜碱性点彩红细胞及豪 - 焦小体。③粒细胞系相对减低，可见巨大的晚幼粒细胞和杆状核粒细胞。④粒红比值减低，可降至 1∶1 或更低。⑤淋巴细胞数量及形态无明显改变。⑥巨核细胞数大致正常，可见分叶过多的巨核细胞。补充叶酸或维生素 B_{12} 治疗 24 h 后，骨髓巨幼变细胞逐渐消失，48 h 基本见不到。因此，疑为 MA 时，骨髓检验应在用药前。

3.骨髓活检   造血面积增加，骨髓有核细胞增生明显活跃，粒系比例大致正常，各阶段细胞比例大致正常，部分细胞可见巨幼变；红系比例增高，以晚阶段细胞为主，原、早阶段细胞多见，各阶段细胞均可见明显的巨幼改变；巨核细胞核分叶过多，分布正常。

4.叶酸、维生素 B_{12} 代谢试验   ①叶酸缺乏 MA：血清或红细胞中叶酸减低，血浆同型半胱氨酸（homocysteine，Hcy）水平增高，血清甲基丙二酸（methylmelonic acid，MMA）水平正常。②维生素 B_{12} 缺乏 MA：血清维生素 B_{12} 水平减低，血清 Hcy 和 MMA 水平均升高。③恶性贫血：血清维生素 B_{12} 减低，血清内因子抗体（intrinsic factor antibody，IFA）阳性。

（三）溶血性贫血

溶血性贫血（hemolytic anemia，HA）是某种因素使红细胞生存时间缩短、破坏增多、超过了骨髓红系造血代偿能力而引起的一类贫血。溶血性贫血的实验诊断一般首先选择筛查试验，确定是否存在溶血性贫血以及溶血的部位，再通过诊断试验查找溶血性贫血的病因，才能确定诊断（图 5-3）。

1. 血象　①多为正细胞正色素性贫血（MCV、MCH 和 MCHC 正常），RBC、Hb 和（或）Hct 降低。②血涂片中成熟红细胞大小不等，易见大红细胞、嗜多色性红细胞增多及晚幼红细胞，易见豪 - 焦小体、卡波环、含铁小体等红细胞内异常结构。部分病例还可见球形红细胞、椭圆形红细胞、口形红细胞增多。③网织红细胞明显增多（彩图 5-5），常 > 10%。④ WBC 常增高，有时见中性粒细胞核左移（left shift），即中性杆状核粒细胞和相对不成熟的幼稚中性粒细胞比例增加，占全部中性粒细胞 5% 以上。⑤血小板可呈反应性增高。

2. 骨髓象　①骨髓增生明显活跃；②红细胞系增生明显，幼红细胞常 > 40%，以中、晚幼红细胞增高为主，细胞形态及染色无明显异常；③粒系细胞相对减低，其各阶段比例及细胞形态染色大致正常；④粒红比值明显减低甚至倒置；⑤淋巴细胞数量及形态无明显改变；⑥巨核细胞正常或增多。

3. 溶血筛查试验　①血管内溶血：血浆（清）游离血红蛋白增高、结合珠蛋白减低，血浆高铁血红素白蛋白增高；血清总胆红素、间接胆红素和尿胆原升高，血清乳酸脱氢酶活性增加；尿潜血（血红蛋白尿）、尿含铁血黄素试验可呈阳性。②血管外溶血：红细胞主要在单核 - 巨噬细胞系统破坏，血浆高铁血红素白蛋白不增高，结合珠蛋白变化不明显，血浆间接胆红素显著升高，见于遗传性球形细胞增多症、温抗体型自身免疫性溶血性贫血等。

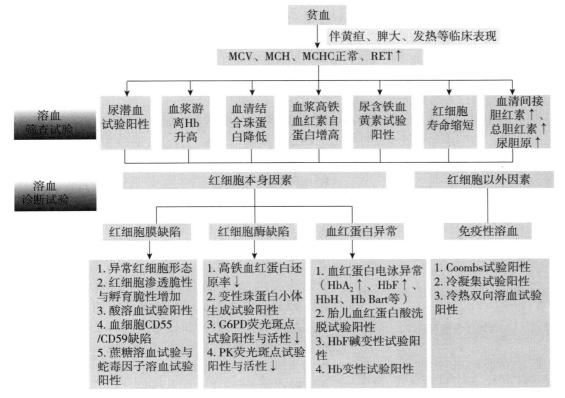

图 5-3　溶血性贫血的实验诊断思路

4．主要溶血性疾病

（1）自身免疫性溶血性贫血（AIHA）：多继发于免疫、感染和肿瘤等异常原因，是机体产生抗红细胞膜抗原的自身抗体所引起红细胞寿命缩短的一类贫血。根据自身抗体与红细胞反应的温度可分为温抗体型和冷抗体型 AIHA，以温抗体型 AIHA 更为常见。①温抗体型 AIHA 是获得性溶血性贫血中最重要的一种，既可原发也可继发于其他疾病。患者红细胞表面吸附有不完全抗体 [IgG 和（或）C3]，在单核巨噬细胞系统破坏而形成血管外溶血。直接 Coombs 试验阳性 IgG 型，间接 Coombs 试验可呈阳性或阴性。有极少数患者 Coombs 试验阴性，但临床表现、激素治疗或脾切除有效，也可诊断为 Coombs 试验阴性的 AIHA。由于球形红细胞增多，也导致红细胞渗透脆性增加。②冷凝集素综合征：冷凝集素（冷抗体）效价增高（阳性），使红细胞凝集（彩图 5-4B），并活化补体，发生血管内溶血。③阵发性寒冷性血红蛋白尿：冷热（双向）溶血试验，又称 Donath-Landsteiner（D-L）试验阳性，Coombs 试验阳性 C_3 型。

（2）红细胞膜缺陷性贫血：①遗传性球形细胞增多症：外周血球形红细胞常 > 10%，Coombs 试验阴性，红细胞渗透脆性和孵育渗透脆性增高。②阵发性睡眠性血红蛋白尿症（PNH）：是一种 PIG-A 基因突变导致的获得性造血干细胞克隆性疾病，传统的溶血试验，包括蔗糖溶血试验、酸溶血试验（又称 Ham 试验）、蛇毒因子溶血试验、尿含铁血黄素试验均可呈阳性，但流式细胞术（flow cytometry，FCM）检测外周血 CD55/CD59 阴性的中性粒细胞或红细胞 > 10%（5% ～ 10% 为可疑）更具诊断意义，用 FCM 检测气单胞菌溶菌素前体变异体（Flaer）技术对微小 PNH 克隆更为敏感，且不受输血和溶血的影响。

（3）红细胞酶缺陷性贫血：①遗传性葡萄糖 -6- 磷酸脱氢酶（G6PD）缺乏症是最常见的一种遗传性红细胞酶缺乏病，高铁血红蛋白（MetHb）还原率降低、荧光斑点活性筛查试验与定量检测 G6PD 活性显著减低。变形珠蛋白小体生成试验阳性。②遗传性丙酮酸激酶（PK）缺乏症：荧光斑点活性筛查试验与定量检测 PK 活性显著减低。

（4）异常血红蛋白病：是由于遗传缺陷致珠蛋白肽链结构异常或合成障碍所导致的一类疾病，例如镰状细胞贫血（血红蛋白 S 病）、不稳定血红蛋白病及氧亲和力增高 Hb 病等，通过 Hb 电泳、红细胞镰变试验、热变性试验、异丙醇试验等可以初步筛查，经珠蛋白肽链结构分析和基因检测，大部分病例可以确诊。

（5）地中海贫血：是由于珠蛋白生成障碍所致的一类贫血，简称地贫，以 β- 地贫和 α- 地贫较为常见，均呈小细胞低色素性贫血，靶形红细胞常增多；目前常通过基因分型协助诊断。β- 地贫时，血红蛋白电泳异常，HbA 降低、HbA_2 和 HbF 不同程度升高；α- 地贫时：异常 Hb Bart 和 HbH 增高。

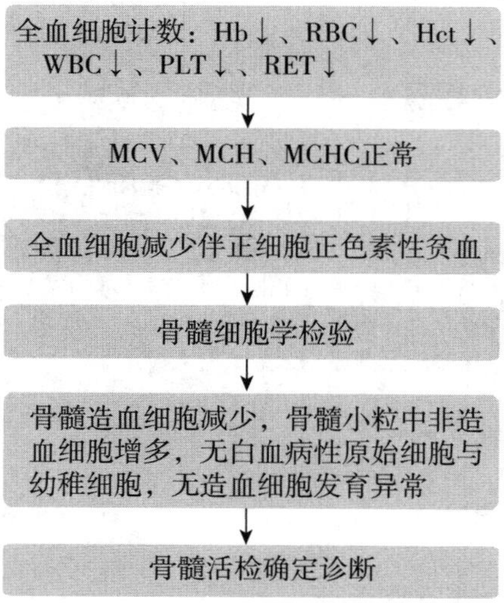

全血细胞计数：Hb↓、RBC↓、Hct↓、WBC↓、PLT↓、RET↓

↓

MCV、MCH、MCHC正常

↓

全血细胞减少伴正细胞正色素性贫血

↓

骨髓细胞学检验

↓

骨髓造血细胞减少，骨髓小粒中非造血细胞增多，无白血病性原始细胞与幼稚细胞，无造血细胞发育异常

↓

骨髓活检确定诊断

图 5-4　再生障碍性贫血的实验诊断思路

（四）再生障碍性贫血

再生障碍性贫血（aplastic anemia，AA）是一组由化学物质、生物因素、电离辐射及不明原因所致的骨髓造血功能衰竭，以造血干细胞及造血微环境损伤、骨髓脂肪化、网状纤维增生、全血细胞减少为特征。再生障碍性贫血形态学分类属正细胞正色素性贫血，外周血液中有不同程度的全血细胞减少。AA 可分为急性再生障碍性贫血（acute aplastic anemia，AAA）和慢性再生障碍性贫血（chronic aplastic anemia，CAA）。再生障碍性贫血的实验诊断思路如图 5-4。

1．血象　全血细胞减少，网织红细胞减少，淋巴细胞比例增高。① AAA：Hb 减低较快，常 < 30 g/L；RET < 1%，绝对计数 < 15×10^9/L；中性粒细胞极度减

少，可低至 10%，绝对计数 < 0.5 × 10⁹/L；PLT 可 < 20 × 10⁹/L。② CAA：Hb 下降速度较慢，常在 50 g/L 左右；RET、PLT 和中性粒细胞减低，但高于 AAA 水平。

2．骨髓象　多部位骨髓增生减低或极度减低；骨髓小粒空虚，红系、粒系细胞明显减少，巨核细胞显著减少或缺如，非造血细胞增多（彩图 5-9）。① AAA：骨髓增生极度减低，粒系、红系造血细胞明显减少，巨核细胞难见到，淋巴细胞可多达 80% 以上，浆细胞、组织嗜碱细胞、网状细胞、脂肪细胞等非造血细胞增多，并常成堆出现。② CAA：骨髓增生减低，骨髓小粒中非造血细胞增多，三系或两系减少，至少一个穿刺部位增生不良，若增生活跃，淋巴细胞百分比增高。

3．骨髓活检　增生减低，造血组织减少，脂肪组织和（或）非造血细胞增多，无异常细胞，网硬蛋白不增多。

4．骨髓和外周血中 CD34+ 造血干 / 祖细胞计数　显著降低。AAA 时，数量可比正常低 3 ～ 5 倍；CAA 时数量可比正常低 2 ～ 3 倍。

（续　薇）

第二节　白细胞良性疾病

白细胞良性疾病是一个相对概念，通常指造血与淋巴组织肿瘤（又称血液肿瘤）以外的疾病。这类疾病往往是由于原发病所导致的白细胞继发性改变，一般去除原发病后可恢复。本节论述几种常见的白细胞良性疾病的实验诊断。

一、白细胞良性疾病的检验项目与应用

常用检验项目主要是全血细胞计数和外周血细胞形态学检验，必要时加做外周血细胞免疫表型分析、骨髓细胞形态学检验，少数病例需要通过相关的病原学检验而明确病因。其他详见第十八章相关内容。

1．全血细胞计数

【目的】计数各种血细胞的数量及测定相关参数，特别是白细胞参数，判断有无白细胞的数量、种类、相对百分比异常及异常白细胞提示信息。

【应用】全血细胞计数（CBC）的参数较多，其中 11 项为白细胞参数（表 5-6），包括白细胞总数（WBC）、5 种白细胞绝对计数和百分数。当白细胞数量、种类、百分数异常及出现异常白细胞时，血细胞分析仪常显示异常提示信息，有助于检验人员及时查明异常的原因，并采取复检措施，避免误诊或漏诊。

表5-6　中国成年人群静脉血白细胞计数参考区间*

分析参数	英文缩写（英文全称）	参考区间	报告单位
白细胞计数	WBC（white blood cell count）	3.5 ～ 9.5	×10⁹/L
中性粒细胞计数	Neut#（neutrophil count）	1.8 ～ 6.3	×10⁹/L
嗜酸性粒细胞计数	Eos#（eosinophil count）	0.02 ～ 0.52	×10⁹/L
嗜碱性粒细胞计数	Baso#（basophil count）	0 ～ 0.06	×10⁹/L
淋巴细胞计数	Lymph#（lymphocyte count）	1.1 ～ 3.2	×10⁹/L
单核细胞计数	Mono#（monocyte count）	0.1 ～ 0.6	×10⁹/L

续表

分析参数	英文缩写（英文全称）	参考区间	报告单位
中性粒细胞百分数	Nuet%（neutrophil percent）	40～75	%
嗜酸性粒细胞百分数	Eos%（eosinophil percent）	0.4～8.0	%
嗜碱性粒细胞百分数	Baso%（basophil percent）	0～1.0	%
淋巴细胞百分数	Lymph%（lymphocyte percent）	20～50	%
单核细胞百分数	Mono%（monocyte percent）	3～10	%

* 源自中华人民共和国卫生行业标准（WS/T 405-2012）：血细胞分析参考区间

2．外周血细胞形态学检验

【目的】显微镜下观察血细胞形态，主要是确认白细胞形态是否有异常，并结合 CBC 相关白细胞参数，初步判断与白细胞形态异常相关的疾病。

【应用】通过外周血细胞形态学（PBM）检验，可观察到不同类型白细胞数量和形态异常的相关变化，例如中性粒细胞出现中毒颗粒、空泡变性、杜勒小体（Döhle body）、核固缩、核碎裂、大小不均等中毒性改变（彩图 5-7A、彩图 5-10、彩图 5-11）和反应性淋巴细胞（以前称异型淋巴细胞）增多（彩图 5-12）等，常见中性粒细胞核左移，即中性杆状核粒细胞增多（＞5%）或出现未成熟粒细胞（例如晚幼粒、中幼粒、早幼粒等细胞）对细菌或病毒感染所致的类白血病反应、传染性单核细胞增多症等有诊断与鉴别诊断意义。

3．骨髓细胞形态学检验

【目的】显微镜下观察骨髓涂片中各种血细胞的形态和比例，特别是粒系、单核系、巨核系和淋巴系细胞的百分比和形态学变化，并除外有无白血病或淋巴瘤等血液肿瘤，有助于明确白细胞增多或减少的病因或类型等，例如类白血病反应、中性粒细胞减少症等。

【应用】当外周血白细胞增高或出现未成熟白细胞时，若属于类白血病反应，常见与外周血白细胞异常相关的变化，例如出现中性粒细胞中毒性改变、未成熟粒细胞比例增高等，但无急、慢性白血病等形态学异常。部分寄生虫或细菌、真菌感染患者，可在单核 - 巨噬细胞内查到病原体，例如弓形虫、利什曼原虫、马尔尼菲青霉菌、荚膜组织胞浆菌等，十分有助于明确诊断。对于中性粒细胞减少症，外周血中性粒细胞显著减低，甚至缺如，骨髓则可见粒系细胞分化、成熟障碍等异常。一般传染性单核细胞增多症的骨髓涂片中反应性淋巴细胞较少或无。

4．EB 病毒感染相关检验

【目的】EB 病毒（Epstein-Barr virus，EBV）是传染性单核细胞增多症（infectious mononucleosis，IM）的病原体，也与鼻咽癌、伯基特淋巴瘤（Burkitt lymphoma）的发生有密切相关性。EBV 感染后，可通过检测血清嗜异性抗体、抗 EBV 特异性抗体或 EBV 脱氧核糖核酸（EBV-DNA），提供 IM 的实验诊断与监测。

【应用】EBV 感染常用检验项目：①嗜异性凝集试验（heterophil agglutination test）。患者血清中 IgM 型嗜异性抗体能与动物红细胞结合而发生凝集，IM 发病第一周阳性率 75%，第二周后阳性率 90%～95%。②EBV- 特异性抗体。抗病毒壳抗原（viral capsid antigen，VCA）抗体（VCA-IgM）在 IM 早期出现，发病时达峰值，持续 4～8 周后消失；VCA-IgG 阳性后持续终身，新近感染时滴度比初期高 4 倍以上有意义；还可以结合抗早期抗原（early antigen. EA）抗体和抗 EB 核心抗原（Epstein-Barr nuclear antigen，EBNA）抗体综合分析。③EBV-DNA 是早期诊断 EBV 感染和监测 EBV 负荷的重要标志物。

二、白细胞良性疾病的实验诊断策略

白细胞良性疾病的实验诊断首先需要了解患者血象，即通过血液常规检验了解外周血细胞的总体变化，特别是白细胞的数量改变、类型及比例变化和有无形态学异常，对于常见感染性疾病和大部分有明确原发病（非血液系统疾病）的患者，血象所反映的白细胞变化已足够，但对于某些需要明确病因的疾病，例如感染性疾病、传染性疾病等，仍需要进一步的病原学、免疫学和分子生物学检验等，需要和血液肿瘤鉴别的病理变化，例如类白血病反应等，骨髓穿刺涂片细胞学检验是首选，必要时对异常白细胞的免疫表型分析，甚至细胞或分子遗传学检验，才能明确诊断。

三、常见白细胞良性疾病的实验诊断

白细胞良性疾病在临床上比较常见，尤其是类白血病反应（leukemoid reaction，LR）与多种原发病相关，血液学实验诊断需要与患者的病史、临床表现、家族史和用药等密切结合，特别应注意和造血与淋巴组织肿瘤鉴别，避免误诊和漏诊。

1. 类白血病反应　类白血病反应（LR）是指某些因素（如感染、炎症、肿瘤、中毒等）刺激机体造血组织引起的一种类似白血病的血液学改变，通常认为是一种暂时性的白细胞增生反应。LR 诊断标准：①外周血 WBC 显著增高（WBC $> 50 \times 10^9$/L），和（或）外周血涂片中出现未成熟白细胞，甚至原始细胞；②骨髓象无急、慢性白血病改变，增高的白细胞不具克隆性（可通过免疫表型或遗传学分析排除）；③存在引起引起 LR 的病因，包括严重感染、中毒、恶性实体肿瘤、急性溶血、大出血、自身免疫病、服用某些药物等，针对病因治愈后白细胞数量和形态恢复正常。

关于 LR 诊断的 WBC 标准是 $> 50 \times 10^9$/L，但国内外专著也有降至 $> 30 \times 10^9$/L。由于白细胞数量变化不是最主要的，因此外周血细胞形态学查到未成熟白细胞增多，才更具诊断意义。在实验诊断 LR 前，必须除外真正的白血病，特别是慢性中性粒细胞白血病和慢性髓系白血病。除骨髓细胞学检验外，细胞与分子遗传学检验应无染色体或基因相关异常。

LR 分类方法不一，有急性和慢性的分类。最常用的分类方法是根据增生细胞的类型进行分类：①中性粒细胞型。此型最常见，白细胞常显著增多，外周血可出现不同阶段的未成熟中性粒细胞，类似慢性髓系白血病或急性髓系白血病，常见于肺癌、急性肾小球肾炎、严重播散性结核、急性复合感染等。②淋巴细胞型。外周血淋巴细胞明显增高，可见原淋巴细胞和幼淋巴细胞，类似慢性或急性淋巴细胞白血病，常见于百日咳、疱疹性皮炎、粟粒性结核等。③单核细胞型。外周血单核细胞明显增高，类似急性单核细胞白血病，常见于严重结核、痢疾等。④嗜酸性粒细胞型。外周血嗜酸性粒细胞增多，可出现未成熟嗜酸性粒细胞，常见于寄生虫病、变态反应性疾病、药物过敏等。⑤幼红幼粒细胞型。常见于溶血性贫血、髓外造血等疾病。

2. 中性粒细胞减少症和粒细胞缺乏症　中性粒细胞减少症（neutropenia）是指外周血中性粒细胞计数，成年人 $< 2.0 \times 10^9$/L；$10 \sim 12$ 岁儿童 $< 1.8 \times 10^9$/L；< 10 岁儿童或婴幼儿 $< 1.5 \times 10^9$/L。明确诊断时主要依赖于血象和骨髓象检验，并结合临床除外恶性血液病、再生障碍性贫血等。当外周血中性粒细胞计数重度减少，即 $< 0.5 \times 10^9$/L 时，称为粒细胞缺乏症（agranulocytosis）。

多次全血细胞计数中性粒细胞减少才可以明确诊断，但查明减少的病因更有助于治疗。白细胞减少症的病因主要包括骨髓中性粒细胞生成减少、无效造血、成熟障碍，血循环中性粒细胞清除或利用加速、循环池交换至边缘池增多等。中性粒细胞减少症以获得性减少为主。免疫性中性粒细胞减少症也不少见。感染性中性粒细胞减少是急性中性粒细胞减少的主要病因。中性粒细胞抗体和粒细胞动力学检测对寻找病因有一定意义。一部分患者属于特发性中性粒细胞减少或药物诱发的中性粒细胞减少。

骨髓细胞学检验可以了解粒细胞的增殖及成熟状况，排除有无血液病及肿瘤转移等。

3. 传染性单核细胞增多症　传染性单核细胞增多症（infectious mononucleosis，IM）是由 EBV 引起的感染性疾病，临床有发热、咽峡炎和淋巴结肿大三联征典型表现，12～25 岁青少年为好发人群。IM 的特征性血液学表现是外周血 WBC 增高，可达（30～50）×10^9/L，单个核细胞（淋巴细胞、单核细胞和反应性淋巴细胞）可＞50% 以上，而且反应性淋巴细胞（以前称异型淋巴细胞）常＞10% 以上。骨髓象一般无明显变化，反应性淋巴细胞（reactive lymphocyte）可增高，但明显低于外周血。

血液嗜异性凝集试验是 IM 的诊断性试验之一，患者血清中 IgM 型嗜异性抗体滴度＞1：40 阳性反应，但 IM 患者仍有一部分呈假阴性或假阳性，甚至约 10% 的 12 岁以下儿童患者始终阴性。因此，常需要检测 EBV 特异性抗体联合诊断 IM，抗 EBV 壳抗原 IgM（VCA-IgM）抗体早期阳性、VCA-IgG 抗体滴度＞1：160 有诊断意义；EBV-DNA 更有助于早期诊断 EBV 感染和监测 EBV 负荷。

反应性淋巴细胞（彩图 5-12）属于病毒感染所致的淋巴细胞母细胞化过程中产生的形态改变，但并非仅出现在 EBV 感染，还可见于巨细胞病毒、流行性出血热病毒、风疹病毒、肝炎病毒、流感病毒等感染。由于反应性淋巴细胞形态变化较大，有时可与淋巴细胞白血病或淋巴瘤细胞混淆，应注意鉴别，必要时可运用流式细胞术（FCM）分析其免疫表型，并确定无克隆性增生。若为克隆性淋巴细胞增生，则多为淋巴系肿瘤。

（钟　宁）

第三节　造血与淋巴组织肿瘤

造血与淋巴组织肿瘤（tumors of hematopoietic and lymphoid tissues），常简称血液肿瘤（hematologic neoplasms），包括多种类型的急、慢性肿瘤，例如骨髓增殖性肿瘤（MPN）、骨髓增生异常综合征（MDS）、急性髓系白血病（acute myeloid leukemia，AML）、急性淋巴细胞白血病（acute lymphoblast leukemia，ALL）、成熟 B- 细胞肿瘤（mature B-cell neoplasms）等，主要涉及外周血、骨髓和淋巴结等造血组织中白细胞的肿瘤性病变。形态学（morphology，M）、免疫学（immunology，I）、细胞遗传学（cytogenetics，C）和分子遗传学（molecular genetics，M），即 MICM 检验是血液肿瘤实验诊断的支撑技术。通过 MICM 检验，可以查明血液肿瘤的肿瘤细胞数量、形态特征、系列属性、分化程度及发育异常、免疫表型改变、染色体畸变、融合基因与基因突变等细胞与分子生物学变异，结合患者的其他检查、病史及临床表现等，可对其进行精准分类或分型，提供实验诊断数据、结论、诊断报告及建议等，为临床诊断与治疗、疗效监测与预后评估等奠定基础。

一、造血与淋巴组织肿瘤的检验项目与应用

用于血液肿瘤的检验项目较多，血常规或血象检验在髓系肿瘤、急性白血病和淋巴系肿瘤等的筛查、初诊、诊断、监测和预后评估中应用最多，具有广泛的临床意义。在此基础上，选择骨髓细胞形态学检验、细胞化学染色、免疫表型分析、细胞遗传学和分子遗传学等相关检验项目，可进一步明确血液肿瘤的分类及诊断，特别是对治疗方案选择、疗效监测、预后风险评估等具有重要意义。单项检验对血液肿瘤的实验诊断常有一定的局限性，多项检验结果的综合分析更有助于精准实验诊断。

（一）形态学检验

1. 全血细胞计数

【目的】全血细胞计数（CBC）的参数较多，通常报告 22 项，主要计数红细胞、白细胞

及血小板的数量和测量血细胞相关形态学参数，当其出现异常变化或未成熟细胞等提示信息时，通常需要外周血细胞形态学等的复检。CBC 可用于血液肿瘤及其相关疾病的筛查和初步诊断，或提示进一步检验的线索，详见第十八章第一节。

【应用】当 11 项白细胞参数，包括 WBC 和 5 种成熟白细胞计数及百分数出现异常，尤其是提示原始或未成熟白细胞时，必须通过血涂片显微镜形态学确认是否存在白血病或淋巴瘤细胞等。当 7 项红细胞参数，包括 RBC、Hb、Hct 和 MCV、MCH、MCHC、RDW 出现异常或提示有核红细胞时，可判断有无贫血和贫血的形态学分类；血液肿瘤早期时常为正细胞正色素性贫血，部分病例外周血有核红细胞增多，需要血涂片显微镜形态学确认。当 4 项血小板参数，包括 PLT 和平均血小板容积（mean platelet volume，MPV）、血小板比容（plateletcrit，PCT）、血小板体积分布宽度（platelet volume distribution width，PDW）出现异常或提示巨大血小板时，也需要血涂片显微镜形态学确认；急性白血病（acute leukemia，AL）患者常见血小板减少；MPN 患者早期常见血小板增多。综合分析 CBC 的 22 项参数和异常提示信息，对筛查和诊断血液肿瘤至关重要，尤其是进一步的外周血细胞形态学等检验必不可少，否则易导致血液肿瘤的漏诊或误诊。

2．外周血细胞形态学检验

【目的】外周血细胞形态学检验（PBM）是通过血涂片显微镜检验血细胞形态，确认有无血细胞数量和形态异常，特别是白细胞的形态改变，是否出现原始及未成熟白细胞，有无肿瘤性病变（例如白血病性原始细胞、淋巴瘤细胞），异常白细胞及其占全部白细胞的百分比；同时观察红细胞和血小板形态改变，协助判断血液肿瘤的类型、病变程度及并发症等。

【应用】当外周血涂片白血病性原始细胞（leukemic blast，LB）≥ 20% 时（需要分类 200个白细胞，才能计算原始细胞百分比），结合患者临床表现，可初步诊断急性白血病（AL），但需要进一步检验确认。若 LB > 1%，但 < 20% 时，提示 AL 或其他血液肿瘤的可能，必须要更多的试验才能明确诊断。AL 以原始及幼稚白细胞增多为主；若以幼稚及成熟白细胞增多为主，则常见于 MPN、MDS 和成熟淋巴系肿瘤等。当血液肿瘤继发感染时，中性粒细胞常见核左移及中毒性改变（中毒颗粒、空泡变性等）。AL 常并发贫血和血小板显著减少；MPN 常见血小板增多；MDS 则常见血细胞发育异常，例如中性粒细胞核分叶不良、血小板减少伴大或巨血小板增多。

3．骨髓细胞形态学检验

【目的】骨髓穿刺涂片细胞形态学检验（BMM），又称骨髓象，是检查骨髓有核细胞增生水平（表 5-7）、各系列、各阶段细胞的数量、形态是否存在异常，有无其他异常细胞（例如转移性肿瘤细胞、寄生虫、微生物等）的重要手段。BMM 对绝大部分血液肿瘤具有诊断意义，特别是 MPN、MDS、AL 和淋巴系肿瘤等血液肿瘤。临床上约 80% 的造血系统疾病可以通过BMM 得以诊断，或提供重要的诊断线索。此外，BMM 对血液肿瘤的疗效观察、预后评估、复发监测等也是必不可少的。详见第十八章。

表5-7　骨髓有核细胞增生程度的判断

骨髓有核细胞增生程度	红细胞：有核细胞的比例约为	常见原因
骨髓增生极度活跃	1：1	急、慢性白血病等
骨髓增生明显活跃	10：1	急、慢性白血病、增生性贫血等
骨髓增生活跃	20：1	正常骨髓、某些白血病和贫血等
骨髓增生减低	50：1	慢性再生障碍性贫血、血液肿瘤化疗后等
骨髓增生极度减低	300：1	急性再生障碍性贫血、血液肿瘤化疗后等

【应用】骨髓象中以原始及幼稚白细胞异常增生为主，常见于 AL；以幼稚及成熟白细胞异常增生为主，则见于慢性血液肿瘤，例如 MPN、MDS 和成熟淋巴系肿瘤等。当骨髓涂片 LB ≥ 20% 时（需要分类 500 个骨髓有核细胞，才能计算原始细胞百分比），结合血象和患者临床表现，可诊断为 AL；如果形态学表现典型，可以直接诊断某些急性髓系白血病（AML）及其亚型，例如急性早幼粒细胞白血病（acute promyelocytic leukemia，APL）等。若 LB < 20% 时，可见于 MPN、MDS 和成熟淋巴系肿瘤等。当血液以肿瘤细胞增生为主时，骨髓其他系列细胞增生常受到抑制，例如红系和巨核系细胞，导致发生贫血和血小板减少症；但在 MPN 早期，常可见巨核系细胞增生，血小板增多。在 MDS 常见髓系细胞发育异常（dysplasia），对 MDS 具有诊断意义。

4．骨髓活检

【目的】骨髓活体细胞检查（bone marrow biopsy，BMB），简称骨髓活检：主要用于血液肿瘤伴发骨髓纤维化、骨髓增生减低、骨髓易出现局灶性病变或骨髓穿刺时出现"干抽"的病例，可更准确地了解骨髓增生程度，骨髓造血组织、脂肪及纤维组织所占的比例。骨髓活检切片用于免疫组织化学染色、原位杂交或原位聚合酶链反应也十分直观和方便，可及早发现原始细胞及一些异常细胞增生，例如原始细胞、巨核细胞数量与分布异常等。

【应用】BMB 在血液肿瘤诊断中并非必须，但它可弥补骨髓穿刺（bone marrow aspiration，BMA）涂片检验的不足，可观察全部骨髓细胞、基质和组织结构改变；但 BMA 比 BMB 检查速度快，可定量检测不同类型血细胞的相对比例，而且穿刺液还可用于流式细胞术和细胞与分子遗传学等进一步检验，故 BMA 在临床应用更为广泛。对疑为血液肿瘤的患者，通常 BMA 和 BMB 同时检查最佳。例如，MDS 患者的穿刺涂片显示造血细胞发育异常，但 BMB 可见到造血组织面积增大、造血细胞定位紊乱、基质紊乱和网状纤维增多等。在 MPN、MDS 和 AL 伴骨髓纤维化的病例（例如急性巨核细胞白血病）诊断中，BMB 是必不可少的手段。BMB 对于一些可导致骨髓局灶病变，如浆细胞骨髓瘤、霍奇金及非霍奇金淋巴瘤等，或者重要的骨髓组织学变化，如骨髓坏死、骨髓纤维化、骨髓转移肿瘤，可提供一些对诊断、治疗及预后有意义的信息。

（二）血细胞化学染色

【目的】通过细胞化学染色（cytochemistry stain，CCS）了解血细胞内某些酶类活性及化学成分含量等变化，鉴别形态学难于识别的原始或幼稚细胞类型，辅助血液肿瘤等疾病的诊断、分型和鉴别诊断等。

【应用】在血液肿瘤的实验诊断中，髓过氧化物酶（myeloperoxidase，MPO）和非特异性酯酶（non-specific esterase，NSE），包括 α 萘酚丁酸（α naphthyl butyrate，ANB）酯酶和 α 萘酚醋酸（α naphthyl acetate，ANA）酯酶，萘酚 ASD 氯醋酸酯酶（naphthyl-ASD -chloroacetate esterase，CAE），又称特异性酯酶（specific esterase，SE）及中性粒细胞碱性磷酸酶（neutrophil alkaline phosphatase，NAP）等几种酶类染色较为常用。糖类染色，又称过碘酸 - 雪夫（periodic acid-Schiff，PAS）反应和铁染色（iron stain，IS），是两种常用的细胞化学成分染色。MPO 阳性提示髓系细胞分化，可鉴别 AML 与 ALL。NSE 阳性并被氟化钠抑制提示单核系分化，见于急性粒单细胞白血病与急性原单和单核细胞白血病。CAE 阳性主要见于中性粒细胞系和肥大细胞。NSE 和 CAE 双阳性见于粒单细胞白血病。PAS 染色大块状或粗颗粒状阳性见于幼红细胞和淋巴系细胞的肿瘤性增生，分别见于纯红系白血病、MDS，ALL 和淋巴瘤。骨髓幼红细胞 IS 阳性，铁粒幼红细胞，特别是环形铁粒幼细胞 > 15%，见于 MDS 伴铁粒幼红细胞增多。

（三）免疫表型分析

1．多参数流式细胞术

【目的】通过多参数流式细胞术（multiparameter flow cytometry，MFC）分析骨髓液或血液中各种血液肿瘤细胞的免疫表型（immunophenotypes），判断血液肿瘤细胞的系列及其分化程度，有无免疫表型异常，辅助血液肿瘤的实验诊断，特别是 AL 和淋巴系肿瘤的诊断与分型。此外，MFC 结合多种单克隆抗体应用，非常有助于血液肿瘤治疗过程中的微小残留病（minimal residual disease，MRD）诊断，是疗效及早期复发监测和评估预后的重要手段。

【应用】由于 MFC 可以识别一个细胞上多种抗原，并且在短时间内可以分析大量细胞，对识别 AL 的肿瘤性抗原表达特征，例如高表达、低表达、不规则表达、跨系表达、不同步表达等比免疫组织化学应用更多。① AL 及淋巴瘤免疫表型诊断：各种 AL 与淋巴瘤的系列与分化程度不同，抗原表达谱存在明显差异，由此可做出 AL 和 MPN、MPN/MDS 和 MDS 转化为 AL 及各种淋巴瘤的免疫表型诊断，结合形态学精准分类或亚类。②疑难病例鉴别诊断：形态学表现不典型，但结合 MFC，可以非常快速、准确诊断与鉴别 AML 多种亚类，以及 T 或 B-ALL、慢性髓系白血病急变期、混合表型急性白血病、成熟淋巴系肿瘤等。③预后价值：一些研究表明，CD7、CD9、CD11b、CD14、CD56 和 CD34 表达可能与 AML 预后差相关，但其独立预后价值仍有待阐明。④ MRD 诊断：MRD 是指白血病经过治疗完全缓解后或骨髓移植治疗后，在体内仍残留少量白血病细胞的状态。MFC 检测 MRD 的灵敏度可达 $10^{-4} \sim 10^{-5}$，几乎所有血液肿瘤治疗缓解后或造血干细胞移植治疗后的患者均需要定期检测 MRD 水平，以评估疗效、监测早期复发和判断预后等。

2．免疫组织化学染色

【目的】通过免疫组织化学（immunohistochemistry，IHC）染色检测骨髓组织细胞的免疫表型（immunophenotypes），原位识别血液肿瘤细胞的一些免疫标志（抗原）的表达与否和表达水平，判断血液肿瘤细胞的系列，辅助血液肿瘤的实验诊断。

【应用】IHC 染色主要用于骨髓组织的免疫表型分析，一般一张标本仅能检测 1 ～ 2 种抗原，对检测血液肿瘤原始细胞的异常分布（例如 MDS）、淋巴瘤骨髓浸润、骨髓干抽时造血细胞，特别是 CD34 阳性细胞计数，计数血液肿瘤原始细胞的比例有意义。

（四）遗传学检验

随着血液肿瘤细胞与分子遗传学研究进展，发现血液肿瘤的发生发展与染色体核型和基因的异常密切相关，甚至是导致一些血液肿瘤发生的直接因素。除形态学和免疫表型检验外，细胞与分子遗传学检验逐渐成为血液肿瘤诊疗全过程中不可或缺的手段。WHO 提出，如果条件允许，特别是在治疗前，每一例血液肿瘤都应做细胞与分子遗传学检验，确定其有无异常。在治疗过程中，若发现有新的染色体或基因异常，往往预示着患者病情的转化、发展及对某些药物或治疗手段的抵抗等。

1．细胞遗传学检验

【目的】细胞遗传学（cytogenetics，C）检验主要是通过对血液肿瘤细胞染色体核型（chromosome karyotype）分析，即染色体数量增减和结构畸变的检验、染色体易位所致融合基因检验等，辅助部分血液肿瘤的诊断、分类、判断预后、监测疗效或复发。

【应用】血液肿瘤染色体分析一般采用骨髓液细胞的染色体核型，也较多用荧光原位杂交（fluorescence in situ hybridization，FISH）技术检测染色体易位所致血液肿瘤融合基因等；还可通过光谱染色体核型分析（spectral karyotyping，SKY），检测更为复杂的染色体数量和结构畸变。细胞遗传学检验用于血液肿瘤的分类，尤其是对部分髓系肿瘤具有诊断意义，例如慢性髓系白血病（CML）、急性髓性白血病（AML）伴重现性遗传学异常，包括重现性染色体易位和融合基因等；检出异常克隆性染色体异常有助于血液肿瘤的诊断，并作为独立的预后判断指标（例如 AML 伴单体核型预后差）；也是监测血液肿瘤的细胞遗传学缓解或复发的标志，以及判断骨髓移植成功与否的标志。

2．分子遗传学检验

【目的】分子遗传学（molecular genetics）检验主要是通过对血液肿瘤的融合基因、基因突变或基因表达水平等改变，辅助血液肿瘤的诊断、分型、预后判断、疗效评估、微小残留病的监测及个体化治疗等。

【应用】分子遗传学与细胞遗传学检验相互补充，但其所涉及的血液肿瘤发生的病理机制更为深入、直接和广泛。对于初诊患者不知其可能存在的分子遗传学异常时，常通过一组融合基因或基因突变等项目进行筛查，避免漏检。

由于染色体易位所产生的融合基因或一些特异性基因突变是血液肿瘤细胞最重要的标志之一，检测这些基因比染色体分析的速度快，敏感度也大大提高；一些患者未能检出特异的染色体异常，却可检出相应的融合基因。在一些病例，实时聚合酶链反应（RT-PCR）和（或）荧光原位杂交（FISH）可以检测一些低频率、最初的染色体分析中不能观察到的基因异常。大量的基因突变可以通过基因测序、等位基因特异 PCR（allele-specific PCR）和其他技术检测，包括一些重要的髓系肿瘤诊断和预后标志物。

免疫球蛋白重链（IgH）和 T 细胞受体 γ、δ（TCRγ、TCRδ）基因重排（gene rearrangement）也是 B 细胞和 T 细胞肿瘤诊断的分子标志。淋巴系肿瘤来源于淋巴细胞的恶性改变，但恶性变后仍然具有淋巴细胞 Ig、TCR 基因重排（指其 V、J 和 C 区基因片段发生重新组合，形成新片段的基本功能），每个正常淋巴细胞都有其序列不同的 Ig 或 TCR 片段，淋巴系肿瘤细胞的增殖呈单克隆性，如果检出一种优势克隆，则代表体内大量扩增的肿瘤性淋巴细胞群，定量分析特有的 Ig 或 TCR 重排基因可代表体内肿瘤性淋巴细胞的数量。

二、造血与淋巴组织肿瘤的实验诊断策略

造血与淋巴组织肿瘤，即血液肿瘤，按肿瘤发生的细胞系列主要可分为髓系肿瘤、急性白血病、淋巴系肿瘤和组织细胞或树突状细胞肿瘤等；血液肿瘤的种类很多、分类复杂，只有详细了解各类肿瘤的病理变化特征，并采取正确的实验诊断策略，综合病史及临床表现等，才能准确诊断与分类，并做出有效的治疗决策。

（一）造血与淋巴组织肿瘤的分类

造血与淋巴组织肿瘤包括多种类型的急、慢性肿瘤性疾病，主要涉及白细胞的病变。根据血液、骨髓和淋巴组织中增生的细胞种类、恶变程度和患者的病程及临床表现等可进行分类或分型。自从认识到血液肿瘤以来，已经有多种分类或分型方案，经典的是 1976 年法、美、英（FAB）三国 7 名血液学家组成的协作组在传统形态学的基础上结合细胞化学染色，制订的 FAB 分型方案；最规范的是 2008 年世界卫生组织（WHO）提出的造血与淋巴组织肿瘤分类方案（第 4 版），是近年来临床实验诊断的指南；最新的是 2017 年 WHO 提出的修订分类方案，对 WHO 的 2008 版进行了部分调整和更新，代表了当前造血与淋巴组织肿瘤分类的发展趋势，2017 年 WHO 蓝皮书已经作为正式版本公布。本章涉及造血与淋巴组织肿瘤的分类及实验诊断等主要参考 2017 年 WHO 分类方案，下面主要论述三大类造血与淋巴组织肿瘤及其不同亚类（或亚型）。

1．髓系肿瘤（myeloid neoplasms，MN）　主要类型包括：①骨髓增殖性肿瘤（myeloproliferative neoplasms，MPN）；②肥大细胞增多症；③髓系和淋巴系肿瘤伴嗜酸性粒细胞增多和血小板衍生生长因子受体 α/β（PDGFRA/PDGFRB）或者纤维母细胞生长因子受体 1（FGFR1）异常；④骨髓增生异常/骨髓增殖性肿瘤（myelodysplastic/ Myeloproliferative neoplasms，MDS/MPN）；⑤骨髓增生异常综合征（myelodysplastic syndrome，MDS）；⑥髓系肿瘤伴遗传易感性体质，共六大类。主要髓系肿瘤的类型见表 5-8。

表5-8　2017年 WHO主要髓系肿瘤的分类及其亚类

序号	MPN	MDS/MPN	MDS
1	慢性髓系白血病伴 BCR-ABL1 阳性	慢性粒单细胞白血病	MDS 伴单一系列发育异常
2	慢性中性粒细胞白血病	不典型慢性髓系白血病伴 BCR-ABL1 阴性	MDS 伴环形铁粒幼细胞增多
3	真性红细胞增多症	幼年型粒单细胞白血病	MDS 伴多系发育异常
4	原发性骨髓纤维化	MDS/MPN 伴环形铁粒幼细胞和血小板增多	MDS 伴原始细胞过多
5	原发性血小板增多症	MDS/MPN，未分类	MDS 伴孤立性 5 号染色体长臂缺失
6	慢性嗜酸性粒细胞白血病，未另作特殊分类		MDS，未分类
7	MPN，未分类		暂定项目：儿童难治性血细胞减少

2．急性白血病（AL）　主要包括急性髓系白血病和相关肿瘤（acute myeloid leukemia and related neoplasms）、不明系列急性白血病（acute leukaemia of ambiguous lineage，ALAL）和急性淋巴细胞白血病（acute lymphoblastic leukemia，ALL）三大类，见表 5-9。

3．淋巴系肿瘤（lymphoid neoplasms）　主要包括成熟 B- 细胞肿瘤（mature B-cell neoplasms）、成熟 T 和 NK- 细胞肿瘤（mature T-cell and NK-cell neoplasms）、霍奇金淋巴瘤（Hodgkin lymphoma）、免疫缺陷相关淋巴细胞增殖性疾病。可通过实验诊断的成熟 B 淋巴瘤或白血病主要包括，例如慢性淋巴细胞白血病 / 小淋巴细胞淋巴瘤、B- 幼淋巴细胞白血病、毛细胞白血病、套细胞淋巴瘤、滤泡淋巴瘤、Burkitt 淋巴瘤、淋巴样浆细胞淋巴瘤（华氏巨球蛋白血症）和浆细胞骨髓瘤等。可通过实验诊断的成熟 T 和 NK 淋巴瘤或白血病主要包括 T 幼淋巴细胞白血病、大颗粒 T 细胞白血病、成人 T 细胞白血病 / 淋巴瘤和 Sézary 综合征等。绝大部分成熟淋巴细胞肿瘤与霍奇金淋巴瘤通常需要组织病理学诊断，可参考相关文献。

4．组织细胞与树突状细胞肿瘤（histiocytic and dendritic cell neoplasms）　较少见。

表5-9　2017 年WHO急性白血病分类及其亚类

序号	AML	ALAL	ALL
1	AML 伴重现性遗传学异常	急性未分化白血病	B-ALL/ 淋巴瘤，NOS
2	AML 伴骨髓增生异常相关改变	MPAL 伴 t（9；22）（q34；q11.2）；BCR-ABL1	B-ALL/ 淋巴瘤伴重现性遗传学异常
3	治疗相关髓系肿瘤	MPAL 伴 t（v；11q23.3）；KMT2A 重排	T-ALL/ 淋巴瘤
4	AML，NOS	B/ 髓系 MPAL，NOS	NK 细胞淋巴母细胞白血病 / 淋巴瘤（暂命名）
5	髓系肉瘤	T/ 髓系 MPAL，NOS	
6	唐氏综合征相关髓系增生		

注：NOS. 不另做分类；MPAL. 混合表型急性白血病（mixed phenotype acute leukemia）

（二）髓系肿瘤与急性白血病的实验诊断策略

髓系肿瘤（MN）与急性白血病（AL）的实验诊断主要依赖于肿瘤细胞的形态学（血象、骨髓象和骨髓活检等）、细胞化学和免疫表型特征，从而确定其肿瘤细胞的系列和分化、成熟程度。诊断和分类的标准主要基于治疗前（包括生长因子治疗）标本所获得的结果，血液、骨髓或其他相关组织中肿瘤细胞百分率和形态学、免疫表型、细胞遗传学和分子遗传学（MICM）异常特征，并由此作为治疗方案、危险分层的依据，而且也可对其预后建立一个基准，作为疗效或复发监测的重要手段。

1. 常见髓系肿瘤 常见髓系肿瘤主要是骨髓增殖性肿瘤（MPN）和骨髓增生异常综合征（MDS），两者均属于慢性克隆性造血干细胞病，但 MPN 表现为骨髓一系或多系髓系细胞（包括粒系细胞、红系细胞、巨核系细胞和肥大细胞）明显增生，外周血粒细胞、红细胞和血小板数量增多；而 MDS 则同时表现为造血细胞增生的无效造血（ineffective haematopoiesis）和凋亡增强，导致骨髓增生活跃或明显活跃和发育异常（dysplasia），外周血一种或多种血细胞减少。MPN 和 MDS 的共同血液学特征是外周血或骨髓的原始细胞（主要是原粒细胞）< 20%，以幼稚和成熟的髓系细胞异常增生为主，但 MPN 的细胞形态类似正常细胞，而 MDS 的细胞发育异常（或病态造血）特征更为显著；在疾病后期，MPN 和 MDS 均可能转化为 AL。因此，MPN 和 MDS 的实验诊断策略（图 5-5）基本类似。

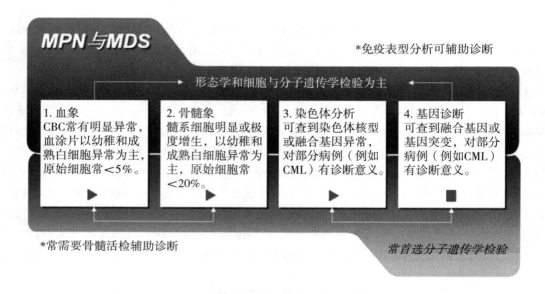

图 5-5　常见髓系肿瘤实验诊断策略

2. 急性白血病 急性白血病（AL）是造血与淋巴组织的急性恶性克隆性疾病，其特征是骨髓与外周血中白血病性原始细胞及幼稚细胞大量增殖并抑制正常造血，可引起患者贫血、出血、感染和白血病细胞广泛浸润肝、脾、淋巴结等。若急性白血病不经专门治疗，平均生存期仅 3 个月左右。经过现代综合治疗，多数 AL 患者可获得长期缓解，甚至治愈。

AL 主要包括急性髓系白血病（AML）、不明系列急性白血病（ALAL）和急性淋巴细胞白血病（ALL）三大类（表 5-8），每一类 AL 中包含若干亚类（或亚型）。随着细胞与分子遗传学研究进展，已发现部分 AL 伴重现性遗传学异常的病例，WHO 专门将其分为单独一类，这对 AL 的诊断与分类无疑是一种进步。AL 主要采取 MICM 综合实验诊断策略（图 5-6），对各类白血病性原始细胞的所属系列、分化发育阶段、表型异常、染色体核型与融合基因及突变基因进行精准分析，这将特别有助于 AL 患者的个体化治疗，例如靶向治疗、化疗、造血干细胞移植、免疫治疗等。

在 AML 的实验诊断中，涉及多种髓系原始细胞的计数。髓系原始细胞，包括原粒细胞（myeloblast）、原单核细胞（monoblast）和原巨核细胞（megakaryoblast）的百分率，一般以

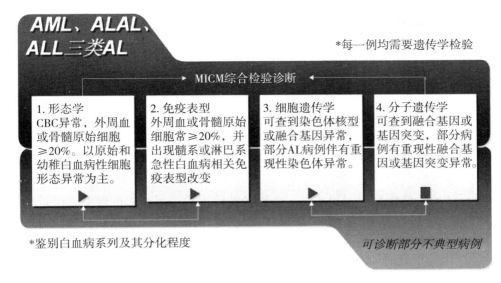

图 5-6　急性白血病实验诊断策略

显微镜下血液或骨髓涂片分类计数为准，CD34 免疫组化染色虽然有助于识别，但一些髓系肿瘤的原始细胞并不表达 CD34；加之流式细胞术（FCM）计数骨髓原始细胞百分率容易受到骨髓采集时血液稀释（hemodilute）的影响，也不能替代骨髓涂片形态学计数。此外，由于原单核细胞与幼单核细胞（promonocytes）在形态学上很难区别，幼单核细胞也被视为原单核细胞的等同细胞（monoblast equivalents）计数；在急性早幼粒细胞白血病时，异常早幼粒细胞（abnormal promyelocyte）也被视为原粒细胞的等同细胞计数；原红细胞（proerythroblasts）一般不包括在原始细胞计数中，但在纯红系白血病时可作为原始细胞的等同细胞计数。

（三）成熟淋巴系肿瘤的实验诊断策略

成熟淋巴系肿瘤（mature lymphoid neoplasms，MLN）是成熟 B 细胞、T 细胞或自然杀伤细胞（natural killer cells，NK cells）的克隆性肿瘤，主要是在外周淋巴组织（滤泡间、滤泡和滤泡周围）所发生的成熟 B 细胞、T 细胞或 NK 淋巴瘤 / 白血病。由于 T 细胞和 NK 细胞肿瘤密切相关，并共有一些免疫表型和功能特性，所以这两类肿瘤的分类被归为一大类。T 细胞和 B 细胞肿瘤在许多方面具有与正常 T 细胞和 B 细胞分化阶段的免疫表型特征，但又存在差别。因此，可在一定程度上根据相应的正常淋巴细胞分化阶段进行 MLN 的分类诊断。由于大多数 MLN 处于同发病阶段，特别是仅局限于淋巴结时，在骨髓和（或）外周血淋巴瘤细胞的数量较少，很难通过血液或骨髓检验进行实验诊断。只有当淋巴瘤浸润骨髓和（或）外周血时，例如慢性淋巴细胞白血病 / 小淋巴细胞淋巴瘤；或者病变原发于骨髓，例如浆细胞骨髓瘤、淋巴样浆细胞淋巴瘤等，骨髓或外周血才可查到较多淋巴瘤（或骨髓瘤）细胞，通过细胞形态学检验进行初步观察，并结合免疫表型及遗传学等进一步诊断与分型。通过多色流式细胞术对骨髓、外周血、淋巴结和脾等相关组织进行免疫表型和细胞克隆性分析，例如恶性 B 细胞的表面免疫球蛋白（sIg）轻链限制性表达（当 κ/λ ＞ 3∶1 或 ＜ 0.3∶1）、克隆性染色体异常等，可以为淋巴瘤诊断和鉴别诊断提供有力支持。

三、主要造血与淋巴组织肿瘤的实验诊断

在造血与淋巴组织肿瘤或血液肿瘤中，一部分骨髓增殖性肿瘤（MPN）、骨髓增生异常综合征（MDS）、急性白血病（AL）和成熟淋巴细胞肿瘤（MLN）较为常见，应用基于 MICM

相关检验项目的实验诊断策略，结合患者临床，对典型病例一般可做出实验诊断结论。

（一）骨髓增殖性肿瘤

骨髓增殖性肿瘤（myeloproliferative neoplasms，MPN）是一组克隆性造血干细胞病，表现为骨髓一系或多系髓系细胞明显增生，常见肝、脾大。MPN 发病初期表现为骨髓造血细胞增生活跃，外周血中粒系、红系以及血小板数量升高。随着疾病的进展，MPN 最终因骨髓纤维化、无效造血而致骨髓衰竭，或转化为急性白血病。2017 年 WHO 将 MPN 分为 7 个亚类（表 5-7）。

1. 慢性髓系白血病伴 BCR-ABL1 阳性 慢性髓系白血病（chronic myeloid leukemia），又称慢性粒细胞白血病，是一种原发于骨髓异常多能造血干细胞的 MPN，并与定位于特异性费城染色体（Ph 染色体）上的 *BCR-ABL1* 融合基因及其所编码的具有酪氨酸激酶（tyrosine kinase，TK）活性的异常蛋白密切相关。慢性髓系白血病（CML）可发生于任何年龄，但以青壮年多见。全世界的发病率每年 1 ～ 2/10 万。CML 起病隐袭、进展较慢。按自然病程可分为三期，早期为慢性期（chronic phase，CP）；晚期可急性变，转化为急性白血病，称为原始细胞期（blast phase，BP）或急变期；从 CP 向 BP 转化的过程称为加速期（accelerated phase，AP）。慢性期者早期多无症状，20% ～ 40% 的患者常在体检时发现白细胞增高而被偶然发现，随病情进展可出现低热、乏力、腹胀，脾大是其突出的体征，其次为肝大。此期如及时应用酪氨酸激酶抑制药（Tyrosine kinase inhibitors，TKI）靶向治疗，绝大部分患者可获得长期缓解，但少部分患者仍可从 CP 向 BP 转化，最终发展为急性白血病。

（1）CML- 慢性期（CML-CP）

血象：① WBC 显著增高，可在（12 ～ 1000）× 10^9/L。粒系细胞百分率显著增高，以中幼粒细胞以下各阶段细胞为主，原粒细胞通常 < 2%，伴嗜碱性粒细胞和（或）嗜酸性粒细胞持续增多；单核细胞 < 3%。粒系细胞形态类似正常，易见退行性变、核变性及胞核与胞质发育不平行等形态学异常；② RBC、Hb 常不减低；③ PLT 正常或明显增高，甚至可达 1000×10^9/L。

骨髓象：①骨髓增生极度活跃，粒系细胞极度增生，以中性中幼粒细胞以下各阶段细胞为主，原粒细胞及早幼粒细胞轻度增多，原粒细胞通常 < 5%，细胞形态学变化与外周血类似（彩图 5-13）；②嗜碱性粒细胞和（或）嗜酸性粒细胞常明显增多，嗜碱性粒细胞有时可高达 15% 以上；③ 40% ～ 50% 的患者巨核细胞增多，以成熟巨核细胞为主，易见微小巨核细胞（micromegakaryocytes）和血小板增多。

中性粒细胞碱性磷酸酶（NAP）染色：阳性率显著减低甚至为零，治疗缓解或合并感染时此酶活性可增高。

染色体与基因检测：90% ～ 95% 的病例在诊断时可检出 Ph 染色体，即 t（9；22）（q34.1；q11.2）异常核型；分子生物学技术（例如 FISH、RT-PCR）可检出 9 号染色体长臂上的 *ABL1* 基因易位于 22 号染色体 *BCR* 基因，并在断点处形成的 *BCR-ABL1* 融合基因转录本（BCR-ABL1 mRNA）及其编码蛋白；由于 *BCR* 断裂点差异，可形成具有酪氨酸激酶活性的不同分子量的编码蛋白，典型的为 210 Kd 的融合蛋白（*p210*）。5% ～ 10% 的病例由于变异易位，可无 Ph 染色体，但可查到 *BCR-ABL1* 融合基因。

根据典型的血象、骨髓象变化，NAP 减低或阴性并伴有明显脾大，可初步诊断 CML，查到 Ph 染色体或 *BCR-ABL1* 融合基因可确诊。

（2）CML- 加速期（CML-AP）

CML-AP 诊断标准：①治疗无效的持续性 WBC > 10 × 10^9/L；②治疗无效的持续性脾大；③治疗无效的持续性 PLT > 1000 × 10^9/L；④治疗无效的持续性 PLT < 100 × 10^9/L；⑤外周血嗜碱性粒细胞 ≥ 20%；⑥外周血和（或）骨髓原始细胞占 10% ～ 19%；⑦诊断时有 Ph 附加染色体异常，包括"主干"异常（双 Ph 染色体、+8、17q 单体、19 三体）、复杂核型或 3q26.2

异常；⑧治疗期间出现新 Ph 克隆异常；⑨ TKI 抵抗（暂定标准）：对第一种 TKI 抵抗而不能获得血液学缓解；或对第二种 TKI 出现血液学、细胞遗传学或分子生物学抗药指征；或在 TKI 治疗期间出现两种或以上的 *BCR-ABL1* 突变。满足以上任何一项或一项以上都可诊断为 CML-AP。

（3）CML- 原始细胞期或急变期（CML-BP）

CML-BP 诊断标准：①外周血或骨髓原始细胞 ≥ 20%；②髓外原始细胞浸润；③骨髓活检原始细胞大量聚集或成簇。当疑为急性 ALL 变时，应及时进行包括遗传学的相关检验。

（4）CML-CP 的 TKI 治疗监测：TKI 治疗使 CML-CP 转化为慢性病，但 TKI 治疗的成败取决于患者是否依据实验诊断结果正确选择靶向药物，是否严格、定期监测疗效并调整药物。2017 年，美国国立综合癌症网络（National Comprehensive Cancer Network，NCCN）关于 CML 指南中提出，用国际标准（IS）的定量 PCR（Q-PCR）检测 *BCR-ABL1* 转录本（%）去监测 TKI 治疗后的疗效反应（表 5-10），治疗满意可继续原有 TKI 治疗；治疗失败则需要更换 TKI；治疗警告则需要考虑更换或继续原有 TKI，或剂量增加并做造血干细胞移植评估。

表5-10　CML经TKI治疗后的疗效反应（2017年，NCCN-CML指南）

BCR-ABL1（IS，%）	治疗3个月	治疗6个月	治疗12个月	治疗12个月以上
> 10	深灰色	黑色	黑色	黑色
1-10	浅灰色	浅灰色	深灰色	黑色
0.1-1	浅灰色	浅灰色	浅灰色	深灰色
< 0.1	浅灰色	浅灰色	浅灰色	浅灰色

注：浅灰色指疗效满意；深灰色代表警告；黑色为疗效失败。

2．JAK2 基因突变相关骨髓增殖性肿瘤　*JAK2*（janus kinase 2，*JAK2*）是一种细胞内非受体酪氨酸激酶，基因位于染色体 9p24。获得性体细胞 *JAK2* 基因突变在一些 BCR-ABL1 阴性 MPN 的发病机制中起着关键作用，最常见的是 *JAK2 V617F* 突变，即 JAK2 蛋白的第 617 位缬氨酸被苯丙氨酸替代（*JAK2 V617F*），从而导致了骨髓对一些细胞因子的异常反应，例如对红细胞生成素（erythropoietin，EPO）过度敏感，诱导异常造血细胞克隆生成等。与 *JAK2* 基因突变相关的 MPN 包括真性红细胞增多症（polycythemia vera，PV）、原发性骨髓纤维化（primary myelofibrosis，PMF）和原发性血小板增多症（essential thrombocythemia，ET）。最新研究显示 *JAK2 V617F* 突变几乎见于所有的 PV，约 50% 的 PMF 和 ET 患者也存在这种独特的基因突变。在一些 PV 患者缺乏 *JAK2 V617F* 突变，但 *JAK2 exon 12* 突变可被查到。在一小部分 PMF 和 ET 病例，*MPL W515L* 或 *W515K* 突变（*MPL W515K/L*）可检测到。*JAK2* 基因突变已列入 WHO 修订的 MPN 分子诊断的主要标准之一，但 JAK2 基因突变并非对 MPN 特异，也可见于一些 MDS/MPD 或少数 AML。

（1）真性红细胞增多症（PV）：红细胞生成增多不依赖于正常红系细胞造血调节，几乎所有病例都携带 *JAK2 V617F* 或功能类似的 *JAK2* 基因突变，从而导致不仅仅红系细胞，而且粒细胞和巨核细胞也显著增生。骨髓活检有与年龄相关的红系、粒细胞和巨核细胞三系明显增生，但血清 EPO 减低。PV 可分为三期①红细胞增多前期：仅有轻度红细胞增多；②明显红细胞增多期：红细胞明显增多（男性：Hb > 185 g/L，女性：Hb > 165 g/L）；③红细胞增多骨髓纤维化期后期，又称衰竭期或终末期：特点是无效造血、骨髓纤维化、髓外造血和脾大导致全血细胞减少。患者骨髓穿刺易导致"干抽"，骨髓活检病理切片有明显纤维化是诊断的重要依据之一。

（2）特发性骨髓纤维化（PMF）：是一种克隆性 MPN，骨髓巨核细胞和粒细胞显著增生、反应性纤维结缔组织沉积伴髓外造血（extramedullary hematopoiesis，EMH）。PMF 从最初的纤维化前期发展至纤维化期，骨髓从增生明显活跃伴无或很少的网状纤维转化为明显的网状纤维或胶原纤维化，而且常有骨硬化症，存在巨核细胞增生和不典型巨核细胞。在纤维化期，外周血可见幼粒幼红细胞增多（leukoerythroblastosis）伴泪滴形红细胞（teardrop-shaped red cells）增多，贫血和血清乳酸脱氢酶水平增高；EMH 导致肝大、脾大。

（3）原发性血小板增多症（ET）：是一种慢性 MPN，其特征是外周血血小板持续增多，血小板计数 ≥ 450×10⁹/L，骨髓成熟巨核细胞过度增生；骨髓活检主要为巨核系细胞增生，无明显的粒系或红系细胞增生或左移。临床有血栓形成或出血。

（二）骨髓增生异常综合征

骨髓增生异常综合征（MDS）是一组以无效造血，造血细胞形态发育异常，以及外周血细胞减少为主要特征的克隆性骨髓肿瘤。骨髓和（或）外周血细胞发育异常（dysplasia）的程度和原始细胞的百分率是诊断与分类 MDS 的主要依据，细胞与分子遗传学检验对部分病例有诊断意义。

1．MDS 的分类及其特征　1976 年和 1982 年，法、美、英（FAB）三国血液学协作组提出了最早的基于细胞形态学的 MDS 分类方案，在 2008 年 WHO 的第 4 版分类中，曾强调难治性贫血与 MDS 的相关性，但由于某一系列血细胞减少对 MDS 分类的影响极小，加之与有意义的形态学系列发育异常无相关性，2017 年 WHO 对 MDS 进行了重新命名和分类，并加入了细胞遗传学检验的内容；成人 MDS 主要分为 6 类，儿童 MDS 仍然保留难治性血细胞减少（表 5-11）。

表5-11　MDS分类与血象、骨髓象和染色体核型特征

序号	命名	发育异常系列	血细胞减少#	骨髓环形铁粒幼细胞	BM和BP原始细胞	传统染色体核型分析
1	MDS 伴单系发育异常（MDS-SLD）	1 系	1-2 系	< 15%/ < 5%*	BM < 5%，PB < 1%，无奥尔小体***	除外 MDS-5q-
2	MDS 伴多系发育异常（MDS-MLD）	2-3 系	1-3 系	< 15%/ < 5%*	BM < 5%，PB < 1%，无奥尔小体	除外 MDS-5q-
3	MDS 伴环形铁粒幼细胞增多（MDS-RS）					
	MDS-RS 伴单系发育异常（MDS-RS-SLD）	1 系	1-2 系	≥ 15%/ ≥ 5%*	BM < 5%，PB < 1%，无奥尔小体	除外 MDS-5q-
	MDS-RS 伴多系发育异常（MDS-RS-MLD）	2-3 系	1-3 系	≥ 15%/ ≥ 5%*	BM < 5%，PB < 1%，无奥尔小体	除外 MDS-5q-
4	MDS 伴孤立性 5q-（MDS-5q-）	1-3 系	1-2 系	无或任何不定	BM < 5%，PB < 1%，无奥尔小体	孤立性 5q- 或伴一种非 -7/7q- 其他染色体异常
5	MDS 伴原始细胞过多（MDS-EB）					

续表

序号	命名	发育异常系列	血细胞减少#	骨髓环形铁粒幼细胞	BM和BP原始细胞	传统染色体核型分析
	MDS-EB-1	0-3 系	1-3 系	无或不定	BM 5% ~ 9%，PB 2% ~ 4%，无奥尔小体	不定
	MDS-EB-2	0-3 系	1-3 系	无或不定	BM10% ~ 19%，PB5% ~ 19%，或有奥尔小体	不定
6	MDS 未分类（MDS-U）					
	MDS-U 伴 1% PB 原始细胞	1-3 系	1-3 系	无或不定	BM < 5%，PB = 1%**，无奥尔小体	不定
	MDS-U 伴单系发育异常和全血细胞减少	1 系	3 系	无或不定	BM < 5%，PB < 1%，无奥尔小体	不定
	MDS-U 基于确切的细胞遗传学异常	0	1-3 系	< 15%	BM < 5%，PB < 1%，无奥尔小体	确切的 MDS 核型异常

注：BM. bone marrow，骨髓；PB. peripheral blood，外周血。# 血细胞减少定义。Hb < 100 g/L，PLT < 100×10⁹/L，中性粒细胞计数 < 1.8×10⁹/L，若 MDS 患者仅有高于上述标准的轻度贫血和血小板减少，PB 单核细胞计数必须 < 1.8×10⁹/L；* 如果存在 SF3B1 基因突变。**1% PB 原始细胞是指在两个或以上不同场合时计数；*** 奥尔小体（Auer rods），又称棒状小体

2．MDS 的血细胞发育异常形态学特点　判断有无血细胞发育异常是诊断和分类 MDS 的基础，主要通过观察骨髓和血涂片红系、粒系和巨核系细胞的发育异常形态学改变，判断某一系有无发育异常的定量标准为该系有发育异常形态的细胞≥ 10%，对于 MDS 才有诊断意义。

（1）红系细胞发育异常（dyserythropoiesis）：①外周血中大红细胞增多，可见到巨大红细胞（直径 > 2 个正常红细胞）、有核红细胞；②骨髓幼红细胞核出芽、核间桥、核过分叶、核碎裂、双核或多核和类巨幼样变（megaloblastoid changes）。环形铁粒幼细胞增多、胞质空泡变性和 PAS 染色阳性。

（2）粒系细胞发育异常（dysgranulopoiesis）：①细胞大小。胞体小或异常增大（达正常中性分叶核粒细胞大小 2 倍）。②细胞核。核分叶不良（假性 Pelger-Huët 畸形）或不规则分叶过多（irregular hypersegmentation）；核棒槌小体增多（4 个以上）；异常染色质凝集（大块状、有亮区分隔）。③细胞质。胞质中颗粒减少甚至缺乏，或出现粗大颗粒（假性 Chediak-Higashi 颗粒）。原始或幼稚细胞质中出现奥尔小体（Auer rods）。

（3）巨核细胞发育异常（dysmegakaryocytopoiesis）：外周血可见巨大或畸形血小板。骨髓中微小巨核细胞（micromegakaryocytes），各种大小的巨核细胞中出现一个或多个分离的无分叶细胞核（圆形核）。骨髓活检切片比涂片中更容易观察到巨核细胞发育异常。

3．MDS 实验诊断标准

（1）血象：一系或多系血细胞持续性（≥ 6 个月）减少（标准见表 5-10），应注意除外反应性血细胞减少（reactive cytopenia）；可见一系或多系血细胞形态发育异常。

（2）骨髓象：骨髓增生活跃或明显活跃，原始细胞可增多，但 < 20%；一系或多系的髓系细胞形态发育异常（≥ 10% 每一系造血细胞），应注意除外反应性血细胞发育异常。

（3）骨髓活检：对疑似 MDS 的患者均应做骨髓活检。MDS 的细胞增生程度不一，在 MDS-EB 型可见原始细胞聚集，即 3 ~ 5 个原粒细胞或早幼粒细胞或 > 5 个的原始细胞

群（clusters of blasts），又称为未成熟早期细胞异常定位（abnormal localization of immature precursor，ALIP），是 MDS 的重要病理学诊断依据。骨髓活检还有助于观察微小巨核细胞增多和骨髓网状纤维增加，对诊断低增生性 MDS、再生障碍性贫血、骨髓纤维化和除外转移性肿瘤有价值。

（4）细胞化学染色：铁染色可见外铁和内铁增多，铁粒红细胞、铁粒幼红细胞和环形铁粒幼红细胞增多，MDS-RS 型的环形铁粒幼细胞 ≥ 15%。

（5）免疫表型分析：免疫组织化学染色（IHC）有助于准确计数 CD34 阳性细胞或巨核细胞（CD41/61），观察原始细胞聚集与分布。流式细胞分析可准确了解原始细胞群的免疫表型，发现 MDS 表型异常并有助于 MDS 诊断。流式细胞计数 CD34 阳性原始细胞数量与常规涂片形态学或免疫组织化学染色计数有良好的相关性。然而，由于骨髓纤维化或骨髓标本稀释，流式细胞计数 CD34 阳性原始细胞还不能替代涂片形态学或免疫组织化学染色。

（6）细胞或分子遗传学检验：约有 90% 的 MDS 患者有克隆性细胞遗传学和（或）基因异常。对疑为 MDS 病例，传统的染色体核型分析属于必查项目之一，并作为染色体核型异常的确定技术，而 FISH 或测序技术还不能作为确诊的手段。MDS 伴孤立性 5q- 仍然作为唯一类型的细胞遗传学异常确定的 MDS 亚型。全基因组或靶向基因测序研究揭示 MDS 受累基因达 60 个，但最常见突变基因有 *SF3B1*、*TET2*、*SRSF2*、*ASXL1*、*DNMT3A*、*RUNX1*、*U2AF1*、*TP53* 和 *EZH2*。MSD-RS-MLD 常可出现 *SF3B1* 突变。环形铁粒幼细胞常与 *SF3B1* 突变基因相关。若有核红细胞中环形铁粒幼细胞 < 15%，但 *SF3B1* 突变存在，则仍可诊断 MDS-RS-MLD；反之，如果 *SF3B1* 突变阴性，则环形铁粒幼细胞需 ≥ 15% 才能做出 MDS-RS-MLD 的诊断。

（三）急性白血病

急性白血病（AL）主要包括急性髓系白血病（AML）、不明系列急性白血病（ALAL）和急性淋巴细胞白血病（ALL），三种类型 AL 中又包括不同亚类或亚型。下面按照 2017 年 WHO 的分类方案及诊断标准，根据 MICM 特点，阐述主要类型 AL 的实验诊断。

1. 急性髓系白血病　AML 是由于外周血、骨髓或其他组织中的髓系原始细胞克隆性增生所致的髓系肿瘤；而且是一种临床异质性肿瘤。2017 年 WHO 将 AML 分为 6 类（表 5-8），在形态学和遗传学上涉及一系或所有的髓系细胞。诊断 AML 的主要标准：外周血或骨髓中原始细胞百分率 ≥ 20%，但部分伴重现性遗传学异常的病例可以 < 20%。WHO 推荐诊断 AML 应在化疗或放疗前采集标本检测。

（1）AML 伴重现性遗传学异常：AML 伴重现性遗传学异常（AML with recurrent genetic abnormalities，AML-RGA）约占所有 AML 的 30%，临床表现独特、疗效较好。每一种 AML 具有重现性结构染色体重排后产生的融合基因，并编码一种融合蛋白，从而对白血病发病产生影响。这一组 AML 中的某一些类型具有特征性形态学表现和免疫表型特点。本组 AML 依据外周血（PB）或骨髓（BM）原始细胞是否必须 ≥ 20% 伴融合基因或基因突变可分三个亚类（图 5-7）。下面重点阐述前三种。

AML 伴 t（8；21）（q22；q22.1）；RUNX1-RUNX1T1：通常表现为中性粒细胞系的分化成熟，占全部 AML 的 5% ~ 12%，年轻患者居多，易并发髓系肉瘤。主要实验诊断特征：①形态学：血液或骨髓中原粒细胞显著增多（≥ 20%）。原粒细胞体积较大，但大小不一；细胞核核周清晰，核凹陷处淡染，核仁 1 ~ 2 个；细胞质丰富、嗜碱性强、常见奥尔小体（又称棒状小体）和大量细小密集的嗜天青颗粒（彩图 5-14），少数原粒细胞可含有粗大颗粒（假性 Chédiak-Higash 颗粒）。早、中、晚幼粒细胞和成熟粒细胞有不同程度发育异常，成熟粒细胞可有核分叶不良（假性 Pelger-Huët 畸形）和（或）胞质染色异常（如中性粒细胞胞质呈均质性粉红色）。若少数病例骨髓原粒细胞 < 20%，根据形态学、染色体和（或）融合基因特点，仍诊断为此型 AML。②免疫表型：大多数病例的原始细胞表达 CD34 和髓过氧化物酶

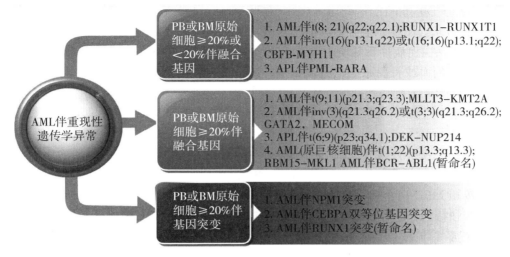

图 5-7　2017 年 WHO-AML 伴重现性遗传学异常分类

（myeloperoxidase，MPO）、HLA-DR、CD13，CD33 相对弱表达，而且伴有粒系细胞分化成熟抗原，如 CD15 和（或）CD65 表达，一些原始细胞可共表达 CD34 和 CD15。这些白血病细胞常常表达 CD19、CD56 和末端脱氧核苷酸转移酶（TdT）弱表达。③遗传学：染色体核型 t（8；21）（q22；q22.1）和（或）RUNX1-RUNX1T1 融合基因阳性。一部分表达 CD56 和有 KIT 基因突变的病例，提示预后较差。

AML 伴 inv（16）（p13.1q22）或 t（16；16）（p13.1；q22）；CBFB-MYH11：通常表现为单核细胞和粒细胞的分化并伴有骨髓异常嗜酸性粒细胞增多，发病率占全部 AML 的 10% ～ 12%，年轻患者居多，可以髓系肉瘤为首发或复发时的唯一表现。主要实验诊断特征：①形态学：粒系和单核系原始细胞显著增多（≥ 20%），可见奥尔小体；骨髓中异常嗜酸性粒细胞增多（常＞5%），其特征是幼稚嗜酸性细胞嗜酸性颗粒粗大、颜色深紫红色、颗粒密集分布，成熟嗜酸性粒细胞核分叶不良（彩图 5-15）。萘酚 ASD 氯醋酸酯酶（CAE）染色：异常嗜酸性粒细胞阳性（正常嗜酸性粒细胞阴性）。少数病例骨髓原始细胞＜ 20%，但根据异常嗜酸性粒细胞增多、染色体和（或）融合基因特点，仍应诊断为此型 AML。②免疫表型：多数病例的白血病细胞免疫表型复杂，原始细胞高表达 CD34 和 CD117 以及粒细胞分化抗原（CD13、CD33、CD15、CD65，MPO 阳性）和单核系细胞抗原（CD14、CD4、CD11b、CD11c、CD64、CD36 和溶菌酶）。③遗传学：inv（16）（p13.1q22）或 t（16；16）（p13.1；q22）染色体核型异常和（或）CBFB-MYH11 融合基因阳性。

急性早幼粒细胞白血病（APL）伴 PML-RARA：骨髓和（或）外周血异常早幼粒细胞增多，占全部 AML 的 5% ～ 8%，可见于各种年龄，但成年患者居多，常并发弥漫性血管内凝血。主要实验诊断特征：①形态学：颗粒增多的异常早幼粒细胞胞质中充满密集的甚至融合的粗大颗粒，染成鲜艳的粉红色、红色或紫色，称粗颗粒型 APL；APL 细胞核大小和形状多不规则，常常呈肾形或者双叶形；细胞质中有大量粗大颗粒，使细胞核与细胞质的边界不清；在大部分病例中，异常早幼粒细胞胞质中含有有柴捆状奥尔小体，常称柴捆细胞（Faggot cells）（彩图 5-16）。细颗粒型 APL 型：异常早幼粒细胞胞质中充满细小的尘埃样颗粒，或颗粒明显减少甚至在光学显微镜下难以分辨，类似急性单核细胞白血病，但仍易见柴捆细胞及两叶形细胞核。细胞化学染色：在所有 AML 中，MPO 阳性最强。原 FAB 分类为 AML-M3。②免疫表型：低表达或不表达 HLA-DR、CD34，均一性高表达 CD33，不均一性表达 CD13。很多病例可表达 CD117。粒细胞分化标志 CD15 和 CD65 为阴性或弱表达，常见表达 CD64。部分病

例可表达 CD2、CD9 和 CD56。③遗传学：常见 t（15；17）（q22；q12）染色体核型异常和 PML-RARA 融合基因阳性；也可见其他变异型，例如 t（11；17）（q23；q21）；PLZF-RARA。

（2）急性髓系白血病伴骨髓增生异常相关改变（AML with myelodysplasia-related changes，AML-MRC）：外周血或骨髓原始细胞 ≥ 20%，髓系细胞中至少有两系 ≥ 50% 的细胞有形态学发育异常，常见严重全血细胞减少，无 AML 伴重现性遗传学异常，但可见一些其他染色体核型异常，无其他相关疾病接受细胞毒药物治疗和放疗史。AML-MRC 主要见于老年患者，占全部 AML 的 24% ~ 35%。

（3）治疗相关髓系肿瘤（therapy-related myeloid neoplasms，t-RMN）：包括治疗相关 AML、MDS、MPN/MDS，属于因肿瘤性或非肿瘤性疾病接受细胞毒药物化疗和（或）放疗而发生的晚期并发症。按照 MICM 标准，t-RMN 可分别诊断为 t-AML、t-MDS、t-MPN/MDS，但也可视 t-RMN 为一个独特的临床综合征，占全部 AML、MDS、MPN/MDS 病例的 10% ~ 20%。大多数 t-RMN 伴有多系细胞发育异常；免疫表型无特异性；> 90% 的患者有核型异常。

（4）急性髓系白血病，不另做分类（AML-NOS）：AML-NOS 与 AML-RGA、AML-MRC 和 t-RMN 不同，各亚型分类主要依赖于白血病细胞的形态学、细胞化学和免疫表型特征确定白血病细胞的系列和分化程度。骨髓或血涂片原粒细胞 ≥ 20% 是诊断的主要标准。由于 CD34 阳性是白血病性原始细胞的重要标志之一，当骨髓涂片有核细胞减少时，骨髓活检切片免疫组织化学染色 CD34 细胞数量 ≥ 20%，也可做出 AML 诊断。AML-NOS 各亚型的流行病学调查数据主要来源于先前的 FAB 分类方案，多数亚型的分类也与其类似，但并非可以直接用于 WHO 的分类系统。

AML 微分化型（AML with minimal differentiation）：原 FAB 分类为 AML-M0，用形态学和光学显微镜细胞化学不能提供髓系分化证据，但通过免疫标志和（或）超微结构检验（包括超微细胞化学）可以证实原始细胞髓系特征的 AML。本病发病率约占所有 AML 的 5% 以下，大多数患者为婴儿或老年人。主要实验诊断特征①形态学：外周血或骨髓中原始细胞 ≥ 20%，胞体中等大小，胞质量较少、嗜碱性强、无颗粒、无奥尔小体；细胞核圆形或轻微不规则、细胞核染色质弥散、核仁 1 ~ 2 个。也可见胞体较小的原始细胞、胞质量少、核染色质凝聚，核仁不明显。细胞化学染色：原始细胞 MPO、苏丹黑 B（SBB）和 CAE 阴性；α-NAE 和 α-NBE 阴性或弱阳性。超微细胞化学染色：MPO 和 CAE 阳性。②免疫表型：原始细胞通常表达早期造血细胞相关抗原（如 CD34、CD38 和 HLA-DR）和 CD13 和（或）CD117，大约 60% 病例 CD33 阳性，缺乏髓系和单核系细胞成熟相关抗原表达，如 CD11b、CD15、CD14、CD64 和 CD65，T 和 B 细胞相关胞质淋巴系标志如 cCD3、cCD79a 和 cCD22 阴性。流式细胞术或免疫组化中可有部分原始细胞 MPO 阳性。大约 50% 的病例 TdT 阳性。部分病例表达 CD7。③遗传学：无特异染色体异常，但常见复杂核型改变。

AML 未成熟型（AML without maturation）：原 FAB 分类为 AML-M1，骨髓原始细胞占非红系细胞的 90% 以上，但缺乏向中性粒细胞成熟的显著标志，原始细胞的髓系性质可通过 MPO 或 SBB 染色阳性（阳性率 ≥ 3%）或有奥尔小体确认。本病发病率占 AML 的 5% ~ 10%，患者大多数为成年人。主要实验诊断特征：①形态学。血液或骨髓原始细胞有明显的原粒细胞特征，可含有嗜天青颗粒和 / 或有奥尔小体（彩图 5-17）。②免疫表型：原始细胞表达一个或更多的髓系相关抗原如 CD13、CD33、CD117、CD34 和 HLA-DR，一般不表达成熟粒系标志如 CD15 和 CD65 或单核系标志如 CD14 和 CD64，部分病例可表达 CD11b，最重要的标志是一部分原始细胞 MPO 阳性。原始细胞不表达 B 和 T 相关淋巴系特异标志，例如 cCD79a、cCD22 和 cCD3。约 1/3 病例 CD7 阳性。③遗传学：无特异性染色体或基因异常。

AML 成熟型（AML with maturation）：原 FAB 分类为 AML-M2，骨髓或外周血原始细胞百分率 ≥ 20%，并有中性粒细胞系成熟特征（≥ 10% 成熟中性粒细胞），但骨髓单核系细胞

< 20%。本病发病率占 AML 的 30% ~ 45%，易见于青年和老年人。主要实验诊断特征：①形态学：血液或骨髓中原粒细胞增多，包括无或有嗜天青颗粒的原始细胞两类，奥尔小体常见；幼稚与成熟粒细胞占 10% 以上并伴有不同程度发育异常（彩图 5-18），嗜酸性粒细胞常增多，部分病例嗜碱性粒细胞和（或）肥大细胞增多。②免疫表型：部分原始细胞常表达 CD34 和（或）CD117、HLA-DR；大多数原始细胞表达髓系相关抗原 CD13、CD33 伴成熟粒细胞标志抗原，例如 CD11b、CD15 和 CD65；一般不表达单核系标志如 CD14 和 CD64（彩图 5-19）。有 20% ~ 30% 的病例表达 CD7，少数病例（< 10%）可有 CD2、CD4、CD19 和 CD56 表达。③遗传学：伴嗜碱性粒细胞增多病例可有 12p11-p13 缺失和易位或 t（6；9）（p23；q34）。

急性粒单细胞白血病（*acute myelomonocytic leukaemia*，AMML）：原 FAB 分类为 AML-M4，同时有中性粒细胞系和单核系早期细胞增生，外周血或骨髓中原始细胞百分率 ≥ 20%（彩图 5-20），骨髓中性粒细胞及其早期细胞之和与单核细胞及其早期细胞之和分别 ≥ 20%，外周血单核细胞计数通常 ≥ 5×10^9/L。本病占 AML 的 15% ~ 25%，患者多见于中老年人。主要实验诊断特征：①形态学。粒系和单核系两系同时增生；粒系和单核系原始细胞中可见奥尔小体。细胞化学染色：原始细胞 MPO 阳性，原粒细胞比原单核细胞活性更强，但二者也可为阴性。原单核细胞、幼单核细胞和单核细胞都呈现较强的 NSE 阳性，有时可能弱阳性或阴性；若符合单核系细胞形态学特点，即使 NSE 阴性也不能排除诊断。通过 NSE 和 SE 或 MPO 双染色可显示双阳性细胞。②免疫表型。原始细胞表达 CD34 和（或）CD117，大多数 HLA-DR 阳性，大约 30% 表达 CD7；髓系原始细胞表达如 CD13、CD33、CD65 和 CD15；单核系细胞表达 CD4、CD11b、CD11c、CD14、CD36 和 CD64；共表达 CD15 和高表达 CD64 是单核细胞分化的特异性免疫标志。③遗传学。无特异性染色体或基因异常。

急性原单核细胞和单核细胞白血病（*acute monoblastic and monocytic leukaemia*，AMoL）：原 FAB 分类为 AML-M5，骨髓或外周血单核系细胞之和 ≥ 80%，中性粒细胞系细胞 < 20%。AMoL 包括急性原单核细胞白血病（acute monoblastic leukaemia）和急性单核细胞白血病（acute monocytic leukaemia）两个亚型，前者单核系中原单核细胞 ≥ 80%，常见于年轻患者；后者单核系中主要为幼单核细胞，原单核细胞、幼单核细胞和单核细胞之和 ≥ 80%（彩图 5-21），常见于成年患者。两型 AMoL 的发病率占所有 AML 的 8% ~ 14%。临床常有出血、髓外（皮肤、牙龈等）浸润等。主要实验诊断特征：①形态学。原单核细胞胞体较大常伴有伪足形成，胞质嗜碱性强并可有散在的嗜天青颗粒和（或）空泡，细胞核通常圆形、染色质细致、有 1 个或多个大而明显的核仁。幼单核细胞核不规则、明显扭曲或折叠、胞质嗜碱性较弱，有时颗粒更大而明显，可见空泡。原、幼单核细胞质中可见奥尔小体。细胞化学染色：在大多病例中原单核细胞和幼单核细胞 NSE 强阳性，但高达 10% ~ 20% 的原单核细胞白血病 NSE 可呈阴性或弱阳性。NSE 阳性伴氟化钠抑制试验阳性和 α- 丁酸酯酶染色阳性更有助于确定单核系细胞。原单核细胞 MPO 多为阴性，幼单核细胞 MPO 呈弥散阳性。②免疫表型。原、幼细胞可表达 CD34 和 CD117，几乎所有病例 HLA-DR 阳性；可同时表达 CD13、CD15 和 CD65，高表达 CD33；一般至少表达两种单核系分化的标志，如 CD4、CD11b、CD11c、CD14、CD36、CD64 和 CD68。通常原单细胞白血病很少表达 MPO，而单核细胞白血病 MPO 可阳性。部分病例可有 CD7 和（或）CD56 异常表达。NSE 阴性的 AMoL 可通过免疫表型分析确认单核系细胞。③遗传学。无特异性染色体或基因异常。

纯红系白血病（*pure erythroid leukemia*，PEL）：骨髓红系早期细胞呈肿瘤性增生，红系前体细胞 ≥ 80%，其中原红细胞 ≥ 30%，但原粒细胞无明显增多。PEL 极为罕见。

急性巨核细胞白血病（*acute megakaryoblastic leukemia*，AMegL）：原 FAB 分类为 AML-M7，骨髓原始细胞百分率 ≥ 20%，这些原始细胞至少 50% 为巨核系细胞（彩图 5-22）。由于原巨核细胞形态学特征不明显，常需要通过免疫表型分析确认，巨核细胞 CD41 和（或）CD61

表达阳性，CD36 也是特征性阳性。此外，在一些患者中，由于广泛的骨髓纤维化可造成"干抽"，此时骨髓原始细胞比例可根据骨髓活检或 CD41 和（或）CD61 的免疫组化染色（IHC）计数。AMegL 比较少见，仅占全部 AML 的 3% ～ 5%。

2．系列不明急性白血病　系列不明急性白血病（ALAL）是指无明确证据表明白血病细胞沿某一系列分化的 AL（表 5-8），急性未分化白血病缺乏系列特异性抗原表达及形态学特征，混合表型急性白血病（mixed phenotype acute leukemia，MPAL）表达两个或两个以上系列抗原。MPAL 在 AL 中占不到 4%，成人患者多见。MPAL 的主要实验诊断特征：①形态学。可见两种形态的原始细胞（≥ 20%），一群类似原淋巴细胞，另一群类似原粒细胞。②免疫表型。流式细胞分析是诊断 MPAL 的确认方法，通常是原始细胞表达淋巴系（T/B 细胞系）和髓系特异性抗原。MPAL 包括 B 系和髓系（B/MY）、T 系和髓系（T/MY）两类。髓系抗原：MPO（特异性标志）、CD13、CD33 或 CD117 阳性。T 细胞系：cCD3 或 mCD3（特异性标志）、CD2、CD5 和 CD7 阳性。B 细胞系：需要多种抗原确认；分为两种情况：CD19 高表达伴至少 CD79a、cCD22 和 CD10 一项高表达；CD19 低表达伴至少 CD79a、cCD22 和 CD10 两项高表达。③遗传学。可检测到两种特异性异常：MPAL 伴 t（9；22）（q34.1；q11.2）；BCR-ABL1；MPAL 伴 t（v；11q23.3）；KMT2A 重排。

3．急性淋巴细胞白血病　急性淋巴细胞白血病（ALL）是淋巴母细胞淋巴瘤（lymphoblastic lymphoma，LBL）的骨髓和（或）外周血浸润阶段，实际上是与 LBL 属同一疾病的两种不同病理与临床表现。当以淋巴结等组织器官受累为主，表现为肿块，骨髓和（或）外周血中无或仅有少量淋巴母细胞时，应诊断为 LBL；若骨髓和（或）外周血原淋巴细胞 ≥ 20%，则诊断为 ALL。少数病例既有明显肿块，又有骨髓和（或）外周血的明显受累，难以确定何者在先或为主，则诊断为 ALL/LBL 比较恰当。目前，2017 年 WHO 的 ALL/LBL 分类方案为主流，FAB 分类已经较少用，以前的 ALL-L3 型已归为成熟 B 细胞肿瘤内的 Burkitt 淋巴瘤 / 白血病。

（1）B 急性淋巴细胞白血病 / 淋巴瘤，未另做分类（B-ALL/LBL，NOS）：B-ALL/LBL（NOS）患者为急性发病，常有贫血、中性粒细胞和血小板减少伴肝、脾、淋巴结肿大。儿童 B-ALL 预后良好，但成年人较差。儿童的总完全缓解率 > 95%，成年人仅 60% ～ 85%。主要实验诊断特征：①形态学。在骨髓或血涂片中，原淋巴细胞形态变化多样，明显大小不均（彩图 5-23）。细胞化学染色对 ALL 的诊断有参考价值：原淋巴细胞 MPO 阴性；PAS 染色原淋巴细胞可呈粗颗粒状阳性；NSE 染色在高尔基区可有点状阳性，但不受氟化钠抑制。②免疫表型。原淋巴细胞几乎都表达 B 淋巴细胞标志——CD19、CD79a、CD22 和 HLA-DR；虽然这些标志无一个特异，但均呈阳性或高表达时，则支持 B 淋巴系列；大多数病例原淋巴细胞 CD10 阳性，表达 mCD22、CD24、PAX5 和 TdT；CD20 和 CD34 的表达程度不一；CD45 可阴性（彩图 5-24）。髓系相关抗原 CD13 和 CD33 也可阳性，但这些髓系标志物阳性并不能排除 B-ALL。在组织切片中，CD79a 和 PAX5 常用于显示 B 淋巴细胞的分化程度。但是，CD79a 在一些 T-ALL 时也可有表达。PAX5 通常被认为是在组织切片中最敏感和最特异的 B 淋巴系的标志物，但是在 AML 伴 t（8；21）也有表达。用抗 MPO 抗体组化染色阴性，一般可以排除 AML 和 B/ 髓系 MPAL。③遗传学。细胞遗传学可见 6q、9p、和 12p 缺失。几乎所有 B-ALL/LBL 均有 IgH DJ 克隆性基因重排。

（2）B-ALL/LBL 伴重现性遗传学异常：B-ALL/LBL 伴重现性遗传学异常包括染色体平衡易位、融合基因及染色体倍体异常等。许多染色体异常与 B-ALL 和临床或免疫表型特征相关，并有重要的预后意义。与无重现性遗传学异常的 B-ALL 相比较，细胞形态学没有独特的表现。2017 年 WHO 分类中的伴重现性遗传学异常主要包括：t（9；22）（q34.1；q11.2）；BCR-ABL1,t（v；11q23.3）；KMT2A 重排,t（12；21）（p13.2；q22.1）；ETV6-RUNX1，超二倍体，亚二倍体 t（5；14）（q31.1；q32.3）IL3-IGH，t（1；19）（q23；p13.3）；TCF3-PBX1，BCR-

ABL1 样（暂命名），iAMP21（暂命名）。

（3）T 急性淋巴细胞白血病 / 淋巴瘤，未另做分类（T-ALL/LBL，NOS）：T-ALL/LBL（NOS）占儿童 ALL 的 15%、成人 ALL 的 25% 左右。T-ALL 的 WBC 常增多和肝、脾、淋巴结肿大。主要实验诊断特征：①形态学。T-ALL/LBL 在形态学上与 B-ALL/LBL 类似，部分病例可见原始细胞核不规则或有折叠（彩图 5-25）。在骨髓活检易见丝分裂象。②免疫表型。原始细胞通常表达 TdT，不同程度表达 CD1a、CD2、CD3、CD4、CD5、CD7 和 CD8，其中 CD7 和 CD3 常表达，但只有 CD3 具有系列特异性。CD4 和 CD8 在原始细胞常共表达；CD10 可阳性，但对于 T-ALL 并不特异。除 TdT 外，早期 T 原淋巴细胞的特异标志物有 CD99、CD34 和 CD1a，CD99 最为有用。③几乎所有 T-ALL/LBL 均有 TCR 克隆性基因重排。50% ~ 70% 的患者存在染色体核型异常，约 30% 的 T-ALL 存在 del（9p）。

（四）成熟淋巴细胞肿瘤

在成熟淋巴细胞肿瘤（MLN）中，B-MLN 较为多见，下面几种主要为通过骨髓和（或）外周血可以明确诊断的类型，更多的 MLN 则需要组织病理学等检查才能明确诊断。

1. B- 慢性淋巴细胞白血病 / 小淋巴细胞淋巴瘤（B-CLL/SLL）　发病绝大多数是 50 岁以上老年人，在西欧和北美各国发病率较高，亚洲较少。患者起病隐袭，进展缓慢，早期多无症状，随疾病进展可有消瘦、皮肤损害、感染、贫血及出血等表现，全身淋巴结肿大为其突出体征，肝、脾轻度肿大。

主要实验诊断特征：①形态学。外周血单克隆 B 淋巴细胞计数 $\geqslant 5 \times 10^9$/L。外周血涂片特征性表现为胞体小的、形态类似成熟的淋巴细胞增多（常 > 50%），细胞核形不规则、核深切迹或核裂隙、核染色质不规则聚集、胞质中可见空泡等异常改变，涂抹细胞多见。骨髓增生极度或明显活跃，淋巴系细胞显著增多，> 40% 甚至高达 90% 以上，细胞形态特点同外周血（彩图 5-26）；可见少量幼淋巴细胞，通常 < 2%。幼淋巴细胞数目增多常与疾病进展相关；当幼淋巴细胞大于 55% 时，可诊断为 B 幼淋巴细胞白血病。②免疫表型。B-CLL 主要表达 CD19、CD20、CD79a、CD23、CD43、CD11c 和 SmIg，并且常共表达 CD5，此为 CLL 的特异性免疫表型异常；一般不表达 CD10。多色流式细胞术（MFC）确认 B 细胞克隆性，即 B 细胞表面限制性表达 κ 或 λ 轻链（κ:λ > 3:1 或 κ:λ < 0.3:1），或 > 25% 的 B 细胞 SmIg 不表达。③遗传学。无重现性异常。50% 以上的 B-CLL 患者有 del13q14.3 染色体核型异常；40% ~ 50% 有 Ig 基因重排。④与其他小 B 细胞淋巴瘤 / 白血病，例如毛细胞白血病（HCL）、华氏巨球蛋白血症（WM）、套细胞淋巴瘤（MCL）、滤泡淋巴瘤（FL）和边缘区淋巴瘤（MZL），可以通过免疫表型、免疫组化染色和基因突变分析等鉴别诊断。

2. 浆细胞骨髓瘤　浆细胞骨髓瘤（plasma cell myeloma，PCM）是源于骨髓并与血清和（或）尿液 M- 蛋白相关的多灶性浆细胞肿瘤，又称为多发性骨髓瘤（multiple myeloma，MM），是恶性浆细胞病中最常见的一种，占所有恶性肿瘤的 1%，血液肿瘤的 10% ~ 15%，主要见于中老年患者。由于骨髓克隆性浆细胞恶性增殖和广泛浸润，并分泌大量单克隆免疫球蛋白（M- 蛋白），从而引起广泛性溶骨性骨质破坏、出现骨痛甚至病理性骨折和高钙血症。患者可因正常免疫球蛋白含量减少、免疫功能缺陷等常伴发反复感染。骨髓瘤细胞浸润骨髓，抑制正常造血细胞增殖而出现不同程度贫血、血小板减少等。由于异常免疫球蛋白与血浆某些凝血因子（纤维蛋白原，凝血酶原，Ⅴ、Ⅶ因子等）形成复合物或附着在血小板表面而阻碍了正常的止血和凝血过程，患者常可见皮肤黏膜甚至组织器官出血。高异常免疫球蛋白导致高黏滞综合征和肾损害等临床表现。

（1）形态学：①血象。正细胞正色素性贫血，易见红细胞缗钱状形成（erythrocyte rouleau formation）；WBC 变化不定，血涂片可见少量骨髓瘤细胞（异常浆细胞），一般 < 5%；若骨髓瘤细胞 > 20%，或外周血浆细胞大于 2.0×10^9/L，则为继发浆细胞白血病；PLT 可减低。②骨髓象。骨髓增生活跃或明显活跃，骨髓瘤细胞一般＞10%，可高达70%～90%。骨髓瘤细胞大小悬殊，常成群簇集；胞核常呈不规则形，可见双核或多核者；核染色质呈粗网状或不规则排列，易见核仁，核旁初浆区多消失；胞质中有较多空泡，呈灰蓝色（彩图5-27）。IgA型骨髓瘤时，由于瘤细胞胞质中充满富含糖原的异常IgA，染色后胞质可呈红色，称之为"火焰细胞"（flame cell）。另外，骨髓瘤细胞胞质中可见病理性球蛋白形成的樱桃红色的球形包涵体（Russell bodies）和葡萄状排列的蓝色空泡（Mott细胞）等。③骨髓活检。当骨髓容量的30%被异常浆细胞浸润，基本可明确骨髓瘤诊断。在骨髓活检中，免疫组化，例如CD138同κ、λ轻链染色可定性浆细胞，并确认有无单克隆浆细胞增生。

（2）免疫表型：骨髓瘤细胞通常表达CD79a、CD38，CD138高表达，67%～79%的病例CD56阳性。用CD19和CD56双染色可区分B淋巴细胞和骨髓瘤细胞，前者CD19$^+$和CD56$^-$，后者CD19$^-$和CD56$^+$。

（3）血清蛋白成分异常：＞90%的病例可在血清蛋白电泳（serum protein electrophoresis，SPE）时γ-球蛋白区或β或α$_2$-球蛋白区出现一高含量的异常单克隆蛋白（monoclonal protein）区带，即M蛋白或称为M成分。免疫固定电泳（immunofixative electrophoresis，IFE）可对M蛋白进行免疫球蛋白（Ig）或轻链分类，多为单克隆性异常Ig和（或）轻链增多（图20-1、图20-2）。结合血清免疫球蛋白定量，可将PCM分为IgG型、IgA型、IgD型、IgE型、轻链型及不分泌型等；其中IgG型最常见，约占70%；IgA型约占25%；IgD型及轻链型较少，其他型罕见。由于骨髓瘤细胞能分泌β$_2$微球蛋白，使血清β$_2$微球蛋白增高，而且其增高的水平与全身瘤细胞的总量具有相关性。

（4）轻链尿：骨髓瘤细胞所合成的异常Ig的轻链与重链的比例失衡，过剩的轻链可自肾小球滤过而从尿液中排出，即为轻链尿或称本-周蛋白尿（Bence-Jones protein urine，B-J蛋白尿）。约80%的PCM可查见轻链尿，尿液蛋白电泳也可见到B-J蛋白，尿液免疫电泳分析可区分κ链或λ链。

（5）浆细胞骨髓瘤的诊断标准：2017年，WHO把PCM分为有症状和无症状两类，并提出了诊断标准。有症状PCM：①血清或尿中有M-蛋白，大多数病例IgG＞30 g/L，IgA＞25 g/L或尿轻链＞1 g/24 h，但一些患者可能低于此值；②骨髓克隆性浆细胞增多，通常大于骨髓有核细胞的10%，但约有5%的患者可小于10%；③有相关器官或组织受损，包括高钙血症、肾功能不全、贫血、溶骨性病变、高黏滞血症、淀粉样变性和反复感染。无症状PCM：①血清M-蛋白＞30 g/L和（或）骨髓克隆性浆细胞≥10%，无相关的器官受损或骨髓瘤相关症状。

3. 淋巴瘤细胞白血病　淋巴瘤细胞白血病（lymphoma cell leukemia，LCL）是指淋巴瘤晚期时，瘤细胞浸润骨髓和（或）外周血的阶段。主要实验诊断特征①形态学。血象：常见贫血、WBC增高，PLT减低，淋巴瘤细胞常≥20%。骨髓象：大量淋巴瘤细胞浸润，≥20%，其他各系造血细胞可见减少。一般根据瘤细胞形态特点可作出形态学分类；例如高分化淋巴瘤细胞或低分化原淋巴细胞及幼淋巴细胞为主，或原淋巴细胞、幼淋巴细胞和组织细胞混合细胞型。霍奇金淋巴瘤浸润时，可在骨髓中出现数量不等、胞体较大的单个核或多个核的霍奇金细胞（Hodgkin and Reed-Sternberg cells，HRS cells）。②免疫表型。可主要将LCL分为T、B细胞两类，NK细胞型LCL少见。Burkitt淋巴瘤（Burkitt lymphoma）在临床上多以淋巴结外发病，少数可以ALL起病，例如Burkitt淋巴瘤白血病（Burkitt lymphoma leukemia，BLL）。BLL血液或骨髓中典型的BLL细胞为中到大的原淋巴细胞，大小较一致并易见成堆分布，细胞质强嗜碱性并含有大量脂质空泡；细胞核多为圆形，核染色质呈细颗粒状，有1至多个明显的核仁（彩图5-28）。以前FAB分类曾将BLL分类为ALL-L3型，此型白血病常发生中枢神经系统转移。

（屈晨雪　王建中）

临床案例

案例解析

出血与血栓性疾病的实验诊断

生理状况下，机体的各种止血与抗凝血及纤维蛋白溶解（纤溶）功能等一种处于动态平衡，既不会发生出血（hemorrhage），也不会血栓形成（thrombosis），一旦由于某些因素，例如感染、自身免疫、血管损伤、遗传变异、肿瘤、药物等导致血管壁、血小板、凝血因子、抗凝物质、纤溶成分和血流状态等异常改变，可导致出血或血栓性疾病。由于出血与血栓性疾病的发病机制较为复杂，涉及止血和凝血相关的多种因素，只有从细胞、分子和基因等多个水平的快速、及时、精准的实验诊断，才能为出血与血栓性疾病的诊治、监测和预防等做出正确的决策。

第一节　出血性疾病

出血性疾病（hemorrhagic disease），简称出血病，是指由于先天或获得性因素，导致患者血管、血小板、凝血、抗凝及纤维蛋白溶解等止血机制缺陷或异常，从而引起的一组以自发性出血或轻度损伤后过度出血或出血不止为特征的一类疾病。此类疾病一般有如下特征：①既往或近期有反复出现、不易解释的自发性或轻度损伤后过度出血或出血不止的病史；或患者术中、术后发生无法解释的手术创面弥漫性出血，出血的程度及频度与局部损害多不成比例。②多数患者可发现肯定的止血筛查试验异常，与止血有关的诊断试验可进一步确定其止血机制缺陷或异常。③一般止血治疗效果较差，常需采用一些特殊治疗方法，如补充凝血因子等。④先天或遗传性因素在此类疾病的病因中占有一定的比例。

一、出血性疾病的检验项目与应用

生理性止血过程主要可分为初期止血、血液凝固和纤维蛋白溶解三个阶段。初期止血（primary hemostasis）主要与血管内皮细胞功能和血小板数量及功能有关；血液凝固（blood coagulation）涉及多种凝血因子（coagulation factors）的活化与相互作用、各种抗凝物质（anticoagulants）对凝血功能的调节；血液凝固后继发纤溶系统活化，使形成的血栓最终溶解。出血性疾病的检验项目根据生理止血过程设计，通过筛查各阶段可能导致出血的因素，进一步应用诊断试验明确何种止血、凝血成分的缺陷或异常。

（一）常用出血性疾病筛查试验

1. 初期止血筛查试验

（1）血小板计数

【目的】血小板计数（platelet count，PLT）用于筛查出血病是否由血小板数量异常所致。

【应用】用于各种血小板减少导致出血的诊断与鉴别诊断。目前国内多数文献或指南均采用 PLT $< 100 \times 10^9$/L 为阈值判断是否为血小板减少症（thrombocytopenia），而不是低于参考区间下限。由于血小板计数受多种因素影响，诊断血小板减少症时至少需要两次以上计数，并同时在血涂片观察血小板数量及形态与 PLT 符合后才能确定。

（2）出血时间

【目的】出血时间（bleeding time，BT）是指皮肤毛细血管被刺破后自然出血到自然止血所需的时间，用于判断血管壁结构与功能或血管壁与血小板的相互作用有无异常。

【应用】BT 能较敏感地反映初期止血功能，BT 延长常见于血管内皮细胞功能与血小板的数量及质量异常，例如血管性血友病、血小板减少症及血小板功能缺陷病患者。由于 BT 属于有创试验，操作复杂，临床应用较少。

（3）血小板功能分析仪检测

【目的】用一种专用的血小板功能分析仪（platelet function analyzer，PFA）模拟体内血管壁与血小板相互作用的环境，检测血小板血栓形成后封闭创口所需要的时间（封闭时间），用于筛查血小板功能异常及血管性血友病因子（von Willebrand factor，vWF）缺陷。

【应用】PFA 检测较 BT 对初期止血缺陷有更高的敏感性和特异性，例如对血管性血友病（von Willebrand disease，vWD）、血小板无力症（Glanzmann thrombasthenia，GT）等的筛查，特别是 BT 临床应用逐渐减少的情况下更有意义。此外，PFA 检测还可用于常用抗血小板药物的疗效监测。

2．凝血功能筛查试验

（1）凝血酶原时间

【目的】凝血酶原时间（prothrombin time，PT）是在体外模拟人体外源凝血途径的主要条件测定血浆凝固所需的时间，主要用于外源凝血途径所涉及凝血因子及相关异常的筛查。

【应用】PT 的长短主要与血浆 FⅦ、FⅩ、FV、凝血酶原和纤维蛋白原的质与量有关，只要存在影响这些因子的合成、消耗或抑制其活性等因素，PT 均可出现延长或缩短。例如肝病、维生素 K 缺乏症时，外源途径凝血因子合成减少；先天性外源途径凝血因子缺乏症，PT 可显著延长。在弥散性血管内凝血（disseminated intravascular coagulation，DIC）的中晚期，凝血因子被大量消耗，纤溶活性继发亢进，纤维蛋白或纤维蛋白原降解产物（fibrin or fibrinogen degradation products，FDP）生成增多而阻止抑制纤维蛋白聚合，使 PT 明显延长。因此，临床上将 PT 作为手术前或疑为出血性疾病的筛查试验和 DIC 的诊断试验之一。

（2）活化部分凝血活酶时间

【目的】活化部分凝血活酶时间（activated partial thromboplastin time，APTT）是在体外模拟人体内源凝血途径的主要条件测定血浆凝固所需的时间，主要用于内源凝血途径所涉及凝血因子及相关异常的筛查。

【应用】APTT 的长短主要与血浆 FⅫ、FⅪ、FⅨ、FⅧ的质与量有关，只要存在影响这些因子合成、消耗或抑制其活性等的因素，APTT 均可出现延长或缩短。例如血友病患者的 FⅨ或 FⅧ活性显著减低，部分血管性血友病的 FⅧ稳定性下降，DIC 时内源凝血因子大量消耗和 FDP 增加，肝素样抗凝物和狼疮抗凝物增多，均可导致 APTT 延长。因此，临床上将 APTT 作为手术前或疑为出血性疾病，尤其是血友病及异常抗凝物的筛查试验和 DIC 的诊断试验之一。

（3）凝血酶时间

【目的】在血浆中加入凝血酶后的凝固时间称为凝血酶时间（thrombin time，TT），主要用于筛查肝素或类肝素等抗凝物的存在，以及纤维蛋白原含量和功能有无异常等。

【应用】TT 延长主要与肝素或类肝素物质增多、血浆纤维蛋白原含量减低和功能异常有关；纤维蛋白（原）溶解系统功能亢进时，FDP 显著增多，TT 延长。

3．纤溶亢进筛查试验

（1）血浆纤维蛋白（原）降解产物

【目的】血浆纤维蛋白或纤维蛋白原降解产物（FDP）增加是体内纤溶亢进的标志之一，

常用于筛查纤溶亢进相关疾病或病理状态。

【应用】血浆纤维蛋白原、可溶性纤维蛋白单体和纤维蛋白多聚体、交联纤维蛋白均可被纤溶酶降解而生成 FDP，故血浆 FDP 含量升高可间接反映纤溶亢进，但不能区别属于原发或继发性亢进。例如 DIC（继发性纤溶亢进症）时，FDP 显著增高；某些严重肝病、肿瘤所致原发性纤溶亢进症，FDP 也可显著增高。

（2）血浆 D- 二聚体

【目的】D- 二聚体（D-dimer，DD）是纤溶酶降解交联纤维蛋白（cross-linked fibrin，CLF）后生成的特异性降解产物或分子标志物，常用于筛查继发性纤溶亢进相关疾病或病理状态。

【应用】血浆 DD 升高仅见于继发性纤溶亢进，例如 DIC、深静脉血栓形成（deep vein thrombosis，DVT）和肺栓塞（pulmonary embolism，PE）等；联合应用 FDP 和 DD 检测，可以判断纤溶系统活化与否，鉴别原发与继发性纤溶亢进症。当原发性纤溶亢进时，由于无血栓形成，仅有血浆 FDP 增高，DD 一般不增高。当继发性纤溶亢进时，血浆 FDP 和 DD 均显著升高。当血浆 DD 不升高（阴性）时，通常可以在中、低危血栓风险的患者中排除新存在的 DVT。在各种血栓性疾病或血液高凝状态时，血浆 DD 可不同程度升高，但无疾病特异性，故可作为其筛查试验之一。

4．血栓弹力图试验

【目的】血栓弹力图（thromboelastogram，TEG）是血栓弹力仪描绘血液在体外凝固过程中形成的特殊图形，通过图形变化可以反映血液凝固的动态过程及其所涉及的相关因素，常用于筛查总体凝血功能。

【应用】通过 TEG 试验的各项参数（例如反应时间、凝固时间、角度、最大振幅、综合凝血指数、半小时纤溶率）变化，筛查凝血过程中凝血因子、血小板和抗凝与纤溶物质及其功能改变，判断可能是何种因素或病理过程导致患者出血倾向或出血性疾病，通过诊断试验进一步查明原因。

（二）常用出血性疾病诊断试验

1．血管性血友病诊断相关试验　　血管性血友病，以发现此病的芬兰医生 Eric Adolf von Willebrand 的名字命名，故又称 von Willebrand 病（von Willebrand disease，vWD）。vWD 是由于患者血浆内的血管性血友病因子（von Willebrand factor，vWF）缺乏或分子结构异常而导致的一类遗传性或获得性出血病。因此，vWD 的诊断主要依赖对 vWF 的含量、功能或结构等的检测。

（1）血管性血友病因子抗原含量

【目的】检测血浆 vWF 抗原（vWF：antigen，vWF：Ag）含量主要是了解内皮细胞合成与分泌 vWF 是否正常，常作为 vWD 的首选诊断试验。

【应用】vWD 分为 3 型，1 型和 3 型 vWD 的血浆 vWF：Ag 减低。当血管内皮细胞受刺激或损伤以及机体处于应激状态时，释放 vWF 增加，可导致血浆 vWF：Ag 升高。

（2）vWF 功能分析：在生理状况下，vWF 绝大部分由内皮细胞合成，其余则由巨核细胞生成。vWF 在止血过程中主要的功能包括：①介导血小板膜糖蛋白 Ib- Ⅸ（GPIb- Ⅸ）复合物与内皮下胶原结合，使血小板黏附在血管损伤部位；②与凝血因子Ⅷ（FⅧ）结合，具有稳定 FⅧ的载体作用。

【目的】通过功能试验明确 vWF 缺陷的原因，并结合 vWF：Ag 含量对 vWD 分型。

【应用】血浆 vWF 的功能试验较多，且检测复杂，通常需要检测的包括 vWF 瑞斯托霉素辅因子（vWF：ristocetin cofactor，vWF：RC）、瑞斯托霉素诱导的血小板凝集（Ristocetin-induced platelet agglutination，RIPA）、vWF 的胶原结合能力（vWF：collagen binding capacity，vWF：CB）和 vWF 的 FⅧ结合能力（vWF：FⅧ binding capacity，vWF：FⅧB）等试验，检

测结果主要对 2 型 vWD 的亚型诊断有意义，见本节常见出血性疾病实验诊断的 vWD 部分。

（3）血管性血友病因子多聚体分析

【目的】应用十二烷基硫酸钠琼脂糖凝胶电泳，可将血浆 vWF 分子的不同大小多聚体分离，从而判断 vWD 患者何种多聚体缺乏和对 vWD 进行分型。

【应用】vWF 在血液循环中以各种不同大小的多聚体形式存在，分子量 50 万 ~ 2000 万。不同类型 vWD 患者有不同分子量大小的 vWF 多聚体缺陷，对 vWD 的分型具有确诊意义，见本节常见出血性疾病实验诊断的 vWD 部分。

2．血小板病诊断相关试验

（1）血小板聚集试验

【目的】用诱导剂激活血浆中的血小板使其发生聚集，在血小板聚集仪上检测血小板聚集过程中透光度或电阻抗等的变化，并观察所描记的聚集曲线，从而了解血小板对不同诱导剂的聚集反应强度，评价血小板聚集功能有无缺陷。

【应用】通常用二磷酸腺苷（ADP）、胶原、肾上腺素、花生四烯酸和瑞斯托霉素等作为诱导剂检测血小板的聚集率（反应强度），并以此作为判断血小板聚集功能缺陷症的依据。例如血小板无力症：除了瑞斯托霉素可诱导血小板凝集外，上述几种诱导剂均不能诱导血小板聚集或聚集率明显减低；巨血小板综合征：除了瑞斯托霉素不能诱导血小板凝集外，上述几种诱导剂均能诱导血小板聚集。

（2）血小板膜表面糖蛋白

【目的】血小板膜糖蛋白（glycoprotein，GP）是血小板功能的分子基础，其种类较多，包括质膜和颗粒膜糖蛋白两大类。常用流式细胞术检测血小板各种 GP 含量（参考区间见表 6-1），可用于诊断血小板功能缺陷症或检测血小板活化水平。

【应用】血小板膜 GP 检测是血小板功能缺陷病的诊断试验之一，例如巨血小板综合征 GP I b- IX -V 复合物、血小板无力症 GP II b- IIIa 复合物缺陷或显著减低，血小板 α 颗粒缺陷症的 CD62P 缺乏。

表6-1　血小板膜糖蛋白平均分子数的参考区间

GP种类与CD分子	静止血小板（个分子）	TRAP 活化血小板（个分子）
GP I b（CD42a）	25000 ~ 43000	6000 ~ 22000
GP II b/ IIIa（CD41a）	30000 ~ 54000	46000 ~ 80000
GP IIIa（CD61）	42000 ~ 60000	52000 ~ 80000
CD62P（GMP-140）	< 500	> 10000

TRAP. thrombin receptor activating peptide，凝血酶受体活化肽

（3）血小板自身抗体

【目的】由于机体免疫反应异常产生针对血小板骨架蛋白或膜糖蛋白的血小板自身抗体（autoantibody），导致血小板破坏增加或生成障碍，使循环血小板显著减少。检测血清中血小板自身抗体可用于明确或除外免疫性血小板减少症。

【应用】血小板自身抗体可分为特异性自身抗体、药物相关自身抗体和抗同种血小板抗体等。血小板自身抗体阳性有助于对自身免疫性血小板减少症的诊断与治疗。原发免疫性血小板减少症（immune thrombocytopenia，ITP）患者血小板自身抗体检测的总阳性率一般为 50% ~ 70%；查到抗血小板膜糖蛋白自身抗体，对诊断 ITP 有较高的特异性。少数患者应用某些药物（如奎宁、青霉素、氨苄西林、肝素等）后可产生药物相关的自身抗体，导致药物免疫血小板减少。输血也可导致产生同种抗体，引起血小板破坏增多，血小板减少。

3. 凝血因子缺陷病诊断相关试验

（1）凝血交叉试验

【目的】当 PT、APTT 延长，疑为凝血因子缺乏时，加入正常混合血浆后再检测 PT 或 APTT，称为交叉实验；可以简便、快速明确是否有凝血因子缺乏。

【应用】当 PT 或 APTT 不明原因延长时，凝血交叉试验可以快速查明原因。若患者血浆与正常人血浆 1∶1 混合一定时间后，检测结果恢复到参考区间或接近，提示 PT 或 APTT 延长是由于凝血因子缺乏所导致；反之，若不能恢复，则可能存在生理 / 病理性抗凝物质增加。

（2）单个凝血因子促凝血活性

【目的】当凝血筛查试验，如 PT、APTT 和 TT 延长，需要明确是何种凝血因子异常时，或部分疑为轻型或亚临床型凝血因子缺陷的患者，可直接测定单个凝血因子的促凝血活性，例如 F Ⅷ的凝血活性（coagulation）表示为 F Ⅷ：C；活性高低以相当于对照血浆凝血因子活性的百分率表示。

【应用】单个凝血因子的促凝血活性测定是先天性凝血因子缺陷症诊断的重要依据，并可以此对其分型，也可作为患者凝血因子制剂补充治疗后的疗效判断指标。一般情况下，先天性凝血因子缺乏多为单个凝血因子的缺陷，后天性凝血因子缺陷常为多个凝血因子的缺陷。血浆 F Ⅷ：C 降低是肝病导致 DIC 诊断必不可少的指标。

（3）血浆纤维蛋白原

【目的】纤维蛋白原（fibrinogen，FIB）是血浆中含量最高的凝血因子、凝血酶和纤溶酶的共同底物，当凝血酶和纤溶酶活性增高时，使 FIB 降解增加；FIB 合成减少时，可导致血浆中的 FIB 浓度降低。FIB 含量或功能异常均可导致凝血障碍，因此，FIB 是出血性疾病诊治中常用的筛查指标之一。

【应用】血浆 FIB 减低在临床出血性疾病中比较常见，例如严重肝实质损伤，如肝硬化、酒精中毒等导致合成减少；DIC 时，纤溶活性继发亢进，导致 FIB 直接被降解而减低，故 FIB 被作为 DIC 的诊断试验之一；先天性低或无纤维蛋白原血症、异常纤维蛋白原血症比较少见。

二、出血性疾病的实验诊断策略

出血性疾病可分为遗传性和获得性两大类。遗传性出血病多自幼发病，且常有家族史，例如血小板无力症，血管性血友病、血友病等。获得性出血病常继发于其他疾病，且多为成年发病，例如原发免疫性血小板减少症、肝病出血、DIC 等。根据出血的临床表现可以初步判断出血的原因。患者临床表现以皮肤及黏膜出血为主，表现为瘀点与体表紫癜、鼻出血、牙龈出血，成年妇女常有月经过多，常为初期止血缺陷所致。若患者临床表现以迟缓性再发的渗血与深部组织血肿形成为主，例如关节腔出血、内脏出血、小型手术或轻度外伤后渗血不止等，多为凝血因子缺陷所致。

出血性疾病的实验诊断一般应遵循以下原则：①密切结合病史、家族史和临床表现，有目的地选择筛查与诊断试验；②实验项目应从常用、简便试验开始，有必要时再进行技术要求高、较复杂的试验；③对部分已认识较深入的疾病，可从细胞、分子、基因水平进行全面检验，最终再做出实验诊断结论；④出血性疾病的发病机制较为复杂，各种试验的灵敏度、特异性均有差别，所反映的病理变化既不相同但又可能有交叉，有时需要多次、定期复查并排除一些相关疾病或药物的干扰，切忌根据某一项实验或某一次检验就做出诊断，有些实验结果还需动态观察。

（一）常用筛查试验结果的综合分析

通过常用出血病筛查试验结果的综合分析（表 6-2），初步判断可能属于哪一类出血病；如果疑为凝血因子缺陷症及其相关疾病，可以根据 PT、APTT 和 TT 三项筛查试验结果初步查明可能何种凝血因子缺乏（表6-3）；对于常见类型出血病，根据各项筛查试验结果可初步诊断（表6-4）；对临床有出血病的可疑患者，选择5种检验项目作为常规组合（图6-1，彩图见二维码），可以快速判断出血可能涉及的止血缺陷因素，然后再进一步通过诊断试验等确诊。

表6-2　常用筛查试验对出血性疾病的初步分类

试验名称	血管性疾病	血小板病	凝血因子缺陷	异常抗凝物增多	纤溶亢进
BT	P/N	P/N	N	N/P	N/P
PLT	N	D/N	N	N	N
PT	N	N	P/N	P/N	P/N
APTT	N/P	N	P/N	P/N	P/N
TT	N	N	N/P	P	P
FDP	N	N	N	N	I

注：P. 延长；N. 正常；D. 降低；I. 增高

表6-3　三种筛查试验联合判断凝血因子缺乏症等所致出血

凝血酶原时间（PT）	活化部分凝血活酶时间（APTT）	凝血酶时间（TT）	临床出血性疾病或出血原因
N	N	N	F ⅩⅢ缺陷、α_2 抗纤溶酶缺陷、凝血因子的亚临床和轻度缺陷、初期止血异常
P	N	N	F Ⅶ缺陷
N	P	N	F Ⅷ、F Ⅸ、F Ⅺ、F Ⅻ缺陷、血管性血友病、因子抑制物、狼疮抗凝物
P	P	N	F Ⅱ、F Ⅴ、F Ⅹ缺陷症和抗磷脂抗体综合征
P	P	P	异常抗凝物，如肝素和FDP增多、纤维蛋白原缺乏或分子结构异常、多发性骨髓瘤、巨球蛋白血症、DIC

注：P. 延长；N. 正常

表6-4　常见出血性疾病的筛查试验结果比较

出血性疾病	BT	PLT	PT	APTT	TT	FDP
血管性紫癜	N/P	N	N	N	N	N
原发免疫性血小板减少症	P/N	D	N	N	N	N
血小板无力症	P	N	N	N	N	N
血友病 A	N	N	N	P	N	N
血管性血友病	P/N	N	N	P/N	N	N
FVII 缺陷	N	N	P	N	N	N
FX 缺陷	N	N	P	P	N	N
弥散性血管内凝血（DIC）	P	D	P	P	P	I
肝硬化	P/N	D	P	P	P/N	N/I

注：P. 延长；N. 正常；D. 降低；I. 增高

（二）根据临床出血病因选择检验项目

1．初期止血缺陷　多由血管壁、血管内皮细胞、血小板数量与功能异常导致的皮肤与黏膜出血。

（1）血管壁与血管内皮细胞异常导致的出血：该类出血临床上并不少见，主要检验项目、名称及异常提示见表6-5。由于血管及其内皮细胞的功能与血小板、凝血与纤溶功能等密切相关，故其检验项目的意义互相交叉及重叠甚多，在评价时应综合分析。

表6-5　血管异常导致出血的检验项目及主要异常提示

检验目的	检验项目	主要异常提示
血管结构与功能	毛细血管脆性试验	血管脆性与通透性；血小板数量与功能
	甲襞毛细血管镜检查	毛细血管襻形态、数量、结构、血流状态及对各种刺激的反应
血管壁与血小板相互作用	出血时间	血管收缩能力，血管内皮细胞与血小板互相反应能力，血小板数量与功能
血管内皮功能	vWF 抗原测定	vWF 抗原含量
	vWF 多聚体分析	vWF 多聚体种类与含量、结构
	vWF 免疫电泳	vWF 多聚化程度
	vWF 瑞斯托霉素辅因子、与胶原和 F Ⅷ结合能力	vWF 功能
	凝血酶调节蛋白（TM）抗原、活性及分子数测定	内皮细胞合成 TM 的功能及质量
	6- 酮 - 前列腺素 Fα 抗原测定	内皮细胞前列环素（PGI_2）合成能力及其代谢
	内皮素（ET）测定	内皮细胞合成、释放内皮素的能力
	阿司匹林耐量试验	血管壁合成 PGI_2 的能力，PGI_2-TXA_2（血栓烷 A_2）平衡状态

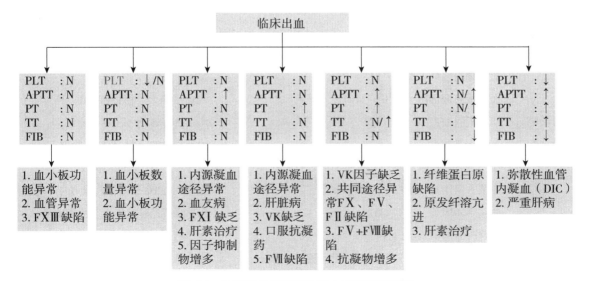

图 6-1

图 6-1　五项组合试验筛查出血病的临床策略

注：N. 正常

（2）血小板异常导致的出血：血小板的数量、功能与糖蛋白分子等异常均可以成为临床出血的原因。与止血相关的血小板功能主要有黏附、聚集、释放及促凝血作用。与血小板异常相关的主要检验项目、名称及主要异常提示见表6-6、表6-7，但表中部分试验并非常用项目，在必要时才选用。一般情况下，当疑为血小板因素导致出血时，若PLT和形态均正常，可首选血小板聚集试验，然后再根据异常聚集试验结果有针对性地选择血小板膜糖蛋白等诊断试验，明确血小板功能缺陷的病因，必要时可检测是何种基因异常所致；若PLT减少和（或）形态异常，可首选血小板自身抗体检测和骨髓细胞学检验，确定是否为免疫与非免疫性血小板减少症，必要时再选择其他试验明确诊断。

表6-6 血小板数量及形态异常导致出血的检验项目及主要异常提示

检验目的	检验项目	主要异常提示
血小板数量与功能	毛细血管脆性试验	血小板数量与功能
	血块收缩试验	血小板数量与血块收缩功能
血管壁与血小板相互作用	出血时间	血管内皮细胞与血小板互相作用能力，血小板数量与功能
血小板数量	血小板计数	血小板数量改变
	网织血小板计数	血小板生成及代谢速率
	血小板自身抗体	血小板减少原因
血小板形态及生成	外周血血小板显微及超微结构观察	血小板数量、大小、形态异常
	外周血血小板平均体积测定	血小板大小及年龄、代谢状态
	血小板生存时间测定	血小板生成及转换速率
	骨髓涂片及活检	巨核细胞数量、形态及血小板生成状况

表6-7 血小板功能异常导致出血的检验项目及主要异常提示

检验目的	检验项目	主要异常提示
聚集功能	常用诱导剂聚集试验（胶原、ADP、肾上腺素、花生四烯酸等）	血小板对不同诱导剂的反应
	某些特殊诱聚剂聚集试验（瑞斯托霉素、血小板激活因子）	同上
	血栓弹力图最大振幅（MA）值	同上
	血小板膜糖蛋白（GPⅡb-Ⅲa）	与血小板聚集相关糖蛋白
黏附功能	血小板膜糖蛋白（GPⅠb-Ⅸ-Ⅴ）	与血小板黏附相关糖蛋白
释放功能	ATP释放试验	血小板ATP含量及释放能力
	血小板5羟色胺（5-HT）含量测定	血小板5-HT含量及释放能力
	血浆β血小板球蛋白（β-TG）测定	血小板β-TG含量释放能力与活化水平
	血浆第4因子（PF4）测定	PF4含量及释放能力与活化水平
	血浆凝血酶敏感蛋白（TSP）测定	血小板TSP含量及释放能力
	血小板α颗粒膜蛋白（P-选择素）测定	血小板活化程度
促凝血功能	血小板第3因子（PF3）有效性测定	血小板凝血活性

2．二期止血缺陷　二期止血或血液凝固缺陷导致的出血主要涉及凝血因子、病理性抗凝物质和纤维蛋白溶解系统的异常。在初期止血筛查试验均无明显异常的情况下，选择 PT、APTT、TT 和 FDP 四项筛查试验，通常可初步明确引起出血的病因或出血性疾病（表 6-3、表 6-4），进一步检测单个凝血因子促凝血活性或含量，这对确诊出血性疾病和分型是必不可少的；对一些疑难病例，例如血友病，必要时还需要进行基因诊断。病理性抗凝物质，例如凝血因子抑制物、肝素类抗凝物的检测可以明确异常抗凝物增多导致的出血（表 6-8）。

表6-8　常见病理性抗凝物质检测及意义

检验目的	检验项目	主要异常提示
病理性抗凝物筛查	复钙交叉试验	病理性抗凝物
肝素及肝素样物筛查与确认	TT 及甲苯胺蓝纠正试验	肝素及肝素样抗凝物增多
	蕲蛇毒时间	肝素不敏感，可以用于鉴别 TT 延长原因
	血浆肝素定量测定	肝素绝对浓度
血友病患者是否存在因子抑制物	血浆 FⅧ抑制物测定	血友病患者 FⅧ抑制物形成或获得性血友病

3．基因诊断　遗传性出血性疾病，多为单基因疾病，基因诊断可以明确患者的致病原因。更有意义的是基因诊断可以发现家族中的致病基因携带者，在其妊娠早 / 中期，实施产前诊断，避免患者的出生。以血友病 A 为例，简要阐述基因诊断在遗传性出血病防治中的重要意义。

血友病 A 的基因诊断主要分为：①直接检测致病基因；②通过检测 F8 基因内、外多个高信息量位点的基因多态性，进行遗传连锁分析，通过分析受检者是否携带致病基因的染色体来判断其是否与疾病相关。血友病尤其是血友病 A 的基因诊断，是所有凝血因子基因诊断中较为复杂的；而且，血友病的危害又是所有凝血因子缺陷症中最为严重的。阐明血友病家族中的遗传状态，避免患者的出生，对于优生优育及全民族健康素质的提高，均有重要意义。

三、主要出血性疾病的实验诊断

（一）原发免疫性血小板减少症

原发免疫性血小板减少症（ITP）是一种获得性出血性疾病，既往也称为特发性血小板减少性紫癜。患者血小板特异性自身抗体致敏的血小板被单核巨噬细胞吞噬并过度破坏，引起血小板减少，故 ITP 属自身免疫性疾病。患者以皮肤黏膜出血为主，严重者可有内脏出血，甚至颅内出血；部分患者仅有血小板减少，无出血症状；一般没有无脾大。ITP 可分为急、慢性两型。急性型常见于儿童，慢性型常见于成人。

实验诊断特征：①至少 2 次 PLT 明显减少，血小板形态常有明显异常，可见大血小板、畸形血小板等；但其他血细胞形态无异常。②骨髓巨核细胞正常或增多，有成熟障碍。急性型患者以幼稚型增多为主，慢性型患者以颗粒型巨核细胞增多为主，但产生血小板的巨核细胞显著减少或缺乏。③血小板自身抗体阳性，尤其是血小板抗原特异性自身抗体，例如抗血小板膜糖蛋白的特异性抗体（如 GPⅡb-Ⅲa、GPⅠb-Ⅸ自身抗体）阳性，可鉴别免疫性与非免疫性血小板减少，有助于 ITP 诊断。④排除其他继发性血小板减少症和假性血小板减少症。

（二）血小板无力症

血小板无力症（Glanzmann thrombasthenia，GT）属于常染色体隐性遗传性血小板功能缺陷中最常见的疾病，患者常自幼有出血症状，多表现为皮肤、黏膜中度或重度出血，成年女性有月经过多。由于血小板膜 GP Ⅱb-Ⅲa 基因缺陷，使患者血小板膜上 GP Ⅱ-Ⅲa 分子数量减少、缺乏或分子结构异常，导致血小板聚集功能不良而引起出血。此外，一些疾病可导致获得性 GT，如多发性骨髓瘤、急性早幼粒细胞白血病、骨髓增生异常综合征等，在诊断时应注意鉴别。

主要实验诊断特征：①PLT 正常，在未抗凝的血涂片上血小板呈散在分布。②血小板功能缺陷：BT 延长，血块收缩不良或正常。以 ADP、肾上腺素、胶原、花生四烯酸作诱导剂均不能诱导患者血小板聚集或聚集功能减低，但瑞斯托霉素诱导的血小板凝集正常。③血小板膜糖蛋白分析：是本病的诊断试验。根据血小板膜 GPⅡb-Ⅲa 分子缺陷的程度可将 GT 分为三型，Ⅰ型：GPⅡb-Ⅲa 阳性血小板 < 5%，血小板膜表面低于 5000 个分子；Ⅱ型：GPⅡb-Ⅲa 阳性血小板占 10% ~ 20%，血小板膜表面 5000 ~ 20000 个分子；变异型：血小板膜 GPⅡb-Ⅲa 阳性血小板占 50% 以上，血小板膜表面约 50000 个分子，但分子结构缺陷，活化血小板不能与纤维蛋白原等黏附蛋白结合而发生黏附、聚集。纯合子患者通过 GPⅡb-Ⅲa 分子检查即可确诊，杂合子携带者一般无出血，但其血小板膜 GPⅡb-Ⅲa 分子数约减少至参考区间的一半左右。GT 患者的血小板膜 GPⅡb-Ⅲa 缺陷，但 GPⅠb-Ⅸ-Ⅴ正常；而巨血小板综合征患者的血小板膜 GPⅡb-Ⅲa 正常，但 GPⅠb-Ⅸ-Ⅴ缺陷；两者可以此鉴别。

（三）血管性血友病

血管性血友病（vWD）是临床上一种最常见的遗传性出血性疾病。患者血管性血友病因子（vWF）基因突变，导致血浆 vWF 数量减少或质量异常。vWF 异常导致血浆 FⅧ:C 减低、血小板黏附功能障碍。患者有或无家族史，常有自发性出血或创伤、手术时出血增多，但以皮肤、黏膜出血为主，严重者内脏出血，关节、肌肉出血少见。

实验诊断特征：①筛查试验：全血细胞计数正常，依患者病情的不同 BT 和 APTT 可延长或正常，FIB、PT、TT 正常。对筛查结果正常或仅有 APTT 延长且可被正常血浆纠正者，应做诊断实验。②诊断试验：主要包括血浆 vWF 抗原测定（vWF:Ag）< 30%（U/dl）、血浆 vWF 瑞斯托霉素辅因子活性（vWF:RCo）< 30%（U/dl）和血浆 FⅧ:C < 30%（2N 和 3型 vWD）；3 项试验的结果可以用于 vWD 的初步诊断。进一步的试验可以有助于分型诊断，包括血浆 vWF 多聚体分析、瑞斯托霉素诱导的血小板聚集（RIPA）、血浆 vWF 胶原结合试验（vWF:CB）和血浆 vWF 与 FⅧ结合活性（vWF:FⅧB），各型特征见表 6-9。

表6-9　vWD的诊断与分型

vWD类型	vWF: Ag	FⅧ: C	RIPA	vWF: RCo	vWF: RCo/ vWF: Ag	vWF多聚体分析
1	↓	↓	↓	↓	> 0.6	多聚体条带正常，但量减少
2A	↓/N	↓/N	↓↓	↓↓	< 0.6	大和中等大小多聚体减少
2B	↓/N	↓/N	↑	↓/N	< 0.6	大的多聚体通常减少
2M	↓	↓/N	↓↓	↓↓	< 0.6	多聚体正常，卫星条带可异常
2N	N	↓	N	N	> 0.6	多聚体正常
3	↓↓	↓↓	↓↓	↓↓	不能检测	所有多聚体均减少
血小板型	↓/N	↓/N	↑↑	↓		大的多聚体减少

注：↓.减低；↑.增高；N.正常

（四）血友病

血友病（hemophilia）是一种 X 染色体连锁的隐性遗传性出血性疾病，可分为血友病 A 和血友病 B 两种，A 和 B 两型分别为 F Ⅷ 和 F Ⅸ 质或量的异常所致。血友病 A 和 B 的发病率之比约为 16∶3。患者几乎均为男性，女性纯合子型可发病，但极少见。患者临床表现为自发性或轻微外伤后出血难止，出血常发生于负重的关节、负重的肌肉群内，尚可发生内脏出血或致命的颅内出血。反复关节腔出血是本病的重要特征。

实验诊断特征：①筛查试验：BT、PLT、PT、TT 和 FIB 正常。重型患者 APTT 明显延长，患者血浆中加入一半正常血浆后可使延长的 APTT 恢复正常；轻型患者 APTT 可稍延长或正常。②诊断试验：血友病 A、B 患者分别为 F Ⅷ∶C 与 F Ⅸ∶C 减低或缺乏，按 F Ⅷ∶C/F Ⅸ∶C 减低的程度可将血友病为重型（< 1%）、中型（1% ~ 5%）、轻型（> 5% ~ 40%）三种。促凝血活性检测时，应除外 F Ⅷ 和 F Ⅸ 的抑制物。若鉴别是否为分子结构异常，可检测 F Ⅷ∶C 和 F Ⅸ∶C 的抗原含量。③ vWF 分析：vWF 抗原及活性和 vWF 多聚体正常。血友病 A 患者的 F Ⅷ∶C/vWF∶Ag 比值显著降低。④血友病的基因诊断可通过直接基因检测和遗传连锁分析（间接诊断）诊断。F8 基因全长为 186 kb，定位于 Xq28；可导致血友病 A 的 F8 基因突变的种类较多，主要是基因点突变、缺失、插入和倒位等。F9 基因全长为 34 kb，定位于 Xq26.3-27.2；可导致血友病 B 的 F9 基因突变包括基因点突变、缺失、插入等，但多为单个碱基突变。基因诊断诊断可以发现 F8/F9 基因缺陷所在，为遗传咨询提供重要的依据。

（五）维生素 K 依赖凝血因子缺乏症

维生素 K 依赖凝血因子（包括 F Ⅱ、F Ⅶ、F Ⅸ、F Ⅹ）缺乏症是临床上最常见的由正常凝血因子合成不足所致的有明显出血倾向的疾病，也是临床上常见的复合性凝血因子缺陷。γ- 羧基谷氨酸是依赖维生素 K 凝血因子或抗凝蛋白所特有的分子结构，可称作 γ- 羧基谷氨酸（Gla）结构区。Gla 区是唯一可以与钙离子结合的氨基酸，凝血因子的功能取决于这些 Gla 区与钙离子的结合能力，而钙离子在这些 Gla 残基与磷脂结合过程中起到桥梁作用。维生素 K 缺乏的原因包括摄入不足，肠道吸收不佳，肝转化不利和内源性维生素 K 生成不足。

主要实验诊断特征：①筛查试验：APTT 和 PT 延长为主，TT 正常；但依赖维生素 K 的凝血因子活性需下降到正常人 30% ~ 35% 以下才有可能出现 APTT 和 PT 的延长。②诊断试验：直接检测血浆维生素 K 浓度，或测定血浆中 4 个依赖维生素 K 的凝血因子活性，当后者缺乏时，这些检测指标的测定值均可以明显下降。

（六）肝病出血

患肝病时，由于多种因素的影响，患者常见出血，以皮肤和黏膜出血多见。严重肝病引起获得性凝血因子异常，并常伴有凝血障碍。约 80% 以上的肝病患者具有 1 项或 1 项以上的血浆凝血因子异常。肝病出血的发生率及其严重程度与肝细胞受损及功能异常的程度呈正相关。

主要实验诊断特征：① PLT 减少：由于骨髓造血功能受抑制、产生血小板自身抗体、继发性脾大等因素，血小板可呈中至重度减少。②凝血因子合成减少：纤维蛋白原、F Ⅱ、F Ⅴ、F Ⅶ、F Ⅸ、F Ⅹ 减少，导致其促凝血活性与含量均减少。F Ⅷ 可能由肝间质等单核巨噬细胞合成，肝病时 F Ⅷ∶C 增高。③抗凝血蛋白合成减少：抗凝血酶（AT）、蛋白 C（PC）、蛋白 S（PS）活性与含量减低。④纤溶系统异常：内皮细胞合成与释放组织型纤溶酶原激活物和尿激酶型纤溶酶原激活物增多，纤溶酶原比 α2 抗纤溶酶合成减少更明显，导致血浆纤溶酶活性相对增强，出现原发性纤溶亢进，使纤维蛋白原降解，生成 FDP 增多。⑤循环抗凝物增多：肝细胞合成的肝素酶减少，对血浆肝素和类肝素灭活能力减低，使其血浆浓度升高。

（王学锋）

临床案例

案例解析

出血病 / 血栓病实验
诊断进展

第二节 血栓性疾病

由于血管内自发性血栓形成而导致机体局部甚至全身组织或器官缺氧、缺血的一类疾病统称为血栓性疾病（thrombotic disease），简称血栓病，如抗凝血酶缺陷症、蛋白 C 缺陷症、血栓性血小板减少性紫癜、弥散性血管内凝血（DIC）等。引起血栓病的因素较多，归纳起来主要有三种：①血管壁损伤：局部内皮细胞抗血栓活性减弱或丧失，内皮下促凝血组分暴露、血管通透性增高、局部血液浓缩而易诱发血栓形成。②血液成分改变：包括血浆成分和血细胞的异常，血小板数量增多或功能亢进、凝血因子含量或活性增高、抗凝物质作用减弱或缺乏、纤溶活性低下、白细胞数量增多或质量异常、红细胞数量增多、聚集性增高或变形能力降低，导致血液凝固性增高、易形成血栓。③血流状态异常：血流缓慢或停滞、局部形成涡流、血液黏度增高，均有利于局部促凝血成分浓度增高或激活，促进血栓形成。通过细胞、分子和基因水平的检验，有助于血栓性疾病的诊断、治疗和疗效监测。

一、血栓性疾病的检验项目与应用

血栓病的检验项目主要应用于诊断某些血栓病或易栓症（例如抗凝血酶缺陷症）、发现可导致血栓病的高危因素（例如血小板活化标志物表达增加）、除外某些血栓病（例如血浆 D-二聚体阴性时除外深静脉血栓或肺栓塞）、检测某些血栓病发生与发展过程中血液成分变化（例如 DIC 时血小板计数和纤维蛋白原动态减低）、观察某些血栓病发生后出现的细胞病理学改变（例如血栓性血小板紫癜出现碎片红细胞增多）等。

（一）血栓病或易栓症诊断试验

1. 血浆抗凝血酶

【目的】检测血浆抗凝血酶（antithrombin，AT）的活性或抗原含量，诊断与分型 AT 缺陷症或辅助诊断或监测相关血栓病，例如 DIC。

【应用】AT 是凝血酶及因子Ⅻa、Ⅺa、Ⅸa、Ⅹa 等丝氨酸蛋白酶的抑制剂，与凝血酶结合后形成凝血酶 -AT（thrombin-antithrombin，TAT）复合物而使其酶灭活，肝素可加速这一反应达千倍以上。如果 AT 基因（SERPINC1）先天缺陷，可导致遗传性 AT 缺陷症，AT 活性和（或）含量降低。AT 纯合子患者活性显著降低，杂合子活性一般在 40% ~ 60%。AT 缺陷症存在较高的血栓形成风险，患者常并发静脉血栓形成和肺栓塞。DIC、脓毒血症、先兆子痫时，AT 因消耗增多而减少，故 AT 减少可作为 DIC 的监测指标之一。大型外科手术、烧伤也可使 AT 短时间下降，可能诱发血栓形成或 DIC。

2. 血浆蛋白 C 与蛋白 S

【目的】检测血浆蛋白 C（protein C，PC）或蛋白 S（protein S，PS）的活性或抗原含量，诊断或分型 PC 或 PS 缺陷症，或辅助诊断与监测相关血栓病。

【应用】蛋白 C 系统是具有抗凝作用的血浆蛋白系统，包括 PC、PS、血栓调节蛋白和活化蛋白 C 抑制物，PC 和 PS 都属于依赖维生素 K 的抗凝蛋白。PC 系统在凝血酶 - 血栓调节蛋白作用下被激活，生成活化蛋白 C（activated protein C，APC）在 PS 辅助下可灭活 F Ⅴa 和F Ⅷa，调节血液凝固过程。如果 PC 基因（PROC）或 PS 基因（PROS1）先天缺陷，可导致遗传性 PC 或 PS 缺陷症；患者可以无症状或发生静脉血栓栓塞症。一些获得性因素也可影响血浆 PC、PS 的水平，例如肝病、维生素 K 缺乏症、口服法华林等可致其合成减少；而血栓急性期、DIC、严重感染或手术后可因消耗而降低。

3. 活化蛋白 C 抵抗试验

【目的】活化蛋白 C 抵抗（activated protein C resistance，APCR）试验阳性可筛查 APCR（特别是 F Ⅴ Leiden 突变的患者），诊断与 APCR 相关的静脉血栓病或高危个体。

【应用】APCR 患者的 F Ⅴ 基因突变，导致 PC 系统活化后产生的 APC 不能有效灭活 F Ⅴ a，从而导致患者凝血活性增强，体内形成血液高凝状态或静脉血栓。最常见的 F Ⅴ 基因突变是 F Ⅴ Leiden 突变，即 F Ⅴ 基因 1691 位核苷酸发生错义突变（G → A），使 F Ⅴ 分子的第 506 位氨基酸由精氨酸（Arg）变为谷氨酰胺（Gln），而该位点正是 APC 灭活 F Ⅴ a 最重要的剪切点之一，故 F Ⅴ Leiden 突变患者极易发生静脉血栓形成。除 F Ⅴ Leiden 突变外，还有 F Ⅴ 的其他一些基因突变，也可导致 APCR。一些因素也可导致获得性 APCR，例如炎症、肿瘤、自身免疫病、妊娠、口服避孕药等。若患者 APCR 试验阳性，可进一步通过基因诊断是否存在 F Ⅴ 基因突变。

4．血浆 vWF 裂解酶

【目的】检测血浆 vWF 裂解酶（von Willebrand factor-cleaving protease，VWF-CP）活性是否缺乏，诊断与鉴别诊断血栓性血小板减少性紫癜（thrombotic thrombocytopenic purpura，TTP）。

【应用】血浆 vWF-CP 是一种可剪切血浆中 vWF 的金属蛋白酶，属于 ADAMTS（a disintegrin and metalloprotease with thrombospondin 1 repeats）金属蛋白酶家族的第 13 位成员，故 vWF 裂解酶又称为 ADAMTS13。在临床研究中发现 TTP 患者缺乏 vWF-CP，导致血浆中超大分子量 vWF 多聚体不能被有效降解，超大分子量 vWF 多聚体在高剪切力作用下诱使血小板在微血管中聚集而形成富含血小板和超大分子量 vWF 多聚体的血栓。TTP 患者 vWF-CP 质或量异常，主要是由于机体产生了抗 vWF-CP 的自身抗体所致，少数则是由于 vWF-CP 基因突变所致的先天性缺乏。TTP 确诊标准：患者血浆 vWF-CP 活性显著降低（< 10%），或同时检出 vWF-CP 抑制性自身抗体。

5．血浆 HIT 抗体

【目的】检测肝素诱导的血小板减少症（heparin-induced thrombocytopenia，HIT）抗体（HIT 抗体），诊断与鉴别 HIT 及相关血小板减少症。

【应用】HIT 是由肝素类药物治疗过程中诱发，抗体介导并具有动、静脉血栓形成高危风险的一种临床综合征。肝素（heparin，Hep）刺激机体产生抗体（HIT 抗体）并与活化血小板释放的血小板因子 4（platelet factor 4，PF4）结合，形成 PF4-Hep-HIT 抗体三联复合物并导致血小板活化、聚集及凝血酶生成，从而引起血小板减少和血栓形成。HIT 抗体检测主要是 IgG 型抗体，对 HIT 诊断具有较高的阴性预测值（> 97%），但特异性低，作为 HIT 排除性诊断有意义。结合血小板功能试验，包括肝素诱导的血小板活化或血清素释放反应、肝素诱导的血小板聚集试验阳性，可极大提高 HIT 实验诊断的特异性（> 95%）。

（二）导致血栓病的高危因素

1．血管内皮细胞损伤分子标志物

【目的】血管内皮细胞损伤是导致血栓形成的重要因素，可检测血浆中内皮细胞合成的一些特异性蛋白或代谢产物，例如血浆血管性血友病因子抗原（vWF：Ag）、凝血酶调节蛋白抗原（thrombomodulin antigen，TM：Ag）、前列环素（prostacyclin or prostaglandin I$_2$，PGI$_2$）的代谢产物 6- 酮 - 前列腺素 F1α（6-keto-PGF1α）或去甲基 6- 酮 - 前列腺素 F1α（DM-6-keto-PGF1α），可以判断内皮细胞损伤的程度，辅助动脉血栓病的诊断。

【应用】由于具有较高的敏感度，血浆 vWF：Ag、TM：Ag 升高和 TM：Ag 降低可作为血管内皮损伤的分子标志物，但并无对某种血栓病诊断的特异性。①血浆 vWF：Ag：vWF 合成并储存于内皮细胞；当血管内皮损伤后，vWF 从内皮细胞释放入血，血浆 vWF：Ag 可显著升高，见于缺血性心脑血管病、周围血管病、肾小球疾病、尿毒症、糖尿病、肺部疾病、妊娠高血压综合征等。②血浆 6-keto-PGF1α 或 DM-6-keto-PGF1α：PGI$_2$ 具有扩血管和抗血小板聚集功能，血管内皮损伤后，PGI$_2$ 合成减少，其血浆代谢产物显著降低。减低见于糖尿病、动脉粥样硬化、急性心肌梗死、心绞痛、脑血管病变、血栓性血小板减少性紫癜（TTP）等。③血浆 TM：Ag：TM 是存在于血管内皮细胞表面的糖蛋白，当其受损后，TM 被降解或脱落后释放入血，增高见于各种累及血管内皮损伤的疾病，如糖尿病、肾小球疾病、系统性红斑狼疮（SLE）、DIC、急性心肌梗死、脑梗死、深静脉血栓形成、肺栓塞、TTP 等。

2. 血小板活化标志物

【目的】血小板活化水平增加导致功能亢进是动脉血栓形成最重要的因素之一，检测血小板活化标志物，例如循环血小板膜 GPⅡb-Ⅲa 分子数、纤维蛋白原受体（fibrinogen receptor，FIB-R）表达量、CD62P 表达水平；尿液去二甲基 -TXB$_2$（DM-TXB$_2$）和 11- 脱氢 - TXB$_2$（11-DH-TXB$_2$）含量，以及血浆 β 血小板球蛋白（β-thromboglobulin，β-TG）含量变化，可以早期、敏感、特异性判断血小板的活化程度，作为动脉血栓病诊断的辅助手段。

【应用】血小板活化后具有多种复杂的生理止血功能，主要包括黏附（adhesion）、聚集（aggregation）、释放反应（release reaction）、促凝血（procoagulation）和血块收缩（clot retraction）等；若血小板过度活化导致功能亢进，则可能促进机体出现病理性血栓形成，进而发展为血栓病。①循环血小板膜 GPⅡb- Ⅲa 与 FIB-R：GPⅡb- Ⅲa 是血小板发生聚集的分子基础，血小板过度活化时，其表面分子数增加并表达更多的 FIB-R，促进血小板聚集或血小板血栓形成。②尿液 DM-TXB$_2$ 和 11-DH-TXB$_2$ 是血小板花生四烯酸代谢过程中合成的血栓烷 A$_2$（thromboxane A$_2$，TXA$_2$）转化为无活性的 TXB$_2$ 并从尿液排出的代谢产物，直接反映体内血浆 TXA$_2$ 的水平，而 TXA$_2$ 是体内较强的血小板诱导剂，促进血小板聚集。③ CD62P 与 β-TG：血小板活化后，胞质内 α 颗粒中的 β-TG、血小板因子 4（PF4）等释放入血增多；特别是在 α 颗粒膜上的 CD62P 与质膜整合并暴露在血小板膜表面，成为血小板活化水平增高的分子标志物。

急性心肌梗死、脑血栓形成、心绞痛、动脉硬化、糖尿病、肾小球肾炎、妊娠高血压症、高脂蛋白血症、深静脉血栓形成等疾病患者体内血小板活化程度增强，血小板黏附与聚集功能亢进，即使用低浓度的诱导剂也可致血小板明显聚集；花生四烯酸代谢和释放反应增强，尿液 DM-TXB$_2$ 和 11-DH-TXB$_2$ 和血浆 β-TG 增高；急性脑梗死或其他动脉血栓栓塞时 β-TG、增高可达参考区间的 6 ～ 10 倍。高度活化的循环血小板膜 GPⅡb-Ⅲa 分子数量、FIB-R 表达量和 CD62P 表达量增加是血小板活化的特异性分子标志，尤其是 FIB-R 高表达时，提示血小板早期活化；当血小板膜 CD62P 或血浆 β-TG 增高时，则表明其活化已处于晚期的颗粒释放反应阶段。

3. 凝血因子活化分子标志物

【目的】凝血酶原转化为凝血酶是凝血过程的关键，血浆凝血因子活化分子标志物，包括血浆凝血酶原片段 1 和 2（fragment 1+2，F1+2）、凝血酶抗凝血酶（thrombin antithrombin，TAT）复合物和纤维蛋白肽 A（fibrin peptide A，FPA）分别反映凝血酶生成水平、被抗凝血酶（AT）灭活凝血酶和纤维蛋白原（FIB）产生纤维蛋白单体（fibrin monomer，FM）三个凝血环节，可作为血液高凝状态或血栓形成的重要指征。

【应用】在血液凝固进程中，凝血酶原被转化为凝血酶后释放出小分子肽段 F1+2；生成的凝血酶可被 AT 迅速灭活，生成无活性 TAT 复合物；如果凝血酶不能被 AT 全部灭活，残余的凝血酶将水解 FIB 生成 FM 并释放出 FPA，表明血栓形成接近完成。因此，检测血浆 F1+2、TAT 和 FPA 可以反映机体凝血反应亢进与否，判断是否存在血液高凝状态或血栓病，既可作为血栓病辅助诊断指标，例如在早期 DIC 早期的实验诊断中，90% 以上的病例血浆 F1+2、TAT 和 FPA 可显著增高；也可用于早期防治与监测，例如在急性心肌梗死时，血浆 F1+2 和 TAT 含量仅轻度增高。溶栓治疗后，由于溶栓介导的凝血酶形成增加，F1+2 和 TAT 进一步升高；若溶栓治疗有效，缺血的心肌成功实现再灌注，则 F1+2 和 TAT 可迅速下降。

4．狼疮抗凝物

【目的】狼疮抗凝物（1upus anticoagulant，LAC）是一种 IgG 或 IgM 型抗磷脂抗体，可增强凝血反应而导致血液高凝状态。血浆 LAC 阳性提示患者血栓形成风险增高。

【应用】LAC 是抗磷脂成分的抗体，在体外可干扰依赖磷脂的凝血反应，如干扰 FⅫ、FⅨ、FX、FⅡ 的活化，使体外测定 PT、APTT 延长。在体内，LAC 干扰凝血酶调节蛋白与凝血酶结合，使 PC 活化受抑制，活化蛋白 C（APC）灭活 FVa 和 FⅧa 障碍，从而导致血液高凝状态；LAC 还能增强血小板聚集和抑制纤溶活性。有 24% ~ 36% 的 LAC 阳性患者发生血栓形成，可见于多种自身免疫性疾病（如 SLE）、病毒感染、骨髓增生性疾病、自发性流产等。

5．纤溶系统成分异常与纤溶活化分子标志物

纤维蛋白溶解系统（fibrinolytic system）简称纤溶系统，纤溶是指纤溶酶原（plasminogen，PLG）被激活后转变为纤溶酶（plasmin，PL）降解纤维蛋白、纤维蛋白原的过程。纤溶系统的组成、功能及其调节见图 6-2。生理状况下，纤溶活性维持在一定的水平，并与凝血系统保持着动态平衡，对维护血管的畅通、防止出血与血栓形成起重要的作用。

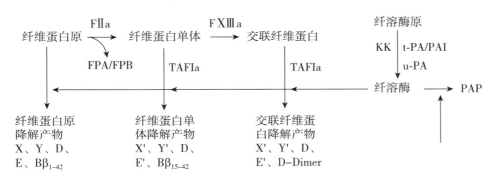

图 6-2　纤溶系统功能及其调节机制

注：FⅡa 凝血酶、FⅩⅢa 活化因子Ⅷ，FPA/FPB 纤维蛋白肽 A/B，TAFIa 活化的凝血酶激活纤溶抑制物，KK 激肽释放酶，Bβ₁-₄₂ 纤维蛋白原 Bβ 链 1-42 肽段，Bβ₁₅-₄₂ 纤维蛋白 Bβ 链 15-42 肽段，PAP 纤溶酶抗纤溶酶复合物，D-Dimer D- 二聚体，t-PA 组织纤溶酶原激活物，PAI 纤溶酶原激活物抑制剂，u-PA 尿激酶型纤溶酶原激活物，α₂-AP α₂ 抗纤溶酶，α₂-MG α₂ 巨球蛋白

【目的】检测血浆纤溶系统成分异常与纤溶活化分子标志物，辅助诊断、监测低纤溶状态所致的血液高凝状态或血栓病。

【应用】①血浆 PLG 降低：多种原因可致 PLG 减少，例如肝损伤、DIC、脓毒血症、肿瘤等，导致纤溶下降。②血浆组织型纤溶酶原激活物（tissue type plasminogen activator，t-PA）与纤溶酶原激活物抑制剂（plasminogen activator inhibitor，PAI）：t-PA 与 PAI 在血浆中多以复合物形式存在，仅有少量处于游离状态而发挥纤溶活性调节作用；当 t-PA 释放减少或 PAI 增多可导致血栓形成风险增加时，有 30% ~ 40% 的深静脉血栓患者有 PAI-1 释放增加或 t-PA 减少。已有家族性 PAI 过多伴复发性静脉血栓的病例报道。③血浆纤溶抑制物：PLG 被 t-PA 等激活后生成 PL 发挥作用，但 α₂ 抗纤溶酶（α₂antiplasmin，α₂-AP）可迅速与 PL 结合，生成无活性纤溶酶与 α₂ 抗纤溶酶复合物而调节纤溶活性。α₂-AP 增高时导致纤溶活性降低，可见于静脉或动脉血栓形成、恶性肿瘤等；DIC 和外科大手术时，因 α₂-AP 消耗而降低。血浆 α₂-AP 复合物可更敏感地反映纤溶活性变化的分子标志物，在血液高凝状态与 DIC 早期即可增高。凝血酶激活纤溶抑制物（thrombin activable fibrinolysis inhibitor，TAFI）通过抑制 PLG 与纤维蛋白结合，减少 PL 形成而抑制纤溶活性。α₂-AP、α₂-AP 复合物、TAFI 多项组合检测可更准确地反映病理状态下的纤溶活性变化。

二、血栓性疾病的实验诊断策略

血栓病不同于出血病，临床诊断更多依赖于影像学检查。除少数与止血相关的因子缺陷导致的易栓症外，一般无法基于实验诊断结果做出血栓病的诊断。临床可根据患者需要，选择实验诊断的项目或多项组合检测，进行血液高凝状态或血栓形成风险的综合评估、排除与辅助诊断血栓病，以及抗栓与溶栓治疗监测等。

与出血性疾病不同的是，没有更多的简单试验可用于血栓性疾病的筛查。一般是在临床检查、仔细询问病史、家族史的基础上进行有关实验检查。血栓性疾病可分为遗传性与获得性两大类；但部分血栓病既有遗传性，也可为获得性，例如 AT、PC、PS、TTP、高同型半胱氨酸血症。

（一）无症状个体

一般没有必要对普通人群进行血栓性疾病筛查；普通外科小手术前，一般也不必检查。对于遗传性血栓病患者的亲属在某种特殊情况下，例如妊娠、大手术前评估血栓形成的风险，常常是有价值的；有阳性家族史的妇女口服避孕药时，应进行检验，避免增加血栓形成风险。若在先证者已经明确了表型及基因缺陷，则可以对相关人员直接实施对应的检测。

（二）血栓性疾病患者

易栓症或血栓前状态的患者，应取得完整的个人史及家族史。病史中包括诱发因素、发病年龄、部位、持续时间等。在家族史中，患者的第一代或同辈亲属成员有过血栓病史提示基因缺陷的可能，家族性血栓病史也提供了该病的可能遗传方式。在获得性血栓性疾病中，静脉血栓常为恶性肿瘤的首发症状，而肿瘤细胞本身也可引起血栓性微血管病。血栓性疾病也存在着地域和种族背景，如 FV Leiden 在亚洲地区是十分少见的。

1. 筛查试验　全血细胞计数、外周血细胞形态学检查，一般较少得到信息；但对于血栓 TTP 和 DIC 等微血管血栓形成患者，血涂片检验可见到红细胞碎片增多（＞1%）。常用的一些凝血试验如 PT、APTT、TT、FIB、PLT 对血栓病的检测不够敏感，但在一些血栓病（例如 DIC）发病后的动态观察可见到显著变化；虽然血浆 DD 增加（≥ 0.5 mg /L）常见于血栓病，但 DD 阴性（＜ 0.5 mg/L）在排除近期静脉血栓形成时具有高的阴性预测值。怀疑血液高凝状态时，可以选择血栓弹力图、血液黏度等试验，对综合评估血栓形成风险有一定意义。

2. 诊断试验　对一些基因点突变所致的血栓病，例如 FV Leiden 突变、FⅡ 20210A 突变，可以直接进行基因诊断。对于实验诊断明确的抗凝、纤溶系统蛋白表型如 AT、PC、PS、PAI-1 等缺陷，可进一步实施基因诊断，有助于相关家族成员的血栓形成风险评估或血栓病预防。

3. 血栓性疾病实验诊断应注意的问题

（1）遗传性与获得性缺陷的鉴别：遗传性缺陷者常有家族史、幼年发病，50 岁以上患者 85% 以上有过血栓病病史，但也有少数患者终身无症状，仅在有创伤或被迫卧床等触发因素时才第一次发生血栓病。对肾病患者，诊断 AT 异常性缺陷时应特别慎重，因为肾病患者的 AT 易随尿蛋白排泄而丢失，导致血浆 AT 水平明显减低。

（2）药物的影响：诊断 PC、PS 缺陷时，若患者正在进行口服抗凝药治疗，则很难准确测定患者血浆的实际 PC 和 PS 水平。因为 PC、PS 属肝合成的维生素 K 依赖性蛋白质，口服抗凝药时减低。AT 活性在肝素治疗时降低、口服抗凝药时则轻度升高。

（3）动态监测与重复试验：对一些血栓病，例如 DIC、肝素诱导的血小板减少症（HIT）的实验诊断，一次检测的实验结果可能无异常或在参考区间内，动态监测即可发现相关实验结果异常，例如 PLT、FIB 动态降低。血栓病相关试验结果影响因素较多，一次试验有时很难肯定正常或异常，特别是处于临界值边缘的试验结果，例如血浆 DD ≥ 0.5 mg/L 或 ＜ 0.5 mg/L，需要重复检测或适当的时间再次检测，即重复试验可减少单次试验的影响，避免临床决策失误。

三、主要血栓性疾病的实验诊断

（一）易栓症

易栓症（thrombophilia）是指由于遗传性或获得性因素导致容易发生血栓栓塞的一种病理状态。遗传性易栓症是由于患者基因缺陷导致相应蛋白减少和（或）质量异常所致；获得性易栓症是指易引发血栓的一组疾病，如抗磷脂抗体综合征（APS）、肿瘤等，还有一些则是容易发生血栓的危险状态，如长期卧床、创伤、手术等。易栓症的主要临床特点是反复性静脉或动脉血栓形成，一般发病在 41 岁以前，15 岁以下者占 10% 左右，50 岁以上患者中 85% 以上有过血栓病病史。目前，一部分易栓症的分子遗传缺陷已经查明，但发现有人群或地域分布差异，还有相当一部分病例的病因尚不清楚。抗凝蛋白（包括 AT、PC 和 PS）缺陷是中国人群最常见的遗传性易栓症。患者血栓形成可以是自发性的，也可由妊娠、产后、肿瘤、手术、创伤和药物等诱发。

1. 遗传性抗凝血酶缺陷症　属于常染色体显性遗传病，患者无症状或有血栓形成，多为静脉血栓，部分患者表现为肝素抵抗。主要实验诊断特征：至少两次以上检测 AT 活性减低，伴或不伴抗原水平下降；家系调查或基因诊断证实 AT 基因（SERPINC1）缺陷。AT 缺陷症的实验诊断与分型见表 6-10。Ⅰ 型为 AT 合成减少，活性低下（仅为正常水平的 50%）；Ⅱ 型为 AT 含量接近正常，但功能缺陷。遗传性 AT 缺陷导致机体抗凝活性下降，但应除外获得性 AT 缺陷。

表6-10　遗传性AT缺陷症的实验诊断与分型

缺陷类型	AT凝血酶灭活活性	AT抗原含量	AT肝素结合活性	AT交叉免疫电泳
Ⅰ（含量与活性降低）	降低	降低	降低	正常
Ⅱa（活性位点缺陷）	降低	正常	降低	正常
Ⅱb（肝素结合部位缺陷）	正常	正常	降低	异常
Ⅱc（多效性缺陷）	降低	降低	降低	异常

2. 遗传性蛋白 C 缺陷症　遗传性蛋白 C 缺陷症属于常染色体显性遗传病，患者可正常或发生静脉血栓形成，服用双香豆素类药物常可引起 PC 缺陷患者皮肤出血性坏死，其原因是服药后首先导致 PC 水平下降，而 FⅡ、FⅦ、FⅨ、FⅩ 尚未受影响，使血液处于高凝状态，皮肤微血管血栓栓塞，出现皮肤水肿、紫癜和出血坏死。

主要实验诊断特征：一般首先测定蛋白 C 活性依赖凝固时间（PCAT），若标准化比值（PCAT-NR）减低，提示 PC 系统异常；再进行 PC 含量和活性测定，基本可以判断有无 PC 缺陷症；至少两次以上检测 PC 活性降低，伴或不伴 PC 抗原水平下降；在排除获得性 PC 缺陷后，结合家系调查或检测到 PC 基因（PROC）缺陷，可以诊断遗传性 PC 缺陷症。本病有两型：Ⅰ 型为 PC 活性与含量均降低；Ⅱ 型为抗原含量正常，但活性降低。Ⅰ 型比 Ⅱ 型多见，但不同类型与血栓的危险程度无明显关系。

3. 遗传性蛋白 S 缺陷症　遗传性蛋白 S 缺陷症属于常染色体显性遗传病，患者可正常或发生静脉血栓形成。血浆中的 PS 有两种状态，60% 的 PS 与补体 C4b 结合蛋白（C4bBp）形成复合物，无辅因子活性，其余的 40% 的 PS 呈游离状态，是 PS 的活性部分。本病发生主要是由于游离 PS 含量和活性降低，使 PS 辅助活化蛋白 C（APC）灭活 F Ⅴ a 和 F Ⅷ a 的功能障碍，形成血液高凝状态而出现血栓形成。

主要实验诊断特征：一般首先进行 PCAT 测定，若标准化比值（PCAT-NR）减低，提示 PC 系统异常。如果 PC 正常，再测定 PS 活性（PS：A）、总 PS 含量（TPS：Ag）和游离 PS 含量（FPS：Ag），并由此进行分型（表 6-11），结合家族史、病史和临床表现，在排除获得性 PS 缺陷后，可以诊断遗传性 PS 缺陷症；必要时进行 PS 基因（PROS1）检查后确诊。

表6-11   蛋白S缺陷症的实验诊断与分型

缺陷类型	TPS：Ag	FPS：Ag	PS：A
Ⅰ 型	减低	减低	减低
Ⅱ 型	正常	正常	减低
Ⅲ 型	正常	减低	减低

4. 活化蛋白 C 抵抗与 FV Leiden 突变   1993 年，Dahlbäck 等在研究深静脉血栓形成（deep vein thrombosis，DVT）时发现，检测 DVT 患者的血浆活化部分凝血活酶时间（APTT），加入活化蛋白 C（APC）后，一部分患者的 APTT 不延长或延长不明显，表明存在 APC 抵抗（APCR）现象；而正常人进行 APTT 试验时若加入 APC，由于 APC 使因子 FVa 和 FVⅢa 灭活，APTT 出现延长。进一步研究发现，具有 APCR 的一部分 DVT 患者 FV 基因 1691 位核苷酸发生了错义突变（G → A），致使因子 FV 分子第 506 位氨基酸由 Arg 变为 Gln，从而不受 APC 的裂解；由于突变的 FV 仍具有正常的促凝活性，又能抵抗 APC 的裂解作用，导致机体处于血液高凝状态或发生 DVT。

后来将上述发现命名为 APCR 伴 FV Leiden 突变。进一步的研究又发现多种遗传性或获得性因素可导致 APCR 现象。除了 FV Leiden 突变外，其他一些 FV 的基因突变也可导致 APCR。

FV Leiden 杂合突变在高加索人群中的总检出率约 5%，DVT 患者可达 20%；但在我国汉族人群中 APCR 阳性率为 1% ~ 3%，DVT 人群中 APCR 阳性率为 10% ~ 20%，FV Leiden 极为罕见，可能多为获得性因素所致。

遗传性 APCR 伴 FV Leiden 突变属于常染色体显性遗传病，患者临床表现可无症状或有 DVT，用改良法测定 APCR 敏感值（APC-SR）< 2.0 或标准化 APCR 敏感比值（n-APC-SR）< 0.84；基因诊断确认存在 FV Leiden 突变。

（二）抗磷脂综合征

抗磷脂综合征（antiphospholipid syndrome，APS）是一种非器官特异性自身免疫性疾病，临床表现为反复动脉或者静脉血栓形成、习惯性流产和血小板减少等。APS 可继发于系统性红斑狼疮或者其他自身免疫病，也可以是原发性的。无论原发还是继发的 APS，其临床表现及实验诊断并无差别。APS 的实验诊断主要依赖于抗磷脂抗体（antiphospholipid antibody，APL）的持续阳性。APL 是以抗心磷脂抗体（anti-cardiolipid antibody，ACA）和狼疮抗凝物（lupus anti-coagulant，LAC）为主的带负电荷磷脂，例如 β_2 糖蛋白 1（β_2 glycoprotein 1，β_2-GP1）为靶抗原的一组自身免疫性抗体，通过干扰依赖磷脂的各种凝血与抗凝血因子的功能而导致血栓形成。

主要实验诊断特征：每次间隔至少 12 周检测 LAC 或中 / 高滴度 IgG/IgM 型 ACA 或 IgG/IgM 型抗 β_2-GP1 抗体，至少 2 次阳性，则患者有血管栓塞或异常妊娠。

（三）深静脉血栓形成和肺血栓栓塞

深静脉血栓形成（DVT）是指血液在深静脉腔内的异常凝固，阻塞静脉管腔，导致静脉回流障碍，引起远端静脉高压、肢体肿胀、疼痛及浅静脉扩张等临床症状，多见于下肢，是临床常见病、多发病。DVT 与肺栓塞（pulmonary embolism，PE）存在直接关联，常在血栓脱落后随血流堵塞肺动脉。

肺血栓栓塞症（pulmonary thromboembolism，PTE）是指血栓堵塞肺动脉或其分支引起肺循环障碍的临床和病理生理综合征。PTE 的危险因素包括原发性和继发性两类，原发性危险因素由遗传变异引起，包括 F V 突变、蛋白 C 缺乏、蛋白 S 缺乏和抗凝血酶缺乏等；继发性危险因素包括长期卧床或长途旅行、下肢骨折、手术、肿瘤、妊娠、既往静脉血栓栓塞史、肥胖、吸烟等。PTE 的临床表现复杂且缺乏特异性，轻者可无任何症状或仅有短暂的呼吸困难、胸痛、咳嗽，重者可出现大咯血、心源性休克甚至猝死，在临床工作中易漏诊、误诊。因此，及时准确的诊断是降低 PTE 病死率的重要手段。

主要实验诊断特征：对临床 Wells 评分疑为低度可能性 DVT 或 PTE 的患者，首选血浆 DD 检测，DD 阴性一般可除外 DVT 或 PE；DD 阳性（＞ 0.5 mg/L），提示有新近血栓形成，但并非特异，如肿瘤、手术、炎症、感染、妊娠等很多情况下 DD 也可增高。DD 阳性需要进一步做多普勒超声及静脉造影等检查，以明确诊断。DD 还可作为预测急性 PTE 患者预后的生物标志物。有研究表明：高水平的 DD 与急性 PTE 患者的总体死亡率和肺栓塞相关死亡率均有密切关系，与 DD 在 0.5 ～ 2.49 mg/L 范围的患者比较，DD 在 2.5 ～ 4.9 mg/L 及大于 5.0 mg/L 范围的患者总体死亡率明显升高，而 DD 大于 5.0 mg/L 的患者死于急性 PTE 的风险要高于死于其他疾病的风险。因此，DD 可以从一定程度上预测急性 PTE 患者的预后。

（四）血栓性血小板减少性紫癜

血栓性血小板减少性紫癜（TTP）是一组微血管血栓出血综合征，以微血管病性溶血性贫血、血小板聚集消耗性减少，以及微血栓形成造成器官损害（如肾、中枢神经系统等）为特征。TTP 分为遗传性与获得性两种；获得性又分为特发性和继发性两种。遗传性 TTP 患者由于 vWF 裂解酶（vWF-cleaving protease，vWF-CP），又称为 ADAMTS13 基因突变导致酶活性下降或缺乏所致。特发性 TTP 多由体内存在 ADAMTS13 的自身抗体，导致 ADAMTS13 酶活性下降或缺乏所致，是主要的临床类型。继发性 TTP 患者多由感染、药物、肿瘤等引起，病因复杂，预后差。

实验诊断对 TTP 的临床诊断有重要价值。①血象：不同程度贫血、血小板计数显著降低（常＜ 20×10⁹/L），网织红细胞计数多增高；异形红细胞和红细胞碎片增多（＞ 1%）。②溶血性贫血相关试验异常：血清游离血红蛋白、间接胆红素升高，结合珠蛋白降低。③凝血筛查试验多正常：PT、APTT、FIB 多正常，偶见 FDP 轻度升高。④ ADAMTS13 异常：遗传性 TTP 的 ADAMTS13 活性显著降低（＜ 10%）；特发性 TTP 的 ADAMTS13 活性降低，且抑制物阳性；继发性 TTP 的 ADAMTS13 活性变化不明显。⑤ Coombs 试验阴性：提示为非免疫性溶血。

（五）弥散性血管内凝血

弥散性血管内凝血（DIC）是在多种疾病基础上，致病因素损伤微血管，导致血管内皮受损、血小板和凝血因子激活，抗凝血功能减弱，导致机体微血管内广泛性微血栓形成，血小板和凝血因子大量消耗使血液呈低凝状态，并继发纤溶亢进，引起以出血和微循环衰竭为特征的临床综合征。DIC 不是一种独立的疾病，而是多种疾病复杂病理过程的中间环节。引起 DIC 的基础疾病主要有严重感染、恶性肿瘤、病理产科、手术及外伤等。急性 DIC 患者病情十分危重，若不能及时诊治常危及生命。

实验诊断是确诊 DIC 的关键，所采用的实验诊断方法应简便、快捷，所选择的实验诊断指标应灵敏度高、特异性强。由于 DIC 的几个发展时相实际上是连续和交错存在的，同时原发病不同，机体代偿情况不一，故常导致实验诊断结果变异较大，因此必须紧密结合临床，综合分析与判断结果，且对某些指标应作必要的动态观察。

1. DIC 临床表现　具体见表 6-12。

2. DIC 的常用诊断试验　同时有下列三项以上实验诊断指标异常，结合临床表现，可以诊断 DIC。

（1）血小板计数（PLT）：PLT 常 < 100×10^9/L。由于个体之间血小板基数不同、骨髓代偿增生和释放血小板的情况各异，血小板减低的程度有差别，少数患者在高凝期甚至可不减低，必须动态观察。DIC 时 PLT 呈进行性减低，白血病或肝病时，PLT 常 < 50×10^9/L。急性 DIC 时，血小板减少发生率为 88% ~ 100%。

（2）凝血酶原时间（PT）：PT > 对照 3 s 以上或呈进行性延长（或 PT 缩短 3 s 以上）；或者 APTT 比对照延长或缩短 10 s 以上。不同患者或处于不同病程时 PT 的变化可有显著差别。肝病并发 DIC 时，PT 延长特别明显，常大于 30 s 或更长。病理产科患者则可能延长不明显，在妊娠中后期时，各种凝血因子含量或活性均呈生理性增高，PT 可短至 8 ~ 9 s，故 DIC 发生时可仍在参考区间之内或延长不明显。因此，PT 结果必须密切结合临床分析并作动态观察。急性 DIC 时，PT 延长的发生率为 85% ~ 100%。

（3）血浆纤维蛋白原（FIB）：FIB < 1.5 g/L 或呈进行性降低。白血病及其他恶性肿瘤并发 DIC 时，FIB < 1.8 g/L；肝病并发 DIC 时，FIB < 1.0 g/L。在病理产科、大手术之后常见 FIB 升高，此时虽已发生 DIC，一次检查可不见降低。肾病综合征并发 DIC 时，FIB 降低也不明显。因此，只有动态观察 FIB 含量变化，才不至于漏诊或误诊。急性 DIC 时，FIB 减低的发生率为 58.8% ~ 68.8%。

（4）纤维蛋白降解产物阳性：①血浆（或血清）纤维蛋白（原）降解产物（FDP）：> 20 mg/L（肝病时 > 60 mg/L），并呈进行性增高。急性 DIC 时，FDP 增高的阳性率 > 98% 以上。②血浆 D- 二聚体：阳性（通常 > 0.5 mg/L）或呈进行性增高。在手术后、慢性肝病、肾衰竭等患者，D- 二聚体也可轻至中度增高，但常 < 2 mg/L，而 DIC 时，D- 二聚体常 > 2 mg/L 以上，其阳性率 > 95%。

3. DIC 的特殊诊断试验

（1）血浆抗凝血酶（AT）：DIC 时，因 AT 大量消耗而导致血浆 AT 含量及活性降低。

（2）血浆纤溶酶原（PLG）：DIC 时，因 PLG 大量消耗而导致血浆 PLG 活性及含量降低。

（3）血浆 F Ⅷ：C：DIC 时，由于 F Ⅷ：C 消耗，导致 F Ⅷ：C 常 < 50%。诊断肝病患者并发 DIC 时，必须测定此项，此时 F Ⅷ：C 常更低。

（4）血浆凝血酶原片段 1+2（F1+2）：DIC 时，凝血反应亢进，凝血酶生成增多，血浆 F1+2 含量明显增高。

（5）血浆凝血酶 - 抗凝血酶（TAT）复合物：DIC 时，AT 迅速灭活过多的凝血酶，TAT 复合物生成增多。早期 DIC 时，血浆 TAT 含量即可明显升高。

（6）血浆纤溶酶 -α_2 抗纤溶酶（PAP）复合物：DIC 继发纤溶亢进时，纤溶酶活性增高，α_2 抗纤溶酶可迅速将其灭活，生成无活性 PAP 复合物，故血浆 PAP 可明显增高。

（7）血浆 F Ⅷ：C/vWF：Ag 比值：DIC 时，F Ⅷ：C 因凝血过程中消耗而减低，vWF：Ag 因血管内皮受损而增高，故 F Ⅷ：C/vWF：Ag 比值减低。

（8）血浆纤维蛋白肽 A（FPA）：FPA 是凝血酶作用于纤维蛋白原时，首先从其分子的 α 链末端裂解下的一对小分子肽。FPA 由 α 链末端的 1 ~ 16 位氨基酸组成，半衰期仅为 3 ~ 5 分钟，正常人血浆含量很低。血浆中 FPA 增高反映凝血酶裂解纤维蛋白原增多，血液处于高凝状态或血栓形成之中。DIC 时，血浆和尿液中 FPA 的含量显著升高。

目前，临床上 DIC 的实验诊断的常规组合试验为 PLT、PT、FIB、FDP 和 DD，这五项试验结果，尤其是动态变化观察，对 DIC 的诊断有重要意义。DIC 的特殊诊断试验一般不作为常规应用，仅在一些疑难病例或疑为早期 DIC 时用于辅助诊断，可提高诊断的灵敏度和特异性。2017 年 DIC 诊断中国专家共识提出的积分诊断系统（表 6-12）使 DIC 诊断标准更加科学、规范，也符合我国国情。

表6-12　中国弥散性血管内凝血（DIC）诊断积分系统

积分项	分数
基础疾病：存在导致 DIC 的原发病	2
临床表现	
不能用原发病解释的严重或多发性出血倾向	1
不能用原发病解释的微循环衰竭或休克	1
广泛性皮肤、黏膜栓塞，灶性缺血性坏死、脱落及溃疡形成，或不明原因的肾、肺、脑等脏器功能衰竭	1
实验室指标	
血小板计数	
非恶性血液病	
$\geqslant 100 \times 10/10^9$	0
$80 \times 10/10^9 \sim 100 \times 10/10^9$	1
$< 80 \times 10/10^9$	2
24 小时内下降$\geqslant$ 50%	1
恶性血液病	
$< 50 \times 10/10^9$	1
24 小时内下降$\geqslant$ 50%	1
D- 二聚体	
< 5 mg/L	0
$5 \sim < 9$ mg/L	2
$\geqslant 9$ mg/L	3
PT 及 APTT 延长	
PT 延长< 3 秒且 APTT 延长< 10 秒	0
PT 延长$\geqslant 3$ 秒且 APTT 延长$\geqslant 10$ 秒	1
PT 延长> 6 秒	2
纤维蛋白原	
$\geqslant 1.0$ g/L	0
< 1.0 g/L	1

注：非恶性血液病. 每日计分一次，$\geqslant 7$ 分可诊断 DIC；恶性血液病. 临床表现第一项不参与评分，每日计分一次，$\geqslant 6$ 分可诊断 DIC

（郑　磊）

临床案例

案例解析

第三节　抗栓与溶栓治疗的实验监测

抗栓与溶栓是临床预防和治疗血栓性疾病的常用的手段。抗栓治疗，即抗血栓治疗，多为使用药物抵抗血栓形成；溶栓治疗是使用药物溶解血栓，达到使血管再通的目的。在抗栓与溶栓治疗中，若使用的药物不恰当或剂量不足，则难以达到预期的抗栓或溶栓效果；但用药过量，常可引起出血等并发症。如何正确使用抗栓或溶栓药物的种类、时机、剂量和使用时间，除了考虑患者的临床情况外，还需要选择一些客观的检验项目或指标，根据药物引起的实验结果变化，对抗栓与溶栓治疗过程进行有效的实验监测，才能确保抗栓与溶栓治疗安全、有效。

一、抗栓与溶栓治疗监测的检验项目与应用

根据患者病情需要，通常选择必要的抗栓与溶栓治疗药物，不同药物所引起的血栓与止血改变的环节差异较大，可选择相关的或特异的检验项目监测。

1. 常用抗血小板治疗监测试验　抗血小板治疗监测试验较多，例如血小板聚集试验（包括血浆光学法和全血阻抗法）、血栓弹力图试验、全血快速血小板聚集试验（VerifyNow现场快速试验）、血小板功能分析仪 200 检测（PFA-200）、血小板血管扩张刺激磷酸蛋白（vasodilator stimulated protein，VASP）检测和血小板 P- 选择素（P-selectin）检测等，目前以前两项试验应用较多。

（1）光学法血小板聚集试验

【目的】 应用光学透射聚集测量试验（light transmission aggregometry，LTA）原理的血小板聚集仪（aggregometer）检测不同诱导剂，例如 ADP、花生四烯酸（arachidonic acid，AA）体外刺激血小板发生聚集的百分率，监测抗血小板药物，例如阿司匹林、氯吡格雷对血小板聚集功能抑制的程度。

【应用】 血小板聚集试验方法较多，但 LAT 应用最为广泛，是评价血小板功能的"金标准"，特别是在抗血小板治疗中监测血小板反应多样性（variability of platelet response，VPR）的应用较多。VPR 是指不同个体对抗血小板药物治疗反应存在的差异性。

（2）血栓弹力图试验

【目的】 血栓弹力图（thromboelastogram，TEG）是在体外描绘血液在凝固过程中动态变化的图像，可反映血液的凝血状态和纤溶功能。在检测时加入血小板激活剂（例如 ADP、AA），可以观察抗血小板药物（例如阿司匹林、氯吡格雷）对血小板聚集的抑制率。

【应用】 在抗血小板（阿司匹林、氯吡格雷）应用后，若血小板 AA/ADP 抑制率 > 50% 可认为血小板对药物的反应性达标；反之，则可能存在残留血小板高反应性（high platelet reactive，HPR）或对药物的低反应性，这有助于及时查明原因并调整药物剂量或种类等。

2. 常用抗凝治疗的监测试验　抗凝治疗可预防血栓的形成和防止已形成的血栓的伸延、扩大和防止栓塞并发症。目前应用及研究较多的抗凝剂有肝素（heparin）和口服抗凝药两类。肝素包括普通肝素（unfractionated heparin，UFH）和低分子量肝素（low molecular weight heparin，LMWH）；口服抗凝药主要有传统的香豆素类抗凝药（例如华法林）和新型抗凝药（例如利伐沙班、达比加群）两类。由于不同药物抗凝机制的差异，对凝血系统的影响需要通过不同的试验进行监测。

（1）血浆肝素定量试验

【目的】 检测血浆中游离肝素抗 FXa 或抗 FⅡa 活性，可定量血浆肝素的浓度，及时了解和调整肝素抗凝治疗的剂量。

【应用】 一般情况下，根据患者不同病情，维持一定浓度的血浆肝素（抗 FXa 0.3 ~ 0.7 U/ml）可取得较好的疗效。但由于肝素清除速度的差异，可导致体内低 LMWH 积聚，这是引起血浆肝

素浓度与 APTT 或凝血酶时间（TT）延长之间不一致的原因。

（2）活化部分凝血活酶时间

【目的】肝素可促进血浆抗凝血酶（AT）灭活激活的凝血因子，特别是凝血酶的活性，引起血浆活化部分凝血活酶时间（APTT）延长。检测 APTT 延长的程度，可以了解血浆肝素的含量及其对凝血功能的影响。

【应用】普通肝素治疗时，APTT 比未用肝素时明显延长，但由于不同实验室所用 APTT 试剂对肝素效应的敏感度不同，不同肝素浓度引起 APTT 延长的程度可有明显差异。用 APTT 监测肝素治疗时，一般采取治疗用肝素标定实验室试剂特异的 APTT 区间；例如抗 F X a 0.3 ~ 0.7 U/ml 对应的 APTT 为 56 ~ 78 s。若使用 LMWH，则 APTT 延长不明显，主要是 LMWH 抗凝血酶和 F X a 的活性值较低。

（3）活化凝血时间

【目的】全血中加入高岭土（或硅藻土）和脑磷脂混合物激活 F XII，观察血液在试管中凝固的时间，称为活化凝血时间（activated clotting time，ACT）。ACT 主要用于心肺转流术中监测大剂量普通肝素的用量，避免导致出血或抗凝不足。

【应用】在血液中普通肝素（uFH）浓度为 1 ~ 5 U/ml，与 ACT 长短有较好相关性，可作为体外循环、冠脉搭桥和经皮冠状动脉介入治疗（PCI）时的抗凝监测指标。

（4）凝血酶原时间

【目的】口服香豆素类抗凝药，例如华法林（warfarin），可抑制维生素 K 依赖的凝血因子（II、VII、IX、X）的合成，从而导致凝血酶原时间（PT）显著延长。检测服用华法林患者 PT 延长的程度，可监测药物用量及其对凝血功能的影响。

【应用】WHO 推荐 PT 检测结果以国际标准化比值（international normalized ratio，INR）报告用于监测口服抗凝药。INR 是患者与对照血浆 PT 之比的 ISI 次方（international sensitive index，ISI：国际敏感度指数，试剂出厂时标定）。由于个体差异，每个用药者均需要监测。患者在服用华法林过程中应维持 INR 在一定范围，使其能降低凝血功能，但又不引起出血；也不会因抗凝不足而形成血栓。

3. 溶栓治疗的监测试验　溶栓治疗是使用药物溶解血栓，使血栓栓塞的血管再通。溶栓药的种类较多，目前常用的是第三代溶栓药，属于组织型纤溶酶原激活物（t-PA）突变体（例如替奈普酶）或重组人组织型纤溶酶原激酶衍生物（例如瑞替普酶）。当 t-PA 激活纤溶酶原转化为纤溶酶后，纤维蛋白或纤维蛋白原（FIB）溶解，但有部分患者也出现出血或再栓塞并发症，必要时也应通过实验诊断监测。

【目的】通过多项检测纤溶活性的相关试验，例如血浆纤维蛋白原、纤溶酶原、纤维蛋白降解产物（FDP）、凝血酶时间（TT）等，评价纤溶系统活性及出血风险。

【应用】当使用溶栓药之后，避免溶栓治疗过程中 FIB 过低导致出血；若血浆 FIB 降低至 < 1.0 g/L 时，可致 PT、APTT 和 TT 显著延长；若 FIB < 0.6 g/L 时，则血液不能凝固。纤溶酶原过低，提示消耗显著增多；纤维蛋白降解产物（FDP）过高，提示纤溶活性过度亢进，一般维持在 300 ~ 400 mg/L 为宜。

二、抗栓与溶栓治疗的实验监测策略

抗栓与溶栓治疗监测需要从药效学特点和临床要求出发，其药物需满足以下特点才能进行有效监测：①不同个体间药物代谢变异大，在治疗初始时需要为患者确定给药剂量；②药物作用在体内不稳定，可因药物或药物与食物之间等因素相互作用而发生改变；③监测试验结果稳定，与药物浓度或效应有良好关系；④药物浓度或效应与临床不良事件（血栓或出血）密切相关，可确定一个明确的治疗区间；⑤监测试验作为药物剂量增加或减少的基础，已被证明可以防止临床不良事件发生。根据上述要求，可按以下几点进行实验监测。

1. 监测对象　对于血栓形成高风险患者、PCI 术后或抗血小板治疗策略调整者，都应进行监测。例如：①血小板功能监测可以帮助提升抗血小板药物疗效及用药安全性。众多的临床研究数据都显示在抗血小板治疗过程中残余血小板的高反应性（high platelet reactivity，HPR）与临床缺血事件（包括支架内再狭窄）的再发生密切相关。血小板功能监测是建立在血小板数量正常的基础上，对于血小板数量 $< 50 \times 10^9/L$ 时功能监测的价值尚缺少研究与临床试验数据支持。②抗凝血药华法林和普通肝素治疗的安全有效范围窄，需要通过凝血相关试验进行监测；低分子量肝素（LMWH）和纤维蛋白溶解药物治疗时，在一些特殊情况下才需要监测；而一些新型抗凝药不再需要常规实验监测，仅有些特殊患者需要监测用药后效果或个体特异反应。

2. 采血时机　由于不同的抗血小板或抗凝血药物在体内达到稳定剂量的时间不同，进行血小板或凝血功能监测的采血时机应有所区别。例如，氯吡格雷和阿司匹林在稳定给药至少 2 d 后采血；法华林在给药后至少 2 ～ 3 d 采血。

3. 监测频率　不同抗栓或溶栓药物实验监测每次所间隔的时间也有明显差别。例如：①接受长期抗血小板治疗的患者，可每 3 ～ 6 个月监测 1 次血小板功能；在治疗策略调整时，应增加监测频率；单次孤立的血小板功能监测结果，对制订抗血小板治疗策略的帮助存在局限性，应结合服药前的基础值或定期监测动态变化。②华法林开始用药 2 ～ 3 d 后，应每日监测 PT-INR，达到治疗目标后并维持 2 ～ 3 d；以后每 7 ～ 14 d 监测 2 ～ 3 次；当 INR 稳定后，可以每 4 周监测 1 次；如果药物剂量需要调整，则重复开始用药的监测频率。

4. 监测试验结果解释　实验结果分析与评价是监测的重点，由于不同试验的方法学特点和影响因素不同，应分别关注不同环节。例如血小板功能监测报告应包含所选择的方法，诱聚剂种类、浓度，所监测药物靶点等，并由临床和实验室共同制订适合药物治疗的监测范围。例如阿司匹林抗血小板治疗监测报告内容包括：药物作用靶点 - 血栓烷 A2；检测方法 -LTA；诱聚剂 -ADP 5 μmol/L；监测范围 - 最大聚集率 $< 50\%$。

5. 监测试验结果的临床应用　在患者用药前应充分评估血栓风险；结合患者病情及监测试验结果分析当前药物疗效，是否需要调整药物剂量或种类。例如抗血小板治疗药物监测存在残留血小板高反应性（HPR），结合临床可对患者进行药物调整。关于 ADP 受体（P2Y12）拮抗剂的调整：如果在氯吡格雷联合阿司匹林治疗的基础上，有研究认为增加西洛他唑可以显著降低 HPR 比例；如果氯吡格雷药物代谢基因提示患者为慢代谢型，可将氯吡格雷改换为替格瑞洛。

6. 患者出血风险评估　抗栓或溶栓治疗药物过量或结合其他因素（例如一些药物可增强法华林的抗凝作用），均有可能使血小板功能或凝血功能抑制过强而引起出血。在抗栓或溶栓治疗过程中，若患者有出血倾向或症状（例如胃肠道出血、血尿等），应及时检测血小板、凝血或纤溶功能，监测过度抗栓或溶栓治疗，防范出血风险，必要时调整治疗方案。

三、常见血栓病的抗栓与溶栓治疗的实验监测

（一）急性冠脉综合征

急性冠脉综合征（acute coronary syndrome，ACS）是以冠状动脉继发性完全或不完全闭塞性血栓形成为病理基础的一组临床综合征，包括急性 ST 段抬高性心肌梗死（ST segment elevation myocardial infarction，STEMI）、急性非 ST 段抬高性心肌梗死（non ST segment elevation myocardial infarction，NSTEMI）和不稳定型心绞痛（unstable angina，UA），通常需要抗栓或溶栓治疗，特别是经皮冠状动脉介入治疗（percutaneous coronary intervention，PCI）的围术期、前、中、后阶段均为血栓事件的高发时期，实验监测是治疗有效、安全的保证措施

之一。

1．抗血小板治疗　尽早、充分、持久的抗血小板治疗对于 UA/NSTEMI 患者的疾病进展及预后具有重要意义。对于 STEMI 患者，无论是否接受早期再灌注治疗，尽早和充分使用抗血小板药物均可改善预后。阿司匹林联合氯吡格雷双联抗血小板治疗可使心血管死亡、再梗死和卒中掌主要复合终点事件的相对危险度显著降低。血小板功能对双联抗血小板治疗监测具有重要价值，其流程见图 6-3。以 ADP 和花生四烯酸（arachidonic acid，AA）为诱聚剂，光学透射聚集试验（light transmittance aggregometry，LTA）检测血小板最大聚集率（maximal aggregation rate，MAR）是否达到治疗范围（表 6-12），并结合血栓弹力图（thrombelastograph，TEG）、血管扩张刺激磷酸蛋白（vasodilator stimulated phosphorylated protein，VASP）和血小板功能分析仪检测（PFA-100/200）和全血快速现场检测（verify now）等试验，对氯吡格雷有残留血小板高反应性（HPR）的患者，可进行 CYP2C19 基因型检测，以决定是否更换新型抗血小板药物，但不推荐作为常规检测。

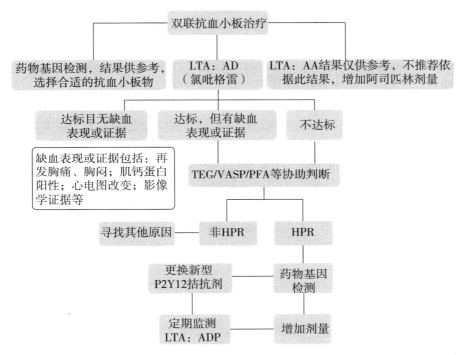

图 6-3　ACS 抗血小板治疗监测流程（世界华人检验与病理医师协会，中国医师协会检验医师分会心血管检验医学专业委员会。血小板功能检测在急性冠脉综合征患者抗血小板治疗中的应用专家共识。中华医学杂志，2018，98：1743）

表6-13　几种血小板功能监测试验的临床应用

项目	LTA	TEG	VASP	Verify Now	PFA-100/200
结果报告方式	诱聚剂浓度及最大聚集率（MAR）	最大振幅（MA_{ADP}）	血小板反应指数（PRI）	血小板反应单位（PRU）	封闭时间：s
治疗范围	5 μmol ADP：MAR＜50%；20 μmol ADP：MAR＜60%	$31 \leq MA_{ADP} \leq 47$	$16 \leq PRI < 50$	$85 \leq PRU \leq 208$	暂无
监测意义	MAR 大于治疗范围提示血栓风险升高	MA ADP＜31 提示出血风险；＞47 提示血栓风险	PRI＜16 提出血风险；≥50 提示血栓风险	PRU＜85 提示出血风险；＞208 提示血栓风险	暂无

2. 肝素抗凝治疗   普通肝素（UFH）主要通过其戊多糖序列与抗凝血酶（antithrombin，AT）结合，介导 AT 活性部分构象改变，加速 AT 对凝血酶（Ⅱa）、Ⅹa 等活化凝血因子的灭活。UFH 是最常用的 PCI 围术期非口服抗凝药物，一般在静脉注射 UFH 70 ~ 100 U/kg 抗凝治疗期间，APTT 或 ACT 为对照值的 1.5 ~ 2.0 倍（APTT 50 ~ 70 s，ACT 250 ~ 300 s）。低分子肝素（LMWH）由 UFH 直接分离或由 UFH 降解后再分离而得，其平均分子量大约是 UFH 的 1/3。LMWH 主要与 AT、Ⅹa 因子结合形成 LMWH -AT- Ⅹa 复合物发挥抗凝作用。一般不需要 APTT 或 ACT 监测，但在一些特殊病例，例如体重小于 50 kg 的儿科患者、孕妇、肾衰竭、有高度出血风险患者等，也需要实验监测。有研究表明，维持一定浓度的血浆 LMWH 抗 FⅩa 活性（0.3 ~ 0.7 U/ml）可取得较好的疗效。

在肝素治疗过程中，维持血浆抗凝血活酶（AT：A）在 80% ~ 120% 可使肝素发挥有效抗凝作用；当 AT：A < 70% 时，肝素抗凝效果减低；< 50% 时肝素基本失效。此外，在肝素，特别是 UFH 治疗后 5 ~ 15 d 时，部分患者血小板数量可减少，应连续监测血小板数量变化。当血小板数量 < 50×10⁹/L 时需要暂时停药，并查明血小板减少的原因。若在肝素治疗期间血小板持续性减少，特别是减少的程度与未用药之前相比大于 30% ~ 50% 或以上且伴有血栓形成的患者，应及时检测血清 HIT 抗体，并结合临床，除外肝素诱导的血小板减少症（heparin-induced thrombocytopenia，HIT）。HIT 诊断一旦成立，应立即停用肝素。

3. 溶栓治疗   目前，溶栓治疗多用第三代溶栓药物，例如瑞替普酶（Reteplase，r-PA），通用名为重组人组织型纤溶酶原激酶衍生物或注射用瑞替普酶；其优点是血管开通率高，临床应用方便，而且对循环血液纤维蛋白原消耗比链激酶、尿激酶显著减少。对少数有并发出血倾向的患者，可监测血浆 FIB、FDP、TT 等指标。一般认为在溶栓治疗过程中维持血浆 FIB 在 1.25 ~ 1.5 g/L、FDP 在 300-400 mg/L、TT 延长在参考区间上限的 1.5 ~ 2.5 倍较为适宜。

此外，实验监测冠状动脉栓塞血管再通或心肌再灌注也十分重要。在溶栓药使用前后，发病 8 ~ 24 h 内，每隔 2 ~ 4 h 监测血清肌酸激酶同工酶（CK-MB）和肌钙蛋白含量变化。若肌钙蛋白峰值提前至发病 12 h 内，CK-MB 峰提前到 14 h 内，表明血管持续再通；若峰值延迟至发病 18 h 后，则表明心肌未恢复血流灌注。

（二）静脉血栓栓塞性疾病

静脉血栓栓塞性疾病（venous thromboembolism，VTE）是指血液在深静脉腔内异常凝结，阻塞静脉管腔，引起相应的临床综合征，包括深静脉血栓形成（DVT）和肺血栓栓塞症（PTE）。抗凝治疗可以有效抑制 VTE 血栓蔓延，有利于血栓溶解和管腔再通，降低 PTE 的发生率和病死率。然而，由于多种原因所致，对于 VTE 患者的抗凝治疗可能存在抗凝不足或抗凝过度的现象，实验监测对改善抗凝治疗的疗效，特别是个体化抗凝治疗有指导或辅助意义。

1. 肝素抗凝治疗   目前通常经静脉给药，多首先静脉给予普通肝素 80 U/kg 负荷剂量，后以 18 U/（kg·h）静脉泵入，每 4 ~ 6 h 根据 APTT 调整剂量，使其延长至参考区间的 1.5 ~ 2.5 倍；治疗达到稳定水平后，可改为每日测定 1 次 APTT。LMWH、AT：A 和血小板数量的监测同 ACS。

2. 华法林抗凝治疗   华法林（warfarin）通过竞争性拮抗维生素 K 而减少凝血因子 Ⅱ、Ⅶ、Ⅸ、Ⅹ 的合成，从而发挥抗凝作用。凝血因子 Ⅶ、Ⅸ、Ⅹ、Ⅱ 的半衰期分别为 6 h、24 h、40 h 和 60 h，故服药后 2 ~ 3 d 才开始发挥抗凝作用，4 ~ 5 d 后达到最大疗效，停药 2 ~ 5 后其抗凝作用才完全消失。实验监测华法林的抗凝治疗效果需要反映凝血因子 Ⅱ、Ⅶ、Ⅸ、Ⅹ 活性的试验，而凝血酶原时间（PT）长短变化主要与凝血因子 Ⅶ、Ⅸ、Ⅱ 有关，是最常用的监测试验。WHO 推荐用 PT 的国际标准化比值（INR）报告方式监测华法林的抗凝强度，当 INR 在 2.0 ~ 3.0 之间变化时，口服华法林患者出血和血栓栓塞的危险均最低。有研究表明，中国患者服用华法林出血风险高，宜采用较低的 INR，但这一观点尚缺乏大型临床研究证据。

在应用华法林治疗过程中，需要定期监测 INR 并根据其数值调整剂量，其监测频率视患者具体情况而定。治疗初期，至少应每 3 ～ 5 d 检测一次，当 INR 达到目标值、华法林剂量相对固定后，每 4 周检测一次即可。

3. 新型口服抗凝药治疗　目前国内很多地区 VTE 的长期院外治疗仍以口服华法林为主，但由于华法林存在起效慢、不能根据剂量预测抗凝强度、容易受食物或其他药物影响、需要监测 I N R、出血风险高等不足，使其临床应用受到了一些限制。近年来新型口服抗凝药物的应用对比华法林更有优势，无须常规监测抗凝强度；除非存在肾功能不全、高龄、低体重等特殊情况，一般无须调整剂量。新型抗凝药物主要分为直接凝血酶抑制药和因子 X a 抑制药两类。目前临床上较为常用的直接凝血酶抑制药有达比加群、阿加曲班等；X 因子抑制药常用为利伐沙班，其对于 DVT 抗凝治疗的有效性及安全性均优于传统抗凝药。

虽然这些新型口服抗凝药不需常规监测，但检测药物是否过量或是否正在服用某药物仍有临床意义。例如，昏迷且需急诊手术的患者需要明确是否在服用抗凝药物；肾功能突然恶化的患者需要判断体内抗凝药物是否堆积。对于这些急诊手术患者的安全保障，评价这些抗凝药物对常规凝血试验（PT、APTT、TT）的影响即可了解。一般而言，当对某抗凝药物敏感性低的凝血时间明显延长或受到影响时，通常提示过量。例如，当 PT 正常，APTT 轻度延长，TT 超出检测范围时，通常提示该患者正在服用达比加群（达比加群对 PT 不敏感、APTT 中度敏感、TT 极度敏感）；而当 PT 明显延长时，常常提示达比加群过量。利伐沙班对 PT 敏感，APTT 次之，TT 不敏感。

（李玉云）

泌尿系统疾病的实验诊断

泌尿系统疾病主要包括肾、输尿管、膀胱、尿道及有关的血管性疾病等，分原发性和继发性两大类。泌尿系统疾病的病因复杂，免疫性、感染性、肾血管性、肿瘤性、中毒性及外伤性因素均可引起泌尿系统的损伤性改变。多种全身性疾病如糖尿病、高血压、系统性红斑狼疮等也可导致肾病。实验诊断可通过尿液常规分析和尿液的一些特殊检验，特别是一些反映肾功能和肾损伤的试验，直接或间接为泌尿系统疾病的诊治与监测等临床决策提供支持或协助。

第一节　肾小球疾病

肾小球疾病（glomerular disease）是多种原因所致的、主要累及双肾肾小球的一组疾病，可分遗传性、原发性、继发性三类；遗传性肾小球疾病为遗传所致；原发性肾小球疾病的病因常不明确；继发性肾小球疾病常有明确的疾病造成的肾小球损害。原发性肾小球疾病占肾小球疾病的大多数，多数肾小球肾炎是免疫介导的炎症疾病，涉及感染因素和炎症介质（如补体、细胞因子等）参与，从而导致肾小球损伤。肾小球疾病的主要临床表现为蛋白尿、血尿、水肿、高血压和肾功能损害等，实验诊断则主要围绕感染、免疫、肾小球损伤及其相关因素的检测、评估与监测。

一、肾小球疾病的检验项目与应用

（一）尿液分析

1．尿常规试验

【目的】尿常规试验（urine routine test，URT），又称尿液分析（urinalysis），临床简称尿常规，主要通过对尿液物理特性（尿量、颜色、透明度、气味和比重等）、酸碱度（pH）、生化成分（蛋白质、葡萄糖、酮体、胆红素、尿胆原、隐血、亚硝酸盐和维生素 C 等）和尿沉渣（红细胞、白细胞、上皮细胞、管型、结晶等）等的快速检验，筛查或初步诊断泌尿系统及其相关的疾病与病理状态。成年人尿常规试验项目的参考区间见表 7-1。

表7-1　成年人尿常规试验项目的参考区间

序号	中文名称	英文名称	检验方法	参考区间
1	尿量	urine volume	体积测量法	1000 ～ 2000 ml/24 h
2	颜色	color	肉眼观察法	新鲜尿为淡黄色
3	透明度	pellucidity	肉眼观察法	清晰透明
4	气味	odor		新鲜尿有微弱芳香味
5	比密	specific gravity，SG	折射计法	晨尿：1.015 ～ 1.025；随机尿：1.003 ～ 1.035
6	酸碱度	pH	干化学法	晨尿：5.5 ～ 6.5；随机尿：4.5 ～ 8.0

续表

序号	中文名称	英文名称	检验方法	参考区间
7	蛋白质	Protein，PRO	干化学法	阴性（< 100 mg/L）
8	葡萄糖	Glucose，GLU	干化学法	阴性（< 2.0 mmol/L）
9	酮体	Ketone，KET	干化学法	阴性（< 50 mg/L）
10	胆红素	Bilirubin，BIL	干化学法	阴性（< 4 μmol/L）
11	尿胆原	Urobilinogen，URO	干化学法	阴性或弱阳性（0 ~ 20 μmol/L）
12	隐血或红细胞	occult blood or erythrocyte，OB/ERY	干化学法	阴性或 ERY < 10 个 /μl
13	白细胞	Leukocyte，LEU	干化学法	阴性或 LEU < 10 个 /μl
14	亚硝酸盐	Nitrite，NIT	干化学法	阴性
15	维生素 C	Vitamin C，VitC	干化学法	阴性（< 100 mg/L）
16	红细胞	red blood cell，RBC	①离心镜检法 ②微量计数板计数法	① 0 ~ 3 个 /HPF，平均 0.4 ~ 1 个 /HPF。②男性 < 4 个 /ml，女性 < 9 个 /ml；
17	白细胞	white blood cell，WBC	①离心镜检法 ②微量计数板计数法	① 0 ~ 5 个 /HPF，平均 0.6 ~ 2.1 个 /HPF ②男性 < 5 /ml，女性 < 14 个 /ml；
18	鳞状上皮细胞	squamous epithelial cell	离心镜检法	男性：偶见，女性 0 ~ 5 个 /HPF
19	移形上皮细胞	transitional epithelial cell	离心镜检法	偶见
20	肾小管上皮细胞	renal tubular epithelial cell	离心镜检法	无
21	透明管型	hyaline cast	离心镜检法	无或偶见 /LPF
22	颗粒管型	granular cast	离心镜检法	无
23	细胞管型	cellular cast	离心镜检法	无

注：HPF. 显微镜高倍视野；LPF. 显微镜低倍视野

【应用】在临床疑为泌尿系统及其相关疾病时，均可选择 URT；URT 与血常规试验在临床最为常用。URT 的检测项目及参考区间见表 7-1。原发性肾小球疾病特别是肾小球肾炎，常见血尿，多为无痛性、全程血尿，而且可呈持续性或间发性。肾性血尿可分为单纯性血尿，也可伴有蛋白尿、管型尿，特别是红细胞管型有助于诊断。

2. 血尿（hematuria）　是指尿中含有一定量的红细胞。每升尿液中含血量 ≥ 1 ml 时，尿液可呈淡红色，称为肉眼血尿。出血量多时可见尿液成鲜红或暗红色，混浊外观，甚或血凝块。如尿液外观变化不明显，离心沉淀后，镜检红细胞 ≥ 3 个 /HPF，称为镜下血尿（microscopic hematuria）。无症状镜下血尿可见于轻微病变性肾小球肾炎、IgA 肾病、非 IgA 系膜增生性肾小球肾炎、轻度小球异常等。血尿常见于泌尿系统炎症如急性肾小球肾炎、肾盂肾炎及膀胱炎、泌尿系结石、结核、肿瘤、外伤等；也可见于血液系统疾病，如血友病、血小板减少性紫癜等；临床常见抗凝血药物，如香豆素类抗凝药、普通肝素使用过量时出现血尿。临床可通过简单的"尿三杯试验"鉴别血尿的来源，尿道出血时血尿以第一杯为主，膀胱出血时出血以第三杯为主，肾或输尿管出血时三杯均有血尿。通过显微镜红细胞形态检验鉴别血尿来源更为可靠。

3. 蛋白尿（proteinuria） 健康人尿液中蛋白质定性试验不能测出，定量 < 0.1 g/L。当定性试验阳性或定量超过 0.1 g/L 称为蛋白尿。干化学法测定蛋白尿的半定量结果分别报告为阴性（negative，Neg.）、+（0.3 g/L）、++（1.0 g/L）、+++（5 g/L）。尿液中仅有微量蛋白质是由于肾小管对其有很高重吸收率，所以检测尿中蛋白质含量异常是肾病重要指标。产生蛋白尿的原因很多，根据蛋白尿产生的机制可分为生理性蛋白尿，肾前性、肾性、肾后性蛋白尿，可结合不同疾病分析其原因。

4. 管型尿 管型（casts）是尿液中的蛋白质、细胞或碎片在肾小管、集合管内凝固形成的圆柱状结构物，对肾病的诊断与鉴别有重要的临床意义。尿液中可见管型包括：①透明管型（hyaline casts）：健康人无或低倍镜视野（LPF）下偶见，在碱性尿液中可溶解消失，剧烈运动、发热、麻醉、心功能不全时尿中可出现。急慢性肾小球肾炎、急性肾盂肾炎、肾病综合征、原发性高血压病、肾动脉硬化、肾衰竭等患者尿中可显著增多（彩图 7-1）。②细胞管型（cellular casts）：健康人尿液中无细胞管型。细胞管型分为红细胞、白细胞、上皮细胞和血小板管型。红细胞管型（erythrocyte cast）提示肾小球出血，主要见于急性肾小球肾炎活动期、狼疮性肾炎、亚急性感染性心内膜炎累及肾脏，也可见于急性肾小管坏死等（彩图 7-2）。若管型中红细胞全部破坏，可形成棕红色均质性血红蛋白管型（hemoglobin cast）；血红蛋白管型也可见于引起血红蛋白尿的疾病。②白细胞管型（leukocyte cast）：主要见于肾间质病变如急性肾盂肾炎、肾脓肿、狼疮性肾炎、急性肾小球肾炎甚或肾病综合征等。肾小管上皮细胞管型（renal epithelial cast）：主要见于急性肾小管坏死、病毒性疾病（如巨细胞病毒感染）、重金属及药物中毒（如水杨酸），和肾移植排异反应。混合性细胞管型（mixed cast）：同一管型中同时含有不同种类的细胞，如白细胞 / 肾小管上皮、红细胞 / 白细胞等，可见于各种肾小球疾病。③颗粒管型（granular casts）：由变性细胞分解产物等崩解产生的大小不等的颗粒聚集于 T-H 蛋白基质中形成（彩图 7-3，彩图 7-4）；颗粒管型可分粗颗粒和细颗粒管型两种，细颗粒管型偶见于正常尿，常见于运动后、脱水及发热时；若大量出现，提示肾实质损伤的可能，例如慢性肾炎或急性肾小球肾炎后期。病情较重或处于进展期时，易见粗颗粒管型；常见于慢性肾炎、肾盂肾炎或某些药物引起的肾小管损伤。在慢性肾功能不全晚期时，可见宽而短的颗粒管型（比一般管型宽 2 ~ 6 倍），也称为宽大管型（broad cast）或肾衰竭管型（renal failure cast），提示预后不良（彩图 7-5）。宽大管型也可出现于急性肾功能不全多尿期，但随着肾功能改善可逐渐减少和消失。④蜡样管型（waxy casts）：可能由细颗粒管型衍化而来，也可由淀粉样变性的上皮细胞溶解后逐渐形成（彩图 7-6）。蜡样管型表明肾小管进一步萎缩和（或）扩张，也反映了终末期肾病时尿流的极度瘀滞。常见于慢性肾小球肾炎晚期、慢性肾衰竭、肾淀粉样变性。蜡样管型出现表明肾病严重，预后较差。⑤脂肪管型（fatty casts）：多与大量蛋白尿相关，是肾病综合征特点之一。⑥其他管型：血红蛋白（Hb）或肌红蛋白（Mb）管型，可见于 Hb 或 Mb 尿，两者从形态上不能分开。细菌管型（bacterial cast）或真菌管型（fungus cast）管型基质中含大量细菌或真菌，常见于肾的细菌或真菌感染。

研究表明，管型体积越大、越宽，表明肾损伤越重。然而，当肾病发展到后期，可交替使用的肾单位、肾小管和集合管的浓缩稀释功能完全丧失后，则不能形成管型。所以，管型的消失应结合临床综合判断是疾病好转抑或恶化。

（二）尿红细胞的形态检验

【目的】 若尿常规试验筛查有血尿，或尿沉渣分析仪检测提示均一性、非均一性或混合性血尿时，需结合普通光学或相差显微镜主要观察尿中红细胞的形态异常变化，可辅助判断血尿的来源部位，即肾性与非肾性血尿。

【应用】肾性血尿中的红细胞在普通或相差显微镜下呈现多种畸形状态（彩图 7-7）：①酵母菌样红细胞，即红细胞外膜有小泡突出或细胞呈霉菌孢子样改变；②面包圈样红细胞，红细胞膜呈明显内外两圈，形似炸面包圈；③膜缺损红细胞，红细胞膜不完整，部分血红蛋白丢失；④小红细胞，胞体小，外膜增厚，折光增强；⑤棘型红细胞等。肾小球性损害引起的血尿，自动尿分析仪常提示多为非均一性红细胞血尿或混合性血尿。非均一性血尿显微镜下 70% 以上的红细胞形态呈多形性，如大红细胞、小红细胞、棘形红细胞、皱缩红细胞等。非均一性红细胞血尿与肾活检的诊断符合率可达 96.6%。混合性血尿是指尿液中含有均一性和非均一性两类红细胞。依据哪一类红细胞超过 50%，又可分为以均一性红细胞为主，还是以非均一性红细胞为主的血尿。非肾性血尿的红细胞形态基本正常（彩图 7-8）。

（三）病原学试验

1．血清抗链球菌溶血素 O

【目的】A 组溶血性链球菌感染后，可产生链球菌溶血素 O（streptolysin O，SO）等外毒素，SO 具有溶解血细胞的作用，而且抗原性强，可刺激机体产生抗链球菌溶血素 O 抗体（anti-streptolysin O，ASO）。ASO 在 A 组溶血性链球菌感染后 1 ~ 3 周至病后数月到 1 年内可在患者血清中检出 ASO。血清 ASO 滴度增高，表明患者有近期 A 组溶血性链球菌感染。

【应用】A 组溶血性链球菌感染后的变态反应性疾病，如急性肾小球肾炎、风湿性疾病等 ASO 滴度常显著增高，有助于诊断。此外，ASO 增高见于 A 组溶血性链球菌感染性菌血症、心内膜炎、脑膜炎，急性咽炎、扁桃体炎等上呼吸道感染、皮肤软组织感染等。

2．血清补体

【目的】血清总补体（complement，C）活性和主要补体成分，例如补体 C3（complement 3，C3）的定量检测可用于观察机体的免疫功能，辅助免疫性疾病的诊断和治疗等。

【应用】血清 C3 在急性肾小球肾炎的肾小球损伤中起关键作用，链球菌感染后肾小球肾炎患者发病初期血清总补体和 C3 水平降至参考区间的 50% 左右，一般可在 2 个月内恢复。

3．细菌分离培养与鉴定

【目的】通过细菌培养了解原发性肾小球肾炎的病因。

【应用】当患者出现呼吸道感染，如急性咽炎和急性扁桃体炎；或皮肤软组织感染，包括丹毒、链球菌脓皮病及其他感染；咽痛、高热伴有畏寒或寒战，体温在 39℃ 左右等溶血性链球菌感染症状时，应进行血培养和咽部分泌物培养。多为 A 组溶血性链球菌感染。

（四）肾功能试验

1．血清肌酐

【目的】肌酐为肌酸的代谢产物，血清肌酐（serum creatinine，Scr）包括内生肌酐与外源性肌酐，内生肌酐是由肌肉所含的磷酸肌酸经水解代谢而产生，不受食物影响；外源性肌酐来自肉类食物。由于肌酐分子量小，不与血浆蛋白结合，可自由通过肾小球，一般不被肾小管重吸收和排泄，测定血清肌酐可了解肾小球的滤过功能。

【应用】血清肌酐浓度增高见于各种因素引起的肾小球滤过功能减退，但对其早期诊断并不敏感；当肾小球清除率降低到正常的 50% 时，血清肌酐浓度仍可正常；当减低到正常的 1/3 时，Scr 才明显上升。

2．内生肌酐清除率

【目的】健康人如在严格控制饮食和肌肉活动相对稳定时，血肌酐的生成量、尿排出量基本恒定；血肌酐的变化主要受内源性肌酐的影响，而且所产生的肌酐大部分从肾小球滤过后，不被肾小管重吸收，排泄量很少。内生肌酐清除率（creatinine clearance，Ccr）是指肾单位在一定时间内把若干毫升血液中的内生肌酐全部清除出去，通过测定血清与尿液肌酐浓度、尿量 / 每分钟，并校正体表面积后计算得到，可代替肾小球滤过率（glomerular filtration rate，

GFR）。Ccr 是判断肾小球滤过功能的敏感指标之一。

【应用】GFR 是最好的肾功能评估指标，但是临床上无法对 GFR 水平进行直接的检测。通过 Ccr 试验可以比较准确地反映 GFR，但 Ccr 试验涉及患者准备工作，影响因素多，且需要 24 h 收集尿量，临床应用受到限制。成人 Ccr 的参考区间为 80 ～ 120 ml/min，40 岁后随年龄增加逐渐降低，70 岁时约为青壮年的 60%。根据 Ccr 可将肾功能分为 4 期，评估肾功能受损程度：①肾功能代偿期 50 ～ 80 ml/min；②肾功能失代偿期 20 ～ 50 ml/min；③肾衰竭期 10 ～ 20 ml/min；④尿毒症期 < 10 ml/min。由于 Ccr 的检测要求较高及其局限性，临床也采用估算公式获得估算 GFR（eGFR），但与真实 GFR 有一定误差，仅供参考。

3．血清尿素

【目的】尿素是蛋白质代谢的终产物之一。血清尿素（serum urea，Sur）主要由肾小球滤过排出，测定血清尿素可了解肾小球的滤过功能。

【应用】各种因素引起的肾小球滤过功能损伤，如原发性肾炎、肾盂肾炎、间质性肾炎等均可致 Sur 增高。Sur 对早期肾功能变化诊断不敏感，当 GFR 降低至 50% 以下时，Sur 才开始升高。

4．血清半胱氨酸蛋白酶抑制剂 C

【目的】血清半胱氨酸蛋白酶抑制剂 C，又称胱抑素 C（cystatin C，Cys C），分子量小（13000Da），由体内有核细胞恒定产生，能自由通过（滤过）肾小球滤过膜，且肾小管近曲小管上皮细胞全部吸收后分解，尿中排出量极少，是一种理想的反映肾小球滤过率的内源性标志物。血清 Cys C 的敏感性和特异性均优于内生肌酐清除率、血清肌酐和尿素，推荐血清 Cys C 作为判断肾小球滤过功能的首选指标。

【应用】Cys C 在血液中的浓度随肾小球滤过率变化而变化。血液 Cys C 浓度升高，提示肾功能受损，肾小球滤过率下降。肾衰竭时，肾小球滤过率显著下降，Cys C 在血液中浓度可增加 10 多倍。由于 Cys C 的高敏感性，也常被用于糖尿病、高血压肾病的肾功能早期损伤诊断；肾移植后肾功能恢复情况评估；血液透析的肾功能改变监测；老年、儿科患者肾功能评价；肿瘤化疗中肾功能的监测等。当肾小球滤过率正常，肾小管功能损伤时，Cys C 在肾小管吸收并迅速分解的过程将会受到抑制，其在尿中浓度可高达 100 多倍。

（五）尿蛋白分析

1．24 小时尿蛋白定量

【目的】若尿常规试验有蛋白尿，需进一步做 24 h 尿蛋白定量（24-hour urinary protein quantity，24 h-UPQ），以准确判断尿蛋白的含量。由于留取 24 h 尿不方便，临床也常用尿蛋白 / 尿液肌酐比值（protein creatinine ratio，PCR）替代 24 h-UPQ。

【应用】健康人尿中蛋白含量甚微，一般成人 24 h-UPQ > 150 mg/24 h 或大于 100 mg/L 为蛋白尿。尿蛋白的持续增多不仅是肾损害的标志，也是肾功能减退的危险因素。按照 24 h-UPQ 分类：< 0.5 g/24 h 为轻度蛋白尿；0.5 ～ 2.0 g/24 h 为中度蛋白尿；> 2.0 g/24 h 为重度蛋白尿。PCR 与 24 h-UPQ 有一定相关性：PCR < 20 g/gCr 相当于 24 h-UPQ < 0.15 g；PCR 120 g/gCr 相当于 24 h-UPQ 1.0 g；PCR 400 g/gCr 相当于 24 h-UPQ 3.5 g。

2．尿微量白蛋白

【目的】生理状况下，带负电荷、分子量为 69 KD 的白蛋白几乎不能通过肾小球滤过屏障，即使少量滤入原尿，也可被肾小管重吸收。当肾小球受损，即使早期的轻微受损，白蛋白在尿中的漏出量也可增加，出现微量白蛋白尿（micro albuminuria）。微量白蛋白尿是指在无尿路感染和心力衰竭的情况下，尿中有少量白蛋白存在，浓度通常为常规半定量试验不易检出（< 100 mg/L），或定量在 20 ～ 200 μg/min 或 30 ～ 300 mg/24 h 的亚临床范围，提示患者已经有早期肾损伤。

【应用】尿微量白蛋白测定常用定时尿，计算每分钟白蛋白的排泄率（albumin excretion rate，AER）；随机尿标本需同时测定尿液肌酐（Ucr）的含量，Ucr 以每毫克白蛋白与每毫摩尔肌酐的比值（albumin creatinine ratio，ACR）表示，可避免受尿量的影响。国际上及我国肾病相关协会均已将 ACR 与 GFR 作为肾病早期筛查及诊断的重要指标。健康人一般 AER $\leq$ 20 μg/min，$\leq$ 30 mg/24 h。ACR 男性 ACR < 2.0 mg/mmol，女性 ACR < 2.8 mg/mmol。糖尿病肾病发生肾小球微血管病变早期即可出现 ACR 升高。

3．尿蛋白电泳

【目的】蛋白尿有多种病因，尿蛋白定性或定量检验只能判断蛋白的排出量及估计病情的轻重。尿蛋白电泳（electrophoresis）可通过对尿蛋白组分的分析，确定尿蛋白的类型，并有助于病因的确定和预后判断。凡属持续性蛋白尿患者均应做尿蛋白电泳，以协助临床医生判断肾损伤的部位。

【应用】通过十二烷基硫酸钠 - 聚丙烯酰胺凝胶电泳（sodium dodecyl sulfate-polyacrylamide gel electrophoresis，SDS-PAGE），可将尿蛋白按分子量大小分离。尿蛋白分为低分子量蛋白（α_1 微球蛋白、β_2 微球蛋白、视黄醇结合蛋白、溶菌酶等）、中分子量蛋白（主要是白蛋白、转铁蛋白等）和高分子量蛋白（主要是 γ 球蛋白、α_2 巨球蛋白等），可用来鉴别诊断肾小球性蛋白尿、肾小管性蛋白尿或混合性蛋白尿。①肾小球性蛋白尿（glomerular proteinuria）：反映肾小球滤过膜损伤，以中、高分子量蛋白为主；常见于急性肾小球肾炎、慢性肾小球肾炎早期、肾病综合征、狼疮性肾炎、糖尿病肾病、肾小球动脉硬化等。肾小球性蛋白尿 24 h 尿蛋白定量常 $\geq$ 2 g。②肾小管性蛋白尿（tubular proteinuria）：反映肾小球滤膜正常，而肾小管重吸收功能受损或功能紊乱，尿中以低分子量蛋白为主；多见于急性肾盂肾炎、肾移植、肾小管酸中毒、肾间质病变、范可尼综合征、胱氨酸症、重金属及某些药物中毒等。③混合性蛋白尿（mixed proteinuria）：肾小球和肾小管均受损，尿中同时存在低、中、高分子量蛋白，常见于慢性肾炎晚期、尿毒症、急性肾衰竭、严重间质性肾炎等。

二、肾小球疾病的实验诊断策略

（一）原发性肾小球疾病

是由多种因素引起的一组肾小球疾病，主要分为急性肾小球肾炎、急进性肾小球肾炎、慢性肾小球肾炎和隐匿性肾小球肾炎四型。原发性肾小球疾病（primary glomerular disease，PGD）的实验诊断主要通过尿液常规检验了解血尿的来源（是否肾性血尿？）、肾损伤的程度（蛋白尿的轻重、尿蛋白的种类等）、肾小球功能异常的程度（血清肌酐、尿素等），并通过病原学和免疫学相关试验了解肾小球损伤的机制，这有助于后续的临床诊治。

1．急性肾小球肾炎（acute glomerulonephritis，AGN）　多由感染所诱发的免疫反应所致，目前认为 β 溶血性链球菌诱发免疫反应后可通过循环免疫复合物（circulating immunocomplex，CIC）沉积于肾小球基底膜，或已植入肾小球的抗原与循环中的特异抗体结合形成原位 CIC 致病；其证据是：①前驱链球菌感染后的潜伏期相当于感染后机体产生免疫反应的时间；②疾病早期 CIC 阳性，血清补体下降；③免疫荧光 IgG、C3 呈颗粒样在肾小球系膜区及毛细血管袢沉积。CIC 激活补体系统，补体在炎性细胞介导下，参与并引起肾小球基底膜损伤和通透性的改变。急性肾小球肾炎实验诊断路径详见图 7-1（彩图见二维码）。

2．慢性肾小球肾炎（chronic glomerulonephritis，CGN）　可发生在任何年龄，以中青年为主，男性多见。临床起病隐匿，表现呈多样性，可有一段无症状期。但尿常规试验有不同程度的蛋白尿、红细胞及管型尿。病程长，进展缓慢，多数患者有不同程度的腰酸、疲乏、水肿、高血压及肾功能损害。该病较顽固，反复发作，迁延不愈，最终可导致肾衰竭，预后差。慢性肾炎临床表现多样，实验诊断特点取决于其病理类型：包括系膜增生性肾小球肾炎（包括 IgA

L7-5w

图 7-1

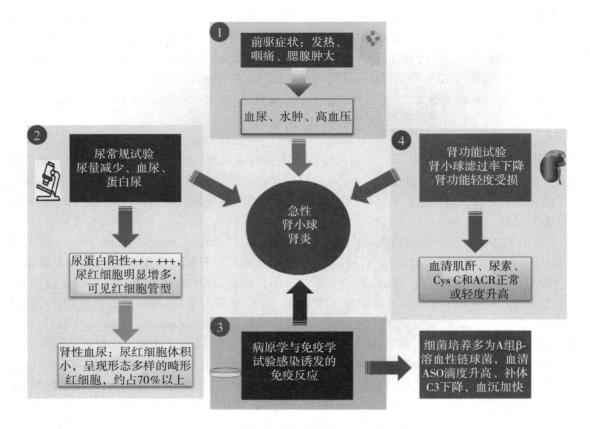

图 7-1　急性肾小球肾炎实验诊断路径

和非 IgA 系膜肾小球肾炎）、系膜毛细血管性肾小球肾炎、膜性肾病及局灶性节段性肾小球硬化，其中非 IgA 系膜增生性肾小球肾炎可由毛细血管性肾小球肾炎（急性肾炎）转化而来。病情进一步发展至后期，各种类型病理改变均可进展到肾小球硬化，正常肾单位不断减少，肾间质纤维组织增生，疾病晚期肾皮质变薄，肾萎缩变小，最后发展成硬化性肾小球肾炎。

（二）继发性肾小球疾病

1. 首先，需要判断原发疾病是否已经造成了肾的损害。根据尿液常规试验，包括对尿液一般性状、常见化学成分和尿液中有形成分如细胞、管型、结晶的检验，可以初步判断有无肾损害。对于蛋白尿，通过测定蛋白的含量可反映肾的受损程度。出现血尿时，应进行尿中红细胞形态分析，从而判断血尿的来源，帮助鉴别肾小球疾病和非肾小球疾病。通过定期检查尿液的微量白蛋白、α_1 或 β_2 微球蛋白、视黄醇结合蛋白、N- 乙酰 -β-D- 氨基葡萄糖苷酶（NAG）等，以便早期发现肾小球及肾小管的损害，及时采取必要的干预治疗，以控制疾病发展。

2. 其次，发现泌尿系统有损伤后，要进一步明确其病因。自身抗体的筛查可以帮助诊断自身免疫性肾病；肝炎病毒的抗原、抗体及核酸的检测可帮助诊断病毒性肝炎相关性肾损害；糖代谢试验及胰岛功能的监测可帮助诊断糖尿病肾病。

3. 最后，肾损伤进入慢性期以后，必须密切观察肾功能的变化。内生肌酐清除率是判断肾小球滤过功能较敏感的试验之一，血清肌酐、尿素测定对肾功能不全的早期诊断并不敏感。血清胱抑素 -C 水平受机体代谢因素的影响较小，其敏感性和特异性优于肌酐和尿素，被推荐为判断肾小球滤过功能的较理想指标。视黄醇结合蛋白可以反映近端肾小管的损害程度；尿浓缩 - 稀释试验、尿渗量测定可反映远端肾小管功能等。

三、常见肾小球疾病的实验诊断

（一）原发性肾小球疾病

1. 急性肾小球肾炎 患者链球菌感染后 1 ～ 3 周后急性起病，出现血尿、蛋白尿、高血压、水肿、少尿等急性肾炎综合征的临床表现。实验检测可见肾小球源性血尿、蛋白尿、红细胞管型尿、血清抗链球菌溶血素 O 升高，补体下降；若这些病理变化两个月内恢复正常，基本可以诊断 AGN；同时根据患者近期如无相关肾毒性药物使用史，自身抗体检测阴性，且无皮疹、关节肿胀及不明原因发热等可排除相关继发性因素，考虑为原发性。免疫病理检查可见 IgG 及 C3 呈粗颗粒状沿肾小球毛细血管闭合（或）系膜区沉积。此外，还需与 IgA 肾病、急进性肾小球肾炎、系膜毛细管性肾小球肾炎及继发性肾小球肾炎相鉴别。

2. 慢性肾小球肾炎 根据曾有"急性肾炎"病史或尿液检验异常，如蛋白尿、血尿、伴或不伴水肿及高血压病史达三个月以上，除外继发性肾小球肾炎及遗传性肾小球肾炎后，临床可诊断为 CGN。慢性肾病往往起病隐匿，早期肾功能受损可出现微量白蛋白尿。检测肾小球滤过率（GFR）可对肾功能进行估算，是慢性肾小球病诊断的重要环节；血清肌酐临床上常用于慢性肾小球疾病筛查，尿和血肌酐的检测不够敏感。对于慢性肾病高风险人群，可根据血肌酐浓度用公式估算 GFR（eGFR），有较早期的 Cockcroft-Gault 公式、适合于中国人的简化 MDRD 和 EPI 公式；根据其估算值（eGFR）可将慢性肾病进行病情分期和危险分层；应用内生肌酐清除率（Ccr）可以对肾小球功能有无损害及其程度进行分级：①健康成人 Ccr 的参考区间为 80 ～ 120 ml/min；② < 80 ml/min 提示肾小球滤过功能减退；③ 70 ～ 51 ml/min 表明轻度损害；④ 50 ～ 31 ml/min 为中度损害；⑤ < 30 ml/min 为重度损害；20 ～ 10 ml/min 为早期肾功能不全，提示慢性肾炎患者预后不良；⑥ 10 ～ 5 ml/min 为晚期肾功能不全；⑦ < 5 ml/min 为终末期肾功能不全。若联合肌酐和 Cys C 简化的 GFR 评估公式，可更准确地对慢性肾病患病率及不良预后风险进行评估。

（二）继发性肾小球疾病

1. 狼疮性肾炎（lupus nephritis） 是由系统性红斑狼疮（systemic lupus erythematosus，SLE）引起的肾小球肾炎，多见于青年女性，属于自身免疫性疾病，肾活检几乎 100% 可见肾小球病变。主要实验诊断特征①尿液与肾功异常：镜下血尿多见，肉眼血尿发生率约 6.4%，部分患者还会出现白细胞尿和管型尿。血尿、白细胞尿和管型尿的多少一定程度上反映肾病变的活动性，少数患者还出现肾小管功能障碍，表现为肾小管性酸中毒及钾代谢紊乱，15% ～ 50% 的狼疮性肾炎患者存在高血压，伴有肾功能损害，严重者表现为少尿、高血压、肾功能进行性减退。②溶血性贫血伴白细胞和（或）血小板减少。③自身免疫异常：抗核抗体（ANA）是 SLE 的特征性抗体，阳性率高达 98%。抗双链 DNA（dsDNA）抗体阳性率可达 40% ～ 90%，高滴度抗 dsDNA 抗体是 SLE 活动的标志；抗 Sm 抗体阳性率为 20% ～ 76%，对 SLE 诊断也具有较高特异性。低补体血症，C3 和 C4 同等程度下降，或 C4 下降更显著；其他自身抗体如抗 SSA 抗体、抗 SSB 抗体、抗组蛋白抗体、抗磷脂抗体、抗红细胞抗体、抗淋巴细胞抗体等可阳性，同时伴有球蛋白升高、C 反应蛋白升高、血沉增快等。

2. 紫癜性肾炎（anaphylatic purpura nephritis） 是指过敏性紫癜引起的肾损害，约 40% 的患者有肾小球损害。主要实验诊断特征：①血尿和蛋白尿，有的仅是无症状性尿异常。如果蛋白丢失过多，亦可出现肾病综合征的表现；如果血尿、蛋白尿长期持续存在，亦可伴有肾功能减退，最后导致慢性肾衰竭。②其他异常：早期可有嗜酸性粒细胞增加；血清 IgA 可增高但无特异性；活动期血循环免疫复合物多增高。严重病例可有内生肌酐清除率下降和血尿素、肌酐升高；表现为肾病综合征者可有血清白蛋白降低和胆固醇增高。

3. 糖尿病肾病（diabetic nephropathy，DNP） 是由糖尿病引起的肾结构和功能损伤，根据肾小球的病变程度和肾功能试验结果变化，糖尿病发展至糖尿病肾病可分为五期：Ⅰ期为糖尿病初期，无蛋白尿，肾小球滤过率增高；Ⅱ期为早期肾小球病变期，可出现间歇性微量白蛋白尿，肾功能试验多正常；Ⅲ期为早期糖尿病肾病期，持续出现微量白蛋白尿（尿白蛋白30～300 mg/24 h），肾功能试验可大致正常；Ⅳ期为临床糖尿病肾病期，出现大量白蛋白尿（>300 mg/24 h），24 h 尿蛋白总量>0.5 g，肾功能减退，内生肌酐清除率下降，血清肌酐和尿素轻至中度升高；Ⅴ期为尿毒症期，肾功能严重受损，大多数肾单位闭锁，尿蛋白排量减少，肌酐清除率可低于10 ml/min，血清肌酐和尿素浓度极度升高。由于糖尿病肾病病程的差异，患者的临床表现不一，包括轻度无症状性微量白蛋白尿、肾病综合征和进行性肾衰竭。当出现亚临床性蛋白尿（微量白蛋白尿）时，若开始积极治疗并严格控制血糖和血压可延缓疾病的进展。

（三）肾病综合征

肾病综合征（nephrotic syndrome，NS）分原发性和继发性两大类，多种不同病理类型的肾小球疾病均可引起，其诊断标准是：①24 h 尿蛋白超过3.5 g；②血浆白蛋白低于30 g/L；③水肿；④血脂升高。其中①②两项为诊断所必需。

NS 的主要实验诊断特点：①尿液异常：由于肾小球毛细血管壁电荷屏障和分子屏障破坏，血浆蛋白大量流入尿中丢失，产生大量蛋白尿，24 h 尿蛋白超过3.5 g，多以白蛋白为主，球蛋白也可明显增加。尿沉渣中几乎无细胞成分和管型。②血浆蛋白异常：由于尿中蛋白大量丢失，导致低蛋白血症。血清总蛋白和白蛋白显著减低（分别低于60 g/L 和30 g/L），一些低分子量的蛋白，如转铁蛋白、α_1 球蛋白大量丢失。然而，一些分子量较高的蛋白质，尤其是一些急性相蛋白，如纤维蛋白原、球蛋白等合成增加，血浆中浓度增高。③高脂蛋白血症：由于血浆蛋白丢失、脂代谢异常，血浆极低密度脂蛋白（VLDL）、低密度脂蛋白（LDL）和脂蛋白（a）升高，高密度脂蛋白（HDL）降低或变化不大；血浆总胆固醇（TC）、胆固醇酯（CE）和磷脂（PL）增高，三酰甘油（TG）可增高。脂蛋白异常与蛋白尿或低蛋白血症的严重程度相关。④血液高凝状态：血浆白蛋白减少，大分子球蛋白及纤维蛋白原增高，高脂蛋白血症，血液浓缩和血液抗凝物质如抗凝血酶、蛋白 C、蛋白 S 从尿中大量丢失，凝血与血小板功能亢进，导致血栓形成及血栓栓塞，危险性增大。10%～40% 的 NS 患者发生肾静脉血栓，血浆和尿液纤维蛋白降解产物（FDP）和 D- 二聚体增高。

（李　智　李燕平）

肾小球疾病实验进展

临床案例

案例解析

第二节　肾小管疾病

肾小管疾病（renal tubular disorders，RTD）是一组以特异或普通的肾小管功能障碍为主要特征的肾病，临床主要表现为低分子量蛋白尿、肾性糖尿或氨基酸尿、电解质紊乱及酸中毒，伴或不伴肾小球滤过功能异常等。RTD 可分为遗传性和获得性两大类。遗传性疾病多由某些特定基因突变引起；获得性 RTD 常与感染、中毒、免疫、内分泌或代谢异常等有关。

一、肾小管疾病的检验项目与应用

肾小管具有重吸收和分泌功能。近端肾小管是重吸收的主要部位，Na^+ 通过 Na^+-K^+-ATP 酶主动重吸收，主要阴离子 HCO_3^- 和 Cl^- 随 Na^+ 一起转运；葡萄糖和氨基酸全部被重吸收。有机酸、尿酸、药物（如抗生素和造影剂）多数在肾小管重吸收，随后分泌到肾小管腔中随尿液排出。髓袢在逆流倍增过程中（即在髓质渗透压梯度形成中）起重要作用，维持髓质的高张及尿液的浓缩和稀释。远端肾小管可重吸收 Na^+，排出 K^+，分泌 H^+ 和 NH_4^+，是调节尿液最终成分的主要场所。

（一）肾小管损伤试验

1. α_1- 微球蛋白

【目的】α_1- 微球蛋白（α_1-microglobulin，α_1- MG）是肝细胞和淋巴细胞产生的一种糖蛋白，属于低分子量蛋白。α_1-MG 在血浆中可游离存在或与白蛋白、IgA 结合存在，仅游离 α_1-MG 可自由通过肾小球滤过膜，并在近曲小管被重吸收和代谢，尿中排量甚微。尿中 α_1- MG 的排出量主要取决于肾小管重吸收功能，较少受肾外因素影响，是较特异的肾功能损伤的诊断试验。

【应用】影响 α_1-MG 的肾前性因素较少，α_1- MG 在酸性尿中的稳定性较好，很少受尿液 pH 及温度变化的影响，其稳定性优于尿 β_2- 微球蛋白（b_2-MG），且不受恶性肿瘤的影响，故其浓度测定的准确性和重复性较好，对近曲小管和肾小球滤过功能早期损伤的诊断灵敏度比 β_2-MG 高。尿 α_1- MG 可用来替代 β_2-MG 作为肾小管功能不全的指标。运动、发热时尿中排出量可增加，尿液检测时应在安静状态为宜。①血清 α_1-MG：当肾小球滤过功能减低时，血清 α_1-MG 可因潴留而升高。当内生肌酐清除率（Ccr）减低时，α_1-MG 先于 β_2-MG 和 Scr 升高。若血清和尿液 α_1-MG 均升高，则提示肾小球滤过功能和肾小管重吸收功能均受损。肝实质病变，如重症肝炎、肝坏死等可因 α_1-MG 合成减少而使血清 α_1-MG 降低。②尿 α_1-MG：肾小管重吸收功能损伤时，尿 α_1-MG 升高；不论是否同时存在微量白蛋白尿，若 α_1-MG 明显增加，可诊断为肾小管损伤。

2. β_2- 微球蛋白

【目的】生理状况下 β_2- 微球蛋白（β_2-microglobulin，β_2-MG）的合成率及从细胞膜上的释放量相当恒定，β_2-MG 可以从肾小球自由滤过，99.9% 在近端肾小管重吸收并降解，尿中含量很低。尿中 β_2-MG 含量增加是反映肾近端小管受损的较灵敏和特异的指标。

【应用】β_2-MG 是一种分子量为 11.8 kD 的小分子蛋白质，是人类白细胞抗原（HLA）的轻链，主要由淋巴细胞产生，血液中含量甚微，病理情况下肿瘤细胞也具有较强的合成能力。β_2-MG 在酸性尿中不稳定，易分解，标本采集后应及时送检。应同时检测血 β_2-MG 和尿 β_2-MG，综合分析结果。

（1）血清 β_2-MG 升高：①肾小球滤过功能受损，β_2-MG 潴留于血液中而升高，内生肌酐清除率低于 80 ml/min 时即可出现，此时血清肌酐浓度仍处于参考区间内，故在评价肾小球滤过功能方面，β_2-MG 比血清肌酐浓度变化的灵敏度更高。②肾移植术后监测：判断肾移植的排异反应，无排异反应时，β_2-MG 不高；发生急性肾排异反应时，由于排异引起淋巴细胞增多，β_2-MG 合成增多，同时由于肾功能下降，血清 β_2-MG 常升高。若应用免疫抑制剂可影响淋巴细胞的合成，致使 β_2-MG 增加不明显，因此需要与其他指标综合起来分析。

（2）尿 β_2-MG 升高：当血中 β_2-MG 浓度超过肾小管重吸收阈值（5 mg/L）时，可出现非肾小管重吸收功能受损的 β_2-MG 尿。当血液 β_2-MG < 5 mg/L，尿 β_2-MG 增高时才有意义，表明近曲肾小管重吸收功能受损，多见于肾小管炎症、肾小管 - 间质性肾病、各种原因导致的急性肾小管损伤、肾移植后早期急性排异反应、先天性肾小管疾病。

（3）恶性肿瘤的协助诊断：在恶性肿瘤时，由于 β_2-MG 合成增加，可见到不同程度的血或尿 β_2-MG 升高。

（4）鉴别上、下尿路感染：上尿路感染时，尿 β_2-MG 可增高；下尿路感染时由于无肾小管损伤，尿 β_2- MG 不升高。

3. 尿 N- 乙酰 -β-D- 氨基葡萄糖苷酶

【目的】N- 乙酰 -β-D- 氨基葡萄糖苷酶（N-acetyl-β-D-glucosaminidase，NAG）是广泛分布于各种组织细胞中的一种高分子量（约 140 kD）的溶酶体酶。在近端肾小管的上皮细胞中含量最为丰富，远远高于输尿管和下尿道，不能被肾小球滤过，尿中 NAG 增高主要见于近曲小管损伤时的释放，尿 NAG 活性是肾小管功能损伤的敏感指标之一。

【应用】尿 NAG 活性增高主要用于诊断早期肾损伤，正常情况下 NAG 不能通过肾小球滤过膜，当肾小球病变时，尿 NAG 可升高。在使用此指标诊断肾小管病变时，应首先排除肾小球病变。尿 NAG 与 α_1-MG、β_2-MG 联合检测、综合判断更有价值。①肾小管毒性损伤：氨基糖苷类抗生素、顺铂等抗癌药物、重金属（镉、汞等）引起肾小管毒性损伤时，尿 NAG 活性显著升高，早于尿蛋白和管型的出现，甚至早于肾功能改变。②糖尿病肾病、高血压肾病：患者出现肾病的早期即可有肾小管损伤，尿 NAG、α_1-MG 等肾小管损伤标志物的变化甚至早于尿微量白蛋白的出现，三者联合检测对早期发现糖尿病、原发性高血压、妊高症诱发的肾病有意义。③泌尿系感染：泌尿系感染引起肾小管 - 间质性肾病时，尿 NAG 活性显著增高。可用于鉴别诊断上、下尿路感染，上尿路感染时尿 NAG 升高，下尿路感染时无明显增加。④肾移植监测：肾移植后出现排异反应时，尿 NAG 活性增高，且常早于尿蛋白、尿管型或血尿的出现。

（二）肾小管功能试验

1．尿浓缩 - 稀释试验

【目的】远端肾单位包括髓袢、远端小管、集合管，在复杂的神经体液因素的调节下，实现肾对水的平衡调节，即由肾的浓缩和稀释功能来完成。在日常或特定的饮食条件下，观察尿量和尿比密变化，用以评价肾浓缩和稀释功能的方法，称为浓缩稀释试验（concentration dilution test），又称为莫氏试验（Mosenthal test），可用来检测肾小管的浓缩与稀释功能。

【应用】莫氏试验方法：正常饮食与饮水，晨 8 时将尿排空弃去，然后每隔 2 小时至晚 8 时各留尿 1 次，自晚 8 时到次晨 8 时再留尿 1 次，共 7 份；分别准确测量尿量和尿比密。成年人莫氏试验的参考区间：24 h 尿量为 1000 ~ 2000 ml；夜尿量（晚 8 时~次晨 8 时）< 750 ml；昼夜尿量之比为（3 ~ 4）:1；日间各次的尿比密因尿量不同有变化，可波动在 1.002 ~ 1.020，最高尿比密与最低尿比密之差 > 0.009；尿液最高比密应在 1.020 以上。①多尿（> 2500 ml）和尿比密减低，夜尿增多，或比密固定在 1.010，表明肾小管浓缩功能较差，可见于慢性肾炎、慢性肾盂肾炎、慢性间质性肾炎、痛风性肾损害、急性肾衰竭多尿期等。夜尿增多、各次尿比密最高不超过 1.018，最高与最低尿比密之差 < 0.009，提示肾小管浓缩与稀释功能受损较重。尿崩症时，尿量显著增多，> 4 L/24 h，尿比密均低于 1.006。②少尿和尿比密增高多见于血容量不足的肾前性少尿。

2．尿渗量

【目的】渗量或渗透压（osmolality, Osm）是指溶液中全部溶质的总数量，而与微粒的种类和性质无关。每公斤水所含各种溶质颗粒（离子或分子）的总摩尔数即渗摩尔数量，单位（mOsm/kg H_2O）。尿渗量（urine osmol, Uosm）或渗透压系指尿内全部溶质的微粒总数量而言，尿比密和尿渗量都能反映尿中溶质的含量，但前者易受溶质微粒大小和分子量的影响，如蛋白质、葡萄糖等均可使尿比密增高；而尿渗量受溶质离子数量的影响。如果两种溶液的渗量相同，不论它们内含的成分是否相同，都具有相同的渗透压。例如，1 mmol/L 的葡萄糖的渗量为 1 mOsm/kg H_2O，1 mmol/l 氯化钠溶解后解离出 Na^+ 和 Cl^-，其渗量为 2 mOsm/kg H_2O。因此，不能离子化的物质如蛋白质、葡萄糖等对尿渗量影响小，故测量尿渗量能更准确地反映肾小管浓缩稀释功能。

【应用】尿渗量检测一般包含两种①禁饮尿渗量：常用于尿量基本正常或增多的患者。晚餐后禁饮水 8 h，送晨尿检验；同时空腹采肝素抗凝静脉血测定血浆渗量。②随机尿尿渗量：常用于尿量减少的患者。尿渗量参考区间：①禁饮尿渗量 600 ~ 1 000 mOsm/ kg H_2O，平均值 800 mOsm/ kg H_2O；血浆渗量为：275 ~ 305 msOm/kg H_2O，平均值 300 mOsm/ kg H_2O。尿 /

血浆渗量（Uosm/Posm）比值：（3 ~ 4.5）：1。临床应用：尿渗量常在 300 mOsm/ kg H$_2$O 左右时，即与血浆渗量接近，称为等渗尿；< 300 mOsm/ kg H$_2$O 为低渗尿。等渗尿提示肾小管浓缩功能严重受损，见于慢性肾盂肾炎、慢性肾小球肾炎、阻塞性肾病、多囊肾和尿酸性肾病等。低渗尿表明肾小管浓缩功能丧失，但稀释功能仍存在，见于尿崩症等。②一次性尿渗量检测用于鉴别肾前性、肾性少尿：肾前性少尿时，如急性肾小球肾炎早期，肾小管浓缩功能正常，故 Uosm、Uosm/Posm 正常或增高。肾小管坏死所致少尿时，Uosm、Uosm/Posm 减低，接近等渗尿。

二、肾小管疾病的实验诊断策略

RTD 可表现为：①肾酸化功能障碍，出现高血氯性代谢性酸中毒，碱性尿；②肾浓缩功能受损，出现多尿、尿崩症、失水及低渗尿等；③肾小管重吸收功能障碍，出现血浆电解质减低、尿糖、低分子蛋白（例如白蛋白尿、β$_2$ 微球蛋白、α$_1$ 微球蛋白）尿等。

肾小管疾病起病隐匿，早期尿液检验和临床症状常无特异性，肾小管具有调节水电解质平衡的重要作用，故电解质紊乱和酸碱平衡失调是肾小管疾病的重要诊断线索之一。其他检验肾小管功能的实验参数出现异常，结合患者的临床表现综合分析，即可对肾小管疾病做出合理诊断。肾小管性酸中毒的生化特点以代谢性酸中毒、反常性碱性尿为主，患者共同的临床特点为血氯增高、低血钾（部分类型有高血钾）、酸中毒、碱性尿。因此，对低血钾、乏力或软瘫、多尿、高血氯性酸中毒伴尿 pH 升高者，都应警惕肾小管性酸中毒，进行相应的实验检查，排除或确定诊断。

三、常见肾小管性疾病的实验诊断

（一）急性肾小管坏死

急性肾小管坏死（acute tubular necrosis，ATN）为急性肾损伤（acute kidney injury，AKI）或急性肾衰竭（acute renal failure，ARF）最常见的一种类型，是各种因素引起的肾组织缺血和（或）中毒性损害，导致肾小管上皮细胞变性、坏死，肾小球滤过率（GFR）急剧降低所致的临床综合征，一般表现为水电解质与酸碱平衡失调、进行性氮质血症和相关的一系列症状；中、重度急性肾小管坏死患者不仅出现严重肾损伤，而且常常合并一种或多种并发症，有时可危及生命。

ATN 的病因主要有急性肾缺血、急性肾毒性损害、血管内溶血、某些感染等，也可有肾缺血、肾毒性损害等因素同时存在。肾毒性损害主要为外源性肾毒性，如药物（例如抗生素）、重金属和化学毒物及生物毒等。典型的 ATN 分为少尿期、多尿期和肾功能恢复期三个阶段。

1. 少尿期　典型的为 7 ~ 14 天，也可短至几天，长至 4 ~ 6 周。肾小球滤过率保持在低水平，许多患者出现少尿（< 400 ml/d）。

（1）尿液异常：尿液外观多混浊，尿色深，尿蛋白多为 + ~ ++、以中、小分子蛋白为主。出现棕色尿，尿沉渣中可见较多肾小管上皮细胞或肾小管上皮细胞管型、棕色颗粒管型，提示肾小管坏死；肾小管肾炎或血管炎时，出现蛋白尿、血尿，红细胞、白细胞、颗粒管型和红细胞管型；间质性肾炎时，尿中可有较多嗜酸性粒细胞；急性高尿酸血症肾病时，尿沉渣中有大量尿酸结晶。

（2）肾功能显著异常：肾小球滤过功能急剧降低，血清肌酐（Scr）和尿素迅速增高，平均 48 h 内增加 Scr > 26.5 mmol/L，尿量 < 0.5 ml（kg·h）且持续时间 > 6 h。尿比密持续 < 1.010，尿渗透压 < 350 mOsm/kg H$_2$O，尿钠多为 40 ~ 60 mmol/L，尿肌酐 / 血肌酐比值小

于 20：1。

（3）酸中毒与电解质紊乱：由于肾排酸能力减弱与机体高分解代谢，血液 pH 常小于 7.35，碳酸氢盐浓度减低，二氧化碳结合力降至（13 ～ 18）mmol/L；高血钾症最为常见，严重者每日血钾上升可达（1 ～ 2）mmol/L 以上，血钾可高达 7.0 mmol/L；由于水潴留过多常导致稀释性低钠血症，血钠浓度多低于 125 mmol/L；出现低钙血症，血磷和血镁浓度增高。

2．多尿期　当尿量持续增加，超过 400 ml/d 时，提示肾功能开始恢复，进入多尿期。在多尿早期，肾小球滤过率仍较低，血清肌酐及尿素下降不明显，代谢性酸中毒及电解质紊乱仍较重。在多尿后期，尿量在 2000 ml/d 以上时，肾功能才开始恢复。

3．恢复期　一般发病一个月以后可进入恢复期，肾功能明显恢复，尿量逐渐接近正常或偏多，血尿或蛋白尿、管型尿逐渐消失，血肌酐、尿素浓度基本降至参考区间，血液 pH 恢复正常，电解质紊乱基本得到纠正。肾小球滤过功能一般要在 3 ～ 12 个月才能完全恢复，故在恢复早期，肌酐清除率仍然偏低。部分病例肾小管功能恢复较慢，甚至出现永久性损伤，可表现为尿浓缩功能不全，尿比密、尿渗量偏低，尿中 α_1 微球蛋白、β_2 微球蛋白、NAG 增高等。

（二）肾小管性酸中毒

肾小管性酸中毒（renal tubular acidosis，RTA）是由各种因素导致肾酸化功能障碍而产生的一种临床综合征，其共同特征为肾小管的泌 H^+ 或重吸收 HCO_3^- 障碍，使血中 HCO_3^- 下降。该病按病因可分为原发性和继发性，原发性多为先天遗传性基因缺陷所致，继发性可继发于多种肾病、胶原性疾病及药物性肾损害。肾小管性酸中毒的诊断：典型 RTA 的共同特点是血液 pH 减低、阴离子间隙（AG）增大、肾小管稀释功能障碍、尿液碳酸氢盐增多、pH 偏碱，但肾小球滤过功能正常。

1．低血钾型远端肾小管酸中毒　出现 AG 正常的高 Cl^- 性代谢性酸中毒，尿可滴定酸和 NH_4^+ 减少、尿 pH > 5.5、低钾血症、伴有高尿钙、低血钙、高尿磷、低血磷等，多考虑低钾型远端肾小管酸中毒。

2．近端肾小管酸中毒　出现 AG 正常的高 Cl^- 性代谢性酸中毒，低血钾、尿 HCO_3^- 增多等，多考虑近端肾小管酸中毒。

3．高血钾型远端肾小管酸中毒　AG 正常的高 Cl^- 性代谢性酸中毒、轻中度肾功能不全、高钾血症不能用肾小球功能障碍解释，血醛固酮、肾素降低、尿 NH_4^+ 减少、尿 PH > 5.5，多考虑高钾型远端肾小管酸中毒。

（三）Fanconi 综合征（Fanconi syndrome）

是遗传性或获得性近端肾小管复合性功能缺陷疾病。血清检查可有代谢性酸中毒、低血钠、低血钾、低血钙和低血磷等表现，同时出现肾性糖尿、氨基酸尿和磷酸盐尿等。

（四）Gitelman 综合征（Gitelman syndrome，GS）

是一种常染色体隐性遗传的失盐性肾小管疾病。现已明确，GS 的病因是编码位于肾远曲小管的噻嗪类利尿药敏感的钠氯共同转运体（NCCT）蛋白的基因 SLCl2A3 发生功能缺失突变导致 NCCT 的结构和（或）功能异常，从而引起肾远曲小管对钠、氯重吸收障碍，导致低血容量、肾素 - 血管紧张素 - 醛固酮系统（RAAS）激活、低血钾和代谢性碱中毒等一系列病理生理改变和临床表现。GS 患者症状缺乏特异性，临床诊断更多依赖于实验诊断，典型患者临床表现为"五低一高"和代谢性碱中毒，即低血钾、低血镁、低血氯、低尿钙、偏低血压和 RAAS 活性增高。

（潘　琳）

肾小管疾病的实验诊断进展

临床案例

案例解析

第三节　泌尿系感染

泌尿系感染（urinary tract infection，UTI）是指各种病原微生物在尿路中生长、繁殖而引起的尿路感染性疾病，多见于育龄期妇女、老年人、免疫力低下及尿路畸形者。根据感染发生部位可分为上尿路感染（主要是肾盂肾炎）和下尿路感染（主要是膀胱炎）；根据有无尿路功能或结构的异常，又可分为复杂性、非复杂性尿路感染。复杂性尿路感染是指伴有尿路引流不畅、结石、畸形、膀胱输尿管反流等结构或功能的异常，或在慢性肾实质性疾病基础上发生的尿路感染。不伴有上述情况者称为非复杂性尿感。

一、泌尿系感染的检验项目应用

1. 尿液常规试验

【目的】检测尿液外观（颜色、性状、浊度）、与感染相关的生物化学成分和细胞、管型等有形成分的变化，筛查泌尿系有无感染或感染的程度。

【应用】当泌尿系统受到细菌感染时，外观可见血尿、脓尿等或明显浑浊尿，隐血和亚硝酸盐可呈阳性。镜检可见白细胞，甚至脓细胞（成堆的破坏、变性粒细胞）（彩图 7-9）和吞噬细胞增多，红细胞增多不如白细胞显著，也可见颗粒管型和白细胞管型。

2. 尿液涂片细菌检查

【目的】在正常人的尿液无细菌存在。若无菌中段尿直接涂片镜检有大量细菌，可以协助泌尿系细菌感染的诊断。

【应用】尿液涂片留中段尿标本，置于无菌容器内，及时送检。在膀胱炎、肾盂肾炎等疾患时，取尿沉渣涂片常可见革兰氏阳性球菌或革兰氏阴性杆菌。

3. 尿液细菌培养

【目的】尿液细菌培养与分离鉴定是对泌尿系感染的诊断性试验，对尿路感染的诊断与治疗有决定意义。

【应用】检出同一种细菌时，革兰氏阴性杆菌 $\geqslant 10^5$ CFU/ml 可认为是病原菌，一般认为一次培养在每毫升尿液含有的细菌数量（CFU/ml）为 10^5 CFU/ml，诊断准确率为 80%，两次检出同一细菌大于 10^5 CFU/ml，诊断准确率为 91%，三次为 95%。革兰氏阴性杆菌在 10^4 CFU/ml ～ 10^5 CFU/ml 时为可疑，应重复检查；革兰氏阴性杆菌 < 10^4 CFU/ml 时视为外源的污染菌；革兰氏阳性球菌 $\geqslant 10^4$ CFU/ml 则视为病原菌。

4. 1 h 尿液有形成分排泄率

【目的】1 h 尿液有形成分排泄率试验，是准确计数 3 h 内尿液细胞的数量，再换算为 1 h 的排出量。因留取定时尿液定量计数，能更准确地反映泌尿系感染的状况。

【应用】急、慢性肾炎患者 1 h 红细胞、管型排泄率显著增高；泌尿系感染患者 1 h 白细胞排泄率增高。治疗有效后降低或恢复至参考区间，动态观察更有临床意义。

5. 肾功能试验

【目的】检测血清肌酐、尿素、血胱抑素 C、内生肌酐清除率、血及尿 β_2 微球蛋白、尿浓缩 - 稀释试验、尿渗量等，评估泌尿系感染时对肾功能的影响。

【应用】泌尿系感染反复发作，损伤肾小球和（或）肾小管时，可出现肾功能的改变。例如慢性肾盂肾炎时，肾功能受损可出现肾小球滤过率下降，血肌酐和尿素升高、浓缩稀释功能下降等。

6. 尿 N—乙酰—β 氨基—葡萄糖苷酶

【目的】检测尿 N—乙酰—β 氨基—葡萄糖苷酶（NAG）活性，可敏感反映泌尿系感染的肾小管功能损害状况。

【应用】急、慢性肾盂肾炎可有肾小管上皮细胞受累，单纯性膀胱炎尿 NAG 不增加；而有肾小管损伤的感染，尿 NAG 升高。所以，尿 NAG 检测可用于尿路感染的定位判断，对早期上尿路感染有辅助诊断意义。

7. 血常规试验

【目的】血液常规检查是计数红细胞、白细胞及血小板的数量和测量血细胞相关形态学参数，可用于泌尿系统感染的辅助筛查。

【应用】急性肾盂肾炎时，白细胞总数可轻至中度增高，以中性粒细胞增高为主并可有核左移。慢性肾盂肾炎时，可有轻至中度贫血，血小板减少。

二、泌尿系感染的实验诊断策略

根据患者的临床表现，首先进行尿液检查，包括尿常规、尿沉渣、尿液涂片细菌检查和细菌培养等，其中尿液细菌培养可明确诊断尿路感染，其次还可进行血常规试验、肾功能试验、检测红细胞沉降率等判断病情。实验诊断路径见图 7-2。

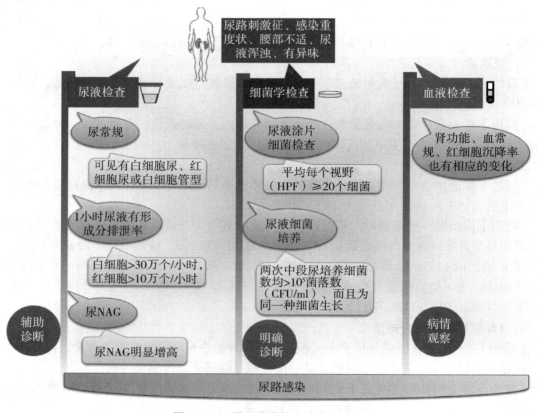

图 7-2　泌尿系感染的实验诊断路径

（一）尿液检查

1. 尿液常规试验　新鲜尿液常浑浊，可有异味。慢性肾盂肾炎可表现为尿比重和尿渗透压下降，甚至出现肾性糖尿、肾小管酸中毒。

尿路感染患者可出现白细胞增多、血尿和微量蛋白尿等，尿液常规检查白细胞酯酶阳性率较高，尿沉渣中白细胞或脓细胞显著增多，尿沉渣镜检白细胞 > 5 个 /HPF，称为白细胞尿，部分可出现白细胞或脓细胞管型，对尿路感染诊断意义较大；部分患者有镜下血尿，尿沉渣镜检红细胞数多为 3 ~ 10 个 /HPF，呈均一性红细胞尿，极少数急性膀胱炎患者可出现肉眼血尿；

有轻至中度蛋白尿，一般以低分子量蛋白为主，但 24 h 尿蛋白总量常 < 2 g。

亚硝酸盐还原试验阳性，其原理为大肠埃希菌等革兰阴性杆菌可使尿内硝酸盐还原为亚硝酸盐，此法诊断尿路感染的敏感性 70% 以上，特异性 90% 以上，可作为尿路感染的过筛试验。阳性常见于大肠埃希菌等革兰阴性杆菌引起的尿路感染，一般仅用于筛查。

2．其他试验　1 小时尿液有形成分排泄率：主要应用是定量计数细胞，比尿常规试验白细胞和红细胞数量检测更有意义。尿 NAG 上升，可鉴别诊断上尿路感染与单纯性膀胱炎。

（二）细菌学试验

1．尿液涂片细菌检查　清洁的中段尿沉渣涂片，革兰染色用油镜，或不染色用高倍镜（较暗视野）观察，如平均每个视野 ≥ 20 个细菌（包括活动或不活动的），即为有意义的细菌尿，提示尿路感染。本法设备简单、操作方便，符合率可达 90% 以上。可初步确定是杆菌或球菌、是革兰阴性还是革兰阳性细菌，对及时选择有效抗生素有重要参考价值。

2．尿液细菌培养　尿液细菌培养和菌落计数对诊断有决定意义，可采用清洁中段尿、导尿及膀胱穿刺尿做细菌培养，其中耻骨上膀胱穿刺尿作细菌定性培养，有细菌生长，是诊断泌尿系感染的金标准。如果两次中段尿培养细菌数均 > 10^5 菌落数（CFU）/ml，而且为同一种细菌生长，可诊断为泌尿系感染。细菌量在 $10^4 \sim 10^5$ CFU/ml 者为可疑阳性，需复查；如为 < 10^4 CFU/ml，则可能是污染。

很多微生物侵入尿路均可以引起泌尿系感染，例如细菌、真菌、衣原体和某些病毒等。最常见的病原体是革兰阴性杆菌，大肠埃希菌感染占 70% 以上，其他依次是变形杆菌、克雷伯杆菌、产气杆菌、沙雷杆菌、产碱杆菌、粪链球菌、铜绿假单胞菌和葡萄球菌。凝固酶阴性葡萄球菌（柠檬色和白色葡萄球菌）多见于性生活活跃期妇女，其感染通常由一种致病菌引起，极少数为两种以上细菌混合感染，厌氧菌感染较为罕见。

（三）血液检验

1．肾功能试验　泌尿系感染致肾功能受损时可出现肾小球滤过率下降，血肌酐、血尿素及血胱抑素 C 升高等。血 NAG 活性测定可反映肾实质病变，尤其是急性损伤和活动期病变更敏感，用于早期肾损伤的监测和病情观察。

2．血常规试验及红细胞沉降率　急性肾盂肾炎时，白细胞总数可轻至中度增高，以中性粒细胞增高为主并可有核左移。慢性肾盂肾炎时，可有轻至中度贫血，血小板减少，红细胞沉降率加快等。

三、常见泌尿系感染疾病的实验诊断

常见泌尿系感染疾病主要包括膀胱炎、肾盂肾炎、无症状性菌尿，复杂性尿路感染少见。

（一）膀胱炎

膀胱炎占尿路感染的 60% 以上。主要表现为尿频、尿急、尿痛、排尿不适、下腹部疼痛等，部分患者迅速出现排尿困难。一般无全身感染症状，少数患者出现腰痛、发热，但体温常不超过 38.0℃。如患者有突出的系统表现，体温 > 38.0℃，应考虑上尿路感染。尿液常混浊，并有异味，约 30% 可出现血尿。致病菌多为大肠埃希菌，约占 75% 以上。

（二）肾盂肾炎

肾盂肾炎是常见的泌尿系感染性疾病，通常是由细菌沿尿道上行至膀胱、输尿管至肾盂而引起感染。此外，血行感染、淋巴道感染或肾邻近器官感染时的直接侵入也可引起肾盂肾炎。肾盂肾炎可分为急性和慢性两种。

1．急性肾盂肾炎　可发生于各年龄段，育龄女性最多见。临床表现与感染程度有关，通常起病较急。主要表现为尿频、尿急、尿痛、排尿困难、下腹部疼痛、腰痛等。腰痛程度不一，多为钝痛或酸痛。部分患者下尿路症状不典型或缺如。全身感染症状明显，可有发热、寒战、头痛、全身酸痛、恶心、呕吐等，体温多在 38.0℃以上，多为弛张热，也可呈稽留热或间歇热。可发现一侧或两侧肋脊角或输尿管点压痛和（或）肾区叩击痛。

部分患者出现革兰阴性杆菌败血症。急性肾盂肾炎时，肾功能变化不大。当病程超过半年以上，肾形态和功能均发生改变时，表明已处于慢性肾盂肾炎阶段，患者尿比密减低、肾浓缩功能减退、夜尿增多、血清肌酐和尿素增高，甚至可发展为慢性肾衰竭，导致肾功能呈尿毒症时的改变。

2. 慢性肾盂肾炎　临床表现复杂，全身及泌尿系统局部表现均可不典型。一半以上患者可有急性肾盂肾炎病史，后出现程度不同的低热、间歇性尿频、排尿不适、腰部酸痛及肾小管功能受损表现，如夜尿增多等。病情持续可发展为慢性肾衰竭。急性发作时患者症状明显，类似急性肾盂肾炎。慢性肾盂肾炎的肾功能受损时可出现低比重尿、肾小球滤过率下降、血肌酐升高等；出现慢性肾衰竭时，尿蛋白可增加，可见颗粒管型、肾小管上皮细胞管型、蜡样管型和肾衰竭管型。

（三）无症状性菌尿

无症状细菌尿是指患者有真性细菌尿，而无尿路感染的症状，可由症状性尿路感染演变而来或无急性尿路感染病史。

致病菌多为大肠埃希菌，患者可长期无症状，尿常规可无明显异常，但尿培养有真性细菌，也可在病程中出现急性尿路感染症状。

（徐菲莉）

泌尿系感染实验诊断进展

临床案例

案例解析

第8章

感染性疾病的实验诊断

感染性疾病（infectious diseases）是临床常见病，人体各组织器官在一定条件下都有可能因病原体入侵而引起感染。当前，感染性疾病主要以条件致病病原体（pathogen）感染和医院感染为主；过去高度流行的一些感染性疾病不时再现，主要体现在：由强毒性病原体引起的感染性疾病，如白喉、天花、鼠疫、小儿麻痹等几乎绝迹或仅有散发；虽然对淋病、梅毒、结核病、艾滋病（AIDS）等感染性疾病不断采取防控措施，但其仍有增加趋势；尽管人们生活水平提高了，采取多种预防免疫措施，但病毒性肝炎由于原先感染基数庞大，眼下仍是困扰当前人民生活的重要疾病。

新病原体导致的传染性疾病也使得公共卫生体系不断面临新的挑战，例如中东呼吸综合征（Middle East Respiratory Syndrome，MERS）冠状病毒的出现曾导致了 MERS 的暴发；禽流感（bird flu）多次暴发流行；猪链球菌感染及肠道病毒 71 型（EV71）和 A 组柯萨奇病毒（CoxA）、埃可病毒（Echo）的某些血清型引起手足口病，导致死亡的病例也陆续出现。近年，多重耐药病原体感染增多，如泛耐药结核分枝杆菌等，给临床治疗造成极大困难。对于这些感染性疾病，不断进步的防控手段已经初见成效。例如，甲型 H1N1 流感病毒在世界范围内流行，曾导致数十万人感染，由于 H1N1 疫苗的快速应用，使其得到有效控制。最近，新的甲型 H7N9 流感病毒在一些国家或地区流行，快速的实验诊断手段，尤其是基因诊断的快速应用为其治疗与防控提供了有效的指导。

感染性疾病的常见病原体有细菌、病毒、真菌、寄生虫和支原体、衣原体、螺旋体等。临床实验室采用多种先进的实验技术和方法检验病原体及其组分（如抗原、核酸）、病原体对药物的敏感性或耐药性、人体针对病原入侵的反应（如抗体）等，可为临床及时、有效地诊断、治疗、预防和控制感染性疾病提供科学依据。

第一节　常见感染与脓毒症

感染（infection）是指细菌、病毒、真菌、寄生虫等病原体侵入人体所引起的局部组织和全身性炎症反应。感染可导致如前述的多种感染性疾病，而脓毒症（sepsis）则是由感染所致的临床急重症。脓毒症是指宿主对感染的反应失调而导致的危及生命的器官功能障碍；而器官功能障碍的评估为序贯器官衰竭评分（SOFA）≥ 2 分，此类患者住院病死率超过 10%。脓毒性休克被定义为脓毒症的一种，是指极其严重的循环障碍、细胞和代谢异常，相比单纯脓毒症有着更高的死亡风险。临床上脓毒性休克的诊断标准为：在明确诊断脓毒症的基础上，伴有持续性低血压，经液体复苏后仍需要使用血管升压药维持平均动脉压（MAP）至 65 mmHg 或更高，且血清乳酸水平 > 2 mmol/L。临床常见感染及脓毒症，其主要病因还是基于病原体的感染，检验项目也主要用于诊断感染和感染反应。

一、感染的检验项目与应用

（一）感染筛查试验

1.血常规试验

【目的】血常规试验包括全血细胞计数（CBC）和血涂片细胞形态学检验，通过检测各种血细胞数量与形态学变化，可辅助诊断与鉴别各种病原体感染。

【应用】各种病原体导致的感染均可能引起一定程度的血液学反应，例如，细菌感染常引起中性粒细胞增多及中毒性形态学变化或核左移等；伤寒、副伤寒沙门菌及一些病毒和疟原虫等感染可引起白细胞数量减低；病毒和一些杆菌（例如结核分枝杆菌、布鲁菌、百日咳鲍特菌等）感染可导致淋巴细胞和（或）反应性淋巴细胞增多等；寄生虫感染常导致嗜酸性粒细胞和（或）单核细胞增多等。

2.血清C反应蛋白

【目的】C反应蛋白（C reactive protein，CRP）是机体的一种重要急性期蛋白（acute phase protein），由肝合成并释放入血；由于能与肺炎链球菌菌体多糖"C"起反应，因而得名CRP。在急性期反应时，肝细胞在IL-6等细胞因子诱导下大量合成CRP。检测血清CRP含量变化，特别是与血常规试验联合检测，有助于快速判断感染反应的类型或程度。

【应用】血清CRP的参考区间一般 < 8.0 mg/L。①急、慢性感染的筛查：在各种急慢性细菌感染性疾病时，血清CRP明显升高。血清CRP 10 ~ 50 mg/L时多为轻度炎症，如局部细菌感染；CRP 50 ~ 100 mg/L时，表明炎症反应较重；CRP > 100 mg/L时，提示炎症反应严重，而且常为细菌感染。②细菌与病毒感染的鉴别：细菌感染时CRP显著升高，病毒感染时不增高或仅有轻度增高（一般小于50 mg/L）。③监测治疗和判断预后：CRP升高的急性炎症可选用抗生素治疗，尤其是对缺乏病原学诊断的高危患者较为重要；当CRP降至参考区间时，可停用抗生素治疗。CRP持续增高，表明炎症存在，预后较差。

3.血清降钙素原

【目的】降钙素原（procalcitonin，PCT）是一种无激素活性的降钙素前肽物质。细菌内毒素在诱导PCT产生过程中起到至关重要的作用。PCT浓度与感染及炎症反应的严重程度呈正相关，可以作为脓毒症早期诊断的标志物之一。

【应用】当严重细菌、真菌、寄生虫感染、脓毒症和脓毒性休克时，血中PCT水平显著升高，并与感染的严重程度和预后相关，且能反映抗感染治疗的疗效。有研究表明：对诊断脓毒症诊断而言，PCT优于白细胞介素6（IL-6）、CRP等标志物。相关研究表明，当PCT < 0.1 ng/ml时，可排除细菌感染；PCT为0.1 ~ 0.25 ng/ml时，暂可不进行抗感染治疗；PCT为0.25 ~ 0.5 ng/ml时，推荐使用抗生素治疗；PCT > 0.5 ng/ml时，强烈建议使用抗生素治疗。

4.血清淀粉样蛋白A

【目的】血清淀粉样蛋白A（serum amyloid A，SAA）是一种非特异性急性时相反应蛋白，在细菌和病毒感染中显著升高，根据其升高的程度或与其他指标联合运用，可以提示细菌性或病毒性感染。

【应用】血液中SAA < 10 mg/L时，提示感染的风险不高；血液中SAA ≥ 10 mg/L时，提示感染事件风险增加。动态观察SAA水平变化，12 ~ 24 h复检，SAA水平持续高于10 mg/L而低于100 mg/L，病毒感染可能性大；SAA在细菌感染急性期的水平显著高，提示处于病毒感染急性期；若持续高于100 mg/L，强烈提示处于细菌感染的急性期。SAA对新生儿败血症的诊断具有较高的阴性预测价值。大于500 mg/L提示细菌或病毒感染病情严重；用于预后评估：抗生素治疗24 h后SAA下降30%可判断治疗有效，下降幅度越大，提示预后良好。

（二）系统与器官功能试验

【目的】各种病原体感染，特别是较为严重的感染，常可导致机体单一或多系统与器官功能障碍，其至衰竭等，通过常规凝血试验与血小板计数、肝肾功能试验和血气分析等，可初步评价严重感染，特别是感染所致脓毒症时机体的血栓与止血功能、肝肾功能和呼吸功能。

检测血浆凝血酶原时间（PT）、活化部分凝血活酶时间（APTT）、纤维蛋白原（FIB）和血小板数量（PLT），可反映感染所致的止血功能变化，评价全身性器官功能障碍。

【应用】严重感染时可导致机体血栓与止血功能紊乱，血浆凝血酶原时间（PT）、活化部分凝血活酶时间（APTT）延长、纤维蛋白原（FIB）下降，血小板数量（PLT）降低，脓毒性休克时可并发 DIC，严重者危及生命。脓毒症时机体出现器官功能障碍。例如，早期呼吸功能衰竭会出现低氧血症、肝功能异常，血清胆红素升高；肾功能异常，血清肌酐升高；脓毒性休克时出现代谢性酸中毒，血浆乳酸升高。

（三）细菌学试验

1．病原体检测

【目的】通过标本直接涂片做显微镜检验、分离培养与鉴定，可以快速筛查感染致病菌，并及时、准确地明确感染病原体。

【应用】各种细菌的病原学试验的快速、合理与综合运用，非常有助于临床抗菌治疗、监测、预防等的临床决策制订，及时、有效地防治感染，避免更严重的并发症发生。

（1）直接涂片镜检：不染色标本可用于细菌动力观察，例如在米泔水样便中的细菌呈穿梭样运动并制动试验阳性可推测为霍乱弧菌。染色标本检验常用革兰染色（Gram stain）、抗酸染色（acid-fast stain）等。涂片染色镜检能及时、快速发现标本中的病原体，例如生殖道脓性分泌物中见到白细胞吞噬革兰阴性肾形双球菌，提示可疑为淋病奈瑟菌。

（2）分离培养与鉴定：通过增菌培养或分离培养，可对细菌种类做出初步报告，例如疑似脑膜炎奈瑟菌、葡萄球菌、β- 溶血性链球菌等。根据纯培养细菌的菌落特点、染色形态、质谱分析、生化反应、血清学和分子生物学试验等，对分离培养的细菌做出最后的种属鉴定，例如血培养凝固酶阴性葡萄球菌生长等。

2．抗微生物药物敏感试验

【目的】抗微生物药物敏感性试验（antimicrobial susceptibility test，AST），简称药敏试验，是测定抗微生物药物在体外抑菌或杀菌能力的试验；AST 的最低抑菌浓度（MIC）或者抑菌圈直径（mm）的数值等为判断依据，可为临床提供感染致病菌对多种抗菌药物的敏感（susceptible，S）、中介（intermediate，I）、剂量依赖型敏感（susceptible-dose dependent，SDD）、耐药（resistant，R）和非敏感（non susceptible，NS）程度的不同等级的 AST 报告。此外，AST 还可将微生物群体分为有或无获得性耐药的 MIC 值或抑菌圈直径，作为群体敏感性的上限，定位流行病学界值（Epidemiological cutoff value；ECV）；并根据 ECV 值，将抗菌药物评估中未获得耐药机制或无敏感性下降的菌株定义为野生型（wild-type，WT）；而获得了耐药机制或存在敏感性下降的菌株，定义为非野生型（non-wild-type，NWT）。

【应用】通过 AST，可预测抗菌药物的疗效；提供靶向治疗或经验用药的选药依据；发现或提示细菌耐药机制的存在；监测细菌的耐药性，分析耐药菌的变迁，掌握耐药菌感染的流行病学特点，用以编写抗菌药物使用指南，控制和预防耐药菌感染的发生和流行，以及新药研究等。

AST 结果报告的含义①敏感：当抗菌药物浓度对分离株的 MIC 值或抑菌圈直径处于敏感范围时，使用推荐剂量进行治疗。该药在感染部位通常达到的浓度可抑制被测菌的生长，临床治疗可能有效。②中介：当菌株的 MIC 值或抑菌圈直径处于中间时，该数值接近药物在血液和组织中达到的浓度，从而治疗反应率低于敏感菌群。该分类意味着采用高于常规剂量治疗时或在药物生理浓集的部位，临床治疗可能有效。该分类同样可作为"缓冲域"，以防止由微小、不可控的技术因素导致的重大偏差，尤其是毒性范围较窄的药物。③剂量依赖型敏感：细菌菌株对抗菌药物的敏感性依赖于抗菌药物的剂量。当某种药物对菌株的 MIC 或抑菌圈直径在 SDD 范围时，临床可通过提高剂量和（或）增加给药频率等修正给药方案达到临床疗效。④耐药：当抗菌药物浓度对分离株的 MIC 值或抑菌圈直径处于该分类范围时，使用常规治疗方案，该药在感染部位所达到的浓度不能抑制细菌的生长，和（或）被测菌株获得特殊耐药机制，且治疗性研究显示该药临床疗效不确切。⑤非敏感：对于那些未现或罕见耐药，而仅具有敏感折点的抗菌药物，当该药对某分离株的 MIC 值高于或抑菌圈直径低于敏感折点时，此分类为非敏感。

3．细菌特殊耐药性试验

【目的】因抗微生物药物的长期广泛应用，新型耐药菌株不断出现，特别是多耐药、泛耐药株的流行，给临床抗菌治疗带来极大困难。通过一些细菌特殊耐药性试验，可检测到一些细菌的耐药酶类和耐药菌株。

【应用】细菌耐药性试验结果有助于临床选择更有效治疗方案和抗菌药物，正确、及时地控制或治愈感染。常见一些细菌的耐药酶类，例如，能水解 β- 内酰胺类抗生素的 β- 内酰胺酶（beta-lactamases）；能水解所有青霉素类、头孢菌素类和单环 β- 内酰胺类的超广谱 β- 内酰胺酶（extended spectrum beta-lactamases，ESBLs）。主要的一些耐药菌株，例如，耐甲氧西林葡萄球菌（methicillin resistance *Staphylococci*，MRS）、高水平氨基糖苷类耐药（high-level aminoglycoside resistance，HLAR）肠球菌、碳青霉烯类耐药的肠杆菌科细菌（carbapenem-resistant *Enterobacteriaceae*，CRE）、耐万古霉素肠球菌（vancomycin-resistant *Enterococcus*，VRE）等。

4．细菌感染免疫学试验

【目的】主要通过检测某些细菌感染后刺激机体产生的特异性抗体，协助疾病的诊断、监测等。

【应用】不同细菌感染后的血清特异性抗体检测的意义有差别。一般情况下，进行双份血清抗体滴度检测，即恢复期比急性期抗体的滴度增加 4 倍以上有诊断意义。例如：①肥达试验（Widal test）：用已知伤寒、副伤寒沙门菌的菌体抗原（O 抗原）和鞭毛抗原（H 抗原），检测受检血清中有无相应抗体，阳性可辅助诊断伤寒，副伤寒沙门菌引起的肠热症。②血清抗幽门螺杆菌（*helicobacter pylori*，HP）抗体；包括抗 HP 菌体或脲酶的抗体，是较为常用的无创性诊断 HP 感染的辅助手段之一。③抗布鲁菌抗体：布鲁菌感染后机体可产生特异性 IgM 和 IgG 抗体，血清布鲁菌抗体检查对布鲁菌病的诊断有意义，特别是对慢性期的患者，既有助于诊断，也能确定有无复发。④抗嗜军团菌抗体：军团菌病是由革兰染色阴性的嗜肺军团菌引起的一种以肺炎为主的全身性疾病。军团菌肺炎病情较重，但缺乏特异的临床表现，且军团菌的分离培养较为困难，故抗嗜肺军团菌抗体阳性是诊断军团菌肺炎的重要依据。⑤其他：结核分枝杆菌、A 组溶血性链球菌等抗体的应用见相关章节。

5．细菌感染的分子诊断

【目的】在 DNA 或 RNA 水平上对细菌感染进行分子诊断（molecular diagnosis）的主要技术包括核酸扩增技术（PCR）、核酸分子杂交和生物芯片技术等，能够检测不能培养或生长缓慢的细菌，通过基因测序进行菌种鉴定、亚型分析、判断疾病的预后；通过核酸定量检测判断疾病严重程度；通过细菌耐药性检测判断治疗效果，了解相应药物的耐药机制，这对治疗与流行病学调查均有临床意义。

【应用】细菌感染的分子诊断应用较广泛，例如：①淋病奈瑟菌（*Neisseria gonorrhoeae*）：快速诊断和流行病学调查。②结核分枝杆菌（*Mycobacterium tuberculosis*，TB）：可通过 PCR

技术扩增 TB 特异靶序列 DNA 和抗 TB 药物耐药基因，准确测定 TB-DNA 拷贝数量。此外，噬菌体扩增技术能快速、准确地检出 TB，近年来备受关注。分子诊断可以早期、快速检测 TB，并可区分 TB 与其他分枝杆菌，也可用于疫情监控和抗结核治疗的疗效评价。③幽门螺杆菌（*helicobacter pylori*，HP）的全基因序列已经测出，PCR 扩增所选靶序列主要有尿激酶 A、B、C 和 16S rRNA 基因序列。16S rRNA 是划分种系的重要依据，与尿激酶基因相比具有更高的特异性，可达 100%。④肠出血性大肠埃希菌（enterohemorrhagic *Escherichia coli*，EHEC）的一些菌株如 EHEC O157：H7 是近年来新出现的危害严重的肠道致病菌。EHEC O157：H7 Sakai 菌株能产生两个志贺毒素 Stx1 和 Stx2，并带有两个质粒 pO157 和 pOSAK1，可用于 O157：H7 的早期诊断和流行病学调查。⑤霍乱弧菌（*Vibrio cholerae*）：可区分霍乱弧菌和非霍乱弧菌，确定霍乱弧菌的菌属和菌株，能对表型无法分开的菌株进行区分。

（四）病毒学试验

病毒（virus）感染性疾病非常常见，通常引起的疾病有病毒性肝炎、流行性感冒、急性胃肠炎、风疹、流行性腮腺炎、狂犬病、尖锐湿疣、艾滋病等，严重急性呼吸综合征（SARS）及人感染禽流感等是近年来新出现的传染病。病毒感染的实验诊断项目主要包括：①病毒的形态学检查：光学显微镜下可以观察到大型的病毒（如痘病病毒）和病毒感染的宿主细胞的胞质内或胞核内出现的包涵体，根据包涵体的特点做出诊断。电子显微镜可直接观察到标本中的病毒颗粒，但临床上较少应用。②病毒培养：病毒不能在人工培养基上生长，只能在活细胞或动物体内才能分离培养。病毒分离培养需要的条件较高，花费时间较长，不能满足临床需要，因此大多数实验室不开展此项试验。③病毒抗原或抗体检测：用免疫荧光、化学发光或免疫酶技术检测标本中的特异性病毒抗原或抗体，如血清中的乙型肝炎病毒表面抗原（HBsAg）和表面抗体等（本章第二节）。

1. 病毒感染免疫学试验

【目的】通过检测标本中某些病毒的抗原及刺激机体产生的特异性抗体，协助疾病的诊断、监测等。

【应用】病毒感染机体后所产生的特异性 IgM 和 IgG 抗体的检测，对一些病毒性感染性疾病的诊断有意义。不同病毒抗体检测的意义有所差异。一般情况下，IgM 抗体阳性提示现症感染；IgG 抗体阳性多为既往感染，双份血清抗体滴度 4 倍或以上增高有诊断意义。例如：①流行性乙型脑炎病毒，简称乙脑病毒，是流行性乙型脑炎（简称乙脑）的病原体。②人类轮状病毒（human rotavirus，HRV）是引起腹泻的主要病原体。A 组 HRV 感染主要引起婴幼儿腹泻，B 组 HRV 感染引起成人腹泻。③汉坦病毒（Hantaan virus）可引起肾综合征出血热（hemorrhagic fever with renal syndrome，HFRS），又称流行性出血热。以上这几种病毒感染后机体可产生特异性 IgM 和 IgG 抗体，阳性有助于辅助诊断。④其他：单纯疱疹病毒、巨细胞病毒、风疹病毒和 EB 病毒抗体的意义分别参见第十六章第三节和第五章第二节。

2. 病毒感染的分子诊断

【目的】应用分子生物学技术，例如聚合酶链反应（PCR）和分子杂交等技术检测病毒的特异性核酸片段或标本中病毒的载量，对临床病毒感染的诊断和治疗效果的动态观察有重要意义。通过对病毒的基因分型及其同源性分析，可为流行病学调查、研制疫苗、预防感染等提供科学依据。

【应用】临床上应用分子诊断较多的病毒包括乙型肝炎病毒（HBV）、人类免疫缺陷病毒（HIV）、流感病毒（influenza virus）、人类乳头瘤病毒（HPV）等。

（1）乙型肝炎病毒：HBV-DNA 是反映 HBV 复制和传染性的直接标志，慢性乙型肝炎感染患者的血清，HBV-DNA 可持续阳性。定量检测 HBV-DNA，即病毒载量，可以反映病毒复制水平及传染性的强弱，主要用于慢性 HBV 感染的诊断、治疗适应证的选择及抗病毒疗效的判断。基因分型将 HBV 分为 8 个基因型（A ~ H），我国以 B、C 型为主。耐药基因检测在应用核苷（酸）类药物进行抗病毒治疗过程中，如拉米夫定（Lamivudine）应用治疗 6 ~ 9 个月以上，在 HBV-DNA 多聚酶 C 区，可出现 YMDD（酪氨酸、蛋氨酸、门冬氨酸、门冬氨酸）变异而产生耐药性。HBV-DNA 检测，阳性结果表明血液中存在大量 HBV，具有高度传染性，但阴性结果并不能除外 HBV 感染。定量检测需注意拷贝数越高，复制量越大，病毒活性越高，但不一定与疾病严重程度有关。HBV-DNA 可出现在抗体产生之前，所以可以用于献血员的筛查。

（2）甲型流感病毒：流感病毒属于正黏病毒科，根据其核蛋白及基质蛋白的不同分为甲、乙、丙型。甲、乙、丙三型流感病毒均可使人致病，但甲型流感的致病力最强且容易引起大流行。根据甲型病毒表面的血凝素（HA，16 个亚型）和神经氨酸酶（NA，9 个亚型）蛋白的不同可将甲型流感病毒分为 144 种亚型。所有的甲型流感病毒均对禽致病，例如高致病禽流感 H5N1、H7N7 及 H7N9 等。感染人的甲型流感病毒主要亚型有：新型 H1N1、季节性 H1N1、季节性 H3N2、H1N2、H5N1、H7N9 等。分子诊断可以从呼吸道标本中直接检测病毒的核酸，该技术具有简便、快速、灵敏、特异性强等特点，既可以快速准确地做出实验诊断，还可以区分病毒的不同亚型。目前被广泛应用于流感病毒基因的检测和分子流行病学调查等。

（3）人类乳头瘤病毒：HPV 的基因组是一个双链共价闭合的 DNA 分子，按功能分为 3 个编码区：早期区（E 区）、晚期区（L 区）和上游调节区（URR）。每区含有一系列可编码的开放阅读框架（ORF），编码产生功能不同的多种病毒蛋白，目前已知的 HPV 有 100 余种。目前诊断 HPV 感染主要依赖于 HPV-DNA 检测（可用于 HPV 的诊断和分型）。

（五）真菌学试验

真菌感染性疾病是常见病，包括浅部真菌感染（如甲癣、股癣、手癣等）及深部真菌感染（如真菌肺炎、真菌脑膜炎、真菌血症等）。检查真菌的方法有直接涂片、分离培养及分子诊断等方法。与传统的形态、培养及表型鉴定相比，分子诊断技术大大缩短了真菌感染诊断所需时间，同时提高了敏感性和特异性，且操作简便、易于重复。分子诊断方法大多在培养的基础上进行病原真菌分子鉴定，也有报道某些分子生物学技术可直接从液体培养瓶，甚至临床样本中直接进行病原真菌的检测。

1. 直接涂片显微镜检验

【目的】通过标本直接涂片，不染色或染色后显微镜观察真菌，直接做出诊断。

【应用】①不染色镜检阳性有诊断意义，如浅部真菌病、隐球菌病、皮肤黏膜假丝酵母菌病等；可以确定某些致病性真菌属或种，如皮肤癣菌、曲霉菌等。阴性结果不能排除真菌感染；镜检的敏感性随标本类型、数量、采集时间和质量等有所不同。②染色镜检能快速报告病原体或菌丝的形态与结构、数量，对临床及时诊断和治疗有重要意义。染色镜检可见新生隐球菌（墨汁负染法）、卡氏肺孢菌（彩图 8-1）（六胺银染色）或曲霉菌等，以及真菌孢子、菌丝、假菌丝。

2. 分离培养与鉴定

【目的】标本接种在合适的培养基，在一定条件下真菌生长、繁殖，根据其菌落特征及菌丝、孢子形态、生化试验等鉴定真菌菌种。

【应用】分离培养后可初步报告真菌的种类，如酵母菌、曲霉、毛癣菌、毛霉、根霉等，或报告到种的水平。准确鉴定真菌的种类，例如白念珠菌、新生隐球菌、烟曲霉、红色毛癣菌等，对临床诊断和治疗、流行病学调查和预防控制感染有重要意义。

3. 真菌感染免疫学试验

【目的】应用乳胶凝集试验、免疫荧光试验和酶联免疫吸附试验等免疫学试验可以检测标本中的真菌抗原、抗体等，有助于真菌感染的辅助诊断。

【应用】乳胶凝集试验检测血清或脑脊液中新生隐球菌荚膜多糖抗原，有助于新生隐球菌感染的诊断，其特异性和敏感度可达到 90% 以上。间接免疫荧光法检测白念珠菌芽管抗体，有助于侵袭性白念珠菌感染的辅助诊断及疗效监测。

4．G 试验与 GM 试验

【目的】G 试验是检测真菌细胞壁成分中的（1，3）-β-D- 葡聚糖，GM 试验是检测曲霉菌细胞壁的主要成分半乳糖甘露聚糖的 β-D- 半乳呋喃糖苷。G 试验与 GM 试验阳性可用于部分真菌的鉴定。

【应用】曲霉菌、假丝酵母菌、镰刀菌等多种病原菌感染时，血液及体液中（1，3）-β-D- 葡聚糖含量增高（浅部真菌感染无类似现象），G 试验阳性具有较高的特异性。曲霉菌生长时，半乳甘露聚糖从菌丝释放，GM 试验阳性对曲霉菌感染诊断的特异性较高。

（六）其他病原学试验

其他病原体，包括寄生虫、螺旋体、支原体、衣原体和立克次体等的病原学试验可参见本章常见寄生虫病、性传播疾病相关内容，了解其检验项目与应用。

二、感染的实验诊断策略

感染性疾病按其特征分类：隐性感染（亚临床感染），潜伏、显性（急性、慢性、全身、局部）感染和带菌（病毒）状态。医院感染近年来有所增加。当前，各种微生物变异所出现的新亚型、不典型株及耐药株等已成为主要的病原体，而且感染多由机体免疫防御能力下降而引起，例如结核分枝杆菌、卡氏肺孢菌、沙门菌（引起败血症）等；而且内源性感染与条件致病菌增加，其中肠道菌群和口咽部菌群引起最重要的内源性感染。

1．感染的实验诊断目的　筛查患者有无感染，可能是何种病原体感染，确定感染的病原体是属于细菌、病毒、真菌、寄生虫还是其他病原体及其种属、分型、株；并提供抗感染治疗的依据，例如药敏试验结果（敏感、中介还是耐药）、是否存在耐药株。此外，还需要对感染患者血液细胞数量、种类、病理变化和功能，特别是免疫功能（包括免疫细胞亚群、免疫球蛋白、特异性抗体和细胞因子等）做出评价；对肝肾功能、呼吸功能和凝血功能等重要系统、器官功能也需要了解，这有助于支持抗感染治疗与辅助治疗，避免患者发生感染并发症。

2．病原学试验标本的影响　感染病原学试验成功与否的关键之一是临床对标本的选择、采集和转运，错误的实验诊断结果绝大多数是由于标本的不恰当选择、不规范采集或转运过程失控，从而导致标本质量不合格。标本采集的首要问题是不能被污染（来自患者的正常菌群、操作者正常菌群、环境菌群的污染）；采集的时机应选择在使用抗菌药物前；对已经使用抗菌药物者，停药后采集；不能停药者在血药浓度最低时采集。临床病原学实验室应拒收质量不合格的标本，以保证合格标本获得正确的后续检验及试验结果。

3．感染的实验诊断流程　一般按以下五种试验先后顺序进行，但不同标本会有差别。例如，痰的细菌学试验常需要先涂片，显微镜检验后确定标本是否合格，再进行分离培养与鉴定；若是检测呼吸道病毒感染，也可以直接进行病毒核酸检测（例如流感病毒）。①直接涂片镜检：不染色镜检适合于观察病原体的运动、生长和形态，对螺旋体和真菌等有诊断意义。染色镜检：适合于观察病原体的染色、形态、结构和排列等，对细菌、真菌和寄生虫及某些病毒包涵体等引起的疾病有诊断意义，特别适合生理性无菌的液体标本。②病原体分离培养与鉴定：适合于细菌、真菌和少数病毒，是诊断其感染性疾病的"金标准"。③病原体抗原检测：细菌抗原检测在一些无菌或很少其他微生物标本的检查中有意义，例如脑脊液脑膜炎奈瑟菌、痰结核杆菌等。病毒抗原检测有助于病毒的早期诊断，例如肝炎病毒、轮状病毒、巨细胞病毒、呼吸道病毒、HIV 抗原等。真菌抗原，例如 G 试验、隐球菌和曲霉抗原检测有重要意义，隐球菌抗原还可作为确诊依据。④病原体抗体检测：细菌特异性抗体检出有一定的诊断意义，但特异性不如细菌直接检出或分离培养与鉴定。病毒抗体检测对急慢性病毒感染有意义，特别是 IgM 抗体阳性或双份血清试验更有诊断价值。真菌抗体检测一般有筛查意义，但敏感度和特异性较低。⑤病原体核酸检测：对一些细菌、病毒和真菌鉴定、耐药基因和流行病学调查有重要意义；病毒核酸的定量检测还可用于判断病毒的活动性、病毒载量和监测抗病毒疗效等。核酸检测阳性时要判断是定植、污染，还是感染。

三、常见系统感染与脓毒症的实验诊断

（一）血液与循环系统感染

原发性血液及循环系统病原体感染少见，临床上多继发于其他疾病如化脓性疾病、急慢性白血病、粒细胞减少症、淋巴瘤、骨髓瘤等血液系统病，艾滋病、呼吸道感染、肝病和糖尿病或者长期输液、导管介入治疗、血液透析、骨髓移植等导致的感染。血液与循环系统感染包括血流感染（bloodstream infection）和插管相关性血流感染、菌血症（bacteremia）、真菌血症（fungemia）、病毒血症（viremia）、骨髓炎、心内膜炎、静脉炎、淋巴感染等；涉及的病原体主要包括细菌、病毒、真菌和寄生虫等。

1. 标本采集   ①对继发感染以及出现不明原因的发热、皮疹、肝脾大、关节痛、昏迷、休克等，应考虑做血液或骨髓液的病原体检查。②体温超过 38 ℃时，在抗菌药物使用前、发热初期或高峰时或寒战后立即采血。③采血频率：成人患者 24 h 内，应从不同部位采血 3 次，送检 3 套血培养。最低要求是 24 h 内送检 2 套（每套包括需氧、厌氧各 1 瓶，累计共 4 瓶）。怀疑急性细菌性心内膜炎患者，3 套同时采集；怀疑亚急性细菌性心内膜炎，每次间隔时间 ≥ 15 min。婴幼儿 24 小时内 1 套即可。④采血量：成人每次采血 8 ~ 10 ml，最低不能少于 5 ml；婴幼儿为 1 ~ 3 ml，不能低于 0.5 ml。⑤标本送检：采血后立即注入血培养瓶，立即送检。不能立即送检时，室温保存，24 h 内送检。怀疑插管相关性血流感染，可以送检导管标本；也可以经皮、经导管同时采集血液标本进行血培养检查。采血时，将采血时间准确记录在培养瓶或检查单上，精确到分钟，以便于阳性报警时间（time to positivity，TTP）、差异报警时间（differential time to positivity，DTTP）等参数的计算。

2. 结果报告   血培养阳性结果报告分为三级，首次报告增菌培养结果、直接涂片染色镜检的结果，同时做药敏试验。第二次报告细菌初步鉴定结果及初步药敏试验结果；最后报告最终鉴定结果及标准药敏试验结果。阴性时 3 天发出初步报告，5 ~ 7 天发出正式报告。可以报告 TTP、DTTP。插管培养应报告半定量、定量结果。

3. 常见感染病原体   ①细菌类（培养）：病原体种类很多，常和局部感染病原体有相关性。常见葡萄球菌、链球菌和肠球菌属、肠杆菌科细菌、铜绿假单胞菌、流感嗜血杆菌等。②真菌类：酵母菌、白念珠菌是常见病原体（培养），马尔尼菲蓝状菌（外周血或骨髓涂片）亦可见。③寄生虫类：可见疟原虫（血涂片）、丝虫（血涂片）、利什曼原虫利杜小体（骨髓涂片）、弓形体（骨髓涂片）、锥虫等。④病毒类：一般多用非培养技术（抗原、抗体和核酸）检测，例如各种肝炎病毒（HAV、HBV、HCV）、人免疫缺陷病毒（HIV）、巨细胞病毒（CMV）和 EB 病毒（EBV）等。局部持续性感染也可形成病毒血症，如 HBV、HCV。

4. 应注意的问题   ①血培养阳性结合临床表现和其他检查结果，对脓毒症、血流感染、感染性心内膜炎、骨髓炎等有确诊价值。局部感染并发血流感染时，也可用以确定局部感染的致病病原体。②插管相关性血流感染的诊断阈值：一般以每毫升或导管的菌落形成单位（colony formation unit，CFU）报告。导管半定量培养：15 CFU/ 导管；定量培养 100 CFU/ml

或 1000 CFU/ml（未统一）。③区分污染和感染：此点最重要，包括菌种信息、多瓶多套生长情况、浓度和报警时间、感染源病原体信息等都可以提供病原学证据；同时结合临床，最后做出诊断。

（二）泌尿系统感染：参见第七章第四节。

（三）消化系统感染：参见第九章第五节。

（四）呼吸系统感染：参见第十章第一、三节。

（五）神经系统感染：参见第十五章第二节。

（六）生殖系统感染：参见第十六章第一节。

（七）外科与创伤感染

外科与创伤感染包括需要外科介入的感染如脓肿、外伤感染、Ⅰ类手术切口部位感染。需要注意皮肤原发性感染，如原发性的病毒性感染、皮肤癣菌所致感染。严重感染可继发菌血症和脓毒症等。

1．标本采集　一般情况下针对细菌进行检查，特殊情况下要考虑病毒、真菌等。对手术切口、各种窦道或创伤化脓性感染标本、闭合性脓肿标本等应采取有针对性的标本采集方法。

2．结果报告　分离出可能致病的病原体时报告种属名称及药敏试验结果。

3．常见病原体　细菌类：金黄色葡萄球菌、化脓链球菌等 β 溶血链球菌是常见病原体。皮肤因外伤、手术等有损伤时，局部原来的正常定植菌可导致感染。膈下尤其是会阴部位还包括肠道定植菌。封闭脓肿、深部创伤要考虑厌氧菌。特殊病原包括放线菌、奴卡菌、麻风分枝杆菌（地域性）、炭疽芽孢杆菌（职业相关）、红斑丹毒丝菌（职业相关）。病毒类：单纯疱疹病毒、水痘带状疱疹病毒等。真菌类：皮肤癣菌（3 类）、酵母菌、申克孢子丝菌、毛霉菌等。

4．应注意的问题　①阳性结果结合临床表现和其他检查结果，确诊相应感染性疾病。注意排除定植和污染。皮肤有正常定植菌。结果判断时要排除定植菌的污染。②检测时注意观察标本的颜色、黏稠度和气味等，以利于初步推测感染细菌的种类。如脓液为蓝绿色，推测可能是铜绿假单胞菌感染；脓液有黄色的"硫黄样颗粒"，放线菌感染的可能性大；脓液或分泌物有恶臭，疑为厌氧菌感染。局部组织产生大量气体，组织肿胀和坏死，皮下有捻发音，是产气荚膜梭菌感染。③脓液涂片检查：见到革兰氏阳性粗短大杆菌，两端钝圆，可能是产气荚膜梭菌；抗酸染色菌体部分呈阳性疑为奴卡菌；革兰氏阴性杆菌呈两端钝圆、多形性、着色不均匀、有空泡，可能是脆弱类杆菌。④封闭囊腔的脓液建议做增菌培养、厌氧菌培养。

（八）脓毒症

脓毒症（sepsis）是指由于机体对感染的反应失调导致的危及生命的器官功能障碍。脓毒症的实验诊断主要是对患者的系统与器官功能障碍或衰竭的评估，并通过病原学试验明确导致感染的病原体，对治疗脓毒症有十分重要的临床意义。脓毒症的实验诊断项目较多，感染筛查可用血常规检验 + CRP + PCT 三项组合试验；病原学试验项目根据患者具体病情选择，但一般血培养是首选；系统与器官功能试验主要选择凝血常规试验、肝肾功能试验和血气分析。脓毒症器官衰竭时普遍采用序贯性器官功能衰竭评分（sequential organ failure assessment，SOFA），见表 8-1。当 SOFA 评分 ≥ 2 时可以认为患者出现器官衰竭。因此，脓毒症 = 感染 + SOFA 评分 ≥ 2。由于 SOFA 评分操作比较复杂，临床上可以使用床旁快速 SOFA（quick SOFA，qSOFA）标准识别重症患者。qSOFA 有 3 项标准：呼吸频率 ≥ 22 次 /min、意识改变以及收缩压 ≤ 100 mmHg。qSOFA 标准中符合至少 2 项，应进一步评估患者是否存在脏器功能障碍。

表8-1   脓毒症的序贯性器官功能衰竭评分（SOFA）

系统	检测项目	0	1	2	3	4	等分
呼吸	PaO_2/FiO_2（Kpa）	> 53.33	40 ~ 53.33	26.67 ~ 40	13.33 ~ 26.67且	< 13.33且	
	呼吸支持（是/否）				是	是	
凝血	血小板（10^9/L）	> 150	101 ~ 150	51 ~ 100	21 ~ 50	< 21	
肝	胆红素（μmol/L）	< 20	20 ~ 32	33 ~ 101	102 ~ 204	> 204	
循环	平均动脉压（mmHg）	≥ 70	< 70				
	多巴胺剂量（ug/kg/min）			≤ 5 或	> 5 或	> 15 或	
	肾上腺素剂量（ug/kg/min）				≤ 0.1 或	> 0.1 或	
	去甲肾腺剂量（ug/kg/min）				≤ 0.1	> 0.1	
	dobutamine（是/否）			是			
神经	GCS 评分	15	13 ~ 14	10 ~ 12	6 ~ 9	< 6	
肾	肌酐（μmol/L）	< 110	110 ~ 170	171 ~ 299	300 ~ 440	> 440	
	24 小时尿量（ml/24 h）				201 ~ 500	< 200	

备注：1. 每日评估时应采取每日最差值；2. 分数越高，预后越差

（徐元宏）

第二节　病毒性肝炎

病毒性肝炎（virus hepatitis）主要是由 5 种类型肝炎病毒（hepatitis virus，HV）引起的、以肝的炎症为主要表现的全身性感染性疾病。肝炎病毒可分为甲、乙、丙、丁、戊型等，其感染人体后临床表现基本相似。其他病毒如巨细胞病毒、EB 病毒等，也可引起肝的炎症，但各有特点，故不包括在病毒性肝炎内。

一、病毒性肝炎的检验项目与应用

各种类型的病毒性肝炎的检验项目主要包括应用免疫学试验检测患者血清中相应肝炎病毒的抗原和抗体，以及采用分子生物学技术检测肝炎病毒的核酸物质。

1. 肝炎病毒抗原

【目的】检测患者血清、粪便等其他体液标本中的病毒特异性抗原，用于确诊肝炎病毒的感染。

【应用】肝炎病毒感染人体后，病毒颗粒的一些蛋白质成分具有抗原性，可通过免疫学方法检测出来。有些病毒可以产生多种抗原，例如乙肝病毒的外壳蛋白中具有前 S1 抗原、前 S2 抗原和表面抗原（HBsAg），病毒的核心部分具有核心抗原（HBcAg）和 e 抗原（HBeAg），这几种抗原中的 HBsAg 和 HBeAg 作为临床常规检测。只要检出肝炎病毒的抗原，则表明患者感染了肝炎病毒。另外，某些肝炎病毒（例如乙肝病毒）的抗原定量检测及其动态观察，可以作为预测其是否由急性肝炎转为慢性肝炎的判断依据。

2．肝炎病毒抗体

【目的】检测患者血清中的 IgM、IgG 型等抗体，用于辅助判断肝炎病毒是处于现症或近期感染，还是既往感染，以及判断肝炎病毒疫苗接种的效果。

【应用】血清 IgM 抗体检测用于急性肝炎的早期诊断及判定预后。抗肝炎病毒的 IgM 是病毒感染后早期产生的抗体，患者血清中 IgM 抗体阳性提示存在现症感染，表明机体处于病毒感染的急性期；乙肝或丙肝患者如果 IgM 抗体持续阳性不转阴性，提示可能转为慢性肝炎。血清抗肝炎病毒的 IgG 抗体检测用于病毒既往感染的诊断。IgG 产生较 IgM 型抗体晚，但可长期存在于患者血液中，是既往感染的标志，其阳性也可见于急性肝炎恢复期或慢性肝炎。可以通过检测抗病毒 IgG 抗体对病情进行监测，观察其动态变化，恢复期血清抗体滴度高于急性期 4 倍以上有诊断意义，但应结合流行病学和临床表现进行分析。若仅检测抗体，更应结合其他资料判定临床意义。接种肝炎疫苗后，如果抗体阳性并达到一定滴度，可判断为免疫接种成功。

3．肝炎病毒核酸

【目的】检测患者血清、粪便等其他体液标本中的病毒特异的 DNA 或 RNA，用于确诊肝炎病毒的感染和监测抗病毒性肝炎的疗效等。

【应用】常见的 5 种肝炎病毒中，除乙肝病毒为 DNA 病毒外，其余皆为 RNA 病毒。在感染早期，抗体产生之前可以检测到病毒的核酸。标本中病毒的核酸阳性是感染的直接证据。例如，乙肝病毒 DNA 定量检测可反映病毒的复制程度，指导制订抗病毒治疗方案及检测抗病毒疗效；丙肝病毒基因分型可用于预测治疗反应、指导抗病毒治疗的时间和剂量，以及流行病学研究。

二、病毒性肝炎的实验诊断策略

病毒性肝炎的诊断主要依据临床表现、肝功能试验以及病原学试验等结果综合判断。

（一）临床表现应符合肝炎特点

各型病毒性肝炎的临床表现相似，患者一般表现为疲乏、食欲减退、呕吐、肝区压痛，部分病例出现皮肤巩膜黄染、尿色加深、肝脾大等症状，但也可以出现无症状感染。甲型肝炎和戊型肝炎主要经消化道途径传播，主要表现为急性肝炎；乙型肝炎、丙型肝炎和丁型肝炎主要经输血、性接触、母婴垂直传播等途径感染，除引起急性肝炎外，大部分表现为慢性肝炎，部分病例可发展为肝硬化、重症肝炎或肝癌。

（二）肝功能试验

主要用于判断肝功能受损程度。急性肝炎通常出现血清转氨酶，主要包括 ALT、AST 迅速升高和胆红素升高。转氨酶达峰值后缓慢下降，一般 3 ~ 5 周后降至正常；慢性肝炎时 ALT、AST 可持续或反复升高。ALT 结合于细胞的微粒体膜上，AST 主要位于线粒体内，AST/ALT 的参考值约为 0.87。当肝细胞轻度病变时，主要表现为 ALT 的升高，AST/ALT 比值下降。当肝细胞损害严重甚至坏死时，AST 会释放出来，AST/ALT 显著上升，比值越高提示肝损伤越严重。当出现肝衰竭时，肝细胞大量坏死，ALT 可快速下降而胆红素升高，两者变化相反，出现"胆酶分离"现象。

（三）病原学试验

主要用于确定肝炎病毒感染的类型。病原学试验是针对肝炎病毒的标志物，例如抗原、抗体及核酸等进行检测。临床上经常用于检测不同的肝炎病毒的标志物种类有所区别，针对甲肝和戊肝病毒主要检测抗体；针对乙肝病毒则抗原、抗体是最为常见的检测指标，其 DNA 的检测已广泛用于诊断及疗效监测；针对丙肝病毒主要检测其抗体和 RNA；丁肝多与乙肝重叠感染，主要针对其抗体检测。

1. 甲型肝炎　甲型肝炎病毒（hepatitis A virus，HAV）属于 RNA 病毒，引起的甲型肝炎属于急性肝炎，主要经过粪 - 口途径传播，可造成爆发或散发流行，潜伏期短，发病较急，一般不转为慢性，也无慢性携带者。甲型肝炎属于自限性疾病，预后较好。甲型肝炎的检验项目主要包括 HAV 核酸（HAV- RNA）、抗原（HAV-Ag）和抗体（包括 HAV-IgG 和 HAV-IgM），实验诊断策略见图 8-1（彩图见二维码）。

图 8-1

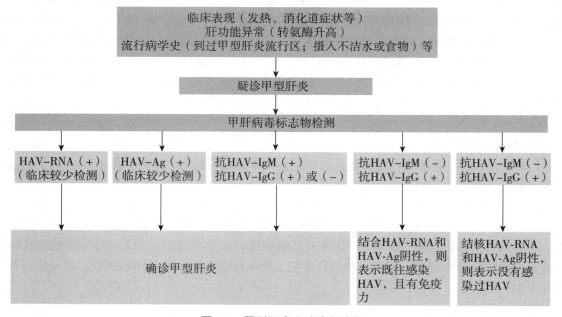

图 8-1　甲型肝炎实验诊断路径

2. 乙型肝炎　乙型肝炎病毒（hepatitis B virus，HBV）感染人体后，临床表现较复杂，呈现为不同的发展和结局。HBV 引起的乙型肝炎主要经过血液途径传播，围产期和儿童期急性感染大多数转为慢性肝炎，而成人期急性感染大多数可以恢复。根据 HBV 的主要标志物，包括血清 HBV 表面抗原（HBsAg）、HBV e 抗原（HBeAg）和 HBV 核酸（HBV-DNA），可以对慢性乙型肝炎初步分类，其实验诊断策略见图 8-2（彩图见二维码）。

图 8-2

临床表现（发热、消化道症状等）
肝功能异常（ALT升高等）
流行病学史（血液传播；母婴垂直传播）等

疑诊慢性乙型肝炎

乙肝病毒标志物检测

HBsAg（+）半年以上；且HBV-DNA阳性和ALT升高	HBsAg（+）半年以上；且HBV-DNA（+）和HBeAg（+），ALT正常	HBsAg（+）半年以上；且HBV-DNA（-）和HBeAg（-），ALT正常	血清HBsAg阴性，但血清和（或）肝组织中HBV-DNA阳性
确诊慢性乙型肝炎，且需要抗病毒治疗	确诊慢性HBV携带者，无需治疗，但需密切观察	非活动期HBV携带者	隐匿性慢性乙型肝炎

图 8-2　慢性乙型肝炎实验诊断路径

3．丙型肝炎　丙型肝炎病毒（hepatitis C virus，HCV）感染人体后，表现为急性、慢性肝炎。HCV 引起的丙型肝炎主要经过血液途径传播。HCV 的初发感染比较隐匿，大多数呈亚临床经过，20% ~ 30% 的感染者呈急性肝炎表现，病程一般 7 ~ 8 周，一部分患者体内的 HCV 可完全被清除而达到临床痊愈；少数患者可同时或重叠其他肝炎病毒（如 HBV）感染，引起重症肝炎；另一部分患者可转为慢性感染。40% ~ 60% HCV 感染者转为慢性丙型肝炎，一部分为转氨酶不升高的 HCV 携带者。根据 HCV 的主要标志物，包括血清抗 HCV 抗体（抗HCV）和 HCV 核酸（HCV-RNA），可以诊断丙型肝炎并指导治疗，其实验诊断策略见图 8-3（彩图见二维码）。

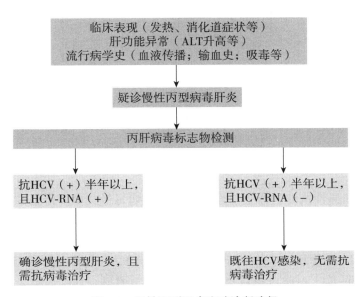

图 8-3

图 8-3　慢性丙型肝炎实验诊断路径

4．丁型肝炎　丁型肝炎病毒（hepatitis D virus，HDV）常与 HBV 同时感染人体，感染途径类似 HBV 感染，大部分是在 HBV 感染的基础上引起重叠感染。当 HBV 感染结束时，HDV 感染也随之结束。所以，慢性丁型肝炎实验诊断策略类似慢性乙型肝炎。

5．戊型肝炎　戊型肝炎病毒（hepatitis E virus，HEV）感染人体后，可表现为急性黄疸性肝炎、急性无黄疸性肝炎、重型肝炎（肝衰竭）和急性淤胆性肝炎，而表现为慢性肝炎者极少见。HEV 主要经过粪 - 口途径传播，水源传播可造成爆发流行。戊型肝炎为自限性疾病，一般预后较好；但重型肝炎（肝衰竭）多见于孕妇，病死率可达 5% ~ 25%。根据 HEV 的主要标志物，包括血清 HEV 抗原（HEV-Ag）、HEV 的 IgM 和 IgG 型抗体（HEV-IgM、HEV-IgG）和 HEV 核酸（HEV-RNA），可诊断慢性戊型肝炎，其实验诊断策略见图 8-4（彩图见二维码）。

三、病毒性肝炎的实验诊断

病毒性肝炎的诊断主要包括两个部分：病原学诊断和临床诊断，其中病原学诊断对确诊病毒感染引起的肝炎有决定性作用，而病原学诊断主要依赖病毒标志物的实验检查。

（一）甲型肝炎

HAV 感染引起甲型肝炎。HAV 属于 RNA 病毒。HAV 分为 4 个基因型，变异较小，但血清型只有 1 个，各地 HAV 无抗原性差别。HAV 感染后，机体可产生特异性抗体并获得持久免疫力，再次发病者少见。甲型肝炎发病有明显的流行性，可暴发或散在发病，病程较规律，可分为潜伏期、症状期和恢复期。潜伏期一般 15 ~ 50 天，平均 28 天左右。HAV 感染后，在患者血清转氨酶（ALT）升高前的 5 ~ 6 天，病毒已经存在于患者的血液和粪便中。发病 2 ~ 3

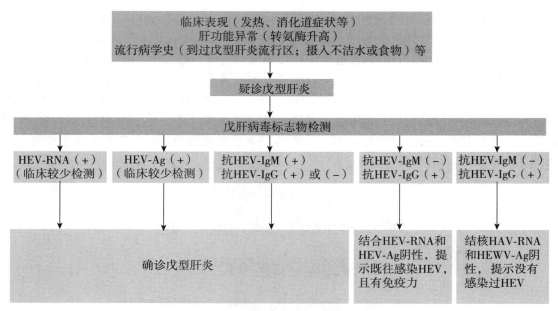

图 8-4 戊型肝炎实验诊断路径

周后，随着血清中特异性抗体的产生，血清和粪便的病毒量减少，传染性逐渐消失。HAV 感染的患者大多表现为亚临床或隐性感染，仅少数人表现为轻型无黄疸型或急性黄疸型肝炎，一般预后较好，多数在 2 个月左右就可治愈。主要实验诊断特征如下。

1. 抗 HAV-IgM 用于 HAV 早期感染的诊断。抗 HAV-IgM 是感染 HAV 后的早期抗体，感染 HAV 1 周后就能产生，绝大多数患者在就诊时即可查到，在发病后 2 周可达 100%，一般在血中持续存在 2 ～ 6 个月。血清抗 HAV-IgM 阳性表明机体 HAV 急性感染，它是早期诊断甲型病毒性肝炎的特异性指标；阴性时一般可以除外 HAV 的现症感染。

2. 抗 HAV-IgG 用于 HAV 既往感染的诊断。抗 HAV-IgG 的产生较 IgM 型抗体稍晚，一般在感染 HAV 约 10 天后血清即可出现，2 ～ 5 个月后达高峰，以后有所降低，但可长期存在于血液中。高滴度 IgG 型抗体对诊断 HAV 感染有参考价值；低滴度是既往感染 HAV 的标志。可用抗 HAV-IgG 对病情进行监测，观察抗 HAV-IgG 动态变化，恢复期血清抗体滴度高于急性期 4 倍以上有诊断意义，但应结合流行病学和临床表现进行分析。若仅检查抗体，更应结合其他资料判定临床意义。目前已有 HAV 疫苗，效果很好，接种后抗体阳性率达 90%以上。

3. 抗 HAV-IgA 用于 HAV 感染的辅助诊断。抗 HAV-IgA 是在感染 HAV 后肠道黏膜细胞分泌的局部性抗体，此抗体既可从甲型肝炎患者粪便中在 HAV 抗原（HAV-Ag）消失后检出（其阳性期可达 4 个月），也可从甲型肝炎急性期和恢复期患者血液中检出。

4. HAV 抗原 用于 HAV 早期感染的诊断。①粪便 HAV-Ag：HAV 感染后，首先在肠上皮细胞增殖，而后入血达肝细胞，在肝细胞内复制，形成病毒血症。HAV-Ag 阳性见于 70.6% ～ 87.5% 的甲型肝炎患者。HAV-Ag 于发病前两周可从粪便中排出，发病第一周粪便的阳性率约为 42.9%，1 ～ 2 周约为 18.3%，2 周后消失。粪便 HAV-Ag 的分泌和患者的感染期具有良好的相关性，如果粪便 HAV-Ag 阴性，一般不再需要对患者采取隔离或特殊的防疫处理措施。②血清 HAV-Ag：具有确诊甲型病毒性肝炎的价值。临床表现和流行病学极似甲型肝炎，而 HAV-Ag 阴性时，可能是病毒血症期已过，病毒在血中消失，此时应检查抗 HAV 抗体，以协助诊断。

5. HAV 核酸 用于确认 HAV 病毒复制和现症感染。HAV 基因组为单股正链 RNA，全长约 7.5 kb，由 5' 末端非编码区（5'NCR）、开放读码框架（ORF）和 3' 末端非编码区（3'NCR）组成。根据 HAV 核苷酸序列，可以将其分为 Ⅰ～Ⅶ基因型，感染人类的有 Ⅰ、Ⅱ、Ⅲ 及 Ⅶ型，我国以 Ⅰ 型为主。HAV 分子检测方法主要包括核酸分子杂交与反转录 PCR。RT-PCR 检查血清、血浆或粪便中 HAV-RNA 具有高灵敏度，比检测 HAV-Ag 更灵敏。HAV-RNA 阳性对诊断 HAV 感染具有特异性，特别对早期诊断意义更大，适合于有迁延过程的甲型肝炎以及急性感染的诊断。

（二）乙型肝炎

HBV 引起乙型肝炎。HBV 属于肝 DNA 病毒科的病毒之一，又称 Dane 颗粒，是乙型病毒性肝炎的病原体。完整的具有感染性的 HBV 颗粒直径 42 nm，分为核心和外壳两部分。核心中含有双股 DNA、DNA 聚合酶和核心蛋白，即 HBV 核心抗原（HBcAg）。外壳（外膜）为脂蛋白，即外壳蛋白，内含 HBV 表面抗原（HBsAg）。血中除有完整的 HBV 外，还可有小球形和管形颗粒，它们均是装配完整病毒过程中过剩的外壳，不含 DNA，其成分为 HBsAg。HBV 基因编码区包括 S、C、P、X。S 区表达的是 HBV 的外壳蛋白，产物依次是前 S1 抗原、前 S2 抗原和 HBsAg。C 基因编码表达产物是 HBV 核壳的核心蛋白，它可分为 C 基因和前 C 基因，其产物分别是 HBcAg 和 HBV 的 e 抗原（HBeAg）。HBcAg 是病毒核衣壳的组分，一般技术无法在血清中检出。HBeAg 不属于病毒的结构蛋白，合成后分泌至病毒颗粒外，病毒复制时在血清中出现。P 区编码表达产物是 DNA 聚合酶（DNA-P）。X 区编码表达的产物是 HBxAg，因产生的蛋白质尚未确定，故称 X 区。HBV 感染后，机体免疫系统可产生针对各种病毒抗原的特异性抗体。HBV 主要通过围产期传播（分娩）、医源性传播（输血、注射、手术、牙科操作等）、性传播（精液、阴道分泌物）和密切接触传播。HBV 感染可散发或地方性流行，无季节和地域性，可急性发病、无症状带病毒、持续带病毒感染、症状不明显和迁延不愈形成慢性乙型病毒性肝炎等。HBV 感染后，机体可产生针对不同 HBV 抗原的抗体，例如抗 HBsAg 的抗体（HBsAb）、抗 HBeAg 抗体（HBcAb），后者又可分为 IgG 型抗体（HBcAb-IgG）和 IgM 型抗体（HBcAb-IgM）。

乙型肝炎病毒感染后，转归比较复杂，可以为无症状带病毒者。发病有潜伏期、急性期和恢复期，还可转为慢性肝炎（迁延型或活动型）、肝炎后肝硬化、原发性肝癌及病后带病毒者等。HBV 有较大的变异性，变异模式较多，可使临床表现较为复杂。血清中各种 HBV 抗原与抗体的检测对乙型肝炎的诊断与监测的主要临床意义见表 8-2。

表8-2　HBV感染的血清标志物检测常见结果分析

HBsAg	HBeAg	HBcAb	HBcAb-IgM	HBeAb	HBsAb	临床意义
+	+	−	−	−	−	潜伏期或急性 HB 早期，HBV 复制活跃
+	+	+	+	−	−	急性或慢性 HB，HBV 复制活跃
+	−	+	+	−	−	急性或慢性 HB，HBV 复制减弱
+	−	+	+	+	−	急性 HB 恢复后期或慢性 HB，HBV 复制减弱
+	−	+	−	+	−	慢性 HB，HBV 复制停止
−	−	+	+	−	−	HBsAg 阴性的 HB，急性 HB 恢复期、尚未产生 HBsAb 和 HBeAb
−	−	+	−	−	−	既往 HBV 感染，未产生抗 HBsAb
−	−	+	+	+	−	急性 HB 恢复期，HBV 复制极弱，尚未产生抗 HBsAb

续表

HBsAg	HBeAg	HBcAb	HBcAb-IgM	HBeAb	HBsAb	临床意义
−	−	+	−	+	+	急性 HB 恢复期或痊愈
−	−	+	−	−	+	急性 HB 恢复期或痊愈，既往 HBV 感染
+	+	+	+	−	+	急性或慢性 HB，不同亚型 HBV 再感染
+	−	−	−	−	−	HBV 急性感染早期，无症状携带者
−	−	−	−	−	+	急性 HB 痊愈，接种疫苗后获得性免疫

1. 乙肝病毒表面抗原（hepatitis B virus surface antigen，HBsAg） 存在于感染者的血液、体液和分泌液中，一般与 HBV 同时存在，所以它是判断 HBV 感染的特异性血清标志物之一。血清中检测到 HBsAg，表明患者感染了 HBV。①急性乙型肝炎的潜伏期或急性期，绝大多数乙型肝炎患者发病后 1～4 个月均为血清 HBsAg 阳性，但约有 5% 的急性乙型肝炎和少数慢性乙型肝炎患者血清 HBsAg 为阴性，这些患者只有通过抗 HBc-IgM 或 HBV-DNA 等检测才能确诊；② HBV 所致的慢性肝病、迁延性和慢性活动性肝炎、肝炎后肝硬化或原发性肝癌等血清 HBsAg 多为阳性；③血清 HBsAg 持续阳性超过 6 个月以上，在短期内机体清除病毒的可能性较低，一般称为 HBsAg 携带者状态（HBsAg carrier status），但应进一步作其他检查；④ HBsAg 的定量分析：血清 HBsAg 含量变化是急性乙型肝炎预后的最好标志，在病程中间隔 3 周的两次血清检测 HBsAg 浓度减低一半以上，表明患者能够消除 HBV 而恢复健康；反之，则发展为 HBsAg 携带者状态，并且与发展为慢性乙型肝炎有关。急性乙型肝炎发病时，患者血清中通常可检测到 HBsAg 的浓度为（30～300000）μg/L，平均值为 40000 μg/L，与慢性肝炎类似。HBeAg 阳性的慢性乙型肝炎比阴性的患者具有更高的 HBsAg 浓度，无症状 HBsAg 携带者状态的血清 HBsAg 浓度平均为 8000 μg/L。

2. 乙型肝炎病毒核心抗原（hepatitis B virus core antigen，HBcAg） 是 HBV 的核心蛋白，往往与核酸在一起，具有传染性。它在肝细胞核内复制后移入细胞质，再被由细胞质合成的 HBsAg 包被形成完整的病毒进入血液中。血清中检出 HBcAg 是 HBV 复制的佐证。但因为 HBcAg 存在于 HBV 的核心中，外包 HBsAg，而 HBsAg 较 HBcAg 多万倍以上，装配 HBV 后往往剩余 HBsAg，而无多余的 HBcAg，又因 HBcAg 的抗原性很强，能产生高效价的 HBcAb，两者有很强的亲和力，在血清中形成免疫复合物后很快被清除，所以用一般方法在血清中查不到 HBcAg，但用特殊试验仍可查出。

3. 乙型肝炎病毒 e 抗原（hepatitis B virus e antigen，HBeAg） 是 HBV 核心颗粒中的一种可溶性蛋白质，具有抗原性。它存在于 HBV 颗粒内，与 HBV 有伴随关系。血清中检出 HBeAg 表明体内存在 HBV，并且有完整的 HBV 复制，肝细胞有进行性损伤，病情处于急性期，具有高度传染性。HBeAg 存在于 HBsAg 阳性者的血液中，出现时间稍晚于 HBsAg；HBsAg 滴度越高，HBeAg 的阳性率也越高；HBsAg 阴性者很少有 HBeAg 阳性。HBeAg 在血清中存在的时间短，为 3～6 周。急性乙型肝炎患者血清 HBeAg 转为阴性，通常与血清氨基转移酶活性下降和恢复期开始有关。在慢性活动性肝炎和 HBsAg 携带者中，HBsAg、HBeAg、HBcAb 均可为阳性，这种"三阳"患者具有高度传染性，且较难转阴性。HBeAg 单项阳性者很少见。若持续阳性超过 12 周，表明 HBV 感染转为慢性，提示急性转为慢性活动性肝炎。HBeAg 阳性转为 HBeAb 阳性时，一般表明病情好转或恢复。孕妇阳性可引起垂直传播，致 90% 以上的新生儿呈阳性。

4. 乙型肝炎病毒表面抗体（hepatitis B virus surface antibody，HBsAb） 是患者对 HBsAg 所产生的一种抗体，它对 HBsAg 有一定的中和作用，是一种保护性抗体，抗体可阻止 HBV 穿过细胞进入新的肝细胞,提示机体对乙肝病毒有一定程度的免疫力。HBsAb 一般在急性乙型肝炎发病后 3 ~ 6 个月才出现,80% ~ 90% 的患者在病毒消除后血清中可以检测到 HBsAb,但有时可延迟出现,一旦出现常可持续多年。极少的急性乙型肝炎病例可以同时检测到 HBsAb 和 HBsAg 阳性,这属于血清学不典型病程的乙型肝炎,HBsAb 可能在发病前已经是阳性,也可能是双重感染或再感染两种不同血清型的 HBV。成功进行乙型肝炎疫苗免疫接种的大多数人均可出现 HBsAb。HBsAg 消失、HBsAb 出现提示 HBV 感染痊愈,失去传染性并对相同血清型的 HBV 再感染具有免疫力。

5. 乙型肝炎病毒核心抗体（hepatitis B virus core antibody,HBcAb） 由于 HBcAg 的抗原性很强,感染后免疫反应出现最早,继之产生高滴度的 HBcAb。HBcAb 不是保护性抗体,能影响杀伤性 T 细胞对靶抗原的攻击作用,主要为 IgM 和 IgG 两型抗体。①抗 HBc-IgM：是机体感染 HBV 后,在血清中出现最早的特异性抗体,常继 HBsAg 和 HBeAg 阳性后出现在血液中,2 ~ 3 周即可达到高峰,可保持半年左右或更长。急性乙型肝炎时,抗 HBc-IgM 滴度显著升高,是近期感染 HBV、HBV 复制和传染性强的重要的血清标志物。恢复或康复时,抗 HBc-IgM 滴度逐渐降低,甚至消失；如持续不降和保持高滴度,提示转为慢性肝炎。慢性活动性肝炎时,抗 HBc-IgM 可持续低滴度阳性。检查抗 HBc-IgM 对 HBsAg 阴性的急性乙型病毒性肝炎更有意义。在无症状的献血者血清中,单独查到抗 HBc-IgM 阳性而无其他 HBV 血清学阳性结果可能为假阳性；若 HBV DNA 阳性则为新近感染；②抗 HBc-IgG：在急性乙型肝炎病程中出现较晚,在感染的恢复期和慢性持续性感染时均为阳性是感染过 HBV 的标志物。抗 HBc-IgG 对机体无保护作用,其阳性可持续数十年甚至终身。单项抗 HBc-IgG 阳性时,应注意随访观察,经输血或胎盘可以被动获得抗 HBc-IgG。

6. 乙型肝炎病毒 e 抗体（hepatitis B virus e antibody,HBeAb） 是患者或携带者经 HBeAg 刺激后所产生的一种特异性抗体,常于 HBeAg 后出现于血液中。HBeAb 检出表明 HBV 复制减少,传染性降低,病情好转,预后良好。也有少数患者的 HBV-DNA 整合在宿主肝细胞的 DNA 上,虽然 HBeAg 消失并转为 HBeAb 阳性,但病情尚未好转,仍具有高度传染性,此时应检查 HBV-DNA 更为可靠。HBeAb 不是保护性抗体,出现后不能保证 HBeAg 被清除。

7. 乙型肝炎病毒表面抗原蛋白前 S1、前 S2 及其抗体 蛋白前 S1（Pre-S1）、前 S2（Pre-S2）是 HBV 表面蛋白成分,为 HBV 侵入肝细胞的主要结构成分。抗 Pre-S1、抗 Pre-S2 是 HBV 的中和抗体。Pre-S2 阳性提示 HBV 复制异常活跃,有传染性。抗 Pre-S2 阳性见于乙型急性期及恢复早期,提示预后较好。

8. HBV-DNA HBV 基因组由一个不完全的双链 DNA 组成,分子量约 1.6×10^6 Da,基因组长度只有 3.2 kb,结构基因与调节基因序列之间重叠,甚至结构基因序列之间重叠,因此 HBV-DNA 序列的利用率很高。HBV-DNA 基因组负链 DNA 核苷酸序列上确定 6 个开放读码框架（ORF）,包括 S、C、P、X 区、前 - 前 -S 以及前 -X,前四个为早已确认的基因,分别编码 HBV 的结构蛋白 -S、C、P、X 蛋白；而前 - 前 -S 和前 -X 为新发现的新的编码基因,编码蛋白功能有待进一步研究。

　　HBV 分子检测主要检测 HBV-DNA,是反映病毒复制和传染性的直接标志物。阳性结果表明血液中存在大量 HBV,具有高度传染性,但阴性结果并不能除外 HBV 感染。定量检测需注意拷贝数越高,复制量越大,病毒活性越高,但不一定与疾病严重程度有关。HBV- DNA 可出现在抗体产生之前,所以可以用于献血员的筛查。

（三）丙型肝炎

　　HCV 引起丙型肝炎。HCV 为线状单股正链 RNA 病毒,是丙型病毒性肝炎的病原体。HCV 最初从输血后黄疸性肝炎患者的血清中检出,曾称为输血后肝炎、非甲非乙型病毒性肝炎。HCV 的传染方式与 HBV 相同，主要是经输血、注射感染，也能通过性接触和母婴垂直传染。急性丙型病毒性肝炎易转为慢性，发展为肝硬化的比例也较高，部分可恶变。丙型病毒性肝炎常与非肠道传染的乙、丁和庚型病毒性肝炎重叠感染，从临床表现上较难与以上几种病毒性肝炎鉴别，主要依靠实验诊断。抗 HCV 抗体与 HCV 核心抗原检测的主要临床意义见表 8-3。

表8-3　抗HCV抗体与HCV核心抗原检测的临床意义

抗HCV抗体	HCV核心抗原	临床意义
阴性	阴性	未感染
阳性	阳性	活动性感染（急性或慢性）
阴性	阳性	①早期感染；②免疫受损患者的慢性感染
阳性	阴性	①感染消退；②慢性感染，伴有轻微或间歇性病毒血症；③假阳性；④"被动"获得的抗体

1. 抗 HCV 抗体　抗 HCV 抗体属非保护性抗体，可分为抗 HCV-IgM 和抗 HCV-IgG 型抗体两类。①抗 HCV-IgM：对急性丙型肝炎的早期诊断和判定预后有意义，急性期的阳性率近 70%，病情恢复时可转阴。持续阳性提示可能已转为慢性肝炎。输血后感染 HCV，血清抗 HCV-IgM 阳性率可达 90% 左右，持续时间为 3 ~ 4 个月。②抗 HCV-IgG：一般在发病较长时间后才能检出，急性期的阳性率仅为 50%，所以对诊断急性丙型肝炎有一定的局限性，常用于献血者的筛选。抗 HCV-IgG 阳性可作为慢性丙型肝炎有无活动的指标，也是干扰素治疗无效的指标，但阴性并不表明病毒复制停止。抗 HCV-IgG 一旦出现，可持续存在。

2. HCV 核心抗原　HCV 核心 Ag 检测阳性：①可缩短 HCV 检测窗口期，早期发现 HCV 感染，从而采取早期治疗措施；②可鉴别自发病毒清除与慢性 HCV 感染患者；③高危人群筛查：血透人群，吸毒人群，免疫功能抑制无法产生抗体的患者，如 HIV 感染者等；④ HCV 现症感染的诊断，与 HCV RNA 良好相关；⑤患者病情监测及抗病毒治疗预后及疗效监测。

3. HCV-RNA　HCV 基因组为线状单股正链 RNA，整个基因组只含有一个开放读码框架，它编码多种结构和非结构蛋白，其羧基端具有螺旋酶 / 三磷酸核苷酶活性，氨基端有蛋白酶活性。NS5B 蛋白是 RNA 依赖的 RNA 聚合酶，为 HCV 复制所必需的酶，因此也成为抗病毒治疗的重要靶位。HCV 具有自发产生高变异株的能力，极易变异，目前已确定可以分为六个基因型及 50 多个基因亚型。目前的 6 个基因型分别为 1-6 型，亚型常见有 1a、1b、2b、3c 等。基因 1 型为全球分布，占感染者 70% 以上。由于 HCV 病毒目前尚未分离培养成功，因此确认病毒确切存在体内的唯一方法是检测样品中的 HCV RNA，尤其是在感染早期体内抗体产生之前。

（1）HCV-RNA：HCV-RNA 阳性是 HCV 感染的直接证据，表明存在活动性感染，且有传染性。HCV 感染后，在血清中抗 HCV 抗体出现和转氨酶升高之前病毒载量已达高峰，当血清中抗体出现后，病毒水平显著降低。因 HCV-RNA 比抗 HCV 抗体出现早，故可用于早期诊断及献血员的筛查。血清抗 HCV 抗体阳性，HCV-RNA 阴性，提示 HCV 已被清除或处于极低水平，应进行随访观察。因此，HCV-RNA 也可作为判断预后和疗效的指标。

（2）HCV 基因分型：可用于预测治疗反应以及指导抗病毒治疗的时间和剂量，以及流行病学研究。

（四）丁型肝炎

HDV 引起丁型肝炎。HDV 是缺陷型 RNA 病毒，无包膜，它不能单独存在于肝细胞内，必须依赖嗜肝 HBV 提供包膜蛋白完成包装，成为完整的 HDV，才能生存和寄生于宿主肝细胞内。HDV 与 HBV 形成专性共生体，只有感染了 HBV 才能使 HDV 复制，故一般都是 HBV 和 HDV 共同感染，或 HDV 继发于 HBV 感染。因此，丁型病毒性肝炎患者的肝损伤比单纯 HBV 感染的患者更重。

1. HDV 抗原（HDV-Ag）　主要存在受感染的肝细胞核和胞质内，在血清中出现较早，但持续时间仅 1 ～ 2 周，如检测不及时，往往呈阴性。但在慢性 HDV 感染中，HDV Ag 可呈波动性地反复阳性，因此，检出血清和（或）肝内 HDV Ag 阳性可诊断为 HDV 急性或慢性感染。血清学可检出部分 HDV 感染的患者，尚有相当一部分患者只有从肝组织检测 HDV-Ag 才能确诊。慢性 HDV 感染时，由于血清中抗 HDV 抗体滴度高，HDV-Ag 多以免疫复合物形式存在，用酶联免疫法或放射免疫法检测 HDV-Ag，可呈假阴性。HDV Ag 与 HBsAg 同时阳性，表示丁型和乙型肝炎病毒同时感染，患者可迅速发展为慢性或急性重症肝炎。急、慢性丁型病毒性肝炎患者血清 HBsAg 通常为阳性。

2. 抗 HDV 抗体　丁型肝炎病毒抗体分为抗 HDV-IgM 和抗 HDV-IgG。①抗 HDV-IgM 阳性：出现于 HDV 感染的急性期，且时间短暂，一般持续 2 ～ 20 周，可用于早期诊断。高滴度抗 HDV-IgM 是诊断急性丁型肝炎的标志，尤其是在 HBV 同时感染时，抗 HDV-IgM 往往是唯一可检出的 HDV 感染的血清标志物，而且 HDV 持续感染的活动期可检测到抗 HDV-IgM。②抗 HDV-IgG 阳性：一般只能在 HBsAg 阳性的血清中测得，是诊断丁型肝炎的可靠指标，即使 HDV 感染终止后仍可保持多年；

3. HDV-RNA　HDV-RNA 阳性是诊断 HDV 感染的直接证据，急性丁型肝炎时可呈短暂或持续阳性，可在抗体产生之前检测到病毒 RNA，慢性丁型肝炎时呈阳性。

（五）戊型肝炎

HEV 为单股正链 RNA 病毒，是戊型病毒性肝炎的病原体。最近发现，HEV 的非结构区基因序列与风疹病毒相似，因此，有人建议将其归为风疹病毒科。流行病学和传染病规律类似 HAV，经粪 - 口途径感染，潜伏期 2 ～ 9 周，HEV 进入胃肠道后入血，并侵入肝复制，病毒释放入血和胆汁并排入粪便。发病时症状一般较重，表现为暴发性黄疸性肝炎的比例较高，死亡率较高。HEV 感染一般无慢性过程，也无慢性 HEV 携带者。

1. HEV 抗原　HEV 感染者的粪便或胆汁中可查出 HEV-Ag，HEV-Ag 阳性者可诊断为戊型肝炎。戊型肝炎患者粪便的阳性率仅为 21% 左右。

2. 抗 HEV 抗体　抗 HEV 抗体主要有抗 HEV-IgM 和抗 HEV-IgG 两型。抗 HEV-IgM 阳性提示现症或近期感染，在发病 3 个月内的阳性率较高。戊型肝炎患者血清中抗 HEV-IgM 的阳性率达 95%。抗 HEV 抗体应为戊型肝炎重要的诊断依据，但确诊时仍需要结合流行病学和临床表现，并排除甲型肝炎等。抗 HEV-IgG 出现较晚，但持续时间可很长，阳性表明 HEV 感染，但无法确定感染的时间；阴性提示无 HEV 感染或抗体水平极低。抗 HEV-IgG 应结合抗 HEV-IgM 检查结果分析其意义：①抗 HEV-IgG 阴性、抗 HEV-IgM 阳性，HEV 感染早期、急性期；②抗 HEV-IgG 阳性、抗 HEV-IgM 阳性，HEV 现症感染期或恢复期早期；③抗 HEV-IgG 阳性、抗 HEV-IgM 阴性，HEV 既往感染或恢复后期。

抗 HEV-IgG 与抗 HEV-IgM 基本上同时出现，故同时检测该两种抗体有助于戊型肝炎的诊断。

3. HEV-RNA　HEV 为单股正链 RNA 病毒，长约 7.5 kb，包括 3 个开放读码框架，组成包括结构区及非结构区。血清、胆汁、粪便中检出 HEV-RNA 是诊断急性戊型肝炎最特异的指标，急性期患者血清的阳性率为 70% 左右。

（冯珍如）

学科人物

临床案例

案例解析

第三节　性传播疾病

性传播疾病（sexually transmitted diseases，STD）简称性病，指通过性行为直接或间接接触而传播的一类感染性疾病。性传播疾病不仅侵犯性器官，而且还侵犯性器官附近的淋巴结、皮肤黏膜，甚至经血液循环累及全身的组织器官。STD 有 20 余种，包括：①细菌性 STD，如淋病、梅毒、软下疳和细菌性阴道炎等；②病毒性 STD，如尖锐湿疣、生殖器疱疹、艾滋病；③沙眼衣原体和解脲脲原体某些血清型引起的生殖系统感染。此外，还将生殖器念珠菌病、阴道滴虫病、阴虱病、疥疮、传染性软疣、乙型肝炎、股癣等列为性病范畴。我国卫生部于 2012 年颁布的《性病防治管理办法》中规定了梅毒、淋病、生殖道沙眼衣原体感染、尖锐湿疣和生殖道疱疹为重点防治的性病，艾滋病防治管理工作依照《艾滋病防治条例》的有关规定执行。

一、性传播疾病的检验项目与应用

主要通过各种病原学试验，包括直接涂片显微镜检验、病原体分离培养和鉴定、免疫学试验检测患者血清中病原体的抗原或抗体、分子生物学试验检测病原微生物的特异性 DNA 或 RNA 片段。临床意义与第一节第一部分感染的检验项目与应用类似。

二、性传播疾病的实验诊断策略

通过各种先进实验技术和方法，检测致病性病原体，病原体抗原、抗体或特异性核酸片段，是诊断性传播疾病的关键，实验诊断路径见图 8-5。

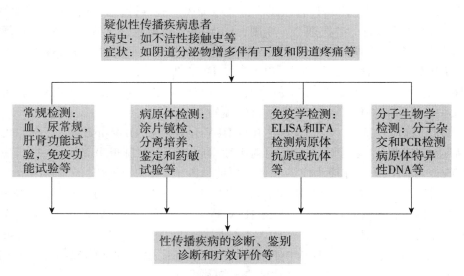

图 8-5　性传播疾病的实验诊断策略

三、性传播疾病的实验诊断

（一）淋病

淋病（gonorrhea）是由淋病奈瑟菌（*Neisseria gonorrhoeae*）引起的性病，是最常见的性传播疾病之一，淋病在我国居性病之首位。淋病奈瑟菌简称淋球菌，为革兰氏阴性双球菌，无芽孢，无鞭毛。淋球菌表面有三类抗原。人是淋球菌的唯一天然宿主，患者是传播淋病的主要传染源。淋病的主要传播途径是性接触，但亦可通过污染的衣物、毛巾等间接感染。淋病的临床表现以尿道炎、宫颈炎多见，典型症状为排尿困难、尿频、尿急、尿痛、排出黏液或脓性分泌物等。淋病也可侵犯其他器官如眼睛、咽部、直肠、和盆腔等，或经血行播散性感染，引起关节炎、肝周炎、败血症、心内膜炎或脑膜炎。

主要实验诊断特征：①直接涂片镜检：采集尿道脓性分泌物、阴道分泌物、宫颈和子宫内分泌物涂片，革兰氏染色后显微镜检查，可见细胞内、细胞外大量革兰阴性双球菌。直接涂片检查对男性淋病的诊断具有一定的价值。但对女性患者仅作为参考，由于女性阴道和直肠有许多正常菌群寄居，故对涂片所见的结果必须由培养结果得以证实方可报告。新生儿结膜分泌物见到胞内、胞外大量革兰氏阴性双球菌可初步诊断为淋球菌性结膜炎。②分离培养和鉴定：取尿道或宫颈分泌物培养出淋病奈瑟菌，临床可以明确诊断为淋病。淋球菌培养是诊断的重要佐证，对症状轻微或无症状的男性、女性患者都是比较敏感的方法，只要培养结果为阳性即可确诊。③免疫学试验：若检测到男性尿道分泌物中淋球菌抗原，与直接涂片阳性的意义一致。④分子生物学试验：检测淋病奈瑟菌的特异 DNA 片段，阳性有诊断意义；若要了解该细菌是否为活菌，可检测其 mRNA。

（二）非淋菌性尿道炎

非淋菌性尿道炎（nongonococcal urethritis，NGU）主要是指由沙眼衣原体（*chlamydia trachomatis*，*Ct*）和生殖道支原体通过性接触单一或混合引起的泌尿生殖系统感染，在尿道分泌物中检查不到淋病奈瑟菌，故称非淋菌性尿道炎。目前认为非淋球菌造成的尿道炎中，35% ~ 50% 与衣原体感染相关，20% ~ 40% 与支原体相关，其余病因尚不清楚。

沙眼衣原体是专门寄生在细胞内，具有独特的发育周期的原核细胞型微生物，是引起成人最常见的泌尿生殖系统感染的病原微生物，男性患者大部分非淋菌性尿道炎是由沙眼衣原体感染引起的，而女性患者最常见的原因是子宫颈炎和宫颈糜烂。沙眼衣原体感染还可引起性病性淋巴肉芽肿。

支原体是一类无细胞壁、形态上具有高度多形性，能通过除菌滤器，可在人工培养基中生长繁殖的最小的原核细胞微生物，由于其能够形成丝状与分枝状，故称为支原体。支原体科分为支原体属和脲原体属，常见的与泌尿生殖道感染有关的为解脲脲原体（*Ureaplasma urealyticum*，*Uu*）、人型支原体（M.）和生殖支原体（*M. genitalium*）。泌尿生殖道支原体存在无症状携带，以解脲脲原体为主；解脲脲原体可分为微小脲原体（*Ureaplasma parvum*，*Up*）和解脲脲原体两种亚型，二者培养形成的菌落外观一致，需要使用核酸检测方法进行区分。微小脲原体特别容易见于无症状携带者。

主要实验诊断特征：①直接涂片镜检：沙眼衣原体的独特发育周期中可观察到两种不同的结构—原体（elementary body）和始体（initial body）。原体具有感染性，始体或称网状体（reticulate body），为宿主细胞内的繁殖方式，无感染性。大量原体和始体聚集在细胞内形成包涵体。标本直接涂片、碘染色或姬姆萨染色后油镜下见到上皮细胞内的包涵体为阳性，结合临床可诊断沙眼衣原体感染。②分离培养与鉴定：细胞培养是诊断和鉴定沙眼衣原体感染的金标准。沙眼衣原体至少有 18 个血清型，其中 D ~ K 型能引起泌尿生殖系统感染，L_1、L_2、L_3 型引起性病淋巴肉芽肿，A、B、B_a、C 型引起沙眼。近年来沙眼衣原体引起的非淋菌性尿道炎发病率呈上升趋势。支原体培养：取尿道分泌物、尿液、前列腺液、精液、宫颈分泌物等标本培养，并根据生化反应和典型的菌落特点进行初步鉴定，是目前国内医疗机构进行解脲支原体和人型支原体检测的主要手段，而且主要使用液体培养基直接检测并同时进行支原体药敏试验。③免疫学试验：用直接免疫荧光抗体（DFA）染色检测上皮细胞内的衣原体抗原和酶联免疫法检测标本中的衣原体可溶性抗原，也可采用胶体金免疫层析技术进行快速检测，阳性结果结合临床可诊断沙眼衣原体感染。生殖道的支原体中，Uu 和 Mh 的免疫学试验主要用于培养后的进一步鉴定，在临床工作中进行感染的诊断意义不大。Mg 与肺炎支原体有很多交叉反应，主要靠分子生物学技术进行检测。④分子生物学试验：采用核酸探针分子杂交或核酸扩增方法检测解脲脲原体、人型支原体、生殖支原体或沙眼衣原体的特异性 DNA 片段，快速、敏感，但应注意假阳性。区分 Uu 和 Up 主要使用核酸检测的方法。目前新的核酸检测方法可以采集尿液检测生殖道支原体，但尿标本一般适用于 RNA 检测，优点为无创、方便、敏感性和特异性高。可用于大规模人群筛查。

（三）梅毒

梅毒（syphilis）是由梅毒螺旋体（*treponema pallidum*）引起的性传播疾病。人是梅毒的唯一传染源，主要通过性接触传播，非性接触也可以传播。梅毒螺旋体几乎可在人体内任何组织或器官引起多变的临床表现。梅毒分为获得性梅毒和先天性梅毒。梅毒螺旋体可以通过胎盘传染给胎儿，导致死胎或流产、早产。获得性梅毒分为三期，①一期梅毒或初期梅毒：主要为梅毒螺旋体侵入外生殖器后，经过潜伏期，在外生殖器形成丘疹，最后出现硬下疳，无痛性溃疡，表面少量浆液分泌物中有大量螺旋体，传染性强。1 ～ 2 个月后下疳愈合，梅毒血清学试验通常为阳性。②二期梅毒：螺旋体由淋巴系统进入血液循环，引起皮肤、黏膜、骨骼、内脏、心血管及神经损害。全身出现多种梅毒疹及广泛的无痛性淋巴结肿大。在梅毒疹及淋巴结中有大量螺旋体。梅毒血清学试验通常为阳性。③三期梅毒或晚期梅毒：破坏性损伤大，全身各处可出现树胶肿，愈后留有萎缩性瘢痕。侵犯内脏，导致心血管梅毒、神经梅毒、骨梅毒、眼梅毒等，严重危及患者生命。损害部位梅毒螺旋体少。

主要实验诊断特征如下。

1．直接涂片镜检　①非染色方法：取下疳分泌物、梅毒疹、病灶渗出物或局部淋巴结穿刺液，采用暗视野显微镜观察梅毒螺旋体的特征性形态和运动方式。该方法是诊断早期现症最直接的方法，但由于受到患者用药、检测仪器状态和检测人员技能等条件的制约，实际检出率并不高。未检测到梅毒螺旋体，并不能排除患梅毒的可能性。②染色方法：梅毒螺旋体革兰氏染色不易着色，可采用镀银染色法或直接荧光染色法观察病损组织、分泌物或体液中的螺旋体。

2．免疫学检测

（1）非梅毒螺旋体抗原血清试验：检测患者血清中宿主针对机体组织破坏后暴露的类脂质抗原或者螺旋体表面的类脂质产生的非特异性抗类脂抗原的抗体（反应素）。检测方法包括：性病研究室试验（venereal disease research laboratory，VDRL）、快速血浆反应素（rapid plasma reagent，RPR）试验、甲苯胺红不加热血清反应素试验（toluidine red unheated serum test，TRUST）。目前最常用的是 RPR 和 TRUST。① VDRL 试验：在梅毒螺旋体感染后 4 ～ 6 周或初期损害出现后 1 ～ 3 周出现阳性（阳性率为 70% ～ 75%），二期梅毒通常呈持续阳性（阳性率可达 99%），晚期梅毒阳性率减低。VDRL 试验适用于神经性梅毒的脑脊液检查，特异性高但敏感性低，阴性并不能除外神经性梅毒，FTA-ABS 试验阴性才可除外神经性梅毒。VDRL 试验有一定的假阳性，可见于结缔组织病、传染性单核细胞增多症、发热性疾病、丙型肝炎等。② RPR 试验比 VDRL 试验更为简单、快速、可靠，且适合于自动化检测，临床应用较多。

（2）梅毒螺旋体抗原血清试验：检测患者血中针对梅毒螺旋体特异性抗原蛋白（Tpl7、Tp37、Tp47）产生的特异性抗体。检测方法包括：荧光密螺旋体抗体吸收（fluorescent treponemal antibody absorption，FTA-ABS）试验、梅毒螺旋体血凝试验（treponema pallidum hemagglutination assay，TPHA）、梅毒螺旋体明胶颗粒凝集试验（treponema pallidum particle agglutination TPPA），梅毒酶联免疫吸附试验（TP-ELISA）与化学发光免疫分析法（CLIA），梅毒免疫层析法 - 梅毒快速检测，梅毒螺旋体蛋白印迹试验等。FTA-ABS 具有高度的特异性和敏感性，在一期阳性率为 85% ~ 95%，二期达 100%，三期仍可达 98% 以上。假阳性率 < 1%。FTA-ABS 试验阴性一般可除外梅毒。TPHA 的特异性和敏感性与 FTA-ABS 试验接近，但阳性仍需与临床结合才能确诊。TP-ELISA 或 CLIA 可作为梅毒血清学诊断试验的首选方法，TPPA 一般用于筛选试验阳性标本的确证试验。

3. 分子生物学试验　梅毒螺旋体很难在体外培养，其核酸检测对感染的辅助诊断有一定意义，阳性结果需结合临床才能做出诊断。

（四）获得性免疫缺陷综合征

获得性免疫缺陷综合征（acquired immunodeficiency syndrome，AIDS）是由人类免疫缺陷病毒（human immunodeficiency virus，HIV）感染引起的一种综合征，简称艾滋病。HIV 属反转录病毒。HIV 感染人体，通过在 T 细胞和巨噬细胞内的大量复制使部分细胞发生损伤性死亡；HIV 可导致 $CD4^+T$ 淋巴细胞功能障碍，而体内 HIV 毒力变异株的出现及其自由复制使 $CD4^+T$ 淋巴细胞迅速减少至耗竭，导致整个免疫系统崩溃，感染者迅速发展成为 AIDS。

HIV 感染者是该病的传染源。HIV 传播途径主要有性接触传播、血液传播（包括应用血液制品、输血、共用被 HIV 污染的注射器具、手术器械等）和母婴垂直传播。AIDS 多数由 HIV-1 型引起，HIV-2 型主要在西非地域流行。自 1981 年美国首先发现 AIDS 和 1983 年首次分离出 HIV 以来，AIDS 已在全球蔓延。AIDS 传播速度快、病死率高，目前尚无治愈的方法。

1. AIDS 的诊断标准　美国疾病控制中心（CDC）关于 HIV 感染者发展为 AIDS 的肯定诊断标准包括 15 项，疑似 AIDS 的诊断标准包括 8 项临床和实验检查特征。

（1）AIDS 的肯定诊断标准：①在包括肺、颈部和纵隔淋巴结或除此之外的其他部位发生播散性球孢子菌病；② HIV 脑病；③在包括肺、颈部和纵隔淋巴结或除此之外的其他部位发生播散性组织胞浆菌病；④合并腹泻 > 1 个月的等孢子球虫病；⑤任何年龄的卡波希（Kaposi）肉瘤；⑥任何年龄发生的脑部原发性淋巴瘤；⑦ B 细胞性或未知免疫分型的其他非霍奇金淋巴瘤；⑧在包括肺、颈部和纵隔淋巴结或除此之外的其他部位发生的除结核分枝杆菌之外的分枝杆菌引起的播散性分枝杆菌病；⑨肺外结核菌引起的疾病；⑩反复发生的沙门菌引起的败血症；⑪HIV 消耗综合征；⑫$CD4^+$ 淋巴细胞计数 < 200 个 /μl 或百分比低于 14%；⑬ 肺结核；⑭ 反复发生的肺结核；⑮ 浸润性宫颈癌。

（2）疑似 AIDS 的诊断标准：①食道念珠菌病：新近发生的吞咽时胸骨后疼痛、口腔念珠菌病；②巨细胞病毒性视网膜病：眼底镜检查有典型表现；③分枝杆菌病：粪便、正常时无菌的液体或在肺、皮肤或颈部或肺门淋巴结以外的组织中发现抗酸杆菌；④卡波希肉瘤：皮肤或黏膜的红斑或紫色盘状皮损；⑤卡氏肺孢子菌性肺炎；⑥脑的弓形体病；⑦反复发作的肺炎；⑧肺结核。

（3）HIV 感染者发展为 AIDS 的进程：①急性感染期：HIV 初次感染后，血液中的 $CD4^+T$ 淋巴细胞减少并可查到 HIV 抗原，约 70% 在感染后 2 ~ 4 周开始出现发热等自限性症状，数周后症状减轻或消失；②无症状潜伏期：一般为 6 个月 ~ 10 年，患者血液中 HIV-RNA 的拷贝数较低，$CD4^+T$ 淋巴细胞逐渐减少；③艾滋病相关综合征（AIDS-related complex，ARC）：患者出现各种并发症，全血细胞常减少，$CD4^+T$ 淋巴细胞低于 400 个 /μl，CD4/CD8 比值倒置；④ AIDS：患者出现各种严重的并发症，如卡氏肺孢子菌性肺炎、卡波希（Kaposi）肉瘤、恶性淋巴瘤等，死亡率增高，5 年内死亡率可达 90%。$CD4^+T$ 淋巴细胞低于 200 个 /μl。

2. HIV 感染的实验诊断特征

（1）HIV 的分离与鉴定：HIV 分离培养最常用的方法是外周血单核细胞共培养。HIV 的培养对实验条件和技术要求较高，很少应用于临床实验室的常规检测。

（2）免疫学试验① HIV 抗原：ELISA 方法检测病毒衣壳蛋白 P24 抗原。在 HIV 感染早期尚未出现抗体时，血中就有该抗原存在。由于 P24 量太少，阳性率通常较低。现有学者用解离免疫复合物法或浓缩 P24 抗原来提高敏感性。ELISA 在 HIV 感染两周后开始出现病毒血症时可检测到病毒抗原，阳性提示病毒复制活跃，HIV 感染的急性期和晚期 p24 抗原均为阳性。②HIV 特异性抗体：主要有酶联免疫吸附试验（ELISA）、免疫荧光试验（IFA）和免疫印迹试验（WB）。HIV 抗体检测分为筛查试验和确诊试验。HIV 抗体检验应在经卫生行政管理部门正式批准的"HIV 初筛实验室"进行。血液标本用 ELISA 检查 HIV 抗体，结果阳性者为可疑感染者，其检验标本应经当地的"HIV 确证实验室"用更可靠的免疫印迹试验（WB）等方法来确定此抗体的特异性。如仍为阳性，即确定为 HIV 感染者。这是目前实验诊断的主要方法。已研究出用尿液或唾液来检验抗体的技术，但还未得到广泛应用。抗体检验的不足之处是 HIV 感染后抗体的出现需要数周的时间，这一阶段为不能检出抗体的"窗口期"，是危险的可能传播期。可以采用抗原检验法。随着检测技术的不断改进，第四代的筛选试剂中可同时检测 HIV 的抗原和抗体，明显缩短了检测的"窗口期"。

（3）HIV 常用实验诊断技术的应用①筛查试验：常用 ELISA、斑点免疫渗滤法（胶体金试纸条法）作为筛查试验，当普通人群的筛查试验阴性时，可排除 HIV 感染的可能性。对易感染 HIV 的高危人群应慎重，多次复查呈阴性并结合其他有关检查无阳性指征时，才可能除外 HIV 感染。当筛查试验重复两次阳性时，需做确诊试验。②确诊试验：免疫印迹法（Western blot，WB）作为确诊试验。选择 HIV 外膜蛋白抗体的免疫印迹试验，当出现两条 env 带（gp160，gp120，gp41），或一条 env 带加一条 p24 带时，方可确诊 HIV 感染。确诊试验在 HIV 感染早期、HIV-2 感染、某些自身免疫病、新近注射破伤风类毒素时，结果也可受到影响。因此，阳性结果也应结合临床及其他检查，如血液 CD4$^+$T 淋巴细胞计数等综合分析。③CD4 淋巴细胞计数：AIDS 实验诊断的主要标志是 HIV 免疫学试验阳性，并且血液中 CD4$^+$T 淋巴细胞 < 200 个 /μl 或比例低于 14% 的患者可以诊断为 AIDS。研究表明，血液 CD4$^+$T 淋巴细胞 < 200 个 /μl 的 HIV 感染者在无有效的抗病毒治疗条件下，80% 左右将在 3 年内发展为 AIDS。应用多色流式细胞术可准确计数血液中的 CD4$^+$T 淋巴细胞。

（4）分子生物学试验：采用核酸杂交法或 PCR 技术检测 HIV 的特异性 RNA，对诊断 HIV 感染有重要价值。用定量 PCR 技术可以定量检测标本中 HIV 的载量，对监测 HIV 感染者病情的进展和评价抗 HIV 药物治疗效果有意义。

（5）HIV 感染的实验监测：①每 3 ~ 6 个月计数血液中 CD4$^+$T 淋巴细胞数量，> 500 个 /μl 时，一般不进行抗病毒治疗；< 500 个 /μl 时，为抗病毒治疗指征；< 200 个 /μl 时，为增加抗卡氏肺孢子菌预防性治疗指征；< 100 个 /μl 时，为鸟分枝杆菌和巨细胞病毒预防性治疗指征。②每 3 ~ 6 个月或改变治疗方案后 1 个月检查血液中 HIV 的病毒载量。③结核分枝杆菌感染检查：痰涂片查抗酸杆菌、结核分枝杆菌培养或血清学检查结核杆菌抗体，监测有无并发结核病。④梅毒血清学试验（RPR 或 VDRL）：HIV 感染者梅毒激活的危险性增高。血清学诊断对梅毒的检查有重要临床价值，但 HIV 感染者抗体产生异常，HIV 感染继发梅毒后，梅毒血清学试验可能呈阴性，而且经抗梅毒治疗后可能失去 FTA-ABS 反应性，特别是患者 CD4$^+$T 淋巴细胞减低时更易出现。因此，美国 CDC 建议，HIV 感染者 RPR 或 VDRL 试验阳性一年以上应积极诊断梅毒，而且所有患者应进行脑脊液 VDRL 试验，阴性者可作为后潜伏期感染者处理，脑脊液细胞增多或 VDRL 试验阳性者则应视为神经系统梅毒。⑤血清弓形虫抗体：HIV 感染者 CD4$^+$T 淋巴细胞 < 500 个 /μl 时，极易因免疫功能低下发生弓形虫、肺孢子虫、隐孢子虫等感染，若血清弓形虫抗体阳性则为预防治疗的适应证。⑥血清巨细胞病毒（CMV）抗体：CMV 感染在晚期 AIDS 患者，尤其是 CD4$^+$T 淋巴细胞 < 50 个 /μl 时常见。血清学检查 CMV-IgG 阴性时出现 CMV 感染性疾病的危险性低。

（五）生殖器疱疹

生殖器疱疹（genital herpes）主要是由单纯疱疹病毒 2 型（herpes simplex virus type-2，

HSV-2）感染引起。HSV 属于 α 疱疹病毒亚科，单纯疱疹病毒属。HSV 为有包膜的 DNA 病毒，分为两个血清型，即 HSV-1 和 HSV-2。HSV-2 感染的典型症状是生殖器疱疹。有症状的生殖器 HSV 感染约有 85% 是由 HSV-2 引起，约 15% 是由 HSV-1 引起。HSV-2 感染的典型症状是生殖器疱疹，生殖器疱疹的复发率高，症状一般较轻，可作为传染源将病毒传播给性伴侣。

主要实验诊断特征①直接涂片显微镜检验：涂片经姬姆萨染色后镜检可见到多核巨细胞和胞核内嗜酸性包涵体，但它不仅限于 HSV 感染，因此单纯用它作为诊断依据不可靠。②病毒分离培养：病毒分离与鉴定是确诊的重要依据。在疑似疱疹性中枢感染的患者，可采集脑脊液直接进行 HSV 分离。在疑似播散性感染患者，可采集外周血的淋巴细胞进行 HSV 的分离。HSV 也可从组织样本中获得（如脑炎患者的脑组织）。鉴定病毒可用核酸杂交，HSV-2、HSV-1 单克隆抗体免疫荧光法鉴定及病毒分型。③免疫学试验：标本涂片后用单克隆抗体直接免疫荧光技术或免疫酶技术检测 HSV 特异抗原，阳性结果可结合临床诊断。血清抗体检测：目前应用的是检测 HSV-2 抗体，HSV-2 IgM 抗体阳性可诊断为原发或复发感染。在无病毒复发感染时，HSV-2 IgG 抗体滴度波动较大，可达 4 倍以上，难于用作诊断复发感染。④分子生物学试验：应用 PCR 技术或核酸杂交检测 HSV-DNA，可用于病毒的鉴定，其敏感性和特异性较高，但阳性结果应结合临床诊断。

（六）尖锐湿疣

尖锐湿疣（condyloma acuminata）又称生殖器疣（genital warts），为一种常见的性传播疾病，其病原体为人乳头瘤病毒（human papilloma virus，HPV），通过直接性接触传染，也可以通过间接接触如公用浴盆、浴巾、手巾等感染。HPV 衣壳由 72 个壳微粒组成。病毒基因组是双股环状 DNA。HPV 有 100 多个型，其中 HPV 6、11、16、18 等型可引起尖锐湿疣，以 HPV-6 型为主。高危型 HPV 感染尤其是 HPV-16、18 型，与宫颈癌和宫颈上皮内瘤变（CIN）的发生密切相关。典型的尖锐湿疣根据病史和临床表现即可做出诊断，组织学变化可由宫颈上皮的不典型增生至原位癌，严重者可发展为浸润癌。不典型的临床表现需要实验室检查进一步确诊。

临床案例

主要实验诊断特征①病理组织学检查：见到表皮过度角化、有大量空泡细胞，对临床诊断有参考价值。②免疫学试验：可采用免疫组化技术等方法检测病变组织中的 HPV 抗原。③分子生物学试验：主要是检测病变组织中的特异性 HPV-DNA。核酸杂交法或 PCR 方法可检测 HPV 不同类型，例如 HPV-6 型、HPV-11 型等的特异性 DNA 片段，对 HPV 感染有诊断意义；或用 PCR 法及免疫组化技术等检测病变组织中的 HPV 核酸与抗原，有助于诊断与鉴别诊断。

案例解析

（郑　芳）

第四节　结　核　病

结核病（tuberculosis）是由结核分枝杆菌（*mycobacterium tuberculosis*，*TB*）（以下简称结核杆菌），引起的慢性肉芽肿性炎症。结核杆菌可侵犯全身所有器官，以肺结核为主。世界上大约三分之一的人口存在结核杆菌潜伏性感染，即感染了结核杆菌但不发病，也不传播疾病。潜伏性感染者一生中发展为活动性结核的概率为 10%，当机体免疫功能降低，如感染 HIV、营养不良、罹患糖尿病或吸食毒品时，发病概率大为提高。若得不到有效的抗结核药物治疗，约三分之二的结核病患者将危及生命。结核病可以预防，而且绝大多数结核病患者通过合适的药物和标准的疗程可以治愈。

结核病常通过咳嗽和尘埃，也可通过摄入传播。当免疫功能降低时，经呼吸道或消化道侵入的结核杆菌在肺部或肠壁形成病灶，继而沿淋巴管进入血流，通过血行播散侵犯各脏器。临床表现因所累及脏器而异。肺结核早期或轻症患者可无症状或症状轻微，活动进展期可出现咳嗽、咳痰，午后体温升高，一般为 37 ～ 38℃，伴乏力或消瘦、盗汗等。结核病治疗和预防的关键是早期诊断和早期治疗。

一、结核病的检验项目与应用

（一）直接显微镜检查

【目的】标本直接或浓缩涂片、抗酸染色或荧光染色（金胺O），可筛查抗酸杆菌。

【应用】操作简便、成本低，快速获得初步诊断结果，尤其适合空洞型肺结核患者痰标本检查（因含菌量高，涂片镜检阳性率高）。以培养法为标准，3 份痰标本镜检诊断肺结核的敏感性约为 70%。以最终临床诊断、病理学/细胞学或微生物学为标准，镜检法检测胸腔积液、胸膜组织、尿液、脑脊液、腹腔积液的诊断敏感性分别为 0 ～ 10%、14% ～ 39%、10% ～ 30%、< 5%、0 ～ 42%。该技术的缺点是灵敏度低，检出限为 5000 条菌 /ml，并且无法区分结核杆菌与非结核分枝杆菌、活菌与死菌、抗结核药物敏感株与耐药株。此外，麻风分枝杆菌、诺卡菌属等抗酸染色均可呈阳性。

（二）分离培养与鉴定和药物敏感试验

【目的】结核杆菌可以在特殊的固体或液体培养基中培养生长，并通过肉眼观察和代谢产物的自动化检测，鉴定为结核杆菌，并为抗微生物药物敏感试验（AST）提供菌株，并获知对特定的抗结核药物的 AST 结果。

【应用】结核菌培养是结核病实验诊断的"金标准"，特异性 > 97%，灵敏度比镜检法高 30% ～ 50%。阳性结果为结核病诊断依据。因假阴性常见，故培养阴性结果不能排除结核病。该技术的缺点是操作复杂，培养周期长。液体培养法虽比固体培养法灵敏度高、培养周期短（一般需要 1 ～ 3 周，固体培养需要 3 ～ 8 周），但更易污染。以最终临床诊断、病理学/细胞学一致性或微生物学确认为标准，胸腔积液、胸膜组织、尿液、脑脊液、腹腔积液、心包积液的诊断灵敏度分别为 23% ～ 58%、40% ～ 58%、80% ～ 90%、45% ～ 70%、45% ～ 69%、50% ～ 65%。结核杆菌的 DST 可以提供确切的 TB 耐药的诊断。

（三）分子生物学试验

1. 实时荧光定量 PCR 法

【目的】应用 RT-PCR 等技术，定量检测 TB-DNA，辅助诊断结核菌感染。

【应用】实时荧光定量 PCR 法（RT-PCR）的敏感性、特异性，对于涂片阳性的标本分别可达 95% ～ 96% 及 100%，而对于涂片阴性的标本分别是 48% ～ 53% 及 96% ～ 99%。肺外结核局部标本诊断敏感性 < 90%，特异性 > 95%。以最终临床诊断、病理学/细胞学一致性或微生物学确认为标准，胸腔积液和脑脊液诊断敏感性分别为 56% 和 62%，特异性高，均为 98%。其他体液标本或组织差异显著。需要注意的是，核酸检测不能取代抗酸杆菌显微镜检查和培养。部分临床标本中存在 PCR 抑制剂，降低了核酸检测灵敏度，可能出现假阴性结果。此外，核酸检测不能区分死菌或活菌，不能用于抗结核治疗的疗效评价。

2. 线性探针杂交技术

【目的】通过分子杂交技术快速检测结核杆菌对异烟肼和利福平的耐药性。

【应用】线性探针杂交技术（line-probe assay，LPA）诊断敏感性及特异性高，对利福平、异烟肼耐药结核的检出率分别为 95% ～ 99%、88% ～ 92%，对异烟肼耐药性检测灵敏度低于培养法。可在 6 h 内完成多重耐药结核杆菌（MDR-TB）检测，一次检测多个样本，一天内检测多个批次。值得注意的是，此法不能取代常规的培养和药物敏感性试验，目前仅推荐用于痰涂片阳性的标本检测。

3. 结核分枝杆菌 - 利福平耐药 RT-PCR 技术

【目的】应用结核分枝杆菌 / 利福平耐药 RT-PCR 技术（X-pert MTB/RIF）同时、快速检测结核杆菌及利福平的耐药性。

【应用】X-pert MTB/RIF 操作简单，生物安全要求低，可在 2 h 内检测结核杆菌及其对利福平的耐药性。因其灵敏度及特异性高，目前推荐作为诊断可疑多重耐药结核菌（MDR-TB）或 HIV 合并结核感染的首要方法。Xpert MTB/RIF 可以用于检测特殊的非呼吸道标本（如淋巴结和其他组织），替代传统的涂片镜检、培养和（或）组织病理学检查诊断肺外结核疑似患者，还可作为镜检阴性结核疑似患者的补充检测。利福平耐药通常由 rpoB 序列突变导致，少量由 rpoB 基因区域之外的基因突变所致，因此该方法不能检出所有利福平耐药菌株，有时会出现与药敏试验表型检测不相符合的假阳性结果。此法不能完全取代传统的涂片和培养技术。

（四）免疫学试验

1. γ 干扰素释放试验

【目的】γ 干扰素释放试验（ interferon gamma release assays，IGRAs）是在体外检测患者外周血单个核细胞接触到结核杆菌抗原后，结核特异性效应 T 淋巴细胞所释放的 IFN-γ 量的多少，从而反映记忆 T- 细胞对结核杆菌抗原敏感性的强弱，可辅助诊断结核病。

【应用】IGRAs 诊断结核菌感染的敏感性高，不受大多数非结核分枝杆菌及卡介苗的影响。阴性结果排除结核病的可能性大。标本为外周血，取材方便，在肺外结核诊断方面具有一定应用价值。缺点是该试验不能区分潜伏性结核还是活动性结核，也不能区分是近期感染还是远期感染。此外，在小于 5 岁儿童、使用激素或免疫抑制剂患者等特定人群中，阴性结果不能排除结核病。IGRAs 常用酶联免疫斑点试验（enzyme-linked immunospot assay，ELISPOT）检测对结核杆菌反应的效应 T 细胞数量，简称为 T-SPOT。

2. 结核杆菌抗体检测

【目的】定性测定人体血清中特异性结核菌抗体，适用于各种结核病的普查、初筛、健康体检，但是被 WHO 禁止用于结核病诊断。

【应用】采用胶体金技术或 ELISA 技术检测人体血液标本中的结核分枝杆菌 IgG 和 IgM 抗体。少数非结核分枝杆菌及卡介苗接种史会导致假阳性。艾滋病等免疫缺陷的患者中，阴性结果不能排除结核病。该试验不能区分近期感染、既往感染还是隐性感染。阴性结果提示未感染过结核分枝杆菌。结核抗体阳性者对于活动性结核的辅助诊断，需结合临床表现和其他实验检测结果进行综合判断。

二、结核病的实验诊断策略

快速、准确的诊断与有效、及时的治疗是结核病控制的基础；病原学诊断，以及药物敏感性试验是结核病控制的关键。

通常，疑似结核病患者的实验诊断包括：采用标本直接涂片显微镜检查，进行快速、初步诊断；和（或）自动化核酸检测进行快速病原学诊断；采用培养技术，进行结核杆菌的分离、鉴定，和（或）线性探针杂交技术进行快速药敏试验；对一线和二线抗结核药物（固体法或液体法，包括喹诺酮类药物和可注射药物）进行药物敏感性试验。

对疑似肺结核患者，建议采集清晨第一口痰进行病原学试验。无法咳痰或咳痰涂片镜检阴性的疑似患者可采集诱导痰。无法采集诱导痰的疑似肺结核患者，可利用纤维支气管镜取样，包括灌洗液、活检等。但支气管镜检查后痰的诊断准确性可信度较低。对于疑似肺外结核患者，尤其对淋巴结和组织标本进行检测时，X-pert MTB/RIF 可替代涂片镜检法、培养法和病理活检法。2015 年世界卫生组织（WHO）提出的结核病的实验诊断流程详见图 8-6。

三、结核病的实验诊断

根据感染部位，结核病分为肺结核（pulmonary tuberculosis，PTB）和肺外结核（extra-pulmonary tuberculosis，EPTB）两类。实验诊断查到结核分枝杆菌，特别是培养阳性是诊断TB的重要依据。

（一）肺结核

肺结核（PTB）是由结核分枝杆菌感染肺组织引起的慢性传染病。人体感染结核菌后不一定发病，当抵抗力降低或细胞介导的变态反应增高时，才可能发病。肺结核的分型和分期①肺结核分型：原发型肺结核、血行播散型肺结核、继发型肺结核和结核性胸膜炎；②分期：进展期（痰菌检验转阳性）、好转期（痰菌检验转阴性）和稳定期（1个月查1次，达6个月以上痰菌检验持续转阴性）。

主要实验诊断特征：一般可以按照图 8-6（彩图见二维码）的 WHO 推荐的实验诊断路径进行诊断。痰、支气管灌洗液、胸腔积液标本的结核菌检验阳性，特别是培养显示结核分枝杆菌生长有诊断意义。多种技术包括病原学、免疫学和分子生物学技术的综合运用并结合临床，才能明确诊断。所有疑似肺结核患者均应采集痰标本检测结核杆菌，连续多次送检有利于提高检出率。采集痰、肺泡灌洗液等呼吸道标本进行抗酸染色或荧光染色的显微镜检查、结核杆菌培养和核酸检测。纤维支气管镜技术采样、肺组织活检标本行结核杆菌培养和病理检查有利于提高肺结核的确诊率。儿童患者容易将结核杆菌吞入胃中。对于不易咳痰的患儿，可以收集胃液进行结核杆菌检测。胃液结核杆菌检查对于儿童结核病诊断具有较好的敏感性。

图 8-6

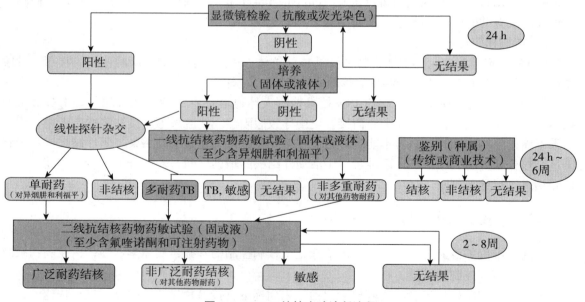

图 8-6　WHO 结核实验诊断流程

* 该检测流程具有高度样本依赖性（所有 TB 可疑患者均需进行培养），临床表现强烈怀疑 TB 但涂片阴性者进行培养可提高检测效率

（二）肺外结核

结核菌不仅通过呼吸系统感染而使人患肺结核病，还可通过血液或淋巴系统播散到人体的各个脏器。发生在肺部以外各部位结核病称为肺外结核，常见的肺外结核有淋巴结核、肠结核、骨结核、肾结核、附睾结核、泌尿生殖系结核、神经系统结核、结核性脑膜炎等。

主要实验诊断特征：疑似肺外结核患者宜采集相应的体液标本，包括胸腔积液、脑脊液、

结核病的实验诊断进展

临床案例

案例解析

腹腔积液、关节液，进行细胞计数、生化等检查，但最为重要的是进行结核杆菌涂片镜检和分离培养与鉴定，阳性实验结果可以明确诊断。当非侵入性检查不能获得病原学诊断时，可以采集组织标本进行微生物学和病理学检查。病变部位组织标本行结核杆菌培养是比较理想的选择。

由于结核性脑膜炎病情凶险，病死率高，早期诊断对治疗和预后极其重要。一般可以按照图 8-6 WHO 推荐的实验诊断路径进行诊断。分子生物学试验如 X-pert MTB/RIF 能在 2 h 内检测病原菌并报告对利福平的药敏结果，WHO 强烈推荐 X-pert MTB/RIF 作为结核性脑膜炎的首选实验诊断方法。

（孙自镛）

第五节　新发传染病

当前，人类正面临着新发传染病（emerging infection diseases，EID）的严重威胁，各种 EID 在世界各地不断出现，其中一些在我国也已陆续被发现。新发传染病主要是指新出现的或以前已出现过但近年其发病率有所增加，或流行地区有所增加，或面临增加危险的传染病。新发传染病中有 3/4 是人兽共患病，其中包括新发生的、新变异的和新传入的病原体。动物在新发传染病的发生上起了重要的作用。某些疾病原先在动物间传播，但病原体在发生基因变异后具备了在人群中传染的能力。这些新发传染病往往具有病原体多样、传染性强、传播速度快、流行范围广、影响因素多、病死率高等特点。

一、新发传染病的检验项目与应用

新发传染病的病原体大部分是病毒，直接涂片镜检和病毒分离培养和鉴定应用较少。免疫学方法检测患者血清中病原体的抗原或抗体应用较多。分子生物学试验可快速诊断，对一些病毒还可确定其类型。此类方法具有敏感性高、特异性强等优点，但应注意假阴性和假阳性结果对诊断的影响。

二、新发传染病的实验诊断策略

新发传染的诊断主要依据患者临床表现、流行病史、影像学检查等，并结合实验诊断的筛查与确诊试验结果而明确诊断。

（一）临床表现及流行病学特征

例如，重症急性呼吸综合征属于呼吸系统传染性疾病，除表现为发热、干咳、呼吸困难，肺组织严重损伤外，还可累及消化道、心脏及其传导系统、中枢神经系统。埃博拉病毒感染会引起严重的出血热表现。另外，传染性疾病诊断中一个重要环节就是调查流行病史，询问疑似感染者的接触史、是否到过疫区等信息。例如登革热主要是通过伊蚊叮咬传播，流行地区主要在热带和亚热带，具有雨季发病等流行病学特点。

（二）非病原学试验的应用

血常规、尿常规、流式细胞学检查与肝肾功能的生化试验等可以反映患者器官功能损伤的情况，辅助诊断疾病。例如，重症急性呼吸综合征（SARS）病毒感染的病程初期到中期白细胞计数通常正常或下降，淋巴细胞则常见减少。T 细胞亚群显著异常，肝功能指标不同程度升高。埃博拉出血热会表现为出凝血功能和肾功能的指标异常。

（三）病原学试验结果确定感染病原体

除了常规检测外，病原学试验主要是进行病毒抗原、抗体及核酸物质检测。可按图 8-7 的流程选择实验诊断项目，明确感染的病原体，并对患者器官功能状况等做出评估，有助于及时诊治与监测疗效。

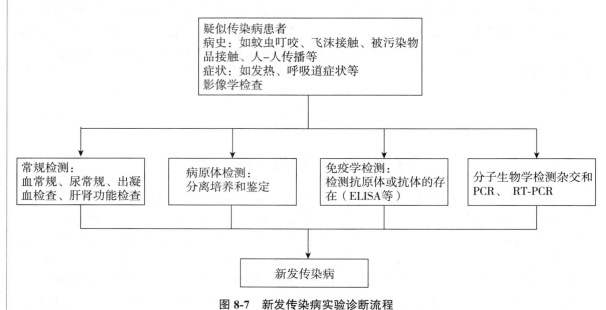

图 8-7 新发传染病实验诊断流程

三、新发传染病的实验诊断

（一）重症急性呼吸综合征

重症急性呼吸综合征（severe acute respiratory syndrome，SARS）是一种传染性极强的呼吸道系统疾病，又称非典型肺炎，2002—2003 年在我国及东南亚流行。临床表现为发热、干咳、呼吸困难，同时也可造成患者肺及免疫器官细胞死亡，以及引起一系列的精神症状。现已经确认一种新型的冠状病毒为 SARS 的病原体，WHO 将其命名为 SARS 冠状病毒（SARS-CoV）。SARS 冠状病毒的宿主细胞主要是上皮细胞，除了感染人的肺、消化道外，还可感染心脏及其传导系统，同时感染人的中枢神经系统的神经元。

主要 SARS 实验诊断特征①病毒核酸检测：SARS 冠状病毒为正义单链 RNA 病毒，复制不经过 DNA 中间体，其基因组是已知的 RNA 病毒中最大的，为 27 ~ 31 kb。反转录聚合酶链反应（RT-PCR）技术可检测到患者血液、呼吸道分泌物、大便等标本中的 SARS 冠状病毒的 RNA，阳性结果为 SARS 确诊试验之一，阳性结果判断：同一患者至少 2 份不同来源的临床标本（如上呼吸道标本和排泄物标本）检测结果阳性；或在病程间隔 2 天或 2 天以上采集的相同来源临床标本（如 2 个或多个上呼吸道标本）检测结果阳性；或对同一来源临床标本同时采用两种不同检测方法或重复 PCR 检测结果阳性。将患者标本接种到细胞中进行培养，分离到病毒后，还应以 RT-PCR 法来鉴定是否 SARS 病毒。②病毒抗体检测：在患者血清中查到 SARS 病毒特异性抗体是 SARS 确诊试验之一；恢复期较急性期血清效价呈 4 倍以上增长。③其他检测：病程初期到中期白细胞计数通常正常或下降，淋巴细胞则常见减少，部分病例血小板亦减少。外周血 T 细胞亚群中、$CD4^+$ 及 $CD8^+$ T 细胞均显著减少。丙氨酸氨基转移酶（ALT）、乳酸脱氢酶（LDH）及其同工酶等均可不同程度升高。血气分析可发现血氧饱和度降低。

（二）中东呼吸综合征

中东呼吸综合征的英文名称是 Middle East respiratory syndrome，简称 MERS。2014 年分别从沙特阿拉伯一个中东呼吸综合征冠状病毒（MERS-CoV）感染患者及其发病前接触过的单峰骆驼体内分离出基因序列完全相同的 MERS-CoV，同时在埃及、卡塔尔和沙特阿拉伯其他地区的骆驼中也分离到和人感染病例分离病毒株相匹配的病毒，并在非洲和中东的骆驼中发现 MERS-CoV 抗体，因而骆驼可能是人类感染来源，但不排除蝙蝠或其他动物也可能是中东呼吸综合征冠状病毒的自然宿主。MERS-CoV 已具备有限的人传人能力，但无证据表明该病毒具有持续人传人的能力。

MERS-CoV 属于冠状病毒科，β 类冠状病毒的 2c 亚群，是一种具有包膜、基因组为线性非节段单股正链的 RNA 病毒。MERS-CoV 与 SARS 基因组相似性为 55% 左右。SARS-CoV 受体为血管紧张素转换酶 2（ACE2），表达该受体的细胞主要位于人的肺部组织，而人的上呼吸道组织分布很少。MERS-CoV 受体为二肽基肽酶 4（Dipeptidyl peptidase 4，DPP4，也称为 CD26），该受体与 ACE2 类似，主要分布于人深部呼吸道组织。

主要实验诊断特征①病毒分离、鉴定与核酸检测：可从呼吸道标本中分离出 MERS 冠状病毒，但一般呼吸道冠状病毒在细胞中分离培养较为困难。MERS-CoV RNA 检测采用 RT-PCR（最好采用 real-time RT-PCR）法，呼吸道标本（咽拭子、鼻拭子、鼻咽或气管抽取物、痰或肺组织）中检出 MERS-CoV RNA 可确诊。②其他相关试验：外周血白细胞总数一般不高，可伴有淋巴细胞减少；部分患者血清肌酸激酶、天门冬氨酸氨基转移酶、丙氨酸氨基转移酶、乳酸脱氢酶、肌酐等升高。

（三）埃博拉出血热

埃博拉出血热（Ebola hemorrhagic fever，EHF）是一种严重的出血性疾病，由某一种埃博拉病毒（Ebola virus，EBOV）感染引起的最致命的病毒性出血热。EBOV 是毒力极强的病原体，病毒通过与患者直接接触而传播。典型症状和体征包括突起发热、极度乏力、肌肉疼痛、头痛和咽喉痛。随后会出现呕吐、腹泻、皮疹、肾和肝等多器官功能衰竭、出血和弥散性血管内凝血。

埃博拉病毒属于丝状病毒科，有包膜、不分段、单链的负链 RNA 病毒。已确定 EBOV 分 4 个亚型，即埃博拉 - 扎伊尔型（EBO-Zaire）、埃博拉 - 苏丹型（EBO-Sudan）、埃博拉 - 莱斯顿型（EBO-R）和埃博拉 - 科特迪瓦型（EBO-CI）。不同亚型具有不同的特性，EBO-Z 和 EBO-S 对人类和非人类灵长类动物的致病性和致死率很高；EBO-R 对人类不致病，对非人类灵长类动物具有致死性；EBO-CI 对人类有明显的致病性，但一般不致死，对黑猩猩的致死率很高。

主要实验诊断特征①病毒核酸与抗体检测：EBOV 是高度危险的病原体，必须在专门的实验设施内（4 级生物安全水平实验室）进行病毒分离与鉴定，一般实验室难以检测。反转录聚合酶链反应（RT-PCR）技术检测血液标本 EBOV-RNA 阳性可确诊 EBOV 感染；应用免疫学试验，例如酶联免疫吸附试验（ELISA）检测 EBOV 特异性 IgM、IgG 抗体或抗原，是诊断 EBOV 感染最为常用的实验诊断项目。患者血液中的病毒特异性 IgM 抗体在发病后 2 ~ 9 天出现，持续存在到发病后 1 ~ 6 个月；IgG 抗体在发病后 6 ~ 18 天出现，持续存在到发病后 2 年以上。对于部分急性期血清中特异性抗体滴度很低的患者，应同时进行病毒抗原或核酸的检测。②其他相关试验：血常规、尿常规试验、肾功能试验、血栓与止血试验用来评估患者的器官功能状态，患者常有血液淋巴细胞减少、血小板严重减低和转氨酶升高（AST > ALT）、肾衰竭、凝血功能障碍。

（四）人感染 H7N9 禽流感

人感染 H7N9 禽流感是由 H7N9 亚型禽流感病毒引起的急性呼吸道传染病，其中重度、重症肺炎病例常并发急性呼吸窘迫综合征（ARDS）、脓毒性休克、多器官功能障碍综合征（MODS），甚至导致死亡。自 2013 年 2 月以来，上海市、安徽省、江苏省先后发生的不明原因重症肺炎病例 H7N9 型禽流感是一种新型禽流感，是全球首次发现的新亚型流感病毒。禽流感病毒属甲型流感病毒属，除感染禽类动物外，还可感染人、猪、马、水貂和海洋哺乳动物。可感染人的禽流感病毒亚型为 H5N1、H7N9、H9N2、H7N7、H7N2、H7N3、H5N6、H10N8 等，

主要实验诊断特征①病原学试验。甲型流感病毒抗原筛查：呼吸道标本甲型流感病毒抗原快速检测阳性，仅可作为初筛试验。患者呼吸道标本采用实时 PCR（或 RT-PCR）检出 H7N9 禽流感病毒核酸；或从患者呼吸道标本中分离 H7N9 禽流感病毒；或动态检测双份血清 H7N9 禽流感病毒特异性抗体水平呈 4 倍或以上升高；可以做出人感染 H7N9 禽流感的诊断。②其他检测。患者早期白细胞总数一般不高或降低，重症患者淋巴细胞、血小板减少；多有血清 C 反应蛋白、乳酸脱氢酶、肌酸激酶、ALT 和 AST 升高等。

（五）登革热

登革热（dengue）是由登革病毒引起的急性传染病，主要通过埃及伊蚊或白纹伊蚊叮咬传播。登革热患者、隐性感染者和登革病毒感染的非人灵长类动物以及带毒的媒介伊蚊是传染源。登革病毒感染后可导致隐性感染、登革热及登革出血热。典型的登革热临床表现为起病急骤，高热，头痛，肌肉、骨关节剧烈酸痛，部分患者出现皮疹、出血倾向、淋巴结肿大、白细胞计数减少、血小板减少等。

登革病毒属黄病毒科黄病毒属。登革病毒共有 4 个血清型（DENV-1、DENV-2、DENV-3 和 DENV-4），4 种血清型均可感染人，其中 2 型重症率及病死率均高于其他型。登革热和登革出血热的发病机制与病毒的毒力、免疫病理损伤有关。初次感染登革病毒的人，临床上表现为典型登革热，不发生出血和休克；再次感染异型登革病毒时，病毒在血液中与原有的抗体结合，形成免疫复合物，激活补体，引起组织免疫病理损伤。

主要实验诊断特征①病原学试验：急性发热期可应用登革热抗原（NS1）检测及病毒核酸检测进行早期诊断，有条件可进行血清学分型和病毒分离。②病毒抗原或抗体检测：血清中特异性 IgM 抗体阳性有助于登革热的早期明确诊断。若在患者的血清中检出登革病毒抗原，双份血清恢复期抗体滴度比急性期升高 4 倍以上，亦可作为明确诊断依据。③出凝血功能试验：患者可见纤维蛋白原减少，凝血酶原时间和部分凝血活酶时间延长，重症病例的凝血因子Ⅱ、Ⅴ、Ⅶ、Ⅸ和Ⅹ减少。④全血细胞计数异常：患者白细胞总数减少，多数病例早期开始下降，病程第 4～5 天降至最低点，白细胞分类计数以中性粒细胞下降为主；多数病例有血小板减少，最低可降至 10×10^9/L 以下。⑤其他检测：患者尿液与肾功能异常，尿液可见少量蛋白、红细胞等，可有管型出现；血清尿素氮和肌酐升高。肝功能异常，超过半数患者血清转氨酶、乳酸脱氢酶升高、白蛋白降低。部分患者电解质紊乱，可出现低钾血症等。部分患者有心肌损伤，CK/CK-MB、BNP、肌钙蛋白升高等。

（六）寨卡病毒病

寨卡病毒病是由寨卡病毒（Zika virus）引起的一种自限性急性传染病，主要通过埃及伊蚊叮咬传播。世界卫生组织（WHO）认为新生儿小头畸形、吉兰 - 巴雷综合征（急性特发性多神经炎）可能与寨卡病毒感染有关。带病毒的伊蚊叮咬是本病最主要的传播途径。传播媒介主要为埃及伊蚊，白纹伊蚊、非洲伊蚊和黄头伊蚊也可能传播该病毒；亦可通过母婴传播（包括宫内感染和分娩时感染）、血源传播和性传播。寨卡病毒是一种蚊媒病毒，于 1947 年首次在乌干达恒河猴中发现。属黄病毒科黄病毒属，为单股正链 RNA 病毒，根据基因型分为非洲型和亚洲型。

主要实验诊断特征①病原学试验：血液、尿液和唾液等经 RT-PCR 技术检测病毒核酸阳性和血中分离培养出病毒可以确诊。一半患者发病 7 天内，如果检测到外周血清中寨卡病毒

RNA 阳性可以诊断，但由于窗口期比较短（3 ～ 7 天），即病毒血症期短，因此阳性窗口期之外的阴性结果不能除外感染。②病毒抗原抗体检测：由于寨卡病毒与登革热、西尼罗河病毒和黄热病等其他黄病毒会发生交叉反应，因此通过血清学方法做出诊断可能较为困难。③部分病例可有白细胞和血小板减少。

（徐元宏）

第六节　常见寄生虫病

寄生虫病（parasitic diseases）是寄生虫（parasite）侵入人体而引起的疾病。因寄生虫种类和寄生部位不同，引起的病理变化和临床表现各异。寄生虫侵入人体后是否发病，主要取决于侵入体内的寄生虫数量、毒力以及宿主（host）的免疫力。寄生虫病的病理变化主要包括虫体对宿主组织、器官的机械性损伤引起的损害，虫体分泌的毒素或酶引起的组织坏死，以及宿主反应引起的嗜酸粒细胞和其他炎性细胞的浸润，甚至形成嗜酸粒细胞性脓肿和对幼虫或虫卵产生的嗜酸粒细胞性肉芽肿等。

一、寄生虫病的检验项目与应用

用于寄生虫病的检验项目较多，一般可从常规筛查、诊断试验两个层面选择。

1. 血液、尿液和粪便常规检验

【目的】通过全血细胞计数、血涂片检查、尿沉渣检查和粪便涂片检查，可以发现由寄生虫感染所致的贫血，红细胞、白细胞数量与形态异常等；尿沉渣和粪便涂片也可以发现疑似寄生虫感染的改变等，可协助筛查一些寄生虫病。

【应用】血常规检验可作为血液寄生虫和其他寄生虫病的筛查。例如，钩虫感染所致的小细胞低色素性贫血伴嗜酸粒细胞增高，若有钩虫感染的流行病学资料、临床表现时，提示需要做粪便钩虫检查。一些血细胞分析仪还可以提示疟原虫感染等，有助于通过诊断试验进一步检查并确认。血液寄生虫（例如疟原虫、弓形虫）、生殖道寄生虫（例如阴道毛滴虫）、肠道寄生虫（例如蛔虫、阿米巴原虫）可在血涂片、尿沉渣和粪便涂片检查中发现线索或明确诊断。

2. 病原体检测

【目的】用显微镜直接检查送检标本中是否存在寄生虫的成虫、虫卵、包囊或其他在患者体内发育周期中存在的特征形态，阳性可作为确诊试验的依据之一。

【应用】血液或骨髓标本涂片染色检查疟疾的疟原虫、丝虫病的微丝蚴、弓形虫病的弓形体、黑热病的利杜小体等；粪便中的蠕虫卵、肠道原虫的滋养体和胞囊；阴道分泌物中的阴道毛滴虫等；若找到病原体即可确诊。若肉眼观察到寄生虫的成虫或幼虫等，例如蛔虫、蛲虫、绦虫节片等，也可以确诊。

3. 免疫学试验

【目的】通过免疫血清学试验检查患者血液、体液、分泌物等标本中寄生虫特异性抗原或抗体，除了可以辅助诊断寄生虫感染外，还对流行病学调查等也有特别的意义。

【应用】目前常用的血清免疫学试验有间接红细胞凝集试验（IHA）、间接荧光抗体技术（IFT）及酶联免疫吸附试验（ELISA）等，前者灵敏度较高，后两者灵敏度及特异性均较高。这些方法既可用于检测寄主的特异性抗体，也可检测虫体循环抗原或排泄抗原，可用于早期协助诊断及疗效评价。例如，机体感染血吸虫后早期，IgM、IgE 抗体阳性，有诊断意义。IgG 抗体阳性提示处于感染的恢复期或既往有感染。一般而言，血清特异性 IgM 抗体阳性提示急性感染，特异性 IgG 抗体的动态变化对慢性感染或既往感染诊断也有一定价值。

4. 分子生物学试验

【目的】采用 PCR 技术检测患者标本中的寄生虫病原体的 DNA，以协助诊断寄生虫病。

【应用】近年来，应用 PCR 技术对患者痰液、支气管肺泡液、血液标本中的肺孢子虫 DNA 进行检测，临床诊断价值较高；应用 PCR 技术和 DNA 杂交技术检测弓形虫 DNA，对诊断也有很大帮助；利用利什曼原虫微环 kDNA 序列设计的引物，做 PCR 及 DNA 探针诊断黑热病取得了较好的效果。PCR 检测方法可以直接检测血液，还可以检测滤纸干血滴上的疟原虫 DNA，具有良好的特异性和稳定性。

二、寄生虫病的实验诊断策略

寄生虫病的诊断主要依靠实验检查，但还须结合流行病学资料（如血吸虫病有疫水接触史、肺吸虫病有吃不熟的石蟹史等）、临床表现及影像学检查（超声检查、CT 检查）等协助诊断。寄生虫感染（parasitic infection）的实验诊断包括病原体检查、免疫学检查和分子生物学检查。病原体检查是确诊寄生虫感染的主要依据，但在感染早期、轻度感染、隐性感染、单性感染（仅有雄虫感染）或某些寄生虫感染后寄生的部位特殊而难以查出病原体，临床诊断困难；免疫学检查应用不同的免疫学方法检查特异性抗原或抗体，对流行病学调查等也有特殊意义。检测病原体十分困难时还可应用 PCR 技术检测寄生虫基因组特异性 DNA 片段等。

三、常见寄生虫病的实验诊断

寄生虫病的种类较多，由于寄生虫在人体肠道内寄生而引起的疾病统称为肠道寄生虫病。常见的肠道寄生虫有肠道蠕虫类和原虫类。常见肠道蠕虫包括蛔虫、钩虫、蛲虫、绦虫、肝吸虫和鞭虫等；常见肠道原虫包括阿米巴、贾第虫、滴虫等肠道寄生虫。粪便中寄生虫卵及原虫的检查是常用于诊断肠道寄生虫病的方法和重要依据。一些寄生虫病的病原体可在血液和血细胞内寄生，并可通过血液、骨髓检验等方法检出；常见的血液寄生虫有疟原虫、弓形体、利杜小体、微丝蚴等，它们分别是疟疾、弓形虫病、黑热病和丝虫病的病原体。采用厚、薄血涂片，骨髓涂片，厚血膜、鲜血滴等方法查到血液寄生虫病原体可作为确诊依据。下面简述几种重要寄生虫病的实验诊断。

（一）钩虫病

钩虫病（hookworm diseases）是由钩虫（hookworm）寄生于人体小肠引起的肠道寄生虫病。多数患者发病前曾有赤脚下田劳作的疫水接触史。患者有钩蚴性皮炎或肺炎、缺铁性贫血、肠功能紊乱、营养不良或异嗜症（喜吃生米、生豆、土块、瓦块、毛皮、木炭等），严重者可致心功能不全及儿童生长发育障碍等临床表现。

主要实验诊断特征①患者粪便中检查出钩虫卵即可确诊。如改良加藤法可提高检出率，进行虫卵计数和疗效考核；饱和盐水漂浮法检出率最高；钩蚴培养法可鉴别虫种。②血液常规检验：钩虫感染者可有慢性失血所致的低色素小细胞性贫血，白细胞总数和嗜酸粒细胞在感染初期增加，后期由于严重贫血而渐渐降低。

（二）疟疾

疟疾（malaria）是经按蚊叮咬或输入带疟原虫者的血液而引起疟原虫感染的虫媒传染病。寄生于人体的疟原虫共有四种，包括间日疟原虫、三日疟原虫、恶性疟原虫和卵形疟原虫，分别引起间日疟、三日疟、恶性疟及卵形疟。在我国流行的主要是间日疟和恶性疟；其他两种少见。患者主要表现为周期性规律发作，全身发冷、发热、多汗，长期多次发作后，可引起贫血和脾大等，严重者还可以引起疟疾性脑病等，危及生命。

主要实验诊断特征①外周血涂片（薄片或厚片）：若查到疟原虫，通常即可确诊。瑞氏染色可查到疟原虫滋养体、配子体和裂殖体，并可鉴别疟原虫种类。血涂片找疟原虫时，应当在患者寒战发作时采血，此时原虫数多、易找。需要时应多次重复查找，并一定要做厚血涂片检查。若临床高度怀疑而血涂片检查多次阴性，可做骨髓穿刺涂片查找疟原虫（阳性率较血涂片高）。②疟原虫核酸：聚合酶链反应（PCR）检测除了可以直接检测血样中的疟原虫 DNA 外，还可以检测滤纸干血滴上的疟原虫。DNA 探针检测疟原虫 DNA 具有良好的特异性和稳定性。③抗疟原虫抗体：一般在感染后 2 ~ 3 周出现，4 ~ 8 周达高峰，以后逐渐下降。现已应用的有间接血凝试验、间接免疫荧光试验与酶联免疫吸附试验等方法，阳性率可达 90%，但一般用于疑似病例筛查和流行病学调查。

（三）弓形虫病

弓形虫病（toxoplasmosis）是由刚地弓形虫（Toxoplasma gondii）感染所致的一种人兽共患疾病。母体妊娠时感染可传给胎儿，引起胎儿先天性弓形虫病，常导致胎儿畸形，且病死率高，是引起出生缺陷的重要因素之一。成人感染一般多为无症状带虫状态，当机体免疫功能受损时，隐性感染可活化，导致重症弓形虫病，常见于恶性淋巴瘤、白血病、艾滋病、肿瘤的放化疗等。刚地弓形虫感染后，机体可产生特异性抗体，血清学试验检测患者血清中的弓形虫特异性抗体有一定的临床诊断价值。

主要实验诊断特征：①患者血液、体液或穿刺液等涂片或病理切片染色镜检发现弓形虫的滋养体或包囊，结合流行病学史、临床表现即可确诊。②免疫学检查分为 IgM、IgG 抗体检测和患者血清循环抗原（CAg）检测。一般而言，血清特异性 IgM 抗体阳性提示急性感染，对早期诊断弓形虫病有意义。检测特异性 IgG 抗体的动态变化对慢性感染或既往感染诊断也有一定价值。孕前检查孕妇 IgG 抗体阳性，提示已获保护性免疫；若孕前检查孕妇血清抗体为阴性，而孕期呈阳性，则胎儿有感染弓形虫的危险，孕妇应自怀孕之日起每 6 周复查一次，如果抗体滴度逐渐升高，胎儿感染的危险性增大。③采用荧光 PCR 技术检测弓形虫特异性 DNA 片段对弓形虫病的诊断具有高度特异性、敏感性。

（四）血吸虫病

血吸虫病（schistosomiasis japonica）是由血吸虫寄生于人体内所引起的寄生虫病。在我国特指日本血吸虫病，是由日本血吸虫（schistosoma japonicum）寄生于人和哺乳动物体内所引起的疾病。它是危害人类健康的“五大寄生虫病”之一。根据临床病程分为急性、慢性、晚期血吸虫病。绝大多数患者发病前曾有疫水接触史或居住在流行区或曾到过流行区（有多次疫水接触史）。患者以发热、肝大及周围血液嗜酸粒细胞增多为主要特征，伴有肝区压痛、脾大、咳嗽、腹胀及腹泻等，无症状或间或有腹痛、腹泻或脓血便。多数伴有以左叶为主的肝大。少数伴脾大。常因严重感染出现肝纤维化门脉高压综合征而丧失劳动力，甚至危及生命。

主要实验诊断特征①病原学检查通过粪便检验找到血吸虫虫卵或毛蚴，或直肠活检发现血吸虫虫卵，结合流行病学史、临床表现即可确诊。机体感染血吸虫后可产生特异性 IgM、IgG、IgE 型抗体。②免疫学试验：常用环卵沉淀试验（circumoval preciptin test，COPT）、酶联免疫吸附试验（ELISA）等方法检查 IgM、IgG、IgE 抗体；环卵沉淀反应阳性是宿主体内存活日本血吸虫卵的指征，也可作为疗效观察的指标。患者 COPT 阳性率为 94.1% ~ 98.6%，有早期诊断价值。患者好转后环卵反应下降，但转阴时间较长。治疗后 1 年转阴率仅达 27% 左右，治疗后 2 年转阴率为 40% 以上，治疗后 4 年转阴率为 80% 以上。若血吸虫病患者距末次治疗时间已 3 ~ 5 年，而 COPT 环沉率 ≥ 3%，可结合临床表现考虑给予再治疗。ELISA 特异性和灵敏度较高（95% ~ 100%），假阳性率为 2.6%，可区分抗体的类型。血吸虫感染早期时，IgM、IgE 抗体阳性，有诊断意义。IgG 抗体阳性提示处于感染的恢复期或既往有感染史，可持续数年。

寄生虫病的实验诊断
进展

学科人物

临床案例

案例解析

（五）囊虫病

囊虫病（cyticercosis）是链状带绦虫（taenia solium）（又称猪肉绦虫）的幼虫（囊尾蚴，俗称囊虫）寄生于人体皮下、肌肉和眼部、脑部等组织、器官所引起的严重的寄生虫病。经口食入猪带绦虫卵后，虫卵到胃中经胃酸刺激后孵化出六钩幼，到达十二指肠下段钻入肠壁，随血行播散到组织、器官中，经 2～3 个月后发育成囊尾幼，潜伏期约 3 个月。临床表现应视囊尾蚴数量、寄生部位及人体反应而异。根据囊尾蚴的寄生部位分为皮肌型囊尾蚴病、眼囊尾蚴病与脑囊尾蚴病三种，常可产生皮下结节、肌肉无力、失明、癫痫甚至死亡等严重后果。

主要实验诊断特征：①粪便检验找到绦虫节片或绦虫卵有诊断意义。血清学试验检测囊虫的特异性 IgG 抗体可作为临床筛查或辅助诊断。②血清学试验常用 ELISA 法和间接血凝试验（IHA）等。ELISA 的阳性率可达 90%，特异性达 99%，临床应用较广，但应注意与棘球蚴感染有交叉反应；间接血凝试验的阳性率达 82%，其特异性也较高。当患者有相应的临床表现，排除了其他与之鉴别的疾病，而且血清和脑脊液中特异性 IgG 抗体均为阳性，或用 ELISA、IHA 两种试验检查特异性 IgG 抗体均为阳性，结合头颅 CT（或 MRI）显像和病史，可诊断囊虫病。人感染囊尾蚴后，体内产生的抗体在体内持续时间较长，有时甚至达 10 年以上，所以测抗体只能证实机体曾感染过囊尾蚴；而循环抗原的检测既可判定现症患者，又可评价治疗的近期效果。应提倡对猪囊尾蚴循环抗原的检测。

（李树平）

消化系统疾病的实验诊断

消化系统（digestive system）由消化道和消化腺两大部分组成。消化道是自口腔、咽喉，经食管、胃、小肠、大肠至肛门的连续性腔道；消化腺主要包括唾液腺、胃腺、肝、胆囊、胰腺及肠腺。消化系统的基本生理功能是摄取、转运、消化食物和吸收营养、排泄废物并防御外来的侵害。消化系统疾病的实验诊断主要是通过肝功能（包括胆囊功能）试验、胰腺功能试验、腹腔积液和粪便常规检验、消化系统相关的病原学与免疫学试验等，指导、支持或辅助消化系统疾病的诊断、鉴别诊断、疗效监测及预后判断等。本章主要论述肝硬化、非病毒性肝炎（病毒性肝炎在感染性疾病相关章节论述）、胰腺炎、消化道出血和腹泻等常见消化系统疾病的实验诊断。

第一节　肝　硬　化

肝硬化（cirrhosis of liver）的病因较多，以慢性病毒性肝炎和酒精中毒所致的肝硬化为主。肝硬化患者肝组织弥漫性纤维化，形成假小叶和再生结节，多器官、系统受累和肝功能损害，腹腔积液，晚期常出现多种严重并发症，重者危及生命。肝硬化通常起病隐匿，病程发展缓慢，可分为肝功能代偿期和失代偿期。代偿期肝硬化的肝功能试验等大多无异常或仅轻度异常，失代偿期则出现明显的肝功能受损或衰竭，血细胞减少症和止凝血功能异常，内分泌功能紊乱、免疫功能异常、电解质和酸碱平衡紊乱等。

一、肝硬化的检验项目与应用

（一）肝功能试验

1. 血清转氨酶

【目的】转氨酶是多种氨基转移酶的简称，常用于反映肝功能的是丙氨酸氨基转移酶（alanine aminotransferase，ALT）和天冬氨酸氨基转移酶（aspartate aminotransferase，AST）。ALT 主要存在于肝、肾、心脏和骨骼肌等部位，在肝细胞主要存在于细胞质中。AST 主要存在于心脏、肝、骨骼肌和肾等部位，在肝细胞主要存在于线粒体内。转氨酶属于细胞内功能酶，肝细胞坏死或肝细胞膜通透性改变时，酶进入血液致使血清酶活性增加，成为肝细胞损伤的标志物，可反映肝细胞损伤及损伤程度。

【应用】在肝硬化静止期，由于无肝细胞继续损坏，转氨酶可在参考区间内或轻度增高。肝硬化活动期，血清转氨酶可有轻中度增高，多在 100 ～ 300 U/L，并伴有其他肝功能受损的表现。胆汁性肝硬化时，转氨酶活性较高，与黄疸程度大致平行。如果肝硬化时肝细胞坏死严重，AST 升高程度可超过 ALT，通常 AST/ALT > 1.44 以上。

2. 血清 γ- 谷氨酰转肽酶

【目的】γ- 谷氨酰转肽酶（γ-glutamyltransferase，GGT 或 γ-GT）75% 以上存在于肝细胞微粒体，参与谷胱甘肽代谢，是反映慢性肝细胞损伤及其病变活动的敏感指标。

【应用】血清中的 γ-GT 主要来自肝、胆，在肝中 γ-GT 广泛分布于肝细胞的毛细胆管一侧和整个胆管系统，因此当肝硬化造成胆道梗阻时，血清中 γ-GT 增高。

3．血清蛋白

【目的】血清总蛋白（total protein，TP）主要为前白蛋白、白蛋白（albumin，Alb）与球蛋白（globulin，Glo）的总和。前白蛋白和白蛋白全部由肝合成，主要用于反映肝合成功能。前白蛋白反映肝合成与分泌蛋白质功能方面比白蛋白更敏感，近年来逐渐开始应用于临床。

【应用】肝硬化失代偿期患者由于肝合成蛋白功能障碍，引起蛋白减少，血清总蛋白减低，以白蛋白减少为主，出现 A/G 比值倒置，白蛋白水平与肝功能损害程度成正比。若白蛋白持续低于 30 g/L，A/G 比值明显倒置则预后较差；若白蛋白低于 25 g/L 以下，容易出现水肿或腹腔积液。血清蛋白电泳时，各组分发生显著改变，白蛋白显著减低；α_1 球蛋白、α_2 球蛋白减低，β、γ 球蛋白明显升高，常见 β 到 γ 区带连成一片，称为 β-γ 桥。

4．血清胆碱酯酶

【目的】胆碱酯酶（cholinesterase，ChE）主要在肝合成，合成后立即释放入血，随着肝的炎症改变和纤维化程度加重，血清 ChE 活性降低。因此，检测血清 ChE 主要用于诊断肝病和有机磷中毒等。

【应用】血清 ChE 在肝硬化失代偿期时活力常明显下降，其下降程度与血清白蛋白相平行。此酶反映肝储备能力，若明显降低，提示预后不良。

5．胆红素

【目的】血清胆红素（bilirubin，BIL）包括总胆红素（total bilirubin，TBil）、未结合胆红素（unconjugated bilirubin，UBil）与结合胆红素（conjugated bilirubin，CBil），TBil 是 UBil 与 CBil 之和。肝细胞损伤时，血清胆红素增高的幅度反映肝细胞损害的严重程度。

【应用】肝硬化时，肝细胞受到损害，肝功能减退，肝不能完全将 UBil 转化为 CBil；同时肝内胆管受压引起了排泄障碍，CBil 也不能完全排到胆道，导致胆红素在肝细胞中的摄取与排泄均存在障碍，表现为血清 TBil、UBil 与 CBil 均升高。CBil 增高后经肾排出，使尿胆红素试验呈阳性；此外，由于经肠道吸收的粪胆原增加，导致肾排出的尿胆原增多，故尿液尿胆原试验呈强阳性。

6．血清总胆汁酸

【目的】胆汁酸（bile acid，BA）是胆汁的主要成分，是消化、吸收生理功能所必需的物质。血清总胆汁酸（total bile acid，TBA）不仅可用于肝胆疾病的临床诊断，还能反映病情和评估疾病的预后。

【应用】当肝细胞损伤或胆道阻塞时都会引起胆汁酸代谢障碍。肝硬化时，由于肝细胞损伤、胆道梗阻及门脉系统分流等，出现血清 TBA 增高。

7．碱性磷酸酶

【目的】碱性磷酸酶（alkaline phosphatase，ALP）广泛存在于机体各组织器官内，含量以肝最多，其次为肾、胎盘、小肠和骨骼等。ALP 经肝胆系统排泄，当 ALP 生成增多或排出受阻时，均可使血液中 ALP 发生变化。血清 ALP 是肝硬化时反映胆道梗阻的指标。

【应用】肝硬化造成胆道梗阻时，ALP 明显增高，且与血清胆红素升高相平行。

（二）肝细胞纤维化试验

1．血清Ⅲ型前胶原氨基末端肽

【目的】在胶原生成初期，首先生成前胶原，前胶原受到肽酶切割分离，成为Ⅲ型胶原和Ⅲ型前胶原氨基末端肽（amino terminal of procollagen type Ⅲ peptide，P-Ⅲ-P），从组织进入血液。通过检测血液中的 P-Ⅲ-P 可以反映机体胶原的代谢情况及组织内纤维化程度。

【应用】血清 P-Ⅲ-P 是实验诊断肝纤维化和早期肝硬化的良好指标，它能准确反映肝纤维化程度、活动性及肝的组织学改变。伴有肝硬化的原发性肝癌，血清 P- Ⅲ -P 明显增高；肝硬化晚期由于Ⅲ型胶原合成减少，Ⅰ型胶原合成增多，故晚期患者Ⅰ型胶原增多，P- Ⅲ -P 降低或正常。

2. 血清Ⅳ型胶原及其分解片段

【目的】Ⅳ型胶原（Collagen type Ⅳ，C- Ⅳ）存在于肝内静脉血管区，中央静脉周围，沿窦状隙分布，是肝基底膜的主要成分。7S 片段是 C- Ⅳ氨基末端的四聚体，NC 片段是 C- Ⅳ羧基末端的二聚体。血清 7S、C- Ⅳ和 NC 片段从基膜降解而来，不是胶原合成产生的，是反映胶原降解的主要指标。在肝纤维化早期已有 C- Ⅳ沉积，故血清 C- Ⅳ及其产物的增加是肝纤维化早期的表现。

【应用】肝纤维化早期血液中 P- Ⅲ -P、7S 和 NC 片段含量均增加，以 7S 和 NC 片段更为明显；7S 和 NC 片段含量反映肝细胞坏死和纤维化发展趋势方面优于 P- Ⅲ -P，因此 C- Ⅳ合成增多是肝纤维化的早期表现之一。

3. 血清透明质酸

【目的】透明质酸（hyaluronic acid，HA）由肝内间质细胞合成。在肝纤维化时，血清 HA 增高是由星状细胞合成增加和肝血窦内皮细胞受损对血清 HA 摄取和降解减少所致。

【应用】肝硬化晚期，影响门腔静脉分流，进入肝内需要清除的 HA 减少，增加了血中 HA 的浓度。该指标反映活动性肝纤维化及肝功能不良，优于肝功能常规检测。

4. 血清层黏连蛋白

【目的】层黏连蛋白（laminin，LN）是构成细胞间质的一种非胶原糖，在肝内主要由内皮细胞及贮脂细胞合成，与胶原一起构成基底膜的成分；其生物学功能是细胞黏着于基质的介质，并与多种基底膜成分结合，调节细胞生长和分化。

【应用】血清 LN 水平常与Ⅳ型胶原、HA 等变化相平行，但对肝纤维化，尤其门脉高压诊断更敏感。

5. 血清单胺氧化酶

【目的】单胺氧化酶（monoamine oxidase，MAO）为一种含铜的酶，分布在肝、肾、胰腺等组织，在肝来源于线粒体。MAO 可加速胶原纤维的交联，血清 MAO 活性与体内结缔组织增生呈正相关，临床常用于观察肝纤维化程度。

【应用】80% 以上的重症肝硬化患者及伴有肝硬化的肝癌患者血清 MAO 活性增高，但对早期肝硬化反应不敏感。

6. 血清脯氨酰羟化酶

【目的】脯氨酰羟化酶（prolyl hydroxylase，PH）是胶原纤维合成酶，能将胶原 α 肽链上的脯氨酸羟化为羟脯氨酸。在脏器发生纤维化时，PH 在该脏器的活性增加；当肝纤维化时，肝胶原纤维合成亢进，血清中 PH 增高，因此测定血清 PH 活性可以作为检测肝纤维化的指标之一。

【应用】肝硬化时 PH 活性明显增高。原发性肝癌因大多伴有肝硬化，PH 活性亦增高。当肝细胞坏死加重伴胶原合成亢进时，PH 活性增高；如慢性中重度肝炎时因伴有明显肝细胞坏死及假小叶形成，PH 活性增高。

（三）腹腔积液检验

【目的】健康人腹腔仅有少量液体（< 100 ml）起润滑作用，这些液体无色、无味、清澈、透明，久置不凝固。在多种病理情况下，腹腔可出现较多的液体，称腹腔积液（peritoneal effusion）或腹水（ascites）。肝硬化所致肝功能受损、低蛋白血症常导致出现腹腔积液，一些炎症、感染、肿瘤、肾病等也可出现腹腔积液。通过穿刺获取腹腔积液并进行相关检验，包括腹腔积液常规检验、生物化学检验、免疫学和病原学试验等，可确定腹腔积液的性质和鉴别产

生腹腔积液的原因。

【应用】①鉴别漏出液（transudate）或渗出液（exudate）。通过多项检验结果可明确，对原发疾病的诊断与鉴别有意义（表 9-1）。②腹腔积液细胞成分变化。白细胞：无并发症的肝硬化患者白细胞一般＜ 100×10^6/L，约 90% 的自发性细菌性腹膜炎白细胞常＞ 500×10^6/L，而且以中性粒细胞增多为主（彩图 9-1）。嗜酸性粒细胞增多（＞ 10%），最常见于腹膜透析、充血性心力衰竭、血管炎、淋巴瘤、寄生虫感染（如包虫病）。红细胞：大量出现可见于出血性渗出液、恶性肿瘤、结核等。间皮细胞：增多表明腹膜受到刺激或损伤，如结核病并发积脓、慢性恶性积液等。浆细胞：出现见于慢性炎症和肿瘤。恶性肿瘤细胞：腹腔积液细胞学检验可以区分鳞癌、腺癌（彩图 9-2）和未分化癌，间皮瘤和淋巴瘤等。③病原体检验：漏出液一般无细菌。渗出液尤以脓性者通常可发现细菌，常见大肠埃希菌、葡萄球菌、肺炎球菌、产气荚膜杆菌及铜绿假单胞菌，这些腹腔积液以细菌培养及鉴定为主要检测手段；对于怀疑为结核杆菌引起的结核性腹膜炎，临床常用抗酸杆菌涂片及结核核酸 PCR 检测方法，但经常出现假阴性结果，需要多次采集检测。寄生虫病有时可见虫体。

表9-1　腹腔渗出液和漏出液的鉴别要点

鉴别要点	漏出液	渗出液
原因	多为非炎症因素所致	多为炎症、感染和肿瘤所致
外观	淡黄、透明或微浊	可为黄色、血性、乳糜等，多浑浊
比密（比重）	多＜ 1.015	多＞ 1.015
凝固性	不易凝固	易自发凝固
总蛋白定量	多＜ 25 g/L	多＞ 30 g/L
蛋白电泳	以白蛋白为主，球蛋白比例低于血浆	电泳谱与血浆相似
积液总蛋白 / 血浆总蛋白比值	多＜ 0.5	多＞ 0.5
pH	多＞ 7.4	多＜ 6.8
黏蛋白定性	多为阴性	多为阳性
葡萄糖定量	常＞ 3.3 mmol/L	常＜ 3.3 mmol/L
氯化物	多同血浆水平	常低于血浆水平
乳酸脱氢酶（LD）	多＜ 200 U/L	多＞ 200 U/L
积液 LD/ 血浆 LD 比值	一般＜ 0.6	一般＞ 0.6
细胞总数	常＜ 100×10^6/L	常＞ 500×10^6/L
有核细胞分类	淋巴细胞及间皮细胞为主	急性感染以中性粒细胞为主，慢性感染以淋巴细胞为主
病原体	无	可找到致病菌或寄生虫等

二、肝硬化的实验诊断策略

肝硬化的实验诊断策略包括确定有无肝硬化、寻找肝硬化的病因、肝功能分级及并发症，见图 9-1（彩图见二维码）。

1. 确定有无肝硬化　①肝功能减退：肝硬化代偿期肝功能检测大多正常或仅有轻度酶学异常，失代偿期普遍发生异常，且异常程度与肝的储备功能减退程度相关；②门脉高压：主要由肝硬化引起。肝纤维化及再生结节对肝窦及肝静脉的压迫导致门静脉阻力升高是门静脉高压的使动因素。

2. 寻找肝硬化病因　病毒性肝炎、慢性酒精中毒以及非酒精性脂肪性肝炎等是肝硬化发生的主要病因。在我国以病毒性肝炎为主，欧美国家以慢性酒精中毒多见。

3. 肝功能评估　肝功能试验能够探测肝有无疾病、监测肝功能状态以及查明肝病原因、判断预后和鉴别发生黄疸的病因等，对于肝病的确诊有重要意义。

然而，由于肝功能复杂，再生和代偿能力很强，因此根据某一功能所设计的试验方法只能反映肝功能的一个侧面，并且有些试验只能在肝损害达到一定程度才表现出异常。此外，当肝功能试验异常时，也要考虑是否有肝外因素影响。目前尚无一种理想的肝功能试验能够完整、特异地反映肝功能全貌，只能根据患者的临床症状和体征，适当选择检验项目，从而对肝功能做出正确而全面的评价。

4. 肝功能试验的应用　①疑为肝炎病毒感染时，选择血清肝炎病毒标志物和血清酶学检验。②了解肝细胞损伤程度，如酒精中毒、药物中毒时，选择血清酶学检验，如 AST 和 ALT、γ-GT 等。当轻度肝细胞损伤时，以 ALT 升高为主；当肝细胞严重损害时，以 AST 升高为主。当乙醇引起损伤时，以 γ-GT 升高为主。③反映肝的合成及功能：选择总蛋白（TP）、白蛋白（Alb）、白/球比值（A/G）及胆碱酯酶（CHE）、总胆红素（TBil）、结合胆红素（CBil）[又称直接胆红素（direct bilirubin，DBil）] 与总胆汁酸（TBA）等。④黄疸的诊断与鉴别诊断：选择 TBil、CBil（DBil）、碱性磷酸酶（ALP）、γ-GT、TBA 等项目，并检验尿胆原、尿胆红素。⑤怀疑为肝纤维化时，除检验 ALT、AST、TBil、TP、A/G、血清蛋白电泳外，应检测肝

图 9-1

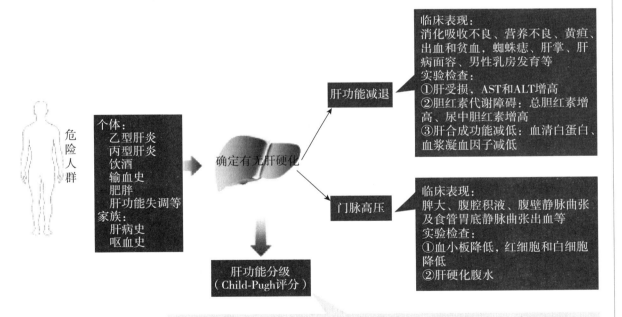

观察指标	分数		
	1	2	3
肝性脑病（期）	无	Ⅰ~Ⅱ	Ⅲ~Ⅳ
腹腔积液	无	少	多
胆红素（μmol/L）	< 34	34~51	> 51
白蛋白（g/L）	> 35	28~35	< 28
PT（对照秒）	< 4	4~6	> 6

分级	评分	1~2年存活率（%）
A	5~6	100~85
B	7~9	80~60
C	10~15	45~35

图 9-1　肝硬化实验诊断策略

纤维化血清标志物。⑥肝癌患者除检测一般肝功能外，还应检测甲胎蛋白（alpha fetoprotein, AFP）等肿瘤标志物、γ-GT 及其同工酶、ALP 及其同工酶等。

5. 是否有并发症　肝硬化往往因并发症而危及生命，上消化道出血为肝硬化最常见的并发症，而肝性脑病是肝硬化最常见的死亡原因。

三、肝硬化的实验诊断

1. 肝功能异常

（1）血清酶异常：血清转氨酶常有轻度或中度升高，多在 100～300 U/L；慢性活动性肝炎和亚急性重症肝炎引起的大结节性（坏死后性）肝硬化，转氨酶多有持续而较明显的升高；营养不良引起的小结节性（门静脉性）肝硬化，转氨酶多不升高或仅轻度升高。酒精性肝炎时，转氨酶升高较显著，待演变成肝硬化时，转氨酶多数仅轻微升高或正常；胆汁性肝硬化时，转氨酶活性较高，与黄疸程度大致平行。肝硬化晚期，肝细胞坏死严重，线粒体内 AST（m-AST）也释放入血，通常 AST/ALT 显著升高。由于肝细胞合成功能障碍，ChE 合成下降。进行性肝硬化时，血清 γ-GT 活性可轻度上升；终末期由于肝细胞严重损伤，微粒体破坏，γ-GT 合成减少，血清 γ-GT 活性增高不明显。

（2）血清蛋白异常：肝硬化由于肝合成蛋白功能障碍，引起蛋白减少，以白蛋白减少为主，白蛋白水平与肝功能损害程度呈正比，γ 球蛋白增高，A/G 比值减低或倒置。血清蛋白电泳时出现 β-γ 桥。

（3）高胆红素血症：肝硬化时由于胆红素摄取、结合、排泄障碍，血清总胆红素轻至中度升高，结合胆红素与未结合胆红素均可升高，但一般结合胆红素升高比未结合胆红素升高的幅度大。

（4）高胆汁酸血症：肝硬化时，肝对胆汁酸的代谢能力减低，血清总胆汁酸（TBA）在肝硬化的不同阶段均增高，增高幅度一般高于慢性活动性肝炎，即使在肝硬化的晚期亦如此。当活动性肝病处于稳定期时，胆红素、转氨酶及碱性磷酸酶等可处于参考区间内，但血清 TBA 仍维持在较高水平。

（5）血清肝纤维化标志物增高：血清透明质酸、层粘连蛋白、Ⅲ型前胶原肽、Ⅳ型胶原可显著升高，其升高幅度与肝纤维化的活动性、相对严重程度、代偿能力等有关。

（6）血清尿素和氨含量异常：肝硬化时，肝细胞将肠道吸收和代谢产生的氨合成为尿素的功能减退，使血清尿素浓度明显降低；氨未经肝解毒而直接进入体循环使血氨升高。生理状况下血氨浓度比较稳定，空腹静脉血的参考区间为 400～700 μg/L，动脉血为静脉血的 0.5～2 倍。肝硬化晚期并发肝性脑病和门体分流性脑病时，血氨常增高。

2. 血液学异常

（1）血细胞减少症：由于营养不良或吸收障碍、造血功能抑制、溶血、脾功能亢进、消化道出血等多种因素的影响，红细胞和血红蛋白可不同程度减低，导致贫血；白细胞数量常减低；血小板数量减低较为显著，多 $< 50 \times 10^9$/L。

（2）止凝血功能异常：肝合成凝血因子减少，血浆凝血酶原时间（PT）、活化部分凝血活酶时间（APTT）、凝血酶时间（TT）、出血时间（BT）均可延长，血浆纤维蛋白原浓度明显减低，加之血小板减少、毛细血管脆性增加，患者易发生皮肤及黏膜、胃肠出血等。

3. 免疫功能异常　血液 T 淋巴细胞数量可减少，CD3、CD4、CD8 细胞常平行下降。血清 IgG、IgA 水平可明显增高，尤以 IgG 增高显著。血清肝炎病毒标志物多为阳性，乙型肝炎病毒标志物的阳性率较高。部分患者可出现一些自身抗体，如抗核抗体、抗平滑肌抗体、抗线粒体抗体等。

原发性胆汁性胆管炎（PBC）血清免疫球蛋白增加，特别是 IgM；90%～95% 以上的患

临床案例

案例解析

者血清抗线粒体抗体阳性，其特异性可达 98%，其中以 M$_2$ 型特异性最好；约半数的患者抗核抗体阳性，主要是抗 GP210S 和 SP100 阳性，具有一定特异性。

4．内分泌功能紊乱　肝细胞对雌激素的灭能作用减弱，雄激素、糖皮质激素等伴随减少。此外，肝细胞对醛固酮、抗利尿激素的灭能作用也减弱，引起继发性醛固酮、抗利尿激素增多症；水钠潴留，引起患者水肿、促进腹水形成。

5．电解质和酸碱平衡紊乱　患者可出现低钠血症、低钾血症、低氯血症，发生代谢性碱中毒或诱发肝性脑病。

6．腹腔积液　多种因素可引起腹腔积液，约见于 75% 的患者。腹腔积液一般为漏出液。当并发感染，如自发性腹膜炎、结核性腹膜炎等时，腹腔积液可为渗出液。肝硬化并发肝癌时，腹腔积液中可发现转移的癌细胞。

7．尿液异常　胆红素代谢障碍，黄疸患者尿中常见胆红素、尿胆原增加。当出现大量腹腔积液后可致有效血容量不足，肾灌注减少，可发生肝肾综合征，引起少尿、低钠尿和氮质血症，有时可出现蛋白尿、血尿、管型尿等。

（姜晓峰　梁红艳）

第二节　非病毒性肝炎

由于肝炎的病因不同，虽然有类似的临床表现，但是在病原学、免疫学、损伤机制、临床经过及预后、肝外损害、诊断及治疗等方面往往有明显的差异。本节主要阐述除病毒性肝炎以外的常见肝炎（病毒性肝炎见第八章感染性疾病的实验诊断），例如脂肪性肝炎（又称脂肪性肝病）、药物性肝炎和自身免疫性肝炎等。

一、非病毒性肝炎的检验项目与应用

（一）肝功能试验

1．血清转氨酶

【目的】检测血清丙氨酸氨基转移酶（ALT）和天冬氨酸氨基转移酶（AST）活性，发现是否有肝细胞损伤及损伤的程度。

【应用】①非酒精性脂肪性肝炎时，以 ALT 升高为主；而酒精性肝病时，由于酒精能够损伤线粒体，因此通常以 AST 升高为主，但很少超过 500 U/L；ALT 通常更低，AST/ALT ≥ 1 被认为是进展期肝纤维化的间接标志。70% 的酒精性肝病（ALD）患者 AST/ALT ≥ 2，对于没有肝硬化的 ALD 患者这一比值可能更高；如果 AST/ALT ≥ 3，则高度怀疑 ALD。②药物性肝炎：ALT 和 AST 升高程度与肝细胞损伤程度相关。③自身免疫性肝炎（AIH）：典型的 AIH 血清生化异常主要表现为肝细胞损伤型改变，血清 AST 和 ALT 活性升高，但升高的水平并不能精确反映肝内炎症情况。血清转氨酶水平正常或轻度异常不一定等同于肝内轻微或非活动性疾病，也不能完全排除 AIH 诊断。

2．γ- 谷氨酰转肽酶

【目的】乙醇可诱使肝细胞生成 γ- 谷氨酰转肽酶（γ-GT）。长期饮酒者，即使无肝损伤，也有半数人的 γ-GT 升高，甚至达参考区间的数倍以上，戒酒后可逐渐恢复正常。

【应用】酒精性肝损伤或肝硬化患者的 γ-GT 明显上升，可达参考区间的数十倍。血清 γ-GT 活性是反映酒精性肝损伤和观察戒酒的良好指标。

3．血清碱性磷酸酶

【目的】碱性磷酸酶（ALP）对干扰肝胆汁流动的肝内、外因素很敏感，可将 ALP 从脂性膜上溶析下来，使血清 ALP 明显升高，但反映肝细胞损害并不敏感。

【目的】在自身免疫性肝炎患者 AST/ALP ＞ 3，ALP 急剧升高提示可能并发原发性胆汁性胆管炎（PBC）或肝癌。

（二）免疫学试验

1. 自身抗体

（1）血清抗平滑肌抗体

【目的】血清抗平滑肌抗体（anti-smooth muscle antibody，ASMA）是非组织特异性自身抗体（NOSA），可与细胞骨架成分（微丝、微管、中间体丝）的不同蛋白反应。ASMA 的主要靶抗原是微丝中的肌动蛋白，后者又可分为 G- 肌动蛋白和 F- 肌动蛋白。ASMA 是 1 型 AIH 的血清学标志物。

【应用】血清 ASMA 能在超过 80% 的 1 型 AIH 患者体内检出，并且滴度较高，通常大于 1：80，且常伴有抗核抗体（ANA）阳性。高滴度的 ASMA，特别是高效价抗 F- 肌动蛋白抗体对 1 型 AIH 诊断具有较高特异性。

（2）血清抗可溶性肝抗原 / 肝胰抗原抗体

【目的】抗可溶性肝抗原 / 肝胰抗原（soluble liver antigen / liver pancreas，SLA/LP）抗体：靶抗原为转运核糖核蛋白复合物（tRNP），即 UGA- 抑制剂 - 丝氨酸 -tRNA 相关蛋白。其与优势表位序列相似病毒无交叉反应，且与 AIH 发病的高危遗传等位基因 HLA-DR3 伴随出现，仅在 AIH 及 AIH 与原发性胆汁性胆管炎（PBC）的重叠综合征患者检测阳性，在病毒性肝炎及其他肝病中检测阴性，对 AIH 有较高特异性。

【应用】抗 SLA/LP 抗体对于 1 型 AIH 实验诊断具有高的特异性（＞ 99%），但敏感度较低，抗 SLA/LP 抗体在 AIH 中的阳性检出率为 10% ～ 30%。此外，抗 SLA/LP 抗体的定量检测还可用于疾病严重程度评估。

（3）血清抗 I 型肝肾微粒体抗体

【目的】抗肝肾微粒体抗体（liver-kidney microsome，LKM）：通过间接免疫荧光技术在一些慢性肝炎患者中发现抗 LKM 抗体，这些抗体能与肝细胞质、近端肾小管起反应。LKM 抗体有 3 种亚型，LKM-1 是 2 型 AIH 的血清学标志物，LKM-2 只出现于由替尼酸引起的药物诱导性肝炎。抗 LKM-1 的靶抗原为细胞色素 P4502D6，已在 AIH 患者肝内检测到针对该自身抗原的 CD4 和 CD8 T 淋巴细胞的存在。

【应用】抗 LKM-1 抗体为 2 型 AIH 血清特异性自身抗体，诊断的敏感度约为 90%，在 AIH 中检出率较低（10% 左右）。慢性丙型肝炎患者中 2% ～ 10% 也可检测到抗 LKM-1 抗体。AIH 中抗 LKM-1 抗体阳性患者，较多具有典型的自身免疫现象，大多为青年女性，自身抗体滴度较高，2 型 AIH 是以存在针对 CYP2D6 的抗 LKM-1 抗体为特征，但在慢性丙型肝炎也有 2% ～ 10% 的患者可以检测到抗 LKM-1。

（4）血清抗肝细胞胞浆抗原 I 型抗体

【目的】被抗肝细胞胞浆抗原 I 型（livercytosol 1 antigen，LC-1）识别的抗原为亚胺甲基转移酶 - 环化脱氨酶（FTCD），在 10% 的 2 型 AIH 患者中 LC-1 是唯一可检测到的自身抗体。

【应用】抗 LC-1 为 2 型 AIH 的血清特异性抗体，阳性率可达到 56% ～ 72%。抗 LC-1 与 2 型 AIH 疾病活动性相关并且被作为 AIH 中残留肝细胞炎症的一个有用标志物，同时 LC-1 也可作为 AIH 的疾病活动标志与预后判定指标。抗 LC-1 常与抗 LKM-1 同时出现，而在慢性丙型肝炎患者体内抗 LC-1 常为阴性，故抗 LC-1 抗体的诊断特异性优于抗 LKM-1。

（5）血清抗核抗体

【目的】抗核抗体（antinuclear antibody，ANA）是一组对细胞核内的 DNA、RNA、蛋白

或这些物质的分子复合物产生的自身抗体，70% ～ 80% 的 AIH 患者血清呈阳性，其荧光模式（核型）以核均质型略多见，靶抗原为分子量 100 kD 的可溶性酸性磷酸化核蛋白（Sp100）的 ANA，呈核多点型；靶抗原为位于核孔复合物上的 210 kD 跨膜糖蛋白，表现为核膜型荧光染色型。血清抗 gp210 和抗 Sp100 抗体阳性对原发性胆汁性胆管炎（PBC）有诊断意义。

【应用】ANA 滴度＞ 1∶40 对 1 型 AIH 有诊断意义，检出率高，但特异性差。抗 gp210 抗体存在于一部分 PBC 患者，血清抗 gp210 抗体阳性对 PBC 诊断的敏感性较高，特别是少部分抗线粒体抗体（AMA）阴性 PBC 患者可查到该抗体。抗 Sp100 抗体是另一种可在 PBC 患者血液中检测到的 ANA，PBC 患者的阳性率为 21% ～ 34%。

（6）血清抗线粒体抗体

【目的】抗线粒体抗体（anti-mitochondrial antibodies，AMA）是一种针对细胞质线粒体内膜和外膜蛋白成分的自身抗体，无器官和种属特异性，该抗体主要是 IgG 型。AMA 的靶抗原是线粒体膜上的多种蛋白，成分复杂，现知 M1-M9 有 9 种成分，其中 M2 是原发性胆汁性胆管炎（primary biliary cholangitis，PBC）患者血清中 AMA 反应的主要成分。

【应用】在许多肝病时可检出 AMA，其阳性率在原发性胆汁性胆管炎（PBC）无症状者为 90.5%，有症状者为 92.5%；但在胆总管阻塞和肝外胆管阻塞为阴性。AMA 可用于 PBC 和肝外胆道阻塞性肝硬化症的鉴别诊断。此外，慢性活动性肝炎和门脉性肝硬化阳性率约为 25%。高滴度的 AMA-M2 抗体的对 PBC 诊断的特异性大于 95%，患者的阳性率可达 90% ～ 95%，而健康对照组的阳性率＜ 1%。

2. 血清免疫球蛋白

（1）血清 IgG 和（或）γ- 球蛋白

【目的】AIH 诊断标准中的确诊和可疑诊断之间的主要区别是 γ- 球蛋白（IgG）、ANA、ASMA、抗 LKM-1 水平，因此，可通过血清 γ- 球蛋白水平升高和出现某些自身抗体等综合分析在排除其他疾病的基础上建立确诊和疑似诊断标准。

【应用】高 γ- 球蛋白血症几乎见于每例 AIH 患者，以 IgG 升高最为明显，是 AIH 特征性的血清免疫学改变之一。血清 IgG 水平可反映肝内炎症活动程度，经免疫抑制治疗后可逐渐恢复正常。血清 IgG 不仅有助于 AIH 的诊断，而且对于检测治疗应答具有重要的参考价值，治疗后检测可见到 IgG 水平明显下降。

（2）血清 IgG4

【目的】IgG4 疾病是近年来新认识的一种原因不明的慢性进行性自身免疫病，患者血清 IgG4 细胞水平常显著增高，受累组织器官呈现大量淋巴细胞和 IgG4 阳性浆细胞浸润，同时伴有组织纤维化而发生肿大或结节性、增生性病变。相关疾病谱包括 IgG4- 相关性自身免疫性肝炎。

【应用】IgG4 是 IgG 的 4 个亚型之一，占正常人血清 IgG 的 5%，其抗原亲和力差，也缺乏结合 C1q 补体的能力。血清 IgG4 大于临界值（≥ 135 mg/dl）可作为 IgG4- 相关疾病包括 IgG4 相关硬化性胆管炎的血清学诊断标准之一，但在 AIH 中的价值尚不明确。

二、非病毒性肝炎的实验诊断策略

（一）脂肪性肝炎

脂肪性肝炎（fatty hepatitis）又称脂肪性肝病（fatty liver disease，FID），是以肝细胞脂肪过度贮积和脂肪变性为特征的临床病理综合征。不同种族、不同年龄组男女均可发病，以 40 ～ 49 岁的发病率最高，我国成人患病率为 15% ～ 25%，近年有上升趋势，并且患病年龄日趋提前。临床上，根据有无长期过量饮酒分为非酒精性脂肪性肝病和酒精性肝病。脂肪性肝炎的实验诊断策略见图 9-2（彩图见二维码）。

1. 非酒精性脂肪性肝病（non-alcoholic fatty liver disease，NAFLD）　是指除外乙醇和其他明确的肝损害因素所致的，以弥漫性肝细胞大泡性脂肪变性为主要特征的临床病理综合征，现已成为我国最常见的慢性肝病之一。

2. 酒精性肝炎（alcoholic hepatitis，AH）　是由于长期大量饮酒所致的慢性肝病。初期通常表现为脂肪肝，进而发展为酒精性肝炎、酒精性肝纤维化和酒精性肝硬化。

酒精性肝病的诊断思路为：①判断是否存在肝病；②肝病是否与饮酒有关；③是否并发其他肝病。酒精性肝病的实验诊断特点：ALT 和 AST 轻度升高，AST 升高比 ALT 明显，AST/ALT 常大于 2，但 ALT 和 AST 值很少大于 500 U/L，否则应考虑是否合并其他因素引起的肝损害；GGT 常升高。

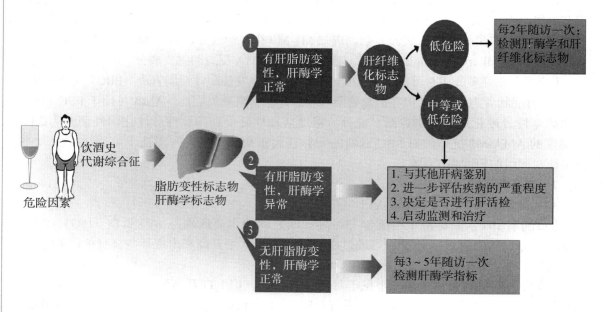

图 9-2　脂肪性肝炎的实验诊断策略

（二）药物性肝炎

药物性肝炎（drug-induced hepatitis，DIH）是指使用一种或多种药物后，由药物或者代谢产物引起的肝损伤。临床可表现为急性或慢性肝损伤，可进展为肝硬化。根据美国胃肠病学会发布的《特殊药物引起的肝损伤的诊断和管理指南》，药物性肝炎的诊断策略见图 9-3（彩图见二维码）。

（三）自身免疫性肝炎

自身免疫性肝炎（autoimmune hepatitis，AIH）是一种由针对肝细胞的自身免疫反应所介导的肝实质炎症，以血清自身抗体阳性、高免疫球蛋白 G 和（或）γ- 球蛋白血症、肝组织学上存在界面性肝炎为特点，如不治疗常可导致肝硬化、肝衰竭。2015 年，中华医学会颁布《自身免疫性肝炎诊断和治疗共识》，其中的实验诊断策略见图 9-4（彩图见二维码）。

三、常见非病毒性肝炎的实验诊断

（一）脂肪性肝炎

1. 非酒精性脂肪性肝炎　实验检查通常以 ALT 升高为主，γ-GT 水平正常或轻度升高。部分患者血脂、尿酸、转铁蛋白和空腹血糖升高或糖耐量异常，可发展成为肝硬化。

2. 酒精性肝炎（AH）　如平均红细胞体积（MCV）、γ-GT、ALT 和 AST 异常可提示早

图 9-3

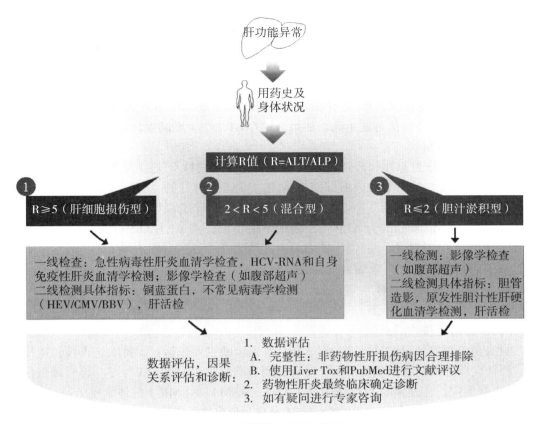

图 9-3　药物性肝炎的诊断策略

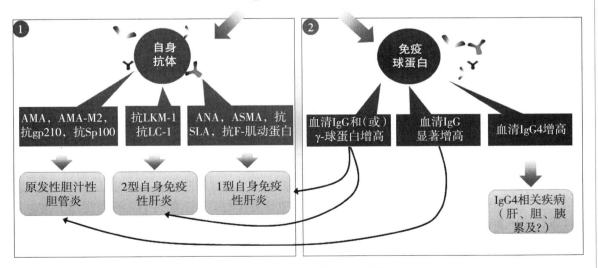

图 9-4

图 9-4　自身免疫性肝炎的实验诊断策略

期 AH，如果存在白蛋白（Alb）下降、凝血酶原时间（PT）延长、胆红素水平上升或血小板（PLT）减少，则应怀疑为进展期 AH。与其他肝病相比，γ-GT 通常在 AH 患者中升高更明显，但在很多进展期肝病中 γ-GT 失去了诊断 AH 的特异性，因为无论何种原因引起的广泛纤维化都可引起其活性上升。AST 通常 2 ~ 6 倍升高，很少超过 500 U/ml，而 ALT 通常更低，AST/ALT ≥ 1 被认为是进展期肝纤维化的间接标志。70% 的 AH 患者 AST/ALT ≥ 2，对于没有肝硬化的 AH 患者这一比值可能更高，如果 AST/ALT ≥ 3，则高度怀疑 AH。

（二）药物性肝炎

药物性肝炎分为急性和慢性两类，临床以急性药物性肝炎最为常见，急性药物性肝炎分为三型：①肝细胞损伤型的诊断标准为 ALT 上升至正常上限 2 倍以上，或 ALT/ 碱性磷酸酶（ALP）≥ 5；常于停药后 1 ~ 2 个月恢复正常。②胆汁淤积型 ALP 水平的升高比 ALT 升高更早更明显，其诊断标准为 ALP > 2 倍正常值上限，或 ALT/ALP 比值 ≤ 2。③混合型 ALT 和 ALP 均 > 2 倍正常值上限，且 ALT/ALP 比值为 2 ~ 5。

对于药物性肝炎的严重程度的评估，可通过肝功能试验、物质代谢试验（蛋白、脂肪及糖代谢）、血常规试验、尿常规试验、肾功能试验等做出判断，并监测药物性肝损伤后恢复的程度。

（三）自身免疫性肝炎

自身免疫性肝炎（AIH）的实验诊断与鉴别诊断主要包括：①排除病毒性、遗传性、代谢性、胆汁淤积性及药物损伤性肝病；②转氨酶显著异常：AST/ALP > 3；③γ- 球蛋白或 IgG > 1.5 倍正常上限；④血清自身抗体阳性，ANA、ASMA 或 LMK-1 抗体滴度升高，成人 ≥ 1∶80 及儿童 ≥ 1∶20。2015 年中华医学会颁布的《自身免疫性肝炎诊断和治疗共识》对自身免疫性肝炎的实验诊断标准见表 9-2。

表9-2   自身免疫性肝炎描述性实验诊断标准

实验诊断指标	明确	可能
血清生化检查	血清转氨酶不同程度地升高，特别是血清碱性磷酸酶升高不明显。血清 α_1- 抗胰蛋白酶、血清铜和铜蓝蛋白浓度正常	同"明确"栏
血清免疫球蛋白	血清 γ- 球蛋白或 IgG 水平超过正常上限的 1.5 倍	血清 γ- 球蛋白或 IgG 水平超过正常上限的任何升高
血清自身抗体	血清 ANA、ASMA 或抗 LKM-1 抗体滴度大于 1∶80。较低的滴度（特别是抗 LKM-1）在儿童中也有价值	同"明确"栏。抗体滴度为 1∶40 或以上。这些血清抗体阴性，但也包括其他特定的抗体阳性者
血清病毒标志物	目前感染甲型、乙型或丙型肝炎的病毒标志物阴性	同"明确"栏

1．肝功能试验的应用   血清转氨酶水平正常或轻度异常与肝内轻微或非活动性病变可能不一致，也不能由此完全排除 AIH。病情严重或急性发作时，血清胆红素水平可显著升高。

2．血清免疫球蛋白的应用   免疫球蛋白 G（IgG）和（或）γ- 球蛋白升高是 AIH 特征性的病理变化之一，不仅有助于 AIH 的诊断，而且可用于监测治疗应答；经免疫抑制治疗后血清 IgG 水平可逐渐恢复正常。AIH 患者中血清 IgM 水平一般正常。血清 IgG4 ≥ 135 mg/dl 可作为 IgG4- 相关疾病（包括 IgG4 相关硬化性胆管炎）的血清学诊断标准之一，但对 AIH 应用的临床意义不明确。

3．自身抗体与 AIH 分型   AIH 可根据自身抗体的不同分为两型。1 型：抗核抗体（ANA）和（或）抗平滑肌抗体（ASMA），或抗可溶性肝抗原 / 肝胰抗原抗体（抗 SLA/LP）阳性。2

临床案例

案例解析

型：抗肝肾微粒体抗体 -1 型（抗 LKM-1）和（或）抗肝细胞溶质抗原 -1 型（抗 LC-1）阳性（图 9-4）。大多数 AIH 患者血清中存在一种或多种高滴度的自身抗体，但这些自身抗体的特异性不高。例如 AIH 患者中 ANA 阳性占 70% ～ 80% 的；ASMA 阳性占 20% ～ 30%；ANA 和（或）ASMA 阳性者可达 80% ～ 90%；但 ANA 和 ASMA 均为非器官组织特异性自身抗体；在高效价阳性时支持 AIH 诊断，低效价阳性可见于各种肝病甚至正常人。因此，AIH 的诊断与分型除了 ANA 和 ASMA 外，可选择一些特异性更高的自身抗体（图 9-4）。

（姜晓峰　梁红艳）

第三节　胰　腺　炎

多种病理因素，例如胆道疾病、酗酒、感染性疾病、胰管阻塞、腹部手术创伤、高脂血症、遗传等因素可引起胰酶原在胰腺内提前激活，大量活化的胰酶会破坏和消化胰腺自身及其周围组织，引起胰腺炎症。实验诊断对胰腺炎有诊断意义。

一、胰腺炎的检验项目与应用

1. 淀粉酶

【目的】淀粉酶（amylase，AMY/AMS）可催化淀粉及糖原水解。人 AMY 主要存在于胰腺（pancreas）和唾液腺，其他一些组织（如肺、胆囊、胃、卵巢、睾丸等）的提取物也有一定的 AMY 活性。血中 AMY 主要来自唾液腺及胰腺。AMY 的分子量（5.5 ～ 6.0 KD）较小，可通过肾小球滤过膜出现在尿中。当唾液腺及胰腺，尤其是胰腺损伤后，血液及尿液淀粉酶活性显著升高，尤其疑为胰腺炎时有诊断意义。

【应用】血或尿中淀粉酶水平作为一种胰腺外分泌功能试验具有重要的意义，用于急性胰腺炎的诊断和腹痛、腹肌紧张、恶心、呕吐等急腹症表现的鉴别诊断。患急性胰腺炎时，血、尿中的总 AMY 活性可显著增高。肾的排泄功能可影响血或尿中 AMY 水平。血中 AMY 半衰期短（约 2 h），胰腺炎时血清 AMY 增高早，但持续时间很短；尿 AMY 水平增加晚，但持续时间长。由于受肾浓缩与稀释功能影响，随机尿液 AMY 检测时，可同时检测尿肌酐，然后换算为尿总 AMY/ 尿肌酐（Cr）比值，或检测 24 h 尿 AMY。

2. 血清脂肪酶

【目的】脂肪酶（lipase，LIP/LPS）可水解长链脂肪酸甘油酯。血中 LPS 主要来源于胰腺，其次为胃、小肠、肺等，半衰期 7 ～ 14 h，比 AMY 长。LPS 可由肾小球滤过并由肾小管全部回吸收，因此健康人尿中几乎无 LPS 活性。

【应用】①血清 LPS 主要用于急性胰腺炎诊断和急腹症鉴别诊断。急性胰腺炎发作后，血清 LPS 活性升高，但升高时间比 AMY 晚、幅度大、持续时间长，与疾病的严重程度有相关性，对病后就诊较晚的急性胰腺炎患者有诊断价值。②慢性胰腺炎时，LPS 也可增高，但升高幅度不大。③ LPS 升高还可见于消化性溃疡穿孔、肠梗阻、急性胆囊炎等急腹症，脂肪组织破坏、肝炎、肝硬化有时也可增高，但升高幅度不大。④急慢性肾病时血 LPS 也可升高。

3. 尿液胰蛋白酶原 -2

【目的】胰蛋白酶原（trysinogen，Try）占胰液总蛋白的 19%，主要有胰蛋白酶原 -1 和胰蛋白酶原 -2（trysinogen-2，Try-2）两种形式。正常人 Try 主要存在于胰腺组织中，血液和尿液中的含量极低。当胰腺组织受损时，Try 大量释放入血液，从肾小球滤过，通过肾小管重吸收。肾小管对 Try-2 的重吸收率低于 Try-1，因此胰腺组织受损时，尿液 Try-2 浓度明显增高。

【应用】主要用于急性胰腺炎诊断和急腹症鉴别诊断，尿 Try-2 阳性主要见于①急性胰腺炎：发病后 6 h 尿中 Try-2 升高，一般持续阳性 7 ~ 10 d，其平均升高幅度可达数百至数千倍；②其他胰腺疾病，如慢性胰腺炎、胰腺假性囊肿、胰腺癌时，可出现尿 Try-2 阳性；③在慢性肾衰竭、梗阻性胆石症胆囊炎、胃癌、胆道癌、肝癌和结肠直肠癌等疾病中也可发现尿 Try-2 阳性。

4．血常规试验

【目的】通过外周血白细胞总数与分类计数，辅助胰腺炎诊断与疗效监测。

【应用】急性胰腺炎时，外周血白细胞总数（WBC）常增高，并可见中性粒细胞百分比增高伴核左移。

5．血液生化试验

【目的】主要是了解肝肾功能、糖代谢、脂代谢、电解质等有无异常。

【应用】急性胰腺炎时，血清转氨酶、碱性磷酸酶、胆红素、肌酐、尿素、血糖等常见升高；电解质异常，尤其是血钙常见降低。

二、胰腺炎的实验诊断策略

胰腺炎分急性胰腺炎（acute pancreatitis，AP）和慢性胰腺炎（chronic pancreatitis，CP）：① AP 是胰酶消化胰腺及其周围组织所引起的可逆性急性炎症，主要表现为胰腺水肿、出血，甚至坏死。患者出现突发上腹部持续性剧痛、恶心、呕吐、发热等；若无器官衰竭和并发症，AP 可以完全康复，预后较好。个别重症患者会继发脏器衰竭，死亡率较高，所以 AP 发作后轻重程度的判定至关重要。② CP 是胰腺局部、节段性、弥漫性慢性进展性炎症，影响胰腺内、外分泌功能。胰腺纤维化病变引起胰腺不可逆损害。我国以胆管疾病长期存在为主要病因，部分患者病因不明。AP 经常性反复发作会导致慢性胰腺炎，也可以没有 AP 的启动，直接促进 CP 发生。表现为反复发作性或持续性腹痛、腹泻、消瘦、糖尿病等。

临床表现、实验检查、影像学检查是胰腺炎诊断的三大依据，其中实验检查是必不可少的诊断要素。实验检查不仅用于胰腺炎的诊断、鉴别诊断，而且可以评估病情严重程度及预后。

1．急性胰腺炎（AP）   大部分 AP 患者因突发性上腹痛就诊，伴有恶心、呕吐，起病迅速，发作前多有胆道疾病、饮酒、暴饮暴食等病史。实验检查常可快速做出临床初步诊断。血清淀粉酶（AMY）、脂肪酶（LPS）是首选实验诊断指标，结合白细胞，血脂、血钙、血糖、肝肾功能等基本生化指标可了解机体整体受损情况。还可以选择白介素 -6（interleukin-6，IL-6）、血液 C 反应蛋白（CRP）和尿胰蛋白酶原 -2（Try-2）等监控病情的进展，判断病情的严重程度及预后。急性胰腺炎实验诊断路径如图 9-5。

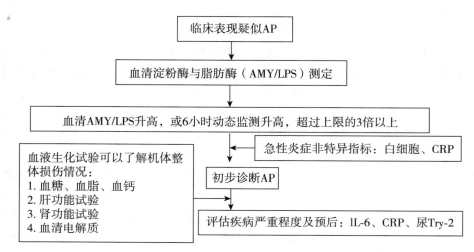

图 9-5   急性胰腺炎实验诊断路径

2．慢性胰腺炎（CP）　早期临床表现无特异性，病情迁延，发病机制不明。CP 从症状出现到确诊往往需要很长的时间。有慢性胆道疾病及长期饮酒史，出现持续性上腹痛、体重减轻、腹泻等症状应疑为本病，结合实验检查及影像学检查综合诊断，虽然实验检查对 CP 诊断意义不大，但可通过检测 AMY、LPS 及物质代谢试验，辅助评估胰腺功能。

三、胰腺炎的实验诊断

（一）急性胰腺炎（AP）的主要实验诊断特征

1．胰腺酶活性升高　①血清 AMY：血清 AMY 是诊断急性胰腺炎的基础指标，AP 起病后 6 ～ 12 h 开始升高，12 ～ 72 h 达高峰状态，高于上限的 3 倍可以确诊，但约 20% 的患者血 AMY 不高；AMY 越高 AP 的可能性越大，但不能反映病情轻重。轻症者持续 2 ～ 5 d 后逐渐降至正常水平，如果持续高水平达数周，提示炎症反复及合并并发症、胰管阻塞及癌肿。②尿 AMY：AP 起病后 12 ～ 24 h 才开始升高，48 h 达高峰，下降缓慢，1 ～ 2 周后恢复正常。对 AP 后期或恢复期患者有一定参考价值。③血清 LPS：AP 起病后 24 ～ 48 h 开始升高，持续 7 ～ 10 d。其升高程度可达参考上限的 2 ～ 50 倍，对就诊较晚、血 AMY 已经不高的患者有诊断价值。其他原因引起血清淀粉酶增高时，血清脂肪酶一般不增高。④尿 Try-2：AP 起病后 6 h Try-2 开始升高，持续 7 ～ 10 d，与疾病的严重程度成正相关。

2．炎症反应明显　①血液白细胞常明显升高，以中性粒细胞增多为主，并伴有核左移。②血液 CRP 升高：发病后第 2 d 升高，CRP > 120 mg/L 提示重症胰腺炎，《中国急性胰腺炎诊治指南》（2013 年）认为，发病 72 h 后，CRP > 150 mg/L 提示胰腺组织坏死。③血清 IL-6：可反映体内炎症程度，动态测定如果逐渐升高提示预后不良。

3．代谢功能异常　①血糖升高：由于胰腺内分泌功能受损，胰岛素释放减少所致。持续空腹血糖常 > 10 mmol/L，提示胰腺坏死。②三酰甘油升高：高血脂是 AP 的主要原因之一，三酰甘油超过 11.3 mmol/L 极易发生急性胰腺炎，同时三酰甘油升高又是 AP 引起代谢紊乱的并发症，两者形成恶性循环，区别两者谁是因谁是果较困难。③水、电解质代谢紊乱：伴有严重呕吐症状的 AP 患者，常出现脱水，血钙、钠、镁减低。血钙发病 2 d 后开始下降，第 4 ～ 5 d 后较为显著，若降至 1.75 mmol/L 以下，提示预后不良。④血清高铁血红素白蛋白阳性：AP 出血后 72 h 可以检测到阳性，提示为出血性胰腺炎。其增高也可见于其他原因所致的急腹症，应注意区别。

4．肝肾功能异常　①肝功能试验异常：肝是急性胰腺炎早期极易受损的器官之一，血清 ALT、AST、ALP、γ-GT、胆红素均增高，血清白蛋白下降。②肾功能试验异常：AP 合并肾损伤比较常见，严重时可以导致急性肾衰竭，血清肌酐、尿素升高；出现蛋白尿、糖尿、管型尿等。

（二）慢性胰腺炎（CP）的主要实验诊断特征

①血清 AMY 轻、中度升高或不升高，尿 AMY 变化也不显著；急性发作时升高。②血清 LPS 轻度升高，急性发作时显著升高，后期下降。③血液葡萄糖水平异常，早期内分泌功能不全出现糖耐量异常，后期出现空腹血糖增高。④大便可有异常，多有脂肪泻，粪便中脂肪、肌纤维含量增高。⑤少数患者血清肿瘤标志物 CA19-9 轻度升高，若 CA19-9 持续性升高 2 倍以上，应高度怀疑胰腺癌。

（魏艳静）

临床案例

案例解析

第四节   消化道出血

消化道出血（alimentary tract hemorrhage）是常见的消化道系统疾病的临床表现之一，可因消化道本身的炎症、溃疡、机械性损伤、血管病变、肿瘤等因素引起，也可因消化系统相关器官的病变和全身性疾病累及消化道所致。急性消化道出血主要临床表现为呕血、黑便或便血。根据出血部位不同，可分为上、下消化道出血。消化道出血的实验诊断有助于明确诊断、监测疗效和查明病因等。

一、消化道出血的检验项目与应用

1. 粪便常规试验

【目的】粪便常规试验包括粪便一般性状检验和显微镜检验。一般性状包括外观、气味、寄生虫等；显微镜检验包括细胞、食物残渣、结晶、细菌和寄生虫卵等。粪便检验可用于消化道出血的筛查及初步诊断。

【应用】消化道出血时粪便颜色主要决定于出血量及其在肠道停留的时间，其次取决于出血部位的高低。粪便呈黑色柏油样便，提示上消化道出血；若为鲜血便，或显微镜观察到红细胞增多时，通常提示下消化道出血。

2. 粪便隐血试验

【目的】生理状况下，消化道无出血，粪便（feces）中无红细胞或血红蛋白。上消化道出血时，由于胃液的消化作用，红细胞被破坏释放出血红蛋白。下消化道出血时，粪便中可见红细胞。当消化道出血量较少，每日出血量低于 5 ml 时，肉眼难见粪便颜色改变，尤其是上消化道出血时，红细胞量少并多被破坏，显微镜下粪便涂片中也不能发现红细胞，需要用化学或免疫学试验才能证实的出血，临床上称为隐血或潜血。隐血试验（occult blood test，OBT），也称潜血试验，即指用化学或免疫学方法证实消化道有微量出血的试验，对涉及消化系统出血有关疾病的诊断、治疗，尤其是消化道肿瘤的早期筛查有重要意义。

【应用】OBT 阳性常见于消化性溃疡、肠结核、局限性肠炎（Crohn 病）、溃疡性结肠炎、结肠息肉等，消化道肿瘤、寄生虫病、消化道细菌感染、出血性疾病、药物致肠黏膜损害等也常见 OBT 阳性。

3. 全血细胞计数

【目的】全血细胞计数（CBC）主要是通过检测有无贫血及贫血类型的诊断，辅助消化道出血的诊断和病情监测。

【应用】轻度消化道出血时，一般不会引起贫血；但长期慢性出血，例如钩虫病、消化性溃疡病、结肠癌等，可引起患者轻至中度不均一性小细胞低色素性贫血。动态监测 CBC 有助于消化道出血诊断、病情监测和预后估计。急性消化道大出血，例如胃溃疡急性穿孔，可致急性失血性贫血。

4. 肝肾功能试验

【目的】肝功能试验（本章第一节）异常可了解肝硬化患者引起消化道出血的风险。血清尿素和肌酐比值检测有助于鉴别上下消化道出血。

【应用】上消化道出血后，大量血液进入肠道，其蛋白质消化产物被吸收，引起血清尿素明显增高，但与急性肾衰竭时不同，血清肌酐不升高或升高不明显，尿素升高比例大于肌酐；且大多数上消化道出血患者，尿素/肌酐比值大于 30∶1。

图 9-6

二、消化道出血的实验诊断策略

临床上对消化道出血的诊断与鉴别诊断主要是通过实验检查、内镜与影像学表现等。实验诊断可按以下路径进行（图 9-6，彩图见二维码）。

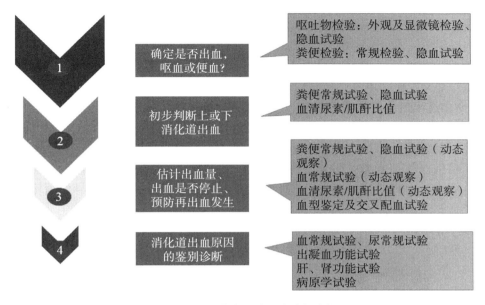

图 9-6　消化道出血的实验诊断路径

三、常见消化道出血的实验诊断

（一）上消化道出血

上消化道出血包括食管、胃、十二指肠、胃空肠吻合术后的空肠以及胰胆等部位的出血。急性、大量出血是指在数小时内失血量超出 1000 ml 或循环血容量的 20%，其临床主要表现为呕血和（或）黑粪，往往伴有血容量减少引起的急性周围循环衰竭，是常见的急症；病情严重者，如不及时抢救，可危及生命。

1. 上消化道出血的初步确定

（1）呕吐物检验：呕吐物性状主要取决于出血量及在胃内滞留的时间，若出血量少、血液在胃内存留时间长，由于胃酸的作用，血液呈咖啡渣样，棕黑色；出血量大时可呈暗红色或鲜红色，多含有胃内容物。隐血试验阳性。

（2）粪便检验：上消化道出血时，血液中血红蛋白的铁与肠道内硫化物结合成硫化铁，使大便呈柏油样（药物引起的黑色粪便一般呈灰黑色，无光泽）。上消化道出血量大时，肠蠕动过快，可以仅为暗红色或鲜红色血便。上消化道少量出血时，肉眼不见血色或黑色，少量红细胞被消化，显微镜下也无从发现，此时主要依赖隐血试验阳性进行诊断；同时也依靠隐血试验（免疫学方法）阴性，排除服用铁剂、铋剂及某些中药、动物血、肉类等出现的假性黑便。

（3）血清尿素 / 肌酐比值：血清尿素氮 / 肌酐比值一般 > 30，提示上消化道出血。

2. 出血量估计和出血是否停止的判断

（1）全血细胞计数（CBC）：急性大出血早期，由于应激性的血管收缩导致 RBC、Hb 和 Hct 测定结果暂时仍属正常，而此时 WBC 迅速增高，可达 20×10^9/L；3 ～ 4 h 后，由于组织液渗入血管内等，Hb、RBC 和 Hct 才出现下降。因此，消化道出血初诊时，不能以 Hb、RBC 和 Hct 作为失血量的估计依据。患者应每 6 h 查一次 CBC，直到患者状态稳定。如 RBC、Hb

及 Hct 持续下降，Ret 持续升高则应考虑继续出血或再出血。

（2）血清尿素：如在补液和尿量足够的情况下，血清尿素持续升高或再次升高，应考虑继续出血或再出血。

（3）粪便检验：肠道内积血需经数日才能排尽，因此不能以黑便或隐血试验阳性作为继续出血的判断指标。1 次出血后黑便/隐血试验阳性持续的天数受患者排便次数的影响，如每日排便 1 次，约 3 d 后粪便颜色恢复正常/隐血试验阴性。如黑便次数增多，粪质稀薄，隐血持续阳性则提示继续出血或再出血。

（4）血型鉴定及交叉配血：消化道大出血时，为了稳定病情，预防再出血，建议所有患者都查血型并交叉配血 2 单位。当 Hb 低于 70 g/L 或 Hct 低于 25% 时，需要紧急输血。

3. 上消化道出血原因的鉴别诊断　上消化道出血原因的诊断主要依靠影像学检查；结合病史和体征，实验检查有助于上消化道出血病因的诊断和鉴别诊断。①血常规试验：有助于发现是否有可能导致消化道出血的血小板相关疾病、白血病。如有钩虫、血吸虫、蛔虫等寄生虫感染，嗜酸性粒细胞亦可明显增高。②出凝血功能试验：有助于了解是否有可能导致消化道出血、止血、凝血机制障碍等。③肝肾功能试验：了解是否有可能导致消化道出血的慢性肝病、肾病等。④病原学试验：通过标本涂片显微镜检验、分离培养与鉴定、免疫学与分子生物学试验等检测粪便等标本中相关病原体，例如致病菌、病毒与寄生虫（钩虫、血吸虫、钩端螺旋体）等。

（二）下消化道出血

①首先应明确下消化道出血：粪便检验时，下消化道出血主要表现为便血，直肠、肛门病变出血以鲜红色便为特点；但当出血量少，肠道运动缓慢（肠道内存留时间超过 14 h），如右半结肠及低位小肠的出血也可表现为黑便；显微镜下多可见相对完整的红细胞；隐血试验阳性。与上消化道出血不同，血清尿素/肌酐比值多正常。②出血量估计和出血是否停止的判断及出血原因的鉴别诊断同上消化道出血。

（唐　敏）

第五节　腹　泻

腹泻（diarrhea）是指排便次数增多或粪便总量增多，且粪便含水量增多（> 85%），粪质稀薄，带黏液、脓血或未消化的成分，一般分为感染性与非感染性腹泻。根据病程，腹泻分为急性和慢性两类。急性腹泻发病急，病程在 2 ～ 3 周之内，多为感染腹泻。慢性腹泻是病程一般在两个月以上或间歇期在 2 ～ 4 周内的复发性腹泻，感染或非感染因素均可引起。

一、腹泻的检验项目与应用

1. 粪便常规试验

【目的】通过对粪便的一般性状、显微镜检验，初步筛查或诊断腹泻的原因。

【应用】①根据粪便性状异常，例如黏液脓血便（例如细菌性痢疾）、水样便（例如急性肠炎）、黏液便（例如急性血吸虫病）等，初步判断腹泻的病因。②白细胞增多：根据腹泻的病因不同，例如细菌性痢疾可见不同程度的中性粒细胞和（或）脓细胞（退化、变性的粒细胞）增多（彩图 9-3）。嗜酸性粒细胞可见于阿米巴痢疾或钩虫病等。③红细胞增多：肠道下段炎症或出血时，可见较多红细胞，如痢疾、溃疡性结肠炎、结肠癌等。④肠道寄生虫及其虫卵：例如蛔虫、钩虫、蛲虫、鞭虫、华支睾吸虫等寄生虫及虫卵和肠道阿米巴原虫、蓝贾第鞭毛虫的包囊和滋养体。

2．病原学试验

【目的】通过粪便的涂片染色显微镜检验、微生物分离培养与鉴定，以及免疫学试验和分子诊断等方法，对病原体及其抗原、毒素和核酸等进行检验，明确腹泻的病因。

【应用】①粪便优势菌群检验：粪便涂片革兰氏染色可初步观察有无菌群失调、真菌及寄生虫的病原体等，提供后续进一步检验的依据。②微生物分离培养与鉴定：对疑为感染性腹泻的粪便标本，常需要此项检验，以明确感染的病原体，例如志贺菌、沙门菌、致泻大肠埃希菌、副溶血弧菌等，而且常需要进一步的抗微生物药敏试验，以指导临床用药。③免疫学试验：例如血清肥达试验阳性，辅助诊断伤寒，副伤寒 A、B、C 沙门菌引起的肠热症。④病原体核酸检测：主要检测病毒性腹泻的病原体，例如诺如病毒、轮状病毒等。

3．血常规试验与全血 C 反应蛋白

【目的】了解腹泻时白细胞数量及种类和 C 反应蛋白（CRP）变化，辅助诊断感染性与非感染性腹泻。

【应用】感染性腹泻，例如细菌性痢疾、霍乱等，常见血液白细胞总数及中性粒细胞升高，CRP 显著升高；病毒性腹泻，一般血液白细胞变化不明显；寄生虫感染常有血液嗜酸性粒细胞增加。

二、腹泻的实验诊断策略

腹泻的实验诊断主要是通过各项实验检查，明确腹泻的性质，即感染性与非感染性腹泻。非感染性腹泻常指由于饮食不当、食物过敏、不良刺激（例如受凉、精神因素）等导致的分泌性腹泻（例如细菌毒素引起的中毒性腹泻）、吸收不良性腹泻（例如脂肪泻）、胃肠蠕动加速性腹泻（例如功能性腹泻）、非感染渗出性腹泻（例如结直肠癌）等。感染性腹泻是由多种病原体感染肠道后引起的，以腹泻为主要临床表现的一组肠道传染病，除了霍乱和细菌性痢疾与阿米巴痢疾、伤寒与副伤寒分别为甲、乙类传染病外，其他的感染性腹泻为丙类传染病。腹泻仅仅是多种胃肠道及其相关疾病的一种临床症状，重要的是通过腹泻的实验诊断，为临床查明病因、有效防治和疗效监测等提供支持。

根据临床表现和流行病学史，对疑为感染性腹泻的患者，首先做粪便常规试验和潜血试验，脓血便、黏液便、水样便等伴镜检白细胞增多（≥ 15/HPF）和（或）红细胞增多，隐血试验阳性，有助于急性感染性腹泻的诊断；对疑为细菌性（例如志贺菌、伤寒与副伤寒）腹泻的标本，应进一步做粪便细菌分离培养与鉴定和抗菌药物敏感性试验；对急性腹泻呈米泔水样便标本，若悬滴法观察到有运动活泼呈穿梭状的弧菌，且多价血清制动试验阳性，则高度疑为霍乱弧菌感染，需要联系当地疾控中心，在特殊的生物安全实验室做进一步的细菌分离培养与鉴定。若在腹泻粪便标本中发现寄生虫卵和（或）寄生虫，或者阿米巴原虫包囊和（或）滋养体，则可明确腹泻的病因诊断。

对于非感染性腹泻，粪便常规试验和隐血试验可提供一定线索，但由于病因复杂，需要结合多种其他检查才能明确诊断。

三、感染性腹泻的实验诊断

（一）细菌感染性腹泻

细菌感染性腹泻包括各种细菌感染引起的腹泻，霍乱属于甲级传染病，比较少见。常见的是细菌性痢疾（bacillary dysentery），简称菌痢，是由志贺菌属（痢疾杆菌）引起的肠道传染病。临床表现主要有发热、腹痛、腹泻等。根据病程，细菌性腹泻可分为急性（病程 3 ~ 14 d）和慢性（病情反复发作或持续 2 个月以上）两类。细菌性腹泻的主要实验诊断特征如下。

1. 粪便常规试验　不同细菌感染后粪便可呈稀水样便、洗肉水样便、脓血便、血便、黏液便等。镜检可见大量白细胞或脓细胞（≥ 15/HPF，甚至满视野）和红细胞，也可见吞噬异物的巨噬细胞增多。

2. 血常规试验与全血 CRP　细菌性痢疾急性期常见 WBC 和中性粒细胞增多，CRP 增高；伤寒、副伤寒的 WBC 不增加或降低。

3. 病原学试验　通过粪便细菌分离培养与鉴定，可查明病原菌。社区获得性感染性腹泻的主要细菌性病原菌：沙门菌属、志贺菌属、弯曲菌属、弧菌科、大肠埃希菌五个亚型（尤其是肠出血大肠埃希菌），耶尔森菌属、产肠毒素脆弱拟杆菌等。志贺菌包括痢疾、福氏、鲍氏、宋内氏志贺菌 4 个血清群。医院获得性腹泻主要是抗生素相关性腹泻，病原菌目前主要是产毒素的艰难梭菌、产毒素的产酸克雷伯菌；大便直接涂片革兰氏染色可观察到革兰氏阳性菌与革兰氏阴性菌的比例失调，球菌和杆菌的比例失调，例如葡萄球菌性肠炎可发现成堆的革兰氏阳性葡萄球菌及大量中性粒细胞，革兰氏阴性杆菌比例减低。食物中毒性腹泻的病原菌包括金黄色葡萄球菌、蜡状芽孢杆菌、肉毒梭菌、荧光假单胞菌、单核细胞增生李斯特菌和其他感染性腹泻病原体。

4. 免疫学试验　伤寒、副伤寒是由伤寒沙门菌、副伤寒 A、B、C 沙门菌引起的肠道传染病。伤寒沙门菌的菌体抗原（O 抗原）和鞭毛抗原（H 抗原）刺激机体产生特异性抗体，针对 O 抗原的抗体以 IgM 为主，而抗 H 抗原的抗体以 IgG 为主。A、B、C 三型副伤寒沙门菌感染后，其 O 和 H 抗原也能刺激机体产生抗体。肥达试验（Widal test）是用已知伤寒、副伤寒沙门菌的 O、H 抗原，检测受检血清中有无相应抗体的凝集试验。本试验与细菌分离培养同时进行或在前者失败的情况下，能辅助诊断伤寒、副伤寒 A、B、C 沙门菌引起的肠热症。当伤寒沙门菌 O 凝集滴度 ≥ 1∶80，H 凝集滴度 ≥ 1∶160，或副伤寒的沙门菌 H 凝集滴度 ≥ 1∶80 时有诊断意义。

5. 分子诊断（细菌核酸检测）　可用于早期、快速诊断感染性腹泻的细菌种类。例如，霍乱弧菌是革兰氏阴性、非侵袭性、定居于小肠并释放毒素的肠道致病菌，直接检测粪便标本中的霍乱弧菌 DNA，敏感度可达到 1 ～ 3 个细菌；并可以确定霍乱弧菌的菌属和菌株，能对区分根据表型无法分开的菌株。肠出血性大肠埃希菌（enterohemorrhagic Escherichia coli，EHEC）的一些菌株如 EHEC O157∶H7 是近年来新出现的危害严重的肠道致病菌，分子诊断方法可对 O157∶H7 等致泄大肠埃希菌进行鉴定和分类，有助于早期诊断和流行病学调查等。

（二）病毒感染性腹泻

相比其他病原体，病毒感染引起的腹泻更为常见。在急性腹泻中，主要的病毒感染为轮状病毒和诺如病毒，还有星状病毒、肠腺病毒和扎如病毒等。

1. 诺如病毒（Norovirus）感染性腹泻　约占全世界范围内急性腹泻的 50% 以上，感染对象主要是成人和学龄儿童，主要发生在秋冬季，多发生在学校等人群聚集的单位。粪便常规试验：无脓血和黏液稀水样便；镜检可见白细胞和脂肪滴增加。若患者粪便标本检测到诺如病毒抗原或核酸阳性，具有诊断意义。

2. 轮状病毒（Rotavirus）感染性腹泻　是由轮状病毒感染所致的急性胃肠道传染病，病原体主要通过消化道传播。A 组轮状病毒主要引起婴幼儿腹泻，发病高峰在秋季。B 组轮状病毒可引起成人腹泻。粪便常规试验：黄色稀水样便，无脓血和黏液；镜检多无异常。若患者粪便检测到轮状病毒抗原或核酸阳性，具有诊断意义。

（三）寄生虫感染性腹泻

部分寄生虫感染后可引起腹泻，其中溶组织内阿米巴、蓝贾第鞭毛虫比较常见。阿米巴痢疾是由溶组织内阿米巴原虫引起的肠道传染病，临床上以腹痛、腹泻、有腥臭味的暗红色果酱样大便为特征。粪便常规试验：显微镜检验可见较多红细胞，白细胞较少，查到溶组织内阿米巴滋养体可明确诊断；慢性期常可查到溶组织内阿米巴包囊非常有助于诊断。蓝贾第鞭毛虫简称贾第虫，感染人体后引起的主要症状为腹痛、腹泻，粪便呈水样，量大，恶臭，无脓血，显微镜检查到贾第虫滋养体和包囊可明确诊断。

（唐　　敏）

腹泻实验诊断进展

临床案例

案例解析

呼吸系统疾病的实验诊断

呼吸系统疾病是最常见的疾病之一。近年来，呼吸系统疾病的发病率明显增加，尤其是呼吸道感染性疾病，如急性上呼吸道感染、急性气管 - 支气管炎、慢性支气管炎、肺炎、肺结核及其所致的并发症等；此外，呼吸系统肿瘤如肺癌等也居各类肿瘤发病率之首。呼吸系统疾病谱较广，其实验诊断内容也较多。本章主要阐述急性上呼吸道感染、肺炎、支气管哮喘、呼吸衰竭和胸腔积液的实验诊断，肺结核和肺癌等分别在有关章节论述。

第一节　急性上呼吸道感染

急性上呼吸道感染（acute upper respiratory tract infection，AURTI）是外鼻孔至环状软骨下缘，包括鼻腔、咽或喉部炎症的通称，是呼吸道常见的一种急性传染病。70% ~ 80%AURTI由病毒感染引起，另有 20% ~ 30% 由细菌引起。AURTI 的主要表现为鼻炎、咽喉炎或扁桃体炎等。

一、急性上呼吸道感染的检验项目与应用

1．血常规试验

【目的】血常规试验（RBT）计数红细胞、白细胞及血小板数量和血细胞相关形态学参数。详见第十八章第一节。可用于鉴别病毒感染和细菌感染导致的急性上呼吸道感染。

【应用】急性上呼吸道感染时，病毒感染者白细胞计数正常或偏低，也可轻至中度增高，以淋巴细胞增高为主，可伴随反应性淋巴细胞增多（＞5%）；细菌感染者，以中性粒细胞增高为主并可伴有核左移和（或）中毒性形态学变化。

2．全血或血清 C 反应蛋白

【目的】C 反应蛋白（C reaction protein，CRP）是一种急性时相反应蛋白（acute phase reaction protein，APRP），在发生急性炎症、感染、组织损伤或坏死等病理状况数小时后，其血液浓度迅速升高，可用于辅助诊断急性时相反应（acute phase response）和鉴别病毒感染与细菌感染等。

【应用】急性上呼吸道感染时，若为细菌感染，全血或血清 CRP 可增高；而病毒感染则不增高或增高不明显，可作为鉴别急性上呼吸道细菌与病毒感染的首选指标；而且常常同时进行血常规试验、全血 CRP 与白细胞数量和形态变化的综合分析，更有助于明确感染的性质。

3．病原学试验

【目的】通过对鼻拭子、咽拭子、痰等标本分离培养或核酸检测，明确感染的病原体类型，必要时提供抗微生物药敏试验结果，便于临床抗菌药物治疗。

【应用】急性上呼吸道感染时，如怀疑病毒感染，一般无须作病原体试验，因病毒分离培养难度大；但标本中病原体核酸（例如甲型 H1N1 流感病毒核酸）检测呈阳性，可明确诊断。如怀疑细菌感染，可进行细菌培养与鉴定，并进一步做抗微生物药物敏感试验，指导临

床用药。

4．免疫学试验

【目的】通过对鼻拭子、咽拭子或血清标本的病原体抗原或抗体进行免疫学定量或定性检测，有助于明确有无感染及其病原体类型。

【应用】可直接检测患者呼吸道标本中病毒抗原，例如甲型 H1N1 流感病毒抗原的快速免疫渗透试验，可在 20 分钟内定性有无甲型 H1N1 流感病毒抗原，有助于临床快速明确或排除诊断。当检测出患者血清中的感染病原体的抗体后，尤其需要区别抗体的类型和滴度变化；IgM 型抗体出现对急性感染有诊断意义，动态检测双份血清病原体（例如甲型 H1N1 流感病毒），特异性 IgG 型抗体水平呈 4 倍或 4 倍以上升高有诊断意义。

二、急性上呼吸道感染的实验诊断策略

急性上呼吸道感染（AURTI）的实验诊断一般可分为三种情况①初步诊断：患者有临床症状和（或）流行病学接触史，首先通过血常规试验及血清 CRP，初步判断感染的性质，例如属于病毒感染或细菌感染。②疑似诊断：根据初步诊断结果，按病情需要完善免疫学试验，例如甲型流感病毒抗原快速筛查试验（例如免疫渗透试验），以快速明确或排除感染病原体。③确定诊断：根据疑似诊断结果，进一步完善病原学诊断试验，例如细菌或真菌的分离培养与鉴定和进一步的抗微生物药敏试验，从而指导临床合理选用抗菌药物。对于疑似诊断为病毒感染时，可通过病毒核酸检测，以明确病毒感染的类型，例如甲型 H1N1 流感病毒核酸检测（常用 RT-PCR 技术）阳性，结合临床，即可明确甲型 H1N1 流感的诊断。一般情况下，病毒核酸检测不作为常规试验，因此 AURTI 的常规实验诊断路径可按图 10-1（彩图见二维码）进行。

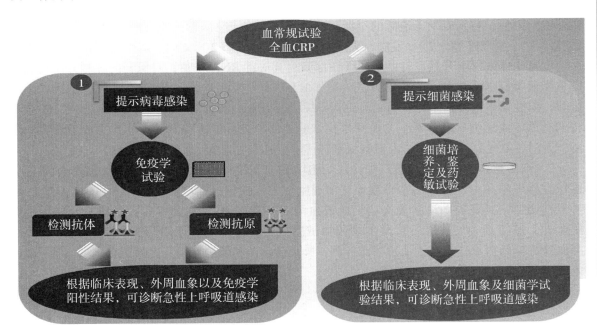

图 10-1

图 10-1　急性上呼吸道感染的常规实验诊断路径

三、急性上呼吸道感染的实验诊断

急性上呼吸道感染（AURTI）的临床表现包括普通感冒、急性病毒性咽炎和喉炎、急性

疱疹性咽峡炎、急性咽结膜炎和急性咽扁桃体炎等。急性上呼吸道感染时，病原体以病毒为主，细菌感染次之，支原体感染较少见。

1．病毒感染　外周血白细胞计数正常或偏低，淋巴细胞比例升高，有时可见反应性淋巴细胞增多，例如传染性单核细胞增多症。全血或血清 CRP 一般不增高，但一些特殊的病毒感染，例如腺病毒也可引起 CRP 增高，因此特异性不高。病毒类型繁多，且明确类型对治疗无明显帮助，一般无须明确病原体检查。患者急性期 IgM 型抗体和恢复期的双份血清标本特异性抗体效价增高 4 倍或 4 倍以上，有助于诊断近期感染。免疫学试验简便、快速，比病毒培养与鉴定更有临床应用价值。

AURTI 常见的为普通感冒（common cold），俗称"伤风"，以鼻咽部卡他症状为主要表现。成人主要由鼻病毒引起，其次为副流感病毒、呼吸道合胞病毒、埃可病毒、柯萨奇病毒等。患者如无并发症，一般经 5 ～ 7 d 可痊愈。

流行性感冒（influenza），简称流感，是由流行性感冒病毒引起的急性呼吸道传染病，是 AURTI 较为严重的感染；其病原体为流感病毒，分为甲、乙、丙三型。甲型流感病毒又可分为不同亚型，经常发生抗原变异而形成新亚型病毒变异株，例如 H1N1、H3N2、H5N1、H7N9 等亚型（其中的 H 和 N 分别代表流感病毒的血凝素和神经氨酸酶）。甲型流感病毒感染常引起大流行，乙型和丙型较少流行，病情也相对较轻。流感病毒主要通过接触及空气飞沫传播。由于人群缺少对甲型流感病毒变异病毒株的免疫力，导致人群普遍易感，在全世界包括中国已引起多次暴发流行，严重时可危及患者生命。

流感的主要实验诊断特征①血常规试验与全血或血清 CRP：白细胞计数一般不高或减低，淋巴细胞相对增高。重症病例也可以升高。若合并细菌感染，白细胞计数及中性粒细胞比例上升。全血或血清 CRP 一般不增高或增高不明显。②免疫学试验：上呼吸道标本的病毒抗原快速检测阳性，特别有助于流感的早期诊断（例如甲型流感病毒抗原检测一般 20 分钟可获得试验结果）。检测疾病初期（发病 5 天内）和恢复期（发病 2 ～ 4 周）双份血清抗流感病毒抗体滴度有 4 倍或以上升高，有助于回顾性诊断。③病毒 RNA 检测：对患者的鼻咽分泌物或口腔含漱液等标本采用分子生物学方法（例如 RT-PCR）检测流感病毒 RNA 是流感的重要诊断试验，阳性结果结合临床即可明确流感病毒感染及其亚型的诊断（例如甲型流感病毒 H1N1），特别有助于流感的早期诊断。④血液生化试验：部分患者可出现低钾血症，少数患者肌酸激酶、天门冬氨酸氨基转移酶、丙氨酸氨基转移酶、乳酸脱氢酶、肌酐等升高。

2．细菌感染　白细胞计数与中性粒细胞增多，重者血涂片中可见中性杆状核粒细胞增多伴核左移现象和中性粒细胞中毒现象（出现胞浆中毒颗粒、空泡变性等），但并非 AURTI 的特异性病变，具有辅助诊断意义。全血或血清 CRP 则有不同程度增高。取痰或咽拭子做细菌培养、鉴定其类型并进行抗微生物药物敏感试验，可指导临床用药。AURTI 的致病菌以溶血性链球菌多见，其次为流感嗜血杆菌、肺炎链球菌和葡萄球菌等，常引起细菌性咽 - 扁桃体炎。

（徐菲莉）

急性上呼吸道感染实验诊断进展

临床案例

案例解析

第二节　支气管哮喘

支气管哮喘（bronchial asthma），简称哮喘，是气道的一种超敏反应（或变态反应）炎症性疾病。哮喘是由多种细胞（嗜酸性粒细胞、肥大细胞、T 淋巴细胞、中性粒细胞、平滑肌细胞及气道上皮细胞等）、炎症介质（组织胺、前列腺素等）和细胞因子共同参与的气道慢性炎症疾病。临床表现为反复发作性喘息、气急、胸闷或咳嗽、咳痰等症状，常在夜间及凌晨发作或加重，多数患者可自行缓解或经治疗后缓解。哮喘的发病机制尚未完全阐明，吸入性变应原是导致外源性哮喘的主要触发物。哮喘是世界上最常见的慢性疾病之一，全球约有 3 亿患者，在我国哮喘的平均患病率为 0.5% ～ 5.0%，且呈逐年上升趋势。

一、支气管哮喘的检验项目与应用

1．血清总 IgE 和特异性 IgE

【目的】血清总 IgE（tIgE）含量是血清中对各种抗原 IgE 抗体的总和。血清总 IgE 含量极微，生理状况下为 0.1 ～ 0.9 mg/L。IgE 是介导 I 型超敏反应的主要抗体，对血清中 IgE 含量尤其是变应原特异性 IgE（sIgE）的检测，有利于超敏反应性哮喘的诊断及特异性变应原的确定。

【应用】①特异性变应原的确定：变应原 sIgE 增高对特异性变应原的确定具有重要价值。一般首先检测血清 tIgE，可通过 sIgE 检测寻找变应原，包括吸入变应原（如尘螨、花粉、真菌等）、食物变应原（如鱼虾、蛋类、牛奶等）和感染变应原（如细菌、病毒、寄生虫等）及某些药物（如阿司匹林）等。特异性变应原检测结果与变应原皮试和支气管激发试验（BPT）之间的符合率可以高达 80% 左右。但后两种试验更能反映机体的整体情况，所以，特异性变应原检测不能完全取代后两种试验。②支气管哮喘的诊断和鉴别诊断：sIgE 的增高对超敏反应性哮喘的诊断和特异性变应原的确定具有重要价值。外周血变应原 sIgE 增高，结合病史有助于病因诊断。血清 tIgE 含量对于哮喘的诊断价值不大，但其增高程度可作为重症哮喘使用抗 IgE 抗体治疗及调整剂量的依据。

2．痰液检验

【目的】痰液检验为哮喘患者重要的检测项目，其中嗜酸性粒细胞和中性粒细胞所占比重决定哮喘患者气道炎症类型。

【应用】痰液检验一般包括痰液的一般性状、痰涂片显微镜检验和微生物学试验等。哮喘患者痰中可见较多嗜酸性粒细胞，如合并呼吸道细菌感染，痰涂片革兰氏染色、细菌培养及药物敏感试验有助于病原菌的诊断及指导治疗。

3．血常规试验

【目的】通过血常规试验观察是否有患者嗜酸粒细胞增多，辅助诊断哮喘。

【应用】常见部分患者哮喘发作时有嗜酸性粒细胞增高，但多数不明显，如并发感染可有白细胞总数增高、中性粒细胞比例增高等。

4．血气分析

【目的】血气分析（blood gases analysis）可检测血液（通常用动脉血）的酸碱度（pH）、氧分压（PaO_2）、二氧化碳分压（$PaCO_2$）、血氧饱和度，然后利用公式推算其他指标，由此来评价人体呼吸功能和酸碱平衡状态。血气分析主要是评估哮喘发作或加重时，是否影响患者呼吸功能和酸碱平衡状态及其异常的程度。

【应用】哮喘严重发作时，患者可有缺氧，PaO_2 和氧饱和度减低；过度通气使 $PaCO_2$ 下降，血液 pH 升高，出现呼吸性碱中毒。若气道严重阻塞，导致缺氧和 CO_2 潴留，$PaCO_2$ 升高，出现呼吸性酸中毒。

二、支气管哮喘的实验诊断策略

支气管哮喘患者的典型症状为发作性伴有哮鸣音的呼气性呼吸困难。对于有典型症状和体征的患者，除外其他疾病引起的喘息、气急、胸闷等后，可做出初步临床疑似诊断；然后再通过肺功能试验、胸部 X 线检查，并结合各项实验检查后，才能明确诊断。支气管哮喘的实验诊断通常起到辅助诊断的作用，一般应首选血清 tIgE，显著升高者再通过 sIgE 检测寻找其变应原，阳性结果有助于发现病因和防治；全血细胞计数和（或）痰涂片检验可观察是否有嗜酸性粒细胞增高，阳性结果有辅助诊断意义；动脉血气分析一般用于哮喘严重发作时对呼吸功能与酸碱平衡的评估。实验诊断路径如图 10-2（彩图见二维码）所示。

图 10-2

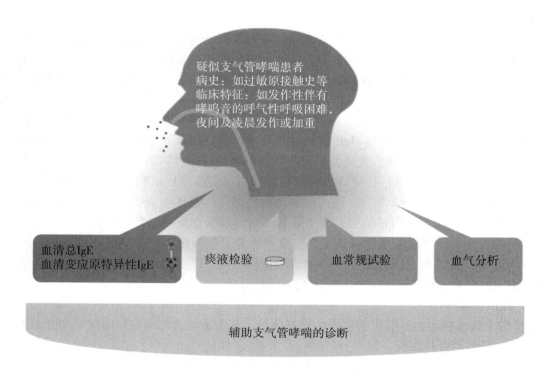

图 10-2   支气管哮喘的实验诊断策略

三、支气管哮喘的实验诊断

（一）引起哮喘的主要因素

哮喘与多基因遗传有关，个体过敏体质及外界环境的影响是发病的危险因素。各种变应原和一些环境因素等也是促发哮喘的重要原因。

1. 特异性变应原确定   各种变应原是引起哮喘的重要因素，包括室内外变应原、职业性变应原、药物及食物变应原等。在室内变应原中，尘螨最常见，真菌也是室内空气中的变应原之一。在室外变应原中，花粉与草粉最常见，其他还有动物毛屑、二氧化硫等各种特异和非特异性吸入物。职业性变应原常见的有谷物粉、面粉、木材、饲料、茶、咖啡豆、家蚕、鸽子、蘑菇、抗生素（青霉素、头孢霉素）、染料等。药物变应原常见的有阿司匹林、普萘洛尔（心得安）和一些非皮质激素类抗炎药；食物变应原常见的有鱼、虾、蟹、蛋类、牛奶等。体内试验或实验诊断，有助于明确变应原的种类，但只有 30% ～ 40% 的哮喘患者可以查到明确的变应原。

2. 促发因素   常见空气污染、吸烟、各种呼吸道病原体感染；气候变化，例如吸入冷空气、水雾滴等都可诱发哮喘发作。促发因素一般难以通过实验诊断明确。

（二）其他实验检测

血常规试验、痰液检验及血气分析等试验对哮喘的诊断无特异性，但有辅助诊断和监测的意义。

（郑　芳）

第三节　感染性肺炎

肺炎（pneumonia）是终末气道、肺泡和肺间质的炎症，可由生物、物理、化学因素，以及自身免疫反应所致。以生物因素导致的肺炎，尤其是感染性肺炎最为常见。感染性肺炎在临床上多表现为发热、咳嗽、咳痰，伴或不伴胸痛；严重的病例可伴有呼吸困难，甚至危及生命。感染性肺炎可按解剖、病因、感染来源等分类。按病因可分为细菌性、病毒性、真菌性、非典型病原体肺炎等，肺结核的相关内容参见第八章第四节；按感染来源分类可分为社区获得性肺炎（community acquired pneumonia，CAP）、医院获得性肺炎和呼吸机相关性肺炎（ventilator-associated pneumonia，VAP）。CAP 是指在医院外罹患的感染性肺炎，包括在院外获得感染、入院后发病的肺炎；医院获得性肺炎（hospital-acquired pneumonia，HAP）是指患者入院时不存在，也不处于潜伏期，入院 48 h 或以后发生的肺炎。因此，感染性肺炎的实验诊断主要围绕感染反应、病原体等检测，为临床诊疗决策提供病原学依据和数据支持。

一、感染性肺炎的检验项目与应用

（一）感染反应筛查试验

【目的】通过血常规试验和全血或血清 C 反应蛋白（CRP）、血清降钙素原（PCT）检测，初步判断感染的性质及程度。

【应用】细菌感染性肺炎患者血液 WBC 及中性粒细胞比例增高，CRP 显著升高；感染严重时，血液 WBC 及中性粒细胞比例显著升高，且伴有核左移与中毒性形态学改变，血清 PCT 水平显著升高，并与感染的严重程度和预后相关。其他相关内容参见第八章第一节。

（二）病原学试验

1. 痰液常规检验

【目的】通过对痰液的一般性状检验、直接涂片显微镜检验，初步筛查肺部感染的性质。

【应用】痰液性状异常①黄色脓性痰：提示呼吸道有化脓性炎症，见于化脓性支气管炎、金黄色葡萄球菌肺炎、支气管扩张、空洞型肺结核等。肺脓肿时可呈浆液脓性痰，放置后可分为三层：上层为泡沫和黏液，中层为浆液，下层为脓细胞及组织碎片等。铜绿假单胞菌感染时可有黄绿色脓痰。②铁锈色痰：因痰中血红蛋白变性所致，可见于大叶性肺炎、肺梗死等。③棕褐色脓痰：见于阿米巴肺脓肿。④烂桃样灰黄色痰：见于肺吸虫病所致肺组织坏死。来自肺部无唾液稀释的合格痰标本涂片显微镜检验①白细胞：肺部化脓性感染时，痰中白细胞明显增多，大量中性粒细胞或成堆脓细胞出现。嗜酸性粒细胞增多见于支气管哮喘、过敏性支气管炎、肺吸虫病及热带嗜酸粒细胞增多症等。肺结核患者痰中以淋巴细胞增生为主。②寄生虫和虫卵：阿米巴肺脓肿患者痰中可见溶组织阿米巴滋养体；肺吸虫病患者痰，尤其有脓血性痰时，多能查到肺吸虫卵。③耶氏肺孢菌肺炎患者痰中可查到耶氏肺孢菌（彩图 8-1），一般用银染色（silver stain）确认，但阳性率不高。其他病原体：革兰氏染色可观察到细菌、酵母菌，特殊染色观察真菌、奴卡菌、放线菌等。

2．病原体培养与鉴定

【目的】通过合格痰标本和血液的同时分离培养与鉴定和进一步的抗微生物药物敏感性试验，获得病因诊断和针对性治疗依据。

【应用】痰培养敏感性、特异性低（＜50%），同时做血培养有助于明确病因。然而，仅20%～30%的细菌性肺炎患者出现菌血症。常规培养阴性结果不能排除感染，应根据临床表现，进一步检测其他细菌、病毒或真菌。其他相关内容参见第八章第一节。

3．核酸检测

【目的】合格痰标本、支气管-肺泡灌洗液等病原体核酸检测，可敏感、快速地明确病因。

【应用】下呼吸道标本病毒（如流感病毒、呼吸道合胞病毒）、肺炎支原体、肺炎衣原体、军团菌等核酸检测阳性，表明标本中存在相应病原体核酸物质，阴性结果不能排除假阴性或病原体数量低于检出限。由于军团菌广泛存在于环境或水中，标本受环境或水污染时可能出现假阳性结果。

4．病原体抗原或抗体检测

【目的】尿液、痰液等标本中部分病原体抗原检测，可快速做出病因诊断。血清特异性抗体检测可用于病因的辅助诊断。

【应用】病原体抗原抗体的快速检测，特别是特异性抗原的快速检测，有助于快速确定感染性肺炎的病因，例如肺炎链球菌尿抗原检测；诊断成人链球菌肺炎灵敏度为50%～80%，特异性＞90%，且不受抗菌药物治疗的影响。军团菌尿抗原检测嗜肺军团菌血清1型的灵敏度为70%～90%，特异性约99%。真菌性肺炎可结合（1，3）-β-D-葡聚糖、半乳糖甘露聚糖检测结果进行早期诊断。一般血清中抗体检测仅能作为辅助诊断，例如肺炎支原体血清特异性抗体检测，通常用来评价肺炎支原体现症感染或既往感染。

5．血气分析与血清电解质检测　主要用于急重症肺炎并发呼吸功能异常的评估，参见本章第四节。

二、感染性肺炎的实验诊断策略

由于流行病学、病原学存在差异，需根据感染来源区分社区获得性肺炎（CAP）和医院获得性肺炎（HAP）。CAP感染与患者年龄相关，婴儿、儿童80%以上为病毒感染，5～14岁学龄儿童细菌性肺炎以肺炎支原体和肺炎衣原体为主，成人CAP多为细菌感染，又以肺炎链球菌感染最为常见，病毒感染低于10%～20%。HAP患者感染因医疗机构而异，以铜绿假单胞菌、肠杆菌科细菌、金黄色葡萄球菌、不动杆菌属、肺炎链球菌、厌氧菌、军团菌、流感嗜血杆菌等最为常见，常行血培养以及痰、支气管抽吸物、支气管肺泡灌洗液、保护性毛刷标本、肺组织革兰氏染色显微镜检查和培养。

免疫功能低下患者感染性肺炎，除社区获得性和医院获得性肺炎常见病原体以外，还包括沙门菌属（非伤寒沙门菌）、脑膜败血伊丽莎白菌、产单核细胞李斯特菌、奴卡菌和其他需氧放线菌、马红球菌等。

分离培养是感染性疾病最常用的实验诊断技术，可以鉴定病原体并提供药物敏感性试验结果。然而，除有些病原体难以培养外，呼吸道标本易受上呼吸道分泌物污染，影响诊断灵敏度和特异性。采用多种技术检测病原体，了解感染性肺炎的病原谱，有助于提高感染性肺炎的诊断效率。常见感染性肺炎的病原体见表10-1。

表10-1　常见感染性肺炎的病原体

疾病类型		常见病原体	少见病原体
细菌性肺炎		肺炎链球菌、金黄色葡萄球菌、流感嗜血杆菌、混合厌氧菌、拟杆菌属、梭杆菌属、消化链球菌属、普雷沃菌属、大肠埃希菌、肺炎克雷伯菌、肠杆菌属、沙雷菌属、铜绿假单胞菌、军团菌属	不动杆菌属、放线菌、芽孢杆菌属、卡他莫拉菌、胎儿弯曲菌、侵蚀艾肯菌、土拉热弗朗西丝菌、脑膜炎奈瑟菌、奴卡菌属、多杀巴斯德杆菌、变形杆菌属
病毒性肺炎	儿童	呼吸道合胞病毒、副流感病毒1，2，3型、A型流感病毒	腺病毒1，2，3，5型、B型流感病毒、鼻病毒、柯萨奇病毒、埃可病毒、麻疹病毒、汉坦病毒
	成人	A，B型流感病毒、呼吸道合胞病毒、人类偏肺病毒、腺病毒4，7型	鼻病毒、肠道病毒、埃可病毒、柯萨奇病毒、EB病毒、巨细胞病毒、水痘 - 带状疱疹病毒
真菌性肺炎		组织胞浆菌、球孢子菌、根霉、犁头霉、毛霉、银汉霉	曲霉菌、念珠菌
其他病原体		伯氏考克斯体、立克次体、肺炎支原体、鹦鹉热衣原体、沙眼衣原体、肺炎衣原体、结核分枝杆菌、脓肿分枝杆菌、堪萨斯分枝杆菌、鸟分枝杆菌复合菌群、似蚓蛔线虫、杰氏肺囊虫、粪类圆线虫	

三、常见感染性肺炎的实验诊断

（一）社区获得性肺炎（CAP）

细菌性肺炎时，外周血白细胞及中性粒细胞升高伴核左移，CRP 升高；感染严重者中性粒细胞可达 90% 以上，并有明显的中毒现象（中毒颗粒、空泡变性、Döhle 小体等），血清 PCT 升高。病毒性感染、结核感染时，白细胞计数正常或偏低，淋巴细胞比例多升高；但某些病毒感染，如引起严重性呼吸综合征（SARS）的新型冠状病毒感染可导致淋巴细胞明显减低。需住院治疗的 CAP 患者，在抗菌药物治疗之前做血培养，并采集痰标本行革兰氏染色显微镜检查、病原体分离培养与鉴定，分离出致病菌时需要进一步的抗微生物药物敏感试验。必要时，行肺炎链球菌尿抗原、嗜肺军团菌尿抗原检测，有助于早期诊断。采集支气管抽吸物或纤维支气管镜标本等进行特异性病原学检测，优于痰液标本，更容易获得病原学诊断。

（二）医院获得性肺炎（HAP）

细菌性 HAP 患者常表现为外周血 WBC 升高伴核左移，但也可能白细胞计数正常，甚至减少。血清 PCT 检测有助于鉴别细菌性、病毒性肺炎，结合临床表现还可用于监测抗菌药物治疗效果。非侵入性操作采集的标本显微镜检查未见炎症细胞、培养未分离到致病菌具有很高的阴性预测价值。普遍认为开始或改变抗菌药物治疗前 ≥ 72 h 采集标本培养，且支气管抽吸物 ≥ 10^6 细菌数 / 毫升（CFU/ml）、支气管 - 肺泡灌洗液 ≥ 10^4 CFU/ml 或保护性毛刷标本 ≥ 10^3 CFU/ml，具有诊断意义。活检组织培养、组织病理学检查可提高诊断灵敏度。真菌性 HAP 患者除局部标本直接涂片染色显微镜检查、培养外，还可用血清、支气管肺泡灌洗液检测半乳甘露聚糖、1-3β-D 葡聚糖。

（孙自镛）

感染性肺炎实验诊断进展

临床案例

案例解析

第四节 呼吸衰竭

呼吸衰竭（respiratory failure，RF）是指各种原因引起的通气和（或）换气功能严重障碍，以致在静息状态下不能维持足够的气体交换，导致低氧血症伴（或不伴）高碳酸血症，进而引起一系列病理生理改变和相应临床表现的综合征。参与呼吸运动过程的任何一个环节异常，都可能导致呼吸衰竭。临床上常见的病因包括：①呼吸阻塞性疾病如会厌炎、喉水肿、异物、细支气管炎、支气管哮喘、慢性阻塞性肺疾病（COPD）、睡眠呼吸暂停综合征、支气管扩张等；②肺实质浸润性疾病如重症肺炎、结节病、肺尘埃沉着病、弥漫性肺间质纤维化、感染、肿瘤；③肺水肿性疾病如心肌梗死、二尖瓣或主动脉瓣疾患、左心衰竭、各种原因引起的休克、吸入化学物质、败血症、急性呼吸窘迫综合征（ARDS）等；④肺血管疾病如肺血栓栓塞、空气、脂肪栓塞、肺血管炎、多发性微血栓形成等；⑤胸壁与胸膜疾病如气胸、脊柱后侧凸、胸膜纤维化、胸腔积液等；⑥神经肌肉系统疾病如脑血管疾病、多发性神经炎、多发性脊髓炎、肌萎缩症、重症肌无力等和镇静药和麻醉药的应用。

一、呼吸衰竭的检验项目与应用

1. 血气分析

【目的】辅助诊断呼吸衰竭，指导临床纠正酸碱失衡、电解质紊乱。

【应用】①急性呼吸衰竭：一般为动脉血氧分压（PaO_2）＜ 60 mmHg，但此标准并非绝对。当 PaO_2 ＜ 40 mmHg（5.3 kPa）时，提示病情极严重且危及生命。②慢性呼吸衰竭：典型改变为 PaO_2 ＜ 60 mmHg 和（或）动脉血二氧化碳分压（$PaCO_2$）＞ 50 mmHg。临床上以伴有 $PaCO_2$ ＞ 50 mmHg 的 II 型呼吸衰竭常见。代偿性呼吸性酸中毒时，$PaCO_2$ 升高，pH ≥ 7.35；失代偿性呼吸性酸中毒时，$PaCO_2$ 升高，pH ＜ 7.35。患者在吸氧状态下采血分析血气时，$PaCO_2$ 升高，PaO_2 ＞ 60 mmHg。

2. 血液电解质

【目的】酸碱平衡失调常与电解质紊乱相伴随。临床上广泛使用的酸碱血气分析仪普遍具有测定电解质的功能。电解质测定与酸碱血气分析一起，可综合判断酸碱失衡和水盐平衡，并通过计算阴离子间隙判断三重酸碱失衡。

【应用】呼吸衰竭时，可严重抑制氧化代谢，使糖酵解增加，血乳酸增高，产生代谢性酸中毒。由于细胞能量不足，钠泵功能障碍，出现高钾血症等。随着病情加重，还可出现其他酸碱和电解质失衡，应结合临床、血气分析等进行综合分析。

3. 感染相关病原学试验

【目的】明确感染所致呼吸衰竭的病原体，以及时进行合理的抗感染治疗。

【应用】如慢性呼吸衰竭合并肺部感染，应根据病情，取痰或咽拭子标本进行细菌和真菌培养及药敏试验，明确病原菌，以便进行合理的抗感染治疗，但应防止使用抗生素类药物不当所造成的酸碱平衡失调加重。疑似病毒所致的呼吸衰竭，可通过分子诊断和免疫学试验等，及早明确感染病毒的种类。

4. 血清 B 型利钠肽（BNP） 可用于鉴别诊断心源性的呼吸衰竭和肺源性的呼吸衰竭，前者 BNP 可显著升高，后者 BNP 则正常。

5. 系统与器官功能试验 呼吸衰竭时应监测肝、肾功能，止血、凝血和纤溶功能的变化。重症呼吸衰竭病例可并发多脏器功能衰竭，如肝、肾功能障碍，此时肝肾功能试验明显异常，危重患者中还可以出现凝血试验异常，例如 PT、APTT 延长，D- 二聚体增高等。

二、呼吸衰竭的实验诊断策略

对疑似呼吸衰竭患者的实验诊断，主要依据血气分析结果，并结合临床进行诊断与分类，实验诊断路径见图 10-3（彩图见二维码）。

图 10-3

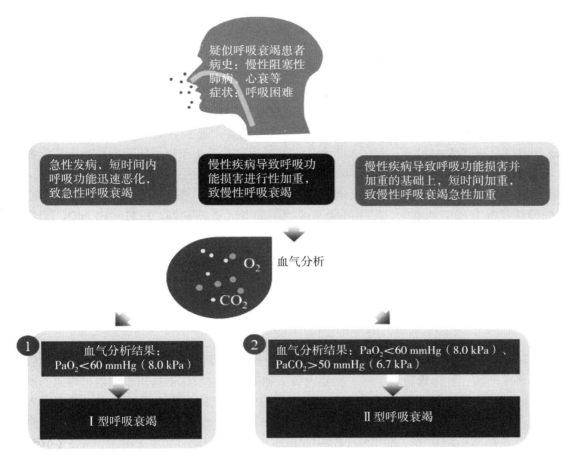

图 10-3　呼吸衰竭的实验诊断路径

三、呼吸衰竭的实验诊断

1. 呼吸衰竭的实验诊断特点　呼吸衰竭的实验诊断主要依赖于血气分析。随着检验技术的不断进步，现代血气酸碱分析除了经典的 pH、PaO_2 和 $PaCO_2$ 外，还包括由 PaO_2 和 $PaCO_2$ 计算的反映 O_2 和 CO_2 浓度的各项指标、电解质、血糖、乳酸、肌酐等各种代谢物。呼吸衰竭血气分析的主要特点是 $PaO_2 < 60$ mmHg（8.0 kPa），伴（或不伴）$PaCO_2 > 50$ mmHg（6.7 kPa）。呼吸衰竭由于缺氧，通过代偿、失代偿以及多脏器功能损害，其酸碱血气分析通常表现为二重或三重紊乱。常见的血气酸碱失衡类型有①呼吸性酸中毒合并代谢性酸中毒：因 CO_2 蓄积引起呼吸性酸中毒；同时由于缺氧，有机酸增多而致代谢性酸中毒，PaO_2 降低，$PaCO_2$ 升高，HCO_3^- 浓度降低，且与 $PaCO_2$ 升高无代偿关系，实际碳酸氢盐（AB）大于标准碳酸氢盐（SB），且均显著低于正常，pH 显著降低，高血 K^+，阴离子间隙（AG）增大。②呼吸性碱中毒合并代谢性碱中毒：慢性呼吸性酸中毒患者体内 HCO_3^- 浓度代偿性增高，如人工呼吸机使用不当，CO_2 排出过多，发生呼吸性碱中毒合并代谢性碱中毒；PaO_2 降低，$PaCO_2$ 降低，HCO_3^- 浓度升高，pH 显著增高，低血 K^+，AG 可增大；血气与酸碱平衡紊乱临床常见，且预后不佳。③呼吸性酸中毒合并代谢性碱中毒：慢性肺源性心脏病患者，因长时间限制 NaCl 的摄入和应用髓袢或噻嗪类利尿药，或发生严重呕吐大量丢失 H^+、K^+ 和 Cl^-，发生呼吸性酸中毒合并代谢性碱中毒。血气分析表现为 $PaCO_2$ 和 HCO_3^- 均升高，其升高程度均超出代偿范围，pH 变化不大。

2. 呼吸衰竭的分类　①根据动脉血液气分析，呼吸衰竭分为Ⅰ型和Ⅱ型：Ⅰ型即缺氧型呼吸衰竭，血气分析特点是 $PaO_2 < 60$ mmHg（8.0 kPa），无高碳酸血症（$PaCO_2$ 减低或正常）。常见于支气管炎、肺气肿、肺泡纤维化、支气管哮喘、肺炎、肺水肿、急性呼吸窘迫综合征（ARDS）及肺不张等疾病。Ⅱ型即高碳酸性呼吸衰竭，血气分析特点是 $PaO_2 < 60$ mmHg、$PaCO_2 > 50$ mmHg（6.7 kPa），为通气衰竭，见于慢性阻塞性肺病等。②根据呼吸衰竭发生的病程分为急性呼吸衰竭和慢性呼吸衰竭。急性呼吸衰竭是由于各种致病因素突发或者迅速发展，短时间内呼吸功能迅速恶化，引起通气或换气功能严重损害；见于 ARDS、急性气道阻塞、外伤等，若不及时抢救，可危及生命。慢性呼吸衰竭是由于慢性疾病导致呼吸功能损害进行性加重，经过较长时间发展为呼吸衰竭，如慢性阻塞性肺病（COPD）、重症肺结核、肺间质纤维化、胸廓或神经肌肉病变等。慢性呼吸衰竭急性加重：在基础疾病如 COPD、哮喘等引起的慢性呼吸衰竭的基础上，发生呼吸系统感染或者气道痉挛等，短时间内 PaO_2 明显下降，$PaCO_2$ 明显上升。

（周永列）

第五节　胸腔积液

　　健康成人胸腔液在 20 ml 以下，主要起润滑、保护脏器的作用。病理情况下，如胸膜毛细血管静水压增加、胶体渗透压下降、胸腔内负压和胸腔液内胶体渗透压增加均可导致胸腔液增加，从而形成病理性胸腔积液（pleural effusion，PE），又称为胸水。根据产生的原因和性质不同，胸腔积液分为漏出液和渗出液。渗出性 PE 常见于胸膜或邻近组织感染、原发性或转移性肿瘤及结缔组织病等。漏出性 PE 常见于充血性心力衰竭、低蛋白血症等；PE 的实验诊断主要是确定积液的性质和查明病因，辅助呼吸系统及相关疾病的临床诊断。

一、胸腔积液的检验项目与应用

1. 常规试验

【目的】通过对胸腔积液（PE）一般性状和显微镜检验，初步判断积液性质，辅助呼吸系统疾病的诊断。

【应用】通过 PE 的颜色、透明度、比重、凝固性检查，细胞计数及有核细胞分类计数可初步判断出 PE 是渗出液或是漏出液。例如黄色脓性积液见于化脓性感染（如葡萄球菌肺炎），伴中性粒细胞增多。乳糜性 PE 中可查到微丝蚴；阿米巴性肺脓肿的 PE 中查到阿米巴滋养体。

2. 生物化学试验

【目的】通过对胸腔积液（PE）的 pH，黏蛋白定性，蛋白质、糖、氯化物和酶类等的检测，进一步判断 PE 性质，临床符合率约为 60% 以上。

【应用】蛋白质、糖、氯化物和酶类，特别是乳酸脱氢酶（LDH）等定量测定有助于判断 PE 性质。在结核性 PE 中，C 反应蛋白（CRP）含量、腺苷脱氨酶（ADA）活性、溶菌酶（Lys）含量及活性明显增高，ADA > 45 U/L 应考虑为结核性 PE，对结核性胸膜炎诊断的灵敏度和特异性可达 90% 左右；PE 与血清的 Lys 活性比值 > 1.0，多为结核性 PE；< 1.0 多见

于恶性 PE。若 PE 中淀粉酶（AMY）活性比血清高数倍，有助于急性胰腺炎并发 PE 的判断。

3．病原学试验

【目的】通过对 PE 直接涂片革兰氏染色或抗酸染色、分离培养与鉴定，辅助呼吸系统感染的诊断。

【应用】PE 革兰氏染色显微镜检验与分离培养常查到致病菌，如肺炎链球菌、金黄色葡萄球菌、大肠埃希菌、脆弱类杆菌等，少数病例有厌氧菌生长。怀疑结核性 PE 时，镜下可找到抗酸杆菌。

二、胸腔积液的实验诊断策略

胸腔积液（PE）是多种疾病的一种临床症状，其采集方便，通过实验诊断，可辅助查明呼吸系统及相关疾病的病因。一般可按以下路径（图 10-4，彩图见二维码）选择试验，并配合其他相关试验，判断 PE 性质，查明渗出性 PE 的病因和分类诊断（彩图 10-1）。

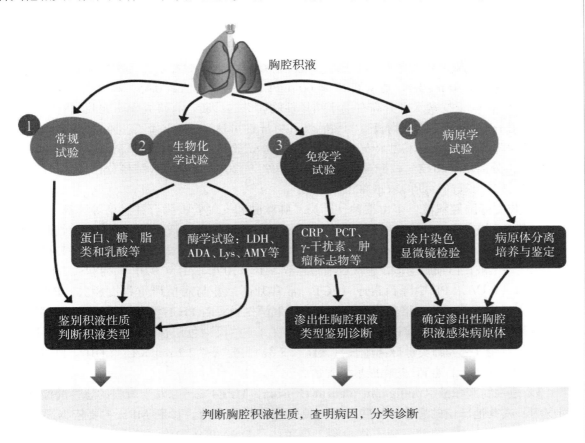

图 10-4

图 10-4　胸腔积液的实验诊断路径

三、胸腔积液的实验诊断

胸腔积液（PE）的实验诊断需首先判断是漏出液还是渗出液，然后进一步查明其产生的原因，例如脓性渗出液常常提示呼吸系统的化脓性感染，再通过积液的病原学试验查明感染的病原体，例如金黄色葡萄球菌。

（一）漏出性与渗出性胸腔积液的鉴别

目前常用 Light 标准判断积液性质：①积液乳酸脱氢酶（LDH）＞ 200 U/L；②积液与血清 LDH 比值＞ 0.6；③积液蛋白与血清蛋白比值＞ 0.5。凡符合①②③任意一条，即可判断为渗出性胸腔积液；三条均不符合者为漏出性胸腔积液。其敏感度达 99%，特异性达 96%，优于其他指标。

（二）渗出性胸腔积液

渗出性胸腔积液的病因十分复杂，感染性疾病中主要是结核性胸膜炎和肺炎旁 PE，由恶性肿瘤引起的 PE 多为胸膜转移。此外，还有风湿免疫病，例如系统性红斑狼疮、风湿性关节炎等累及胸膜等引起的 PE。

1. 结核性胸腔积液　常由结核性胸膜炎所致。① PE 常规试验：外观多为草黄色或深黄色，可为浑浊性，易凝固；20% 左右为血性；显微镜检验：急性期以中性粒细胞为主，后期以淋巴细胞为主，间皮细胞计数常小于 5%。② PE 生化试验：LDH 与蛋白定量等明确为渗出液。腺苷脱氨酶（ADA）水平升高（45 U/L）是结核性 PE 的显著特征，对结核性胸膜炎诊断的灵敏度和特异性达 90% 左右；当抗结核药物治疗有效时，ADA 下降，也可作为判断抗结核疗效的观察指标。胸腔积液中 ADA 水平越高，结核性胸膜炎的可能性就越大，但 ADA 水平升高亦可见于脓胸、类风湿性胸膜炎等，应注意结合其他试验鉴别。③免疫学试验：胸腔积液 CRP 升高（≥ 30 mg/L），血清 CRP ≥ 60 mg/L，或两者比值≥ 0.45，高度提示结核性胸膜炎。胸腔积液 γ- 干扰素水平升高有助于结核性胸膜炎的诊断，有研究表明胸腔积液中 γ- 干扰素 ＞ 3.7 U/ml，诊断结核性胸膜炎的敏感性和特异性可达到 98%，但应排除脓胸的影响。PE 结核分枝杆菌抗原与抗体检测特异性低。④病原学试验：PE 涂片检查抗酸杆菌的阳性率较低（＜ 5%），分离培养结核分枝杆菌的阳性率为 10% ~ 20%。配合 PE 结核分枝杆菌核酸（TB-DNA）检测，可提高诊断的敏感性和特异性。

2. 肺炎旁胸腔积液　多由细菌性肺炎、肺脓肿和支气管扩张合并感染等肺部炎症所致。①肺炎旁 PE 的主要实验诊断特征：早期可为无菌性浆液性渗出液，细胞分类以中性粒细胞为主；pH ＞ 7.0，葡萄糖 ＞ 3.3 mmol/L，LDH ＜ 500 U/L。随着病情加重，肺炎旁 PE 可为草黄色或脓性渗出液，白细胞增多，中性粒细胞总数 ＞ $10×10^9$/L，pH ＜ 7.0，葡萄糖 ＜ 2.2 mmol/L，LDH ＞ 1000 U/L；PE 中降钙素原（PCT）常常升高，并与病情严重程度相关。PE 革兰氏染色可查到病原菌，分离培养可有需氧菌或厌氧菌生长，若 PE 有臭味时常提示厌氧菌感染。②需要插管引流的 PE 实验诊断指征：脓性积液、革兰氏染色阳性（例如金黄色葡萄球菌）、细菌培养阳性（例如肺炎链球菌生长）、pH ＜ 7.0、葡萄糖＜ 2.2 mmol/L、LDH ＞血清参考区间上限 3 倍以上。上述 PE 变化提示患者预后较差。

3. 恶性胸腔积液（malignant pleural effusion，MPE）　指原发于胸膜的恶性肿瘤（胸膜间皮瘤）或其他部位的恶性肿瘤转移至胸膜引起的胸腔积液。诊断 MPE 主要依据恶性肿瘤细胞检验，但对 PE 的肿瘤标志物检测、染色体及 DNA 倍体的检测等也有利于 MPE 的辅助诊断。

（1）胸腔积液常规试验：早期为草黄色，后期转为血性，这种情况占 50% ~ 85%；若 PE 中红细胞 ＞ $100×10^9$/L，多为 MPE。MPE 中有核细胞数目相对较少，通常以成熟小淋巴细胞为主；若以中性粒细胞为主，MPE 可能性小。

（2）胸腔积液肿瘤细胞学检验：经 H-E 染色或瑞氏染色的 PE 细胞沉淀，显微镜检查可见成堆或散在分布的恶性肿瘤细胞，其中易见呈腺腔样排列的腺癌细胞。MPE 中 98% 的癌细胞是转移性的，其中最常见的是原发性肺癌，其次是乳腺癌和转移癌。在 PE 中找到恶性肿瘤细胞可确诊为 MPE，但阳性率低，多次检查可提高阳性率，如通过密度梯度离心法浓缩 PE 中的肿瘤细胞，可提高肿瘤细胞检出率（78%）[高于离心沉渣涂片法（30%）和直接涂片法

（11%）]；采用流式细胞 DNA 分析，MPE 中可查到多倍体或非整倍体。染色体检查可作为恶性胸腔积液的诊断指标之一，阳性率达 75% 左右。如同时做染色体及 DNA 倍体检测，可大大提高诊断的灵敏度和特异性。

（3）胸腔积液肿瘤标志物检验：目前临床上用于协助诊断 MPE 的肿瘤标志物主要有癌胚抗原（CEA）、细胞角蛋白 19（CYFRA21-1）等。PE 中 CEA > 20μg/L，PE 与血清 CEA 比值 > 1 时，应高度怀疑为 MPE。胸腔积液 CEA 对诊断 MPE 的灵敏度约为 57%，特异度及阳性预测值达 100%，PE 与血清 CEA 水平及其比值的联合分析，有助于提高良性、恶性胸腔积液的诊断准确率。在肺癌引起的 MPE 中，胸腔积液 CEA 对诊断肺腺癌的灵敏度和特异度最高，分别为 72.73%、100%，其阳性预测值及诊断符合率高达 100% 和 85%。MPE 中 CYFRA21-1 浓度常明显升高，当 PE 中 CYFRA21-1 高于 50 ng/ml 时，有助于 MPE 诊断，其诊断的敏感性和特异性均为 85%。CYFRA21-1 与 CEA 联合应用，诊断非小细胞肺癌符合率可达 88%。

（三）漏出性胸腔积液

漏出性胸腔积液主要分为以下两大类：由毛细血管内静水压增高引起的（以充血性心力衰竭最常见），还有缩窄性心包炎、上腔静脉阻塞等心源性 PE；由毛细血管内胶体渗透压降低引起的，如低蛋白血症、肝硬化、肾病综合征等肝、肾源性 PE。充血性心力衰竭引起的漏出性 PE，细胞数常 < 1×10^9/L，以淋巴细胞和间皮细胞为主。近年来，有文献报道充血性心力衰竭患者 PE 中 B 型利钠肽（BNP）常常升高，以此作为心源性 PE 的诊断依据，并可与其他漏出性 PE 鉴别。

（李树平）

第11章 代谢与内分泌疾病的实验诊断

新陈代谢是生命活动的基础，主要包括物质合成代谢和分解代谢两个过程。合成代谢是营养物质进入人体内，参与众多化学反应，合成为较大的分子并转化为自身物质的反应过程；分解代谢是体内的糖原、蛋白质和脂肪等大分子物质分解为小分子物质的降解反应的变化过程。中间代谢指营养物质进入机体后在体内合成和分解代谢过程中的一系列化学反应，如果中间代谢某一环节出现异常，则可引起代谢性疾病，如糖代谢、脂类代谢和水、电解质代谢紊乱等。

代谢性疾病可分为遗传性和获得性代谢。前者主要是基因突变引起蛋白质结构和功能紊乱，特异性酶催化反应消失、降低或（偶然地）升高，导致细胞和器官功能异常。后者可由环境因素引起，或遗传因素和环境因素相互作用所致，不合适的食物、药物、创伤、器官和精神疾病等因素是造成代谢紊乱的常见原因。

代谢性疾病常有其特有的症状和体征，因此病史询问和体格检查是提供诊断的首要线索，而代谢性疾病的确诊及病情评估、制订治疗方案及疗效监测等常依赖于实验诊断，包括各项物质代谢相关的正常或异常产物、各种代谢试验或相关的激素检测等。遗传性代谢病可以通过基因诊断确定致病原因。

内分泌系统由内分泌腺及其所分泌的激素（hormone）组成，激素随血液循环运送到相应的靶器官或靶细胞，调节其代谢或功能。一旦内分泌系统出现异常，如内分泌腺破坏、功能亢进、激素合成缺陷，使激素分泌过多或过少；或激素受体缺陷、激素抗体出现等使靶器官或靶细胞对激素的敏感性异常，导致多系统甚至全身代谢或功能失衡，引起内分泌疾病，例如糖尿病、高脂蛋白血症等。

内分泌疾病的实验诊断主要包括：①检测血液或体液中激素及其代谢物水平或转运蛋白的浓度；②对某些内分泌腺特有的生理功能、调节代谢的对象进行检测；③动态功能试验。此外，寻找代谢紊乱的证据对协助诊断内分泌系统疾病也十分重要，部分疾病还应检查自身抗体。

第一节　糖代谢疾病

糖是人体生命活动所需能量的主要来源，也是人体的主要组成成分之一。食物中的淀粉经消化作用水解为葡萄糖后经门静脉吸收入血，血液中的葡萄糖称为血糖。人体有多种激素、酶和神经因素等参与糖代谢过程，维持血糖的来源和去路处于动态平衡，使血糖浓度维持在较窄的范围内。

糖代谢疾病是糖类物质及相关的酶、激素及受体异常和基因突变所致代谢异常的综合性疾病，最常见的有糖尿病和低血糖症。

一、糖代谢的检验项目与应用

（一）糖代谢指标

1. 血液葡萄糖

【目的】血液葡萄糖，简称血糖。血糖测定包括空腹血糖（fasting blood glucose，FBG）、餐后 2 h 血糖和随机血糖浓度，通过血糖测定了解有无糖代谢紊乱。

【应用】空腹血糖测定是诊断高血糖症和低血糖症的唯一实验指标，也可用于观察和评价糖尿病的治疗效果。在糖代谢疾病时首选测定血糖，但血糖可用全血或血浆测定，以血浆测定为标准，而全血多用于快速血糖仪，两者的参考区间不同。空腹血浆葡萄糖（fasting plasma glucose，FPG）的参考区间为 3.9 ~ 6.1 mmol/L；如 FPG 超过 7.0 mmol/L 时称为高血糖症（hyperglycemia），最见于糖尿病（diabetes mellitus，DM），也可见于肝病、甲亢等其他疾病引起的血糖升高。FPG 低于 2.8 mmol/L 称为低血糖症。空腹静脉血葡萄糖的参考区间为 3.3 ~ 5.5 mmol/L。

2. 口服葡萄糖耐量试验

【目的】口服葡萄糖耐量试验（oral glucose tolerance test，OGTT）是口服一定量的葡萄糖（常用 75 g）后，间隔 0.5 h、1 h、2 h、3 h 测定血糖浓度，比较空腹血糖与 4 个时间点血糖的变化趋势，了解机体对葡萄糖代谢的调节功能。

【应用】①用于糖尿病筛选和诊断：WHO 推荐 OGTT 作为诊断糖尿病的常规试验。OGTT 主要用于诊断可疑糖尿病或血糖升高原因的鉴别，最常用 OGTT 2 h 血浆葡萄糖（plasma glucose，PG），简称 OGTT 2 h-PG；②低血糖症的诊断：OGTT 5 h-PG 主要诊断餐后低血糖，早期 2 型糖尿病及特发性功能性低血糖患者，常在服糖后 2 ~ 4 h 发生低血糖症状，血糖可低至 2.5 mmol/L，但短时间内又恢复至服糖前水平。

3. 血液血红蛋白 A1c

【目的】血液糖化血红蛋白（glycated hemoglobin，GHb）主要包括血红蛋白 A1c（HbA1c）等被糖基化的血红蛋白，HbA1c 是葡萄糖糖化血红蛋白的主要成分，且占 GHb 的大部分。检测 HbA1c 主要用于监控糖尿病患者血糖水平的控制程度或诊断糖尿病。

【应用】HbA1c 的临床应用：①监控糖尿病患者血糖水平控制程度：HbA1c 含量变化可反映过去 6 ~ 8 周的平均血糖水平，是评估血糖控制情况可靠的实验诊断指标。糖尿病治疗中 HbA1c 的目标值为 < 7%；②糖尿病诊断标准之一：美国糖尿病协会（ADA）2010 年将 HbA1c ≥ 6.5% 作为诊断糖尿病的新标准。除了 HbA1c 外，葡萄糖与白蛋白等也可通过非糖基化形成糖化白蛋白（glycated albumin，GA）等糖化蛋白，血浆糖化白蛋白含量可以反映过去 2 ~ 3 周的血糖水平。

（二）胰岛 B 细胞功能试验

1. 血浆胰岛素

【目的】胰岛素（insulin）由胰岛的 B 细胞分泌，血浆胰岛素含量可反映胰岛的 B 细胞的分泌功能。

【应用】血浆胰岛素含量首先可用于糖尿病的分型：1 型糖尿病和 2 型糖尿病晚期患者血浆胰岛素降低，2 型糖尿病早、中期可出现血浆胰岛素升高。其次可鉴别低血糖症的病因，低血糖时血浆胰岛素增高，多数为胰岛素瘤。

2. 胰岛素释放试验

【目的】在口服葡萄糖耐量试验的同时测定空腹及服糖后不同时间血浆胰岛素水平，可以了解胰岛 β 细胞的功能。

【应用】①健康人口服 75 g 无水葡萄糖后，血浆胰岛素在 30 ～ 60 min 上升至高峰，峰值为空腹时的 5 ～ 10 倍，3 ～ 4 h 恢复到空腹水平；②主要用于糖尿病类型的鉴别诊断和低血糖症的鉴别。1 型糖尿病胰岛素分泌减少，呈低水平曲线，2 型糖尿病呈低水平或延迟曲线。胰岛 B 细胞瘤表现为胰岛素分泌增多，呈高水平曲线。

3．血清 C 肽释放试验

【目的】C 肽是胰岛素产生过程中裂解的小分子肽，血液中 C 肽与胰岛素水平成正相关，相比胰岛素检测的干扰因素少，能更准确反映胰岛 B 细胞生成和分泌胰岛素的功能。

【应用】①反映胰岛细胞的功能：因为 C- 肽不受胰岛素抗体干扰，对接受胰岛素治疗的患者，可直接测定 C- 肽浓度，以判断患者胰岛功能。②鉴别糖尿病类型：1 型糖尿病血清 C- 肽减低，高血糖刺激后基本无反应。2 型糖尿病患者的血清 C- 肽含量基本正常或略高于参考区间，但服糖后峰时和峰值延迟，或称高反应。③鉴别低血糖原因：若 C- 肽增高，多属于是胰岛素分泌过多所致；如 C- 肽含量降低，则为其他因素所致。④血清 C- 肽有助于胰岛 B 细胞瘤的诊断及判断胰岛素瘤手术效果。胰岛素瘤患者血清 C- 肽含量高，若手术后 C- 肽含量仍高，说明有残留的瘤组织，若随访中 C- 肽含量不断上升，提示肿瘤有复发或转移的可能。

4．血浆胰岛素原

【目的】胰岛素原是胰岛素在体内的贮存形式，检测血浆胰岛素原有利于判断血浆胰岛素水平。

【应用】大多数胰岛 B 细胞瘤患者血浆胰岛素原增加，2 型糖尿病患者胰岛素原增加，并与心血管危险因子关联。妊娠期糖尿病有明显高浓度的胰岛素原。

（三）胰岛素相关自身抗体

【目的】胰岛素相关自身抗体主要包括胰岛素自身抗体（IAA）、胰岛细胞自身抗体（ICA）、谷氨酸脱羧酶自身抗体（GADA）、胰岛素瘤相关抗原 -2 自身抗体（IA-2A）。胰岛素相关自身抗体是胰岛细胞及其功能遭受破坏的重要标志。

【应用】1 型糖尿病主要由胰岛 B 细胞自身免疫损害导致胰岛素分泌不足而引起。① IAA 可在 1 型糖尿病的亚临床期和临床期出现，＜ 5 岁的患者 IAA 阳性率 90% ～ 100%。② ICA 主要见于 1 型糖尿病，起病初期阳性率高（在青少年阳性率可达 85%），随病程延长检出率下降。③ GADA 对 1 型糖尿病诊断灵敏度达到 70% ～ 90%，GADA 阳性可稳定数年，对成人迟发性自身免疫性糖尿病有更大的诊断价值；在目前发现的胰岛素相关自身抗体检测中，GADA 被认为是灵敏度和特异性最高的项目。④ IA-2A 存在于新诊 1 型糖尿病患者血清中，对 1 型糖尿病的发病机制研究、诊断分型及预测筛查等有重要价值。

1 型糖尿病以上几种自身抗体并不一定全部出现，联合检测能显著提高诊断的敏感性和特异性。

（四）糖尿病并发症相关试验

1．血、尿酮体

【目的】酮体（ketone bodies）属于脂肪酸代谢产物，包括丙酮、乙酰乙酸和 β- 羟丁酸。血液与尿液中酮体增加，可用于糖尿病酮症酸中毒的诊断。

【应用】严重糖尿病患者的胰岛素缺乏，脂肪酸代谢增强，酮体生成增加，引起糖尿病性酮症酸中毒（diabetic ketoacidosis，DKA），血液酮体增高，以 β- 羟丁酸增高为主；尿酮体阳性。

2．血清乳酸

【目的】当组织缺氧时，葡萄糖经无氧酵解生成乳酸。若乳酸在血液中堆积，则引起高乳酸血症或乳酸中毒（lactic acidosis）。因此，血清乳酸含量主要用于乳酸酸中毒的诊断。

【应用】乳酸酸中毒糖尿病性昏迷时，血清乳酸常超过 2 mmol/L。

3．尿微量白蛋白

【目的】在肾小球早期轻微受损后，白蛋白即可在尿中的漏出量增加。因此，尿微量白蛋白含量可用于糖尿病肾病的早期诊断与监测。

【应用】微量白蛋白尿是糖尿病患者发生肾小球微血管病变的最早期指标之一，并可作为糖尿病肾病分期的重要参考。

二、糖代谢疾病的实验诊断策略

（一）糖尿病早期筛查及诊断

糖尿病（diabetes mellitus，DM）是由胰岛素分泌不足或（和）胰岛素作用缺陷引起，以慢性高血糖为主要特征的代谢性疾病。早期筛查对其预防及早期诊断具有重要意义，下列人群应更加警惕：①肥胖症；②有糖尿病家族史；③妊娠性糖尿病（GDM）史或分娩过超重婴儿的产妇；④高血压；⑤高脂蛋白血症及 HDL-C 降低者；⑥空腹血糖升高或葡萄糖耐量受损；⑦其他高风险人群。

糖尿病早期筛查首选试验包括血糖测定和口服葡萄糖糖耐量试验（OGTT）；次选试验有：①胰岛素相关自身抗体检测；②血清胰岛素测定及胰岛素释放试验；③基因标志物：如 HLA 的某些基因型等。糖尿病的实验诊断指标包括空腹血糖、随机血糖、餐后 2 h 血糖、OGTT 等。了解胰岛素水平和胰岛细胞的功能选择血清胰岛素、C- 肽、胰岛细胞抗体和胰岛素抗体。糖尿病早期筛查及实验诊断路径见图 11-1（彩图见二维码）。

图 11-1

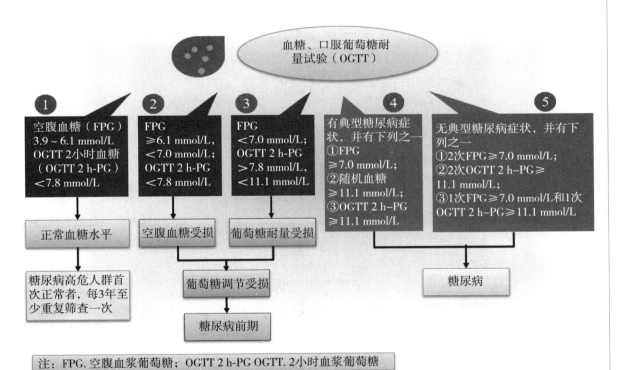

注：FPG. 空腹血浆葡萄糖；OGTT 2 h-PG OGTT. 2小时血浆葡萄糖

图 11-1　糖尿病早期筛查及实验诊断路径

（二）糖尿病并发症

1．糖尿病急性并发症　糖尿病最常见的急性并发症包括糖尿病酮症酸中毒、高渗性非酮症糖尿病性昏迷、乳酸酸中毒糖尿病性昏迷。实验诊断首选检测血糖，为进一步鉴别诊断可检测血、尿酮体、血浆渗透压、血清乳酸、电解质、酸碱平衡等。常见糖尿病急性并发症的实验诊断路径见图 11-2（彩图见二维码）。

2. 糖尿病慢性并发症 糖尿病慢性并发症累及多种组织器官，常见的有动脉粥样硬化及心、脑、肾病变，高血压病，眼底及神经系统的病变，根据临床需要检测血脂，肝、肾功能，尿微量白蛋白等。实验诊断策略见相关章节。

（三）低血糖症

低血糖症（hypoglycemia）是由多种因素引起的血液葡萄糖浓度过低所致的一组临床综合征。实验诊断应首先测定发作时血糖，或空腹血糖以确定有无低血糖症。低血糖症最常见的是药物性低血糖，尤以胰岛素、磺脲类等胰岛素促泌剂以及饮酒所致的低血糖多见，如无明显用药史或饮酒史等引起低血糖的线索时，需进一步确定是空腹性低血糖症还是反应性低血糖症，并确定其病因；可进一步测定空腹血糖、血清胰岛素和 C 肽、胰岛素抗体、胰岛素受体抗体等，必要时做 72 h 饥饿实验。低血糖症的实验诊断路径见图 11-3（彩图见二维码）。

三、常见糖代谢疾病的实验诊断

（一）糖尿病

糖尿病（DM）是一组由胰岛素分泌不足或（和）胰岛素作用低下引起的代谢性疾病。根据病因 WHO 将其分为四类①1 型糖尿病（T1DM）：由胰岛 B 细胞破坏和胰岛素绝对缺乏引起的糖尿病，但不包括已阐明病因的 B 细胞破坏所致的糖尿病类型；②2 型糖尿病（T2DM）：指从胰岛素抵抗为主伴胰岛素相对不足到胰岛素分泌不足为主伴胰岛素抵抗的一类糖尿病；③其他特殊类型糖尿病；④妊娠期糖尿病（GDM）。

图 11-2

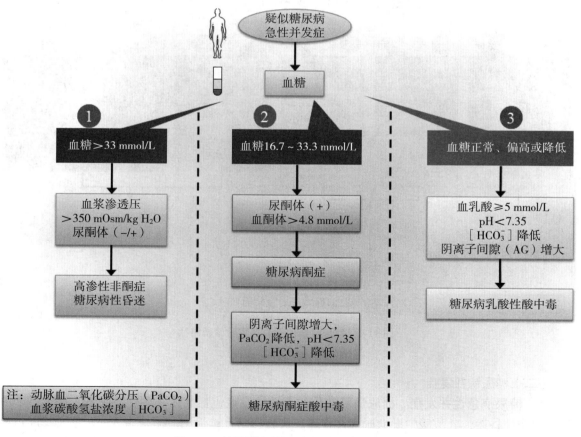

图 11-2   糖尿病急性并发症的实验诊断路径

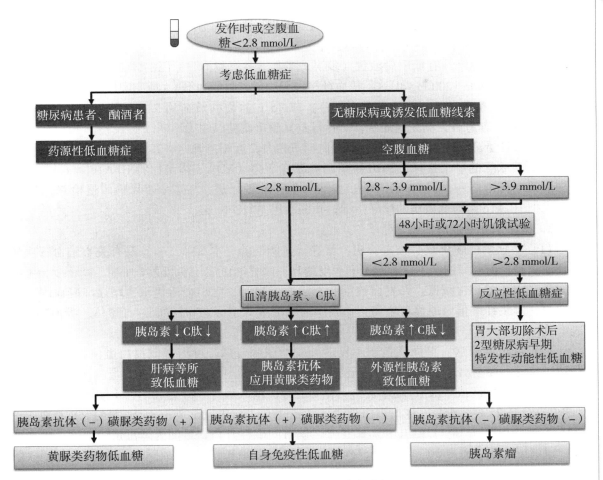

图 11-3　低血糖症的实验诊断路径

1. 糖尿病的主要临床表现

（1）代谢紊乱症候群：主要为"三多一少"，即多饮、多尿、多食和体重减轻，1 型患者表现较突出，2 型患者多数起病缓慢。

（2）并发症及合并症较多①微血管并发症：包括糖尿病视网膜疾病、糖尿病肾病及心脏自主神经病变；②大血管并发症；③糖尿病神经病变：包括多发性神经病变、单一神经病变及自主神经病变；④糖尿病皮肤病变；⑤糖尿病合并感染；⑥糖尿病酮症酸中毒、高渗性非酮症糖尿病昏迷；⑦反应性低血糖、围术期高血糖或无症状性高血糖。

2. 糖尿病及糖尿病前期的实验诊断一般根据 1999 年 WHO 标准，如下表 11-1 所示。

表11-1　糖代谢分类及异常判断标准（WHO，1999）

糖代谢分类	FPG（mmol/L）	2 h-PG（mmol/L）
正常血糖（NPG）	< 6.1	< 7.8
空腹血糖受损（IFG）	6.1 ~ 7.0	< 7.8
糖耐量受损（IGT）	< 7.0	7.8 ~ 11.1
糖尿病（DM）	≥ 7.0	≥ 11.1

注：FPG. 空腹血浆葡萄糖；2 h-PG，2 h 血浆葡萄糖

糖尿病前期又称糖调节受损，包括空腹血糖受损（impaired fasting glucose，IFG）和糖耐

量受损（impaired glucose tolerance, IGT），应定期进行随访和监测，以确定是否发展为糖尿病。对于有 1 型糖尿病家族史者可进行胰岛素相关自身抗体检测。

糖尿病诊断标准：有糖尿病症状（多饮、多食、多尿和不明原因的体重下降），并有随机血糖 $\geqslant$ 11.1 mmol/L（200 mg/dl）（随机血糖指一天中任意时间血糖），或空腹血糖 $\geqslant$ 7.0 mmol/L（126 mg/dl）（空腹指至少 8 h 没有进食），或 75 g 葡萄糖负荷后 2 h 血糖 $\geqslant$ 11.1 mmol/L（200 mg/dl）。若患者无糖尿病症状，需择日重复测定血糖以明确诊断。

糖化血红蛋白（HbA1c）浓度与平均血糖正相关，近年来倾向将其作为筛查糖尿病高危人群和诊断糖尿病的一个指标。2010 年美国糖尿病学会（ADA）指南已将 HbA1c $\geqslant$ 6.5% 作为糖尿病诊断标准之一，但 HbA1c < 6.5% 也不能排除糖尿病，需进一步做糖耐量检查。WHO 目前未把 HbA1c 作为糖尿病的诊断指标，我国沿用 WHO 标准。

3. 糖尿病并发症的实验诊断

（1）动脉粥样硬化及心脑血管病：可进行血脂检验（本章第二节）及有关心脑血管疾病的其他试验。糖尿病控制不良者有不同程度的高三酰甘油血症、高胆固醇血症，高密度脂蛋白胆固醇（HDL-C）常减低。并发血栓前状态或血栓病时，血小板活化水平增高，凝血因子活性增强，血浆纤维蛋白原显著增高；血浆中血栓形成分子标志物，如 D- 二聚体、凝血酶 - 抗凝血酶（TAT）复合物含量增高。

（2）糖尿病肾病：糖尿病控制不良者并发糖尿病肾病，可出现微量白蛋白尿、蛋白尿、肾功能减退，逐渐出现氮质血症，以至最终发展为尿毒症。可检测尿微量白蛋白、血清或尿液 β_2 微球蛋白、血清或尿液 α_1 微球蛋白、肾功能等。糖尿病肾病分为五期：Ⅰ 期肾小球滤过率（GFR）升高 25% ～ 45%，尿白蛋白排泄率（urinary albumin excretion rate，UAER）和血压正常；Ⅱ 期 GFR 仍升高，UAER 和血压正常，偶有间歇性升高；Ⅲ 期为微量蛋白尿期，出现微量白蛋白尿，UAER 为 30 ～ 300 mg/24 h，蛋白尿 > 500 mg/24 h、或随机尿白蛋白（µg）/ 肌酐（mg）比值为 30 ～ 300；Ⅳ 期又称显性蛋白尿期，尿蛋白量明显增多，UAER > 300 mg/24 h，并可出现大量蛋白尿，血清尿素和肌酐升高；Ⅴ 期为终末期肾病期，肾衰竭，尿蛋白常无明显减少，常伴有高血压。

（3）糖尿病酮症酸中毒（diabetic ketoacidosis，DKA）：多见于 1 型糖尿病，是糖尿病最常见的急性并发症，患者可出现酮尿症、酮血症，电解质与酸碱平衡紊乱（代谢性酸中毒），血液 pH 和二氧化碳分压降低。DKA 合并高渗性非酮症糖尿病昏迷时，可出现"三高"现象，即血糖特别高（$\geqslant$ 33.3 mmol/L）、血钠高（$\geqslant$ 145 mmol/L）和血浆渗透压显著增高（$\geqslant$ 350 mOsm/L）伴尿糖强阳性，但血液酮体正常或仅轻度升高、血液 pH 大多正常。DM 乳酸中毒时，血乳酸 > 2 mmol/L，血液 pH 降低。

（4）糖尿病继发感染：细菌感染可致菌血症或脓毒血症，可进行血培养。真菌性阴道炎（念珠菌性阴道炎）为女性患者的常见并发症，阴道分泌物检验有意义。糖尿病合并肺结核的发生率比非糖尿病患者高，痰涂片查抗酸杆菌或痰培养阳性有诊断意义，必要时可通过检测结核分枝杆菌的核酸确诊。糖尿病易并发泌尿系感染，肾盂肾炎和膀胱炎最常见，尿培养阳性最具诊断价值，尿液常规检验可作为监测试验。

（二）低血糖症

低血糖症是一组多种因素引起的以血浆葡萄糖（血糖）浓度过低，临床上以交感神经兴奋和脑细胞供能不足为主要特点的综合征。一般以血浆葡萄糖浓度低于 2.8 mmol/L 作为低血糖症的实验诊断标准。

低血糖症主要临床特征①交感神经兴奋：表现为出汗、颤抖、心悸、焦虑、饥饿、软弱无力、面色苍白、四肢冰凉等；②脑细胞供能不足：精神不集中，思维和语言迟钝，头晕、嗜睡、视物不清，也可有幻觉、躁动、易怒、行为怪异等精神症状。低血糖症可分为空腹（吸收后）

低血糖症和餐后（反应性）低血糖症。空腹低血糖症主要病因是高胰岛素血症，餐后低血糖症是胰岛素反应性释放过多，多为功能性。

低血糖症的诊断依据是 Whipple 三联征：①低血糖症状；②发作时血糖低于 2.8 mmol/L；③供糖后低血糖症状迅速缓解。常见低血糖症包括胰岛素瘤、胰岛素自身免疫综合征、餐后低血糖症、药源性低血糖症等。

1. 胰岛素瘤　胰岛素瘤是器质性低血糖症最常见的原因，其中胰岛 B 细胞腺瘤约占 84%，常有胰岛素原、C- 肽和胰岛素平行增加。

2. 胰岛素自身免疫综合征　患者血中有胰岛素自身抗体和反常性低血糖症。低血糖发生在餐后 3 ~ 4 h，在低血糖发作期间，血浆游离胰岛素明显升高，血浆 C- 肽受抑制，易检测到血浆胰岛素抗体。

3. 餐后低血糖症　为餐后早期（2 ~ 3 h）和后期（3 ~ 5 h）低血糖症，可见于胃肠疾病患者；也可以是 2 型糖尿病发病前的一种现象。这类患者进餐后胰岛素的释放慢于血糖水平的升高，因此当血液中的胰岛素浓度达到高峰时，血糖水平已开始下降，从而发生低血糖反应。5 h 口服糖耐量试验（OGTT）可帮助诊断。

4. 药源性低血糖症　随着糖尿病患病率的增加，胰岛素制剂和磺脲类及非磺脲类促胰岛素分泌剂的应用增多，在严格控制高血糖过程中常可出现低血糖症。

（王贵娟）

第二节　脂代谢疾病

血液中的脂类成分简称血脂（blood lipids），由脂质和蛋白质两类物质组成。脂质包括胆固醇（cholesterol）、甘油酯（glyceride）、磷脂（phospholipid，PL）、脂肪酸（fatty acid）等。脂质不溶于水，脂质与载脂蛋白（apolipoprotein，Apo）结合形成脂蛋白溶于血液后，才能被运输至组织进行代谢。所以有关脂代谢的检验应包括脂质、载脂蛋白、脂蛋白，若需要时还可以进行有关受体和酶等检测。血液中各类脂蛋白的物理特性、主要成分、来源和功能见表 11-2。

血脂既是重要的生理物质，又与许多疾病，尤其是动脉粥样硬化（atherosclerosis，AS）相关疾病的发生、发展密切相关，已成为动脉粥样硬化性心血管病（atherosclerosis cardio-vascular disease，ASCVD）的危险因素，故血脂检测不仅可反映机体脂类代谢状况，同时可对血脂异常的诊断提供量化依据，在相关疾病的三级预防中发挥重要作用。

表11-2　脂蛋白的分类、特性和功能比较

分类	密度（g/ml）	颗粒直径（nm）	主要成分	主要载脂蛋白	来源	功能
CM	< 0.950	80 ~ 500	TG	B48、A1、A2	小肠合成	小肠摄入的脂类转运至其他组织
VLDL	0.950 ~ 1.006	30 ~ 80	TG	B100、E、Cs	肝合成	转运 TG 至外周组织
IDL	1.006 ~ 1.019	27 ~ 30	TG、CH	B100、E	VLDL 中的 TG 经脂酶水解	属 LDL 前体
LDL	1.019 ~ 1.063	20 ~ 27	CH	B100	VLDL 和 IDL 中的 TG 经脂酶水解	胆固醇主要载体，经 LDL 受体介导外周组织利用

续表

分类	密度（g/ml）	颗粒直径（nm）	主要成分	主要载脂蛋白	来源	功能
HDL	1.063～1.210	8～10	CH、PL	A1、A2、Cs	肝/小肠合成	外周CH逆向转运回肝或组织再分布
Lp（a）	1.055～1.085	26	CH	B100、(a)	肝合成后与LDL形成复合物	可能与ASCVD有关

注：CM，乳糜微粒；VLDL，极低密度脂蛋白；IDL，中间密度脂蛋白；LDL，低密度脂蛋白；HDL，高密度脂蛋白；Lp（a），脂蛋白（a）；TG，三酰甘油；CH，胆固醇；PL，磷脂；ASCVD，动脉粥样硬化性心血管疾病

一、脂代谢的检验项目与应用

临床上血脂检测的基本项目为总胆固醇（total cholesterol，TC）、TG、低密度脂蛋白胆固醇（low density lipoprotein cholesterol，LDL-C）和高密度脂蛋白胆固醇（high-density lipoprotein，HDL-C）。其他血脂项目如 Apo A1、Apo B 和 Lp（a）的临床应用价值也日益受到关注。

1．血浆总胆固醇

【目的】TC 主要包括游离胆固醇（free cholesterol，FC）和胆固醇酯（cholesterol ester，CE），检测血浆 TC 可协助判断血脂危险因素及高脂血症的诊断与分型。

【应用】TC 对动脉粥样硬化性疾病的危险评估和预测价值不及 LDL-C 精准。血浆 TC 明显增高可见于原发性高胆固醇血症、肝肾疾病和多种代谢与内分泌疾病；TC 降低见于肝硬化、甲亢、艾迪森病等。

2．血浆三酰甘油

【目的】三酰甘油（TG）又称甘油三酯或中性脂肪，高脂肪饮食后 TG 升高，一般餐后 2～4 h 达高峰，8 h 后基本恢复空腹水平。检测血浆 TG 可协助判断血脂危险因素及高脂血症的诊断与分型。

【应用】可根据 TG 升高的不同程度选择不同的治疗方式。TG 升高很可能是通过影响 LDL 或 HDL 的结构，从而导致动脉粥样硬化。调查资料表明，血清 TG 水平轻至中度升高者患冠心病危险性增加。当 TG 重度升高时，常可伴发急性胰腺炎。

3．血浆低密度脂蛋白胆固醇

【目的】低密度脂蛋白（LDL）是富含胆固醇的脂蛋白，健康人空腹时血浆中胆固醇的三分之二与 LDL 结合。检测 LDL 胆固醇（LDL-C）可用于血脂危险因素的判断、对 AS 性疾病的危险评估和预测。

【应用】LDL-C 增高是动脉粥样硬化发生、发展的主要危险因素。可采用 LDL-C 作为 ASCVD 危险性的评估指标。一般情况下，LDL-C 与 TC 相平行，但 TC 水平也受 HDL-C 影响，故最好采用 LDL-C 作为 ASCVD 危险性的评估指标。可将其用于他汀类药物治疗效果的判断。

4．血浆高密度脂蛋白胆固醇

【目的】HDL 是体积最小的脂蛋白，含胆固醇低，蛋白量比例高（＞50%），其主要的载脂蛋白为 apoA Ⅰ、apoA Ⅱ。HDL 的主要生理功能是从末梢组织把胆固醇运送到肝内进行代谢，排出体外，从而减少组织中胆固醇的沉积，维持细胞内胆固醇处于相对恒定的状态，起到对抗、限制动脉粥样硬化的发生、发展的作用。因此，HDL-C 主要用于脂代谢异常时血脂危险因素分析和高 HDL 血症诊断。

【应用】大量的流行病学资料表明，血清 HDL-C 水平与 ASCVD 发病危险呈负相关，因此低 HDL-C 被用作 AS 和冠心病发生风险评估指标。

5．血浆脂蛋白（a）

【目的】脂蛋白 a（lipoprotein a），即 Lp（a），是一种特殊的脂蛋白，在蛋白和脂质结构方面类似 LDL。大量的研究报道显示血清 Lp（a）水平是冠心病（coronary heart disease，CHD）明显的独立危险因素，同时该脂蛋白也有致血栓的作用。Lp（a）含量增高主要用于血脂危险因素的判断。

【应用】Lp（a）增高提示可能具有致动脉粥样硬化作用，此外还可见于各种急性时相反应、肾病综合征、糖尿病肾病、妊娠和服用生长激素等。在排除各种应激性升高的情况下，Lp（a）被认为是 ASCVD 的独立危险因素。

6．血浆载脂蛋白 A Ⅰ

【目的】Apo A Ⅰ 用于血脂危险因素的判断，可反映脂蛋白颗粒的合成与分解代谢状况。

【应用】Apo A Ⅰ 与 HDL-C 水平呈明显正相关，其临床意义也大体相似。HDL 颗粒的蛋白质成分中 Apo A Ⅰ 占 65%～75%，而其他脂蛋白中 Apo A Ⅰ 极少，所以血清 Apo A Ⅰ 可以反映 HDL 水平。

7．血浆载脂蛋白 B

【目的】Apo B 用于血脂危险因素的判断，可反映脂蛋白颗粒的合成与分解代谢情况。

【应用】血清 Apo B 主要反映 LDL 水平，与血清 LDL-C 水平呈明显正相关，两者的临床意义相似。在少数情况下，可出现高 Apo B 血症而 LDL-C 浓度正常的情况，提示血液中存在较多小而密的 LDL（small dense low-density lipoprotein，sLDL）。当高 TG 血症时（VLDL 高），sLDL（B 型 LDL）增高。与大而轻的 LDL（A 型 LDL）相比，sLDL 颗粒中 Apo B 含量较多而胆固醇较少，故可出现 LDL-C 虽然不高，但血清 Apo B 增高的所谓"高 Apo B 血症"，它反映 B 型 LDL 增多。所以，Apo B 与 LDL-C 同时测定有利于临床判断。

二、脂质代谢疾病的实验诊断策略

脂代谢紊乱是临床上十分常见的一类疾病，包括高脂血症、低脂血症和代谢综合征。鉴于脂质代谢与 AS 间关系密切，其诊断方案和疗效评估在动脉粥样硬化等心血管疾病风险评估和健康体检中具有十分重要的应用价值。目前，我国血脂异常的标准主要参考《中国成人血脂异常防治指南》（2016 年修订版）。

（一）高脂血症的实验诊断策略

1．发现高脂血症　血脂异常及心血管病的其他危险因素主要通过临床常规检验或体检筛查检出。为了及时发现和检出血脂异常，建议 20 岁以上成人至少每 5 年检测一次空腹血脂，对于缺血性心血管病及高危人群，则应 3～6 个月测定一次。检测血脂的重点对象是：①已有冠心病、脑血管病或外周血管 AS 病者；②有高血压、糖尿病、肥胖、吸烟者；③有冠心病或 AS 病直系家族史者；④有家族性高脂血症者；⑤有皮肤黄色瘤者。

2．高脂血症的诊断标准　首次检验发现血脂异常，应在 2～3 周内复查，若仍异常，则可确定诊断。详见图 11-4（彩图见二维码）。

3．确定高脂血症的类型　高脂血症主要有高胆固醇（cholesterol）血症、高三酰甘油（TG）血症以及混合型高脂血症三型，后者 TC 和 TG 均升高。

4．分析高脂血症的病因　主要包括原发性和继发性高脂血症。原发性高脂血症：常见病因包括遗传因素、饮食因素和血液中缺乏负离子（负氧离子）等。继发性高脂血症：某些原发性疾病在发病过程中导致脂代谢紊乱，进而出现高脂血症。继发性高脂血症的病因是多方面的，例如甲状腺功能减退、肾病综合征、药物（利尿药、甾体激素）、淤积性肝病、妊娠等可导致胆固醇升高；库欣综合征、慢性肾衰竭、药物（异维 A 酸、甾体激、β- 受体阻滞药）、糖

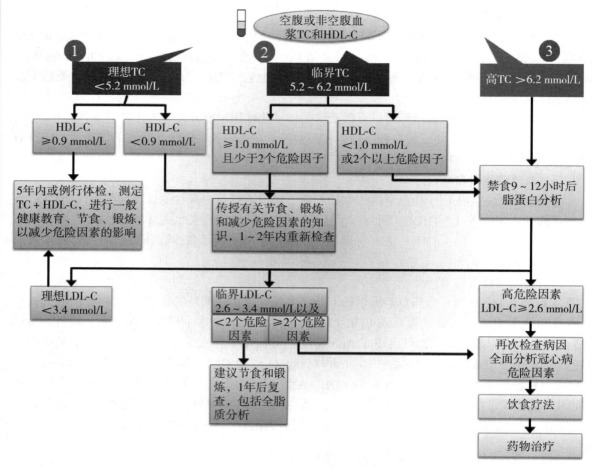

图 11-4 高脂血症实验诊断流程

尿病及胰岛素抵抗、妊娠等可导致三酰甘油升高。某些药物和疾病导致的继发性高脂血症患者，在原发性疾病治疗取得一定效果后，约有 40% 血脂水平可以恢复正常。

（二）低脂血症的实验诊断策略

1. 确定低脂血症 低脂蛋白血症的发病率较低，主要通过临床血脂检测检出。

2. 低脂血症的分类和常见病因

（1）低胆固醇血症：其发生受到年龄、性别、地区、种族和并存疾病等因素的影响。

（2）低 LDL 血症（低 β- 脂蛋白血症）：为常染色体显性遗传，血中低密度脂蛋白（LDL）降低，胆固醇含量低，乳糜微粒（CM）正常。该类患者心肌梗死发病率较低。

（3）无 LDL 血症：临床罕见，为常染色体隐性遗传。血中无 LDL，胆固醇含量低，杂合子患者除缺少 LDL 外，无其他症状；纯合子患者可并发其他疾病，如脂类吸收不良、智力低下、生长停滞等。主要原因是肝合成 apoB 的能力低，所以缺少含有 apoB 的脂蛋白。

（4）低 HDL 血症：血清高密度脂蛋白（HDL）低，易出现高三酰甘油血症，发生冠心病的危险性较大。

（5）无 HDL 血症：临床罕见，常染色体隐性遗传，亦称 Tangier 病。该型患者血中几乎检测不到高密度脂蛋白胆固醇（HDL-C）（< 1%）、apo A- Ⅰ 和 apo A- Ⅱ，血浆总胆固醇（TC）和低密度脂蛋白胆固醇（LDL-C）也常降低，TG 正常或稍高。患冠心病和脾功能亢进的危险性较大。

（三）代谢综合征

1. 代谢综合征（metabolic syndrome，MS） 是指心血管疾病的多种代谢危险因素在个体内集结的状态，主要包括高血压、血脂异常、糖尿病、肥胖（特别指中心肥胖或称腹部肥胖）以及高尿酸与凝血因子的异常等。

2．诊断标准　目前无公认并适用于各种人群的 MS 诊断标准。由于地域、人种、生理状况乃至生活习惯、饮食结构、文化方面的差异，2004 年中华医学会糖尿病分会根据我国人群特点，调整腰围标准，制订了适合中国人群的代谢综合征诊断标准：凡具备以下 4 项组成成分中的 3 个或全部者，即可诊断代谢综合征。

（1）超重和（或）肥胖：体重指数（BMI）≥ 25.0 kg/m^2（体重 / 身高的平方）

（2）高血糖：空腹血糖（FPG）≥ 6.1 mmol/L（110 mg/dl）及（或）餐后 2 小时血糖（2 h-PG）≥ 7.8 mmol/L（140 mg/dl），及（或）已确诊为糖尿病并治疗者。

（3）高血压：收缩压 / 舒张压（SBP/DBP）≥ 140/90 mmHg，及（或）已确诊为高血压并治疗者。

（4）血脂紊乱：空腹血三酰甘油（TG）≥ 1.70 mmol/L（150 mg/dl），及（或）空腹血高密度脂蛋白胆固醇（HDL-C）男性 < 0.9 mmol/L（35 mg/dl），女性 < 1.0 mmol/L（39 mg/dl）。

三、高脂血症的实验诊断与监测

血脂异常通常指血清中 TC 和（或）TG 水平升高，俗称高脂血症。实际上血脂异常也泛指包括低 HDL-C 血症在内的各种血脂异常。

（一）高脂血症

1．诊断标准　TC > 6.2 mmol/L（240 mg/dl）为高胆固醇血症；TG > 2.3 mmol/L 为高三酰甘油血症。而 HDL-C < 1.0 mmol/L（40 mg/dl）为低 HDL-C 血症。首次检查发现血脂异常，应在 2 ~ 3 周内复查，若仍然属异常，则可确定诊断。

2． 1967 年 Frederickson 等用改进的电泳法分离血浆脂蛋白，将高脂血症分为五型，即Ⅰ、Ⅱ、Ⅲ、Ⅳ 和 Ⅴ 型。1970 年世界卫生组织（WHO）以临床表型为基础分为六型，将原来的Ⅱ型又分为Ⅱa 和Ⅱ$_b$两型，如表 11-3 所示。

表11-3　高脂蛋白血症WHO分型及特征

类别	脂蛋白变化	脂质			病因	冠心病风险	出现频率	血清静置试验
		TC	TG	TC/TG				
Ⅰ 型	CM ↑↑	正常或↑	↑↑↑	< 0.2	LPL 缺失；apoCⅡ缺失	低	低	上层乳浊 下层透明
Ⅱa 型	LDL ↑	↑↑↑	正常	> 1.6	LDL 受体异常	高	较高	透明
Ⅱb 型	LDL ↑ VLDL ↑	↑↑	↑↑	> 1.0	不明	高	较高	偶有浑浊
Ⅲ型	IDL ↑	↑↑	↑↑	~ 1	apoE 异常	较高	较低	浑浊，偶有乳浊
Ⅳ型	VLDL ↑	正常或↓	↑↑	0.6 ~ 1.6	不明	中等	高	浑浊
Ⅴ型	CM ↑ VLDL ↑	正常或↑	↑↑↑	< 0.6	LPL 缺失	低	低	上层乳浊 下层浑浊

注：此种分型方法在临床诊治疾病过程中有重要的意义，但缺点是过于繁杂。从实用角度出发，血脂异常可进行简易的临床分型：①高胆固醇血症；②高三酯酰甘油血症；③混合型高脂血症；④低高密度脂蛋白血症

3． 按病因可以将其分为原发性和继发性高脂血症，见图 11-5（彩图见二维码）。

图 11-5

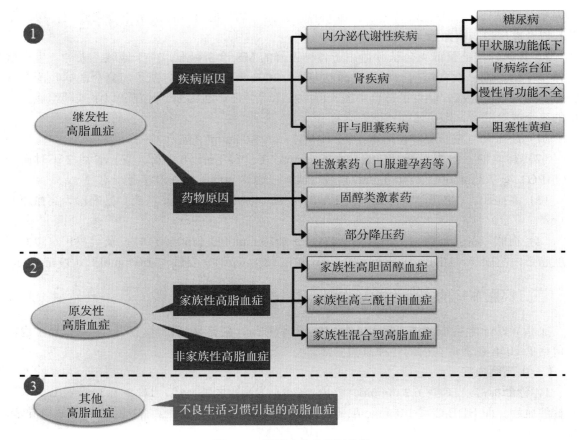

图 11-5   高脂血症的病因分类

（二）高脂血症治疗的实验监测

血脂异常治疗的宗旨是防控 ASCVD，降低心肌梗死、缺血性卒中或冠心病死亡等临床事件的发生。由于遗传背景和生活环境不同，个体罹患 ASCVD 危险程度显著不同，调脂治疗能使 ASCVD 患者或高危人群获益。

血脂异常尤其是 LDL-C 升高是导致 ASCVD 发生、发展的关键因素。推荐以 LDL-C 为首要干预靶点。将非 HDL-C 作为次要干预靶点，是考虑到高 TG 血症患者体内有残粒脂蛋白升高，后者很可能具有致动脉粥样硬化作用。非高密度脂蛋白胆固醇（non-HDL-C）是体内总胆固醇减去 HDL-C 后的剩余部分，能更全面地反映 LDL、IDL 及 VLDL 等的代谢变化

1．不同危险程度的人群，凡临床上诊断为 ASCVD 的患者均属极高危人群。而在非 ASCVD 人群中，需将其分为高危、中危或低危［参照《中国成人血脂异常防治指南》（2016年修订版）危险等级具体进行分级］，由个体心血管病发病危险程度决定需要降低 LDL-C 的目标值。不同危险人群需要达到的 LDL-C/ 非 HDL-C 目标值有很大不同，参见表 11-4。除积极干预胆固醇外，其他血脂异常也需进行干预。

表11-4   不同ASCVD危险人群LDL-C/非-HDL-C治疗达标值

危险等级	LDL-C	非HDL-C
低危、中危	＜ 3.4 mmol/L（130 mg/dl）	＜ 4.1mmol/L（160 mg/dl）
高危	＜ 2.6 mmol/L（100 mg/dl）	＜ 3.4 mmol/L（130 mg/dl）
极高危	＜ 1.8 mmol/L（70 mg/dl）	＜ 2.6 mmol/L（100 mg/dl）

注：ASCVD. 动脉粥样硬化性心血管疾病；LDL-C. 低密度脂蛋白胆固醇；非 -HDL-C. 非高密度脂蛋白胆固醇

2．三酰甘油在血脂干预监测中的应用

（1）血清 TG 的合适水平为 < 1.7 mmol/L（150 mg/dl）。

（2）血清 TG ≥ 1.7 mmol/L（150 mg/dl）需要采用非药物干预措施，包括治疗性饮食、减轻体重、减少饮酒、戒烈性酒等。

（3）TG 水平仅轻、中度升高 [2.3 ～ 5.6 mmol/L（200 ～ 500 mg/dl）]，为了防控 ASCVD 的危险，虽然以降低 LDL-C 水平为主要目标，但同时应强调非 -HDL-C 需达到基本目标值。经他汀类药物治疗后，如非 -HDL-C 仍不能达到目标值，可在他汀类基础上加用贝特类、高纯度鱼油制剂。

（4）对于严重高 TG 血症患者，即空腹 TG ≥ 5.7 mmol/L（500 mg/dl），应首先考虑使用主要降低 TG 和 VLDL-C 的药物。对于 HDL-C < 1.0 mmol/L（40 mg/dl）者，主张控制饮食和改善生活方式，目前无药物干预效果的足够证据。

（5）当 TG 重度升高时，常可伴发急性胰腺炎。

（涂建成）

脂代谢疾病实验诊断进展

临床案例

案例解析

第三节　骨代谢疾病

骨代谢疾病是指多种因素破坏或干扰了正常骨代谢和生化状态，引起骨基质或骨细胞代谢紊乱的疾病。骨代谢性疾病包括骨质疏松症、骨软化症、肾性骨病、内分泌骨病、变形性骨炎等，其中以骨质疏松症最常见。

骨代谢疾病的发病机制包括骨形成、骨吸收和矿物质沉积三个方面的异常。成骨细胞和破骨细胞活动释放至血和尿中的基质成分可作为骨代谢的生化标志物，检测这些指标对代谢性骨病的早期诊断、预测骨丢失和检测药物疗效等具有重要的临床意义。

一、骨代谢疾病的检验项目与应用

骨代谢疾病的实验检测项目包括三类：①血清骨矿物质，主要指血清钙、磷。②血清骨转换标志物（bone turnover markers，BTMs），其中反映骨形成的包括碱性磷酸酶（ALP）、骨性碱性磷酸酶（B-ALP）、骨钙素、Ⅰ型前胶原、骨连接蛋白等；反映骨吸收的有血清耐酒石酸酸性磷酸酶、Ⅰ型胶原交联降解产物、尿羟脯氨酸、尿吡啶酚（pyridinoline，Pyr）等。③血清骨代谢调节激素，主要有甲状旁腺素、降钙素、活性维生素 D 等。《骨代谢生化标志物临床应用指南》（中华医学会、中华骨质疏松与骨矿盐疾病杂志，2015，8（4）：283-285）中指出，在疾病诊断和治疗过程中，至少选择检测一个骨形成标志物和一个骨吸收标志物。

（一）血清骨矿物质

1．血清钙

【目的】血液中钙含量仅为总钙量的 0.1%，主要存在于血浆中。血钙浓度在体内受甲状旁腺激素（PTH）、降钙素（CT）、1, 25-（OH）$_2$-D$_3$、pH 和磷酸盐浓度的影响。PTH 能升高血钙，降低血磷；CT 降低血钙和血磷；1, 25-（OH）$_2$-D$_3$ 能增高血钙和血磷。可测定血清总钙、离子钙（常用的骨代谢生化指标）。

【应用】正常的血钙水平对于骨矿化作用的完成起着关键作用。甲状旁腺功能亢进、恶性肿瘤骨转移、维生素 D 摄入过多可导致高钙血症。原发性甲状旁腺功能低下、维生素 D 缺乏可引起低钙血症。

2．血清磷

【目的】骨骼中的磷以无机磷酸盐形式存在，血清磷浓度是骨矿形成和吸收的决定因素，血清磷为常用的骨代谢指标。

【应用】高磷血症多见于甲状旁腺功能减低、维生素 D 中毒、肾功能不全等。低磷血症见于甲状旁腺功能亢进症、维生素 D 缺乏等。血磷降低可刺激破骨细胞，促进骨的吸收，并可降低成骨细胞合成胶原及骨矿化的速率。

（二）骨转换标志物

1. 骨形成标志物

（1）血清骨钙素

【目的】骨钙素（osteocalcin，OC），又称骨谷氨酰基蛋白（bone glutamyl protein，BGP），主要生理功能是维持骨的正常矿化速率，抑制异常的羟基磷灰石结晶形成，抑制软骨矿化速率。检测血清骨钙素浓度变化，可反映骨形成的情况。

【应用】骨钙素是反映骨代谢状态的一个特异和灵敏的标志物。骨更新率越快，骨钙素越高，反之降低。在原发性骨质疏松中，绝经后骨质疏松症是高转换型的，所以骨钙素明显升高；老年性骨质疏松症是低转换型的，因而骨钙素升高不明显。

（2）血清骨碱性磷酸酶

【目的】血清中约一半的碱性磷酸酶（alkaline phosphatase，ALP）来源于成骨细胞合成的骨碱性磷酸酶（bone alkaline phosphatase，B-ALP），血清 B-ALP 可反映成骨细胞活性和评价骨形成状态。

【应用】血清 B-ALP 升高提示骨细胞活性增强或骨形成增加，多见于佝偻病、骨质疏松症、恶性肿瘤骨转移和肾病等，变形性骨炎（Paget 病）可显著升高。检测血清总 ALP 活性评价骨生长时，其特异性和敏感性均不理想，而 B-ALP 有较高特异性。

（3）血清 I 型前胶原肽

【目的】I 型前胶原肽（procollagen peptide I）由成骨细胞的前体细胞合成，含 N- 和 C-端延伸段，这些延伸段又称前肽，在形成纤维和释放入血时从 I 型胶原上断裂下来，称为 I 型前胶原羧基前肽（carboxyterminal propeptide of type I procollagen，PICP）和 I 型前胶原氨基前肽（amino-terminal propeptide of type I procollagen，PINP）。检测 PICP 和 PINP 可反映骨形成水平。

【应用】血清中 I 型前胶原肽水平在一定范围内是反映成骨细胞活动和骨形成以及 I 型胶原合成速率的特异指标，但评估骨形成的敏感性不如 B-ALP 和 BGP，但在评价体内 1，25-$(OH)_2$-D_3 代谢紊乱及替代治疗的疗效上，优于骨性碱性磷酸酶和骨钙素。

2. 骨吸收标志物

（1）血清耐酒石酸酸性磷酸酶

【目的】耐酒石酸酸性磷酸酶（tartrate-resistant acid phosphatase，TRAP）主要由破骨细胞分泌，当破骨细胞活性增强时，释放 TRAP 量增加。检测血 TRAP 水平，可反映破骨细胞活性和骨吸收状况。

【应用】血 TRAP 增高见于原发性甲状旁腺功能亢进、慢性肾功能不全、转移性骨癌、变形性骨炎、骨软化症。

（2）尿羟脯氨酸

【目的】羟脯氨酸（hydroxyproline，HOP）是体内胶原代谢的终产物之一，其中一半来自骨胶原的破坏，其余部分来自骨以外各种胶原组织及饮食中胶原的破坏。尿 HOP 可反映骨吸收和转换程度。

【应用】尿 HOP 增高见于儿童生长期、甲状旁腺功能亢进、骨癌转移、慢性肾功能不全、畸形性骨炎、高转换的骨质疏松、佝偻病和软骨病。尿 HOP 只有 10% 来自骨 I 型胶原的降解，其特异性较差。

（3）尿Ⅰ型胶原交联降解产物

【目的】Ⅰ型胶原交联降解产物是一类吡啶交联类化合物，如吡啶酚（pyridinoline，Pyr）、脱氧吡啶酚（deoxypyridinoline，D-Pyr）、Ⅰ型胶原交联 N 末端肽（N-terminal telopeptide of type-Ⅰ collagen，NTX）。尿液Ⅰ型胶原交联降解产物可作为骨吸收的标志物。

【应用】尿 Pyr 和 D-Pyr 增高见于骨质疏松、甲状旁腺功能亢进和甲状腺功能亢进等。作为评价骨吸收的指标，D-Pyr 比其他Ⅰ型胶原交联降解产物有更高的特异性和灵敏度。

（4）血清Ⅰ型胶原 C 端肽

【目的】Ⅰ型胶原 C 端肽（carboxy-terminal telopeptide of type Ⅰ collagen，CTX）是Ⅰ型胶原分解的产物。血清或尿液 CTX 可作为骨吸收的标志物。

【应用】常用的 CTX 有 α-CTX 和 β-CTX 两种，可用于骨质疏松、变形性骨炎（Paget 骨病）、原发性甲状旁腺功能亢进症以及其他伴有骨吸收增加疾病的诊断或病情评价。目前国际上多推荐 β-CTX 为首选骨吸收标志物。

（三）骨代谢调节激素

1. 血清甲状旁腺素

【目的】甲状旁腺激素（PTH）对骨的作用主要是使破骨细胞数目增多，促进骨质溶解，在肾促进磷的排出及钙的重吸收，进而降低血磷，升高血钙。检测 PTH 主要用于了解钙、磷及骨代谢的调节机制有无异常。

【应用】PTH 增加主要见于甲状旁腺功能亢进。骨质疏松、佝偻病、骨软化症、糖尿病、甲状旁腺癌等也见 PTH 升高。

2. 血清降钙素

【目的】降钙素（CT）和甲状旁腺激素共同调节钙磷代谢。对骨的作用主要为使破骨细胞活动减弱，成骨细胞活动增强，钙盐沉积增加，血钙下降。检测 CT 主要用于了解钙、磷及骨代谢的调节机制有无异常。

【应用】CT 升高见于原发性甲状旁腺功能亢进、甲状腺髓样癌、慢性肾衰竭等；CT 降低见于原发性甲状腺功能减退。CT 可作为肿瘤标志物：血清 CT 浓度增高（＞ 100 ng/L）见于绝大多数甲状腺髓样癌，并被认为是其早期诊断的重要标志之一。

3. 血清 25- 羟基维生素 D

【目的】维生素 D（包括维生素 D3、D2 及代谢物）在肝中转化成 25- 羟基维生素 D（25-OH-D），后者主要在肾进一步代谢生成 1，25 羟化维生素 D（1，25-$(OH)_2$-D），调节钙、磷和骨代谢。1，25-$(OH)_2$D 与 PTH 协同作用，既加速破骨细胞的形成，增强破骨细胞的活性，促进溶骨，亦通过促进肠道钙磷的吸收，使血钙、血磷升高，有利于骨的钙化。由于 1，25-$(OH)_2$-D 的半衰期短、含量低，一般通过检测血清或血浆 25-OH-D 的含量反映机体维生素 D 的储备水平。

【应用】维生素 D 缺乏成为日益增长的公众健康问题，在世界范围内的"表观"健康人群中，维生素 D 缺乏非常普遍。血清 25-OH-D 水平可评估人体是否缺乏维生素 D，维生素 D 减低时不利于肠道钙磷的吸收，减低可见于维生素缺乏所致的佝偻病、骨软化症和类固醇性骨质疏松症等。中国老年学会关于维生素 D 与成年人骨骼健康应用指南推荐标准：血清 25-OH-D ＜ 30 nmol/L 为维生素 D 缺乏；在一些人群中 30 ～ 49.9 nmol/L 为维生素 D 不足；几乎在所有人群中 ≥ 50nmol/L 为维生素 D 充足或适宜水平。

二、骨代谢疾病的实验诊断策略

骨代谢疾病是一类影响整个骨骼系统的全身代谢性疾病，骨代谢疾病的诊断需要有详细的病史和体检（包括骨骼放射学检查、骨密度测量和骨组织学检查结果），目前代谢性骨病主要依靠骨活检进行确诊，实验诊断的目的是查明骨代谢紊乱的病因，对制订治疗方案和疗效监测有重要意义。根据病史、临床症状等考虑骨代谢疾病时，可以首先检测血清钙、磷，再结合骨代谢的调控激素及 BTMs 的变化综合分析，进行实验诊断，并制订治疗方案。骨代谢疾病血清钙、磷正常时实验诊断路径见图 11-6（彩图见二维码），血清钙、磷异常时实验诊断路径见图 11-7（彩图见二维码）。

图 11-6

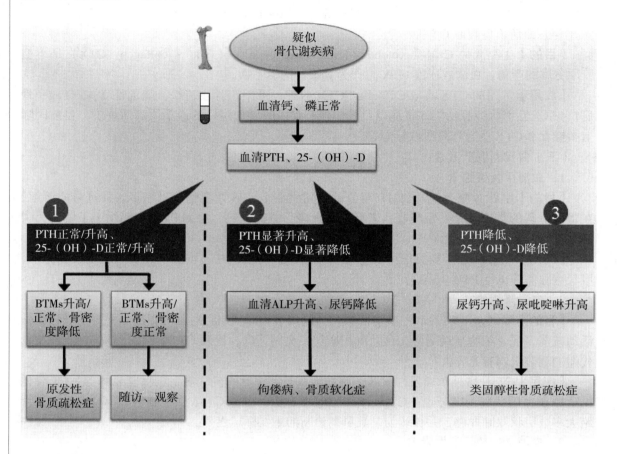

注：甲状旁腺激素（PTH），25-羟基维生素D（25-OH-D）骨转换标志物（BTMs）

图 11-6　骨代谢疾病血清钙、磷正常时的实验诊断路径

三、常见骨代谢疾病的实验诊断

（一）骨质疏松症

骨质疏松症（osteoporosis，OP）是最常见的代谢性骨病，是一种以骨量减少、骨组织微结构破坏为特征，导致骨骼脆性增加和易于骨折为表现的全身性疾病。

OP 在病因学上可分原发性和继发性两类。原发性骨质疏松症：①绝经后骨质疏松症（Ⅰ型）；②老年性骨质疏松症（Ⅱ型）；③特发性骨质疏松症。继发性骨质疏松症是指基于已知病因的骨量损失，包括内分泌疾病、某些结缔组织疾病、肿瘤、钙缺乏症、吸收不良、应用类固醇等。

骨质疏松症的诊断主要根据临床症状、病史、放射学检查、骨密度测量和骨组织学检查结果，其中骨密度测量是最主要的诊断依据。相关的实验检测可用于骨质疏松症的辅助诊断，及治疗效果的监测。原发性骨质疏松症的实验诊断特点如下。

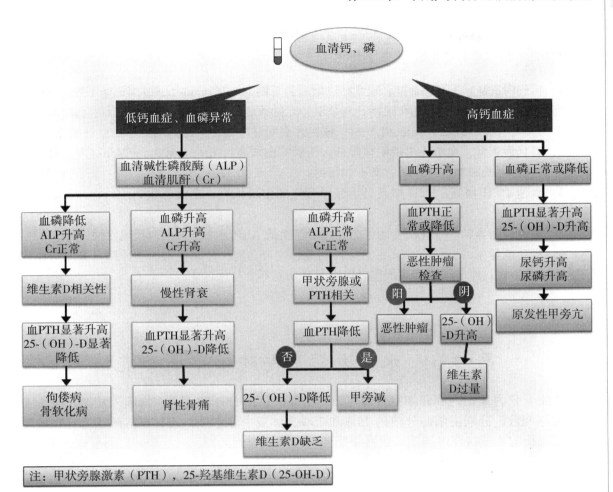

图 11-7　骨代谢疾病血清钙、磷异常时的实验诊断路径

1．血清钙、磷、镁多正常。并发骨折时可有血钙降低及血磷升高。

2．血 PTH、维生素 D 等一般正常。

3．骨代谢指标：Ⅰ型骨质疏松症骨形成及骨吸收的指标均升高，Ⅱ型骨质疏松症骨形成及骨吸收的指标有下降趋势。绝经后骨质疏松症引起的骨折患者耐酒石酸酸性磷酸酶（TRAP）和Ⅰ型胶原 C 端肽（CTX）水平均明显高于其他因素引起的骨折患者。长期制动可以使骨吸收加剧，骨吸收指标的增高也更加明显。

（二）骨质软化症与佝偻病

骨质软化症（osteomalacia）与佝偻病（rickets）是指新形成的骨基质不能正常完成骨矿化的一种代谢性骨病。佝偻病多见于婴幼儿及儿童，其病因和发病机制可有维生素 D 缺乏和磷酸盐缺乏。

维生素 D 缺乏者实验诊断特点：血清钙和（或）血清磷降低，ALP 升高，PTH 升高。营养性维生素 D 缺乏者 25-（OH）D 下降，维生素 D 代谢异常，1，25-（OH）$_2$D$_3$ 水平降低；维生素 D 抵抗者 1，25-（OH）$_2$D$_3$ 水平升高。

（三）原发性甲状旁腺功能亢进症

原发性甲状旁腺功能亢进症（hyperparathyroidism），简称甲旁亢，是由于甲状旁腺增生或肿瘤等引起的甲状旁腺激素（PTH）合成与分泌过多所致的一种高钙血症和低磷血症，临床主要表现为反复发作的肾结石、多尿、高血压、便秘、乏力、精神改变、骨痛等，但不少患者常无症状，在体检时测定血钙而得以发现。

患者有高钙血症、低磷血症、血清 PTH 增高、尿钙增高、ALP 增高时，结合临床基本可以诊断甲旁亢。

1. 钙代谢紊乱　①高钙血症：血钙持续增高，总钙> 2.75 mmol/L，游离钙> 1.32 mmol/L，可以确定为疑似病例。血清钙和尿钙升高是甲旁亢的重要标志，但并非特异。②尿钙增高：一般在血钙显著升高（> 2.87 mmol/L）时，尿钙才会明显增高，故尿钙增加不如血钙敏感。

2. 磷代谢紊乱　血清无机磷明显降低。尿磷排出增高，常大于 800 mg/24 h；由于尿磷排出量受饮食等因素影响，其诊断意义不如尿钙。

3. 血清 PTH 增高　PTH 增高是诊断甲旁亢的主要依据，血清含量> 10 pmol/L 有诊断意义。

4. 其他代谢异常　有骨病变的甲旁亢患者，血清 ALP 升高。可出现代谢性酸中毒。

5. 肾功能异常　肾结石和高钙血症可明显影响肾功能，尿路梗阻引起尿路感染时可出现白细胞尿或脓尿，血清尿酸增高严重者可引起肾功能不全与尿毒症。

（王贵娟）

第四节　水、电解质与酸碱平衡紊乱

体液可分为细胞内液和细胞外液，分别占体液量的 55% 和 45%。细胞外液又可分为血浆和细胞间液，分别占细胞外液的 25% 和 75%。体液中除水外，还有以溶解状态存在的带正、负电荷的离子，即电解质。血液中重要的电解质有钾（K^+）、钠（Na^+）、钙（Ca^{2+}）、镁（Mg^{2+}）、氯（Cl^-）、碳酸氢盐（HCO_3^-）、磷酸盐（PO_4^{3-}/ HPO_4^{2-}/ $H_2PO_4^-$）、硫酸盐（SO_4^{2-}）以及有机酸盐等，其主要功能是维持细胞内环境稳定和细胞内外之间的水、电解质、酸碱平衡和渗透压平衡，以保证各种生理生化过程的正常进行。

健康人的血液 pH 始终稳定在 7.35 ~ 7.45，是依靠人体的缓冲系统和肺的呼吸、肾的排泄等协同作用而维持的。机体调节酸碱物质含量及其比例，维持血 pH 在参考区间内的过程称为酸碱平衡。病理情况下引起体内酸性或碱性物质过多，超出机体的调节能力，或者肺和肾功能损伤使调节酸碱平衡的功能发生障碍，可导致酸碱平衡紊乱，从而发生酸中毒或碱中毒。

一、水、电解质及酸碱平衡紊乱的检验项目与应用

1. 钾

【目的】钾（potassium）是细胞内液的主要阳离子。K^+ 的主要功能是维持细胞内液容量、离子、渗透压及酸碱平衡。血浆或血清钾，简称血钾，其浓度变化有助于判断有无钾平衡紊乱。

【应用】血钾是高钾和低钾血症的首选诊断指标，血钾< 3.5 mmol/L 为低血钾症；血钾> 5.5 mmol/L 为高血钾症。血钾过高（一般> 7.0 mmol/L）和过低（一般< 2.5 mmol/L）将危及患者生命，属于临床危急值，需要立即采取紧急的纠正措施。当需要判断血钾异常是否由于肾因素所致时，常需要检测 24 h 尿钾的排量，便于综合分析。

2. 钠

【目的】钠（sodium）是细胞外液主要阳离子，对保持细胞外液容量、调节酸碱平衡、维持正常血液渗透压和细胞生理功能有重要意义。检测血清、血浆或尿液中钠离子（Na^+）浓度变化，可协助确定有无缺水和电解质平衡紊乱。

【应用】血清或血浆（简称血钠）Na^+ 浓度 < 135.0 mmol/L 时称为低钠血症（hyponatremia），也是低渗性缺水的判断指标之一；血钠 > 150.0 mmol/L 时，称为高钠血症（hypernatremia），也是高渗性缺水的判定指标之一。当需要判断血钠异常是否由于肾因素，有时需要检测 24 h 尿钠的排量，便于综合分析。

3. 氯

【目的】氯离子（Cl^-）是细胞外液最重要的阴离子，氯的摄入与排出常与钠离子伴随，血液 Cl^- 随 Na^+ 而变化。检测血清或血浆 Cl^- 浓度，又称血氯（chloride），可协助确定有无氯离子伴随的电解质与酸碱平衡紊乱。

【应用】血氯的参考区间为 96 ～ 108 mmol/L。超过参考区间上限或下限分别称为高或低氯血症。血氯异常应重点分析其导致异常的基础功能紊乱，例如，伴有碳酸氢根增高的代谢性碱中毒，都有相应的血氯降低。

4. 血浆渗透压

【目的】渗量或渗透压（osmolality，Osm）是水溶液中溶质微粒对水产生的张力。血浆渗透压由其中的含水量和溶质量决定，其测定有助于估计体液中水和电解质的平衡紊乱；以及了解是否有过多的有机酸、糖或乙醇代谢物的存在，协助判断缺水类型。

【应用】成人血浆渗透压的参考区间为 275 ～ 300 mOsm/kg H_2O（毫渗量 / 千克水）。血浆渗透压异常是水电解质紊乱的标志之一，Na^+ 是细胞外液中最重要的渗透活性颗粒，血浆渗透压的改变与 Na^+ 浓度的高低密切相关，脱水时血浆渗透压升高，水过量时降低。血浆与尿液渗透压同时检测，有助于了解肾浓缩稀释功能。

5. 血液气体分析　　血液气体（简称血气）是指血液中所含的 O_2 和 CO_2。血液气体分析，简称血气分析（blood gases analysis），是指通过血气分析仪测定血液（通常用动脉血）的酸碱度（pH）、氧分压、二氧化碳分压、血氧饱和度，然后利用公式推算其他指标，由此来评价人体呼吸功能和酸碱平衡状态。

【目的】血气分析的参数包括血液 pH、动脉血氧分压（arterial partial pressure of oxygen，PaO_2）、动脉血二氧化碳分压（arterial partial pressure of carbon dioxide，$PaCO_2$），以及根据这三项参数计算出的衍生参数：标准碳酸氢盐（standard bicarbonate，SB）、实际碳酸氢盐（actual bicarbonate，AB）、二氧化碳总量（total CO_2，TCO_2）、动脉血氧饱和度（oxygen saturation，SO_2）、碱剩余（base excess，BE）、缓冲碱（buffer base，BB）、阴离子间隙（anion gap，AG）。通过检测血气分析各参数的变化，判断有无血液气体与酸碱平衡紊乱。

【应用】血气分析的参数较多，其临床应用常需要结合参考区间判断，见表 11-5。

表11-5　血气分析的参数及参考区间与主要临床应用

序号	血气分析参数	参考区间	主要临床应用
1	酸碱度（pH）	7.35 ～ 7.45	pH = 7.35 ～ 7.45，酸碱平衡或存在可代偿酸碱平衡紊乱；pH > 7.45，提示碱中毒；pH < 7.35，提示酸中毒
2	动脉血氧分压（PaO_2）	75 ～ 100 mmHg	PaO_2 指动脉血液中物理溶解氧的张力，反映缺氧程度及呼吸功能；当 PaO_2 < 55 mmHg 时，提示呼吸功能衰竭；PaO_2 < 30 mmHg 可危及生命
3	动脉血二氧化碳分压（$PaCO_2$）	35 ～ 45 mmHg	$PaCO_2$ 指动脉血中物理溶解的 CO_2 的张力，反映肺泡的通气状况；通气不足 $PaCO_2$ 升高，反之 $PaCO_2$ 则降低
4	标准碳酸氢盐（SB）	22 ～ 27 mmol/L	SB 指在标准条件下血浆中的 $[HCO_3^-]$；排除呼吸因素影响，可反映 HCO_3^- 的储备量，是反映代谢性酸碱平衡的指标

序号	血气分析参数	参考区间	主要临床应用
5	实际碳酸氢盐（AB）	$22 \sim 27$ mmol/L	AB 是指血浆中 $[HCO_3^-]$ 的实际含量，健康人 AB 约等于 SB，二者间的差别就是呼吸对 $[HCO_3^-]$ 的直接影响
6	二氧化碳总量（TCO_2）	$24 \sim 32$ mmol/L	TCO_2 是血浆中各种形式存在的 CO_2 的总量；呼吸性酸中毒或代谢性碱中毒时升高；呼吸性碱中毒或代谢性酸中毒时降低
7	动脉血氧饱和度（SO_2）	$92\% \sim 99\%$	SO_2 指氧合血红蛋白（HbO_2）占全部 Hb 的百分比，反映血液氧分压的大小。SaO_2 降低：见于肺气肿等缺氧性肺部疾病、循环性缺氧、组织性缺氧等
8	碱剩余（BE）	$-3 \sim +3$ mmol/L	BE 是指在标准条件下将 1 L 血液滴定到 pH 7.4 时所需之酸或碱的量（mmol）。需用酸滴定时为正值，称碱剩余；需用碱滴定时为负值，称碱不足。BE 为正值提示代谢性碱中毒，BE 为负值提示代谢性酸中毒
9	缓冲碱（BB）	$45 \sim 54$ mmol/L	BB 是指全血中具有缓冲作用的阴离子总和。BB 增高为代谢性碱中毒或呼吸性酸中毒，BB 减低为代谢性酸中毒或呼吸性碱中毒
10	阴离子间隙（AG）	$8 \sim 16$ mmol/L	AG 指血清中所测定的阳离子总数与阴离子总数之差。AG 增大，提示代谢性酸中毒；AG 减小，提示代谢性碱中毒

二、水、电解质及酸碱平衡失调的实验诊断策略

（一）水、钠平衡紊乱

水平衡紊乱中常见的是缺水和水过多（水中毒），后者又称稀释性低钠血症，临床上较少发生。缺水的实验诊断策略如下；缺水的实验诊断流程见图 11-8（彩图见二维码）。

1. 初步判断是否存在缺水　根据临床病史和体征，如有无体位性低血压、心率变化、皮肤弹性改变等，结合血钠、血浆渗透压及尿钠水平，初步判断是否存在缺水。

2. 确定缺水类型　分析血钠浓度、血浆渗透压及尿钠改变的模式，血容量的改变可初步判断缺水类型，必要时检测尿渗透压、尿比重及肾素 - 血管紧张素 - 醛固酮等。

3. 分析导致缺水的因素　收集病史，包括患者的饮水情况、尿量、是否合并急性疾病或基础疾病恶化、是否有反复呕吐、肠梗阻、给予高浓度的肠内营养溶液，以及近期是否应用可能导致水钠平衡紊乱的药物，如利尿药等，并选择相应的检验指标，分析导致缺水的原因。

4. 缺水纠正的检测　纠正过程中动态监测血钠浓度、血浆渗透压及尿钠等指标，并根据指标变化及时调整治疗措施。

（二）电解质平衡紊乱

1. 确定血电解质水平的改变　检测血电解质浓度，结合疑似电解质平衡紊乱的临床表现，例如急性肾衰竭患者出现少尿、乏力、食欲减退；大量输入柠檬酸盐抗凝血后出现手足搐搦等，初步确定电解质平衡紊乱的类型。

2. 分析导致电解质平衡紊乱的病因　根据不同病因所致紊乱的病理生理状况，选择相应的实验诊断指标，以帮助确定原因，如肾上腺功能减退、肾小管严重损害、肾素生成障碍、使用利尿药、甲状旁腺功能受损和抗利尿激素分泌增多等。

3. 电解质紊乱纠正的评估和检测　在治疗过程中，动态监测相关实验诊断指标。

4. 电解质平衡紊乱的实验诊断流程　具体见图 11-9（彩图见二维码）。

图 11-8

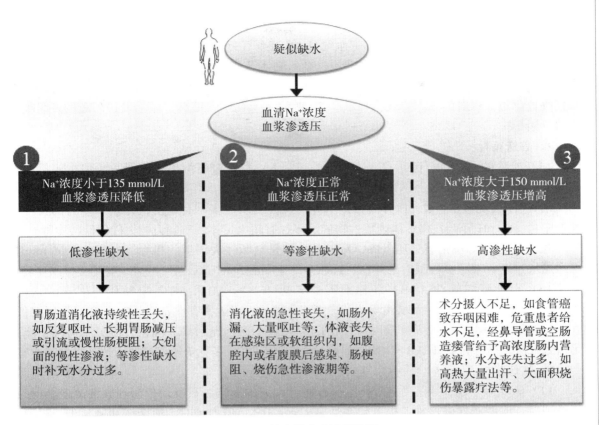

图 11-8　缺水的实验诊断流程

图 11-9

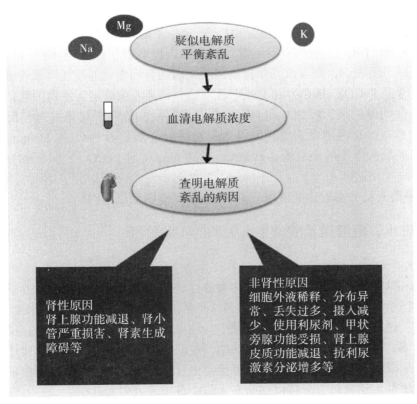

图 11-9　电解质平衡紊乱的实验诊断流程

（三）酸碱平衡紊乱

血气和酸碱分析在临床上简称"血气分析"。血气分析结果的判断必须了解病史、原发病、给氧和通气、用药情况，结合电解质、糖、酮体等其他指标，以及肺、肾功能状况进行综合分析，动态观察，才能做出正确判断。血气分析已广泛应用于呼吸衰竭、昏迷、休克、严重外伤等危急重症患者的临床抢救、手术监控、疗效观察等，是临床急救和监护患者的一组重要实验诊断指标。

1. 首选指标

（1）血液的酸碱度（pH）①pH正常：正常人；存在轻度酸碱平衡紊乱，但机体可以自动调节到正常水平，临床上称为代偿性酸、碱中毒；存在强度相等的酸中毒或碱中毒，作用互相抵消，pH表现正常。②pH升高：提示体内碱性物质过多，有超出机体调节能力的失代偿性碱中毒。③pH降低：提示体内酸性物质过多，有超出机体调节能力的失代偿性酸中毒。

（2）动脉血二氧化碳分压（$PaCO_2$）：$PaCO_2$是判断呼吸因素的指标，$PaCO_2 < 35$ mmHg提示通气过度，有呼吸性碱中毒存在；$PaCO_2 > 45$ mmHg时提示通气减少，有呼吸性酸中毒。

（3）实际碳酸氢盐（AB）和标准碳酸氢盐（SB）：AB和SB是反映代谢因素的指标。①AB = SB且同时升高，表示代谢性碱中毒，一般无呼吸因素存在；②AB = SB且同时降低，表示代谢性酸中毒，一般无呼吸因素存在；③AB > SB，提示CO_2潴留，多见于通气功能不足所致呼吸性酸中毒；④AB < SB，提示CO_2排出过多，多见于通气过度所致呼吸性碱中毒。

2. 次选指标

（1）碱剩余（BE）：在测定时排除了呼吸性因素的影响，只反映代谢因素的改变。BE正值增加时，说明缓冲碱增加，提示代谢性碱中毒；BE负值增加时，说明缓冲碱减少，提示代谢性酸中毒。

（2）阴离子间隙（AG）：是判断代谢性酸中毒的有用指标，是早期发现代谢性酸中毒合并代谢性碱中毒、慢性呼吸性酸中毒合并代谢性酸中毒、呼吸性碱中毒合并代谢性酸中毒、混合性代谢性酸中毒及三重性酸碱失衡的有用指标。

3. 分析流程　血气分析时首先观察pH，若pH、$PaCO_2$、HCO_3^-和AG均正常，则为正常血气；若pH正常，$PaCO_2$、HCO_3^-不正常，则为混合性酸碱平衡失调；若均不正常，很大可能为单纯性酸碱平衡失调。原发改变指标的判断，需结合病史，如慢性阻塞性肺疾病患者的原发改变指标通常是$PaCO_2$。$PaCO_2$和HCO_3^-两者中一旦某一项确定为原发因素，另一项则为继发变化。单发性酸碱失衡，$PaCO_2$和HCO_3^-常同增同减；若两者变化方向相反，常提示混合性酸碱失衡。血气分析时通常需要判断是否存在呼吸衰竭：若$PaO_2 < 60$ mmHg且PCO_2正常或者下降，判断为Ⅰ型呼吸衰竭；若$PaO_2 < 60$ mmHg且$PaCO_2 > 50$ mmHg，则为Ⅱ型呼吸衰竭。

4. 酸碱平衡紊乱的实验诊断流程　见图11-10（彩图见二维码）。

三、常见水、电解质及酸碱平衡失调的实验诊断

（一）缺水

根据缺水和缺钠比例的不同将缺水分为等渗性缺水、低渗性缺水和高渗性缺水。

1. 等渗性缺水　等渗性缺水为临床上最常见的缺水类型。又称急性缺水或者混合型缺水。主要表现为水、钠成比例丢失，细胞外液减少。临床常伴症状有恶心、呕吐、厌食、乏力、少尿等，但不口渴，体征包括舌干燥、眼窝凹陷、皮肤干燥、松弛等。主要实验诊断特点：血清Na^+、Cl^-无明显降低，细胞外液渗透压也可保持正常。红细胞计数、血红蛋白量和红细胞比容增高；尿比重增高；动脉血气分析可判断有无酸中毒或者碱中毒存在。

2. 低渗性缺水　又称慢性缺水或者继发性缺水，失水少于失钠，血浆渗透压降低，细胞

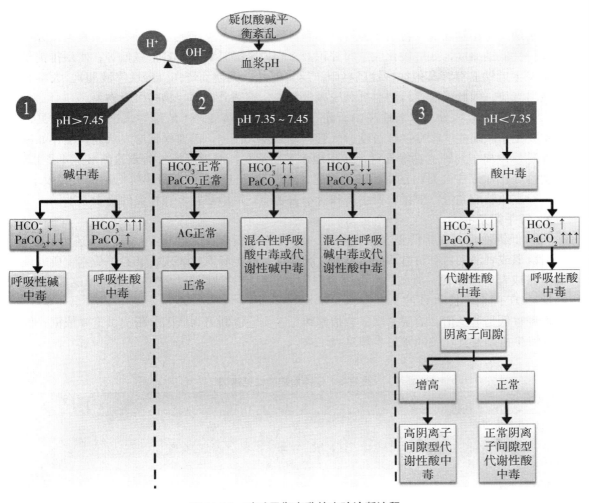

图 11-10

图 11-10　酸碱平衡紊乱的实验诊断流程

外液低渗，细胞外液移至细胞内，加之抗利尿激素分泌减少，肾不能多保留水分，细胞外液进一步丢失，特别是血浆容量减少。低渗性缺水时由于细胞外液渗透压降低，细胞外液水分向细胞内液转移，患者可出现头晕、视物模糊甚至站立性晕倒等。主要实验诊断特点：血清 Na^+ < 135 mmol/L、血浆渗透压降低、尿比重 < 1.010。细胞外液呈低渗状态；红细胞计数、血红蛋白量、红细胞比容、血肌酐、尿素氮增高。

3．高渗性缺水　又称原发性缺水，失水多于失钠，血浆渗透压升高，细胞外液高渗，细胞内液外移，其结果是以细胞内缺水为主。患者感到口渴、乏力、皮肤干燥，严重时有幻觉、谵妄，甚至昏迷等。主要实验诊断特点：血清 Na^+ > 150 mmol/L，细胞外液的渗透压升高，尿比重增高 > 1.010 是诊断的主要依据，伴红细胞计数、血红蛋白量、红细胞比容轻度升高。

（二）电解质平衡紊乱

人体血浆中主要的阳离子是 Na^+、K^+、Ca^{2+}、Mg^{2+}，对维持细胞外液的渗透压、体液的分布和转移起着决定性的作用；细胞外液中主要阴离子以 Cl^- 和 HCO_3^- 为主，二者除保持体液的张力外，对维持酸碱平衡有重要作用。通常，体液中阴离子总数与阳离子总数相等，并保持电中性。当出现任何一个电解质数量改变时，将导致不同的机体损害，即出现电解质平衡紊乱。

1．钠平衡紊乱

（1）低钠血症：低钠血症的原因有很多，可由钠减少或水增多引起，故钠平衡紊乱常伴有水平衡紊乱；可以分为肾性和非肾性两大病因。①肾性原因：肾排钠过多所致低钠血症，如肾上腺功能减退、肾小管严重损害、肾素生成障碍导致急慢性肾衰竭等，需要检测肾上腺功能、肾小球和肾小管功能、肾素水平等。②非肾性原因：常见于继发性抗利尿激素大量分泌导致的稀释性低钠血症，如肝硬化大量腹腔积液、心力衰竭时有效血容量减低等；使用排钠利尿药也常发生低钠血症；其他如慢性肠梗阻、反复呕吐、大创面烧伤（慢性渗液期）、大量浆膜腔积液引流等。因此，需要检测血抗利尿激素水平，检测分析呕吐物和引流物等。

（2）高钠血症：分为浓缩性高钠血症和潴留性高钠血症。①浓缩性高钠血症最常见，临床上主要见于尿崩症、哮喘换气过度、气管切开以及大汗等；需要根据原发疾病检测，如尿崩症常伴随其他离子如钾、钙等异常，常出现水平衡紊乱；而过度换气需要检测酸碱平衡指标。②潴留性高钠血症主要是由钠排泄障碍引起，如慢性肾衰竭；或者肾小管对钠的重吸收增加，如肾上腺皮质功能亢进。要评价肾小球和肾小管功能，可检测肾上腺相关的激素水平。

2．钾平衡紊乱

（1）低钾血症：血钾降低是诊断依据。常见临床表现：①最早是肌无力，还可有软瘫、腱反射减退或者消失；②可有恶心、呕吐、肠蠕动减弱等肠麻痹表现；③心脏受累主要表现为传导阻滞或者节律异常，典型的心电图表现为早期出现 T 波降低、变平或倒置，随后出现 ST 段降低、QT 间期延长和 U 波。

血钾过低是危急值，需要采取紧急措施纠正。实验诊断可为病因分析提供重要依据。低钾血症的发生机制及其相关的常见疾病见表 11-6。

表11-6　低钾血症的常见病因

机制	常见疾病
钾从消化道丢失过多	严重呕吐、腹泻、持续胃肠减压、肠瘘；应用大剂量泻药
钾从肾丢失过多	应用大剂量排钾性利尿药，如呋塞米、依他尼酸等 急性肾衰竭多尿期、原发性醛固酮增多症、库欣综合征
钾在体内分布异常	代谢性碱中毒或输入过多碱性药物、用胰岛素超量而未补钾、肌无力症
细胞外液稀释	心功能不全、肾性水肿、大量输入无钾盐液体等
钾摄入减少	长期低钾饮食、禁食或厌食

（2）高钾血症：高钾血症的临床表现无特异性，可有神智模糊、感觉异常和肢体软弱无力等。严重高钾血症有导致心搏骤停的危险，血钾浓度 > 6.5 mmol/L 为血液透析的指征。血钾浓度过高也是危急值，需要采取紧急处置措施，避免患者心搏骤停。实验诊断可为高钾血症病因分析提供重要参考价值，常见高血钾的发生机制及相关的常见疾病见表 11-7。

表 11-7　高钾血症的常见病因

机制	常见疾病
肾排泄功能障碍	急性肾衰竭少尿或无尿期，钾经肾排出减少。慢性肾衰竭、肾小管功能严重受损，钠与氢和钾的交换受阻，钾潴留体内。醛固酮减少症、Addison 病，肾小管排钾减少
应用利尿药	长期应用保钾性利尿药，如安体舒通、氨苯喋啶等
钾摄入过多	口服或静脉输入过多钾盐，输入过多长期库存血、含钾药物过度使用等
细胞内钾外移	严重溶血或组织创伤，红细胞和肌肉细胞内钾大量释放入细胞外液，洋地黄中毒、代谢性酸中毒、烧伤、休克等；呼吸障碍引起组织缺氧和酸中毒，注射高渗盐水或甘露醇超量，使细胞内脱水
血液 pH 偏酸	血液 pH 降低 0.1，血钾可升高 0.6 ~ 0.8 mmol/L

3. 钙平衡紊乱

（1）低钙血症：血钙水平为诊断依据。常见于甲状旁腺功能受损、急性重症胰腺炎、肾衰竭、体内缺乏维生素 D、消化道瘘等。此外，大量输入柠檬酸盐抗凝血后，可引起低血钙，导致手足搐搦。血钙浓度降低后神经肌肉兴奋性会增强，会出现口周及指尖麻木及针刺感、手足抽搐、腱反射亢进等。

（2）高钙血症：常见于甲状旁腺功能亢进、多发性骨髓瘤和骨转移性癌等。

4. 血氯改变　血氯在体内的变化基本与血钠平行，但血氯水平多与碳酸氢盐水平呈相反关系，因为氯和碳酸氢盐是细胞外液中的两种主要阴离子，机体为了重吸收和再生更多的碳酸氢盐，就必须从尿中排出更多的氯以维持电解质平衡。

（1）血氯增高：可见于高钠血症、高氯性代谢性酸中毒、过量注射生理盐水、肾上腺功能亢进导致肾小管对 NaCl 重吸收增加等，实验检查伴有血钠升高。

（2）血氯减低：常伴有血钠降低，见于氯化钠异常丢失或摄入减少，如严重呕吐、腹泻、反复使用利尿药、长期限制氯化钠的摄入；肾上腺皮质功能减退，如 Addison 病；抗利尿激素分泌增多导致的稀释性低钠、低氯血症。

（三）常见酸碱平衡紊乱

依据复杂程度分为三大类：单纯性、二重混合型和三重混合型。

1. 单纯性酸碱平衡紊乱　单纯性酸碱平衡紊乱共 4 种，即代谢性酸中毒、代谢性碱中毒、呼吸性酸中毒及呼吸性碱中毒，其主要实验诊断指标变化的共同特征是 pH 与酸或碱中毒一致，$PaCO_2$ 和 [HCO_3^-] 呈同向变化，原发指标改变更明显。

（1）代谢性酸中毒：常见病因①体内有机酸形成过多：如血糖或者糖化血红蛋白异常、血酮体异常，提示紊乱原因是糖尿病酸中毒；如果出现乳酸升高伴肌肉酸痛且在剧烈运动时出现抽搐，则紊乱的原因是乳酸堆积。②体内酸排出不足：如果有水肿、蛋白尿，血肌酐升高、肾泌 H^+ 能力下降，紊乱原因为肾功能不全。③碱性物质丢失过多：如果大便为水样、含脂肪滴等，或者剧烈呕吐等，提示紊乱原因为 HCO_3^- 丢失过多。主要实验诊断特点：原发性血 HCO_3^- 减少，动脉血 pH < 7.35，$PaCO_2$ 代偿性下降。如果血 HCO_3^- 低于正常水平，而 pH 仍在参考区间，为代偿型代谢性酸中毒；如果酸性产物增加，并超过肺和肾的调节能力，血浆 pH 下降至 7.35 以下者，称为失代偿型代谢性酸中毒。

（2）代谢性碱中毒：常见病因为碱性物质摄入过多或者酸性胃液丢失过多。严重呕吐、幽门梗阻，高位肠梗阻等导致丢失胃液太多，或肠液的 HCO_3^- 重吸收增多、用碱性药物过多等；还可见于甲状腺功能减低、放射治疗等。主要实验诊断特点：原发性 HCO_3^- 增多，动脉血 pH > 7.45，$PaCO_2$ 代偿性升高。若 pH 在参考区间内，为代偿性碱中毒；若 pH 升高，为失代偿性代谢性碱中毒。

（3）呼吸性酸中毒：主要原因为 CO_2 排出减少或 CO_2 吸入过多。可见于支气管哮喘、慢性支气管炎、肺气肿、肺炎、肺梗死、呼吸中枢麻痹、呼吸骤停、心脏停搏等引起的酸中毒。主要实验诊断特点：原发性 H_2CO_3 潴留，$PaCO_2$ 升高和 pH < 7.35，血 HCO_3^- 代偿性升高。若 pH 仍在参考区间内，仅 $PaCO_2$ 和 TCO_2 升高为代偿型呼吸性酸中毒；若 H_2CO_3 浓度增加，血液 pH < 7.35，称为失代偿型呼吸性酸中毒。

（4）呼吸性碱中毒：常见病因为血浆 H_2CO_3 减少，多由呼吸中枢兴奋、刺激呼吸、换气过度所致。可见于高热（各种感染）、高山缺氧、心力衰竭、癔病等。主要实验诊断特点：过度通气引起 $PaCO_2$ 下降和 pH > 7.45，血 HCO_3^- 代偿性下降。若 HCO_3^-/H_2CO_3 大于生理水平，而 pH 仍在参考区间内，属于代偿型呼吸性碱中毒；若 CO_2 排出过多，$PaCO_2$ 降低，pH > 7.45，即为失代偿型呼吸性碱中毒。单纯性酸碱平衡紊乱的类型及主要实验参数的改变比较见表 11-8，可以根据其变化做出快速判断。

表11-8　单纯性酸碱平衡紊乱类型及试验参数的变化比较

酸碱平衡紊乱的类型	检验项目	代偿前变化	代偿后变化
代谢性酸中毒	pH	↓	N
	$PaCO_2$	N	↓
	HCO_3^-	↓	↓
	PaO_2	N	N
代谢性碱中毒	pH	↑	N
	$PaCO_2$	N	↑
	HCO_3^-	↑	↑
	PaO_2	N	↓
呼吸性酸中毒	pH	↓	N
	$PaCO_2$	↑	↑
	HCO_3^-	N	↑
	PaO_2	↓	↓
呼吸性碱中毒	pH	↑	N
	$PaCO_2$	↓	↓
	HCO_3^-	N	↓
	PaO_2	N	N

注：↑.增高；↓.降低；N.正常

2. 二重混合型酸碱平衡紊乱　二重混合型酸碱平衡紊乱包括代谢性酸中毒合并呼吸性酸中毒、代谢性碱中毒合并呼吸性碱中毒、代谢性酸中毒合并呼吸性碱中毒、呼吸性酸中毒伴代谢性碱中毒、代谢性酸中毒伴代谢性碱中毒。

（1）代谢性酸中毒合并呼吸性酸中毒：常见于慢性阻塞性肺疾病患者。主要实验诊断特点：明显的 pH 降低，BE 负值增大，而 [HCO_3^-] 和 $PaCO_2$ 增减不明显。代谢性酸中毒 [HCO_3^-] 原发性降低，$PaCO_2$ 代偿性减少；呼吸性酸中毒 $PaCO_2$ 原发性增高，[HCO_3^-] 代偿性升高，因此两者可能互相抵消而使 [HCO_3^-] 和 $PaCO_2$ 增减不明显。

（2）代谢性碱中毒合并呼吸性碱中毒：常见于临终前的患者，也可见于各种引起肺泡通气量增加的疾病，例如肝硬化合并肝肺综合征，因肺内分流、低氧血症导致通气量增加、体内 CO_2 减少而发生呼吸性碱中毒，同时又因使用利尿药发生代谢性碱中毒。主要实验诊断特点：pH 明显升高，BE 正值增大，HCO_3^- 与 $PaCO_2$ 的变化因相互抵消，而变化不如单纯性碱中毒明显。代谢性碱中毒为原发性 HCO_3^- 增高，$PaCO_2$ 代偿性增高；而呼吸性碱中毒 $PaCO_2$ 原发性降低，HCO_3^- 代偿性减少，所以两型碱中毒合并存在。

（3）代谢性酸中毒合并呼吸性碱中毒：常见疾病有水杨酸中毒、肾衰竭或糖尿病酮症伴有感染性发热、肺炎、间质性肺病等。主要实验诊断特点：HCO_3^- 与 $PaCO_2$ 都明显降低，表现为同向显著降低，BE 负值增大，而 pH 可低、可高或正常（取决于两种紊乱的不同程度）。

（4）呼吸性酸中毒伴代谢性碱中毒：常见于慢性肺功能不全患者因利尿不当导致的低钾低氯性代谢性碱中毒。主要实验诊断特点为：HCO_3^- 与 $PaCO_2$ 增高，表现为同向明显升高，而 pH 变化不明显，BE 正值增大。呼吸性酸中毒由于 CO_2 潴留而 [HCO_3^-] 代偿升高，代谢性碱中毒通过呼吸抑制使 $PaCO_2$ 继发增高，结果 HCO_3^- 与 $PaCO_2$ 增高，表现为同向明显升高，而 pH 变化不明显，BE 正值增大。

（5）代谢性酸中毒伴代谢性碱中毒：常见于肾衰竭或糖尿病酮症酸中毒或乳酸性酸中毒患者发生呕吐、胃液引流时。主要实验诊断特点：患者的血液生化特征 pH 变化不明显，高 AG 对该型紊乱的诊断有重要意义。患者 AG 增高，但 HCO_3^- 增高或正常，或 HCO_3^- 降低小于

临床案例

案例解析

AG 增高，可能为混合性代谢性酸、碱中毒。

3. 三重混合型酸碱平衡紊乱　三重混合型酸碱平衡紊乱是在呼吸性酸碱平衡紊乱基础上合并代谢性酸中毒伴代谢性碱中毒，见于肺功能不全致 CO_2 潴留，同时使用强利尿药使 K^+ 排出过多，出现呼吸性酸中毒合并代谢性酸中毒伴代谢性碱中毒；严重肝病所致的呼吸性碱中毒，伴乳酸或酮症性酸中毒，同时呕吐致代谢性碱中毒，表现为呼吸性碱中毒合并代谢性酸中毒伴代谢性碱中毒。

（涂建成）

第五节　甲状腺疾病

甲状腺疾病是甲状腺功能、甲状腺大小或其组织结构发生改变的一组疾病的总称。甲状腺功能性改变的疾病主要包括甲状腺功能亢进症（hyperthyroidism，简称甲亢）、甲状腺功能减退症（hypothyroidism，简称甲减）和甲状腺炎（thyroiditis）等。甲状腺大小及组织结构发生改变的疾病主要包括良性结节、弥漫性甲状腺肿和甲状腺癌等。甲状腺疾病作为一组较常见的内分泌疾病，与诸多因素有关，除年龄、性别、碘元素缺乏或过多、吸烟、应激、电离辐射、遗传和自身免疫以外，主要与甲状腺激素水平及其调控机制状况密切相关。

临床上通过检测血清甲状腺激素和（或）相关的调节激素水平、相关蛋白及其抗体，可以明确甲状腺功能紊乱的病因，并有助于甲状腺疾病的诊断、鉴别诊断和治疗监测。

一、甲状腺疾病的检验项目与应用

用于诊断甲状腺疾病的检验项目较多，一般可从甲状腺激素、垂体激素、自身抗体和动态功能试验等方面进行选择。

（一）甲状腺激素

1. 血清 tT_3、tT_4、fT_3、fT_4

【目的】甲状腺分泌的激素包括甲状腺素（thyroxine，T_4）和三碘甲腺原氨酸（triiodothyronine，T_3），血清中甲状腺激素测定包括总 T_4（total T_4，tT_4）、总 T_3（total T_3，tT_3）、游离 T_4（free T_4，fT_4）和游离 T_3（free T_3，fT_3），检测其含量变化可反映甲状腺的功能状态，为甲状腺疾病的诊断提供实验依据。

【应用】血清 tT_3、tT_4 是评估甲状腺激素分泌功能的主要指标，tT_4 比 tT_3 更直接反映甲状腺的功能。fT_3 和 fT_4 不受血液甲状腺素结合球蛋白（thyroxin binging globulin，TBG）的影响，直接反映甲状腺的功能状态，是诊断甲亢的首选指标。①甲亢时，血清 tT_3、tT_4 增高；②甲减时，血清 tT_3、tT_4 降低；③早期甲亢或单独 tT_3 升高型甲亢，tT_4 可正常；④大多数甲减患者口服甲状腺素治疗，在服药后 1 ~ 6 h 血液中 fT_4 浓度达高峰，其升高程度与服药剂量有关。因此，fT_4 是甲状腺素替代性治疗时最好的检测指标。

2. 反三碘甲腺原氨酸

【目的】T_4 可以直接脱碘，生成反三碘甲腺原氨酸（reverse T_3，rT_3），此时机体对活性甲状腺素需求降低。rT_3 与 T_3 在化学结构上属异构体，但几乎无生理活性，检测血清 rT_3 浓度可间接反映组织中 T_4 向 T_3 的转化水平。

【应用】甲亢时血清 rT_3 增加，甲减时血清 rT_3 降低，与血清 tT_4、tT_3 的变化基本一致。在一些严重的非甲状腺疾病，如肝病和一些药物（如皮质类固醇、抗心律失常药等）治疗期间，tT_3 降低、rT_3 增加，tT_3/rT_3 比值降低。因此，rT_3 是甲减与非甲状腺疾病功能异常鉴别的重要指标之一。

监测羊水中 rT_3 浓度可作为胎儿成熟的指标。羊水中 rT_3 低下，有助于先天性甲减的宫内诊断。

3．甲状腺球蛋白

【目的】甲状腺球蛋白（thyroglobulin，TG）是存在于甲状腺滤泡腔内的一种碘化糖蛋白，检测血清 TG 可为甲状腺癌的诊断、疗效追踪及转移提供实验依据。

【应用】血清 TG 是判断甲状腺滤泡完整性的标志物。①甲状腺癌患者体内 TG 水平明显升高，因此 TG 对甲状腺癌的疗效追踪及转移有重要意义；② TG 测定也可用于鉴别诊断亚急性甲状腺炎和假性甲状腺毒症，前者 TG 升高，后者因 TSH 的抑制作用而使 TG 含量降低。

（二）促甲状腺激素

【目的】促甲状腺激素（thyroid stimulating hormone，TSH）由腺垂体分泌，可促进甲状腺滤泡合成和分泌甲状腺激素。丘脑分泌的促甲状腺激素释放激素（TRH）可促进 TSH 的分泌，而甲状腺分泌的甲状腺素则可反馈抑制 TSH 的分泌。因此，监测血清 TSH 水平变化，可反映下丘脑 - 垂体 - 甲状腺轴的功能状态。

【应用】血清 TSH 为甲状腺功能紊乱筛查的首选试验项目。单独测定 TSH 或配合甲状腺激素测定，对甲状腺功能紊乱的诊断及病变部位的判断很有价值，例如原发性甲亢时，T_3、T_4 增高，TSH 降低，主要病变在甲状腺；继发性甲亢时，T_3、T_4 增高，TSH 也增高，主要病变在垂体或下丘脑；原发性甲减时，T_3、T_4 降低而 TSH 增高，主要病变在甲状腺；继发性甲减时，T_3、T_4 降低而 TSH 也降低，主要病变在垂体或下丘脑。在甲状腺功能改变时 TSH 的变化较 T_3、T_4 更迅速而显著，所以检测血清 TSH 是反映下丘脑 - 垂体 - 甲状腺轴功能的敏感试验，尤其是对亚临床型甲亢和亚临床型甲减的诊断有重要意义。

由于检测技术进步，使 TSH 检测的敏感度显著提高，称超敏 TSH（hs-TSH）。目前，hs-TSH 检测已越来越多地用于诊断亚临床或潜在性甲减或甲亢。

（三）自身抗体

1．甲状腺球蛋白抗体

【目的】甲状腺球蛋白抗体（thyroglobulin autoantibodies，TGAb）是一类针对 TG 的自身抗体，主要存在于自身免疫性甲状腺疾病患者和非甲状腺自身免疫性疾病患者体内。检测 TGAb 水平可诊断自身免疫性甲状腺疾病及了解病变进程，并辅助诊断自身免疫性甲状腺炎。

【应用】TGAb 浓度升高常见于甲状腺功能紊乱的患者。慢性淋巴细胞浸润性甲状腺炎患者中，TGAb 阳性率为 70% ～ 80%，Graves 病患者中，TGAb 阳性率约 30%。TGAb 对于慢性淋巴细胞浸润性甲状腺炎的病程监测和鉴别诊断具有重要意义：在疾病的缓解期或漫长的病程之后，原先升高的 TGAb 可能逐渐降低转为阴性；如果 TGAb 在缓解之后再次升高，提示可能复发。

2．甲状腺过氧化物酶抗体

【目的】检测甲状腺过氧化物酶抗体（thyroid peroxidase antibody，TPOAb）水平主要用于自身免疫性甲状腺疾病的诊断与鉴别诊断。

【应用】约 65% 的毒性弥漫性甲状腺肿（又称 Graves 病）患者、70% 的突眼性甲状腺肿患者、95% 的自身免疫性甲状腺炎（又称桥本甲状腺炎）或先天性黏液腺瘤患者以及 11% 的其他混合型自身免疫甲状腺疾病患者体内可检测到血清 TPOAb 水平升高。因此，患者体内 TPOAb 水平升高是诊断慢性自身免疫性甲状腺疾病的金标准，但 TPOAb 的阴性结果不能排除自身免疫性疾病的可能。TPOAb 水平检测可排除甲状腺肿大或自身免疫导致的甲减；如果患者体内出现 TPOAb 以及 TSH 水平升高，则每年有 3% ～ 4% 的风险发展为甲状腺功能减退症。

3．促甲状腺素受体抗体

【目的】促甲状腺素受体抗体（thyrotropin receptor autoantibodies，TRAb）为一组抗甲状

腺细胞膜上 TSH 受体的自身抗体。TRAb 水平的检测主要用于自身免疫性甲状腺疾病的诊断与鉴别诊断。

【应用】TRAb 存在提示患者甲亢是由于自身免疫引起而不是毒性结节性甲状腺肿。这类抗体能与 TSH 受体结合，通过刺激作用诱发弥漫性毒性甲状腺肿（Graves 病），在 95% 的 Graves 病患者中可检测到此抗体。Graves 病患者经抗甲状腺药物治疗后 TRAb 浓度降低或消失可能提示疾病缓解，可以考虑终止治疗。同时，TRAb 是 IgG 类抗体，可通过胎盘并引起新生儿甲状腺疾病，有甲状腺疾病史的患者在怀孕期间测定 TRAb 对于评估新生儿甲状腺疾病危险程度非常重要。

（四）动态功能试验

1. 甲状腺素摄取试验

【目的】主要用来评价甲状腺的功能状况。

【应用】甲状腺功能亢进患者血清甲状腺摄取值增加，甲状腺功能减退患者血清甲状腺摄取值降低，但仅凭甲状腺素摄取试验的测定结果不能对甲状腺功能状况做出判断，必须同其他甲状腺功能测试联合使用。

2. 甲状腺功能动态试验

【目的】甲状腺动态功能试验［主要有甲状腺激素抑制试验、促甲状腺激素释放激素（TRH）兴奋试验等］主要用于评价下丘脑 - 垂体 - 甲状腺轴的功能状况，鉴别垂体性甲状腺疾病和下丘脑性甲状腺疾病。

【应用】垂体病变时，TSH 基础值低，对 TRH 无反应；而下丘脑病变时，TSH 基础值低，但对 TRH 有延迟性反应。甲状腺性甲亢患者不但 TSH 基础值低，而且垂体 TSH 贮存少，注射 TRH 后血清 TSH 无明显升高。若注射 TRH 后血清 TSH 明显升高，可以排除甲亢。甲状腺功能动态试验耗时长，且要注射药物，有时可对患者身体造成不良影响，患者一般难以接受，因此应严格掌握禁忌证和适应证（一般不作为常规试验）。

二、甲状腺疾病的实验诊断策略

甲状腺疾病的实验诊断首先要确定患者是否具有甲状腺功能紊乱的临床指征。①物质代谢紊乱常常是发现甲状腺疾病的重要线索，例如血脂异常、血糖升高等。②在有了初步线索后，则需要了解调节有关代谢的激素及其上游调节激素的水平；判断有无甲状腺疾病，需要进一步确定病变的部位和性质，有时需要进行动态功能试验（dynamic function test），如动态兴奋试验（dynamic exciting test）可估计甲状腺激素的贮备功能、观察甲状腺的反应性；动态抑制试验（dynamic inhibition test）能观察甲状腺激素的生理性反馈调节是否消失、有无自主性激素分泌过多、是否有功能性肿瘤存在等。在估计存在分泌低下的状况时选择兴奋性试验；在估计存在分泌亢进的状况时选择抑制性试验。③甲状腺激素受体、自身抗体检测、基因检测等对一些甲状腺疾病的病因确定有重要价值。

甲状腺功能的实验诊断路径：一般选择血清 TSH、fT_4 和 fT_3 三项试验诊断甲状腺功能（Caldwell 法）有无异常，见图 11-11（彩图见二维码）。为了全面了解甲状腺功能，在诊断甲状腺功能紊乱时最好同时测定 TSH、fT_3、fT_4、tT_3、tT_4 及 rT_3 六项指标。对诊断为甲亢的患者，再结合甲状腺动态功能试验、自身抗体等检查进一步确定其病因、病变部位及性质。低 T_4 和高 TSH 提示原发性甲减，而 T_3、T_4 升高伴 hs-TSH 降低提示原发性甲亢。TSH 降低，T_4 水平升高，T_3 正常低限提示 T_4 型甲状腺毒症，常见于碘甲亢；TSH 水平降低，T_3 水平升高，T_4 正常低限提示 T_3 型甲状腺毒症。

图 11-11

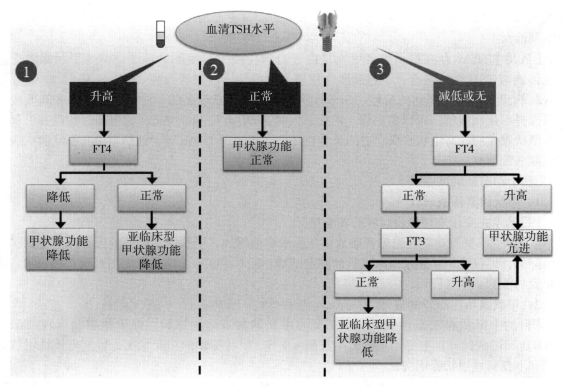

图 11-11　甲状腺功能的实验诊断路径

三、常见甲状腺疾病的实验诊断

（一）甲状腺功能亢进症

甲状腺功能亢进症（hyperthyroidism）指各种原因所致甲状腺激素分泌过多引起的临床综合征。甲亢的病因复杂多样，常见的一种为 Graves 病（约 75%），又称弥漫性毒性甲状腺肿，是一种甲状腺激素分泌过多的特异性自身免疫病。女性显著高发［女：男 =（4 ～ 6）：1］，高发年龄为 20 ～ 50 岁。典型甲亢的临床表现为①高代谢综合征：多食、消瘦、怕热多汗，基础代谢率明显增高；②突眼症及甲状腺肿大；③神经兴奋性明显增高：烦躁、易激动、肌颤等；④心血管系统异常：心率加快、心律失常、收缩压上升等。

甲状腺功能亢进症的实验诊断特点① TSH：甲状腺功能亢进时，TSH 降低，其变化比 T_3、T_4 更迅速而显著，可敏感地反映下丘脑 - 垂体 - 甲状腺轴的功能，尤其对亚临床甲亢有诊断价值。②血清 T_3 和 T_4：甲亢时，tT_3 和 tT_4 多为平行增高；但在甲亢初期或复发早期，tT_3 升高较快，可高于参考区间上限 4 倍以上，tT_4 则升高较慢，升高幅度较低，约为参考区间的 2.5 倍。因此，tT_3 升高诊断甲亢比 tT_4 敏感。但在甲亢早期 tT_3 和 tT_4 尚处于参考区间时，血清 fT_3 和 fT_4 即可出现升高（更为灵敏和特异）。③血清 rT_3：rT_3 增高有助于了解甲状腺激素的代谢和疗效评价，其变化与 T_4 基本一致。④自身抗体：80% 以上甲亢患者 TSH 受体抗体（TRAb）可呈阳性；可在 50% 以上甲亢患者可检出抗甲状腺抗体（TRAb），包括 TG-Ab 和 TPOAb 等。自身抗体检测仅反映针对 TSH 受体的自身抗体存在，不能反映该抗体的功能，对于甲亢诊断并非常规需要。⑤甲状腺激素抑制试验：甲亢患者因长期处于高甲状腺激素水平作用下，抑制率常＜ 50%。⑥其他实验项目异常 a. 糖、脂代谢异常：血糖升高、糖耐量降低、血浆胆固醇降低等；b. 激素代谢异常，女性血液雌激素、性激素结合蛋白增加；c. 电解质异常，可出现低血钾症、高钙血症、尿钙和尿磷排出增加等。d. 血液学异常：循环血液粒细胞减少，淋巴细胞和单核细胞增多，常有贫血和血小板减少，红细胞沉降率可增快等。

（二）甲状腺功能减退症

甲状腺功能减退症是各种原因导致的甲状腺激素合成、分泌或生物效应不足或甲状腺激素抵抗而引起的全身性低代谢综合征。按起病年龄可分为三型：起病于胎儿、新生儿者称呆小型（又称克汀病）；起病于性发育前儿童者为幼年型甲减；起病于成年者称成年型甲减；其病理特征是黏多糖在组织和皮肤堆积，表现为黏液性水肿。

甲减的病因有原发性与继发性两种，其中原发性甲减又分为获得性（如甲状腺被损毁或甲状腺激素合成障碍等）与先天性（如孕妇缺碘或口服过量抗甲状腺药、胎儿甲状腺素酶系异常、先天性甲状腺不发育等）两种。继发性或下丘脑 - 垂体性甲状腺功能减退，有垂体肿瘤、垂体手术或放射治疗后出血性垂体坏死以及 TSH 合成障碍等多种原因。

甲状腺功能减退症实验诊断特点：①血清甲状腺激素和 TSH 增高，tT_4、fT_4 降低是诊断本病的必备指标。病情严重的患者血清 tT_3、fT_3 也降低。亚临床甲减仅有血清 hs-TSH 增高，但血清 tT_4 或 tT_3 正常。②甲状腺自身抗体：血清 TPOAb 和 TGAb 阳性提示甲减是由于自身免疫性甲状腺炎所致。③ TRH 刺激试验：主要用于原发性甲减与中枢性甲减的鉴别诊断。静脉注射 TRH 后，血清 TSH 不增高则提示为垂体性甲减；延迟增高者则提示为下丘脑性甲减；血清 TSH 在增高的基础上进一步增高，则提示为原发性甲减。

（三）甲状腺结节与甲状腺癌

甲状腺结节（thyroid nodule）是临床常见病。流行病学调查表明碘充足地区 1% 的男性和 5% 的女性在触诊中发现甲状腺结节。检查甲状腺结节的主要目的是排除或发现甲状腺癌，甲状腺癌在甲状腺结节中的发现率达 5% ～ 10%。

实验诊断特点①血清 TSH：如果 TSH 减低，提示结节可能分泌甲状腺激素。进一步做甲状腺核素扫描，检查结节是否具有自主功能。有功能的结节恶性的可能性极小，不必再做甲状腺细针抽吸细胞学检查。如果 TSH 增高，提示存在桥本甲状腺炎伴甲状腺功能减退，需要进一步检测甲状腺自身抗体和甲状腺细针抽吸细胞学检查。②血清甲状腺球蛋白（TG）在很多甲状腺疾病时升高，诊断甲状腺癌缺乏特异性和敏感性。③血清降钙素（calcitonin，CT）主要应用于早期诊断甲状腺癌细胞增生和甲状腺髓样癌。④甲状腺细针抽吸细胞学检查（FNAC）是诊断甲状腺结节最准确、最经济的方法。FNAC 结果与病理结果有 90% 的符合率。

（四）甲状腺肿

甲状腺肿（goiter）是指良性甲状腺上皮细胞增生形成的甲状腺肿大。单纯性甲状腺肿又称为非毒性甲状腺肿（nontoxic goiter），是指非炎症和非肿瘤原因，且不伴有甲状腺功能异常的甲状腺肿。单纯性甲状腺肿的发病率约为 5%，女性发病率是男性的 3 ～ 5 倍，且散发。如果一个地区儿童中单纯性甲状腺肿的发病率超过 10%，则称为地方性甲状腺肿（endemic goiter）。

甲状腺肿的实验诊断特点：血清 tT_4、tT_3 正常，tT_4/tT_3 的比值常增高；血清甲状腺球蛋白（TG）水平增高，增高的程度与甲状腺肿的体积呈正相关；血清 TSH 水平一般正常。早期的自身免疫性甲状腺炎主要表现为甲状腺肿，可以长期无甲状腺功能的改变或表现为亚临床甲状腺功能减低和（或）血清甲状腺自身抗体阳性。

（五）甲状腺炎

甲状腺炎（thyroiditis）是一种常见的甲状腺自身免疫性疾病，女性多见。临床上最常见的甲状腺炎主要有桥本甲状腺炎、急性甲状腺炎、亚急性甲状腺炎等。在多数患者的血清和甲状腺组织内含有针对甲状腺抗原的抗体，如甲状腺球蛋白抗体（TGAb）、甲状腺微粒体抗体（MCAb）、甲状腺细胞表面抗体（FCAb）等，造成甲状腺细胞的破坏。此外，本病的发生与遗传因素密切相关。Moens 认为本病可能与人类白细胞 HLA 系统的 DRW3 和 B8 有关，这是

L11-5-2a
甲状腺疾病实验诊断进展

L11-5-2b
临床案例

L11-5-2c
案例解析

先天性抑制 T 细胞的功能缺陷。

甲状腺炎的实验诊断特点①甲状腺功能异常：因病程不同而异 a. 血清 tT_4、tT_3 早期正常，但 TSH 升高；后期 tT_4 下降，tT_3 正常或下降，TSH 升高。b. 甲状腺摄碘率早期正常或增高，但可被 tT_3 抑制；后期吸碘率降低，注射 TSH 也不升高。②自身抗体阳性：血清甲状腺球蛋白抗体（TGAb）、甲状腺微粒体抗体（MCAb）、甲状腺细胞表面抗体（FCAb）检测，滴度明显升高，二者均大于 50%（放免双抗法）时有诊断意义，可持续数年或十余年。③其他试验结果异常：红细胞沉降率增快，可达 100 mm/h，血清白蛋白降低，r 球蛋白增高。④甲状腺细针抽吸细胞学检查（FNAC）或组织活检以确诊。⑤基因检测 HLA 分型鉴定等。

（黄泽智）

第六节　肾上腺疾病

肾上腺分为皮质和髓质两部分。皮质由外向内又分为三层，外层为球状带，约占皮质的 15%，主要分泌盐类皮质激素，以醛固酮为主；中层为束状带，约占皮质的 78%，主要分泌糖皮质激素，以皮质醇（cortisol）为主；内层为网状带，约占皮质醇的 9%，分泌性激素，例如雄激素、雌激素和孕酮。肾上腺髓质是交感神经轴的一部分，几乎完全由嗜铬细胞组成，可储存和分泌儿茶酚胺。儿茶酚 -O- 甲基转移酶（COMT）可将多巴转化为甲氧基酪氨酸，将肾上腺素转化为甲氧基肾上腺素，将去甲肾上腺素转化为甲氧基去甲肾上腺素，所有这些都可以通过单胺氧化酶（MAO）氧化成香草扁桃酸（VMA）。

糖皮质激素为维持生命所必需，主要调节糖、蛋白质、脂肪的代谢；盐皮质激素主要调节钠、钾等电解质的代谢。性激素主要作用是促进毛发、骨骼、肌肉生长及第二性征发育等。肾上腺素和去甲肾上腺素主要调节糖、脂肪的代谢以及加强心血管的收缩。

肾上腺疾病从解剖上分为肾上腺皮质疾病和肾上腺髓质疾病，从功能上分为功能性疾病和非功能性疾病。肾上腺疾病的临床表现呈现多样化，有些非功能性肾上腺疾病实际上在临床上表现为低功能或非典型临床表现。

一、肾上腺疾病的检验项目与应用

1．皮质醇

【目的】测定 24 h 尿游离皮质醇，血浆或唾液皮质醇浓度，用于对皮质醇增多症的定性诊断。

【应用】皮质醇增多可由于肾上腺皮质增生、肿瘤等，也可由长期应用糖皮质激素治疗所致。循环血液中皮质醇约 90% 与血清蛋白结合，其中 10% ~ 20% 与白蛋白结合，其余与皮质醇结合球蛋白（CBG）结合。约 10% 是未结合的游离皮质醇，只有游离皮质醇是有活性的。24 h 尿游离皮质醇不受 CBG 和白蛋白浓度和药物的影响，更容易将患有肾上腺功能亢进的患者与参考人群区分开。由于唾液中不存在 CBG，因此测定唾液皮质醇较血浆皮质醇更可靠。由于皮质醇分泌具有昼夜节律性，即皮质醇水平波动很大，因此不建议做任意血浆皮质醇浓度测定。

2．地塞米松抑制试验

【目的】地塞米松（dexamethasone，DMT）是人工合成的强效糖皮质激素类药物，对下丘脑 - 垂体 - 肾上腺皮质轴可产生强烈的皮质醇样的抑制作用，主要是抑制腺垂体释放 ACTH，进而抑制肾上腺皮质激素的合成和释放；用于对皮质醇增多症的定性诊断及判断病变部位。

【应用】试验方法很多，现在多采用过夜 1 mg 小剂量地塞米松抑制试验（过夜 1 mg-LDDST）、48 h-2 mg/d- 小剂量地塞米松抑制试验（48 h-2 mg-LDDST）对库兴综合征做定性诊断；大剂量地塞米松抑制试验（HDDST）用于判断病变部位。

3．血浆促肾上腺皮质激素

【目的】促肾上腺皮质激素（adrenocorticotropic hormone，ACTH）由脑垂体分泌，能促进肾上腺皮质的组织增生以及皮质激素的生成和分泌，而 ACTH 的生成和分泌受下丘脑促肾上腺皮质激素释放激素（CRH）的直接调控。丘脑、垂体病变（库欣综合征）或异位 ACTH 综合征所致的继发性肾上腺皮质功能亢进症，ACTH 和皮质醇均升高。

【应用】ACTH 检测在皮质醇过量的疾病中意义不大，皮质醇增多症高达 50% 的患者 ACTH 水平可能正常。肾上腺腺瘤或癌及服用类固醇的患者血浆皮质醇水平较高，ACTH 分泌被抑制（水平较低甚至检测不到）。垂体诱发的肾上腺增生（库欣病），血浆 ACTH 可能在上午 9 时达到或超过参考上限，但在午夜后不能按预期下降。

4．促肾上腺皮质激素释放激素刺激试验

【目的】CRH 检测用于库欣病的病因分型诊断；用于诊断肾上腺皮质功能减退。

【应用】正常情况下，ACTH 和皮质醇水平在 CRH 刺激下会上升 15% ～ 20%，而库欣病患者 ACTH 水平升高超过基线的 50%，皮质醇水平升高超过基线的 20%。

5．血浆醛固酮

【目的】血浆中醛固酮通过远端肾小管保钠排钾，调节水与电解质平衡，检测其血浆水平变化可为诊断原发性与继发性醛固酮增多症或减少症提供依据。

【应用】醛固酮增高：见于肾上腺皮质肿瘤或增生所致的原发性醛固酮增多症（primary hyperaldosteronism，PHA）和继发性醛固酮增多症。醛固酮降低见于慢性肾上腺皮质功能减退、垂体功能低下等。醛固酮升高时，应测定肾素，以观察有无肾素的影响，PHA 患者血浆肾素减低。血浆醛固酮 / 肾素活性比值（ARR）可作为 PHA 的首选筛查指标。口服盐负荷试验：PHA 患者醛固酮为自主分泌，不受高钠抑制；但健康人或原发性高血压患者高钠可抑制醛固酮的分泌。

6．ACTH 兴奋试验

【目的】ACTH 可刺激肾上腺皮质合成、释放皮质醇，用于肾上腺疾病的病因诊断。

【应用】正常人注射 ACTH 后，峰值在 0.5 h 出现。①肾上腺皮质功能亢进患者，血浆皮质醇基础值增高，如库欣综合征和异源性 ACTH 综合征。因长期处于高浓度 ACTH 作用下，肾上腺皮质增生明显并有较多的皮质醇储备；ACTH 刺激兴奋后，皮质醇将比生理反应升高更为显著（强反应）。②原发性慢性肾上腺皮质功能减退症时，ACTH 基础值低，肾上腺皮质破坏或功能丧失，对 ACTH 刺激无反应。③继发性肾上腺皮质功能低下者，基础值也低，但对 ACTH 可有延迟性反应（弱反应）。④肾上腺肿瘤时，因肿瘤组织呈自主性分泌，皮质醇基础值升高，但对 ACTH 刺激多无反应。

7．肾上腺髓质激素及其代谢产物

【目的】肾上腺髓质激素包括肾上腺素、去甲肾上腺素及微量的多巴胺，这三种具有生物活性的物质的化学结构中均含有儿茶酚，生理功能也有许多共同点，故统称为儿茶酚胺。肾上腺素和去甲肾上腺素的主要终产物是 3- 甲氧基 -4- 羟苦杏仁酸，即香草扁桃酸（VMA）。肾上腺髓质激素及其代谢产物检测主要用于肾上腺嗜铬细胞瘤的实验诊断与鉴别。

【应用】血、尿中肾上腺素和去甲肾上腺素及尿 VMA 明显升高，见于肾上腺嗜铬细胞瘤；原发性高血压、甲状腺功能减退、交感神经母细胞瘤等也可升高。降低见于甲亢、Addison 病等。

二、肾上腺疾病的实验诊断策略

（一）物质代谢紊乱

肾上腺分泌多种激素参与机体不同物质代谢的调节，包括糖、脂类、蛋白质代谢和电解质与酸碱平衡等，肾上腺疾病大多导致激素分泌异常，因而影响物质代谢，如库欣综合征时糖耐量减低，原发性醛固酮增多症时一般会有血钾水平异常，这些改变对诊断肾上腺疾病具有辅助意义。

（二）体液中激素或其代谢产物浓度异常

根据激素代谢的规律测定血液、唾液或 24 h 尿液中的激素及其代谢产物，有时需要连续监测或对昼夜变化进行比较（如皮质醇、ACTH 等），相关的检查结果是内分泌疾病诊断的客观证据，如肾上腺嗜铬细胞瘤时，尿液中儿茶酚胺的代谢产物香草杏仁酸（VMA）增高；库欣综合征时尿中游离皮质醇水平会上升等。

（三）激素动态功能试验对诊断更有意义

激素的合成与分泌受多种因素影响：①通过下丘脑 - 垂体 - 内分泌腺或内分泌细胞所分泌的激素进行调节；②一些激素有昼夜分泌或脉冲式分泌规律；③应激反应可促进激素合成或释放；④外源激素或药物可促进或抑制激素的合成或释放。上述因素使血液中激素浓度处于动态变化之中。动态功能试验是对内分泌调节系统的某一环节施用刺激性或抑制性药物或激素，分别测定用药前后相应靶激素水平的动态变化，可以确定导致内分泌紊乱的病变部位和性质，例如，大剂量地塞米松抑制试验（HDDST）可对库欣病、肾上腺皮质肿瘤进行鉴别诊断。

（四）基因诊断

大约 1/3 的嗜铬细胞瘤患者有遗传因素参与，通过基因筛查不仅能主动监测肿瘤复发或多发，还能监测无症状的亲属，早期发现肿瘤。例如通过检测 CYP11B1/CYP11B2 基因有助于诊断家族性原发性醛固酮增多症。

三、常见肾上腺疾病的实验诊断

常见肾上腺疾病主要包括嗜铬细胞瘤、皮质醇增多症、原发性醛固酮增多症及原发性肾上腺皮质功能减退等。

（一）嗜铬细胞瘤

起源于肾上腺髓质的嗜铬细胞瘤（pheochromocytoma）可合成、存储和分解代谢儿茶酚胺，由于儿茶酚胺的大量释放引起高血压是最常见的临床症状，可伴有典型的头痛、心悸、多汗三联征，部分患者伴有血糖增高。嗜铬细胞瘤（pheochromocytoma）有 80% ~ 90% 发生于肾上腺髓质，产生过多的去甲肾上腺素或肾上腺素，一般为良性增生。嗜铬细胞瘤的早期诊断特别重要，确诊后手术切除，大多数可治愈。

主要实验诊断特征：在情绪稳定和安静状态下采血测定肾上腺素和去甲肾上腺素是诊断伴有阵发性高血压嗜铬细胞瘤的最敏感的试验，应在发作中或发作后取标本，检查结果是确诊的重要依据。嗜铬细胞瘤持续性高血压患者尿儿茶酚胺及 VMA 明显升高，可在正常 2 倍以上。阵发性者平时增高不明显，发作时明显升高。患者容易并发糖、脂类和电解质代谢紊乱，出现高血糖症、低血钾和高钙血症。大约 1/3 的嗜铬细胞瘤有遗传背景，筛查基因 RET/VHL/SDHB/SDHD 若阳性，一级亲属应进行遗传咨询。

（二）皮质醇增多症

皮质醇增多症（hypercortisolism）为机体组织长期暴露于异常增高的糖皮质激素引起的一系列临床症状和体征，也称为库欣综合征（Cushing's syndrome，CS）。满月脸、水牛背、皮肤紫纹为最经典的临床表现，体重增加和向心性肥胖是最常见的体征。

主要实验诊断特征①血浆或尿液皮质醇：皮质醇增多，24 h 尿游离皮质醇测定（至少 2 次）；血浆或唾液皮质醇测定（至少 2 次）；失去昼夜分泌规律，且不能被小剂量（1 mg）地塞米松抑制。②血清促肾上腺皮质激素（ACTH）：丘脑、垂体病变（库欣综合征）或异位 ACTH 综合征所致的继发性肾上腺皮质功能亢进症，ACTH 和皮质醇均升高。③病因分型诊断可选择血浆 ACTH、大剂量地塞米松抑制试验、CRH 刺激试验等。

（三）原发性醛固酮增多症

原发性醛固酮增多症（primary hyper aldosteronism，PHA）系肾上腺皮质分泌过量的醛固酮引起的以高血压、低血钾、低血浆肾素活性（plasma rennin activity，PRA）和碱中毒为主要表现的临床综合征。

主要实验诊断特征：①血浆、尿液醛固酮增高，肾素降低；醛固酮 / 肾素活性比值（ARR）增高。对临床可疑为 PHA 的人群 ARR 为首选筛查试验，但需标准化试验条件如直立体位、纠正低血钾、排除药物影响等，以使 ARR 结果更加准确可靠。② PHA 的确定诊断临床多以高盐饮食负荷试验较为常用，但须注意禁用于重度高血压或充血性心力衰竭者。患者在检查期间摄入高钠饮食（> 120 mmol/d），但仍有低钾血症，提示存在 PHA。③卧立位醛固酮试验可用于 PHA 的分型，醛固酮腺瘤（APA）不易受体位改变的影响，而特发性醛固酮增多症（IHA）则反之。④主要代谢紊乱：血钾显著减低，一般为 2 ～ 3 mmol/L，严重者更低。低血钾导致代谢性碱中毒，血液 pH 升高。大多数患者低血钾呈持续性，也可为间歇性，少数患者血钾也可不减低。由于大量血钾主要排于尿中，尿钾增高，常 > 25 mmol/24 h。高钠血症：血钠增高不如血钾减低明显，一般在参考区间高限或略增高。⑤对于家族性 PHA 的诊断，推荐 Southern 印迹法或 PCR 法检测 CYP11B1/CYP11B2 基因。

（张德太）

临床案例

案例解析

第 12 章

心血管疾病的实验诊断

心血管疾病主要包括冠状动脉粥样硬化性心脏病（coronary atherosclerotic heart disease，CAD）、高血压、心力衰竭、心律失常和感染性心内膜炎等，其中以 CAD 最常见、危害最大。在 20 世纪初期，全球心血管疾病死亡率低于总死亡率的 10%；到了 21 世纪初期，心血管病死亡率已达到发达国家总死亡率的 50%，发展中国家的 25%。在我国，每年约有 300 万人死于心血管疾病。早期、及时、有效的诊断对防治心血管病有非常重要的意义。

心血管疾病的诊断方式很多，包括体检诊断、心电图诊断、影像学诊断以及实验诊断等。并非所有心血管疾病的诊断均依赖于实验诊断，但实验检测在一些心血管疾病，如 CAD、高血压、心力衰竭和感染性心内膜炎诊断中的临床意义仍然非常重要。

第一节 冠状动脉粥样硬化性心脏病

冠状动脉粥样硬化性心脏病（CAD）是指冠状动脉发生粥样硬化引起管腔狭窄或闭塞，导致心肌缺血、缺氧或坏死而引起的心脏病，简称冠心病（coronary heart disease，CHD），也称缺血性心脏病（ischemic heart disease）。1979 年世界卫生组织（WHO）曾将其分为五型：①隐匿型或无症状型冠心病；②心绞痛；③心肌梗死；④缺血性心肌病；⑤猝死。近年来，根据发病特点和治疗原则不同将 CHD 分为两大类：①慢性冠状动脉病，也称慢性心肌缺血综合征（chronic ischemic syndrome，CIS），包括稳定型心绞痛、缺血性心肌病和隐匿型冠心病等；②急性冠状动脉综合征（acute coronary syndrome，ACS），包括不稳定型心绞痛（unstable angina，UA）、非 ST 段抬高性心肌梗死（non ST segment elevation myocardial infarction，NSTEMI）和 ST 段抬高性心肌梗死（ST segment elevation myocardial infarction，STEMI），也有学者将冠心病猝死包括在内。

一、急性冠脉综合征的检验项目与应用

ACS 是心内科的常见病、多发病，也是临床重要的急症。ACS 的早期诊断和治疗与其预后密切相关；而实验检测指标在冠心病的诊断中始终处于"金标准"的地位，其重要性可见一斑。ACS 的检验项目主要是各种心肌损伤标志物，包括心肌肌钙蛋白 I（cardiac troponin I，cTnI）、心肌肌钙蛋白 T（cardiac troponin T，cTnT）、肌酸激酶（creatine kinas，CK）同工酶 CK-MB 质量和肌红蛋白（myoglobin，Mb），其血浆含量的动态变化见表 12-1。

表12-1　心肌损伤时各种血浆标志物的动态变化

心肌损伤标志物	参考区间	开始升高时间（h）	高峰时间（h）	恢复正常时间
cTnI	< 0.20 μg/L	3 ~ 6	12 ~ 24	7 ~ 10 d
cTnT	< 0.13 μg/L	3 ~ 6	12 ~ 96	7 ~ 14 d
CK-MB 质量	男 < 3.61 ng/ml；女 < 4.87 ng/ml	3 ~ 8	12 ~ 24	3 d
Mb	男 28 ~ 72 ng/ml；女 25 ~ 58 ng/ml	0.5 ~ 2	6 ~ 9	12 ~ 24 h

1．心肌肌钙蛋白

【目的】心肌肌钙蛋白（cardiac troponin，cTn）是心肌特异性的肌钙蛋白，主要存在于心肌纤维内。cTn 复合体包括 cTnI、cTnT 和心肌肌钙蛋白 C（cardiac Troponin C，cTnC）三个亚单位，当各种因素引起心肌纤维受损时，cTnI 和 cTnT 可释放到外周血并被检测到。cTn 是目前心肌组织损伤时可在血液中检测到的特异性和敏感性最高的标志物。用高度敏感的方法检测到的血浆低水平的 cTn，称为高敏 cTn（high sensitive cTn，hs-cTn）。检测血浆 cTn 含量变化可确定是否存在心肌损伤；cTn 是 ACS 实验诊断的首选标志物。

【应用】① ACS 的诊断：根据血浆或血清 cTn/hs-cTn 在心肌损伤时升高水平及动态变化（表 12-1），结合心电图可进行 ACS 的诊断和分类；②心血管疾病的危险分层：血浆 cTn 的检测水平变化有助于预测长期心力衰竭或心血管事件的发病率或病死率；③其他心血管疾病所致的心肌损伤，如急性 / 慢性心力衰竭、主动脉夹层、快速心律失常、心肌炎、心内膜炎和心包炎等，cTn 也可升高。

2．肌酸激酶 -MB 同工酶质量

【目的】肌酸激酶（CK）主要存在于骨骼肌、心肌和脑组织细胞的胞质和线粒体中，是由B 和 M 两个亚单位组成的二聚体，包括 CK-BB（CK1）、CK-MB（CK2）和 CK-MM（CK3）三种同工酶，其中 CK-MB 主要分布于心肌中，当心肌受损时，血液中 CK-MB 升高。检测血浆 CK-MB 同工酶质量变化，可确定是否存在心肌损伤，并作为不具备 cTn 检测条件时的替代标志物。

【应用】① ACS 的诊断：CK-MB 质量在心肌损伤时的动态变化见表 12-1。由于 CK-MB 不具有心肌特异性，需根据其升高水平结合患者心电图变化、胸痛病史或 cTn 检测结果综合判断患者是否发生 ACS。有骨骼肌损伤时，CK-MB 质量不能作为判断急性心肌损伤的指标。②其他：慢性心房颤动、心包炎、安装起搏器、冠状动脉造影、心脏手术等，肌病和肌萎缩（如肌营养不良、多发性肌炎、挤压综合征等）等 CK-MB 质量可升高。

3．肌红蛋白

【目的】肌红蛋白（Mb）是一种含有亚铁的血红素低分子量氧结合蛋白，广泛分布于心肌和骨骼肌中。Mb 分子量小，诊断窗口期较短，敏感性强，当心肌和骨骼肌损伤时，血浆中 Mb 含量明显升高，可用于早期 ACS 的排除诊断。

【应用】① ACS 的诊断与排除诊断：Mb 在心肌损伤时的动态变化见表 12-1。Mb 阴性能有效排除 ACS；目前认为在胸痛后 2 ~ 12 h 内检测 Mb 较 CK-MB 质量和 cTn 均具有较高的阴性预测价值。由于 Mb 心肌特异性不高，最好联合检测血 cTn 评价患者是否发生心肌损伤。② ACS 病程中评估心肌再梗死：由于 cTn 与 CK-MB 半衰期相对较长，不能敏感地反映心肌再次损伤的情况，而血液中的 Mb 能被肾迅速清除，测定 Mb 有助于观察 ACS 患者病程中再梗死的发生。③其他 Mb：升高还可见于严重休克、严重的广泛创伤、终末期肾功能不全、骨骼肌损伤、心肌炎、急性感染期、慢性肌炎等。

二、急性冠脉综合征的实验诊断策略

患者发生急性胸痛疑似 ACS 时，应立即行心电检查，若心电图已出现 ST 段抬高，甚至观察到病理性 Q 波，结合病史，即可诊断 STEMI，应立即采取适当干预措施，不必等待心肌损伤标志物检测结果。

由于约 40% 的 ACS 患者心电图无明显缺血异常或心电图的改变不足以诊断急性心肌梗死（acute myocardial infarction，AMI），此时，应选择进行实验检测，例如 cTn、hs-cTn、CK-MB）同工酶质量或 Mb，并根据检测结果做出实验诊断。

（一）患者胸痛发作 < 6 h，可首选 Mb 检测，阳性结果提示患者很有可能发生 ACS；若 Mb 检测结果为阴性，应于 2 h 内复查 Mb；两次检测结果变化 ≥ 20 ng/ml，提示很有可能发生 ACS；若两次检测结果均为阴性，对 ACS 具有 100% 阴性预测价值。

（二）患者胸痛发作 > 6 h，应首选 cTn/hs-cTn 和（或）CK-MB 质量检测。①例如 cTn/hs-cTn 明显增高，结合病史，可考虑 NSTEMI 诊断；如 hs-cTn 略高于参考区间上限，可于 2 ～ 3 h 后复查 hs-cTn：两次检测结果变化 ≥ 20%，可考虑 NSTEMI 的诊断；变化 < 20%，可基本排除 AMI 等急性心肌损伤；若 hs-cTn 未增高，患者症状发作 ≥ 6 h，可出院接受负荷试验进一步明确诊断。②当患者 CK-MB 质量增加时，由于不具心肌特异性，需根据 CK-MB 升高水平结合患者心电图的变化及胸痛病史，或结合血 cTn 结果综合判断患者是否发生心肌损伤。若已检测 cTn，可不再同时进行 CK-MB 质量测定（图 12-1，彩图见二维码）。

图 12-1

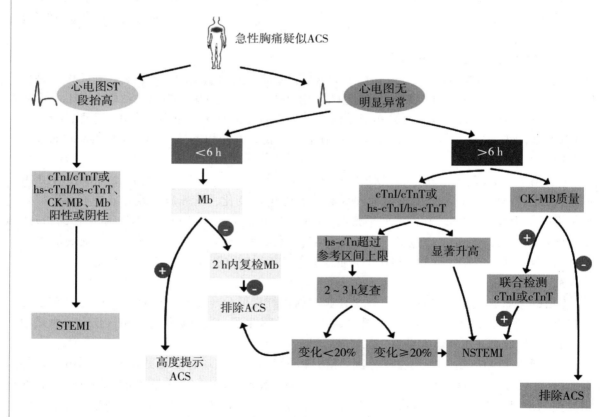

图 12-1　急性冠脉综合征的实验诊断策略

三、急性冠脉综合征的实验诊断

ACS 是一组由急性心肌缺血引起的临床综合征，根据冠脉堵塞导致心肌缺血程度不同分为 NSTEMI、STEMI 和 UA。实验室检查不仅有助于 ACS 诊断，而且对于 ACS 病变严重程度及预后判断也有重要作用。

（一）非 ST 段抬高型心肌梗死

NSTEMI 是指由于冠状动脉粥样硬化斑块破裂，诱发不同程度血栓形成及远端血管栓塞，致使心肌发生持续性缺血性坏死。心电图无明显异常，或心电图改变不足以诊断 AMI，需要借助实验室检查。

1．心肌损伤标志物　cTn、CK-MB 质量、Mb 水平升高表明有心肌损伤，根据升高时间、水平等诊断 ACS。

2．B 型利钠肽（BNP）和氨基末端 -B 型利钠肽前体（NT-proBNP） 显著升高或持续在高水平，说明发生死亡或心肌梗死再发的可能性增加；BNP/NT-proBNP 水平越高，ACS 一年内死亡率越高（独立于其他风险预测因素）。

3．超敏 C- 反应蛋白（hypersensitive C-reactive protein，hs-CRP） hs-CRP 水平升高提示粥样硬化病灶的炎症活动增强，可作为 ACS 的预测指标。

（二）ST 段抬高型心肌梗死

STEMI 是指由于冠状动脉粥样硬化斑块破裂，诱发血栓形成导致的冠状动脉血管持续、完全闭塞，致使心肌发生严重而持久的急性缺血性坏死。心电图可表现为 ST 段抬高成弓背向上型。

1．心肌损伤标志物　cTn、CK-MB 质量、Mb 水平升高表明有心肌损伤，根据升高时间、水平等诊断 ACS。

2．BNP/NT-proBNP　同 NSTEMI。

3．hs-CRP　同 NSTEMI。

（三）不稳定型心绞痛

UA 是指由于冠状动脉粥样硬化斑块破裂，诱发血栓形成、冠状动脉痉挛收缩和微血管栓塞导致的急性或亚急性心肌供氧减少和缺血加重。如果不能恰当及时的治疗，UA 可能会发展为心肌梗死。

1．心肌损伤标志物　胸痛较明显患者需查心肌损伤标志物，可有 cTn、CK-MB 质量和 Mb 水平升高；心肌损伤标志物对于 UA 患者的冠状动脉病变程度具有预测作用。

2．hs-CRP　同 NSTEMI。

四、心血管疾病风险评估

心血管疾病已经成为我国人群的主要死因，占我国居民总死亡率的 42% 以上。其中，动脉粥样硬化性心血管疾病是我国居民健康的首要威胁。针对全人群和高危个体开展的心血管疾病危险因素防控是最有效的预防策略；而做好 ASCVD 发病风险的评估和预测，识别心血管疾病高危人群，进行适当干预，降低心血管疾病危险，是预防心血管事件发生的重要基础。

（一）心血管疾病风险评估工具

目前全球已有多个心血管疾病风险评估工具，其中最著名的是 Framingham 10 年风险评分，但该预测模型更趋向于高估中国人群的冠心病风险。2017 年，中华医学会检验医学分会和中华医学会心血管病学分会联合发布了适合我国国情的智能化《动脉粥样硬化性心脑血管疾病（ASCVD）风险评估报告》。风险评估模型中除了年龄、收缩压、是否服用降压药物、总胆固醇、高密度脂蛋白胆固醇、吸烟和糖尿病等传统危险因素外，还纳入了腰围以及 ASCVD 家族史等相关危险因素。将以上各种危险因素数据代入风险评估模型得到风险预测概率，可进行 ASCVD 风险分层，即低危（发病风险 < 5%）、中危（5% ≤发病风险 < 10%）、高危（发病风

急性冠脉综合征的实
验诊断进展

临床案例

案例解析

险≥10%）人群的切点划分。在进行风险评估时应注意，已诊断 ASCVD 者直接列为极高危人群，极高危人群不需要按照危险因素进行 ASCVD 危险分层。

（二）新型心血管疾病风险评估指标

超敏 C 反应蛋白（high sensitive C-reactive protein，hs-CRP），ACS 患者无论有无症状，均可用 hs-CRP 进行风险评估。建议对满足下列所有条件的人群测定 hs-CRP 水平：①年龄≥50岁的男性或≥60岁的女性，低密度脂蛋白胆固醇 <3.36 mmol/L；②未接受降脂、激素替代或免疫抑制剂治疗；③无糖尿病、慢性肾病或严重感染。一般认为，hs-CRP < 1.0 mg/L 为低风险性；1.0～3.0 mg/L 为中度风险性；> 3.0 mg/L 为高度风险性。如果 hs-CRP > 10 mg/L，则可能存在其他炎症，应在其他炎症控制以后重新采集标本检测。检测 hs-CRP 应进行两次（最好间隔 2 周），取平均值作为评估的基础。

（刘彦虹）

第二节　高血压

高血压（hypertension）是以体循环动脉血压 [收缩压和（或）舒张压] 增高为主要特征，可伴有心、脑、肾等的功能或器质性损伤的临床综合征。高血压的诊断标准为收缩压≥140 mmHg 和（或）舒张压≥90 mmHg。高血压的危害不仅与患者的血压水平相关，还取决于存在的其他心血管危险因素、靶器官损伤以及合并的其他疾病情况。实验诊断对于提高高血压检出率、准确评估心血管疾病风险、合理控制靶器官损伤以及正确指导治疗等方面均具有重要作用。

一、高血压的检验项目与应用

高血压病是心内科的常见病与多发病，是心脑血管疾病最主要的危险因素，也是脑卒中和冠心病发病及死亡的主要原因。测定血压确定为高血压后，通过血液与尿常规检验、血液生化和心肌损伤标志物等实验指标评估高血压患者心脑血管疾病发生风险，对判断靶器官损害及是否合并其他疾病有一定临床意义；皮质醇、醛固酮等特殊实验指标对于继发性高血压具有辅助诊断作用。

（一）肾素 - 血管紧张素 - 醛固酮系统

肾素（renin）为肾小球旁细胞合成分泌的一种蛋白水解酶，可催化血管紧张素原水解生成血管紧张素 I（angiotensin I，AT-I），AT-I 再经过血管紧张素 I 转化酶催化水解生成血管紧张素 II（AT-II）。AT-II 可通过作用于血管紧张素 II 受体，使小动脉平滑肌收缩，刺激肾上腺皮质球状带分泌醛固酮，此即肾素 - 血管紧张素 - 醛固酮系统（rennin-angiotensin-aldosterone system，RAAS）。醛固酮（aldosterone，ALD）分泌过多可导致机体水钠潴留，增强血管平滑肌对缩血管物质的敏感性，致使血压升高。

【目的】检测血浆肾素、血管紧张素和醛固酮含量，明确高血压病因。

【应用】

1. 肾素活性　①原发性醛固酮增多症：血浆肾素活性降低而醛固酮升高是诊断原发性醛固酮增多症（primary hyperaldosteronism，PHA）极有价值的指标。②高血压病因分析：肾缺血所致高血压，原因是肾素分泌过多，肾素活性降低；继发性醛固酮增多症引起的恶性高血压或进行性高血压，肾素活性可降低。③高血压治疗指导：高血压依据血浆肾素水平可分为高肾素性、正常肾素性和低肾素性高血压，根据不同肾素性高血压可进行不同降压药的选择。④其他：肝硬化、肾小球旁细胞癌等，肾素可升高。

2．血管紧张素（AT-Ⅰ/Ⅱ） ①PHA的诊断与鉴别诊断：PHA的AT-Ⅰ/Ⅱ降低，继发性醛固酮增多症AT-Ⅰ/Ⅱ升高；②嗜铬细胞瘤：AT-Ⅰ升高。③其他：肾功能低下、充血性心力衰竭、肝硬化等AT-Ⅰ可升高。

3．醛固酮（ALD） ①PHA的诊断与鉴别诊断：PHA的血浆醛固酮多＞500 pmol/L，继发性醛固酮增多症时多＞1000 pmol/L；血浆醛固酮/肾素活性比值＞50应高度怀疑原发性醛固酮增多症。PHA伴低血钾者，醛固酮分泌受抑制，血醛固酮水平增高不明显，补钾后醛固酮水平可显著升高。②其他：肝硬化、多囊肾、肾上腺皮质癌、妊娠高血压等ALD均可升高。

（二）促肾上腺皮质激素 - 皮质醇

促肾上腺皮质激素（adrenocorticotropic hormone，ACTH）由腺垂体分泌，可通过血液到达肾上腺皮质区，迅速刺激肾上腺皮质合成并释放皮质醇（cortisol），形成下丘脑 - 垂体 - 肾上腺皮质（HPA）调节轴。高浓度的皮质醇可引起体内水钠潴留，增加循环血容量；还可增强血浆肾素活性，致使血压升高。

【目的】检测血浆ACTH和皮质醇含量，明确高血压病因，并进行治疗监测。

【应用】

1．促肾上腺皮质激素 ①皮质醇增多症的诊断与鉴别诊断：ACTH依赖性皮质醇增多症，如下丘脑 - 垂体性库欣综合征，血浆ACTH水平在参考区间上限或轻度升高，夜间ACTH多＞15 ng/L；ACTH不依赖性皮质醇增多症，如肾上腺皮质肿瘤致库欣综合征，夜间皮质醇＞150 μg/L伴ACTH缺如（＜5 ng/L）。ACTH一般不作为筛查首选项目，常配合皮质醇测定，用于判断肾上腺功能紊乱的种类及病变部位。②异位ACTH综合征的诊断：血浆ACTH水＞100 ng/L。③其他：肾上腺皮脂腺瘤或肾癌ACTH水平可升高。

2．皮质醇 ①皮质醇增多症的诊断：皮质醇增多症时皮质醇分泌增多，清晨皮质醇水平升高，晚上不明显低于清晨，失去昼夜分泌节律，且不能被小剂量地塞米松抑制；②皮质醇增多症的疗效监测：皮质醇可用于库欣综合征使用地塞米松抑制药治疗的疗效监测；③其他：肾上腺瘤或胰腺癌患者皮质醇水平升高；手术、创伤、心肌梗死等应激状态时血清皮质醇水平升高。

二、高血压的实验诊断策略

初诊高血压患者，通过血压测定，确诊高血压并进行分级；结合血压水平，进行常规检验，例如血常规、尿常规、血糖、血脂等，判断心血管疾病发生风险，初步判断是否存在靶器官损害及合并其他疾病；同时，通过推荐检验项目，例如血清肌酐、24 h尿蛋白、尿酸和心肌损伤标志物进一步确定肾、心脏等靶器官有无损害；空腹/餐后血糖和糖化血红蛋白进一步确定糖尿病合并症。确诊高血压后，必须鉴别高血压病因，明确有无继发性高血压。根据临床症状、体征或实验诊断怀疑有继发性高血压的患者，可进行特殊实验检查，例如皮质醇和ACTH可用以诊断皮质醇增多症；醛固酮、肾素和血管紧张素检测可诊断原发性醛固酮增多症；血管紧张素可辅助诊断嗜铬细胞瘤，如图12-2（彩图见二维码）所示。

三、高血压的实验诊断

高血压是一种以血压持续升高为特征的"心血管综合征"，大部分为原发性高血压，继发性高血压占5%～10%。实验检测对于诊断高血压并非金标准，但对于提高高血压检出率、评估心血管疾病风险、控制靶器官损伤以及指导治疗等方面均具有重要作用。

（一）原发性高血压（primary hypertension）

以血压升高为主要临床表现，伴或不伴有多种心血管危险因素的综合征，通常称为原发性

图 12-2

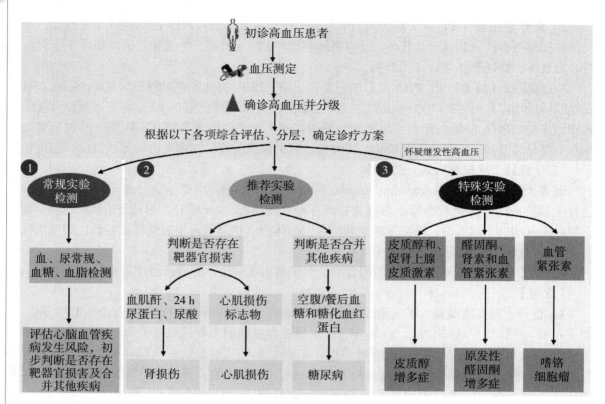

图 12-2   高血压的实验诊断策略

高血压。根据血压水平可对高血压进行确诊和分级。主要实验诊断特征①常规试验：血常规。高血压继发肾损伤或合并肾病时常有贫血。尿常规、尿蛋白检测确定肾损伤，尿糖检测辅助诊断高血压合并糖尿病。②肾功能试验：肌酐、尿酸、24 h 尿蛋白定量、尿微量白蛋白等可提示肾功能是否受损。③监测血钾：应用利尿药、血管紧张素转换酶抑制药、血管紧张素受体抑制药治疗时避免出现血钾异常。④糖、脂代谢试验：空腹 / 餐后血糖、糖耐量试验、糖化血红蛋白检测提示高血压病是否合并糖尿病；血脂检测用于评估心血管疾病发生风险。

（二）继发性高血压

继发性高血压是指由某些确定的疾病或病因引起的血压升高，常见的有皮质醇增多症、原发性醛固酮增多症和嗜铬细胞瘤。及时明确病因并积极针对病因治疗将会大大降低由高血压及并发症造成的高致死率和致残率。近年来，鉴别继发性高血压已成为高血压诊断治疗的重要方面。

1. 皮质醇增多症   ①皮质醇：皮质醇增多症时皮质醇分泌增多，导致体内水钠潴留、血浆肾素活性增强，致使血压升高；②促肾上腺皮质激素（ACTH）：ACTH 依赖性皮质醇增多症，血浆 ACTH 水平轻度升高；ACTH 不依赖性皮质醇增多症，夜间皮质醇水平升高伴ACTH 缺如。

2. 原发性醛固酮增多症（PHA）   ①醛固酮：PHA 的血浆醛固酮水平升高，机体水钠潴留，致使血压升高。血醛固酮 / 血浆肾素活性比值＞ 50；②肾素：PHA 由于醛固酮分泌增多，肾素 - 血管紧张素系统受抑制，血浆肾素活性降低；③ AT- Ⅰ / Ⅱ：PHA 的 AT- Ⅰ / Ⅱ 可降低；④血钾及 24 h 尿钾：低钾血症、高尿钾是 PHA 的重要特征；⑤血钾：监测血钾用于降压药的选择和剂量调整。

3. 嗜铬细胞瘤   ① AT- Ⅰ升高：嗜铬细胞瘤释放去甲肾上腺素，使血管收缩，导致AT- Ⅰ生成增加，促进血压升高；②儿茶酚胺：嗜铬细胞瘤发作时血浆儿茶酚胺较正常增加

3 ～ 5 倍。

四、高血压的心血管疾病风险评估

我国每年有 300 万人死于心血管疾病，其中至少 50% 与高血压有关。血压水平与心血管疾病发病风险呈连续、独立、直接的正相关关系。收缩压每升高 20 mmHg 或舒张压每升高 10 mmHg，心血管疾病发生风险升高一倍。确诊高血压后，根据血压水平，结合危险因素、靶器官损伤和其他合并症进行心血管疾病风险评估非常重要。

1．传统分级　根据血压水平，结合年龄、吸烟、肥胖、血脂异常、血糖升高和 ASCVD 家族史等危险因素以及靶器官损害或合并其他疾病情况等进行心血管总体风险分层，即低危、中危、高危、极高危，如表 12-2 所示。

表12-2　高血压患者心血管疾病风险分层标准

其他危险因素和病史	血压（mmHg）		
	1级（收缩压140～159或舒张压90～99）	2级（收缩压160～179或舒张压100～109）	3级（收缩压≥180或舒张压≥110）
无其他危险因素	低危	中危	高危
1～2 个危险因素	中危	中危	极高危
3 个以上危险因素，或糖尿病，或靶器官损害	高危	高危	极高危
有并发症	极高危	极高危	极高危

2．依据血浆同型半胱氨酸（homocysteine，Hcy）　变化的新型心血管损伤风险评估中国高血压人群中 75% 伴有高 Hcy。Hcy 水平升高和高血压的发生、发展密切相关。高 Hcy 通过抑制体内内源性硫化氢的生成活化血管紧张素转换酶，产生血管紧张素 Ⅱ，作用于血管紧张素 Ⅰ 型受体，从而导致血压升高及血管增生等一系列病理过程。Hcy 每升高 5 μmol/L，可使冠心病的风险增加 33%，脑卒中风险增加 59%；而 Hcy 每降低 3 μmol/L 可以减少 11% 的缺血性心脏病发病风险和 19% 的脑卒中发病风险。2008 年 12 月，有学者在《中华内科学》杂志上明确定义：伴 Hcy 升高（Hcy ≥ 10 μmol/L）的原发性高血压为 H 型高血压。《H 型高血压诊断与治疗专家共识》[李建平，等．中华高血压杂志，2016，24（2）：123-127] 指出，Hcy ≥ 10 μmol/L 应作为高血压重要的危险分层因素，并建议在对高血压患者诊断的同时筛查 Hcy。《无症状成年人心血管病危险评估中国专家共识》（2013）[中华医学会心血管病分会，等．中华心血管病杂志，2013，41（10）：820-852] 建议，有高血压的无症状成年人，在评估心血管疾病危险时，建议检测血浆 Hcy 水平。有研究表明适当补充叶酸，可降低血浆中 Hcy 浓度，使心血管事件发生减少 20% 以上。

（刘彦虹）

临床案例

案例解析

第三节　心力衰竭

心力衰竭（heart failure，HF）是各种心脏结构或功能性疾病导致心室充盈和（或）射血功能受损、心排血量不能满足机体组织代谢需要，以肺循环和（或）体循环淤血，器官、组织血液灌注不足为临床表现的一组综合征，简称心衰；主要表现为呼吸困难、体力活动受限和体液潴留。

根据心衰发生的时间、速度、严重程度可分为慢性心衰和急性心衰。在原有慢性心脏疾病基础上逐渐出现心衰症状、体征的为慢性心衰。慢性心衰症状、体征稳定 1 个月以上称为稳定性心衰。慢性稳定性心衰恶化称为失代偿性心衰，如失代偿突然发生则称为急性心衰。急性心衰的另一种形式为心脏急性病变导致的新发心衰。

一、心力衰竭的检验项目与应用

心力衰竭的检验项目主要有 B 型利钠肽（B-type natriuretic peptide，BNP）和 N 末端 B 型利钠肽原（N-terminal pro-B-type natriuretic peptide，NT-proBNP），其生物合成过程为：心室组织首先合成含有 134 个氨基酸的前 BNP 原（pre-proBNP），pre-proBNP 切去 N 端为 26 个氨基酸的信号肽，成为 108 个氨基酸的 BNP 原（proBNP），内切酶再将 proBNP 进一步加工成无活性的含 N 端 76 个氨基酸的 NT-proBNP 和具有生物学活性的含 C 端 32 个氨基酸的 BNP。BNP 具有扩张血管，促进利钠、利尿，调节血压和体内水、电解质平衡，从而维持内环境稳定的作用。当血容量增加、心室负荷过多及室壁张力改变时，BNP 反应性合成与释放增加，通过肾素 - 血管紧张素 - 醛固酮系统相互作用，调节水与电解质平衡。BNP 半衰期为 22 min；NT-proBNP 半衰期长（120 min），体外较稳定，血浆浓度较 BNP 高；NT-proBNP 主要通过肾小球滤过，其浓度受肾功能影响大于 BNP。BNP 和 NT-proBNP 是心力衰竭诊治中具有里程碑意义的生物标志物。

（一）B 型利钠肽

【目的】检测血中 BNP 含量，是心衰诊断、鉴别诊断、分级及疗效监测的重要指标。

【应用】

1. **心力衰竭的诊断**　心衰患者，无论有无症状，BNP 水平均明显升高，且与心衰严重程度成正比。因此，BNP 可作为无症状或早期心衰的诊断指标，结合临床还可对心衰进行分级。

2. **呼吸困难的鉴别诊断**　肺源性呼吸困难与心衰引起的呼吸困难不易鉴别，心衰引起呼吸困难者的 BNP 水平明显升高，而肺源性呼吸困难患者 BNP 正常。

3. **对心衰和急性冠脉综合征分层**　BNP 是心衰死亡率的独立预测因子，BNP 水平升高，提示疾病进展、并发症发生率和死亡率增加。BNP 水平升高的急性冠脉综合征患者发生心脏并发症的概率和心肌梗死后的死亡率也相应增高。

4. **监测心衰治疗效果**　心衰治疗后 BNP 下降 50%，或 BNP < 350 ng/L 提示预后好；治疗后 BNP 更高，或 BNP > 400 ng/L 提示预后差。

5. **筛查高危人群**　对于心衰高危人群，例如心肌梗死、糖尿病、长时间未得到控制的高血压等，检测 BNP 可早期发现心衰，有利于及时进行有效治疗，降低发病率和死亡率。

（二）N 末端 B 型利钠肽原

【目的】由于 NT-proBNP 比 BNP 半衰期长，体外稳定性强，血浆中含量高，因此，检测血浆中 NT-proBNP，与 BNP 相比更有利于心衰诊治的评价。

【应用】

1. **心力衰竭的诊断、预后和疗效判断**　①无论是新发的急性心力衰竭，还是慢性心衰的急性加重（不稳定性心力衰竭），NT-proBNP 水平较慢性心衰稳定阶段均有非常显著的上升，上升程度与心衰的严重程度成正比；②NT-proBNP 有助于判断心力衰竭的急性期和远期预后；③患者出院时 NT-proBNP 水平可作为心衰治疗是否充分的指标，以衡量远期风险；④预测心衰猝死和急性冠脉综合征的预后。

2. **心源性和肺源性呼吸困难的鉴别诊断**　同 BNP。

3. **筛查高危人群**　基本同 BNP。

二、心力衰竭的实验诊断策略

对疑似心衰的患者，无论发病情况如何，都应检测血浆 BNP 或 NT-proBNP，并可按图 12-3（彩图见二维码）进行诊断与监测。

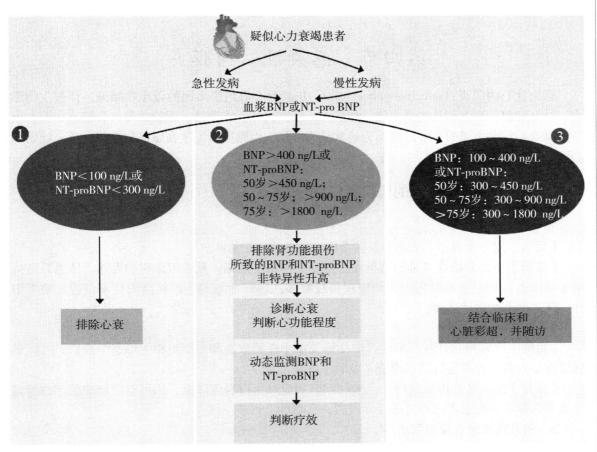

图 12-3

图 12-3　心力衰竭的实验诊断策略

三、心力衰竭的实验诊断

（一）慢性心力衰竭

1. BNP 和 NT-proBNP　是心力衰竭诊断、预后和疗效判断的实验指标，也是鉴别诊断肺源性呼吸困难与心衰引起的呼吸困难的重要指标。

2. 心肌肌钙蛋白（cTn）　常用于诊断原发病如 AMI，也可以对心衰患者作进一步的危险分层。严重心力衰竭时，cTn 可轻度升高，可用于评估血管重建和灌注情况，预测其生存。

3. 其他实验检查　全血细胞计数、尿液分析、血液生化（包括钠、钾、钙、尿素氮、肌酐、肝酶和胆红素等）、空腹血糖和糖化血红蛋白、血脂及甲状腺功能等，应列为常规检验。对某些特定心衰患者应进行血色病或 HIV 的筛查，在相关人群中进行风湿性疾病、淀粉样变性、嗜铬细胞瘤的诊断性检查。

（二）急性心力衰竭

1. BNP 和 NT-proBNP　同慢性心力衰竭。

2. 心肌损伤标志物　如果由广泛性的心肌梗死引发急性心力衰竭，心肌损伤标志物如 cTn、CK-MB、Mb 等均可明显升高。

心力衰竭的实验诊断进展

临床案例

案例解析

3．血气分析　主要观察患者的缺氧状态，并了解酸碱平衡情况。

4．其他常规检测指标　如血常规、血液生化指标等，了解患者的感染情况以及肝、肾功能和水、电解质紊乱状况。

（周永列）

第四节　感染性心内膜炎

感染性心内膜炎（infective endocarditis，IE）为心脏内膜表面的微生物感染，伴赘生物形成；是由细菌、真菌和其他微生物（如病毒、立克次体、衣原体、螺旋体等）直接感染而产生心瓣膜或心室壁内膜的炎症。瓣膜为最常受累部位，但感染可发生在室间隔缺损部位、腱索和心壁内膜。

一、感染性心内膜炎的检验项目与应用

1．血培养

【目的】用于菌血症、败血症及脓毒败血症的病因学诊断。

【应用】血培养阳性是确诊感染性心内膜炎的重要依据，凡原因未明的发热、体温升高持续1周以上，且原有心脏病者，均应积极反复多次进行血培养，以提高阳性率，若血培养阳性，还应做药物敏感试验。

2．血常规检验

【目的】血常规是计数红细胞、白细胞及血小板的数量和血细胞相关形态学参数。可以对感染性心内膜炎患者进行动态跟踪，及时了解病情。

【应用】感染性心内膜炎时，一般红细胞和血红蛋白轻度降低。偶可有溶血现象。白细胞计数在无并发症的患者可正常或轻度增高，有时可见到核左移。

3．尿常规检验或尿细菌培养

【目的】尿常规包括尿液一般性状检查和尿液干式化学分析。通过尿液检查，了解患者是否有血尿或蛋白尿等异常，有助于对感染性心内膜炎的诊断、疗效观察及预后判断等。

【应用】感染性心内膜炎半数以上患者可出现蛋白尿和镜下血尿。在并发急性肾小球肾炎、间质性肾炎或大的肾梗死时，可出现肉眼血尿、脓尿以及血尿素氮和肌酐增高。肠球菌性心内膜炎常可导致肠球菌菌尿，金葡菌性心内膜炎亦然，因此作尿培养也有助于诊断。

二、感染性心内膜炎的实验诊断策略

感染性心内膜炎的病原体通过赘生物连续不断地播散到血中，因此血培养可出现阳性结果；血常规、尿常规和免疫学等实验检查亦有相应改变，对本病的临床诊疗具有一定意义。

三、感染性心内膜炎的实验诊断

感染性心内膜炎的主要致病菌为链球菌和葡萄球菌。急性者主要由金黄色葡萄球菌引起。亚急性者，草绿色链球菌最常见。

1．急性感染性心内膜炎　多见于无基础心脏病患者及右心室来源的感染性心内膜炎，起病急，常有发热伴有寒战。血培养是诊断感染性心内膜炎的最重要方法。有75%～85%的患者血培养阳性。血常规表现为白细胞计数正常或增高，有明显核左移现象。约有50%以上患者的尿常规异常，如蛋白尿和血尿等。

临床案例

案例解析

2．亚急性感染性心内膜炎　多有基础心脏病，如风湿性心脏病二尖瓣狭窄等；起病缓慢，临床表现为低中度发热、进行性贫血、乏力、肝脾大等。血培养阳性可确定诊断，并为临床选择抗生素提供依据。血常规检验有进行性贫血，白细胞计数正常或轻度增高，轻度核左移。尿常规检验有蛋白尿及血尿等。

（徐菲莉）

风湿免疫病的实验诊断

风湿病与免疫病（简称风湿免疫病）主要是免疫功能异常的疾病，相关实验诊断项目具有较高的敏感度和特异性，在风湿免疫病的临床诊断中发挥着非常重要的作用。风湿免疫病属于常见病，发病率及致残率均很高，涵盖各个临床医学专业学科。目前，随着风湿免疫病基础与临床研究进展，通过对其相关检验结果的综合分析，采取适当的实验诊断策略，并密切结合临床，可对风湿免疫病做出正确的实验诊断。

第一节　风　湿　病

风湿病（rheumatism）主要指骨、关节及其周围软组织的一组炎症性疾病，并可累及多个器官。大多数风湿病有全身性表现，曾有"胶原病""结缔组织病"等名称。许多风湿病表现为免疫系统功能紊乱，体内可检出多种自身抗体，这些自身抗体在风湿病的诊断、疗效监测、预后判断中具有重要价值。本节所讲的风湿病主要指自身免疫功能异常导致的风湿病，与自身免疫性疾病可以相提并论。

风湿病的发病机制复杂，涉及免疫反应、遗传背景、感染因素、内分泌因子、环境与物理因素等。风湿病的临床表现呈多样性，病变常累及全身多系统多脏器，诊断时应对患者作全面的检查。风湿病的实验诊断项目有血常规、尿常规、粪便常规、红细胞沉降率、C反应蛋白、肝功能、肾功能、肌酶谱等一般性常规检验，通过一般性常规检验可以了解风湿病患者一般情况。实验诊断特殊项目有免疫学常规检验、自身抗体检查等，以辅助诊断风湿病。

一、风湿病的检验项目与应用

（一）免疫球蛋白与补体

1．免疫球蛋白

【目的】生理情况下，血清中有不同类型免疫球蛋白（immunoglobulin，Ig），包括IgG、IgA、IgM、IgD、IgE。IgG有4个亚型（IgG_1、IgG_2、IgG_3、IgG_4）；IgA分为血清型IgA（IgA_1、IgA_2）与分泌型IgA（secretory immunoglobulin A，SIgA）两种；IgM有两个亚型：IgM_1和IgM_2；IgD仅占血清总Ig的0.02%～1%；IgE是血清中最少的一种Ig，约占血清总Ig的0.002%。尿液Ig含量甚微。脑脊液（cerebrospinal fluid，CSF）含有少量Ig，以IgG为主，IgA、IgM含量甚微。检测血清及尿液、脑脊液Ig及各种亚类浓度，了解患者的体液免疫功能和诊断某些免疫功能异常所致疾病。

【应用】①生理状况下，五类Ig在血清中的浓度差别显著：IgG是IgE的一百万倍。不同年龄组血清中各类Ig含量的参考区间不同，Ig含量过低或过高都属异常现象。血清免疫球蛋白检测有助于临床诊断、治疗效果观察和预防与Ig相关的疾病。当Ig超过参考区间上限时称为高Ig血症，低于参考区间下限时称低Ig血症。疾病时血清Ig水平的变化，可反映机体的免疫状态。通过动态观察Ig量的变化，可帮助分析风湿与免疫性疾病的进展情况。②尿中Ig含量和组分增加：见于炎症反应、糖尿病或免疫功能异常、多发性骨髓瘤等病理情况，由肾小球滤过膜屏障功能损伤所致。③ CSF 中 Ig 增高：见于多发性硬化症等中枢神经系统自身免疫性疾病，也可见于亚急性硬化性全脑炎、细菌性脑膜炎、病毒性脑膜炎等中枢神经系统感染性疾病。

2．补体

【目的】补体（complement，C）是由多种成分组成的补体系统，它主要包括①固有成分：C1（C1q、C1r、C1s）～ C9，②调节因子：如 C1 抑制物、C4 结合蛋白，③补体受体（complement receptor，CR）等。血清总补体活性和主要补体成分的定量检测可用于了解患者的免疫状况、疾病的进展和疗效。

【应用】血清总补体活性和主要补体成分的定量检测可用于观察机体的免疫功能，辅助风湿与免疫性疾病的诊断和疗效观察等。低补体血症（hypocomplementemia）主要表现为总补体活性的下降。高补体血症（hypercomplementemia）的特点：许多补体成分，尤其是 C3、C4、C1-INH（属于急性时相反应物质），在急性炎症和某些恶性肿瘤增加。一些生理性过程也可见增高，如妊娠等。

（二）自身抗体检查

1．抗核抗体筛查

【目的】自身抗体是自身免疫病的重要标志，抗核抗体（antinuclear antibody，ANA）属于自身抗体中有代表性的一组抗体。通过血清抗核抗体筛查，初步了解各种自身免疫病。

【应用】抗核抗体是个传统而广义的名称，常指以间接免疫荧光法检测到的针对 HEp-2 细胞所有成分的自身抗体总称。ANA 实际上包括了三类自身抗体：抗细胞核抗体（即抗核抗体）、抗细胞浆抗体、抗有丝分裂抗体。ANA 对风湿病的诊断与鉴别诊断非常重要。一般建议先用间接免疫荧光法筛查 ANA。如结果为阳性，还需进行滴度检测和荧光模型的确定，并进一步检查特异性抗体。

2．特异性自身抗体

（1）与 ANA 相关的特异性自身抗体

【目的】明确特异抗原所对应的血清自身抗体，协助诊断相应的自身免疫病。

【应用】当用间接免疫荧光法检测 ANA 时，出现的不同荧光模型，可进一步通过特异性检测方法，如酶联免疫吸附试验（ELISA）、膜条法、化学发光法、蛋白芯片等，明确特异抗原所对应的自身抗体。例如抗细胞核抗体中，核均质型检查抗 dsDNA 抗体、抗组蛋白抗体；核颗粒型检查抗 Sm 抗体、抗 SSA 抗体、抗 SSB 抗体、抗 U1RNP 抗体等；核仁型检查抗 Scl70 抗体；核膜型可检查抗 gp210 抗体等。抗细胞浆抗体中，胞浆颗粒型检查抗 Jo-1 抗体、抗 M2 抗体等。所有这些特异性自身抗体经常与一种或多种自身免疫病相关。

（2）与其他细胞相关的特异性自身抗体

【目的】明确特异抗原所对应的血清自身抗体，帮助诊断相应的自身免疫病。

【应用】如针对白细胞中的抗中性粒细胞胞浆抗体（anti-neutrophil cytoplasmic antibodies，ANCA）、针对皮肤组织的抗细胞桥粒抗体等，这些抗体也与特定的疾病相关，如血管炎、天疱疮等。

（3）与疾病相关的特异性自身抗体

【目的】明确特异抗原所对应的血清自身抗体，帮助诊断相应的自身免疫病。

【应用】如抗磷脂综合征中的抗心磷脂抗体、类风湿关节炎中的抗 CCP 抗体等，这些自身抗体均属于相应疾病分类诊断中的重要指标。

（三）HLA 基因检查

虽然 HLA 与风湿病有密切的相关性，但目前对其还缺乏深入的了解。常用的、比较有特异性的 HLA 位点，例如 HLA-B27，在强直性脊柱炎中阳性率可高达 81.8%，在赖特综合征中也可达到 40%，但在银屑病中仅为 10%；HLA-DR4/DR1 在类风湿关节炎中的阳性率为49% ～ 79%，在青少年型类风湿关节炎（JRA）中仅为 7%，但 JRA 的 Dw4 为 26%，Dw14为 47%。

（四）关节液、脑脊液检查

在某些疾病中，还可以对新鲜关节液、脑脊液进行包括自身抗体在内的一系列免疫学检查和常规检查，辅助相关风湿病或神经系统自身免疫病的诊断。

二、风湿病的实验诊断策略

风湿病需要结合临床表现、实验诊断、超声与影像学诊断、病理学诊断等方能做出正确的临床诊断。实验诊断项目中的抗核抗体（ANA）等自身抗体检测在风湿病的诊断中尤为重要。

在进行自身抗体检测时，由于有些自身抗体在自身免疫病中的敏感性高，但特异性不强，仅具有筛选意义而不具有诊断价值。有些自身抗体的敏感性虽低，但对某一种自身免疫疾病诊断的特异性很高，相关性强。因此在协助临床医生选择相关检测项目时，应注意筛查试验与诊断试验间的合理组合，特别是应根据临床症状的提示，选择性检测相关的自身抗体，切忌盲目地全面检测。

当怀疑系统性红斑狼疮、硬皮病、干燥综合征、多发性肌炎等系统性自身免疫病时，特别是出现以下表现：关节炎、胸膜炎或心包炎、光敏性皮疹、肾功能异常、免疫性溶血性贫血、血小板减少或中性粒细胞减少、雷诺现象、神经症状等，可按照以下实验诊断路径（图 13-1，彩图见二维码）进行 ANA 的筛查及特异性自身抗体的检测。因为在这些疾病中，抗核抗体绝大多数可呈阳性，而其他针对特异性靶抗原成分的自身抗体则应根据临床需要进行选择性检测，以进一步明确诊断。如果 ANA 检测阴性或低滴度，而临床症状又强力提示疾病，通过检测疾病特异性抗体，则可避免不必要的漏诊。与此同时，一定要考虑到不同方法学之间的灵敏度与特异性差异，在进行自身抗体检测时，要制订好适合本实验室的检测方案及流程。

图 13-1

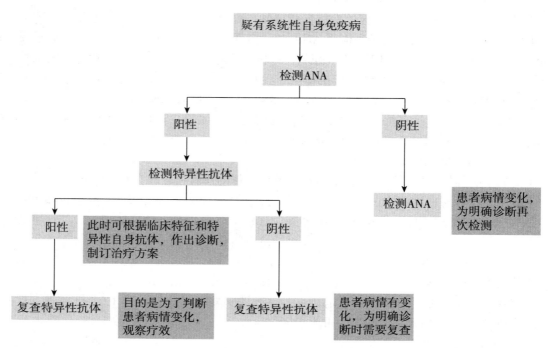

图 13-1　系统性自身免疫性疾病的实验诊断路径

三、常见风湿病的实验诊断

常见风湿病主要包括类风湿关节炎、系统性红斑狼疮、干燥综合征、强直性脊柱炎等疾病。

（一）类风湿关节炎

类风湿关节炎（rheumatoid arthritis，RA）是一种系统性、炎症性自身免疫病。临床主要表现为反复发作的对称性、侵蚀性、慢性进行性关节炎，尚可有高热、寒战、多汗、贫血、白细胞增多以及淋巴结和肝脾大等。发病率女性高于男性。发病机制复杂，可能与肥胖、输血史和吸烟有关。组织损伤可能与关节滑膜细胞介导的免疫损伤有关，且有体液免疫异常。关节软骨的破坏与中性粒细胞、单核巨噬细胞、淋巴细胞以及成纤维样滑膜细胞有关。

1．主要实验诊断特征　主要通过 RA 相关自身抗体，并结合临床诊断。目前与 RA 相关的自身抗体有以下 6 种。

（1）类风湿因子：类风湿因子（rheumatoid factor，RF）是 RA 的诊断标准之一。RF 是抗人 IgG 分子 Fc 片段上抗原决定簇的特异抗体，为抗 IgG 的自身抗体，与变性 IgG、热聚合 IgG 和免疫复合物（IC）都有较强的亲和力，主要为 19S 的 IgM，也可见 7S 的 IgG 及 IgA，分为 IgM-RF、IgG-RF 和 IgA-RF 等。如同时存在两种类型 RF，一般仅见于 RA。高滴度的 IgA-RF 常与关节外表现有关。RF 能与人或动物的变性 IgG 结合，而不与正常 IgG 发生凝集反应。

RF 的检测目前最常采用比浊法和 ELISA 法，如条件允许，最好同时检测 IgM 类、IgG 类和 IgA 类 RF。RA 中 RF 的灵敏度约为 70%，特异性 88.5%。持续高滴度 RF 常提示 RA 疾病活动期，而且骨侵蚀发生率高，常可伴皮下结节或血管炎等全身并发症。

（2）抗环瓜氨酸肽（cyclic citrullinated peptide，CCP）抗体：以 ELISA 法检测，抗 CCP 抗体在 RA 的敏感度为 75% ~ 87.6%，特异度高达 94% ~ 99%，同时抗 CCP 抗体阳性也可预测 RA 的关节破坏。抗 CCP 抗体具有早期诊断 RA、评估病情及预后的价值。

（3）抗核周因子（anti-perinuclear factor，APF）：APF 是 1964 年 Nienhuis 在 RA 患者血清中发现的一种抗人颊黏膜细胞浆内角质蛋白颗粒的抗体，在荧光显微镜下胞浆内呈一个或多个大小不等的圆形或椭圆形颗粒，其对 RA 的特异性随血清稀释倍数的增加而增加。

（4）抗 Sa 抗体：抗 Sa 抗体可出现于 RA 未确诊前。主要采用免疫印迹法检测，凡在蛋白质分子量为 50 kDa 和（或）55 kDa 区带出现条带者为阳性。抗 Sa 抗体的灵敏度和特异度分别为 48.7% 和 90%。2004 年，有学者证实，抗 Sa 抗体的靶抗原是瓜氨酸化的波形蛋白。

（5）抗角蛋白抗体（anti-keratin antibody，AKA）：1979 年 Young 等发现 RA 血清中有一种能与鼠食管角质层反应的抗体，并对 RA 具有特异性，命名为抗角蛋白抗体。AKA 可以在 RA 发病以前若干年出现，所以有早期诊断价值。

（6）抗异质性胞核核糖核蛋白抗体（抗 RA33/36 抗体）：运用免疫印迹法检测，凡在蛋白质分子量为 33 kDa 和（或）36 kDa 区带出现条带者为阳性。抗 RA33/36 抗体亦可采用酶联免疫吸附法进行检测。抗 RA33/36 抗体诊断 RA 的灵敏度为 35% ~ 45%，特异度为 87%。此外，RA 的疾病活动性指标还包括红细胞沉降率（ESR）、C- 反应蛋白（CRP）、血清淀粉样蛋白 A（SAA）、IL-6 等。

2．RA 的临床诊断标准　2010 年，欧洲和美国风湿病学会重新修订了 RA 的诊断标准：分关节受累、血清学、急性时相反应物和症状持续时间四部分，总评分为 10 分。若总得分大于等于 6 分，可确诊为 RA。其中实验诊断指标有 RF、抗 CCP 抗体、CRP、ESR，在 RA 的辅助诊断中发挥重要作用。越来越多的研究在更广泛的人群中证实，最新诊断标准有助于 RA 患者的早期诊断、鉴别诊断和早期治疗。

此外，自身抗体在 RA 发病以前即可存在于患者体内。RF 在 RA 出现临床症状几个月到几年时间就能检测到，RF 阳性人群发生 RA 的风险增加 20 ~ 40 倍，尤其是高滴度患者。93% 抗 CCP 抗体阳性患者在 3 年内出现关节炎。因此，RF 和抗 CCP 抗体可以预测 RA 的发生。

（二）系统性红斑狼疮

系统性红斑狼疮（systemic lupus erythematosus，SLE）是一种慢性自身免疫性结缔组织病，临床症状广泛，涉及多种组织器官，主要表现为关节炎、肾小球肾炎、癫痫样发作、贫血或血小板减少等。随着诊断技术的提高，SLE 的检出率也随之增高。SLE 在年轻女性，特别是育龄期女性多发，男女发病比例约为 1：9。SLE 的确切病因尚不清楚，已发现很多因素与 SLE 有关，包括遗传、光照、药物、EB 病毒感染、个别职业暴露（硅、杀虫剂、汞）等。

1．主要实验诊断特征

（1）一般常规检验：血常规检验可有贫血、白细胞减少、血小板减少；尿液分析可提示蛋白尿、血尿和细胞、颗粒管型；病情活动期红细胞沉降率可增快，CRP 在 SLE 中一般正常。蛋白电泳和补体检查：50% 的患者有低白蛋白血症，30% 的患者球蛋白升高，尤其是 γ 球蛋白。疾病活动期补体水平常降低，与补体消耗和肝合成能力降低有关；单补体成分 C3、C4 和总补体溶血活性在疾病活动期均可降低，检测补体裂解产物更能反映补体消耗情况。

（2）抗核抗体：健康人群可存在低滴度的 ANA，自身免疫性疾病时出现高滴度的 ANA，多为 IgG 型。ANA 检测对于活动性 SLE 诊断高度敏感，95% ~ 100% 的活动期病例可呈阳性。ANA 阴性可以除外活动性 SLE。临床上，ANA 检测实际上是指用间接免疫荧光法进行总抗核抗体的检测，常见荧光图类型有①核均质型；②核膜型；③核颗粒型；④核仁型；⑤核着丝点型等，各型具有不同的临床意义，具体参见第二十章第三节。

（3）抗双链 DNA 抗体：抗双链脱氧核糖核酸（double-stranded DNA，dsDNA）抗体，简称抗 dsDNA 抗体，检测采用间接免疫荧光法（immunofluorescence assay，IFA）、放射免疫分析试验（radioimmunoassay，RIA）、酶联免疫吸附试验（ELISA）、免疫印迹法。以马疫锥虫或短膜虫为基质的 IFA 是目前国内外临床检测抗 dsDNA 抗体最常用的方法。SLE 患者抗 dsDNA 抗体阳性率为 60% ~ 90%，抗单链 DNA（ssDNA）抗体阳性率为 70% ~ 95%。抗 dsDNA 抗体不仅可作为 SLE 的诊断标准，还对监督疗效、判断预后具有重要作用。

（4）抗可提取核抗原（extractable nuclear antigens，ENA）抗体：简称抗 ENA 抗体，包括抗 Sm（Smith）抗体、抗 U1-RNP（ribonucleprotein，RNP）抗体、抗干燥综合征 A 抗原（Sjögren syndrome A antigen，SSA）抗体、抗干燥综合征 B 抗原（Sjögren syndrome B antigen，SSB）抗体等，其中抗 U1-RNP 抗体阳性率 30% ~ 40%，抗 Sm 抗体阳性率 20% ~ 40%，抗 SSA 抗体阳性率 20% ~ 60%，抗 SSB 抗体阳性率 10% ~ 20%。

（5）抗磷脂（anti-phospholipids，APL）抗体：抗磷脂抗体是一组与含有磷脂结构的抗原物质发生反应的抗体，常指以下三类：狼疮抗凝物（lupus anticoagulant，LAC）、抗心磷脂抗体（anti-cardiolipin antibodies，ACA）和抗 β_2 糖蛋白 1（β_2GP1）抗体。抗磷脂抗体是抗磷脂综合征（anti-phospholipid syndrome，APS）的诊断性抗体，临床表现主要以血栓形成和反复自然流产为特征。SLE 患者中也常检测到此类抗体，提示有血栓形成的危险性。ELISA 检测抗心磷脂抗体和抗 β_2GP1 抗体，抗体亚类包括 IgG、IgM、IgA；狼疮抗凝物使用凝血试验检测。

2．SLE 的临床诊断标准　　2012 年，系统性红斑狼疮国际临床协作组（SLICC）通过研究提出了 SLE 分类标准，临床标准有 11 条，免疫学标准 6 条。SLE 确诊标准为：满足上述 4 项标准，包括至少 1 项临床标准和 1 项免疫学标准；或肾活检证实狼疮肾炎，同时抗核抗体阳性或抗 dsDNA 抗体阳性。

有不少文献报道抗核小体抗体、抗核糖体 P 蛋白抗体等在 SLE 有较高的检出率。此外，有些自身抗体如抗核抗体、抗 dsDNA 抗体、抗 Sm 抗体、抗 RNP 抗体、抗磷脂抗体等在 SLE

和磷脂综合征出现的前几年就可以在血清中检测到，其中，抗 dsDNA 抗体平均为 2.7 ~ 9.3年，抗核抗体出现更早。因此，检测血清自身抗体有助于对 SLE 的预测。

（三）干燥综合征

干燥综合征（Sjögren syndrome，SS）是一种以各种外分泌腺炎症损伤为特征的自身免疫性疾病，最常受累的腺体是泪腺和唾液腺。SS 常与其他自身免疫性疾病共同出现，如 RA、SLE、原发性胆汁性胆管炎（primary biliary cholangitis，PBC）等，这种 SS 称为继发性 SS（sSS），而单独出现的 SS 称为原发性 SS（pSS）。临床上除有唾液腺和泪腺受损，功能下降而出现口干、眼干外，尚有其他外分泌腺及腺体外其他器官受累而出现的多系统损害症状。SS患者血清中有多种自身抗体和高免疫球蛋白血症。SS 与淋巴瘤的发生密切相关，SS 患者淋巴瘤的发生率是一般人群的 13 倍以上。

1．主要实验诊断特征　SS 患者血清中可检出 ANA 和 RF，多克隆免疫球蛋白亦增高。约 90%SS 患者可以出现 ANA，其核型包括均质型和斑点型。斑点型 ANA 最常见的靶抗原是SSA 和 SSB。检测抗 SSA 和 SSB 抗体的方法主要为免疫印迹法、ELISA、流式荧光法及对流免疫扩散法。对流免疫扩散法是检测抗 SSA 抗体和抗 SSB 抗体最特异的方法，但阳性率低，且无法区分 60 kDa 和 52 kDa 的抗 SSA 抗体。免疫印迹法检测抗 SSA 抗体，可以区分 60 kDa和 52 kDa；有文献认为，52 kDa 主要见于 SS，而 60 kDa 主要见于 SLE；免疫印迹法检测抗SSB 抗体，可以区分 45 kDa、47 kDa 和 48 kDa。

2．SS 的临床诊断标准　目前公认的诊断标准是 2002 年干燥综合征国际分类标准和诊断标准，其中实验诊断指标有抗 SSA 抗体、抗 SSB 抗体，对干燥综合征的辅助诊断具有重要价值。

血清学检查结果与活检发现的病灶数量相关，尤其是 ANA 和抗 SSA 抗体、抗 SSB 抗体。这些抗体阳性是活检阳性最特异的预测指标，但敏感度相对较低。近来，一份涉及 41 例患者的抗 SSA 抗体、抗 SSB 抗体和小唾液腺（minor salivary glands，MSG）活检的检测报告表明抗 SSA 抗体对 MSG 活检有相当高的阴性预测价值，这反映抗 SSA 抗体、抗 SSB 抗体检测与组织学检测具有较好的一致性。当患者表现为口干症、眼干症以及无明显特异性的结缔组织病症状时，抗 SSB 抗体有助于确诊 SS。

（四）强直性脊柱炎

强直性脊柱炎（Ankylosing spondylitis，AS）是一种以骶髂关节和脊柱关节慢性炎症为主的自身免疫性疾病。除了关节以外，AS 还可以涉及眼葡萄膜炎、银屑病和慢性炎症性肠病等。AS 好发于青壮年男性，患病率在 0.1% ~ 1.4% 之间，平均发病年龄 26 岁左右，男女比例约为 2∶1。

人类白细胞抗原 HLA-B27 基因是目前唯一确定与 AS 发病相关的基因，但关于它如何触发和介导 AS 的发病，到目前为止仍存在争议。HLA-B27 分子几乎表达在所有的有核细胞上，尤其是淋巴细胞表面含量丰富。研究发现，携带 HLA-B27 等位基因的个体发生 AS 的危险性为不携带此等位基因个体的 80 倍。AS 患者中 HLA-B27 抗原表达显著高于普通人群，之后又相继发现与其他一些疾病相关。

HLA-B27 已成为临床诊断与鉴别诊断血清学阴性脊柱关节病的最常用实验诊断指标，尤其是通过流式细胞术（FCM）分析血液淋巴细胞膜 HLA-B27 表达阳性，具有简便、快速的优点，临床较为常用。

（仲人前）

风湿病的实验诊断进展

临床案例

案例解析

第二节 免疫缺陷病

免疫缺陷病（immunodeficiency disease，IDD）是指由于遗传或其他因素造成的免疫系统先天发育障碍或后天损伤所引起的各种临床综合征。IDD 按其发病原因可分为原发性免疫缺陷病（primary immunodeficiency disease，PIDD）和继发性免疫缺陷病（secondary immunodeficiency disease，SIDD）两大类。PIDD 大多是由于遗传或先天性免疫系统发育不良所致；SIDD 则是感染、恶性肿瘤、射线、药物、营养不良等诱发因素导致。PPID 和 SIDD 具有共同的临床特征，一是易发生反复而严重的感染，以呼吸道或皮肤、黏膜及胃肠道的感染最常见，引起感染的病原体多为条件致病菌；二是由于免疫自稳和免疫监视的异常，易合并自身免疫性疾病、过敏性疾病和恶性肿瘤等。早期诊断、恰当处理以及积极治疗往往可以使许多 IDD 的预后大为改观。通过对免疫细胞、免疫球蛋白和补体等相关实验检测，结合临床，有助于 IDD 的诊断与鉴别诊断、疗效监测等。

一、免疫缺陷病的检验项目与应用

免疫缺陷病的病因及临床表现多种多样，病种较多，涉及免疫系统的多种成分，因此其实验检测是多方面、综合性的。检验项目的内容主要包括细胞免疫、体液免疫、补体和吞噬细胞等。

（一）B 细胞缺陷病的检测

B 细胞缺陷病主要表现为 B 细胞数量减少或功能缺陷，导致体内免疫球蛋白（Ig）水平降低或功能障碍。对 B 细胞缺陷的检测主要包括 B 细胞数量和功能检测，以及 B 细胞产物 Ig 等。

1．B 细胞数量

【目的】检测外周血 B 细胞数量及判断分化成熟状况。

【应用】所有免疫缺陷病患者都有不同程度的 B 细胞数量和成熟比例的异常，采用免疫荧光试验和流式细胞术检测 B 细胞表面膜免疫球蛋白（SmIg）和 B 细胞表面 CD 抗原（例如 CD19），可以计算 B 细胞的数量、亚群及判断 B 细胞的分化成熟状况。

2．血清 Ig

【目的】检测血清 B 细胞产物 Ig 种类及其含量，判断 B 细胞功能。

【应用】B 细胞缺陷患者均存在不同程度的 Ig 水平降低，对血清中各类 Ig（IgA、IgG、IgM、IgE 及 IgD）的测定是判断机体体液免疫功能简单有效的方法。其中，同种血型凝集素检测中测定的天然抗体属于 IgM 类，检测其滴度可辅助诊断性联无丙种球蛋白血症、重症联合免疫缺陷病及选择性 IgM 缺陷症等。

3．B 细胞抗体产生能力

【目的】通过特异性抗体产生能力测定及噬菌体试验判断 B 细胞的抗体产生能力。

【应用】在接种疫苗（伤寒疫苗或白喉类毒素）后 2 ~ 4 周测定其特异性抗体产生情况，可判断机体是否存在免疫缺陷。另外，人体清除噬菌体的能力被认为是目前观察抗体应答能力最敏感的指标之一，抗体产生缺陷者，清除噬菌体的时间明显延长。

（二）T 细胞缺陷病的检测

T 细胞缺陷病主要表现为 T 细胞数量减少或功能缺陷，导致机体细胞免疫功能缺陷，并影响机体体液免疫功能。

1．T 细胞数量

【目的】通过外周血 T 细胞总数和亚群测定，了解机体细胞免疫功能。

【应用】常用多色流式细胞术（multicolor flow cytometry，MFC）检测外周血 T 细胞数量，当 T 细胞总数低于 0.9×10^9/L 时，提示可能存在细胞免疫缺陷，参考区间为（0.95 ~ 2.86）

$\times 10^9$/L。同时，通过检测 CD3/CD4 和 CD3/CD8 双阳性可以对 T 细胞亚群进行计数，外周血 T 细胞亚群的参考区间：总 T 细胞（CD3$^+$）占 50% ~ 84%，辅助 / 诱导 T 细胞（CD3$^+$CD4$^+$）占 27% ~ 51%，抑制 / 细胞毒 T 细胞（CD3$^+$CD8$^+$）占 15% ~ 44%。当低于参考区间下限，结合临床，可判断为数量减低。

2．T 细胞功能

【目的】通过皮肤试验及 T 细胞增殖试验了解 T 细胞功能。

【应用】皮肤试验可检测体内 T 细胞的迟发型超敏反应能力，从而反映受试者的细胞免疫功能，试验通常用几种抗原同时进行。T 细胞增殖试验是体外检测 T 细胞功能的常用技术，T 细胞缺陷患者可表现为增殖应答能力降低，且增殖低下程度与免疫受损程度一致。

（三）吞噬细胞缺陷病的检测

吞噬细胞包括单核细胞、吞噬细胞和中性粒细胞，其缺陷可表现为细胞数量减少和功能缺陷，包括细胞吞噬能力、胞内杀菌作用及趋化运动等减弱或消失。常用检测方法如白细胞计数、趋化功能检测、吞噬功能试验（例如硝基四氮唑蓝还原试验）和杀伤试验等。

（四）补体系统缺陷的检测

补体系统的检测主要包括总补体活性和补体单个成分的测定。补体溶血试验可反映补体系统总的活性，单个补体成分常检测 C3、C1q、C4、B 因子、C1 酯酶抑制物等含量。

（五）获得性免疫缺陷病的检测

1．病原学检测　目前多采用分子生物学技术从患者单个核细胞、骨髓细胞或血浆中检测人类免疫缺陷病毒（human immunodeficiency virus，HIV）的核酸，例如 HIV cDNA、HIV RNA 等。

2．免疫学检测　主要包括对 HIV 感染后产生的抗原、抗体的检测和 T 淋巴细胞的检测。

3．其他检测　如其他相关微生物检查、Ig 检测、T 细胞增殖反应、皮肤迟发型超敏反应、红细胞计数、红细胞沉降率检测等。

二、免疫缺陷病的实验诊断策略

诊断患者有无免疫缺陷病，首先应从所出现的免疫缺陷相关的临床特征和病史（主要为感染史、预防接种史，家族史等）获得"提示"，然后通过实验检测，包括一系列常规试验和针对 T 细胞功能、B 细胞功能、补体及吞噬细胞功能等的一些特殊试验（表 13-1），在正确评价、分析实验结果并结合其他有关检验的基础上，才能做出诊断，包括：①免疫缺陷的确定；②鉴别原发性或继发性，持久性或暂时性；③查明免疫缺陷的病因与病变程度。但有部分病例也可能难于定论。了解免疫缺陷病的临床特征有助于选择试验和分析结果。

表13-1　免疫缺陷病实验诊断的常规与特殊试验项目比较

试验分类	白细胞和补体缺陷检验	体液免疫缺陷检验	细胞免疫缺陷检验
常规试验	1．白细胞计数 2．白细胞分类与形态检验 3．髓过氧化物酶染色 4．血清补体定量	1．血清蛋白电泳 2．血清 Ig 3．血清蛋白免疫固定电泳 4．B 淋巴细胞计数 5．人工免疫后抗体效价	1．血液淋巴细胞计数 2．皮肤迟发性过敏反应 3．T 淋巴细胞亚群 4．NK 细胞
特殊试验	1．白细胞趋化、移动和吞噬 　功能试验 2．白细胞酶活性 3．巨噬细胞的抗原呈递功能 4．巨噬细胞因子	1．B 淋巴细胞亚群 2．B 淋巴细胞增殖反应及 　产生抗体能力 3．IgG 亚类 4．B 淋巴细胞因子	1．T 细胞对各种刺激原的增殖反 　应（CD69 表达） 2．T 细胞内细胞因子（IFN-γ、 　IL-2、IL-4） 3．T 细胞受体

三、常见免疫缺陷病的实验诊断

1. 性联无丙种球蛋白血症（X-linked agammaglobulinemia，XLA）　是最主要的原发性 B 细胞免疫缺陷病，又称为 Bruton 综合征。多见于 6 ～ 9 个月大的男婴，出生后从母体获得的免疫球蛋白消失，即反复发生严重的化脓性感染，慢性病毒性脑炎合并皮肌炎为致死的合并症之一。尽管骨髓中可见到前 B 细胞，但血循环及淋巴滤泡中 B 淋巴细胞缺失。临床以极低的血清丙种球蛋白为主要特征，总 Ig 可 < 2 g/L，IgG < 1 g/L，IgA 和 IgM 浓度极低。T 细胞数量及细胞免疫反应正常。定期给患者补充免疫球蛋白，可以明显减轻感染，但由于无法提高呼吸道等黏膜处的 SIgA，因此呼吸道及肺部的感染极易复发。

2. 选择性 IgA 缺陷病（selective IgA deficiency disease）　是最常见的原发性免疫缺陷病，患者的血清 IgA 和黏膜 SIgA 均缺乏，但 IgG 和 IgM 水平多正常或增高，增高的原因主要为代偿性分泌增加。患者多无症状，有些可有反复鼻窦或肺部感染及慢性腹泻、哮喘等表现，自身免疫性疾病、过敏性疾病的发病率也较高。当 IgG2 与 IgA 缺乏合并存在时，患者易发生化脓性细菌感染。血清 IgA < 0.05 g/L 为确诊本病的重要依据。本病的发病与 IgA 型 B 细胞的分化障碍有关，患者 IgA 型 B 细胞的数量正常，但多数为不成熟表型，在体外仅少数能转化为分泌 IgA 的细胞。约有 50% 的本病患者血清中含 IgA 型自身抗体，因此应避免注射含 IgA 的血制品，如错误地给予 IgA 或输血治疗，可引起过敏性休克。

3. 严重联合免疫缺陷病（severe combined immunodeficiency disease，SCID）　以严重的体液免疫和细胞免疫功能同时受损为主要特征，易于受真菌、细菌和病毒的感染。通常为先天性的，也可以表现为性连锁或常染色体隐性遗传，也有散发的报道。患者大多在出生后 6 个月发病，主要表现为各种病原体引起的重症感染，不经过治疗的患儿多于 1 岁内死亡。

患者外周血中淋巴细胞绝对减少，可出现未成熟的大淋巴细胞，其中 T 淋巴细胞明显减少，B 细胞可正常或减少，但功能受损。编码白介素（interleukin，IL）2、4、7、9、15 受体的共同 γ 链的基因缺失使得这些重要的细胞因子活性减低。血清免疫球蛋白均减低，迟发性皮肤过敏反应阴性，淋巴细胞对植物血凝素（PHA）或同种抗原缺乏应答，抗原刺激后缺乏抗体反应。

4. 先天性胸腺发育不全综合征　该病亦称 DiGeorge 综合征，是一种典型的 T 细胞缺陷性疾病。该病属于非遗传性疾病，但 90% 以上患者染色体 22q11.2 区域有缺失。患儿表现有特殊面容，常伴有心脏和大血管畸形，易于受到病毒、真菌及胞内寄生菌等反复感染，免疫学特征表现为：外周血 T 细胞显著减少，细胞免疫功能严重受损；B 细胞数量正常，但对 TD 抗原刺激不产生特异性抗体。

5. 遗传性血管神经性水肿　本病是最常见的补体缺陷病，为常染色体显性遗传。患者发病是由于 C1 抑制因子（C1 INH）基因缺陷所致。由于 C1 INH 缺乏，不能控制 C1 酶活性，使 C2 裂解过多，产生过多的 C2a，引起血管水肿。

6. 普通可变性免疫缺陷病（common variable immunodeficiency disease，CVID）　是一组具有低免疫球蛋白、产生抗体能力降低、抗感染力减低的异质性疾病，表现为起病年龄、临床表现和发病机制均不一致，可累及呼吸系统、消化系统、血液系统、自身免疫等。

CVID 的免疫学特征为血清 IgG、IgM 和 IgA 水平普遍降低，但大多数患者外周血及淋巴组织中 B 淋巴细胞数目并不减少，可能存在固有 B 细胞成熟障碍以及对浆细胞分化刺激原无反应，导致免疫球蛋白分泌减少，其中受影响最大的是 IgA，其次是 IgG 和 IgM，血清 IgG 通常低于 2.5g/L。更多的研究揭示 T 细胞存在信号传入缺损是本病的根本原因。很多 CVID 患者外周血中 CD4+、CD45+ 细胞减少，CD57+、CD8+ 细胞增加，导致 CD4/CD8 细胞比例倒置，IL-2、IL-4、IL-5 的分泌也减少，原因不明。

7. 获得性免疫缺陷综合征（acquired immunodeficiency syndrome，AIDS） 是指由于 HIV 感染后的一组综合征，主要特征是正常的免疫防御系统崩溃、机会感染增多和并发某些恶性肿瘤；患者 CD4$^+$T 细胞的百分比和绝对计数减少。CD4$^+$T 细胞是 HIV 感染的主要细胞，CD4 受体是 HIV 病毒入侵的主要途径。CD4$^+$T 细胞计数通常被用于评价 HIV 感染后免疫系统受损的程度。一般认为，当血液中 CD4$^+$T 细胞 < 400 ~ 500/μl 时，提示 HIV 病毒已损伤了免疫系统；当 < 200/μl 时具有诊断意义。美国疾病预防与控制中心于 1992 年定义 CD4$^+$T 细胞 < 200/μl，即使没有任何临床症状也应诊断为 AIDS。

免疫缺陷病的实验诊断进展

CD4$^+$T 细胞计数可用于监测 AIDS 进程。HIV 感染后，不同患者 CD4$^+$T 细胞下降速度不同。一些患者在 1 ~ 2 年内迅速下降，而另一些则呈长期、缓慢减低，也有一些在 10 ~ 15 年内保持相对正常水平，在晚期或死亡前急剧减低。特异性淋巴细胞标志物，尤其是一些活化免疫标志如 CD25、CD38、CD69、CD71、HLA-DR 等的表达与 HIV 感染的进程密切相关，如 CD8$^+$ T 淋巴细胞 CD38 表达升高，预示疾病进展快速。

临床案例

淋巴细胞标志物也可用于疗效观察。应用高效抗反转录病毒治疗（HAART）方案对 HIV 感染患者的免疫重建有较大帮助。应用 HAART 后，CD4$^+$T 细胞数量的重建可分为两个时相：治疗的前 2 个月，伴随 HIV 载量的快速减低，外周血 CD4$^+$T 细胞数量以 1 ~ 5 个 /（μl·d）的速度增加，经免疫表型分析证明主要是 CD45RO$^+$ 的 CD4$^+$T 细胞（记忆细胞）增加为主；治疗 2 ~ 3 个月后，CD4$^+$T 细胞数量恢复速度减慢，比前两个月减少约一个对数级，同时 CD4 和 CD8 细胞表面表达的各种 T 细胞活化标志，如 CD25、CD38、HLA-DR、IL-2 受体表达快速下降。

案例解析

（秦　雪）

第三节　变态反应病

变态反应病是一组异常的免疫反应，是由变态反应（allergy）导致的各种疾病。按照发生机制的不同，变态反应可分为若干类型。1964 年，Gell & Coombs 提出了变态反应的分型法（表 13-3），现为大多数学者所公认。变态反应病的临床表现以呼吸系统、消化系统和皮肤为多见。

按变态反应的分型，相应的变态反应病也可分为 Ⅰ、Ⅱ、Ⅲ、Ⅳ 型变态反应病。需要指出的是，临床实际情况是复杂的，有些变态反应病是由多种免疫损伤机制引起的。同一抗原在不同条件下引起不同类型的变态反应病。所以，变态反应病有时按损伤的器官分类，如皮肤变态反应病、耳变态反应病、眼变态反应病等；有时按引起变态反应病的抗原性质分为食物变态反应病、药物变态反应病、花粉变态反应病等。总之，变态反应病的分类较为复杂，在临床实际工作中应灵活掌握。

表13-3　各型变态反应的特点和临床常见病种

变态反应分型	参与成分	发生机理	变应原举例	临床常见病种
Ⅰ 型（速发型）	IgE、肥大细胞，嗜碱粒细胞	1. IgE 吸附于肥大细胞或嗜碱粒细胞表面的受体 2. 变应原 -IgE 反应导致肥大细胞或嗜碱粒细胞脱颗粒 3. 释放介质作用于效应组织	花粉、尘土、螨、血清、青霉素、食物蛋白、药物、昆虫毒毛	花粉症、变态反应性休克
Ⅱ 型（细胞毒型）	IgM、IgG、补体	1. 抗体与细胞表面抗原或吸附在细胞表面的抗原或半抗原结合，或抗原抗体结合后吸附于细胞 2. 激活补体，细胞溶解	血细胞的表面抗原、药物半抗原	新生儿溶血症、自身免疫性溶血性贫血

续表

变态反应分型	参与成分	发生机理	变应原举例	临床常见病种
Ⅲ型 （免疫复合物型）	IgG、IgM、IgA、补体、中性粒细胞	1．抗原抗体复合物沉积于小血管内外或其他组织间隙 2．激活补体、释放趋化因子 3．中性粒细胞吞噬复合物，释放出溶酶体酶，引起组织损伤	链球菌、血清、病毒、药物半抗原、自身抗原	免疫复合物型肾炎、血清病
Ⅳ型 （迟发型）	淋巴细胞	1．致敏淋巴细胞受抗原攻击后产生淋巴因子，造成组织损伤 2．直接杀伤靶细胞	结核杆菌、异体移植物、接触性致敏物、药物	接触性皮炎

一、变态反应病的检验项目与应用

变应原（allergen）检测是判断变态反应发生原因的重要方法，变应原相关检验项目主要包括体外试验和体内试验等。

（一）免疫球蛋白E

免疫球蛋白E（immunoglobulin E，IgE）可分为总IgE（total IgE，tIgE）和变应原特异性IgE（specific IgE，sIgE）。

1．血清总IgE

【目的】辅助诊断Ⅰ型变态反应病。

【应用】血清tIgE升高虽不能说明对何种变应原过敏，但提示有患变态反应病的可能。婴儿高水平的tIgE预测未来可能患变态反应病。

2．血清变应原特异性IgE

【目的】Ⅰ型变态反应病的变应原检查。

【应用】人体针对不同的变应原产生不同的sIgE，通过测定血清sIgE提示引起Ⅰ型变态反应病的变应原。

（二）变应原体内试验

体内试验包括皮肤试验和激发试验。常用的皮试方法有皮肤点刺试验（skin prick test，SPT）、皮内试验（intradermal test）、斑贴试验（patch test）、划痕试验（scarification test）等。激发试验（provocation test）可通过激发鼻黏膜、眼结膜、支气管等实现。

【目的】变态反应病的病因（变应原）诊断及机体的敏感状态。

【应用】寻找变应原、预防药物或疫苗过敏、评价机体细胞免疫功能状态。

（三）变应原其他相关检测项目

1．血清变应原特异性IgG

【目的】通过检测血清变应原特异性IgG（specific IgG，sIgG）的含量了解脱敏情况。

【应用】变应原特异性脱敏是Ⅰ型变态反应病患者常用的治疗方法。Ⅰ型变态反应病经脱敏治疗后，使变应原进入体内并作用于机体的免疫系统产生sIgG，该抗体与以后进入的相应变应原结合，形成免疫复合物，最后由单核吞噬细胞系统清除掉，从而阻断或减少该变应原与sIgE结合的机会，故该sIgG又称为阻断抗体或封闭抗体。通过检测sIgG浓度变化来监测脱敏治疗效果。随着疗效的提高，血清sIgG量不断升高。

2．嗜酸性粒细胞阳离子蛋白

【目的】在变态反应病中，嗜酸性粒细胞被各种途径激活，释放许多活性物质如嗜酸性粒细胞阳离子蛋白（Eosinophil cationic protein，ECP）等。ECP 是嗜酸性粒细胞的特异性标志，可用于监测变态反应病的炎症状态，指导抗炎治疗。

【应用】ECP 反映了嗜酸性粒细胞激活的程度以及分泌毒性蛋白的能力，是反映气管炎症的重要指标。ECP 含量越高，气管炎症越严重。患者经抗炎治疗后，若 ECP 含量不降或轻度下降，可能药物剂量不足或需换药。

3．嗜碱性粒细胞功能试验

【目的】通过嗜碱性粒细胞脱颗粒试验（basophil degranulation test，BDT）和嗜碱性粒细胞组胺释放试验（basophil histamine release test，BHRI），了解嗜碱性粒细胞在变态反应病时的功能变化。

【应用】①嗜碱性粒细胞脱颗粒变化能更直观地反映过敏患者体内情况，有助于判断病情和调整治疗方案；②Ⅰ型变态反应的发生不仅与血液中 IgE 含量有关，最终决定于嗜碱性粒细胞或肥大细胞表面结合的 IgE 与变应原相互作用导致介质释放的能力和靶器官对介质的反应性。因此，检测嗜碱性粒细胞组胺的释放量，并结合 IgE 的水平能全面反映机体的免疫状态。

4．嗜酸性粒细胞计数

【目的】做外周血、鼻分泌物涂片，诱导痰中的嗜酸性粒细胞计数，辅助诊断变态反应病。

【应用】外周血嗜酸性粒细胞计数对变态反应病诊断有一定价值，嗜酸性粒细胞计数高于正常水平的 20% 或绝对值高于 1500 个 /mm^3，应考虑非过敏因素的作用，例如寄生虫感染等。在花粉季节或哮喘发作期，患者嗜酸性粒细胞水平升高，皮质激素或白细胞介素调节剂治疗对其有明显的抑制。同样的鼻分泌物涂片，诱导痰嗜酸性粒细胞计数会随变应原暴露或药物治疗而出现波动，但这些细胞计数不是诊断变态反应病的常规指标。

二、变态反应病的实验诊断策略

1．变态反应病的诊断原则　变态反应病的诊断包括两个主要内容，即非特异性诊断与特异性诊断。

变态反应病的非特异性诊断是指对变态反应病做出一般临床诊断，如变态反应性结膜炎。通过临床病史、一般实验检测和影像学检查等做初步诊断。在确定变态反应病后，需进一步查明病因，可通过体内试验如皮肤试验和激发试验，体外试验如血清 IgE 检测等，这就是变态反应病的特异性诊断。

由于体内试验或多或少给患者带来一定痛苦和危险性，对结果的判定有一定主观性，所以，不断地探索体外检测方法即实验诊断方法，查明病因，是一种较为理想的途径。

2．变态反应病的实验诊断策略　根据病史和主要临床表现选择试验项目。

（1）当考虑为Ⅰ型变态反应病时，可选择血清 tIgE 测定、吸入变应原和食入物变应原筛查试验（sIgE）、ECP 和嗜酸性粒细胞计数等。筛查试验阳性可根据病史和主要临床表现选择适当的变应原，如花粉、鸡蛋、牛奶等，检测其相应的 sIgE。

（2）当考虑为Ⅱ型变态反应病时，需检测抗血细胞抗体。Coombs 试验检测抗红细胞抗体；还可检测免疫性血型抗体、血小板抗体等。

（3）当考虑为Ⅲ型变态反应病时，需检测循环免疫复合物（CIC）和某些自身抗体等。

（4）当考虑为Ⅳ型变态反应病时，需检测淋巴细胞免疫表型和细胞因子等。

（5）当考虑为混合型变态反应病或不明变态反应病时，可进行上述实验项目不同组合试验。

（6）当变态反应病患者进行脱敏治疗时，可选择血清 sIgG 测定，监测疗效。

三、常见变态反应病的实验诊断

1．变态反应性休克　变态反应性休克（anaphylactic shock）是由特异性变应原作用于致敏患者引起的以急性循环衰竭为主的全身性速发型变态反应，它是所有变态反应性疾病中发病最急、病情最严重的病症之一。

变态反应性休克实验诊断的目的：一是明确反应的性质；二是明确引起反应的变应原。原则上对于发生严重变态反应性休克的患者都应尽力查明变应原，以防再发。对这类患者进行体内试验是非常危险的，因为可能再次引起严重变态反应的发生，这时进行体外实验诊断是明智的选择。但是，在休克状态下，体内 sIgE 已被大量用于变应原的结合，故可能得出假阴性结果。所以，体外实验检测至少应在半个月后再进行，而且应在停用一切抗过敏药物之后进行。可按 I 型变态反应病的实验诊断策略检查。

2. 花粉症　花粉症（pollinosis）系由植物花粉过敏引起的季节性鼻部卡他性炎症，故又称季节性鼻炎（seasonal rhinitis），因其常伴有眼结膜的炎症，故又称变态性鼻结膜炎（allergic rhinoconjunctivitis）。它是认识最早、研究较为充分的一个变态反应病。发作机制为 I 型变态反应。引起花粉症的花粉主要是通过空气传播的风媒花粉，也叫气传花粉，具有明显的季节性和地区性。

花粉症可按 I 型变态反应病的实验诊断策略进行，在患者血清中查到柏树、柳树、榆树、葎草等花粉变应原特异的 sIgE 即可确诊。

3. 变应性哮喘　支气管哮喘（bronchial asthma），简称哮喘，可分为外源性哮喘与内源性哮喘。外源性哮喘大多数属于变应性哮喘，是常见的变态反应病，在临床变态反应门诊患者，此病约占 1/4。变应性哮喘是由多种炎症细胞（嗜酸性粒细胞、肥大细胞和 T 淋巴细胞等）、炎症介质（组织胺、前列腺素、ECP）和细胞因子参与的气道慢性变态反应性炎症，临床表现为反复发作性喘息、呼气性呼吸困难、胸闷或咳嗽、咳痰等。吸入性变应原是导致外源性哮喘的主要触发物，可通过免疫学实验检测。

变应性哮喘的实验诊断：①一般应首先检测血清 tIgE，可高于参考范围上限 $2 \sim 6$ 倍，再通过 sIgE 检测寻找其变应原，包括吸入变应原（如尘螨、花粉、真菌、动物毛屑等）、食物变应原（如鱼、虾、蛋类、牛奶等）和感染变应原（如细菌、病毒、原虫、寄生虫等）及某些药物（如阿司匹林）等；②血液细胞计数可有嗜酸性粒细胞增高，并发感染时中性粒细胞增高；③痰涂片中可见较多嗜酸性粒细胞和 Charcort-Leyden 结晶；④动脉血气分析时，若哮喘严重发作，可见 PaO_2 减低；过度通气使 $PaCO_2$ 下降，出现呼吸性碱中毒。若气道严重阻塞，导致缺氧和 CO_2 潴留，有时可出现呼吸性酸中毒。

4. 食物变态反应　食物变态反应（food allergy）是指食物过敏引起的变态反应，主要为食物食入引起的过敏，它是各种外源性过敏中最重要而常见的一种。发病机制可为 I ~ IV 型或合并多种类型的变态反应。

引起食物变态反应的品种繁多，如鸡蛋白、牛奶、小麦、花生、黄豆、桃、腰果、蟹、虾、鱼等，发病时间长短不一，发病机制多种多样，所以对食物变态反应的诊断比较困难。查找食物变态反应的变应原也可通过在血清中检测 sIgE，但有些食物过敏原难于确定。

5. 药物变态反应　药物变态反应（drug allergy）属于药物不良反应中特殊的一种，约占 1/4。它的发生是由异常的免疫反应导致，多见于过敏体质者。发作机制可属于 I ~ IV 型变态反应中的任一型。在药物已致敏的个体，可表现为迅速进展的荨麻疹、血管神经性水肿等。

药物变态反应实验诊断的最终目的是为患者确定致敏药物，以免再次误用。体内试验如青霉素皮试在药物特异性诊断中非常重要。体外检测患者 sIgE 含量，不受患者药物的影响，但目前临床应用有一定的局限性；对结果的判断要慎重。

（冯珍如）

变态反应病的实验诊断进展

临床案例

案例解析

肿瘤的实验诊断

　　肿瘤（tumor）是人体器官、组织、细胞在致癌因素长期作用下，异常增生与分化所形成的新生物。越来越多的证据表明，遗传因素在正常细胞转变为肿瘤细胞过程中起重要作用，遗传因素与物理、化学、生物等致癌因素相互作用进而促进了肿瘤的发生发展。

　　根据其生物学特性，可分为良性与恶性肿瘤两类。恶性肿瘤具有转移特性及早期、中期无症状的特点，是肿瘤防治困难及治疗失败的主要原因。为此，采集组织、细胞、血液、体液、分泌物、排泄物等标本，进行组织化学检查、脱落细胞检查、肿瘤标志物及相关基因突变的检测对肿瘤早期发现、早期诊断、治疗方案选择、疗效观察、预后判断及复发检测均具有重要意义。

第一节　恶性肿瘤的检验项目与应用

　　目前，临床专门用于肿瘤实验诊断的检验项目主要包括：肿瘤血清标志物及肿瘤分子诊断，其中肿瘤分子诊断又包含：①肿瘤的基因诊断；②肿瘤的分子靶向药物个体化诊断；③肿瘤的化疗药物个体化诊断。

一、肿瘤标志物

　　肿瘤标志物（tumor marker，TM）是指在恶性肿瘤的发生和增殖过程中，由肿瘤细胞合成、分泌或机体对肿瘤细胞反应异常产生和（或）升高的一类物质。肿瘤标志物反映肿瘤存在和生长，主要包含以下几类①胚胎抗原及蛋白类：包括癌胚抗原（carcinoembryonic antigen，CEA）、甲胎蛋白、人类附睾蛋白（human epididymisprotein 4，HE4）等；②酶及其同工酶：包括前列腺特异性抗原（prostate specific antigen，PSA）、神经元特异性烯醇化酶（neuron specific enolase，NSE）、α-L-岩藻苷酶（α-L-fucosidase，AFU）、乳酸脱氢酶（lactate dehydrogenase，LDH）等；③激素类：包括睾酮（testosterone，T）、雌二醇（estradiol，E_2）、孕酮（progesterone，P）、人绒毛膜促性腺激素（human Chorionic Gonadotropin，hCG）等；④糖类抗原：包括糖类抗原72-4（carbohydrate antigen 72-4，CA72-4）、糖类抗原19-9（carbohydrate antigen 19-9，CA19-9）、糖类抗原242（carbohydrate antigen 242，CA242）、糖类抗原15-3（carbohydrate antigen 15-3，CA15-3）、癌抗原125（cancer antigen 125，CA125）等；⑤癌基因产物：包括视网膜母细胞瘤基因（retinoblastoma，Rb）、结肠多发性腺瘤样息肉病基因（adenomatous polyposis coli，APC）产物等；⑥特殊蛋白类：包括细胞角蛋白19（cytokeratin 19，CYK-19）、鳞状上皮细胞癌（squamous cell carcinoma antigen，SCC）抗原等。肿瘤抗原可以是肿瘤标志物，但肿瘤标志物不一定是肿瘤抗原。

（一）肿瘤标志物的特性

　　理想的肿瘤标志物应具有以下特性：①灵敏度高，可检测出所有肿瘤患者；②特异性好，能区分肿瘤与非肿瘤，能鉴别良、恶性肿瘤；③能对肿瘤进行定位，即具有器官特异性；④与病情严重程度、肿瘤大小或分期有关；⑤监测肿瘤治疗效果，即肿瘤标志物浓度增高或降低与治疗效果密切相关，有效治疗后肿瘤标志物浓度降低，复发时明显升高；⑥预测肿瘤的预后，即肿瘤标志物浓度越高，预后越差，反之亦然；⑦肿瘤标志物存在于血液或体液等易于取材的标本中。目前大多数肿瘤标志物并非理想。

（二）肿瘤标志物的选择及应用原则

随着肿瘤相关研究不断深入，目前已有大量与肿瘤相关的基因及蛋白检测应用于临床工作中，在选择及应用肿瘤标志物时，需掌握以下几点原则。

1. 正确定位肿瘤标志物的诊断价值及应用范围。在肿瘤相关基因或蛋白应用于肿瘤的诊断前，应进行详尽的临床评价。对于诊断价值尚不明确的肿瘤标志物，不可在临床工作中常规应用，以免对患者病情造成错误评估，延误诊疗或过度诊疗。

2. 掌握肿瘤标志物的检查时机，术前及初次诊疗前的肿瘤标志物水平可作为患者肿瘤标志物的基础水平，用于日后疗效的监测及复发的评估。肿瘤标志物复查时间间隔应以其半衰期为依据。肿瘤标志物常用于肿瘤治疗疗效判断或是肿瘤复发的监测，若复查时间间隔过长，不利于区分治疗效果不佳与肿瘤复发；复查时间过短，TM 尚未完全清除，将误认为肿瘤未完全切除。表 14-1 列出了常用肿瘤血清标志物的参考区间上限及生物半衰期。

表 14-1   常见肿瘤血清标志物参考区间上限及生物半衰期

肿瘤标志物	主要相关肿瘤	参考区间上限	生物半衰期（d）*
AFP	肝癌、生殖细胞肿瘤	9 U/ml	2 ～ 8
CA125	卵巢癌	35 U/ml	5
CA19-9	胰腺癌、胆管癌、结肠癌	37 U/ml	4 ～ 8
CA15-3	乳腺癌	25 U/ml	5 ～ 7
CA72-4	胃癌、卵巢癌	4 U/ml	3 ～ 7
CEA	结肠癌、胃癌、乳腺、非小细胞肺癌	3 μg/L	2 ～ 8
CYFRA 21-1	非小细胞肺癌	2 μg/L	1
hCG	绒毛膜癌、生殖细胞肿瘤	2 U/L	1/2 ～ 11/2
NSE	小细胞肺癌	10（20）U/L	1
PSA	前列腺癌	4 μg/L	2 ～ 3
SCCA	宫颈癌、鼻咽癌、食管癌、肺鳞癌	1.5 μg/L	1

* 该半衰期为肿瘤标志物通过胆汁 / 肾代谢的生物半衰期

一般建议在肿瘤治疗后第 6 周进行一次肿瘤标志物检测，前 3 年内每隔 3 个月检查一次，3 ～ 5 年内每隔 6 个月复查一次，5 ～ 7 年内每年复查一次。对于病情出现变化的患者，应适当提高检查频率，并进行其他检查明确是否复发。

3. 结合患者疾病进程选择适合的肿瘤标志物。对于仅适用于疾病复发检测的肿瘤标志物，不可应用于肿瘤筛查。以免导致病情误判，增加患者经济及精神压力。建议两种或多种肿瘤标志物联合检测，表 14-2 列出了常用于恶性肿瘤监测的肿瘤血清标志物组合建议，可为一段时间内判断肿瘤复发提供依据。特别注意的是，该表内组合不建议用于肿瘤诊断和初筛。

4. 不同测定方法的参考区间可能不同。肿瘤标志物存在于患者的细胞表面、细胞质、细胞核和细胞外（血液、体液或组织）中，含量很少，常用灵敏度较高的化学发光免疫分析法（CLIA）、时间分辨荧光免疫分析法、酶联免疫分析法（ELISA）等进行测定。建议改变检查方法前进行平行试验，以确保其诊断价值不因检测方法改变而出现大幅波动。

5．考虑其他可能影响肿瘤标志物结果的因素，例如肿瘤生长速度、分级及肿瘤标志物的释放速度；肿瘤的血供条件；外界干扰对肿瘤组织破坏程度；肿瘤标志物的分解和排泄速度，机体若伴有肝、肾衰竭则可能导致相应肿瘤标志物大量蓄积；机体存在抗肿瘤标志物抗体时，将与肿瘤标志物形成免疫复合物；标本分析前因素的影响，如异嗜性抗体导致肿瘤标志物假性升高，药物导致的 PSA 假性升高，采血时间超过 1 小时未进行血清分离可导致血小板释放 NSE，使其假性升高。炎症、梗阻、损伤等情况亦可导致肿瘤标志物升高。

表14-2　常见恶性肿瘤监测的肿瘤标志物组合建议

TM	CEA	AFP	CA19-9	CA125	CA15-3	PSA	PAP	NSE	SCC	AFU	hCG	TPA	CA72-4	EB-VCA-IgA
结肠癌	●		▲											
胰腺癌	☆		●											
胃癌	▲		☆										●	
食管癌	☆								☆					
肝癌		●								●				
胆管癌			●											
乳腺癌	▲				●									
卵巢癌				●										
宫颈癌	☆								▲					
绒毛膜癌											●			
SCLC								●						
NSCLC	▲								☆					
生殖细胞肿瘤		●									●			
前列腺癌						●	●							
膀胱癌												▲		
鼻咽癌	☆								▲					●

注：●．首选肿瘤标志物；▲．次选肿瘤标志物；☆．其余备选标志物；SCLC．小细胞肺癌；NSCLC．非小细胞肺癌；血清组织多肽抗原（TPA）；前列腺酸性磷酸酶（PAP）；EB 病毒衣壳抗原 IgA 型抗体（EB-VCA-IgA）

二、恶性肿瘤的分子诊断

（一）恶性肿瘤的基因诊断

肿瘤细胞从正常细胞转变为恶性细胞往往涉及多个基因的改变，借助人类基因组计划及后基因组学时代的研究成果及分子生物学技术对细胞恶变及肿瘤生成过程进行深入研究，已发现了一些基因与肿瘤的发生发展有关，且这种突变是肿瘤发生的早期事件，较传统病理形态学诊断能更早指导临床进行干预。目前，我们根据不同基因对肿瘤的作用，将恶性肿瘤相关基因分为原癌基因及抑癌基因两大类。

1．原癌基因

　　癌基因（oncogene）是指所有参与或直接导致正常细胞发生恶性变的基因序列；原癌基因是指存在正常细胞内，发生恶变后转变为癌基因的序列，其本质是一类控制细胞生长分化的基因组。原癌基因编码的产物可在细胞核、细胞质以及细胞内外进行表达，调控细胞的生长分化。原癌基因一般分为两大类①肿瘤特异性癌基因：如 c-sis 与淋巴结肿瘤转移有关，c-abl 与慢性髓性白血病有关；②肿瘤非特异性癌基因：如 c-myc、k-ras 等，在肝癌、膀胱癌、乳腺癌等多种肿瘤中都有检测到。表14-3 列出了人类肿瘤中部分代表性癌基因与肿瘤的关系。

　　ras 基因作为经典的原癌基因，首先在大鼠肉瘤病毒（rat sarcoma virus）中发现而得名，编码酪氨酸激酶。目前在人基因中已发现有 H-ras、K-ras 和 N-ras 三种，分别位于人体第 11、12、1 号染色体的短臂上，均由 4 个外显子组成，所编码的蛋白质都是 P21。P21 位于细胞质膜内面可与 GTP 结合，并具有 GTP 酶的活性，这些作用类似 G 蛋白，参与 cAMP 水平的调节。

表14-3　常见肿瘤的原癌基因

基因	机制	蛋白作用	肿瘤
Int-2	插入	生长因子	乳腺癌，胃癌
Neu（ErebB2）	扩增	生长因子 受体	乳腺癌，卵巢癌
Akt2	扩增	蛋白激酶 B	乳腺癌，卵巢癌
Neu（ErebB2）	扩增	生长因子 受体	乳腺癌，卵巢癌
EGFR	扩增，重排	生长因子 受体	神经胶质瘤，直肠腺癌
Hst	扩增	生长因子（FGF）	胃癌
Trk	重排	酪氨酸蛋白激酶嵌合受体	结肠癌
K-Ras	点突变	p21 GTPase	胰腺癌，结肠癌
H-Ras	点突变	p21 GTPase	膀胱癌
N-Ras	点突变	p21 GTPase	粒细胞白血病
Myc	转位，扩增	转录因子	Burkitt 淋巴瘤，SCLC
N-Myc	扩增	转录因子	神经母细胞瘤，SCLC
L-Myc	扩增	转录因子	SCLC
Ret	重排	酪氨酸蛋白激酶嵌合受体	胸腺瘤
APL-RARA	转位	嵌合型转录因子	APL
E2A-PBX1	转位	嵌合型转录因子	B 淋巴细胞白血病
GL1	扩增	转录因子	肉瘤，神经胶质瘤
TTG	转位	转录因子	ALL
Bcl-2	转位	抗凋亡因子	B 细胞淋巴瘤
CYCD1	转位，扩增	细胞周期蛋白	乳腺癌，B 细胞淋巴瘤
CDK4	扩增	细胞周期蛋白依赖性激酶	肉瘤，神经胶质瘤
BCR-ABL	转位	酪氨酸蛋白激酶嵌合受体	CML，ALL（T 细胞）
MDM-2	扩增	P53 结合蛋白	肉瘤

ALL. acute lymphoblastic leukemia，急性淋巴细胞白血病；CML.chronic granulocytic leukemia，慢性髓系白血病；CLC.small cell lung cancer，小细胞肺癌；PL. acute promyelocytic leukemia，急性早幼粒细胞白血病

　　2. 抑癌基因　　凡可抑制细胞生长并能潜在抑制癌变作用的基因群称为抑癌基因（tumor

suppressor genes），如 p53、Rb、APC 等。抑癌基因必须具备以下三个条件：①在正常组织中基因表达正常；②在癌组织细胞中，该基因有明显改变，如点突变、DNA 片段或全基因的缺失或表达缺陷；③导入该基因可部分或全部抑制肿瘤细胞的恶性表型。

　　p53 基因是目前研究最为深入的抑癌基因之一，50% 以上的人类肿瘤与 p53 基因变异有关。p53 蛋白的抗肿瘤作用主要是阻滞细胞周期，决定细胞停止生长或程序性死亡。正常生理状态下，p53 蛋白处于低表达水平状态，细胞受到外界刺激后 p53 蛋白表达水平升高，维持遗传稳定性。含野生型 p53 的细胞，在 DNA 损伤时可使细胞停滞在 G1 期以修复损伤的 DNA，但若此时细胞已进入分裂期，则 p53 触发细胞凋亡。p53 蛋白还可进入细胞核，与特异 DNA 结合并促进基因的表达，对细胞抑制因子基因起到转录激活的作用。表 14-4 列出部分代表性抑癌基因与肿瘤的关系。

表14-4　常见肿瘤抑癌基因

基因	主要肿瘤	染色体位置	基因
p53	多种肿瘤	17p13	细胞核
nm23	抑制肿瘤转移	17q22	细胞质
APC	结肠癌	5q21	细胞膜
p21	多种肿瘤	6q21	细胞核
E-Cadherin	乳腺癌，膀胱癌	16q	细胞膜
PETN	胶质母细胞瘤	10q23.3	细胞质
p27	多种肿瘤	12p13	细胞核
p51	多种肿瘤	3q27-28	细胞核
BRCA	乳腺癌，卵巢癌	17q21	细胞质
RB	视网膜母细胞瘤	13q14	细胞核
NB1	神经母细胞瘤	1p36	细胞质
NF1	神经纤维瘤病	17q11	细胞质
RCC	肾细胞癌	3p14	细胞质
p15	多种肿瘤	9p21	细胞核
FHIT	消化道肿瘤，肾细胞癌，肺癌	3q14.2	细胞质
p18	多种肿瘤	1p32	细胞核
p19	多种肿瘤	19p13.2	细胞核
DCC	结直肠癌	18q21.3	细胞膜
p73	多种肿瘤	1p36	细胞核
p57	多种肿瘤	11p11.5	细胞核
MLM	结直肠癌	9q21	细胞质
PTPG	肾细胞癌，肺癌	3p21	细胞质
NF2	神经鞘瘤，脑膜瘤	22q12	细胞膜
K-VEN-1	成纤维细胞瘤	1p	细胞质
KAI1	抑制肿瘤转移	3p11.2	细胞膜
VHL	肾细胞癌，嗜铬细胞瘤	3p25	细胞膜

续表

基因	主要肿瘤	染色体位置	基因
WT1	肾母细胞癌	11p13	细胞核
p16	多种肿瘤	9p21	细胞核

（二）恶性肿瘤分子靶向药物的个体化诊断

选择性靶向药物能针对肿瘤细胞进行强效治疗，对正常组织细胞的毒性较小。大量研究表明，部分基因与肿瘤对化疗药物和靶向治疗药物的疗效有关，如赫赛汀疗效与患者 *Her2* 基因有关，肺癌患者 TKI 治疗效果与 *EGFR* 突变和 *ALK* 融合有关。通过检测这些基因，可以更精确地对肿瘤进行靶向治疗及风险评估等。肿瘤相关基因的检测不仅有助于填补传统生化和免疫学标志物的空白，还可实现靶向人群的筛选及预测药物疗效。常用分子靶向治疗药物与检测基因或其表达产物见表 14-5。

表14-5   常用肿瘤分子靶向治疗药物与检测基因或其表达产物

类别	药物名称	检测基因及其表达产物
抗体	赫赛汀	*Her-2/neu*
	西妥昔单抗及帕尼单抗	*K-ras*、*BRAF V600E*、*PTEN*、*PI3KCA*
	抗 CD52 抗体	*CD52*
酪氨酸激酶抑制药	伊马替尼	*BCR-ABL*、*C-kit PDGFR-α*
	吉非替尼	*EGFR*、*K-ras*、*BRAF/PI3KCA*
血管生成抑制药	贝伐单抗	*VEGFR2 mRNA*
	索拉非尼	*VEGFR-2*、*VEGFR-3*、*PDGFR-β*、*c-Kit*、*flt-3*
	舒尼替尼	*VEGFR-2*、*PDGFR-β*、*c-Kit*、*flt-3*
	凡德他尼	*EGFA*、*VEGF*、*RET*
	帕拉替尼	*EGFR*、*Her-2*
	达沙替尼	*BCR-ABL*、*Src* 家族、*c-Kit*、*EPHA2*、*PDGFRS*
细胞分化诱导剂	全反式视黄酸	*PML-RARα*、*STAT5b-RARα*

（三）恶性肿瘤化疗药物使用的个体化诊断

化疗是目前多数癌症常常使用的一种治疗方法，可使部分肿瘤能够治愈，部分患者生命能够延长。然而，化疗药物的有效率及毒副反应差异明显，这与肿瘤组织体细胞突变和患者个体单核苷酸多态性（single nucleotide polymorphism，SNP）差异等相关，例如药物转运蛋白基因、药物代谢酶基因、DNA 修复基因、细胞凋亡基因等的 SNP 差异。分子生物学基因表达作为肿瘤个体化疗的基础，在化疗药物疗效预测和药物毒性预测上起到了不可替代的作用。常见化疗药物及其相关检测位点见表 14-6。

表14-6   常见化疗药物及其相关检测位点

化疗药物	检测位点
铂类药物	ERCC1、ABCC2、XRCC1
紫杉类药物	BRCA1、MDR1、TUBB3、STMN1
氟类药物	TYMS、DPYD、OPRT、MTHFR

化疗药物	检测位点
吉西他滨	hENT1、RRM1、dCK、CDA
伊立替康	UGT1A1
硫嘌呤类药物	TPMT
他莫昔芬	CYP2D6
依托泊苷	YOP2A
烷化剂	MGMT

（欧启水）

第二节　恶性肿瘤的实验诊断策略

恶性肿瘤的诊断需要依靠临床表现、影像学检查、实验检查及病理组织学检查等综合诊断。随着近年肿瘤的实验诊断研究不断深入，几乎所有的实验诊断项目均可以在不同的肿瘤诊断中得以应用。实验诊断项目在恶性肿瘤诊治中的应用如图 14-1（彩图见二维码）。这些实验诊断主要分为两大类：①用于评估肿瘤患者的全身状态，包括肿瘤累及脏器的功能状态改变，肿瘤或其治疗所引起的并发症诊断，如肝功能、肾功能、血常规等；②专门用于肿瘤的实验诊断，如癌基因、抑癌基因、肿瘤标志物、靶向药物治疗相关基因检测等。

肿瘤标志物在肿瘤诊断中的应用主要包括①恶性肿瘤的筛查：对于具有肿瘤家族史或出现疑似肿瘤症状体征的高危人群，应进行相应的实验筛查及影像学筛查。如肝硬化患者应进行 AFP 筛查，50 岁以上男性应每年进行 PSA 筛查，具有甲状腺癌家族史或疑似甲状腺癌的患者可进行降钙素检测。②恶性肿瘤的诊断：不能单独依靠肿瘤标志物，还需与临床症状、影像学检查、内镜检查、手术病理综合判断。部分肿瘤标志物可用于恶性肿瘤的初步判断：如 CEA 可用于消化系统肿瘤的初步判断，AFP 可用于肝癌的初步判断，血清游离 PSA 与总 PSA 比值（fPSA/tPSA）可用于前列腺癌的初步判断等。③预后判断：部分肿瘤的预后与肿瘤标志物的基础水平有关。基础水平越高，预示肿瘤越分期晚期，预后越差。对于无法获取基础水平肿瘤标志物的患者，可将其初期治疗达到疗效后的水平作为其参考值。但需注意大量组织坏死时，由于代谢紊乱，亦可出现肿瘤标志物水平不高。如晚期肝癌患者可能出现 AFP 水平正常。④疗效判断及复发监测：肿瘤标志物常作为术后或治疗后的疗效监测。若术后或治疗后肿瘤标志物水平较之前无明显下降，往往预示肿瘤切除不完全或疗效不佳。若术后或治疗后肿瘤标志物水平较前明显下降，定期监测后再次升高，往往预示肿瘤复发。在治疗监测过程中，患者肿瘤标志物基础水平及其动态变化较其超过参考区间上限更具有临床意义。

临床实践中，由于一种肿瘤可产生多种肿瘤标志物，而不同肿瘤亦可产生相同的肿瘤标志物。单一肿瘤标志物的敏感性、特异性均较差，因此科学地采用多种肿瘤标志物联合检测可适当弥补该缺点。表 14-7 列出美国国家临床生物化学学会（National Academy Of Clinical Biochemistry，NACB）对于肿瘤标志物在不同临床时期的使用建议。

图 14-1

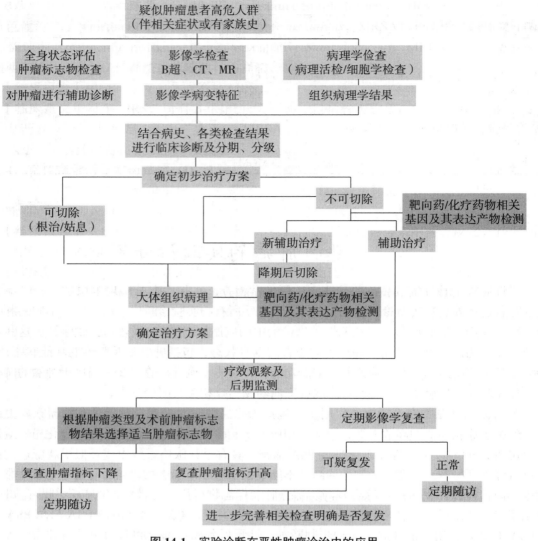

图 14-1　实验诊断在恶性肿瘤诊治中的应用
注：图内灰色方框为实验诊断内容

表14-7　目前NACB 关于肿瘤标志物在恶性肿瘤中的应用建议

	筛查/早期检测	诊断	疾病进展	复发监测	疗效监测
睾丸肿瘤	无推荐的肿瘤标志物	AFP，hCG，LDH	AFP，hCG，LDH	AFP，hCG，LDH	AFP，hCG，LDH
前列腺癌	PSA，%fPSA（行肛门指诊）	PSA，%fPSA（行肛门指诊）	PSA（行肛门指诊 & 活 检 Gleason 分级）	PSA	PSA
结直肠癌	粪便潜血试验（FOB）（针对 > 50 岁或基因检测结果为高风险患者）	无推荐的肿瘤标志物	CEA	CEA	CEA

	筛查/早期检测	诊断	疾病进展	复发监测	疗效监测
肝癌	AFP（高危患者筛查）	AFP	AFP	AFP	AFP
卵巢癌	CA125（联合超声检查对有家族遗传倾向的患者行早期筛查）	CA125（仅用于绝经后女性）	CA125	CA125	CA125
乳腺癌	无推荐的肿瘤标志物	无推荐的肿瘤标志物	ER，PR，HER2，uPA，PA1-1，oncotype DX 检测	无推荐的肿瘤标志物	CA 15-3，CEA
胃癌	无推荐的肿瘤标志物	无推荐的肿瘤标志物	无推荐的肿瘤标志物	无推荐的肿瘤标志物	无推荐的肿瘤标志物
膀胱癌	无推荐的肿瘤标志物	无推荐的肿瘤标志物	无推荐的肿瘤标志物	无推荐的肿瘤标志物	无推荐的肿瘤标志物
胰腺癌	无推荐的肿瘤标志物	CA19-9（应在具备可疑胰腺癌临床背景下与CT或超声内镜共同判断）	CA19-9	无推荐的肿瘤标志物	CA19-9（用于保守治疗疗效评估时应与影像学同时监测或用于根治术后评估）
宫颈癌	无推荐的肿瘤标志物	无推荐的肿瘤标志物	无推荐的肿瘤标志物	无推荐的肿瘤标志物	无推荐的肿瘤标志物
甲状腺癌	无推荐的肿瘤标志物	无推荐的肿瘤标志	无推荐的肿瘤标志物	甲状腺球蛋白；甲状腺球蛋白抗体	甲状腺球蛋白；甲状腺球蛋白抗体
肺癌	无推荐的肿瘤标志物	肿瘤标志物在 SCLC 及 NSCLC 中的应用建议见表 14-2			

（欧启水）

第三节　常见肿瘤的实验诊断

本章主要介绍消化系统、生殖系统、呼吸系统肿瘤的实验诊断。

一、常见消化系统肿瘤

消化系统肿瘤发病率高、起病隐匿、病情进展迅速，可发病于任何年龄，是严重危害人类健康的疾病之一。除内镜、影像学检查外，实验诊断对消化系统肿瘤的检出、诊断、治疗及监测均具有重要意义。

（一）胃癌

胃癌（gastric cancer）作为我国消化系统常见的恶性肿瘤之一，其发病率居消化系统恶性肿瘤第一位。胃癌可发病于任何年龄，其中以 45 ~ 75 岁多见，男女患者比例约为 2∶1。胃癌的预后与诊治时间密切相关，对于多数早期胃癌，在内镜下即可获得根治性治疗，而进展期胃癌，即使采用综合治疗，其 5 年生存率仍然低于 30%。因此，胃癌的早发现、早诊断、早治疗是降低死亡率及提高生存率的主要策略。胃癌的诊断主要依靠内镜与影像学检查，活组织病理检查是胃癌确诊和治疗的依据。

1. 胃癌的实验筛查

（1）粪便隐血试验（occult blood test，OBT）：胃癌患者常出现反复的消化道出血，粪便隐血试验常反复阳性。对于持续阳性患者应进一步行胃镜、肿瘤标志物及影像学检查以明确诊断。

（2）其他一般实验检查：由于胃癌患者常出现慢性失血，患者可表现出不同程度的慢性失血性贫血；此外，肿瘤侵犯周围器官，还可导致梗阻等表现，此时可行血常规、生化常规、C 反应蛋白（CRP）、降钙素原（PCT）、维生素 B12、铁代谢试验等评估患者综合情况。

（3）血清肿瘤标志物检验：胃癌的肿瘤标志物包括 CA72-4、CEA 和 CA 19-9 等；其中 CA72-4 是相对价值较高的标志物，而 CEA 及 CA19-9 的诊断价值不高。三者联合筛查，可以提高胃癌筛查的灵敏度。肿瘤标志物多用于胃癌治疗后的效果监测，参见第二十章第五节。

（4）肿瘤基因及其表达产物：胃癌患者可能存在 *ras* 基因激活，这种激活在晚期胃癌患者可高达 50%。此外部分胃癌患者有 *p53* 基因丢失或突变等现象。

2. 胃癌治疗与预后相关实验检查

（1）HER2 基因：*HER2* 阳性（过表达或扩增）的胃癌在诊断、治疗及预后上都与其他类型胃癌有很大差别。*HER2* 阳性胃癌作为一类独特的疾病亚型，其过表达阳性率为 7% ~ 20%，在中国人群的阳性率为 12% ~ 13%。

病情评估：Her-2/neu 蛋白的胞外结构可从细胞表面脱落溶于血液中，可溶性 Her-2/neu 是肿瘤转移和负荷增加的标志。因此，Her-2/neu 基因具有预测疗效的作用。

用药决策：对于 *HER2* 阳性晚期胃癌患者可从曲妥珠单抗治疗中获益；然而，对于存在 *PI3KCA* 基因突变及 *PTEN* 基因功能缺失的患者，即使存在 *HER2* 过表达，其效果依旧不佳。

预后评估：*HER2* 在胃癌预后判断中的价值尚无一致结论。有研究显示 *HER2* 与早期胃癌的不良预后有关，但并非晚期胃癌的独立预后因素。

（2）胃癌个体化药物治疗的肿瘤相关基因：由于晚期胃癌化疗患者常需使用紫杉醇、铂类及氟尿嘧啶类药物进行治疗，因此可对相应位点进行检测，如 ERCC1、XRCC1、MTHFR、TYMS、BRCA1/BRCA2 等，以对临床用药提供参考。参见第二十三章第三节。

（二）原发型肝癌

原发性肝癌（primary hepatic carcinoma，PHC）在我国的发病率位列恶性肿瘤第四位，病死率位居第三位。肝癌的早期发现、早期诊断、早期治疗是提高疗效的关键。肝癌的诊断强调影像学与实验检查共同进行。对于以下高危人群建议每隔 6 个月进行一次实验及影像学筛查：①有乙型肝炎病毒（hepatitis B virus，HBV）和（或）丙型肝炎病毒（hepatitis C virus，HCV）感染；②长期酗酒；③非酒精脂肪性肝炎；④食用被黄曲霉毒素污染的食物；⑤各种原因引起的肝硬化；⑥有肝癌家族史的人群，尤其是年龄在 40 岁以上的男性。

1. 肝癌的常规实验检查

（1）肝功能试验：①肝细胞癌变时，由于肝细胞受损，导致血清丙氨酸氨基转移酶（ALT）、γ- 谷氨酰转肽酶（γ-GT）升高；②由于肝细胞对胆红素的摄取、结合以及排泄出现障碍，血胆红素将升高；③肝癌组织压迫附近胆小管，使得碱性磷酸酶（ALP）产生过多。

（2）肝炎病毒标志物：对于乙肝与丙肝发展而来的肝癌，患者 HBsAg、抗 HCV 可阳性。

（3）凝血功能试验：肝癌患者凝血因子生成不足，血小板破坏增加，易形成门脉癌栓，具有明显的出血倾向，注意监测血常规、凝血功能、D- 二聚体等。

2. 肝癌的血清肿瘤标志物 主要有血清甲胎蛋白（AFP）、AFP 异质体即甲胎蛋白异质体、α-L- 岩藻苷酶、异常凝血酶原等。

（1）血清甲胎蛋白：是目前诊断肝癌最常用且重要的实验室检查项目。AFP ≥ 400 μg/L，并排除慢性或活动性肝炎、肝硬化、睾丸或卵巢胚胎源性肿瘤以及妊娠等情况，结合患者典型的影像学表现即可进行肝癌的临床诊断。对于 AFP 低度升高者，应作动态观察，并与肝功能及影像学变化对比分析，有助于肝癌的诊断；对 AFP 持续增高，影像学表现阴性的患者，在排除妊娠、活动性肝病、生殖胚胎源性肿瘤及消化道癌的前提下，应该密切随访 AFP 水平并每隔 2 ～ 3 个月进行一次影像学复查；原发性肝癌患者 AFP 阳性率约 70%，对于 AFP 阴性的患者，可借助其他影像学指标、病理活检或其他实验指标如甲胎蛋白异质体、α-L- 岩藻苷酶、异常凝血酶原等进行进一步鉴别诊断。

AFP 还可用于肝癌的治疗监测和预后评估，若 AFP > 500 ng/ml，预示患者存活期短；若手术切除癌变组织后，AFP 一周内下降至正常，提示预后较好；若术后 AFP > 200 ng/ml，提示肝癌有残留或转移；若下降后又升高，则提示肝癌可能复发。在原发性肝细胞癌的晚期，由于肝代谢紊乱，AFP 的上升与肿瘤的生长不一定相关，应特别注意。

病毒性肝炎、肝硬化患者，由于受损肝细胞再生幼稚化，重新获得产 AFP 能力，患者 AFP 可有不同程度升高（常 < 300 μg/L）。肝硬化伴 AFP 浓度异常的患者发展为原发性肝细胞癌的风险更高，且预后更差。

（2）AFP 异质体即甲胎蛋白异质体（alpha-fetoprotein variant，AFP-L3）：是重要的肝癌诊断标志物，对于原发性肝癌 AFP-L3 的敏感性与总 AFP 无明显差异，但其特异性较总 AFP 高。AFP-L3 值与总 AFP 无相关性，作为独立的肝癌辅助诊断指标，其 ≥ 10% 应高度怀疑肝癌的存在，> 25% 提示为原发性肝细胞癌。该指标阴性无法排除肝癌，可结合其他指标提高诊断灵敏度。

（3）α-L- 岩藻苷酶（α-L-fucosidase，AFU）：在原发性肝癌患者血清中其活性明显高于肝硬化等疾病。其对于肝癌诊断的灵敏度约为 75%，> 110 nKat/L 时提示肝细胞癌，但升高也可见于其他恶性肿瘤或妊娠。

（4）异常凝血酶原（abnormal prothrombin，APT）：又称维生素 K 缺乏或拮抗剂 II 诱导的蛋白质（PIVKA- II）。作为一种肝细胞癌的蛋白标志物，约 90% 以上的肝细胞癌患者血清 APT 增高（可高达 900 μg/L）；同时检测 AFP 及 APT 能明显提高肝癌的诊断率。

3．肝癌治疗与预后相关实验检查

（1）肝癌治疗前的实验评估：肝癌的治疗除依据肿瘤分型、分级外，还需考虑患者的全身情况及 Child-Pugh 评分，因此肝癌患者需术前检测患者血清胆红素及白蛋白水平，评估患者凝血功能。

（2）索拉菲尼作为治疗晚期肝癌的分子靶向药物，既可通过阻断由 RAF/MEK/ERK 介导的细胞信号传导通路而直接抑制肿瘤细胞的增殖，还可通过抑制 VEGF 和血小板衍生生长因子（platelet derived growth factor，PDGF）受体而阻断肿瘤新生血管的形成，间接抑制肿瘤细胞的生长。相关基因检测包括 PDGFRα、VEGFR、VEGF 等。

（3）由于晚期肝癌化疗患者常需使用铂类及氟尿嘧啶类药物进行治疗，可对相应位点进行检测，如 ERCC1、XRCC1、MTHFR、TYMS 等，以对临床用药提供参考。参见第二十三章第三节。

（三）结直肠癌的实验诊断

结直肠癌（colorectal cancer，CRC）是指结直肠黏膜上皮在环境或遗传等多种致癌因素作用下发生的恶性病变，是最常见的消化道恶性肿瘤之一。近年来，我国结直肠癌的发病率和病死率均保持上升趋势，多数患者发现时已属于中晚期。结直肠癌的转归及预后与病变的分期紧密相关。大部分早期结直肠癌 5 年生存率可超过 90%，而晚期仅 12%。因此，对结直肠癌早期诊断显得尤为重要。结直肠癌的早期筛查除肛门指诊、影像学及结肠镜检查外，还可进行相应的实验检查。

1．结直肠癌的实验筛查

（1）粪便检验①粪便隐血试验（FOB）：对少量消化道出血的诊断有重要价值，对结直肠癌的发现有重要意义，应定期对高危人群进行检查；②粪便常规试验：结直肠癌患者粪便中可出现红细胞、脓细胞及肿瘤细胞。

（2）贫血相关试验：患者常发生不同程度的出血所致失血性贫血，血常规试验、铁蛋白、血清铁浓度检测可及时发现，常见小细胞低色素贫血。

（3）其他试验①血清 ALP、LDH：活性升高可能为结直肠癌转移的指征；②尿常规试验：出现镜下血尿需警惕有无泌尿系统转移。

2．血清肿瘤标志物（TM）   TM 检测包括 CEA、CA19-9 及 CA242，其中 CEA 升高常见于结直肠癌中晚期，与肿瘤的分期、进展、手术疗效及肿瘤复发或转移有关。CEA 作为一个典型的广谱肿瘤标志物，不能作为诊断某种恶性肿瘤的特异性指标，其价值在于恶性肿瘤的鉴别诊断、病情监测和疗效评价等方面，尤其是大肠癌术后的监测；连续测定血清 CEA 水平是原发性大肠癌切除术后局部或远处复发的最敏感的非创伤性诊断方法。CEA 正常不能排除恶性疾病存在的可能。CA19-9 诊断结直肠癌的灵敏度较 CEA 低，常与 CEA、CA242 联合用于监测大肠癌的复发。对于转移性结直肠癌，还可根据转移部位进行相应肿瘤标志物的检查。参见第二十章第五节。

3．肿瘤基因及其表达产物   p53 基因突变可发生在良性腺瘤转变为癌的阶段，检测 *p53* 基因可了解腺瘤的癌变倾向，有助于早期发现大肠癌。此外，结肠癌突变过程中的遗传突变还包括癌基因 *K-ras*、*c-myc*、*EGFR* 的激活，以及抑癌基因 *APC*、*DCC* 的失活。参见第二十三章第三节。

4．结直肠癌的遗传性诊断   2017《NCCN 结直肠癌指南》指出：对于有结直肠癌病史的患者，推荐常规检测修复错配（mismatch repair，MMR）蛋白或微卫星不稳定性（microsatellite instability，MSI），*MMR* 基因编码的蛋白可相互作用，参与细胞错配修复反应；其中任何一种基因发生突变导致其产物的功能丧失，可引起 DNA 复制过程中错配的累积，导致 MSI 的发生。约 15% 的散发性大肠癌及几乎所有的遗传性非息肉病性大肠癌（Lynch 综合征）与 *MMR* 基因突变有关。

目前检测 MSI 的方法主要为 PCR 多个微卫星位点检测。有研究显示 MSI-H 散发性大肠癌与锯齿状病变途径相关，经常伴有 *BRAF V600E* 基因突变；而 *MMR* 基因突变所致的 MSI-H 大肠癌（如 Lynch 综合征）没有 *BRAF* 基因突变。因此，临床上可通过 *MMR* 联合 *BRAF* 基因检测来筛查 Lynch 综合征患者。*MMR* 与 *MSI* 还可用于判断疾病预后及治疗：对于 II 期 MSI-H 患者可能有良好的预后，但不能从 5-FU 辅助治疗中获益。

5．结直肠癌治疗与预后相关实验检查

（1）目前用于结直肠癌的靶向治疗药物主要有针对表皮生长因子受体（epidermal growth factor receptor，EGFR）及血管内皮生长因子（vascular endothelial growth factor，VEGF）的单克隆抗体，分别为西妥昔单抗和贝伐珠单抗。这两种靶向药物联合化疗提高手术切除率的作用已被多个研究证实。2017《NCCN 结直肠癌指南》指出：所有转移性结直肠癌患者均应检测 *RAS* 突变（*KRAS* 和 *NRAS*）。具有已知的 *KRAS* 基因突变（外显子 2 或非外显子 2）或 *NRAS* 突变的患者，不应接受西妥昔单抗或帕尼单抗治疗。同时，已有大量研究表明，*BRAF V600E* 突变的患者，几乎不可能从帕尼单抗或西妥昔单抗单药或与细胞毒性化疗联合使用中获益。

（2）晚期结直肠癌目前常用的化疗药物主要有铂类、氟尿嘧啶类及伊立替康。可对相应位点进行检测，如 ERCC1、XRCC1、MTHFR、TYMS 等，对临床用药提供参考，参见第二十三章第三节。

二、生殖系统肿瘤

（一）乳腺癌

乳腺癌（breast cancer）是指起源于乳腺上皮组织的恶性肿瘤，发病率位居女性恶性肿瘤的第一位。早期发现、早期诊断，是提高疗效的关键。乳腺癌的发生与伴随女性一生的雌激素水平有非常密切的关系。对于临床表现典型的乳腺癌患者，结合影像学诊断并不困难。乳腺癌诊断的"金标准"同其他肿瘤一样是组织病理学检查。

1. 乳腺癌的常规实验筛查

（1）血常规及凝血功能检查：乳腺癌患者血液学表现可正常也可能异常，这种异常可由肿瘤本身引起，也可由治疗引起。主要的异常可表现为肿瘤相关性贫血、白细胞异常、血小板异常及凝血功能异常等。

（2）ALP 测定：ALP 水平对于判断肿瘤的骨转移和肝转移有一定帮助。ALP 的急剧升高常意味着骨细胞的破坏，而缓慢升高意味着溶骨性损伤，可见于乳腺癌骨转移。

（3）铁蛋白：乳腺癌患者血清中铁蛋白可出现不同程度升高。单一血清铁蛋白升高不能作为乳腺癌的诊断指标，临床常将铁蛋白与其他恶性肿瘤标志物联合应用。

2. 血清肿瘤标志物检查　卵巢癌的相关肿瘤标志物包括癌抗原 15-3、组织多肽抗原、癌胚抗原和癌抗原 125。

（1）癌抗原 15-3（CA15-3）：是乳腺癌检查的首选血清蛋白标志物，乳腺癌时可见 CA15-3 升高，而且与肿瘤分期有关。由于早期阳性率低，一般不用于早期诊断，也不用于大范围人群筛查。CA15-3 常用于观察乳腺癌治疗后有无复发及监测乳腺癌的转移，是乳腺癌病情复发监测的良好指标；如果乳腺癌患者随着治疗的进行，血中 CA15-3 的值逐渐下降，提示治疗有效。

（2）组织多肽抗原（tissue polypeptide antigen，TPA）：在乳腺癌时可升高，约有 15% 的乳腺癌患者血清 TPA 增高比 CA15-3 和 CEA 更早。

（3）癌胚抗原（CEA）：是一种非特异性的肿瘤标志物，乳腺癌时可增高。CEA 的浓度与肿瘤的分期及是否转移有关，越到晚期其值越高，当发生转移后，CEA 的浓度也升高。在乳腺癌早期诊断中，CEA 的敏感性为 10% ~ 30%，当发生转移时可达 50% ~ 75%。

（4）癌抗原 125（CA125）：是卵巢癌的标志物。除卵巢癌外，乳腺癌时也可升高。虽然 CA125 对于乳腺癌的敏感度较卵巢癌低，但乳腺癌患者若发生肺转移或恶性胸膜渗出，则其值显著升高。

3. 肿瘤基因及其表达产物　许多的癌基因与抑癌基因与乳腺癌的发生发展有关。其中 *BRCA1* 和 *BRCA2* 是迄今发现的与乳腺癌发生最重要的易感基因之一。*BRCA1* 和 *BRCA2* 基因突变相关的癌症的终身风险，其中有 *BRCA1* 基因突变者，患乳腺癌和卵巢癌的风险分别是 50% ~ 85% 和 15% ~ 45%；有 *BRCA2* 基因突变者，患乳腺癌和卵巢癌的风险分别是 50% ~ 85% 和 10% ~ 20%。

4. 乳腺癌治疗与预后相关实验检查

（1）雌激素受体（estrogen receptor，ER）和孕激素受体（progesterone receptor，PR）：乳腺癌的生长发展与雌激素的关系早被临床所重视，ER、PR 是与乳腺癌密切相关的两种激素受体，临床上可以通过对雌激素受体和孕激素受体的检测，得出肿瘤细胞内激素受体含量，从而提示乳腺癌的预后信息和指导内分泌治疗。ER 和（或）PR 阳性患者较 ER 和（或）PR 阴性患者有较好的预后，前者的 5 年及 10 年生存率均高于后者，且前者接受内分泌治疗较后者有更好的疗效。

（2）人类表皮生长因子受体 -2（HER-2）：在 20% ~ 30% 的原发性乳腺浸润性导管癌中

存在 *HER-2* 基因的扩增和蛋白的过度表达。*HER-2* 阳性的乳腺癌对常规的化疗和内分泌治疗反应差，肿瘤浸润性强，预后差。目前针对 *HER-2* 阳性的乳腺癌患者可进行靶向治疗，主要药物是曲妥珠单克隆抗体（赫赛汀）。由于只有 *HER-2* 蛋白过度表达和基因扩增的乳腺癌患者接受曲妥珠单抗治疗才有效，因此准确评价 *HER-2* 基因和蛋白水平对治疗至关重要。

（3）乳腺癌化疗患者常使用铂类及氟尿嘧啶类药物等进行治疗，因此可对相应位点进行检测，如 ERCC1、XRCC1、MTHFR 等，以对临床用药提供参考。参见第二十三章第三节。

（二）前列腺癌

前列腺癌（prostate cancer）是指发生在前列腺的上皮性恶性肿瘤，是最常见的男性恶性肿瘤之一。中国是前列腺癌的低发病区，前列腺癌的发病率低于欧美国家，但随着人群寿命的延长，饮食结构改变，前列腺癌的发病率在逐年升高，且增长比欧美发达地区更加迅速。诊断技术的提高也是前列腺癌发病率上升的一个重要原因。随着血清前列腺特异性抗原（PSA）检测在我国的普及，前列腺癌的检出率明显提高。前列腺癌常用诊断方法有直肠指诊、经直肠超声检查和血清 PSA 测定，进一步确诊需进行前列腺组织学检查，转移灶检查需要通过全身骨扫描、MRI 等。直肠指诊联合 PSA 检查是目前公认的早期发现前列腺癌的最佳方法。

1．前列腺癌的常规实验筛查

（1）血、尿常规试验：晚期前列腺癌患者常表现为贫血。尿常规镜检可见红细胞增多，通常为镜下血尿。亦可发现尿脱落细胞，甚至癌细胞。

（2）前列腺液检验：前列腺癌患者前列腺液中可见红细胞，如发现癌细胞，诊断准确性较高。

（3）血清睾酮：血中睾酮水平的高低与临床上前列腺癌的发生并不相关，但在去势治疗之后，血中睾酮水平明显下降。临床常用于前列腺癌治疗过程的监测。

2．前列腺标志物

（1）前列腺酸性磷酸酶（prostatic acid phosphatase，PAP）：酸性磷酸酶（ACP）是溶酶体的标志酶，在前列腺组织中其活性较其他组织中高出 100～1000 倍。前列腺按摩时，血清 ACP 暂时升高，24 小时内恢复正常。ACP 和 PAP 活性测定主要用于前列腺癌的诊断。前列腺癌时血清中 ACP 显著升高，主要是 PAP 升高，伴骨转移时升高明显。未转移的前列腺癌 PAP 正常或轻度上升，已转移的前列腺癌患者血清中，PAP 活力增加可达正常值几十倍。但前列腺肥大、胃癌、结肠癌、乳腺癌、甲状腺癌、肾癌、卵巢癌、霍奇金淋巴瘤、多发性骨髓瘤患者的血清中酸性磷酸酶也可有中度升高。PAP 诊断前列腺癌的灵敏度比 PSA 低，但 PAP 增高对预测前列腺癌转移比 PSA 更有意义。

（2）前列腺特异抗原（PSA）：是由前列腺腺泡和导管的上皮细胞分泌的一种单链糖蛋白。血清 PSA 是临床诊断前列腺癌的主要指标之一，其水平与良性和恶性前列腺组织增生的体积有关，可以协助前列腺癌的诊断、分期、判断疗效和复发监测。

①前列腺癌的早期诊断。PSA 作为组织特异性抗原，对前列腺癌的早期诊断具有重要意义，早期前列腺癌总阳性率为 69.0%～92.5%。美国泌尿协会和肿瘤协会已推荐 50 岁以上男性每年做一次直肠指诊和血清 PSA 测定，以便早期发现前列腺癌。

②疗效监测和预后判断。前列腺癌患者根治术后，血清 PSA 特征性变化，即术后可急剧升高，然后呈双相式下降。如果术后经一段时间不能下降到零，可能存在手术不彻底或术前已有转移灶。如降至零后又出现 PSA，可能存在复发。放疗后和雄激素去除治疗后 PSA 通常会降至正常，若病情发生恶化，则 PSA 显著升高。

③PSA 对前列腺组织有特异性，但对前列腺癌并无特异性，各种良性前列腺病变如前列腺肥大、前列腺缺血、细菌性前列腺炎等亦可出现 PSA 增高。为了将前列腺癌和前列腺良性病变区分开来，特别是当血清 PSA 为 4.0～10.0 ng/ml 时，利用 fPSA/tPSA 比值可以提高前列

腺癌的检出率和检出特异性。如 fPSA/tPSA 比值 < 0.1，前列腺癌的可能性极大，若比值 > 0.25 则前列腺癌可能性极小。

（3）PSA 密度（PSAD）：通过检测血清 PSA 及测量前列腺体积可求得 PSAD，PSAD = PSA/前列腺体积。PSAD 是 1992 年 Benson 根据血清 PSA 浓度与前列腺体积的关系提出来的，主要可用于鉴别良性前列腺疾病和前列腺癌，且 PSAD 比 PSA 在鉴别前列腺增生（BPH）与前列腺癌方面，准确度有所提高。良性前列腺增生可引起 PSA 水平升高，PSA 为 4.0 ~ 10.0 ng/ml 时，原因主要是前列腺体积增大，而早期前列腺癌可见 PSA 升高，但前列腺体积增大不明显。当血清 PSAD 超出应有的 PSAD 上限时即可怀疑前列腺癌的存在。一般认为，当 PSAD > 0.15 时，前列腺癌的危险性增加。

（4）前列腺癌抗原基因（PCA3）：作为良好的前列腺癌特异性基因的 *PCA3* 基因，在前列腺癌中的表达明显增高且仅局限于前列腺组织，是前列腺癌早期诊断和反映愈后状况的良好指标，而且可为前列腺癌的治疗提供辅助诊断（可检测血中和尿液中的 *PCA3* 转录产物）。*PCA3* 在 95% 检测的前列腺癌中过度表达，而在前列腺外组织（良性和恶性）中尚未检测到 *PCA3* 转录，证明 *PCA3* 是目前已知前列腺癌最具特异性的标志物。*PCA3* 不受年龄、前列腺体积或其他前列腺疾病（前列腺炎）的影响。

3．前列腺癌治疗与预后相关实验检查

（1）PSA mRNA 检测：根据血清中 PSA 水平，一般可采用实时荧光定量 RT-PCR 法测定其在血液中的表达，用于前列腺癌转移的早期诊断。由于 PSA mRNA 在前列腺组织中的特异性表达，而 RNA 在细胞外环境中不稳定，故标本中检出 PSA mRNA 阳性细胞，可认为有完整的前列腺癌细胞存在，并可为癌症的扩散和侵袭性提供有用信息。

（2）前列腺癌治疗中，对激素抵抗性前列腺癌患者应持续保持去势状态，同时采用以多烯紫杉醇、米托蒽醌为基础的化疗，因此可对相应位点进行检测，如 CYP1B1、MDR1、TOP2A 等，以对临床用药提供参考。参见第二十三章第三节。

（三）宫颈癌

宫颈癌（cervical cancer）是最常见的妇科恶性肿瘤，与高危型人乳头瘤病毒（human papilloma viruses，HPV）的持续感染相关，HPV 感染是宫颈癌发生、发展中最重要的危险因素。宫颈癌病理分型主要为鳞癌，极少为腺癌和未分化癌。

近年来由于宫颈刮片检查和 HPV 筛查的普遍应用，宫颈癌和癌前病变得以早期发现和治疗，宫颈癌的发病率和死亡率已有明显下降。但是，近年来发病趋于年轻化。

1．宫颈脱落细胞学检查　定期进行宫颈细胞学检测是早期发现与诊断宫颈癌的最常用方法。取材部位应选择子宫颈鳞柱转化区和子宫颈管两处，宜采用薄层液基细胞学检验（thin-cytologic test，TCT），亦可采用传统的巴氏涂片。无论何种方法均宜采用描述性诊断（TBS）报告系统，即包括对标本质量的评价（满意、满意但受限制、不满意），对细胞改变的描述（阴性、上皮细胞不正常），描述性诊断及治疗建议。

（1）阴性：未见癌细胞和上皮病变细胞，包括正常细胞和有良性改变上皮细胞。

（2）鳞状上皮细胞异常：①不典型鳞状细胞；②低度鳞状上皮细胞内病变；③高度鳞状上皮细胞内病变；④鳞状细胞癌。

（3）腺上皮细胞改变：①不典型腺上皮细胞；②腺原位癌；③腺癌。

2．人乳头瘤病毒（human papillomavirus，HPV）核酸分型检验（HPV-DNA 分型）　目前已知的 HPV 类型有 100 多种，其中 30 多型与宫颈感染和病变有关。根据其致病力的大小分为高危型和低危型，高危型主要为 HPV16、18、31、33、35、39、45、51、52、56、58、59、68、73、82 等，其中 16、18 型与宫颈癌的发生高度相关，绝大多数的宫颈癌患者可以查到高危型 HPV 感染。

3．血清肿瘤标志物

（1）鳞状上皮细胞癌相关抗原（SCC）：是一种特异性较好且较早用于诊断鳞状细胞癌的肿瘤标志物。对宫颈癌有较高的诊断价值，诊断敏感性44%～69%，特异性90%～96%。血清SCC浓度与肿瘤分期、病程以及临床症状、淋巴结转移和治疗相关，手术或放疗后2～7天，血清SCC可降至正常；肿瘤复发时再次升高，并且可早于临床复发。血清SCC高的患者易复发，而且生存时间较短。

（2）其他肿瘤标志物的联合检测：其他肿瘤标志物如CEA、CA125、CA19-9、CYFRA21-1等在宫颈癌的诊断、疗效观察、预后判断中有一定作用，但其灵敏度和特异性均有限。联合多种肿瘤标志物检测可以提高诊断的灵敏度和特异性。

4．宫颈癌治疗与预后相关实验检查　宫颈癌晚期或复发转移的患者常使用顺铂、卡铂、紫杉醇、异环磷酰胺、氟尿嘧啶等进行治疗，因此可对相应位点进行检测，如ERCC1、XRCC1、MTHFR、TYMS等，以对临床用药提供参考。参见第二十三章第三节。

（四）卵巢癌

卵巢癌（ovarian cancer）按组织学分为卵巢上皮性肿瘤、卵巢生殖细胞肿瘤、卵巢性索间质肿瘤、卵巢转移性肿瘤等。卵巢癌的组织学来源复杂多样，不同检验诊断项目在不同组织来源的卵巢肿瘤中的应用价值不尽相同。

1．卵巢癌的实验筛查

（1）乳酸脱氢酶（LDH）：卵巢癌患者因糖酵解活力增强，血中LDH水平可升高。血清LDH检测对卵巢恶性肿瘤中的上皮类和生殖细胞类较敏感，其血清LDH活性的高低与病情变化有一定相关性。当卵巢癌经治疗后病情好转时，其LDH活性可下降，故可作为疗效衡量的标准之一。

（2）性激素：主要测定睾酮、雌二醇、孕酮等。部分卵巢癌具有产生激素功能，因而检查各种激素在体内的水平，可辅助鉴别卵巢癌的组织学类型。如卵巢性索间质肿瘤中的颗粒细胞瘤可分泌雌孕激素，致血中雌二醇、孕酮水平升高；卵巢支持细胞-间质细胞肿瘤可分泌雄激素，致血中的睾酮升高。这些分泌性腺激素的肿瘤，在手术切除后，血中激素水平随之下降，当病情复发时，激素水平又上升，故也可作为病情监测的标志物。

2．血清肿瘤标志物　①CA125：是卵巢癌最重要的肿瘤标志物，对卵巢癌诊断具有较高的特异性，并且与疾病的进程、肿瘤的大小相关，可协助卵巢肿瘤患者病程监测及疗效和预后判断。CA125对浆液性囊腺癌临床灵敏度高，可达90%以上。②CA72-4：诊断卵巢癌的临床灵敏度与肿瘤的分期有关，Ⅰ、Ⅱ期肿瘤约为10%，Ⅲ、Ⅳ期肿瘤约为56%。CA125与CA72-4联合检测可将诊断的临床灵敏度从47%提高到58%。③CEA：对上皮性肿瘤较敏感，尤其是卵巢黏液性囊腺癌，其血清水平与卵巢肿瘤的分期、分级、类型及预后有关。④AFP：对内胚窦瘤的诊断有一定特异性，且敏感度高，故AFP是卵巢内胚窦瘤诊断和治疗监护及判断复发的指标。⑤人类附睾蛋白4（human epididymisprotein 4，HE4）：是一种敏感的卵巢癌标志物，常作为卵巢癌的早期诊断标志物。HE4在正常卵巢组织不表达，而在卵巢癌高表达。因为HE4分子量小，早期可分泌入血，HE4的表达独立于CA125的表达，单独检测在早期（Ⅰ期）卵巢癌的敏感性高于CA125，联合检测可提高卵巢癌的诊断能力；HE4水平在卵巢癌术后明显降低，可作为卵巢癌病情监测和疗效观察的指标。⑥雌、孕激素受体含量变化：高分化卵巢癌的雌、孕激素受体含量高于中、低分化癌。

3．细胞学检查　阴道脱落细胞涂片找癌细胞诊断卵巢癌的阳性率不高，价值不大。腹腔积液或腹腔冲洗液找癌细胞对Ⅰ期患者进一步确定分期及选择治疗方法有意义，若患者合并胸腔积液应作细胞学检查，确定有无胸腔转移。临床上可通过阴道细胞学检查、直肠子宫陷凹吸液细胞学检查及腹腔积液细胞学检查来辅助诊断卵巢癌。

4．BRCA 基因突变分析　肿瘤易感基因 *BRCA* 是与乳腺癌和卵巢癌的发生密切相关的抑癌基因，包括 *BRCA1* 和 *BRCA2*。*BRCA* 基因突变多样，目前已报道的 *BRCA1* 基因的突变形式大约有 150 多种，*BRCA2* 的突变谱系不像 *BRCA1* 那样有特征，其碱基的缺失较常见，而点突变较少见。一般认为 *BRCA1* 与卵巢癌的相关性更强，带有 BRCA1 或 BRCA2 基因突变的患者一生中罹患乳癌的概率为 40% ～ 85%，卵巢癌的概率为 25% ～ 50%。且目前普遍认为大部分遗传性卵巢癌是由于 *BRCA* 突变所致，因此对有乳腺癌或卵巢癌家族史的妇女进行 *BRCA* 基因监测是必要的。

5．卵巢癌治疗与预后相关实验检查　卵巢癌晚期患者常使用顺铂、卡铂、异环磷酰胺、甲氨蝶呤、氟尿嘧啶等进行治疗，因此可对相应位点进行检测，如 ERCC1、XRCC1、MTHFR、TYMS 等，以对临床用药提供参考。参见第二十三章第三节。

三、肺癌

肺癌（lung cancer），是世界范围内发病率及病死率最高的肿瘤，好发年龄在 55 ～ 74 岁，多数患者有吸烟史。早期肺癌可通过多学科综合治疗实现较好预后，确诊时多数患者分期较晚是影响肺癌预后的重要原因，因此应对高危人群进行相应筛查。临床上，由于小细胞肺癌（small cell lung cancer，SCLC）的治疗和预后与其他类型肺癌有显著不同，因此，临床上将肺癌分为 SCLC 和非小细胞肺癌（non-small cell lung cancer，NSCLC）两大类。目前肺癌的筛查除低剂量螺旋 CT、MR、全身骨扫描等影像学检查外，还可进行相应的实验检查。

（一）血清肿瘤标志物

与肺癌相关的肿瘤标志物有 NSE、胃泌素释放肽前体（pro-gastrin-releasing peptide，ProGRP）、CYFRA21-1、CEA、SCC 等。

1．NSE　是 SCLC 的首选肿瘤标志物，对 SCLC 的检出，其灵敏度达 80%，特异性达 80% ～ 90%。SCLC 患者 NSE 水平明显高于肺腺癌、肺鳞癌、大细胞肺癌等，可用于鉴别诊断，监测小细胞肺癌放疗、化疗后的治疗效果。治疗有效时 NSE 浓度逐渐降低至正常水平，复发时血清 NSE 升高。

2．CYFRA 21-1　是非小细胞肺癌的首选指标，也是监测肺癌患者的病程和疗效的敏感且特异的指标。首次治疗前应检测 CYFRA 21-1 浓度作为疗效评估的基础值，由于其半衰期短，在首次治疗（手术）后 48 h 就可检测 CYFRA 21-1 以评估疗效。

提倡将 CYFRA 21-1 和 NSE 联合检测，以提高诊断的灵敏度，二者联合检测还可为肺内占位性病变定性（良性和恶性）提供依据，但这不适合于影像学检查无明显异常的患者。

3．CEA　作为一种非特异性肿瘤相关抗原，在肺癌患者中亦可升高，主要用于 NSCLC 的疗效监测；SCC 主要用于肺鳞癌的协助诊断及疗效监测。参见第二十章第五节。

4．ProGRP　是诊断 SCLC 的理想指标，在 SCLC 患者中阳性率约 68.6%，该指标有助于 NSCLC 与 SCLC 的鉴别诊断，尤其是肺部存在病灶但无法获取病理检查结果的患者。对于 SCLC 患者血清 ProGRP > 100 pg/ml，若能排除患者肾功能异常的影响，需注意肿瘤组织中是否含有小细胞成分或神经内分泌分化。根据治疗前后的 ProGRP 及 NSE 水平监测，可以较好地评估患者预后。超过 50% 的患者 SCLC 复发时，将出现 NSE 及 ProGRP 水平升高。

（二）基因突变检测与药物治疗

1．*EGFR* 突变及 *ALK* 融合基因　随着肺癌系列致癌驱动基因的相继确定，肺癌已由过去单纯的病理组织学分类进一步细分为基于驱动基因的分子亚型。不论是晚期 SNCLC、腺癌还是含有腺癌成分的其他类型肺癌，都建议进行 *EGFR* 突变和 *ALK* 融合的检测。对于携带驱动基因的患者，靶向治疗药物能大大改善和延长 NSCLC 患者的预后和生存。晚期 *EGFR* 突变和 *ALK* 阳性 NSCLC 精准靶向治疗的疗效与分子分型关系已经在临床实践中得到充分证实。对

肿瘤实验诊断进展

临床案例

案例解析

于 *EGFR* 基因敏感突变并且不存在耐药基因的晚期 NSCLC 患者，推荐 EGFR-TKIs 一线治疗，*ALK* 融合基因患者推荐克唑替尼一线治疗。参见第二十三章第三节。

2. 化疗相关肿瘤基因　由于晚期肺癌化疗患者常需使用紫杉醇、铂类、吉西他滨及氟尿嘧啶类药物进行治疗，因此可对相应位点进行检测，如 ERCC1、XRCC1、MTHFR、TYMS、BRCA1/BRCA2 等，以对临床用药提供参考。参见第二十三章第三节。

（欧启水　王忠永）

神经系统疾病的实验诊断

神经系统疾病的病因复杂，尤其是 CNS 的病理生理不仅影响脑脊髓，同时对身体的各个器官和系统的功能都会产生影响。由于脑组织生理上的重要性和不可替代、脑组织深藏于颅骨内，血液和脑组织间存在血脑屏障等因素，神经系统尤其是 CNS 疾病的诊断更多依赖于影像和超声技术，用于神经系统疾病的实验诊断总体上少于周围组织疾病。本章将介绍几种常见的神经系统疾病的实验诊断。

第一节　脑血管疾病

脑血管疾病（cerebrovascular disease，CVD）是指各种因素导致的脑血管病变，从而引起脑功能障碍，是临床常见病、多发病，通常分为缺血性脑血管疾病和出血性脑血管疾病。常见的缺血性脑血管疾病有短暂性脑缺血发作（transient cerebral ischemia attacks，TIA）和脑梗死（cerebral infarction，CI）。出血性脑血管疾病主要包括脑出血和蛛网膜下腔出血（subarachnoid hemorrhage，SAH）。

一、脑血管疾病的检验项目与应用

（一）常规检验

1．全血细胞计数

【目的】了解全血细胞数量的变化，辅助判断是否有脑血管病发作。

【应用】脑梗死发生时，患者血液中白细胞总数和中性粒细胞数会很快升高，血小板数一般会下降。部分 SAH 患者初期外周血中白细胞可增高且多伴核左移现象；SAH 伴脑血管痉挛时外周血白细胞明显增高，其与脑损伤程度及预后密切相关，是患者预后不良的标志。

2．血糖和血脂

【目的】了解脑血管疾病时血糖和血脂变化。

【应用】糖尿病是缺血性脑血管病的危险因素之一，高血糖对脑血管疾病（例如 TIA）的病情及预后有显著影响；TIA 患者颈动脉的动脉粥样硬化（atherosclerosis，AS）发生率明显高于一般人群，而 AS 形成与高血压、TC、LDL-C 等水平增高相关。针对高血脂等危险因素进行治疗，降低血脂水平对防止 TIA 具有重要意义。高血糖可促进脑梗死进展，空腹血糖 > 10 mmol/L 可作为脑梗死进展的预测标志。TG、TC、LDL-C 增高为脑梗死的危险因素之一，高 HDL 则为脑梗死的保护因素。

3．血液 C- 反应蛋白

【目的】了解脑组织受到感染或损伤时血浆 C 反应蛋白（C reactive protein，CRP）作为急性时相蛋白是否升高。

【应用】CRP 水平的升高与脑组织受损有关，CRP 水平升高对治疗及估计预后有指导意义。

4．血浆同型半胱氨酸

【目的】高同型半胱氨酸（homocysteine，Hcy）是脑 CI 的独立致病因素。叶酸、VitB$_6$、VitB$_{12}$ 是 HCY 代谢中重要的辅助因子，及时补充叶酸、VitB$_6$、VitB$_{12}$ 有助于降低 HCY 水平，可能达到预防脑梗死发生的目的。

【应用】高同型半胱氨酸血症是脑梗死的一个独立危险因素，且有研究表明高同型半胱氨酸血症是脑梗死复发的危险因素，血浆 HCY 水平高的脑梗死患者 3 年内再次发生脑梗死的概率远大于正常 HCY 患者，所以脑梗死的高危人群和已经发生梗死的患者应定期检测 HCY 水平。

（二）血栓与止血检验

1．溶血磷脂酸

【目的】溶血磷脂酸（lysophosphatide acid，LPA）主要来自血小板和卵巢，正常人血浆浓度很低，凝血时产生大量 LPA，标志着血小板处于活化状态。检测溶血磷脂酸有助于判断血小板功能状态。

【应用】LPA 是脑血栓形成的早期分子标志物，可作为 TIA 的预警因子。TIA、脑梗死患者 LPA 均明显升高，且 TIA 患者明显高于脑梗死患者。LPA 的水平越高，表明血小板的活化程度就越大，形成的血栓可能就越大；与脑梗死的严重程度密切相关，提示临床医生及时干预处理。

2．血浆内皮素

【目的】内皮素（endothelin，ET）是调节血管功能的重要因子，对维持基础血管张力与心脑血管系统稳态起重要作用，是迄今所知最强的缩血管物质之一。检测血浆内皮素有助于判断 TIA 患者的血管状态。

【应用】ET 是血管内皮损伤和血栓形成的分子标志物，TIA 和脑梗死患者血 ET 水平明显高于健康人，而脑梗死患者又明显高于 TIA 患者。

3．血小板 CD62P

【目的】血浆或血小板表面的 P 选择素（CD62P）可判断血小板被活化的水平，可以作为血小板活化的标志物。

【应用】联合检测 TIA 患者血浆 ET、LPA 及血小板 CD62P 水平，对预测 TIA 的发展趋势，判断血栓形成，早期进行干预治疗和防止发生不可逆性脑缺血具有重要临床意义，也可用于健康人群普查和高危人群筛查。

4．血浆 D- 二聚体和纤维蛋白原

【目的】D- 二聚体是交联纤维蛋白的特异性最终降解产物，可作为体内高凝和纤溶功能亢进的分子标志物之一。检测 D- 二聚体（D-dimer，DD）和纤维蛋白原（fibrinogen，FIB）有助于评估缺血性脑血管病的凝血和纤溶功能。

【应用】TIA 患者急性期血浆 DD 水平明显升高，提示体内存在明显的凝血、纤溶异常；Fg 在血栓形成中起重要作用，增多可使血液处于高凝状态。TIA 患者反复发作的过程中，DD 和 Fg 的含量会发生明显的变化。

5．纤溶酶原激活物抑制剂 -1

【目的】检测纤溶酶原激活物抑制剂 -1（plasminogen activator inhibitor-1，PAI-1）的活性可评估病情严重的严重程度。

【应用】PAI-1 活性升高，可使纤溶活性降低，抑制纤维蛋白水解和细胞外基质降解，促进血栓形成和细胞外基质积聚，引起或加重血栓栓塞性疾病和组织器官的纤维化、硬化。因此 PAI-1 被认为是体内最重要的纤溶活性调节剂，许多血栓性疾病及出血性疾病都与之密切相关。SAH 患者的血液呈高凝状态，血浆 PAI-1 浓度明显增高、活性增加，且与病情严重程度

呈正相关。

6．组织型纤溶酶原激活物

【目的】组织型纤溶酶原激活物（tissue type plasminogen activator，tPA）活性的检测可反映 SAH 患者纤溶系统的状态。

【应用】tPA 是一种单链糖蛋白，它对纤维蛋白有高度的亲和力，能够使酪氨酸纤溶酶原形成纤溶酶，降解纤维蛋白（原）和部分凝血因子，是纤溶系统的关键物质。SAH 急性期显著减低并随病程延长而逐渐恢复到生理状态。

7．血液流变学检验

【目的】了解脑血管疾病时血液流变特性的变化。

【应用】TIA 患者全血黏度、血浆黏度、血细胞比容、红细胞沉降率、红细胞聚集指数等均增高，红细胞刚性指数变化不明显。

（三）脑脊液检验

1．脑脊液常规检验

【目的】脑脊液（cerebralspinal fluid，CSF）检验主要包括颜色、透明度，是否凝结以及葡萄糖定性和蛋白定性，还包括显微镜检验 CSF 中各种细胞，这对脑血管病，特别是 SAH 诊断有意义。

【应用】正常情况下，CSF 为无色透明水样液体，不凝结，葡萄糖定性阳性，蛋白定性阴性。如存在均匀血性脑脊液，可协助诊断 SAH（发病 1 周后，CSF 黄变，显微镜下见大量皱缩红细胞，并可见吞噬了血红蛋白或含铁血黄素的巨噬细胞）。

2．脑脊液神经元特异性烯醇化酶

【目的】神经元特异性烯醇化酶（neuron-specific enolase，NSE）主要存在于大脑神经元和神经内分泌细胞的胞质中，因此脑脊液中 NSE 含量的改变是神经元损伤的特异性生化标志。NSE 可以反映神经元损伤程度，但特异性较差。

【应用】在影像学上没有改变的短暂性脑缺血患者也会升高，是神经元损伤较为敏感的标志物，对判断病情严重程度和指导临床治疗有重要意义，可以作为临床诊断 TIA 的筛选指标之一。

3．脑脊液 S-100 蛋白

【目的】S-100 蛋白是神经组织蛋白的一种，主要由神经胶质细胞合成和分泌，特别是星形胶质细胞和少突胶质细胞，因此检测 S-100 蛋白水平可协助了解神经组织的损伤。

【应用】S100 蛋白升高提示缺血区神经胶质细胞严重损伤，梗死面积越大，S100 浓度升高越明显。S100 浓度在脑叶梗死中最高，在脑干梗死中浓度最低。

4．脑脊液髓鞘碱性蛋白

【目的】髓鞘碱性蛋白（myelin basic protein，MBP）是神经组织一种特有蛋白质，因此脑脊液和血液中 MBP 可作为急性脑损伤的特异性标志物。

【应用】梗死面积越大，脑梗死早期 MBP 浓度升高越明显，恢复正常所需要的时间也越长。MBP 在脑叶梗死中浓度最高，在内囊梗死中浓度最低。脑梗死后 MBP 浓度升高的时间比 S100 稍晚，从这一点来讲，它不是理想的标志物，但对于由于种种原因未能及时就诊的患者仍不失为一种较好的指标。

5．脑脊液铁蛋白

【目的】脑脊液铁蛋白检测在发病 1 周后可以弥补 CT、脑脊液红细胞检查阳性率低的不足。

【应用】脑脊液铁蛋白含量从起病 3 天到 7 天开始逐渐升高，至 2 周达到高峰，第 3 周有所下降。在发病 3 天内，CT、脑脊液检查的阳性率高，脑脊液铁蛋白阳性率低，故发病初期应首选 CT、脑脊液红细胞检查。起病 1 周后，脑脊液铁蛋白含量逐渐明显升高，可以弥补后期 CT、脑脊液红细胞检查阳性率低的不足。

6. 脑脊液白蛋白 / 血清白蛋白比值

【目的】脑脊液白蛋白 / 血清白蛋白比值可反映脑膜、血脑屏障损害程度，比值越高病情越严重，是衡量病情轻重的参考指标。

【应用】传统的脑脊液总蛋白（CTP）、Pandy 试验等测定结果虽能判断 CSF 蛋白浓度，但 CSF 蛋白质含量受血清蛋白质含量变动的影响，因此对疾病的诊断还存在不足之处。在测定 CTP、脑脊液白蛋白（C_{ALB}）基础上，强调测定脑脊液白蛋白（C_{ALB}）与血清白蛋白（S_{ALB}）的比值（C_{ALB} / S_{ALB}）。健康人的 C_{ALB} / S_{ALB} 约为 $(5.1 \pm 0.9) \times 10^{-3}$。

二、常见脑血管病的实验诊断策略

（一）短暂性脑缺血发作

1. 判断是否存在血液学异常　血常规、血糖、血脂、血液流变学、D- 二聚体及纤维蛋白原等检验项目，可以用来判断是否存在血液学异常、有无 TIA 的高危因素。

2. 高危人群筛查　联合检测内皮素、溶血磷脂酸及血小板 CD62P 水平对预测 TIA 的发展趋势、判断血栓形成、早期进行干预治疗和防止发生不可逆转性脑缺血具有重要临床意义。

3. 判断神经元是否损伤　TIA 患者应常规在发病 48 h 内进行血清 NSE 检测，若发现血清 NSE 增高，则应视为脑梗死高危状态。

（二）脑梗死

1. 评估是否存在脑梗死的危险因素　首选血清同型半胱氨酸（HCY）。高同型半胱氨酸血症是脑梗死的独立致病因素，脑梗死患者血清 HCY 含量显著升高，所以脑梗死高危人群应定期检测血中 HCY 含量。

2. 发现脑梗死的前期状态，及时采取干预措施　脑梗死发生前期实验检查极为重要，它可预测脑梗死发生的风险；当已出现脑梗死时，CT 等影像学检查则更直观。脑梗死时实验检查的重点在于凝血项目，凝血项目中首选 D- 二聚体和纤维蛋白原。

3. 监测药物用量　现有指南推荐在规定时间窗内对脑梗死开展溶栓治疗，溶栓治疗是目前最重要的恢复血流措施；不符合溶栓适应证且无禁忌证的脑梗死患者应在发病后尽早抗血小板治疗；符合一定条件的患者可进行抗凝治疗。选择适当的血栓止血试验（第 6 章），可监测溶栓药物、抗血小板药物及抗凝药物的用量。

（三）蛛网膜下腔出血

1. 腰椎穿刺　怀疑 SAH 时，进行腰椎穿刺收集 CSF，若发现血性 CSF，对 SAH 的诊断具有重要价值。

2. SAH 初诊后，建议进一步检查 D- 二聚体、组织型纤溶酶原激活物、纤溶酶原激活物抑制剂 -1、NSE 等，明确有无导致出血的因素。

3. 脑脊液铁蛋白　起病 1 周后，脑脊液铁蛋白含量逐渐明显升高，可以弥补后期 CT、脑脊液红细胞检查阳性率低的不足。

三、常见脑血管病的实验诊断

脑血管病发病机制复杂，通过一般常规检验、血栓与止血检验和 CSF 的特殊检验，有助于脑血管病的辅助诊断和疗效监测等。

1. 短暂性脑缺血发作（TIA）　实验检查可有血糖、血脂、CRP 等增高，红细胞沉降率增快，DD 和纤维蛋白原含量升高等。

2. 脑梗死（CI）　部分患者可发现血液红细胞、血小板增多；不少患者血糖、血脂增高。CSF 检查一般正常，大面积梗死时脑脊液压力可增高，细胞数、蛋白含量稍增高；有出血性梗死时，脑脊液中可见红细胞。

3. 蛛网膜下腔出血（SAH）　若 CT 不能确定 SAH 临床诊断，可行 CSF 检查。CSF 压力一般稍增高，呈均匀血性。早期 CSF 中红细胞与白细胞比例与外周血相同。1 周后，脑脊液黄变，蛋白质含量增高，葡萄糖和氯化物无明显变化，并可发现含铁血黄素吞噬细胞。

（涂建成）

第二节　中枢神经系统感染性疾病

病原微生物侵犯中枢神经系统（central nervous system，CNS）的实质、被膜及血管等引起的急性或慢性炎症性（或非炎症性）疾病即为 CNS 感染性疾病。这些病原微生物包括病毒、细菌、真菌、螺旋体、寄生虫、立克次体和朊蛋白等。临床依据 CNS 感染部位的不同可分为①脑炎、脊髓炎或脑脊髓炎：主要侵犯脑和（或）脊髓实质；②脑膜炎、脊膜炎或脑脊膜炎：主要侵犯脑和（或）脊髓软膜；③脑膜脑炎：脑实质与脑膜合并受累。病原微生物主要通过三种途径进入 CNS ①血行感染：病原体通过昆虫叮咬、动物咬伤皮肤黏膜后进入血液，或使用不洁注射器、输血等直接进入血流，面部感染时病原体也可经静脉逆行入颅，或孕妇感染的病原体经胎盘传给胎儿；②直接感染：穿透性颅外伤或邻近组织感染后病原体蔓延进入颅内；③神经干逆行感染：嗜神经病毒（neurotropic virus）如单纯疱疹病毒、狂犬病毒等首先感染皮肤、呼吸道或胃肠道黏膜，经神经末梢进入神经干，然后逆行进入颅内。

CNS 感染性疾病种类繁多，限于篇幅，本节重点介绍病毒性脑膜炎、结核性脑膜炎和化脓性脑膜炎。

一、中枢神经系统感染性疾病的检验项目与应用

用于神经系统感染性疾病的检验项目较多，除了通过血常规、红细胞沉降率、尿常规、生化常规、CRP、PCT 等检测了解患者一般情况外，选择腰椎穿刺取脑脊液（CSF）检验，是诊断颅内感染的重要依据。

1. 脑脊液常规检验

【目的】明确脑膜炎患者 CSF 基本性状及各项指标的变化情况。

【应用】正常 CSF 外观清亮或微浊。①病毒性脑膜炎：当有颅内感染时，白细胞数增多达 $(10 \sim 500) \times 10^6$/L。早期以多形核细胞为主，$8 \sim 48$ h 之后以淋巴细胞为主，蛋白轻度增高，葡萄糖与氯化物正常。细菌学检验为阴性。②结核性脑膜炎：CSF 葡萄糖和氯化物同时减低是其典型改变。脑脊液外观无色透明或微黄，静置后可有薄膜形成，典型改变为淋巴细胞数增高 $(50 \sim 500) \times 10^6$/l，早期多形核细胞增多；蛋白增高，严重者可达 $(1.0 \sim 2.0)$ g/l。③化脓性脑膜炎：脑脊液外观混浊或稀米汤样；镜检中性粒细胞显著增多；糖定量显著降低；蛋白定性试验多为强阳性，定量多在 1 g/l 以上。

2. 脑脊液病原体检验

【目的】通过 CSF 直接涂片、染色、分离培养与鉴定、药敏试验等，明确感染病原体的种类、性质，并为抗菌药物选择提供依据。

【应用】①结核性脑膜炎患者 CSF 直接涂片、抗酸染色，查到抗酸杆菌具有辅助诊断价值。CSF 中结核分枝杆菌培养是目前结核性脑膜炎诊断的"金标准"，但需大量脑脊液和数周时间。②化脓性脑膜炎：CSF 离心涂片、革兰氏染色，常能查见病原菌，在中性粒细胞胞质中

查见革兰氏阴性双球菌对脑膜炎奈瑟菌感染有诊断意义（彩图 15-1），可作为早期选用抗生素治疗的依据。CSF 培养有细菌生长对化脓性脑膜炎有确诊意义。早期、未用抗生素治疗者血培养可得阳性结果，能帮助确定病原菌。患者咽拭子培养：如分离出致病菌有参考价值。③新生隐球菌脑膜炎：CSF 直接涂片、墨汁染色可查到新生隐球菌（图 22-12）。

3．CSF 病原体特异性抗体或抗原检测

【目的】明确脑膜炎患者病原体特异性抗体或抗原的性质及含量。

【应用】①病毒性脑膜炎：CSF 中相关病毒抗体的效价升高或 IgM 抗体（例如 HSV）出现具有辅助诊断价值。免疫荧光技术可快速、特异性检验 CSF 中的病毒抗原。②结核性脑膜炎：CSF 结核分枝杆菌抗体是诊断结核性脑膜炎的间接证据；结核分枝杆菌抗原是诊断结核性脑膜炎的直接证据。脑脊液结核分枝杆菌抗原早期诊断结核性脑膜炎的敏感性为 70.43% ～ 90%，特异性为 95.83% ～ 100%。③新生隐球菌脑膜炎：CSF 新生隐球菌荚膜多糖抗原检测是一种简便、快速、有效诊断隐球菌性脑膜炎的方法。

4．病原体核酸检测

【目的】检测 CSF 中脑膜炎患者感染病原体的核酸序列，明确感染病毒的种类。

【应用】①病毒性脑膜炎：核酸分子杂交尤其适用于不易分离培养及含量极少的病毒标本。病毒核酸大量、短暂出现于症状出现后 1 周，极少出现于第二周。症状出现后 48 h ～ 10 d 进行脑脊液病毒特异性核酸检测，灵敏度为 96%，特异度为 99%。②结核性脑膜炎：CSF 中结核杆菌核酸检测敏感性高，可快速诊断。

二、神经系统感染性疾病的实验诊断

1．病毒性脑膜炎　病毒性脑膜炎（viral meningitis）是由病毒引起的一种脑膜感染，85% ～ 95% 病毒性脑膜炎由肠道病毒引起，包括脊髓灰质炎病毒、柯萨奇病毒 A 和 B、埃可病毒等。虫媒病毒和单纯疱疹病毒（herpes simplex virus，HSV）也可引起本病。病毒性脑膜炎诊断金标准为细胞培养分离病毒，现已可以用脑脊液特异性病毒核酸作为诊断依据；产生针对特定病毒的特异性抗体也是病毒感染的辅助诊断依据。

病毒性脑膜炎首选检验项目：脑脊液常规检验 + 特异性抗体。确诊时要求病原学或病毒核酸阳性依据。脑脊液细菌学检验阳性可以排除病毒性脑膜炎。

2．结核性脑膜炎　结核性脑膜炎（tuberculous meningitis，TBM）是由结核分枝杆菌引起的脑膜或（和）脊髓膜的慢性炎症，是最常见的神经系统结核病。

结核性脑膜炎首选检验组合：脑脊液离心涂片找抗酸杆菌 + 脑脊液结核杆菌培养。抗酸杆菌查见或培养检出结核杆菌即可确诊。

3．化脓性脑膜炎　化脓性脑膜炎（purulent meningitis）是由化脓性细菌感染所致的脑脊膜炎症，是 CNS 常见的化脓性感染。通常急性起病，好发于婴幼儿、儿童和 60 岁以上老年人。化脓性脑膜炎最常见的致病菌为肺炎球菌、脑膜炎双球菌及流感嗜血杆菌 B 型，其次为金黄色葡萄球菌、链球菌、大肠埃希菌、变性杆菌、厌氧杆菌、沙门菌及铜绿假单胞菌等。

化脓性脑膜炎一般首选组合试验：全血细胞计数 + 血清和 CSF 中 CRP+CSF 常规检验 +CSF 离心涂片革兰氏染色 +CSF 及细菌培养与药敏试验。注意与病毒性脑膜炎和结核性脑膜炎鉴别诊断；隐球菌性脑膜炎（cryptococcal meningitis，CNM）通常隐匿起病，病程迁延，脑神经尤其是视神经受累常见，脑脊液白细胞通常低于 500×10^6/L，以淋巴细胞为主，墨汁染色可见新型隐球菌，乳胶凝集试验可检测出隐球菌抗原。

4．常见中枢神经系统感染性疾病的脑脊液改变　特征见表 15-1。

表15-1　常见四种中枢神经系统感染性疾病的脑脊液病理改变特点

	外观	潘氏蛋白定性试验	白细胞（×10⁶/L）	蛋白（g/L）	糖（mmol/L）	氯化物（mmol/L）	查找病原
正常	清亮透明	–	0～10	0.2～0.4	2.8～4.5	117～127	
病毒性脑膜炎	清亮或微浊	–～+	10～500	轻度增高	正常	正常	特异性抗体阳性，病毒分离可阳性
结核性脑膜炎	毛玻璃样浑浊或薄膜形成	+～+++	50～500	增高	降低	降低	涂片或培养可发现抗酸杆菌
化脓性脑膜炎	浑浊或稀米汤样	+～+++	常＞500	明显增高	明显降低	多数降低	涂片或培养可发现致病菌
新生隐球菌脑膜炎	清晰或微浊	–～+	30～200	轻度增高	轻度减低	降低	墨汁染色或培养有新生隐球菌

（斗　章）

临床案例

案例解析

第三节　痴　呆

痴呆（dementia）是一种以认知功能缺损为核心症状的获得性临床综合征，临床表现包括记忆障碍、认知缺损、人格改变、情感障碍、定向力丧失、注意力不集中、缺乏激情，以及行为异常、日常社交及生活能力低下等等。在 60 岁以上的老人中，痴呆是丧失社会能力和生活自理能力的主要原因，导致痴呆的病因中，阿尔茨海默病（Alzheimer disease，AD）位于首位，其次为血管性痴呆（vascular dementia，VD）。

一、痴呆的检验项目与应用

（一）一般检验项目

1．血脂

【目的】痴呆患者可出现血脂代谢紊乱，高胆固醇血症患者痴呆发病率明显增高，检测并改善血脂水平能延缓痴呆的病情进展。

【应用】痴呆患者 TC、TG、LDL-C 水平增高，但血脂代谢紊乱与痴呆的关系目前仍存在争议。

2．血小板功能试验

【目的】AD 早期血小板就处于活化状态，聚集率增高，容易在微血管中形成血栓，检测并改善血小板功能可改善脑组织供血，有望延缓 AD 的进展。

【应用】血小板是血液中的重要组成部分，AD 患者的血小板功能存在异常，AD 患者血小板处于激活状态，血小板黏附、聚集、释放等功能增强。

3．维生素 B_{12}

【目的】维生素 B_{12} 会影响神经髓鞘的形成，检测血液维生素 B_{12} 水平并给予适量的补充，可提升 AD 患者的神经营养状态、抑制神经损伤程度，有望减轻 AD 病情并改善治疗结局。

【应用】AD 患者维生素 B_{12} 水平减低，但与痴呆的严重程度无关。

4．血液流变特性

【目的】血液流变特性变化对 AD 的发生发展有一定的影响，可作为 AD 诊断和疗效观察的一项参考指标。

【应用】AD 患者的血液流变特性有显著异常改变，其中以全血黏度增高最为明显。全血黏度增高会导致微血栓形成以及相应器官灌注受损，脑循环的低灌注是导致 AD 发生发展的可能原因之一。

5．同型半胱氨酸

【目的】有研究表明高同型半胱氨酸（HCY）血症是 AD 的独立危险因素，与 AD 的发病、发展及预后有一定的关系。

【应用】研究发现 AD 患者在发病之前就有 HCY 水平的升高。AD 患者血浆 HCY 水平明显高于对照组，且晚发型 AD 患者的 HCY 水平高于早发型。

6．血清免疫球蛋白

【目的】沉积在血管内皮上的循环免疫复合物对血管壁的免疫损伤作用被认为是 VD 发生或发展的重要因素，故免疫球蛋白的检测对 VD 的辅助诊断具有意义。

【应用】VD 组 IgA、IgG、IgM 浓度均高于对照组，IgG 具有显著差异。

（二）诊断试验项目

1．脑脊液 tau 蛋白

【目的】微管相关蛋白（tau 蛋白）是维持神经细胞骨架成分稳定的因素之一。脑脊液含量增高为 AD 和 VD 较为特异的辅助诊断指标。

【应用】① AD 患者 CSF 中 tau 蛋白含量增加，有报道其敏感度为 82%，特异性达 70%。此外，tau 蛋白含量变化也可反映疾病的进展及对治疗的反应，但单独使用 tau 蛋白仍缺乏高特异性，联合运用 tau 蛋白和 Aβ42 能显著提高 AD 诊断的特异性。②脑脊液 tau 蛋白升高也可以作为诊断 VD 的一个很有价值的指标，有报道其灵敏度 46.5%，特异性 90.9%。脑脊液 tau 蛋白和 Aβ 结合应用，可以明显提高 VD 诊断的灵敏度和特异性。tau 蛋白浓度增高且 Aβ 浓度减低更倾向于 VD 的诊断，而 tau 蛋白浓度减低且 Aβ 浓度增高更倾向于排除 VD 的诊断。

2．脑脊液 β-淀粉样蛋白

【目的】老年斑、神经元纤维缠结和血管壁淀粉样变是 AD 大脑的特征性病理改变，而 β-淀粉样蛋白（amyloid β-protein，Aβ）是老年斑和血管壁淀粉样变性的主要成分。VD 和 AD 的发病机制不同，但二者存在着相似的 Aβ 代谢紊乱，提示不同的病因可激活一种相似甚至相同的机制，导致细胞受损、轴突变性和神经元死亡，出现痴呆或其他脑功能障碍的结局。所以，Aβ 的异常不仅能够辅助 AD 的诊断，还能提示 VD 的病因。

【应用】①目前认为在 AD 中期随着年龄增加，Aβ 沉积增加，脑脊液 Aβ 增加；在 AD 晚期，Aβ 大量沉积为 P 物质，脑脊液中 Aβ 不但不增加反而下降。因此通过监测脑脊液 Aβ 水平可监测 AD 进展情况和观察药物疗效。② VD 患者脑脊液中 Aβ 浓度显著低于正常对照组，但与 AD 组无显著差异。Aβ 检查诊断 VD 灵敏度为 48.83%，特异性为 95.45%。因此，检测脑脊液中 Aβ 浓度对于诊断 VD 具有很大的使用价值。

3．血小板 β 淀粉样前体蛋白亚型比率

【目的】血液中血小板表达和分泌不同的 β 淀粉样前体蛋白（amyloid protein precursor，APP）异构体（分子量为 106～130 kD）。有研究报道血小板 β 淀粉样前体蛋白亚型比率（amyloid protein precursor rate，APPr）异常可作为 AD 的辅助诊断指标之一。

【应用】AD 患者血液中血小板 APPr 水平明显减低，且病情越重水平越低，治疗后其水平较治疗前明显增高，故 APPr 既可作为 AD 辅助诊断指标又可作为疗效评价指标。

二、痴呆的实验诊断策略

在痴呆的诊断流程中，实验检查是必需的，可为确定痴呆和认知障碍的类型提供有力的证据。

1. 排除引起痴呆的其他病因　如甲状腺功能试验、血氨检查、维生素 B_{12} 水平、尿液相关检验可以排除能导致和诱发认知障碍的其他基本病因，例如甲状腺功能低下、肝性脑病、恶性贫血、尿毒症等。

2. 鉴别阿尔茨海默病和血管性痴呆　AD 与 VD 有许多共同的特征，临床表现、影像学检查或实验检查鉴别两者的能力都是有限的。鉴别诊断 AD 与 VD 可选择的检验项目主要是联合测定脑脊液 tau 蛋白和 β- 淀粉样蛋白（Aβ）。

3. 分子诊断　对于有常染色体显性遗传家族史的痴呆患者进行已知基因突变的筛查有助于提供特异性诊断。疑为 AD 时，分子诊断项目建议为早老素 1（*PS1*）基因 + 早老素 2（*PS2*）基因 + 淀粉样蛋白前体（*APP*）基因；*ApoE4* 基因首先报告为 AD 的危险因素，后来许多研究表明 *ApoE4* 可能与 AD 发生相关，所以，疑为 AD 时，可进行 *ApoE4* 基因的检测。

三、痴呆的实验诊断

1. 阿尔茨海默病　几乎所有 AD 患者软脑膜和血管壁的病理检查都有 Aβ 沉积，血清检测结果亦显示 Aβ 含量在 AD 患者脑脊液中明显增高；AD 患者 tau 蛋白及其同型物质被异常磷酸化且含量增多。此外，AD 患者脑中胆碱能神经元减少或胆碱代谢紊乱，进而导致脑脊液中乙酰胆碱酶（AChE）活性显著降低。大量尸检和活检发现 AD 患者大脑皮质和海马中胆碱乙酰酶（ChAT）及 AChE 活性降低，脑脊液中 ChAT 活性减低与智力损伤程度相关。

2. 血管性痴呆　目前尚无 VD 较为特异的分子标志物。临床上常选用的实验项目包括血脂、免疫球蛋白、同型半胱氨酸、血液流变学检查等、tau 蛋白、β 淀粉样蛋白等。

（涂建成）

AD 的实验诊断进展

第四节　多发性硬化症

多发性硬化（multiple sclerosis，MS）是一种常见的以中枢神经系统（CNS）白质炎性脱髓鞘病变为主要特点的自身免疫病，其病理特点为大脑与脊髓内出现播散的脱髓鞘性斑块，显著特点为时间上的多发性（多次发作）及空间上的多发性（多个病变部位），临床表现为多样性神经系统功能缺失，病程进展缓慢，常有缓解与复发。MS 可分为 4 型：复发缓解型 MS（relapse remitting multiple sclerosis，RRMS）、继发进展型 MS（secondary progressive multiple sclerosis，SPMS）、原发进展型 MS（primary progressive multiple sclerosis，PPMS）以及进展复发型 MS（progressive relapsing multiple sclerosis，PRMS）。

MS 多见于青壮年，急性或亚急性起病，可同时或先后相继出现两个或两个以上的脑、脊髓白质损害症状或体征，如精神症状、言语障碍、脑神经功能障碍、运动或感觉障碍等，病程迁延，可有明显缓解（至少 1 个月）复发或阶段性进展，复发后又可出现新的神经症状及体征。

一、多发性硬化症的检验项目与应用

1. 脑脊液常规检验

【目的】脑脊液常规检验在多发性硬化症诊治中意义十分重要，出现首个提示 MS 的临床事件时就应该常规进行脑脊液检验。

【应用】脑脊液清亮或微显浑浊，细胞数一般不超过 $50 \times 10^6/L$，主要为淋巴细胞及单核细胞，两者约为 7 : 3。脑脊液总蛋白正常或轻度至中度升高，多为 0.3 ~ 0.4 g/L，一般不超过 1 g/L。葡萄糖和氯化物含量一般正常，借此可以与化脓性神经系统疾病相区别。

2．干扰素 γ 和肿瘤坏死因子 α

【目的】血液和脑脊液干扰素（如 IFN-γ）、肿瘤坏死因子（如 TNF-α）两者表达上调均可直接导致自身免疫性疾病，是 MS 最主要的致病机制。

【应用】既往研究已经证明，TNF-α 在炎症反应中扮演着重要角色，而 IFN-γ 能引起并加重炎症反应，两者在 MS 的血液和脑脊液中浓度增加，脑脊液中增加尤为明显。

3．免疫球蛋白

【目的】免疫反应异常在 MS 中的作用已十分明确，脑脊液免疫球蛋白的检测可为 MS 的诊断和发病机制的研究提供重要的信息。

【应用】MS 患者脑脊液中多以 IgG 为主，且以 IgG1 增高、IgG2 减低为特点。脑脊液内 IgG 水平增高而血液的 IgG 水平正常是 MS 的另一特征。

4．IgG 指数

【目的】脑脊液 IgG 指数可以反映 CNS 内源性 IgG 的合成情况。

【应用】计算公式：① CSF IgG 指数 $= (IgG_{CSF}/Alb_{CSF}) \div (IgG_{SER}/Alb_{SER})$，（公式中 Alb 为白蛋白，SER 为血清。IgG 指数增高表明鞘内 IgG 合成增加，见于 60% ~ 90% 的 MS 患者。IgG 指数摒除了血清 IgG 增高和血脑屏障破坏等因素影响，反映了内源性 IgG 的合成。阴性结果不能排除 MS 诊断，阳性结果可以支持 MS 诊断。

6．寡克隆区带

【目的】同时测定脑脊液和血清的寡克隆区带（oligoclonal band，OCB）可以定性反映鞘内合成的 IgG。

【应用】鞘内 IgG 量和（或）质的异常均支持 MS 的诊断，但是两者的结果并不完全一致。脑脊液总蛋白量正常而出现异常的 OCB 时对诊断 MS 更有意义。有研究表明 MS 确诊时，脑脊液中寡克隆区带（OCB）阴性或数量较少者，提示预后较佳。

7．髓鞘碱性蛋白

【目的】髓鞘碱性蛋白（myelin basic protein，MBP）的含量对判断神经损伤严重程度、损伤范围、病情转归及预后有重要的意义。

【应用】MBP 含量的高低可以反映脑实质性损伤的范围及严重程度，且 MBP 在急性期增高最为明显，缓解期患者的 MBP 含量很低，进展期介于两者之间，是反映 MS 活动性的一个指标。

6．T 细胞亚群检测

【目的】MS 是一种自身免疫介导的炎性脱髓鞘病，常伴有细胞免疫的异常，T 细胞亚群检测能够反映细胞免疫的状态。

【应用】MS 患者发作期血液和脑脊液中 CD8+ 细胞减少，但脑脊液中的 T 淋巴细胞明显高于自身外周血淋巴细胞。CD4+ 细胞多正常，CD4+/CD8+ 比例升高，而恢复期多正常。由于其他自身免疫性疾病也存在类似的变化，所以，T 细胞亚群的检测在 MS 的诊断中不具有特异性，可作为病情及预后判断的参考指标。

二、多发性硬化症的实验诊断策略

怀疑为 MS 时，实验检查首选的检验项目组合为脑脊液常规、IgG 指数及寡克隆区带。

1．脑脊液常规检查　对怀疑为多发性硬化症的患者应首先进行脑脊液常规检查。

2．IgG 指数　IgG 指数摒除了血清 IgG 增高和血脑屏障破坏等因素影响，反映了内源性 IgG 的合成，阳性结果可以支持 MS 诊断。

3．寡克隆区带　脑脊液总蛋白量正常，而出现异常的寡克隆区带时对诊断 MS 有意义。

三、多发性硬化症的实验诊断

MS 的实验诊断主要为脑脊液检查。单个核细胞数轻度增高或正常，一般在 $15 \times 10^6/L$ 以内，约 1/3 急性起病或恶化的患者可轻至中度增高，通常不超过 $50 \times 10^6/L$，超过此值应考虑其他疾病而非 MS；约 40% 的 MS 患者脑脊液蛋白轻度增高；约 70% 以上的 MS 患者 CSF-IgG 指数增高；OCB 阳性率可达 95% 以上，但应同时检测 CSF 和血清，只有脑脊液中存在 OCB 而血清缺如才支持 MS 诊断。

（涂建成）

生殖系统疾病与出生缺陷的实验诊断

生殖系统疾病包括生殖器官的炎症、肿瘤和不孕不育等。男性常见生殖系统疾病主要包括前列腺炎、尿道炎、睾丸炎、附睾炎以及前列腺和睾丸附睾肿瘤等，女性常见生殖系统疾病主要包括外阴阴道炎、宫颈和卵巢肿瘤等，这些疾病不但影响患者的健康，而且有可能会导致不孕不育，甚至严重影响下一代的健康。另外，一些免疫和内分泌因素也可导致不孕不育。预防有缺陷患儿的出生是提高人口质量的重要环节。WHO 提出了出生缺陷的三级预防措施，内容包括孕前、孕期和新生儿期分别应采取的一系列措施。

第一节　生殖系统感染

生殖系统感染包括男性和女性生殖系统感染。男性生殖系统感染的实验诊断主要通过精液与前列腺液检验，女性生殖系统感染主要通过阴道分泌物检验。

一、生殖系统感染的检验项目与应用

（一）筛查试验

1. 精液常规试验

【目的】通过精液（semen）的一般性状及显微镜检查辅助诊断男性生殖系统疾病如炎症、结核等，对男性不育症和男性生殖系统疾病的诊断及疗效观察有重要意义。

【应用】①血性精液见于生殖系统炎症、结核和肿瘤等；黄色、棕色脓样精液见于精囊炎和前列腺炎；前列腺炎、精囊炎常表现为精液量减少，液化时间延长或不液化。② pH > 8.0 可能是精囊腺分泌过多或前列腺分泌过少所致，常见于急性前列腺炎、精囊炎和附睾炎。③男性生殖系统感染时，镜检可见精子活力、精子存活率下降，白细胞增多。

2. 前列腺液常规试验

【目的】前列腺所分泌的前列腺液（prostatic fluid）是精液的重要成分之一。前列腺液一般是指通过按摩前列腺收集到的液体，通常情况下只进行一般性状和显微镜检验，主要用于辅助诊断前列腺炎、前列腺肿瘤等。

【应用】①前列腺炎时前列腺液呈黄色或红色，可见浑浊和絮状物；前列腺结核和前列腺癌时常因出血而导致前列腺液呈红色。②慢性前列腺炎时，镜检可见成堆的白细胞或脓细胞（一般 > 10/ 高倍视野）及少量红细胞，卵磷脂小体显著减少且有成堆倾向，前列腺颗粒细胞（吞噬了卵磷脂颗粒的吞噬细胞）增多。前列腺癌时，镜检可查到癌细胞。滴虫性前列腺炎时，镜检可查到滴虫。

3. 阴道分泌物常规试验

【目的】阴道分泌物（vaginal discharge）是女性的生殖道分泌物。各种类型的女性生殖系统感染可引起阴道分泌物异常。通过阴道分泌物一般性状检查和涂片显微镜检查，辅助女性生殖系统感染诊断。

【应用】①女性生殖系统感染如滴虫性阴道炎（trichomonal vaginitis，TV）、化脓性阴道炎、慢性宫颈炎、子宫内膜炎及阴道积脓等阴道分泌物常呈脓性改变，镜检可查到阴道毛滴虫及白细胞增多。外阴阴道假丝酵母菌病（vulvovaginal candidiasis，VVC）（也称念珠菌阴道炎或霉菌性阴道炎）常呈典型白色稠厚、凝乳状或豆渣样分泌物改变，镜检可查到假丝酵母菌的芽孢及菌丝。细菌性阴道病（bacterial vaginosis，BV）患者的阴道分泌物常呈灰白色，均匀，稀薄，有鱼腥味；常黏附于阴道壁的奶油状分泌物改变通过镜检可查到线索细胞。② TV 因消耗糖原并阻碍乳酸生成，使阴道 pH 升高，pH 多在 5.0 ~ 6.5；VVC 由于酸性环境适宜假丝酵母菌生长，在单纯性假丝酵母菌感染时，pH < 4.5；若 pH > 4.5 并且涂片中白细胞较多，可能存在混合感染；BV 由于其他细菌如阴道加德纳菌（gardnerella vaginalis，GV）和厌氧菌的大量繁殖，乳酸杆菌生成减少，使阴道 pH 升高，pH > 4.5。③女性生殖系统感染时阴道清洁度变差，乳酸杆菌减少，杂菌增加，白细胞增多，清洁度多为 Ⅲ ~ Ⅳ 级改变。

4. 体液特殊试验

（1）精浆生物化学检验

【目的】有助于了解附睾、前列腺、精囊腺功能。

【应用】在男性生殖系统感染时，可出现精浆的生化成分改变，是精液常规试验的重要补充。精浆酸性磷酸酶（ACP）是评价前列腺功能的常用指标，前列腺炎时 ACP 活性减低。

（2）阴道分泌物生物化学检验

【目的】通过生物化学检验，结合阴道 pH 和炎症细胞信息，可大致判断病原微生物的种类。

【应用】①过氧化氢（H_2O_2）：H_2O_2 是由阴道乳酸杆菌产生的一种杀菌物质，阴道分泌物中 H_2O_2 浓度与乳酸杆菌的数量成正比。阴道分泌物中 H_2O_2 浓度减低或无，患各种生殖道感染的概率增加。阴道分泌物 H_2O_2 试验阳性（即 H_2O_2 浓度减低或无）的 BV 患者复发率比阴性者显著增高。②白细胞酯酶：阳性表明白细胞增多或白细胞崩解释放出细胞内的酯酶，多见于急性宫颈炎患者。由于滴虫、念珠菌和阴道加德纳菌对白细胞的毒性较低，TV、VVC 和 BV 患者的阴道分泌物白细胞酯酶活性改变不明显。③唾液酸苷酶：阳性常见于 BV。④脯氨酸氨肽酶：阳性表明可能是 BV 或 VVC。⑤乙酰氨基葡萄糖苷酶：需结合 pH 判断结果。阳性，若同时 pH > 5.0，表示可能是 TV；若同时 pH < 4.5，表明可能是 VVC。

（二）诊断试验

通过生殖系统标本的病原学检查，利用直接涂片查找病原体、病原体分离培养、血清学和分子生物学等试验以明确生殖系统感染的病原体种类，确定生殖系统感染的存在及其性质。

二、生殖系统感染的实验诊断策略

生殖系统感染的实验诊断策略主要在于确定有无感染以及感染的性质。

1. 通过生殖系统体液标本的常规及化学检验并结合临床，初步判定有无生殖系统感染。

2. 通过直接或间接方法查到相应病原体即可确诊。常采集相应部分的分泌物标本，使用下列方法检测病原微生物的感染并确定病原微生物的类型。

（1）直接涂片镜检：不染色或染色（革兰氏染色、抗酸染色、荧光染色等）查找病原体或包涵体。镜下查找到特征性形态的病原体可确诊。

（2）病原体特异性抗原或抗体检测：检测分泌物中特异性病原体抗原或血清中特异性抗体。

（3）病原体分离培养：利用不同病原体的分离培养技术，如能从标本中分离出相应病原体可确诊，同时可提供抗微生物药敏试验结果。

（4）分子生物学检验：直接检测病原体特异性核酸，并进行分型。

三、常见生殖系统感染的实验诊断

（一）前列腺炎

前列腺炎（prostatitis）是一组临床症候群，分为急性细菌性前列腺炎（Ⅰ型）、慢性细菌性前列腺炎（Ⅱ型）、慢性非细菌性前列腺炎/慢性骨盆疼痛综合征（CPPS）（Ⅲ型）和无症状性炎性前列腺炎（Ⅳ型）。对前列腺炎的诊断主要依据前列腺分泌物的常规检查及细菌培养结果。尤其对于无症状的慢性前列腺炎，实验检查显得更为重要。

急性细菌性前列腺炎典型的症状，联合实验检查可诊断。慢性细菌性前列腺炎诊断依据主要有反复尿路感染的病史、前列腺液中持续有致病菌存在、前列腺液检查见白细胞 > 10 个/高倍视野（HPF）、卵磷脂小体减少。慢性细菌性前列腺炎与慢性非细菌性前列腺炎的鉴别主要依靠前列腺液的细菌培养，慢性细菌性前列腺炎细菌培养结果多数为阳性。炎症性的慢性骨盆疼痛综合征前列腺液检查无致病菌，白细胞 > 10/HPF；非炎症性的慢性骨盆疼痛综合征，前列腺液检查无致病菌，白细胞 < 10/HPF。无症状性前列腺炎无明显症状，仅在前列腺相关检查时发现炎症证据。前列腺液中菌落计数 > 5000/ml，即可考虑细菌性前列腺炎。常见的病原体有葡萄球菌、链球菌、大肠埃希菌、淋球菌、支原体、衣原体、结核分枝杆菌等。

（二）女性生殖系统感染性疾病

女性生殖系统感染性疾病种类较多，以下主要介绍滴虫性阴道炎、外阴阴道假丝酵母菌病、细菌性阴道病的实验诊断。

1. 滴虫性阴道炎（TV）　是由阴道毛滴虫感染引起的下生殖道炎症，是临床最常见的阴道炎之一。滴虫性阴道炎 25% ～ 50% 的患者感染初期无症状。

主要实验诊断特征①阴道分泌物常规及显微镜检查：阴道分泌物清洁度Ⅲ或Ⅳ度，镜下若检出阴道毛滴虫虫体即可确诊。②阴道毛滴虫培养法：被认为是诊断滴虫性阴道炎的金标准，但操作较复杂，所需时间较长，适用于显微镜检查阴性而临床高度怀疑滴虫性阴道炎的患者。③聚合酶链反应（PCR）与免疫学试验：临床较少应用。可特异性扩增阴道分泌物中阴道毛滴虫的 18SrRNA 基因，敏感性和特异性均大大提高。另外，也可采用用荧光免疫法、ELISA 法、胶乳凝集法等检测阴道毛滴虫的特异抗原。

2. 外阴阴道假丝酵母菌病（VVC）　是由假丝酵母菌引起的常见外阴阴道炎症。80% ～ 90% 的病原体为白假丝酵母菌，10% ～ 20% 为光滑假丝酵母菌、近平滑假丝酵母菌、热带假丝酵母菌等。白假丝酵母菌为条件致病菌，在全身及阴道局部免疫力下降时大量繁殖，可出现症状。

主要实验诊断特征①阴道 pH：假丝酵母菌适宜在酸性环境中生长，若 pH < 4.5，可能为单纯假丝酵母菌感染；若 pH > 4.5，且阴道分泌物涂片中有大量白细胞，可能存在混合感染。②阴道分泌物清洁度变差，Ⅲ或Ⅳ度；直接或革兰氏染色后显微镜下查找到病原体可确诊。③真菌培养：主要适用于疑为假丝酵母菌性阴道炎，而多次显微镜检查阴性的患者或顽固病例；真菌培养检出的阳性率更高，并能同时进行药敏试验。

3. 细菌性阴道病（BV）　是正常寄生在阴道内的细菌生态平衡（菌群）失调所致的一种混合感染。BV 时，阴道内乳酸杆菌减少而其他细菌如阴道加德纳菌、厌氧菌等大量繁殖，部分患者可合并支原体感染。10% ～ 50% 的患者无临床症状，有症状者主要表现为白带增多，有鱼腥臭味。分泌物呈灰白色，均匀一致，稀薄。

Amsel 等提出的公认的 BV 临床诊断 4 项标准（3 项符合即可诊断 BV），即：①匀质、稀薄、白色阴道分泌物；②阴道分泌物 pH > 4.5；③胺试验阳性；④线索细胞阳性。

主要实验诊断特征①阴道分泌物检查：清洁度Ⅲ或Ⅳ度；涂片显微镜下检查阴道菌群和线索细胞有诊断意义。②阴道菌群检查：涂片在显微镜下如果混合有多种菌群，包括阴道加德纳菌和其他革兰氏阴性或阳性杆菌，而乳酸杆菌无或每视野少于 5 个，属 BV 阳性。③阴道加德纳菌分离鉴定：阴道加德纳菌可在 95% 的 BV 妇女中被分离到，但在无 BV 症状的正常妇女中，该菌培养阳性率可达 36% ~ 55%。因此，单独检测阴道加德纳菌不作为诊断 BV 的指标，而阴道分泌物中未检出阴道加德纳菌有助于排除 BV 的诊断。④微生物代谢产物测定：a. 阴道 pH 升高：BV 患者阴道生态系统紊乱，造成厌氧菌大量繁殖，产生氨类物质。b. 胺试验阳性：阴道加德纳菌能产生高浓度的丙酮酸和氨基酸，被阴道厌氧菌脱羧生成胺，在碱性环境中形成挥发性氨而逸出。胺试验阳性为诊断 BV 的主要指标之一，但敏感性较低。c. BV 联合测定试剂盒：目前临床常采用试剂盒联合检测相关微生物代谢产物，常用的有 BV 三联法（过氧化氢 - 唾液酸苷酶 - 白细胞脂酶三联法），具有符合率较高、敏感性好、检测速度快、操作简便、受主观因素影响少的特点，适用于 BV 的快速检测。

（王忠永）

第二节　不孕不育症

　　不孕分为女性不孕和男性不育，其中单纯女方因素约为 45%，单纯男方因素约为 45%，男女共有因素约占 10%。女性不孕主要以排卵障碍和输卵管因素为主，男性不育主要是生精异常及排精障碍。不孕症（infertility）是一种常见病，影响到至少 10% ~ 15% 的育龄夫妇。

一、不孕不育症的检验项目与应用

　　不孕不育症应对男女双方进行全面的不孕不育检查后才能准确诊断。除对男女双方进行病史收集、体格检查之外，常需要进行实验检测，查明导致不孕不育的因素。

（一）女性不孕的检验

1. 阴道细胞学检验

【目的】筛查生殖系统的炎症和肿瘤。

【应用】阴道炎症和肿瘤可影响精子的活力与寿命，影响受精和着床。

2. 性激素

【目的】检测卵泡生成素（follicle-stimulating hormone，FSH）、黄体生成素（luteinizing hormone，LH）、雌二醇（estradiol，E2）、孕酮（progesterone，P）、睾酮（testosterone，T）、催乳素（prolactin，PRL），判断卵巢排卵及黄体功能有无异常。

【应用】通过测定月经 2 ~ 4 天的 FSH、LH、E2 和排卵后 5 ~ 7 天的 P 等，可了解卵巢排卵情况及黄体功能。FSH、LH 和 E2 都低伴闭经，见于下丘脑和垂体功能减退；LH 增高，FSH 正常或略高，LH/FSH 增高，常见于多囊卵巢综合征；多囊卵巢综合征约占无排卵性不孕的 70%。

3. 性交后试验

【目的】性交后试验是在性交后一定时间（2 ~ 4 小时）内采取宫颈管内外黏液进行镜检，了解精子对子宫颈黏液的穿透性能，同时还可以了解宫颈黏液性状、精液质量及性交是否成功等有关情况。

【应用】选择在预测的排卵期进行，如宫颈管内有精子证明性交成功。如果精子穿过黏液能力差或精子不活动，提示有精子功能或免疫问题。

4. 宫颈黏液 - 精液相合试验

【目的】评估精子活动力及宫颈黏液的性状，黏液中有无抗精子抗体。

【应用】检验宫颈黏液和（或）精子是否有抗精子抗体抑制精子穿透和游动的程度。

5. 抗精子抗体

【目的】检查血清抗精子抗体，阳性可引起不孕。

【应用】若女性血清中存在抗精子抗体，可影响精子与卵子的结合以及受精卵着床。

（二）男性不育的检验

1. 精液与前列腺液常规试验　见本章第一节。

2. 精液生化检验

【目的】筛检精液与生育相关生化指标异常导致的不育。

【应用】精浆乳酸脱氢酶同工酶 X 是精子能量代谢所必需的特异酶，与精子的生成和代谢有密切关系，活性降低可引起精子数量减少或无精子症。果糖是精子能量的主要来源，精浆果糖浓度减低将使精子活力减弱，致孕力降低。酸性磷酸酶降低，精子活力也会减弱。精浆锌降低可影响垂体分泌促性腺激素，导致睾丸萎缩，精子数目减少，死精子增多。

3. 内分泌激素

【目的】通过检测与生育相关的血清激素水平，评估对不育的影响。

【应用】血清催乳素增高、雄激素（androgen，A）降低或雄激素受体（androgen receptor，AR）异常、黄体生成素降低、促卵泡生成素降低等均可使精子的数量和质量下降。检测其他内分泌激素，排除影响生育的甲状腺和肾上腺疾病。

4. 精子功能试验

【目的】评价精子的相关功能，辅助男性不育的诊断。

【应用】①精子体外穿透试验：当宫颈黏液异常或有抗精子抗体时，精子体外穿透能力减弱或丧失；②精子穿卵试验：精子体外穿透去透明带仓鼠卵细胞的试验可反映精子的体外受精能力；③精子泳动速度试验：不育症患者精子泳动速度减慢。

（三）男女双方共有不孕不育的检验

1. 全身性疾病检查

【目的】筛查导致不孕不育的全身性疾病。

【应用】高泌乳素血症、甲亢、肾上腺皮质功能亢进患者生殖能力下降。如怀疑有甲状腺、垂体和肾上腺疾病，需检测相关的激素水平，如血 T3、T4、TSH，尿 17- 羟皮质类固醇、17- 酮皮质类固醇，血皮质醇，血泌乳素等。

2. 细胞与分子遗传学检验

【目的】检测与不孕不育相关的细胞与分子遗传学异常，包括染色体核型分析和基因检测。排除或明确是否由遗传因素导致不孕不育。

【应用】对女性闭经或月经异常伴或不伴体态异常、多次不明原因流产、既往有缺陷儿出生史者，了解有无染色体疾病和基因异常；了解男性有无隐睾或睾丸下降不全、先天性输精管缺如或其他先天性疾病导致的无精症。

二、不孕不育症的实验诊断策略

通过男女双方全面检查找出病因，是不孕不育症的诊治关键。不孕不育症的实验诊断可以病因不同按如下路径（图 16-1，图 16-2；彩图见二维码）进行实验诊断。

三、常见不孕不育症的实验诊断

（一）女性不孕

女性不孕的原因较多，实验诊断可以为其提供线索。

1. 性激素代谢紊乱　血清性激素改变和阴道细胞学检验可以判断是否有可能导致卵巢功能异常。对不孕症患者可监测性激素的峰值变化①血清 E2、P、LH 峰或尿 LH 峰：随着卵泡发育，出现 E2 高峰，在 E2 峰值形成约 24 h 后形成 LH 高峰及 FSH 高峰。② LH 峰出现至消退持续时间约 54 h：LH 峰上升期 16 ～ 20 h，高峰平台期 16 h，LH 峰值下降较缓慢，约 20 h。LH 下降后发生排卵，血孕酮值开始明显上升。

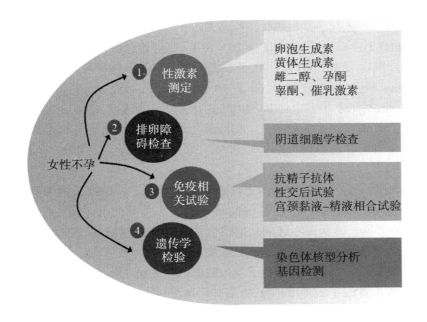

图 16-1

图 16-1　女性不孕的实验诊断路径

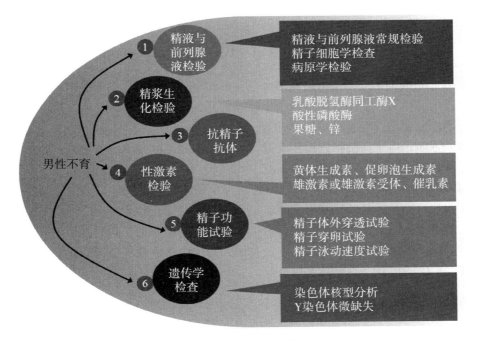

图 16-2

图 16-2　男性不育的实验诊断路径

2. 抗精子抗体　若在女性血清或宫颈黏液中查到抗精子抗体，则可能是导致不孕的重要因素。

3. 遗传学检查　通过染色体核型分析和基因检测，筛查由于染色体结构改变、数量异常及基因变异导致的生殖系统结构和功能异常。

（二）男性不育

男性不育的主要因素是生精异常及排精障碍。生精异常主要依靠实验诊断明确病因。

1. 精液分析和精子形态与功能检测　检测精子的密度、活动力和精液中精子、生精细胞及上皮细胞等有形成分，评价男性生育能力。按照《全国临床检验操作规程》第4版（尚红，王毓三，申子瑜主编. 人民卫生出版社出版，2015年）标准精液常规分析的参考区间为：精液量 1.5 ~ 6.8 ml；pH7.2 ~ 8.0；精子密度 ≥ 20×10^6/ml；精子总数：$(15 ~ 213) \times 10^6$/ml，精子总数 $(39 ~ 802) \times 10^6$/每次射精；精子活动率：WHO把精子活力分为3级，即前向运动（progressive motility，PR）、非前向运动（non-progressive motility，NP）和不运动（immotility，IM）。前总活动力（PR+NP）40% ~ 78%，前向运动 32% ~ 72%；精子存活率 ≥ 58% ~ 91%；精液外观：均质、灰白色；精液液化时间 ≤ 60 min；精液黏滞度：拉丝长度不超过 2 cm；精子无凝集。形态异常精子 ≤ 20%。在上述基础上，必要时再检测精子形态与功能。

2. 抗精子抗体检测　在WHO建议的男性不育诊断流程中，抗精子抗体的检测居于性功能和射精功能障碍之后，位列第二。精液中的精子抗体大多属于IgA和IgG，IgM抗体因为分子量大，在精液中罕见。诊断参考区间：间接混合抗球蛋白反应试验：≥ 10% 为可疑，> 50% 有确定临床意义；间接免疫珠试验：≥ 20% 为可疑，> 50% 有确定临床意义。

3. 基因检测　Y染色体上存在影响精子发生的基因，无精子症（azoospermia factor，AZF）基因存在于Y染色体长臂的1区1带，分为AZFa、AZFb和AZFc三个区域，其微缺失可以导致精子发生阻滞，从而导致男性不育。Y染色体微缺失一般应用PCR方法检测。

（常　东）

第三节　出生缺陷

出生缺陷（birth defects）是指患儿出生前、妊娠时就已经发生的形态结构、生理功能异常或代谢缺陷所致的异常。我国每年新增出生缺陷患儿约占新生儿5%以上，其中，20% ~ 30%的患儿经早期诊断和治疗可获较好生活质量，30% ~ 40%的患儿出生后死亡，约40%成为终生残疾。另一方面，由于高龄产妇逐年上升，影响出生缺陷的环境因素增多，我国出生缺陷总发生率呈上升趋势。

WHO提出出生缺陷三级预防：一级预防目标是预防缺陷的发生，包括婚前检查、孕前检查等；二级预防目标是降低缺陷儿出生率，主要通过孕期筛查和产前诊断，及早识别干预，减少异常胎儿的出生；三级预防目标是改善出生缺陷儿的生存质量，即通过新生儿筛查，使缺陷儿得以及时治疗，避免致残或降低致残率。我国大力推广三级预防措施，要求在孕前、孕期和新生儿期进行相应的检查，以提高人口质量。

一、出生缺陷的检验项目与应用

1. 孕前优生基本实验检查项目

【目的】2010年5月，国家卫生部颁发了《国家免费孕前优生健康检查项目试点工作技术服务规范（试行）的通知》，明确规范了孕前优生的基本实验检查项目和临床意义，见表16-1。

【应用】见表 16-1。

表16-1　孕前优生的基本实验检查项目及临床意义

项目		女性	男性	临床意义
阴道分泌物	白带常规检查	✓		筛查有无阴道炎症，减少宫内感染
	淋球菌检测	✓		筛查有无感染，减少流产、早产、死胎、胎儿宫内发育迟缓等
	沙眼衣原体检测	✓		
血液常规试验		✓		筛查贫血、血小板减少等，减少因重症贫血造成的胎儿宫内发育迟缓；减少因血小板减少造成的新生儿出血性疾病
尿液常规试验		✓	✓	筛查泌尿系统及代谢性疾患，减少生殖道感染、宫内感染、胎儿死亡和胎儿宫内发育迟缓
血型（包括 ABO 血型和 Rh 阳 / 阴性）		✓	✓	预防血型不合溶血，减少胎儿溶血导致的流产、死胎死产、新生儿黄疸等
血清葡萄糖测定		✓		糖尿病筛查，减少流产、早产、胎儿畸形等风险
肝功能检测（谷丙转氨酶）		✓	✓	评估是否感染及肝损伤情况，指导生育时机选择；减少母婴传播
乙型肝炎血清学五项检测		✓	✓	
肾功能检测（肌酐）		✓	✓	评价肾功能，指导生育时机选择；减少胎儿宫内发育迟缓
甲状腺功能检测（促甲状腺激素）		✓		评价甲状腺功能，指导生育时机选择；减少流产、早产、胎儿宫内发育迟缓、死胎死产、子代内分泌及神经系统发育不全、智力低下等
梅毒螺旋体筛查		✓	✓	筛查有无梅毒感染，减少流产、死胎死产、母婴传播
风疹病毒 IgG 抗体测定		✓		发现风疹病毒易感个体，减少子代先天性风疹综合征：先天性心脏病、耳聋、白内障、先天性脑积水等
巨细胞病毒 IgM 抗体和 IgG 抗体测定		✓		筛查巨细胞病毒感染状况，减少新生儿耳聋、智力低下、视力损害、小头畸形等
弓形体 IgM 和 IgG 抗体测定		✓		筛查弓形体感染状况，减少流产、死胎、胎儿宫内发育迟缓等

2. TORCH 感染检测

【目的】通常将弓形虫（toxoplasma，TOX）、风疹病毒（rubella virus，RV）、巨细胞病毒（cytomegalovirus，CMV）、单纯疱疹病毒（herpes simplex virus，HSV）以及其他病原体（如微小病毒 B19）合并简称为 TORCH。TORCH 的免疫检测包括病毒刺激机体后产生的抗体（IgG 和 IgM），与个体的免疫功能有关，适用于筛查和免疫状态评估；病毒的抗原、DNA、RNA 检测和病毒培养是直接检测病毒，适用于诊断。

【应用】TORCH 抗体检测的临床意义，见表 16-2。TORCH 可通过胎盘引起宫内感染，导致胎儿先天畸形和智力障碍、流产、早产、死胎等，孕妇血清 TORCH 抗体检测可作为孕前和孕期常规试验项目。当 IgM 型抗体阳性时，可进行抗体的动态监测，并注意除外风湿免疫病等可导致假阳性的干扰，必要时检测病毒的 RNA 或 DNA。

表16-2　TORCH抗体检测结果的临床意义

IgG	IgM	临床意义
－	－	未感染相应病原体
＋	－	既往感染
－	＋	怀疑近期感染。2周后复查，若 IgG 阳转，表明为急性期感染，否则 IgM 抗体可能为假阳性
＋	＋	初次感染后期或复发感染。建议 2 周后再次采样，动态观察抗体水平的变化，如抗体水平变化剧烈，提示急性感染；如抗体水平稳定，提示非急性感染

3．染色体病和开放性神经管缺陷筛查

【目的】具体检测指标见表 16-3。由于这些指标均随着孕周不同而变化，为消除孕周影响，一般将检测物浓度换算为相应孕周的中位数倍数（multiple of median，MoM 值），结合孕妇的年龄、孕周和体重等，运用专门的风险计算软件分别计算胎儿罹患 21- 三体综合征，即唐氏综合征（Down syndrome，DS）、18- 三体综合征（Trisomy 18 Syndrome，T18S）和开放性神经管缺陷（open neural tube defects，ONTD）的风险度。

表16-3　染色体病和开放性神经管缺陷筛查的检测指标及临床意义

检测指标	产生	临床意义
甲胎蛋白（α-fetoprotein，AFP）	主要由胚胎肝细胞产生	孕育 DS 胎儿的妇女血清值偏低，为 0.7 ~ 0.8 MoM；ONTD 胎儿因开放性损伤大量释放入母体，$\geq 2.0 ~ 2.5$ MoM
游离 β 亚基人绒毛膜促性腺激素（free βhuman chorionic gonadotropin，Fβ-hCG）	hCG 主要由胎盘滋养层细胞分泌，包括 α 和 β 亚基，其中 β 亚基为其特异性亚基	孕育 DS 胎儿的妇女血清 Fβ-HCG 一般为 2.2 ~ 2.5 MoM；孕育 18- 三体胎儿的妇女血清 Fβ-hCG 常 ≤ 0.25 MoM。
非结合雌三醇（unconjugated estriol，uE$_3$）	主要由胎儿肾上腺和肝形成前体物质，最后由胎盘合成	由于胎儿生长迟缓，uE$_3$ 合成受阻，孕 DS 胎儿的妇女血清一般 < 0.7 MoM
妊娠相关血浆蛋白 A（pregnancy associated plasma protein A，PAPP-A）	主要是由胎盘滋养细胞产生	早孕期孕育 DS 胎儿的妇女 < 0.44 MoM，中孕期健康胎儿母血和 DS 胎儿母血中相差不大
抑制素 A（inhibin A，inh A）	目前认为胎儿胎盘是 Inh A 妊娠期的主要来源	孕育 DS 胎儿的妇女血清一般 > 2.0 MoM

【应用】①孕早期 PAPP-A 与 Fβ-hCG 组合，DS 筛查阳性检出率可达 70% ~ 90%。孕中期二联（AFP ＋ Fβ-hCG）、三联（AFP ＋ Fβ-hCG ＋ uE$_3$ 或 AFP ＋ Fβ-hCG ＋ InhA）和四联（AFP ＋ Fβ-hCG ＋ uE$_3$ ＋ InhA）DS 筛查阳性率可分别达 60%、60% ~ 70% 和 80% 以上。②低风险或阴性报告只提示胎儿发生该种先天性缺陷的机会很低，并不能完全排除该种异常或其他异常的可能性。高风险或阳性报告，只提示胎儿发生该种先天性缺陷的可能性较大，并不是确诊，需要进行遗传咨询，再决定是否需要做进一步诊断性检查。

4．染色体核型分析

【目的】染色体核型分析（chromosome karyotyping）是指对绒毛细胞、羊水、胎血细胞进

行培养和染色体核型分析，从而对胎儿是否存在染色体异常做出诊断。

【应用】参见第二十三章第一、二节。

（1）染色体病的诊断：指染色体数目或结构异常所致的疾病。健康胎儿的染色体核型：男性 46，XY；女性 46，XX（图 16-3）。①数目畸变综合征，包括整倍体和非整倍体型；②结构畸变综合征：包括缺失、易位、倒位、插入及环状染色体等引起的综合征；③嵌合体：可以是常染色体和性染色体异常的嵌合，也可以是数目和（或）结构畸变之间的嵌合。

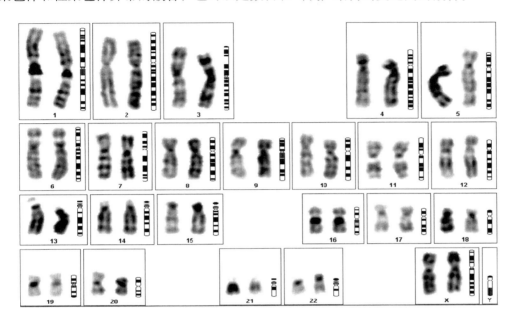

图 16-3　一例健康人 G 显带后的染色体核型（女性），每对染色体的右边为标准 G 带

（2）携带者的检查：指带有结构异常的染色体核型而表型正常的个体。临床特征是患者表型正常，婚后引起流产、死胎、新生儿死亡、生育畸形儿或智力低下儿等。因此，检出携带者对优生优育，防止各种染色体病患儿的出生，具有重要意义。

（3）性连锁遗传病的性别诊断：核型分析可鉴别胎儿性别，有助于判断性连锁遗传病（sex linked inheritance disease）的发生风险。如血友病是一种 X 连锁的隐性遗传病，患者几乎全部为男性，女性杂合子为携带者，可根据胎儿性别决定是否需要终止妊娠。

5. 遗传病基因诊断

【目的】不同遗传病的基因异常不同，同一遗传病也可以有不同的基因异常，大体可分为基因缺失和突变两大类型，后者包括单个碱基置换、微小缺失或插入。根据对基因异常类型的了解，可以采用不同的诊断方法。

【应用】参见第二十三章第三节。

（1）非整倍体异常的诊断：在 DNA 水平上，采用下一代高通量测序技术，通过序列比对将这些染色体片段精确定位到每个染色体上，几乎可以检测所有染色体的数目异常（准确率可达 99.9%）。

（2）单基因遗传病的诊断：可用于一些单基因遗传病的诊断，如血友病、珠蛋白生成障碍性贫血等。如珠蛋白生成障碍性贫血高通量筛查技术，可进行大批量的地中海性贫血筛查。

（3）多基因遗传病的诊断：如遗传性耳聋的筛查，超过 50% 的耳聋者有遗传基础或遗传易感体质。现在可同时对其的多个致病基因，如 GJB2、GJB3、12S rRNA、SLC26A4 基的 20 个位点的基因突变进行检测。

6．遗传病的代谢产物检测

【目的】我国常用的新生儿遗传病代谢产物检测指标见表 16-4。

表16-4　我国常用的新生儿遗传病代谢产物检测指标

指标	筛查疾病种类
苯丙氨酸	苯丙酮尿症
促甲状腺素	先天性甲状腺功能减低症
葡萄糖 -6- 磷酸脱氢酶	葡萄糖 -6- 磷酸脱氢酶缺乏症
17- 羟孕酮	先天性肾上腺皮质增生症
半乳糖 -1- 磷酸尿苷酰转移酶 半乳糖、半乳糖 -1- 磷酸	半乳糖血症

【应用】通过对这些遗传病的代谢产物进行检测，在患儿临床症状尚未表现之前或表现轻微时，早期诊断和及时治疗，可防止机体组织器官发生不可逆的损伤，避免患儿发生智力低下、严重的疾病或死亡。

二、出生缺陷的实验诊断策略

出生缺陷发生原因分为环境因素（营养、疾病、感染、用药和有害物质接触等）和遗传因素（染色体数量、单基因缺陷和多基因缺陷等）。胚胎早期（受精后 3 ~ 9 周）是胚胎器官发生关键时期，最易受致畸因子干扰。妊娠第 3 个月初至妊娠结束，对有害因素的敏感性逐渐下降，但仍可导致生长发育迟缓等。出生缺陷的实验诊断路径见图 16-4（彩图见二维码）。

图 16-4

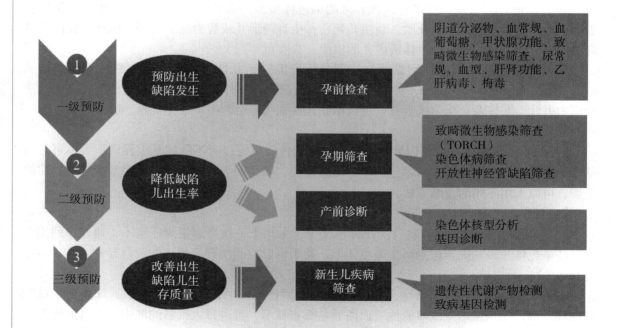

图 16-4　出生缺陷的实验诊断路径

三、出生缺陷的实验诊断

（一）妊娠期感染的实验诊断

妊娠期的各种感染，在不同阶段会对孕妇及胎儿造成不同的影响；有些感染，孕妇虽无明显症状，但对胎儿、婴儿可造成严重危害。因此，预防围孕期及妊娠期感染非常重要。选择哪些感染性疾病作筛查，须权衡利弊，从成本效益出发。

1. 孕前检查　夫妇准备怀孕时，应进行阴道分泌物、肝功能检查，并通过血清学检查筛查是否有相关病原体感染，如乙肝病毒、梅毒螺旋体、巨细胞病毒、弓形虫、风疹病毒等。发现有相关病原体感染者，应避孕，接受治疗后再计划妊娠。易感人群的妇女应注射相关疫苗后避孕 1 ~ 3 个月，然后计划妊娠。

2. 妊娠期 TORCH 检查　孕妇进行血清学筛查时需要注明孕周。如母体感染 RV 后发生先天缺陷风险局限在妊娠 16 周前，孕 20 周后感染引起畸形的风险很小；而孕早、中期初次感染 HSV 造成胎儿感染的概率极低。

3. TORCH 官内感染诊断　在确认孕期 TORCH 感染的 5 ~ 7 周并可见胎儿影像学异常后，孕 18 周之后采取羊水标本进行病原体 DNA 或 RNA 的检测，可以结合脐血样本的 IgM 抗体检测进行产前诊断。

出生缺陷的实验诊断
进展

（二）21- 三体综合征的产前筛查与诊断

21- 三体综合征，又称唐氏综合征（DS），是足月活产儿中最常见的染色体异常。目前关于 DS 的筛查和诊断方法主要有 DS 血清学筛查（安全、价格便宜）、羊水穿刺行染色体核型分析（准确，但有一定风险）、母体血胎儿 DNA 基因检测（安全，准确性可达 99% 以上，但价格高），可结合孕妇自身的情况，根据各种方法的优缺点选择适当的方法进行。

临床案例

1. 无 DS 高危因素的孕妇　建议抽取孕妇血清进行 DS 血清学筛查（孕 15 ~ 20 周），如结果为 DS 高风险或伴发其他危险因素则需要进行羊水穿刺染色体核型（孕 16 ~ 20 周）检查确诊；或者先进行无创胎儿 DNA 检查（孕 12 ~ 24 周），但结果如为阳性，还是必须进行羊水穿刺染色体核型检查。注意：DS 血清学筛查可能会漏掉约 10% 的患儿。

案例解析

2. 具有 DS 高危因素的孕妇　建议直接羊水穿刺染色体核型检查，而无须进行血清学筛查。

（三）其他出生缺陷的诊断

参见第二十三章相关内容。

（唐　敏）

第17章 血型与输血相关疾病的实验诊断

血型与输血相关的疾病主要包括输血不良反应（adverse transfusion reaction，ATR）和胎母免疫性疾病。ATR 是一类由不同诱因导致的输血并发症，指在输血过程中或输血后，受血者出现的不能用原发病解释的、新的症状和体征。广义上，ATR 包括输血过程中或输血后因血液成分本身、外来物质和微生物传播等引起的不良反应和疾病；狭义上，ATR 不包括经血传播性疾病。胎母免疫性疾病实质上是一种血型免疫反应，由于母体血型抗体进入胎儿血循环导致胎儿红细胞溶血或血小板破坏，其机制与疾病过程也可视为一种特殊的输血免疫与不良反应过程。

第一节 输血不良反应

ATR 根据临床表现及诱因可分为发热性非溶血性输血反应（febrile nonhemolytic transfusion reactions，FNHTR）、输血过敏反应（transfusion allergy，TA）、溶血性输血反应（hemolytic transfusion reaction，HTR）、血小板输注无效（platelet transfusion refractoriness，PTR）、输血后紫癜（posttransfusion purpura，PTP）、输血相关移植物抗宿主病（transfusion-associated graft-versus-host disease，TA-GVHD）、输血相关急性肺损伤（transfusion-related acute lung injury，TRALI）、细菌性输血反应、大量输血相关不良反应等。在所有输血不良反应中，FNHTR 和输血过敏反应最常见，但通常症状较轻，而 HTR 虽然发生率相对较低，但症状相对严重。

一、输血不良反应的检验项目与应用

用于 ATR 的检验项目可分为筛查、诊断和监测试验三类。

（一）溶血筛查试验

【目的】筛查是否发生 HTR，并判断 HTR 的轻重程度、确定 HTR 发生的部位、提示 HTR 的原因等。

【应用】血浆游离血红蛋白（Hb）含量增高、血清结合珠蛋白（Hp）含量减低、血红蛋白尿见于血管内 HTR，尤其是急性血管内 HTR；血浆高铁血红素白蛋白阳性见于严重的血管内 HTR，含铁血黄素尿见于慢性血管内 HTR。相关内容详见第五章第一节。

（二）诊断试验

1. 血型鉴定

【目的】鉴定红细胞上的血型抗原，主要包括 ABO 血型和 Rh 血型。

【应用】确定当存在某种红细胞同种抗体时是否会发生 HTR。

2. 抗球蛋白试验

【目的】检查结合在受血者红细胞膜上的抗体或补体及血清中的游离抗体。

【应用】确定溶血是属于免疫性或非免疫性溶血，相关内容详见第五章第一节。

3．红细胞抗体放散试验

【目的】判断红细胞上结合的抗体的特异性。相关内容参见第二十四章第二节。

【应用】对溶血性输血反应中 Rh 及其他血型系统 IgG 抗体的放散和特异性鉴定，有助于确诊 HTR。

4．血小板抗体

【目的】检测血小板特异性抗原和相关抗原的抗体。相关内容参见第二十四章第二节。

【应用】血小板同种抗体阳性常见于反复输注血小板导致 PTR 或 PTP 的患者。血小板自身抗体阳性常见于原发免疫性血小板减少性紫癜（ITP）患者。

5．白细胞 HLA 抗体

【目的】检测供、受血者或移植供、受者的人类白细胞抗原（HLA）抗体。相关内容参见第二十四章第二节。

【应用】HLA 抗体筛选，虽然主要应用于器官移植前筛查致敏受者和移植后监测排异反应，但在检测输血不良反应时，可用于辅助诊断 FNHTR、TRALI。

6．血浆 IgA 含量

【目的】检测血浆中的 IgA 含量。

【应用】对发生严重血浆蛋白过敏的患者，可检测血浆 IgA 含量，对 IgA 缺乏症患者输注 IgA（−）的献血者血液，将有助于预防输血超敏反应的发生，保证受血者的输血安全。

（三）监测试验

前述溶血筛查试验除了发现溶血性输血反应或血小板输注无效以外，也可用于这些输血不良反应的疗效监测。此外，以下试验可用于输血疗效与不良事件监测。

1．凝血常规试验

【目的】主要检测 PT、APTT、TT 和 FIB，初步评价凝血功能。

【应用】回顾性评估和调整凝血功能欠佳患者输注新鲜冰冻血浆等血液制品后，或严重创伤或手术患者在大量输血后的凝血功能。

2．血气分析

【目的】通过血气分析仪测定血液的酸碱度（pH）、氧分压（PaO_2）、二氧化碳分压（PCO_2）、动脉血氧饱和度（SaO_2），从而评估人体心肺功能和酸碱平衡状态。

【应用】血气分析结合临床动态观察及其他检查指标，可用于综合判断机体在大量输血后是否存在酸碱平衡失调，以及在补充红细胞后缺氧程度的改善情况等。

3．血栓弹力图试验

【目的】血栓弹力图（thromboelastogram，TEG）试验可以反映血液凝固的动态过程及其所涉及的相关因素，常用于筛查总体凝血功能。

【应用】对大量输血患者，TEG 可以较好地评估患者凝血状态，能快速、全面反映凝血过程。特别是 TEG 试验周转时间比传统凝血指标短，而且可以用于评估血小板功能和纤溶功能。由于 TEG 可以在患者血液的真实体温下检测，因此对检测大量输血患者由于低体温导致的凝血异常更加敏感。然而，并未有研究证据表明 TEG 检测可以降低大量输血患者的发病率和死亡率。

二、输血不良反应的实验诊断策略

输血不良反应种类繁多，各有各的表现，由于受血者多数存在基础疾病，对输血不良反应可能造成干扰或掩盖，常需要根据患者的既往情况、目前的临床表现、体格检查，采取适当的实验诊断策略，才能简便、快速地明确诊断。

在实验检查中，血、尿、便常规试验与肝肾功能试验、血糖、电解质等检测是基础，对多种输血不良反应有提示作用；免疫血液学检查是核心，对多种输血不良反应具有诊断价值；分子生物学进行血型基因分型是补充，进一步验证和支持免疫血液学提示的结果；细胞学和病理学对某些类型疾病的诊断也是必不可少的。通过实验诊断可以确定输血不良反应的类型及病因，并且为其临床诊断、治疗决策、用药指导、疗效监测等提供非常重要的依据。输血不良反应的实验诊断可以按如下路径（图 17-1，彩图见二维码）进行。

三、常见输血不良反应的实验诊断

输血不良反应根据分类不同，实验项目的选择与临床意义也截然不同。在溶血性输血反应中，实验检查往往能起到诊断的作用。

（一）发热性非溶血性输血反应（FNHTR）

是指接受输血的患者在输血期间或输血后 1 ~ 2 小时内体温升高 1℃或以上，并排除其他可导致体温上升因素的发热反应。目前，大多数 FNHTR 与多次输血引起的白细胞、血小板抗原抗体反应相关。因此，确认受血者血液中是否存在 HLA 或粒细胞抗体，对明确 FNHTR 具有一定意义。

（二）输血过敏反应

输血过敏反应常发生于过敏体质的人，通过检测受血者 IgA 含量、抗 IgA 或 IgG 同种异型抗体，可确诊输血过敏反应。IgA 缺陷的患者输血往往导致严重过敏反应，如过敏性休克。高水平的血浆 IgE 通常提示患者为过敏体质，容易引起过敏反应。

（三）溶血性输血反应

1. 定义　溶血性输血反应（HTR）是输入的红细胞在受血者体内发生异常破坏而引起的输血不良反应。免疫性溶血反应通常是指由于血型不合的输血导致的 HTR。ABO 血型不合引起血管内溶血，抗 A 和抗 B 抗体为 IgM 类，导致急性溶血性输血反应（acute hemolytic transfusion reaction，AHTR）。Rh 血型不合主要引起血管外溶血，抗体为 IgG 类，导致迟发溶血性输血反应（delayed hemolytic transfusion reaction，DHTR）。

2. 检测　当疑有 HTR 时，在实验检查方面，应立即核对供者配血试管的血标本、患者血标本和血袋血型是否同型；并用输血前、后患者血标本重复进行 ABO、Rh 血型鉴定和交叉配血。一旦发现供受者 ABO 血型不一致，即可确定为 ABO 急性溶血性输血反应。对于非 ABO 溶血性输血反应的实验诊断，需通过间接抗人球试验，鉴定受者血浆中是否存在针对 ABO 血型系统以外的抗体，即不规则抗体（或称意外抗体）；存在不规则抗体者，自身红细胞对应的抗原为阴性，供者红细胞对应的抗原为阳性，即可确诊。临床上最常见的可能导致 HTR 的不规则抗体为 Rh 系统抗体，如抗 E 抗体或抗 Ec 抗体；其他有临床意义的不规则抗体还包括 Lewis、Kidd、MNS 等血型系统的抗体。其他实验检查结果，如血浆游离血红蛋白、血清胆红素（以非结合胆红素为主）升高、尿隐血阳性等，也可支持 HTR 的诊断。

（四）血小板输注不良反应

主要包括输血后紫癜（PTP）和血小板输注无效（PTR）。PTP 是由于输血或妊娠，导致产生血小板抗体，破坏供者或自身血小板，出现全身皮肤黏膜出血点和瘀斑的严重的血小板减少症。实验检查可见血小板计数明显下降，一般 $< 10 \times 10^9$/L，骨髓巨核细胞数可正常或增多，血清中检出血小板抗体。已经证实人类血小板特异性抗原（HPA）抗体可引起 PTP，目前国际上报道常见的抗体为 HPA-1a 抗体。PTR 是指受者输注血小板后虽然没有明显的临床出血症状，但血小板上升低于预期值，甚至比输血前还要低。引起 PTR 的免疫因素是人类白细胞抗原（HLA）和 HPA 同种免疫。一旦发生了 PTP 或 PTR，应选择交叉配血试验配合型的血小板给患者输注。

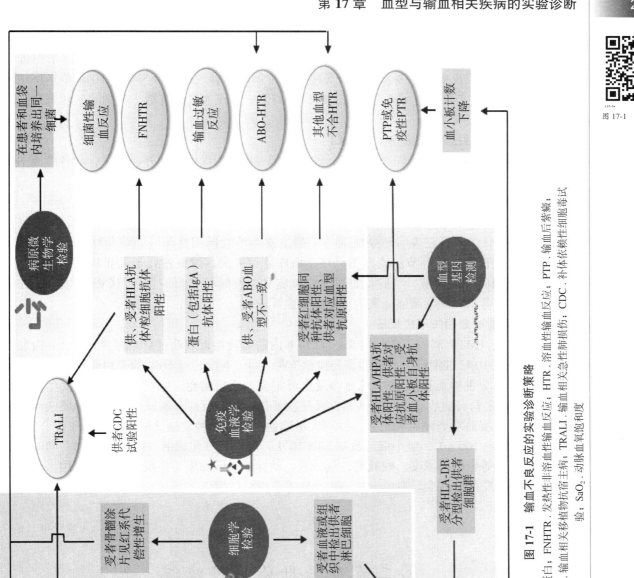

图 17-1　输血不良反应的实验诊断策略

注：Hb．血红蛋白；Hp．结合珠蛋白；FNHTR．发热性非溶血性输血反应；HTR．溶血性输血反应；PTP．输血后紫癜；PTR．血小板输注无效；TA-GVHD．输血相关移植物抗宿主病；TRALI．输血相关急性肺损伤；CDC．补体依赖性细胞毒试验；SaO₂．动脉血氧饱和度

（五）输血相关移植物抗宿主病（TA-GVHD）

是由于输入的异体血中的淋巴细胞将受血者 HLA 抗原性不同的细胞视为异体细胞进行攻击而产生的免疫反应，主要发生于有免疫功能抑制的患者，或供者与受者 HLA 单倍型相同（亲属）的受者。实验检查可见全血细胞减少，粪便中存在大量红细胞、白细胞，转氨酶、胆红素升高，肝功能异常等。

（六）输血相关急性肺损伤（TRALI）

是输血引起的成人呼吸窘迫综合征，除了临床表现和影像学特征外，在供、受者血液中检出 HLA 或粒细胞抗体，或供者补体依赖性细胞毒试验阳性，能支持 TRALI 的诊断。

（七）细菌性输血反应

以往认为污染血液和血液成分的细菌多为革兰氏阴性菌（如大肠埃希菌、铜绿假单胞菌等）。但近年来许多研究表明污染血液的细菌主要为革兰氏阳性菌（如葡萄球菌等）。采血、贮血、输血过程中任何环节的消毒不严格，血库冰箱失灵，献血者处于无症状的菌血症期献血，均可使细菌污染血液。实验检查可见白细胞和急性时相 C 反应蛋白（CRP）增高，在患者和血袋内培养出同一细菌能证实为细菌性输血反应。

（八）大量输血相关不良反应

大量输血（MT）有以下 3 种定义：① 24 h 内输血量接近或超过总血容量；② 1 h 内急性输血量 > 8 ~ 10 U 红细胞，并持续需要输血支持；③ 3 h 内超过 50% 的总血容量被血液制品替换。儿童每分钟输血量 > 10% 总血容量也可定义为大量输血。MT 不良反应常发生在替换 2 个或 2 个以上自身血容量后。这些不良反应主要包括代谢反应、酸碱平衡和电解质紊乱、循环超负荷以及凝血功能障碍和出血。针对大量输血患者，多种实验诊断项目应用于综合监测，维持 Hb 含量 > 100 g/L，血小板计数 > 50×10^9/L，国际标准化比值（INR）≤ 1.5，同时应监测钾、钠、钙等电解质浓度，酸碱度，氧分压，动脉血氧饱和度等多项指标，并采用多种方法监测机体凝血功能的改变，避免大量输血导致不良反应的发生。

（蔡晓红）

临床案例

案例解析

第二节　胎母免疫性疾病

胎母免疫性疾病是由于母亲本身具有的或经同种免疫后产生的、针对胎儿父源性血型抗原的 IgG 抗体，经过胎盘屏障与胎儿血细胞结合，结合有抗体的血细胞被胎儿脾中的巨噬细胞所破坏而导致的同种免疫性疾病。胎母免疫性疾病主要包括胎儿与新生儿溶血病（hemolytic disease of the fetus and newborn，HDFN）和胎儿与新生儿同种免疫性血小板减少症（fetal or neonatal alloimmune thrombocytopenia，FNAIT）。

HDFN 是一组由于母婴血型不合引起的胎儿或新生儿同种免疫性溶血性疾病。该病患儿通常较其他原因引起的高胆红素血症患儿发病年（胎）龄更早，胆红素峰值更高和病程周期更长，可严重影响胎儿、新生儿及围产期妇女的身心健康。FNAIT 是一组由于母亲和胎儿 HPA 系统不合引起的胎儿或新生儿同种免疫性血小板减少症。临床上，HDFN 较 FNAIT 常见，而导致 HDFN 的主要原因是母婴 ABO 血型不合；其次是 Rh 血型系统。血库及输血实验室的相关检测在 HDFN 的诊断及防治方面，起着非常关键的作用。

一、胎母免疫性疾病的检验项目与应用

胎母免疫性疾病的检验项目可分为筛查、诊断和监测试验三类。

（一）筛查试验

【目的】筛查母体是否存在导致发生 HDFN 或 FNAIT 的血型免疫因素，或筛查患儿是否发生溶血性贫血。

【应用】筛查试验包括①免疫血液学检查：孕妇夫妻血型鉴定、孕妇血型抗体筛查与鉴定、孕妇血型抗体效价测定，评估发生胎母免疫性疾病的风险；②患儿生化与血液学检验：羊水总胆红素测定增高（胎儿）或新生儿红细胞计数、血小板计数、血红蛋白和血细胞比容下降、网织红细胞增加、乳酸脱氢酶（LDH）和总胆红素（主要由于非结合胆红素）增高，判断是否发生了溶血或血小板减少；③体液检验可见尿游离血红蛋白、含铁血黄素、尿（粪）胆素原增高等。

（二）诊断试验

胎母免疫性疾病的诊断试验关键是证实胎儿或新生儿体内发生了血型抗原抗体反应。确诊 HDFN 需要结合以下多种试验综合分析。

1. 血型鉴定

【目的】鉴定新生儿红细胞上的血型抗原。

【应用】当怀疑发生了 HDFN 时，ABO 和 RhD 血型是常规需要鉴定的两种血型，若检出 ABO 系统和 Rh 血型抗 D 以外的抗体，则进行相应抗原的血型鉴定。

2. 抗球蛋白试验

【目的】通过直接抗球蛋白试验（DAT）检测红细胞结合抗体、补体；间接抗球蛋白试验（IAT）检测血清游离抗体。

【应用】ABO、Rh 及其他血型系统 HDFN 的红细胞结合抗体、补体和血清中抗体的鉴定。

3. 红细胞抗体放散试验

【目的】应用 DAT 检测放散液中与红细胞结合的血型抗体、补体，并鉴定其特异性。

【应用】ABO、Rh 及其他血型系统 HDFN 的实验诊断。

4. 血小板抗体检测

【目的】检测患儿血清中是否存在血小板抗体。

【应用】NAITP 的患儿或母亲血清中血小板 HLA 和 HPA 同种抗体通常阳性。而当 ITP 患病母亲血清中存在血小板自身抗体时，其也可通过胎盘，导致受累患者血清中检出血细胞自身抗体。

（三）监测试验

除了在输血不良反应监测试验中已经介绍的输血前后血常规、生化、凝血常规试验等项目之外，对 HDFN 高危孕妇产前以及患病新生儿治疗后血型抗体的效价监测也非常重要。血型抗体效价监测试验

【目的】检测外周血中游离血型抗体的效价。

【应用】效价测定主要用于 HDFN 预判与监测。通过测定 IgG 型 ABO 抗体或其他不规则抗体的效价，评估与监测 ABO 或其他血型系统导致的 HDFN。

二、胎母免疫性疾病的实验诊断策略

HDFN 和 FNAIT 的实验诊断需要从产前检查和新生儿检查两方面着手。无论是对母体还是对患儿标本的检验，最终都是为了证实患儿可能存在来自母体的游离血型同种抗体，同时其自身携带相应的父源性血型抗原。因此，血型抗体和对应的血型抗原必须同时在患儿体内检出，才能确诊胎母免疫性疾病。母体相应血型抗原和抗体的确认对诊断胎母免疫性疾病也至关重要。常规实验诊断方法除了基础血液与生化检验以外，最主要采用的是免疫血液学方法，必要时也借助分子生物学方法进行血型基因检测。实验诊断路径见图 17-2（彩图见二维码）。

图 17-2

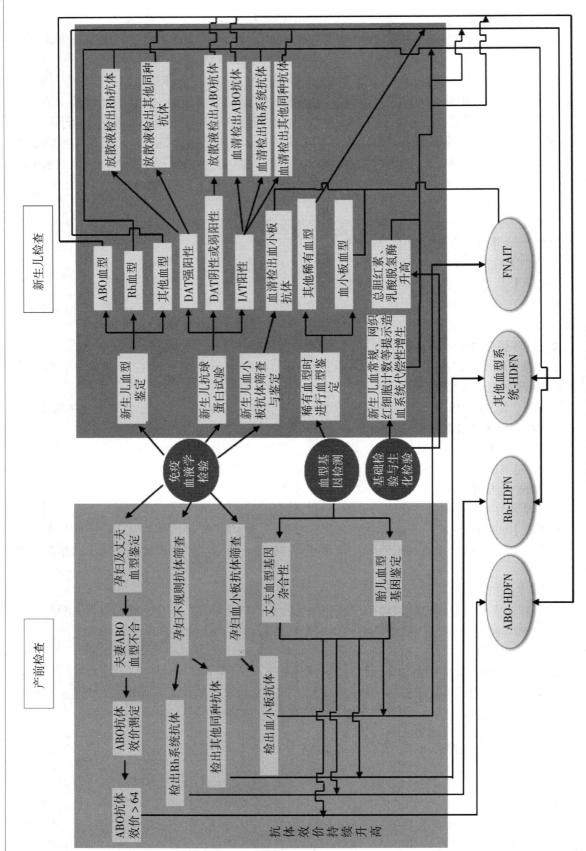

图 17-2 胎母免疫性疾病的实验诊断路径

三、胎母免疫性疾病的实验诊断

（一）胎儿与新生儿溶血病的实验诊断

1. 胎儿与新生儿溶血病的产前实验诊断

（1）孕妇血型鉴定与抗体筛查：通常初次妊娠时就要开展孕妇及其丈夫 ABO、RhD 血型鉴定及孕妇血清中不规则抗体筛查。O 型孕妇与 A 型或 B 型胎儿最易发生 HDFN。在很多国家中，对于 RhD 血型为阴性，且抗体筛查结果亦为阴性的孕妇，均需常规行抗 D 免疫球蛋白（Rh-IG）的预防性注射。美国血库协会（AABB）推荐，在注射抗 D 免疫球蛋白（孕 28 周、产后及妊娠任何时期）前也应复查抗体。若孕妇抗体筛查结果为阳性，必须进一步鉴定抗体的特异性。

（2）孕妇抗体特异性的鉴定：若孕妇抗体筛查阳性，则需要进一步鉴定孕妇血清中的 IgG 不规则抗体的特异性。这一检测有助于评估发生 HDFN 的风险，并决定是否需要设立相应的监控机制。例如，若孕妇的抗体特异性为抗 -I、抗 -P1、抗 -Le^a、抗 –Le^b，则由于针对的抗原在新生儿红细胞上表达量很低而几乎不会发生胎儿与新生儿溶血病（HDFN）。此外，针对 Knops 和 Chido/Rodgers 血型系统抗原的抗体，虽然结合红细胞，但并不会引起溶血，因此不会导致 HDFN；或针对 Cromer 系统的抗体，由于其可与胎盘滋养层上的 CD55 结合，因此不会通过胎盘造成危害。目前报道的引起 HDFN 的不规则抗体除针对 Rh 系统（如抗 -D、抗 -E、抗 -Ec、抗 -G、抗 -c）外，还有针对 Kell 系统（抗 -K）、Duffy 系统（抗 -Fy^a）、MNS 系统（抗 -M）和 Diego 系统的抗体。对曾发生过 HDFN 的经产妇，再次妊娠期间也可能检出新的抗体，必须加以警惕，以免实验诊断时发生漏检。在罕见的情况下，首次妊娠而未有 Rh 阳性输血史的 Rh 阴性孕妇体内可检出抗 D 抗体，并且证实其第一胎发生 Rh-HDFN。这种情况被认为是母亲出生前已被外祖母 Rh 阳性红细胞致敏，在生育第一胎也可产生 RhD 抗体并出现 Rh 血型不合溶血病，即外祖母学说。

（3）孕妇抗体效价测定：检测孕妇 IgG 抗体效价对胎儿 HDFN 风险评估及疗效监测有一定帮助，但并不能完全依赖这一指标来进行判断。设立一个诊断性的效价阈值非常重要，当抗体效价高于该阈值时，胎儿发生 HDFN 的风险显著增高，可能需要进行有创性干预。

在我国，通常使用 64（经典 IAT 法）作为 ABO-HDFN 的效价阈值；若效价持续增高，提示发生 ABO-HDFN 风险大且疾病程度相对严重。AABB 指南中指出，使用经典 IAT 法检测抗 D 抗体的诊断性效价阈值为 16。对于其他血型抗原（非 D 抗原）免疫产生抗体的孕妇，同样需要监测效价水平以观察疗效，如孕妇初次抗体效价 ≤ 8，除抗 -K 外，其余抗体仅需每 4 周检测一次效价。由于 Kell 血型系统的 K 抗原存在于红系祖细胞上，因此即使母体抗 -K 效价不高，也可导致胎儿红系生成受到抑制和严重贫血。通常认为，抗 -K 对 HDFN 的诊断性效价阈值是 8。

应引起注意的是抗体效价测定经常存在偏差，应使用同一份标准品在不同实验室间进行校准。在此条件下，高于 1 倍稀释的变化具有临床意义，动态监测抗体效价的变化，有明显增高者临床意义较大。近年来，采用流式细胞术进行抗体定量检测被证实比抗体效价测定更精准，但是效价测定通常更具有普及性和便捷性。

近十多年来，多普勒技术的进步促进了无创评估胎儿贫血手段的发展。当前临床通常联合监测母亲抗体效价和胎儿大脑中动脉血流多普勒超声，评估胎儿贫血程度。当孕 16 周以上的妇女，抗体效价达到 16 时，将使用多普勒超声确定 HDFN 的严重程度。

（4）羊水检查：测定羊水中胆红素样色素浓度是评估宫内溶血程度的经典方法。然而，随着超声技术的发展，羊水检查在 HDFN 诊断与监测方面的应用已逐渐减少。

（5）HDFN 的基因诊断：针对检出抗体的孕妇，下一步就必须确定胎儿父亲的红细胞抗原。

若父亲是相应抗原的纯合子，那么胎儿 100% 存在 HDFN 风险；若父亲是相应抗原的杂合子，那么每次妊娠胎儿发生 HDFN 的风险比例为 50%。一些血型抗原（如 A、B 抗原和 RhD 抗原）无法使用血清学方法鉴定其合子状态，必须使用基因检测的方法来确定。若父系的基因型为杂合子，则需要确定胎儿的基因型。羊水穿刺是确定胎儿血型的主要方式（通过对 2 ml 羊水中的羊水细胞进行 PCR 扩增和基因检测）。绒毛活检也可进行检测，但不提倡，因为绒毛的破坏可能会造成母胎出血，加重同种免疫反应。若怀疑可导致 HDFN 的胎儿的红细胞对应抗原为阴性，则无须再行进一步的检查。由于基因检测存在一定的假阴性率（1% ~ 3%），定期的无创性的评估还是必要的。

2. 胎儿与新生儿溶血病的新生儿期实验诊断

（1）新生儿血型与抗球蛋白试验：在我国，脐血或新生儿红细胞 ABO/Rh 血型和 DAT 常用于确定新生儿黄疸或溶血的病因，孕期母亲相关检测未做或结果无法获得时应同步采集母亲血清用于检测。通常欧洲和亚洲人群中，A 型胎儿最常受累；非裔人群中则 B 型胎儿最易受累。ABO-HDFN 患儿 DAT 经常为弱阳性或阴性，但是经由 1 ml 压积红细胞放散的抗体可检出 ABO 抗体。在其他血型系统导致的 HDFN 病例中，DAT 试验通常为强阳性，患儿 IAT 可同时检出游离抗体。若 ABO-HDFN 被排除，抗体筛查也为阴性，则有可能是针对父系的低频红细胞抗原的抗体。使用 IAT 法检测脐血红细胞放散液或母亲血清（若 ABO 相容）与父亲红细胞的反应性，通常具有诊断意义。

（2）外周血涂片：新生儿外周血细胞形态学检查可见贫血导致的骨髓造血功能代偿性增生，对鉴别诊断 HDFN 与其他红细胞疾病具有一定意义。

（3）其他检查：胎盘组织染色检查具有一定诊断价值，如在普鲁士蓝染色下，可见胎盘绒面胎儿血液与绒毛间隙中的母亲血液接触界面有铁沉着。

（二）胎儿与新生儿同种免疫性血小板减少症的实验诊断

对血小板减少的或孕前曾经诊断为 ITP 的孕妇，应该进行血小板自身抗体的检测。阴性结果通常提示孕妇血小板减少是存在其他原因，且胎儿没有出血风险。阳性结果结合临床表现可诊断孕妇患有 ITP。ITP 孕妇产生的针对血小板的自身抗体，不仅会与其自身的血小板反应，也会与献血者或胎儿血小板反应，这是导致胎儿与新生儿血小板减少症的另外一个原因。虽然 ITP 在孕妇中较为少见，但其可同时引起母亲和胎儿发病。值得注意的是母体血小板计数的变化不总是和胎儿平行。由于 ITP 胎儿中仅 10% 血小板计数 < 50×10^9/L，且仅 1% ~ 2% 有明显出血风险，而脐带穿刺带来的患病率与死亡率高于宫内或分娩时严重出血的风险，因此对于 ITP 胎儿通常不倾向于采血进行血小板计数。

（蔡晓红）

胎母免疫性疾病的实验诊断进展

临床案例

案例解析

第三篇

临床实验诊断技术与应用

临床血液学实验诊断技术与应用

临床血液学实验诊断（laboratory diagnosis of clinical hematology）技术是以血液学（hematology）为理论基础，运用各种检验医学技术与方法，完成各种临床血液学试验、血栓与止血试验，并获得外周血、骨髓液等标本的细胞数量、形态特点、物质代谢、功能变化、免疫表型、遗传变异等多项检测数据、图形和图像等特征及相关信息，为临床血液学实验诊断提供技术支持及参考。各种临床血液学检验项目除用于血液系统疾病外，还可反映其他组织、器官、系统及全身性的生理变化或病理改变，具有广泛的临床意义。

第一节　外周血细胞检验

外周血细胞检验主要包括外周血细胞计数和形态学检验两部分内容，其中全血细胞计数（complete blood count，CBC）和外周血细胞形态学（peripheral blood morphology，PBM）检验应用较多，临床称为血常规试验（routine blood test，RBT），简称血常规。

一、外周血细胞计数

外周血细胞计数主要为针对外周血（peripheral blood，PB）中红细胞、白细胞、血小板的数量、种类或某些成分含量的检测。临床常用的试验项目包括 CBC、白细胞分类计数（leukocyte differential counts，LDC）和网织红细胞计数（reticulocyte counts，RET）。CBC 和 LDC 两项同时检测外周血细胞计数具有普遍的临床意义，已成为临床各科疾病筛查、诊断或疗效监测、健康体检等的首选试验。

（一）全血细胞计数

全血细胞计数（CBC）是指用血细胞分析仪计数外周血红细胞、白细胞和血小板的数量，同时检测红细胞、白细胞、血小板的体积、血红蛋白含量及其他相关参数。

【参考区间】参见第五章表 5-1、表 5-5。

【临床意义】①红细胞参数：贫血与红细胞增多症的筛查、诊断、鉴别诊断和形态学分类，有助于查找病因。②白细胞参数：大多数疾病或病理状态可出现各种白细胞数量的反应性增减和（或）形态变化；造血与淋巴组织肿瘤（简称血液肿瘤），尤其是各种急、慢性白血病可见不同数量的白血病性原始、幼稚和（或）成熟细胞。③血小板参数：主要用于血小板减少症与血小板增多症的诊断与鉴别。

【应用评价】

1．全血细胞计数（CBC）并非血液系统疾病检查的特有项目，是临床应用最广泛、绝大多数门诊和住院患者的常规检验项目，具有普遍的临床意义。需要注意的是，不同年龄、不同性别的 CBC 参考区间有较大差别。新生儿、幼儿阶段各项血细胞参数的变化较大，6 岁以后才逐渐接近成年人水平，因此判读 CBC 结果时应考虑年龄、性别等因素。

2．五分类血细胞分析仪对正常成熟白细胞分类的准确性较高。但对于白细胞种类或形态异常的标本，如中性粒细胞核左移、急慢性白血病或外周血出现有核红细胞等，五分类计数结果只具有筛查意义，须经血涂片显微镜分类计数，才能报告准确的白细胞分类计数结果。因此，全自动血液细胞分析仪的五分类计数白细胞时，若分类计数结果在参考区间内、白细胞散点图无异常、仪器无异常提示或报警时，可不进行血涂片显微镜分类计数。反之，则需以血涂片显微镜分类计数结果为准。但临床疑为血液病时，无论血细胞分析仪的五分类计数结果如何，均应做血涂片显微镜分类计数，以免漏诊。目前，不同类型仪器的分类结果仍有差异。

（二）网织红细胞计数

网织红细胞（reticulocyte，RET）因其胞浆内残留有多少不等的核糖体、核糖核酸等嗜碱性物质，用碱性染料（如煌焦油蓝或新亚甲蓝等）活体染色后呈蓝绿色网织状或点粒状结构，故称为 RET。在瑞氏染色后的血涂片中的 RET 为嗜多色性红细胞。临床常用百分数反映 RET 的数量变化，但易受贫血程度的影响，因此绝对计数比百分数更为准确。

【参考区间】① RET 百分率：0.5% ～ 1.5%（显微镜法），0.5% ～ 2.0%（仪器法）；② RET 计数（24 ～ 84）×10^9/L（手工法），（29 ～ 75）×10^9/L（仪器法）；③ RET 血红蛋白含量（CHr）：成人 27 ～ 34 pg，儿童 24 ～ 30 pg。

【临床意义】①网织红细胞计数：参见第五章第一节。② CHr：能及时反映红细胞的血红蛋白生成状态，且不受机体处于炎症状态下的影响。缺铁性贫血时，CHr 明显减低。当体内贮存铁减低但尚未出现贫血，即处于潜在性缺铁期时，CHr 常先于血红蛋白和血清铁等减低，对缺铁性贫血诊断的灵敏度可达 100%、特异性为 80%。当用足量铁剂治疗后，CHr 上升早于其他红细胞参数。CHr 可作为筛查婴儿、儿童、孕妇、成人铁缺乏的首选指标，比传统的铁代谢生化指标更为简便、快速。

【应用评价】①外周血 RET 寿命为 24 ～ 48 h，在体外仍继续成熟，其数量因标本保存时间延长而减少，所以标本采集后应及时制片染色或仪器检测。②显微镜计数 RET 虽然操作简单、成本低，但此法费时、影响因素多，准确性和重复性较差，现已被自动血细胞分析仪计数逐渐取代；但标本中出现有核红细胞、豪 - 周小体（Howell-Jolly bodies）、巨大血小板以及疟原虫等，可造成结果假性增高，此时应以手工法显微镜计数为准。

二、外周血细胞形态学检验

外周血细胞形态学（PBM）检验指的是血涂片经瑞氏染色（Wright staining）或瑞氏 - 姬姆萨染色（Wright-Giemsa staining）后，在显微镜镜下观察红细胞、白细胞和血小板的数量、形态及其变化。血细胞形态异常既可能是某些疾病的病因，又常常是一些疾病所致的后果。在临床上，当全血细胞计数（CBC）异常或血细胞分析仪检测有异常提示时，常需要做 PBM 复检，降低血细胞形态异常相关疾病，例如类白血病反应、白血病等的漏诊率、误诊率。

（一）红细胞形态

正常成熟红细胞呈双凹圆盘形，直径 6 ～ 9 μm，平均 7.5 μm，大小较一致，中心呈淡染的粉红色，中心淡染区的直径小于细胞直径的 1/3，胞浆内无异常结构。多种病理情况下，红细胞可呈现不同的形态改变，包括红细胞大小、形状、结构和血红蛋白含量和分布等异常。在临床上，某些红细胞形态异常可引起相应的疾病，而多种疾病及病理过程亦可引起红细胞形态的异常变化。

【参考区间】①＜ 1%：裂片、咬痕、泡状、镰形红细胞；②＜ 2%：豪 - 焦小体、含铁小体；③＜ 5%：棘形、椭圆形、球形、口形、靶形、泪滴形、嗜碱性点彩、嗜多色性红细胞；④＜ 10%：其他红细胞形态异常。

【临床意义】

1. 红细胞大小异常（彩图 5-1）　①小红细胞（microcyte）：增多常见于低色素小细胞性

贫血；②大红细胞（macrocyte）、巨红细胞（megalocyte）和超巨红细胞（extra megalocyte）：增多常见于大细胞性贫血等；③红细胞大小不均（anisocytosis）：在中度以上增生性贫血时常见，而在巨幼细胞性贫血、骨髓增生异常综合征时最为明显。

2. 红细胞形态异常（彩图5-2） ①球形红细胞（spherocyte）：增多常见于遗传性球形细胞增多症、溶血性贫血、烧伤等。②椭圆形红细胞（elliptocyte，ovalocyte）：增多常见于遗传性椭圆形红细胞增多症等。③靶形红细胞（target cell）：增多常见于地中海贫血、血红蛋白病、肝病等。④泪滴形红细胞（teardrop-shaped red cell）：增多主要见于骨髓纤维化等。⑤棘形红细胞（acanthocyte）：增多见于遗传性或获得性β脂蛋白缺乏症，可高达70%～80%；也可见于肝病、脾切除等。⑥口形红细胞（stomatocyte）：增多见于遗传性口形红细胞增多症、肝病等。⑦镰形红细胞（sickle cell）：自然形成的镰形红细胞很少见，可以通过体外镰变试验诱导产生，增多见于HbS病、HbC病。⑧裂片红细胞（schistocyte）：增多见于微血管病性溶血性贫血，例如弥散性血管内凝血（DIC）、血栓性血小板减少性紫癜（TTP）、溶血尿毒综合征（HUS）和肾病等。⑨泡状红细胞（blister cell）与咬痕细胞（bite cell）：增多常见于葡萄糖-6-磷酸脱氢酶（G6PD）缺乏症等。⑩红细胞形态不整（poikilocytosis）：多种形态异常改变的红细胞同时存在，见于严重贫血，如巨幼细胞性贫血、重型地中海贫血。

3. 红细胞着色反应异常 ①正色素性红细胞（normochromic erythrocyte）：再生障碍性贫血、急性失血性贫血等的红细胞无异常变化；②低色素性红细胞（hypochromic erythrocyte）：增多常见于低色素小细胞性贫血，例如缺铁性贫血；③高色素性红细胞（hyperchromic erythrocyte）：增多常见于巨幼细胞性贫血和球形红细胞增多症；④嗜多色性红细胞（polychromatic erythrocyte）：增多常见于溶血性贫血等；⑤嗜碱性红细胞（basophilic erythrocyte）：增多见于急性溶血性贫血。

4. 红细胞中出现结构异常（彩图5-3） ①嗜碱性点彩（basophilic stippling）：增多常见于铅中毒，地中海贫血、血红蛋白病等。②豪-焦小体（Howell-Jolly bodies）：可见于成熟红细胞或幼红细胞胞浆中，增多常见于溶血性贫血、巨幼细胞性贫血等。③卡波环（Cabot ring）：增多见于溶血性贫血、巨幼细胞性贫血、脾切除后等。④含铁小体（pappenheimer body）：增多见于铁粒幼细胞性贫血、骨髓增生异常综合征（MDS）等。⑤有核红细胞（nucleated erythrocyte）：即幼稚红细胞，在出生1周之内的新生儿外周血中可见到少量，正常成人极少见。增多常见于溶血性贫血、巨幼细胞性贫血、造血系统肿瘤或其他恶性肿瘤骨髓转、骨髓纤维化和脾切除后等。

5. 红细胞分布异常（彩图5-4） ①红细胞缗钱状形成（rouleaux formation）：常见于多发性骨髓瘤、巨球蛋白血症、高纤维蛋白原血症等；②红细胞凝集（erythrocyte agglutination）：主要见于冷凝集素综合征等免疫性溶血性贫血。

（二）白细胞形态

在生理状况下，血液中白细胞，包括成熟粒细胞、淋巴细胞和单核细胞维持相对恒定的比例和稳定的形态结构。在炎症、感染、中毒、药物等因素作用下，可见成熟白细胞形态反应性改变，甚至出现幼稚粒细胞等。在造血与淋巴组织肿瘤时，血液成熟白细胞可发生肿瘤性变化，常见原始和幼稚白细胞增多。

【参考区间】①＜2%：杜勒小体中性粒细胞、反应性淋巴细胞；②＜4%：中毒颗粒或颗粒过多、颗粒过少、空泡变性中性粒细胞。

【临床意义】

1. 中性粒细胞中毒性改变（彩图5-10、彩图5-11） 在严重传染病、化脓性感染、大面积烧伤、急性中毒、恶性肿瘤等病理情况下，中性粒细胞可出现下列形态反应性改变。中性粒细胞各种中毒性改变可单独或同时存在，它主要反映粒细胞受毒素损伤的程度。轻度时，出现部分中毒颗粒，随着细胞受损程度的加重，中毒颗粒体积增大、数量增多，常伴有空泡形成、核变性和杜勒小体，中毒性改变的中性粒细胞百分率也显著增高。①中毒颗粒（toxic granulation）或颗粒过多（hypergranulation）：常见于较严重的细菌感染、炎症及大面积烧伤等；②空泡形成（vacuolation）：常见于严重的化脓菌感染、败血症、理化损伤等；③细胞大小不均（anisocytosis）：见于病程较长的化脓性炎症或慢性感染；④核变性（degeneration of nucleus）：包括核固缩、核溶解和核碎裂等改变，见于严重感染或某些理化损伤等；⑤杜勒小体（Döhle body）：见于严重细菌感染，如肺炎、败血症和烧伤等。

2．中性粒细胞的核象变化（彩图 5-7）　血液中粒细胞的胞核形状特征称为核象，可分为核左移和核右移，其反映了中性粒细胞的成熟程度。正常外周血中性粒细胞以分叶核为主，通常分 2～5 叶，以 3 叶核为主。除分叶核外，可见少量杆状核粒细胞，杆状核与分叶核细胞之间的比值约为 1：13。

（1）核左移（left shift）：外周血中杆状核粒细胞增多和（或）出现晚幼粒细胞、中幼粒细胞或早幼粒细胞等时，称为核左移。结合患者白细胞总数是否增加分为再生性左移（伴有 WBC 增高）和退行性左移（伴 WBC 不增高或降低）；前者表明骨髓造血功能旺盛，能释放大量粒细胞至外周血，常见于感染（尤其急性化脓性感染）、组织损伤与坏死、急性失血、急性中毒及急性溶血反应等；后者提示骨髓造血功能减低，粒细胞生成、成熟障碍或释放受阻，常见于造血功能障碍或感染、中毒较重。

（2）核右移（right shift）：外周血中核分 5 叶以上的中性粒细胞其百分率超过 3% 时，称为核右移。有时，中性粒细胞的体积巨大，细胞直径达 16～25 μm，核分叶常在 5 叶以上，甚至在 10 叶以上，核染色质疏松，称为巨多分叶核中性粒细胞，又称为中性粒细胞分叶过多（hypersegmentation）。核右移常伴白细胞总数减少，主要见于巨幼细胞贫血及造血功能减退，也见于应用阿糖胞苷、6- 巯基嘌呤等抗代谢化疗药物后。在急性炎症的恢复期，可出现一过性核右移现象，属于机体的正常反应。若在疾病进展期出现中性粒细胞核右移现象，则提示预后不良。

3．中性粒细胞颗粒增多与颗粒减少　除了中毒性颗粒增多外，一些药物治疗时，例如粒细胞集落刺激因子治疗白细胞减少症，常可见中性粒细胞颗粒增多、增粗伴核左移，注意与中毒颗粒鉴别。在白血病或 MDS 患者，可见中性粒细胞发育异常，出现颗粒减少，甚至缺乏。

4．假性佩尔格尔 - 休特异常　佩尔格尔 - 休特异常（Pelger-Huët anomaly）属于中性粒细胞的一种常染色体显性遗传性疾病，其中 50%～95% 以上的成熟中性粒细胞核分叶障碍（hyposegmentation）。在白血病、骨髓增生异常综合征（MDS）、肿瘤转移和某些药物治疗后，5%～50% 的中性粒细胞也常出现类似于佩尔格尔 - 休特异常的形态改变，称为假性佩尔格尔 - 休特异常（Pseudo Pelger-Huët anomaly）。

5．奥尔小体（Auer rod）　John Auer 最早（1906 年）发现在一部分急性白血病细胞胞浆内有紫红色细棒状或针状样物质，长 1～6 μm，一条或多条不定，被称为 Auer 小体（奥尔小体），又称为奥氏小体或棒状小体。后来证实奥尔小体仅出现在急性髓系白血病（AML）的原始或幼稚白细胞胞浆中（彩图 5-16，彩图 5-18），通常见于急性粒系白血病、粒单系白血病或急性单核系白血病性原始和幼稚细胞中，MDS 伴原始细胞增多也可见到，偶见于幼稚或成熟中性粒细胞；但急性淋巴细胞白血病（AML）时原始及幼稚细胞胞浆中一般无奥尔小体；因此，奥尔小体常用于急性白血病的辅助诊断与类型鉴别。

6．反应性淋巴细胞（reactive lymphocyte）　在病毒感染或过敏原等的刺激下，外周血淋巴细胞反应性增生并出现形态变化而不同于静止淋巴细胞（形态规则）。反应性淋巴细胞，又称为异型淋巴细胞，形态（彩图 5-12）类似原始或幼稚细胞、单核细胞、浆细胞样变化。反应性淋巴细胞增多常见于 EB 病毒感染引起的传染性单核细胞增多症，病毒性肝炎、风疹及某些过敏性疾病也可见轻度增多。

（三）血小板形态

血小板是血液中最小的细胞，呈圆形、椭圆形或不规则形。正常人新鲜、未抗凝血涂片中血小板常聚集成堆分布，抗凝血则单个散在分布。正常血小板（normal platelet）直径 1.5 ~ 3 μm；大血小板（large platelet）直径 3 ~ 7 μm，巨血小板（giant platelets）直径 > 7 μm，一般 10 ~ 20 μm。

【参考区间】大血小板 < 5%，巨血小板 < 10%。

【临床意义】

1. 血小板大小异常　血小板明显大小不一，巨血小板直径可达白细胞大小。大血小板增多主要见于特发性血小板减少性紫癜（ITP）等；巨血小板增多见于巨血小板综合征（BBS）、脾切除等，其血小板可达淋巴细胞大小。

2. 血小板分布异常　原发性血小板增多症、真性红细胞增多症患者，血小板显著增多，未抗凝血涂片中血小板聚集成大簇状分布，甚至可以占满整个油镜视野。血小板无力症时，血小板膜 GPⅡb/Ⅲa 缺陷，血小板不能聚集，在未抗凝血涂片中呈散在分布。

3. 假性血小板凝集　在 EDTA 抗凝血涂片中，血小板发生不同程度凝集，见于部分健康人或自身免疫病患者。由于血小板在抗凝血中自发性凝集，可导致血细胞分析仪计数血小板假性减少，应注意与真性血小板减少症鉴别。

三、红细胞沉降率

红细胞沉降率（erythrocyte sedimentation rate，ESR）简称血沉，是指一定条件下红细胞在血浆中沉降的速率。

【参考区间】成年男性 0 ~ 15 mm/1 h，成年女性 0 ~ 20 mm/1 h（魏氏法）。

【临床意义】ESR 增快见于急性细菌性感染、风湿性疾病与结核病活动期、组织损伤与坏死（如急性心肌梗死）、恶性肿瘤、大部分贫血等。

【应用评价】① ESR 是一种较为常用但缺乏特异性的筛查试验，很多疾病都可加快，应结合其他试验和临床资料综合分析；②传统手工测定红细胞沉降率的方法有魏氏法、潘氏法等，目前临床实验室普遍使用血沉仪法。不同的测定方法的参考区间有差异，不能混用。

（钟　宁）

第二节　骨髓形态学检验

骨髓（bone marrow，BM）中的多能造血干细胞（multipotent hematopoietic stem cell，MHSC）具有高度的自我更新和多向性分化能力，在造血中首先分化为淋巴系祖细胞和髓系祖细胞，再分化为各系造血祖细胞和集落形成单位（colony forming unit，CFU），在不同造血因子的作用下分化为不同系列的原始细胞（blast），后者逐渐分化、发育，成熟为各种幼稚与成熟血细胞，并释放到外周血循环中（彩图 18-1）。各种 BM 细胞在神经 - 体液、环境等各种因素作用下保持数量与形态、结构、代谢与功能等的动态稳定。

骨髓形态学检验是血液系统及其相关疾病的诊断、鉴别诊断、治疗与监测中非常重要的手段之一。依据标本采集方式的不同分为骨髓涂片细胞形态学检验和骨髓活检，二者检验目的不尽相同，但是相辅相成，互为补充。

一、骨髓涂片细胞形态学检验

血细胞在骨髓中分化、发育、成熟，这个过程是连续的，为便于对细胞的系列及其分化阶段的正确判断，将细胞大体划分为原始、幼稚和成熟三个阶段。原始细胞阶段在光学显微镜下通过细胞形态或借助细胞化学、免疫化学等技术可以识别。各个系列及其不同阶段的细胞各具有不同的形态学特征（彩图 18-1）。一般采用髂前上棘或髂后上棘穿刺采集骨髓液直接推片，胸骨少用。正常骨髓中包括红系、粒系、单核系、巨核系、淋巴系、浆细胞系六大系列的细胞和少数骨髓基质细胞及其他细胞。骨髓基质细胞包括成纤维细胞、内皮细胞、脂肪细胞、巨噬细胞、树突状细胞等。骨髓特有的其他细胞包括组织嗜酸细胞、肥大细胞（组织嗜碱细胞）、成骨细胞、破骨细胞等。

骨髓涂片细胞形态学检验主要是在 BM 取材、涂片、染色良好的条件下在低倍显微镜下判断 BM 有核细胞增生程度和计算巨核细胞的数量；在油镜下选取单细胞层区域分类计数 200 ～ 500 个各种 BM 细胞的百分率，观察各种 BM 细胞的形态有无异常变化、有无特殊异常细胞或转移肿瘤细胞、有无病原菌或寄生虫等，并发出骨髓细胞形态学检验诊断报告。

【参考区间】①正常骨髓的增生程度为增生活跃。②粒系细胞约占总有核细胞的 40% ～ 60%，其中原粒细胞 < 2%，早幼粒细胞 < 5%，中幼粒细胞和晚幼粒细胞各 < 15%，杆状核粒细胞的百分率高于分叶核粒细胞，嗜酸粒细胞 < 5%，嗜碱粒细胞 < 1%。细胞形态染色基本正常。③幼红细胞占 20% 左右，其中原红细胞 < 1%，早幼红细胞 < 5%，中幼红细胞和晚幼红细胞约各占 10%，细胞形态染色基本正常。成熟红细胞大小、形态、染色大致正常。④髓系细胞：有核红细胞或粒系：红系细胞（M：E）比值，常简称粒：红比值，为 （2 ～ 4）：1，平均为 3：1。⑤淋巴细胞约占 20%，幼儿可达 40%，均为成熟淋巴细胞。⑥单核细胞 < 4%，浆细胞 < 2%。⑦巨核细胞：通常于 1.5 cm × 3 cm 骨髓片膜上可见巨核细胞 7 ～ 35 个，多为成熟型巨核细胞。⑧可见少量巨噬细胞、内皮细胞、组织嗜碱细胞、成纤维细胞等。⑨核分裂细胞约占 0.1%。

【临床意义】

1. 骨髓有核细胞增生程度　根据红细胞和有核细胞的大致比例，一般分为五级，判断标准与常见病因见第五章第三节表 5-6。

2. 诊断与鉴别诊断　造血与淋巴组织肿瘤、各类贫血及某些血液病及其相关疾病（详见第五章）。

3. 诊断某些感染性疾病　骨髓中含有丰富营养成分和大量单核 - 巨噬系统的细胞，当一些病原微生物（例如组织包浆菌、马尔尼菲篮状菌）及一些血液寄生虫感染时，骨髓涂片中易于查找疟原虫、黑热病原虫、弓形虫等，对明确诊断具有重要意义。

4. 辅助诊断恶性肿瘤骨髓转移　骨髓是许多恶性肿瘤侵袭转移的好发部位，如肺癌、乳腺癌、胃癌、前列腺癌、恶性淋巴瘤、黑色素瘤等发生骨髓转移时，可在骨髓涂片中见到相应的肿瘤细胞，但转移的肿瘤细胞形态变异较大，一般不易明确肿瘤的来源，应进一步追溯其原发灶。有时，某些肿瘤的发现可能最早在骨髓中找到转移癌细胞。

5. 诊断某些类脂质沉积病　如戈谢病、尼曼 - 匹克病、海蓝组织细胞增生症等，骨髓涂片中可见到巨噬细胞中蓄积的类脂质，形成特殊形态的戈谢细胞、尼曼 - 匹克细胞、海蓝组织细胞等。

【应用评价】

1. 骨髓穿刺容易被外周血稀释而导致不能反映 BM 真实状况，必要时应重新采集标本检验。对不典型的标本，可以建议换部位抽取再查或定期复查，切忌轻率下结论。

2. 同时检查骨髓象与血象。血象虽然是骨髓象的延续，但二者的病变特征可能一致，或完全不同，只有相互参照，才有利于做出正确的实验诊断。

3．并非所有的造血系统疾病都可以通过骨髓涂片形态学检查得以明确诊断，有些甚至是禁忌证，例如血友病，因此临床医师必须掌握好其适应证和禁忌证。

二、骨髓组织活检

骨髓活体组织检查（bone marrow biopsy，BMB）简称骨髓活检，是观察骨髓组织结构及间质成分变化的检查，由于保持了造血组织的天然结构，便于判断红髓和脂肪组织的比例，了解骨髓造血组织的结构和细胞之间、组织之间的相互关系，这对于血液系统疾病的诊断有重要意义，是对骨髓涂片检查的有效补充。标本采集时用骨髓活检针取得一段骨髓组织后，固定、包埋、切片后进行 HE、组织化学等染色后做显微镜检验。

【临床意义】①全面而准确了解骨髓增生程度，造血组织、脂肪细胞和纤维组织所占的容积比例；了解粒红比及骨髓内贮存铁水平，对于某些疾病如再生障碍性贫血、缺铁性贫血以及骨髓增生异常综合征以及化疗后骨髓抑制程度有明确的诊断价值。②更早、更全面地发现早期病理改变。对于骨髓转移癌、淋巴瘤骨髓浸润、类脂质沉积病等诊断的阳性率更高。③协助诊断骨髓增殖性肿瘤，如真性红细胞增多症、原发性血小板增多症、骨髓纤维化等。

【应用评价】①骨髓活检在血液肿瘤诊断中起辅助作用，一般不居主导地位，结合骨髓涂片检验结果综合分析。当骨髓增生极度活跃或极度低下时，由于细胞太多或纤维组织增生而发生干抽或骨髓稀释时，骨髓活检尤为重要，如低增生性白血病、毛细胞白血病、骨髓坏死等。②骨髓活检中的细胞形态与涂片不完全一样，原始细胞甚至巨核细胞不容易识别，必要时需要结合免疫组化等辅助观察。

（屈晨雪）

第三节　贫血相关试验

在各类贫血的实验诊断中，除外周血细胞和骨髓形态学检验外，还涉及多项试验的选择与应用，这对一些贫血的筛查与诊断至关重要。

一、常用铁代谢试验

健康成年人体内的铁含量平均为 3 ～ 5 g，60% ～ 70% 存在血红蛋白（Hb）中，20% ～ 30% 以贮存铁的形式存在［主要以铁蛋白（ferritin）和变性的聚合铁蛋白（含铁血黄素）形式贮存于肝、脾、骨髓的单核 - 巨噬细胞中，约 5% 分布于肌红蛋白、各种酶和血浆运输状态中］。在骨髓中，含铁的转铁蛋白（transferrin，Tf）与幼红细胞表面的转铁蛋白受体（transferrin receptor，TfR）结合，通过胞饮作用进入幼红细胞内，铁与转铁蛋白分离，在线粒体内参与Hb 合成或贮存于细胞内，而 Tf 和 TfR 被排出细胞外。Hb 的合成主要发生在中晚幼红细胞内。正常情况下，铁的吸收量略高于排出量，体内贮存铁量相对恒定，任何原因导致的铁消耗量大于供给量或铁代谢异常时，均可导致铁缺乏或铁利用障碍性贫血。铁代谢试验有助于了解机体的铁代谢状况，常用于铁缺乏或铁代谢障碍性贫血、铁负荷过多等疾病的实验诊断与疗效监测等。

（一）血清铁、总铁结合力和转铁蛋白饱和度

【参考区间】成年人血清铁（SI）：男性 10.6 ～ 36.7 μmol/L，女性 7.8 ～ 32.2 μmol/L；血清总铁结合力（TIBC）：男性 50 ～ 77 μmol/L，女性 54 ～ 77 μmol/L；血清转铁蛋白饱和度

（TS）：20% ～ 50%

【临床意义】①铁缺乏的诊断：参见第五章第一节；②铁负荷过多的诊断：SI 与 TS 在铁负荷过多，又称铁过载（iron overload）时可持续性升高，TIBC 降低，见于骨髓增生异常综合征（MDS）、病毒性肝炎导致的严重肝坏死、特发性血色病（idiopathic hemochromatosis）和无效造血（ineffective erythropoiesis）等。

【应用评价】血清铁影响因素较多，一般不单独用于评价铁代谢。

（二）血清铁蛋白

铁蛋白（serum ferritin，SF）主要在肝合成，SF 含量与体内铁的贮存量相关，1 μg/L 的 SF 相当于 8 ～ 21 mg 的贮存铁 /kg 体重，故 SF 可作为判断机体是否缺铁或铁负荷过多的指标。

【参考区间】男性 15 ～ 200 μg/L，女性 12 ～ 150 μg/L（成年人）。

【临床意义】

1. 铁缺乏症的诊断标准　①当普查铁缺乏症时，可以小于参考区间的低限作为标准；②当作为临床缺铁的鉴别诊断时，由于患者往往呈非单纯性缺铁，多伴有一些慢性病，如感染、炎症、结缔组织病、肿瘤、肝病等，此时诊断缺铁的标准可适当提高，有学者认为 SF 应＜ 30 μg/L；对类风湿性关节炎是否合并缺铁时，SF 应＜ 60 μg/L。

2. SF 降低　①铁缺乏早期及贮存铁缺乏时，SF 常低于参考区间下限；②慢性失血，如月经过多、胃肠道出血、出血性疾病、血红蛋白尿症等导致的缺铁性贫血，SF 明显减低；③吸收不良综合征常与潜在的胃出血有关，导致慢性贮存铁消耗引起缺铁；④营养性铁缺乏，例如素食者，SF 降低；⑤妊娠时体内铁消耗增加导致缺铁。SF 水平变化有助于及时发现孕妇是否缺铁并监测补充铁剂的疗效。

3. 铁剂治疗的监测　①口服铁剂治疗有效，SF 水平可逐渐上升；当血红蛋白已恢复后，可评价贮存铁水平并确定治疗何时停用铁剂。②非肠道补铁治疗：如静脉或肌内注射铁剂，SF 水平可恢复至参考区间或增高，但此时与贮存铁量并非完全成比例，只有在治疗 2 ～ 4 周后才能恢复这种比例关系。③重组人红细胞生成素（rHu-EPO）治疗，如肾性贫血的 rHu-EPO 治疗，可导致红系造血增加过多，出现铁缺乏性造血，即功能性缺铁；此时 SF 减低，及时补铁后可恢复正常或增高。

4. SF 增高　①铁负荷过多：见于原发性血色病、铁粒幼细胞性贫血、反复输血、无效造血等，SF 显著增高；②一些非缺铁性贫血，如肿瘤或感染相关的贫血、地中海贫血等，SF 可正常或增高；③恶性肿瘤，如白血病、淋巴瘤、肝癌、胰腺癌、肺癌等，SF 可增高或正常。

【应用评价】参考区间受年龄的影响较大，不同方法也有影响，应使用本实验室建立的参考区间。严重溶血可使 SF 结果偏高，红细胞完全溶血可增高约 60%。

（三）血清可溶性转铁蛋白受体

正常人 80% 以上的转铁蛋白受体（TfR）存在于骨髓红系有核细胞上，随着红系各阶段细胞成熟，所表达的 TfR 分子数逐渐减少，成熟红细胞上无 TfR。血清可溶性转铁蛋白受体（soluble transferrin receptor，sTfR）是细胞膜上 TfR 的一个片段，血清中的 sTfR 浓度与总的 TfR 浓度有很好的相关性，sTfR 升高与红系造血的贮存铁量成正比。

【参考区间】血清 sTfR 1.7 ～ 8.1 mg/L（酶免疫浊度分析）。

【临床意义】①缺铁性贫血（IDA）与慢性病贫血（CDA）的鉴别：血清铁蛋白（SF）易受机体急性时相反应的影响而增高。CDA 时机体可利用铁缺乏，但总铁并不减低或增加，SF 正常或增高、sTfR 增高。IDA 时机体可利用铁及贮存铁绝对缺乏，SF 减低，血清 sTfR 增高 2 ～ 3 倍。②增生性贫血时，血清 sTfR 增高，见于地中海贫血、自身免疫性溶血性贫血、遗传性球形细胞增多症等。③骨髓增生低下的疾病，如再生障碍性贫血、慢性病贫血及肾衰竭患者血清 sTfR 水平降低。

【应用评价】不同测定方法的结果有较大差异，应建立本实验室的参考区间。

二、叶酸与维生素 B_{12} 代谢试验

叶酸（folic acid，FA）与维生素 B_{12}（$VitB_{12}$），也称钴胺素，是合成 DNA 重要的辅酶，参与核酸代谢过程。FA 和 $VitB_{12}$ 的生理功能相互关联，缺乏 FA 和 $VitB_{12}$ 时，脱氧尿嘧啶核苷酸（dUTP）不能转化为脱氧胸腺嘧啶核苷酸（dTTP），导致细胞核酸代谢障碍，骨髓细胞 DNA 合成受阻，细胞增殖速度明显减慢，细胞因分裂障碍而致胞体增大，核染色质疏松，形成巨幼红细胞，出现巨幼细胞性贫血（MA）；粒系细胞、巨核系细胞也可呈巨幼变。

（一）叶酸

血清或血浆叶酸和红细胞叶酸含量反映人体总叶酸水平，前者反映体内循环状态的叶酸水平，但易受到膳食等因素影响；后者与红细胞更新过程有关，反映人体内叶酸的长期变化状态和叶酸储备情况。全血中 95% 的叶酸存在于红细胞内，其中叶酸的含量约为血清中的 40 倍以上。

【参考区间】血清叶酸 5.5 ~ 23.4 nmol/L（化学发光免疫分析）。

【临床意义】叶酸在人体的贮存量为 5 ~ 20 mg，约 1/2 贮存在肝。正常人每天需叶酸 200 ~ 400 μg，一般仅供 4 个月之用。若营养不良或叶酸来源不足，常易导致叶酸缺乏，引起巨幼细胞性贫血，实验诊断参见第五章第一节。

【应用评价】血清或血浆叶酸测定时应空腹采血，避免标本溶血，有条件时同时测定血清叶酸与红细胞叶酸更有助于叶酸代谢状态的判断。此外，叶酸缺乏可使同型半胱氨酸转化为蛋氨酸发生障碍，导致高同型半胱氨酸血症。

（二）血清维生素 B_{12}

维生素 B_{12}（Vitamin B_{12}，Vit B_{12}），主要来自动物食品，成人每日需要量为 2 ~ 5 μg，人体内贮存 4 ~ 5 mg，一般情况下不会出现 Vit B_{12} 缺乏。$VitB_{12}$ 必须与胃壁细胞分泌的内因子结合后才能在回肠末端吸收。当 Vit B_{12} 吸收减低，例如克罗恩病（Crohn's disease）、腹部或胃肠道手术；内因子减少，例如萎缩性胃炎、恶性贫血；酗酒、素食、长期使用组胺 H_2 阻滞剂、遗传性运钴胺素蛋白 II（transcobalamin II）缺陷等均可导致 Vit B_{12} 缺乏，可间接引起 DNA 合成障碍和神经髓鞘质合成障碍，进而出现伴有神经性精神异常的巨幼细胞性贫血、血小板减少等。

【参考区间】血清 Vit B_{12}　172 ~ 674 pmol/L（化学发光免疫分析）

【临床意义】血清 Vit B_{12} 缺乏，多见于营养性巨幼细胞性贫血、恶性贫血、长期胃肠功能紊乱及腹泻、长期素食、先天性选择性 Vit B_{12} 吸收不良、内因子缺乏症。大剂量 Vit C 可影响 Vit B_{12} 的吸收和利用。血清 Vit B_{12} 含量增高见于白血病、真性红细胞增多症、某些恶性肿瘤和肝细胞损伤等。

【应用评价】有证据表明血清 Vit B_{12} 水平不能准确反映细胞内 Vit B_{12} 浓度，临床诊断 $VitB_{12}$ 缺乏时常伴有血清同型半胱氨酸和甲基丙二酸增高。新近研究发现，测定血清全反钴胺素（tolotranscobalamin，ToloTC）[又称为活性 Vit B_{12}(active Vit B_{12})] 诊断 Vit B_{12} 缺乏更敏感。ToloTC 的参考区间 > 35 pmol/L，当体内 Vit B_{12} 耗尽但尚未缺乏时，ToloTC 先于 Vit B_{12} 降低。此外，Vit B_{12} 检测方法不同，其参考区间差异较大。

三、溶血性贫血相关试验

溶血性贫血（hemolytic anemia，HA）是由于某种原因使红细胞生存时间缩短，破坏增多，超过了骨髓红系造血代偿能力而引起的一类贫血。HA 相关试验主要用于筛查有无溶血、判断

溶血的轻重程度、确定溶血的部位、明确或提示溶血的原因等。

（一）溶血性贫血筛查试验

常用检测项目包括血浆游离血红蛋白（FHb）、血清结合珠蛋白（haptoglobin，Hp）、尿血红蛋白（Hb）和尿含铁血黄素（Rous 试验）等；此外，血清高铁血红素白蛋白、胆红素等也有一定意义，主要用于判断有无溶血及其轻重程度。

【参考区间】血浆 FHb $<$ 40 mg/L；血清 Hp 0.5 ～ 1.5 g/L；尿 Hb：阴性；Rous 试验：阴性。

【临床意义】HA 的实验诊断参见第五章第一节。

【应用评价】对可疑 HA 的患者，临床上一般首选血常规试验和网织红细胞计数，依据其检测结果再用上述试验进行筛查和评价，结合筛查试验结果再选择与贫血病因相关的试验，以明确诊断；必要时也可做骨髓细胞形态学检验等协助诊断。

（二）免疫性溶血试验

通过检测结合在患者红细胞膜上的自身抗体或补体及血清中游离的自身抗体，可以确定溶血是属于免疫性或非免疫性溶血。

【参考区间】直接和间接抗人球蛋白试验：阴性。冷凝集素试验：凝集效价（4 ℃）$<$ 1∶40。冷热双相溶血试验：阴性。

【临床意义】

1．抗人球蛋白试验　由于红细胞膜电荷的存在，彼此间保持一段距离而不会聚集。不完全抗体（IgG）分子较小，只能和一个红细胞结合而无法连接两个相邻红细胞。而抗人球蛋白抗体为完全抗体（IgM），可与多个不完全抗体的 Fc 段相结合，通过桥接作用连接多个红细胞而形成红细胞凝集，此种现象为抗球蛋白阳性。这种检测不完全抗体试验称为抗人球蛋白试验，该试验由免疫学家 Coombs 等发明，故又称为 Coombs 试验（Coombs test）（分为直接和间接试验），其临床应用详见第五章第一节。

2．冷凝集素试验（cold agglutinin test，CAT）　冷凝集素综合征是伴有冷反应性自身抗体的一类免疫性疾病，约占自身免疫性溶血性贫血（autoimmune hemolytic anemia，AIHA）的 7% ～ 25%，患者一般表现为低温诱发肢端发绀，复温后消失，此外，支原体肺炎和传染性单核细胞增多症患者也可继发冷凝集素综合征，淋巴系统肿瘤（如淋巴瘤、多发性骨髓瘤）和慢性髓系白血病偶见继发冷凝集素综合征。冷凝集素几乎均为 IgM，能和自体红细胞或"O"型红细胞在 0 ～ 4 ℃寒冷情况下产生凝集现象，有些患者在抽静脉血时常有自凝现象，冷凝集素试验呈阳性，其效价可高至 1∶100 ～ 1∶16000，直接 Coombs 试验 C3 阳性、IgG 阴性。

3．冷热双相溶血试验（Donath-Landsteiner's test，D-L test）　部分患者血清中存在双相溶血素，在 0 ～ 4 ℃，溶血素与红细胞结合，吸附补体，然而在低温时不发生溶血；当温度升至 30 ～ 37 ℃时发生溶血。一般见于阵发性寒冷性血红蛋白尿，也可见于某些病毒感染，诸如传染性单核细胞增多症、水痘、麻疹等。

【应用评价】AIHA 大多属于温抗体型自身免疫性溶血性贫血（WAIHA），小部分属冷抗体型（主要为 IgM），故必要时应于 4 ℃条件下进行试验，排除假阴性反应。WAIHA 大多为 IgG 型抗体，部分为 IgG + C3 型、C3 型、极少数为 IgG 亚型、IgA、IgM 型。因此，疑为 AIHA 时，应首先使用广谱的抗人球蛋白血清进行试验，必要时再加用各种单价抗血清确定抗体的类型，以免漏诊。

（三）红细胞膜缺陷检验

正常红细胞呈双凹圆盘状，表面积较大，可以通过比其直径小的毛细血管而不被破坏。先天或后天获得性因素影响红细胞膜，导致质膜成分中脂质双层结构异常，红细胞表面积与体积比减小，变形能力下降以及脆性增加，而致红细胞病理性破坏，发生溶血性贫血。

【参考区间】①红细胞渗透脆性试验（erythrocyte osmotic fragility test，EOFT）：开始溶血

4.2 ～ 4.6 g/L（NaCl），完全溶血 2.8 ～ 3.2 g/L（NaCl）；②红细胞孵育渗透脆性试验（erythrocyte incubated osmotic fragility test，EIOFT）：未孵育 50% 溶血的 NaCl 浓度为 4.00 ～ 4.45 g/L，37℃孵育 24 h 后，50% 溶血的 NaCl 浓度为 4.65 ～ 5.9 g/L；③蔗糖溶血试验和酸溶血试验（Ham 试验）：阴性；④ CD55、CD59 表达缺陷血细胞：CD55、CD59 阴性红细胞和中性粒细胞 < 5%；⑤蛇毒因子溶血试验：溶血度 < 5%。

【临床意义】参见第五章第一节。

【应用评价】

1．EOTF　并非遗传性红细胞膜缺陷的特异性诊断试验，温抗体型自身免疫性溶血性贫血（AIHA）可出现一定数量的球形红细胞，渗透脆性也可增高。丙酮酸激酶（PK）缺乏症患者的红细胞孵育渗透脆性也可增加。

2．大多数遗传性红细胞膜缺陷症的红细胞膜收缩蛋白或锚蛋白相关基因发生点突变或框移突变，导致所编码的蛋白丧失正常功能，通过 DNA 测序或片段分析等方法可以对特定突变位点进行检测。

3．PNH 诊断试验的应用　Ham 试验曾被认为是 PNH 的确诊试验，具有较高的特异性，但灵敏度较低，有 20% ～ 30% 的患者可呈阴性反应，而且患者在病程中可多次 Ham 试验阴性，发病 1 年内确诊者仅占 35.5%。蔗糖溶血试验具有较高的敏感性，但特异性低。荧光素标记单克隆抗体结合流式细胞术检测缺乏 CD55、CD59 的血细胞，被认为是诊断 PNH 最敏感、最特异的试验。蛇毒因子溶血试验：蛇毒因子是源于眼镜蛇毒的一种溶血因子，分子量约为 144 Kd，能直接通过旁路途径激活患者血清中的补体 C3，造成 PNH 患者红细胞溶血，本试验为 PNH 诊断的特异性试验之一。

（四）红细胞酶缺陷检验

红细胞酶缺陷所致溶血性贫血（HA）是指参与红细胞代谢（主要是糖代谢）的一些酶，由于基因缺陷导致其表达产物活性下降或缺失，进而引发溶血的一组疾病。根据红细胞代谢特点，可将红细胞的酶分为三类：糖酵解途径的酶，如己糖激酶、葡萄糖磷酸异构酶、丙酮酸激酶、磷酸果糖激酶等；戊糖旁路代谢途径：如葡萄糖 -6- 磷酸脱氢酶、6- 磷酸葡萄糖酸脱氢酶等；核苷酸代谢途径：如嘧啶 5' 核苷酸酶、腺苷酸激酶缺乏等。在所有红细胞酶缺陷病中，以葡萄糖 -6- 磷酸脱氢酶（glucose 6-phosphate dehydrogenase，G6PD）和丙酮酸激酶（pyruvate kinase，PK）的缺陷发生率较高，前者导致戊糖旁路代谢障碍，后者引起糖酵解途径异常。

【参考区间】高铁血红蛋白（Met Hb）还原试验：Met Hb 还原率 > 75%。G6PD 荧光斑点试验：10 min 内出现荧光斑点。G6PD 活性定量：8.34±1.59 U/gHb（ICSH 推荐 Glock 与 Mclean 法）。PK 荧光斑点试验：荧光在 20 min 内消失。PK 活性定量：酶活性 15.1±4.99 U/gHb（ICSH 推荐 Blume 法）。

【临床意义】参见第五章第一节。

【应用评价】

1．高铁血红蛋白还原试验对 G6PD 活性减低或缺乏具有较高的敏感度，但特异性较低。血红蛋白 H 病、不稳定血红蛋白病、NADH-Met Hb 还原酶缺乏等可出现假阳性。

2．G6PD 或 PK 荧光斑点试验对 G6PD 或 PK 缺陷具有较高的敏感性和特异性，适合于筛查和普查，但对试剂要求较高。

3．G6PD 或 PK 酶活性检测应注意是否处于急性溶血期。由于急性溶血期的外周血年轻红细胞增多，酶活性可能不减低或减低不明显，应在 2 ～ 3 个月后复查。

4．由于 G6PD 杂合子酶活性变化差异大，G6PD 活性定量检测方法可导致大量杂合子的漏检。随着技术的进步，利用分子生物学技术对 G6PD 基因序列进行分析，对明确疾病诊断很有帮助。

（五）异常血红蛋白检验

血红蛋白病（hemoglobinopathy）可分为异常血红蛋白病和地中海贫血两大类。通过对红细胞中 Hb 组分的定量、电泳特性、稳定性、溶解度以及 Hb 的基因分析等，有助于血红蛋白病的诊断。

【参考区间】

1．血红蛋白电泳（hemoglobin electrophoresis）　健康成年人 Hb 经电泳分离后，电泳图主要显示 3 条正常区带（图 18-1），靠阳极端一条浓重的区带是 HbA，相对含量占 97% 以上；在 HbA 后有一条浅淡狭窄的区带是 HbA2，相对含量为 1.5% ～ 3%；在两者中间，紧靠 HbA 条带后，为 HbF 条带，其他的带一般为非 Hb 成分或异常 Hb。

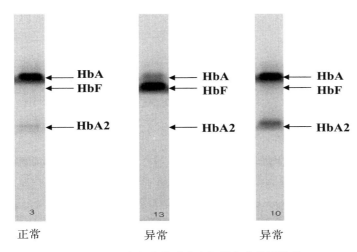

图 18-1　正常和异常成人血红蛋白电泳图比较

2．胎儿血红蛋白 F（fetal hemoglobin，HbF）　①抗碱 Hb：1 岁至成人占 1% ～ 3.1%。新生儿可高达 55% ～ 85%；② HbF 酸洗脱试验：健康成人含 HbF 的红细胞＜ 1%，新生儿阳性；③流式细胞分析（FCM）：健康成人含 HbF 的红细胞＜ 1%。

3．不稳定血红蛋白　①变性珠蛋白小体（Heinz 小体）形成试验：健康人红细胞 37℃、孵育 1 h，含 Heinz 小体的红细胞＜ 1%；②热变性试验：沉淀 Hb ＜ 5%；③异丙醇试验：40 min 之内不出现混浊或沉淀（阴性）；④红细胞镰变试验：无镰变红细胞（阴性）。

【临床意义】参见第五章第一节。

【应用评价】珠蛋白异常的确证可通过基因分析或珠蛋白肽链的一级结构分析。目前，常用地中海贫血相关试验，例如 HbF、HbA2 的定量试验，特异性并不高，通过基因诊断将显著提高其特异性并对疾病进行分型。随着基因诊断技术的成熟，将来可常规应用于临床和产前诊断等。

（续　薇）

第四节　血细胞化学染色

细胞化学染色（cytochemical stain，CCS）是细胞形态学与化学相结合的一门技术，通过化学反应的原理，将细胞内的各种化学物质（酶类、脂类、糖类、铁、蛋白质、核酸等）显示为显微镜可见的变化，在细胞原位进行定性及半定量分析。通过细胞化学染色可了解细胞的正常代谢和生理功能，鉴别形态学难于识别的原始或幼稚细胞类型，辅助血液系统等疾病的诊断、分型和鉴别诊断。血细胞化学染色一般采用新鲜制备的血涂片或骨髓涂片。

一、髓过氧化物酶染色

髓过氧化物酶（myeloperoxidase，MPO）主要存在于粒系和单核系细胞中，在中性粒细胞系细胞中含量最高，单核系多数细胞呈阴性或弱阳性，其他细胞不含 MPO。新鲜骨髓或血涂片中粒系和单核系细胞中 MPO 通过催化 H_2O_2 释放出新生态氧，使无色的底物在细胞原位生成有色化合物，从而显示 MPO 的活性，定位酶所在细胞浆的活性部位；其活性强度可用 1+ ～ 4+ 半定量。

【参考区间】MPO 仅存在于粒系和单核系细胞的胞浆中。无颗粒原粒细胞常呈阴性，有颗粒原粒细胞可呈阳性，早幼粒细胞呈强阳性，中性中幼粒细胞及其以下阶段细胞呈阳性。嗜酸性粒细胞呈强阳性，嗜碱性粒细胞呈阴性。原单核细胞呈阴性，幼单核细胞和单核细胞呈弱阳性。

【临床意义】①急性白血病的辅助诊断与亚型鉴别，参见第五章第三节；②中性粒细胞 MPO 缺陷症：遗传性缺陷患者的中性粒细胞 MPO 染色，纯合子呈阴性，杂合子多为弱阳性。在一些髓系细胞白血病、骨髓增生异常综合征、放射病或一些其他疾病，中性粒细胞 MPO 染色可呈阴性或弱阳性，提示 MPO 获得性缺陷。

【应用评价】ALL 与 AML 的初步鉴别一般以 MPO 染色阳性率 3% 为临界值，前者＜ 3%，后者常＞ 3%。但是，急性白血病的血涂片或骨髓涂片 MPO 染色时，若原始细胞 MPO 染色阳性率＜ 3%，并不能肯定是 ALL，因为分化较差的原粒细胞、原单细胞、原巨核细胞、原淋巴细胞均可呈阴性，此时应结合其他细胞化学染色、细胞免疫表型分析等进行鉴别。MPO 染色的显微镜检验方法的敏感性明显低于 MPO 的流式细胞分析，所以 MPO 染色阴性的患者并不等于白血病细胞中不存在此酶，必要时可用流式细胞分析其 MPO 抗原。

二、酯酶染色

酯酶（esterase）存在于不同的白细胞中，水解底物产生萘酚的衍生物并与重氮盐偶联，在细胞原位生成不溶性有色沉淀。根据不同的底物显示的酯酶活性，可将酯酶分三种：萘酚 AS-D 氯乙酸酯酶（naththol AS-D chloroacetate esterase，CAE），为粒系细胞所特有，故又称特异性酯酶（specific esterase，SE）或粒细胞酯酶；α 萘酚醋酸（α naphthyl acetate，ANA）酯酶可存在于多种细胞中，又称非特异性酯酶（non-specific esterase，NSE）；α- 丁酸萘酚（α-naphthyl butyrate，ANB）酯酶，主要存在于单核系细胞中，故又称单核细胞酯酶。三种酯酶染色对不同细胞的识别和急性白血病的诊断与鉴别有一定意义。

【参考区间】各种骨髓细胞的酯酶染色反应见表 18-1。

表18-1　各种正常骨髓或血细胞的酯酶染色反应

细胞类型	萘酚AS-D氯乙酸酯酶（CAE）	α-乙酸萘酚酯酶（ANA）	α-丁酸萘酚酯酶（ANB）
原粒细胞	–/+	–/ ±	–
早幼粒细胞	++/+++	–/+	–
中性粒细胞	+/++	–/ ±	–
原单核细胞	–/ ±	+/++	+/++
幼单核和单核细胞	–/ ±	+++	+++
淋巴细胞	–	–/ ±	–/ ±

续表

细胞类型	萘酚AS-D氯乙酸酯酶（CAE）	α-乙酸萘酚酯酶（ANA）	α-丁酸萘酚酯酶（ANB）
幼红细胞	-	-/ ±	-
巨核细胞与血小板	-	+++	±

注："–"为阴性，"±"为弱阳性，"+"为阳性，"++"为较强阳性，"+++"为强阳性

【临床意义】主要用于急性白血病的辅助诊断与类型鉴别，参见第五章第三节。

【应用评价】

1. CAE 是粒系特异性酯酶，白血病性原、幼粒细胞呈阳性，可以肯定白血病细胞中有原、幼粒细胞存在，但如果均呈阴性，不能排除有原粒细胞存在的可能。

2. ANA 在各种细胞中均有不同程度的阳性反应，但在单核系细胞的阳性可被氟化钠抑制，在粒细胞系统的阳性反应不能被氟化钠抑制，借此辅助鉴别急性白血病细胞类型。

3. ANB 对单核系细胞的特异性较 ANA 高，分化好的各期单核细胞均呈阳性，而且阳性反应能被氟化钠抑制。

三、糖原染色

糖原染色，又称为过碘酸 - 雪夫（periodic acid-Schiff，PAS）反应，其原理是血细胞胞浆中的糖类物质，如糖原、黏多糖、黏蛋白和糖蛋白等，与过碘酸 - 雪夫试剂发生反应，最终生成紫红色化合物，可以显示细胞中糖类物质含量和分布，按细胞内 PAS 阳性颗粒的多少可分为阴性、弱阳性、阳性和强阳性，对部分血液病的诊断与鉴别有一定意义。

【参考区间】粒系细胞：原粒及早幼粒细胞 PAS 反应多呈阴性，自中幼粒细胞阶段，细胞越成熟 PAS 阳性越强。巨核系细胞和血小板呈 PAS 反应强阳性。淋巴细胞、单核细胞 PAS 反应可呈弱阳性。幼红细胞和红细胞 PAS 反应均为阴性。

【临床意义】①主要用于造血与淋巴组织肿瘤的辅助诊断与类型鉴别，参见第五章第三节；②某些细胞类型的鉴别：戈谢细胞 PAS 反应呈阳性，尼曼 - 匹克细胞一般为阴性或弱阳性；巨核细胞与霍奇金病细胞，前者 PAS 反应呈阳性，后者则多为阴性或弱阳性。

【应用评价】PAS 染色阳性并不能肯定是糖原，只有同时将细胞经唾液消化后 PAS 呈阴性反应时，才能确定 PAS 染色阳性物质是糖原。急性淋巴细胞白血病（ALL）、淋巴瘤的原淋巴细胞的 PAS 反应可呈阳性反应，但阴性时不能除外，应结合其他检查结果综合分析。PAS 阳性染色产物的形态具有鉴别诊断价值，如 ALL 或淋巴瘤的原始淋巴细胞及幼淋巴细胞的阳性呈粗颗粒状或块状；而急性单核细胞白血病时，原始细胞阳性呈细颗粒状或弥散分布。

四、铁染色

骨髓中的贮存铁主要存在于骨髓小粒和幼红细胞内。存储于幼红细胞外的铁，称为"细胞外铁"，一般以含铁血黄素的形式存在，主要存在于骨髓小粒和巨噬细胞中。存在于幼红细胞内的铁，称为"细胞内铁"，此种幼红细胞称为铁粒幼红细胞（sideroblast）；而含铁颗粒的成熟红细胞，称为铁粒红细胞。≥ 5 个铁颗粒围绕幼红细胞核周三分之一或以上呈环状分布的细胞，称为环形铁粒幼细胞（ring sideroblast，RS）。RS 是由于铁过多时沉积于线粒体内，而线粒体多分布于核周，故铁染色后的蓝黑色铁颗粒呈环形排列在核周。

细胞内、外铁与酸性亚铁氰化钾发生普鲁士蓝反应，生成蓝色颗粒，根据蓝色颗粒大小和多少，可将染色结果分为阴性、1+ ～ 4+ 几个等级。

【参考区间】骨髓细胞外铁：1+ ～ 2+；细胞内铁阳性率 25% ～ 90%。铁粒幼细胞：19% ～

44%，无环形铁粒幼细胞。

【临床意义】在贫血与骨髓增生异常综合征诊断中的应用参见第五章第一、三节。

【应用评价】骨髓铁染色被认为是反映机体储存铁的"金标准"，与血清铁蛋白相比，不受感染等因素的影响。在铁代谢试验结果不能明确铁代谢异常疾病的诊断时，可进行骨髓铁染色；对于铁粒幼细胞性贫血和 MDS 伴 RS 的实验诊断，骨髓铁染色有确诊意义。

（徐亚茹）

第五节   血细胞免疫表型分析

在基因的调控下，机体血细胞分化、发育与成熟过程中，细胞膜、细胞浆和细胞核上的免疫标志会出现规律性的变化，使其适应各种细胞的功能需要。采用单克隆抗体作为分子探针，经免疫酶法、免疫荧光显微镜法或流式细胞术（flow cytometry，FCM）特异识别、分析骨髓与外周血中细胞膜表面、细胞浆或细胞核的免疫分子特征，即为血细胞的免疫表型分析。

许多疾病如血液系统肿瘤时，血细胞的免疫标志常常会出现异常表达，如过度表达、不规则表达、缺失或表达新抗原，这可能与骨髓、血细胞的功能缺陷、降低或亢进，甚至发生肿瘤性改变有关。因此，通过血细胞免疫表型分析可确定异常细胞的系列归属、分化阶段、抗原表达谱等；同时也可用某些细胞所表达的特有免疫标志准确计数较少的细胞，例如造血干/祖细胞、微小残留白血病细胞、血小板（血小板减少时）；此外，血液中免疫细胞亚群计数也早已成为常规试验。故血细胞免疫表型分析已经成为血液系统疾病及相关疾病检验诊断的重要手段。

目前最常用的是 FCM 进行免疫表型分析，EDTA-K2 或肝素抗凝的血液或骨髓液是白细胞分析最常用的标本；血小板分析时用 109 mmol/L 枸橼酸钠抗凝血。各种检测项目的目的、方法等不同，不同实验室所用检测系统不同，所以参考区间有差异。

一、血液肿瘤的诊断与分型

每一例造血与淋巴组织肿瘤（血液肿瘤），尤其是急性白血病（AL），都有必要应用多参数流式细胞分析（multiparameter flow cytometry，MFC）进行免疫表型分析，这是在形态学与细胞化学分型基础上的补充和深化，可将 AL 等进一步分为不同系列和分化阶段。此外，通过免疫表型分析还可识别生物学和预后相关的白血病亚型并达到诊断与治疗标准化。目前，还没有一种抗原标志物对于血液肿瘤是特异的，但通过多种抗原标志物的组合分析，可以正确判断和分类。

（一）髓系肿瘤的免疫表型分析

1. 原始细胞表型确定   AML 细胞各种分化阶段细胞的抗原表达谱有所不同，但主要用于确定 AML 和 MPN、MPN/MDS、MDS 转化为 AL 时原始细胞的免疫表型。WHO 对确定原始细胞系列特异性的免疫表型提出了明确的标准①髓系：MPO 阳性特异，CD13、CD33 和 CD117不特异；或者单核细胞系分化：NSE、CD11c、CD14、CD64 和溶菌酶至少有两项阳性。MFC可以识别一个细胞上多种抗原，并且在短时间内可以分析大量细胞，可用于鉴别 AL 的分化阶段、评价抗原表达谱、不规则表型和白血病微小残留病（minimal residual disease，MRD）。

2. 免疫表型分析的中心作用   鉴别 AML 微分化型和急性淋巴细胞白血病（ALL）、慢性髓系白血病（CML）原始细胞期、混合表型急性白血病（MPAL）类型。MFC 是诊断 MPAL的首选方法，尤其是证实在同一原始细胞上共表达淋巴系和髓系分化抗原或两群原始细胞分别表达淋巴系和髓系分化抗原具有肯定意义。

3. 预后价值　一些研究表明，CD7、CD9、CD11b、CD14、CD56，和 CD34 表达水平可能与 AML 预后差相关，但其独立预后价值仍有待阐明。约有 75% 的 AML 出现不规则或不常见的免疫表型，例如交叉系列抗原表达、抗原不同步表达、抗原过表达、抗原缺失或低表达。此外，免疫组织化学（IHC）也可用于系列相关免疫标志，CD34 有助于原始细胞识别和观察其分布特点，巨幼红细胞可通过血型糖蛋白或血红蛋白标志物与原粒细胞鉴别，CD42 和 CD61 可鉴别原始巨核细胞。临床常用 AL 标志见表 18-2。

（二）前体淋巴细胞肿瘤

免疫表型分析对于前体淋巴细胞肿瘤不仅有重要诊断价值，而且对于治疗方案的选择、危险分层以及预后判断都有指导作用。通常采用以下特异性标志进行原始细胞的识别① T 淋巴细胞系：CD3 epsilon 链单克隆抗体结合 FCM 检测胞质 CD3（cCD3）阳性；或者膜 CD3（mCD3）阳性。② B 淋巴细胞系：需要多种抗原确认，分为两种情况：CD19 高表达伴至少 CD79a、cCD22 和 CD10 一项高表达；CD19 低表达伴至少 CD79a、cCD22 和 CD10 两项高表达。临床常用 AL 免疫标志见表 18-2。

表18-2　急性白血病免疫表型分析常用的免疫标志

白血病	CD10	CD19	CD22	TdT	CD34	CD3	CD7	CD13	CD117	MPO
髓系	–	–	–	+	–	+	+	+	+	+
B-ALL	+	+	+	+	+	+	–	–	–	–
T-ALL	–	–	–	+	+	+	+	–	–	–

（三）成熟淋巴细胞肿瘤（mature lymphocyte neoplasms，MLN）

组织病理学、形态学、免疫表型和遗传标志检验对 MLN 的诊断均很重要，但在大多数成熟 B 细胞、T 细胞与 NK 细胞肿瘤的诊断与分型中，免疫表型分析起着关键作用。例如肿瘤性 B 淋巴细胞可通过免疫球蛋白轻链的限制性表达和抗原缺失表达得以区分；成熟淋巴细胞肿瘤与反应性淋巴细胞增多症（如传染性单核细胞增多症）相鉴别等。参见第五章第三节。

（四）微小残留白血病诊断

微小残留病（MRD）是指急性白血病经过诱导化疗获得完全缓解或是造血干细胞移植治疗后，达到临床和血液学的完全缓解，而体内仍残存一定数量白血病细胞的状态。这些 MRD 细胞是疾病复发的根源。现已证实 MRD 水平的高低是治疗方案的选择、危险分层以及预测复发的依据。目前，FCM 检测 MRD 主要是基于白血病相关免疫表型（leukemia associated immunophenotyping，LAIP）和 MRD 不同于正常免疫表型，从而在众多骨髓或血液有核细胞中发现、确定和计数 MRD 细胞所占比例。LAIP 的特征有：①表型抗原不同步表达；②跨系列或交叉系列抗原表达；③抗原表达水平异常等。FCM 检测 MRD 细胞的灵敏度可达 $10^{-4} \sim 10^{-5}$，MRD 阴性的缓解期 AL 患者容易治愈，复发风险低，无病生存时间长。

二、外周血淋巴细胞免疫表型分析

机体免疫细胞亚群比例及其绝对计数对判断机体的免疫功能和诊断 T、B 细胞缺乏症等有重要意义，参见第十三章第二节；实验技术参见第二十章第二节。

三、骨髓及血液中造血干 / 祖细胞计数

造血干细胞移植过程中，需要准确计数造血干细胞数量。由于造血干细胞从形态学上难

以辨认，因此采用流式细胞术作为鉴别和计数造血干细胞的主要方法。目前临床上通常采用 CD34 阳性细胞作为造血干细胞的主要标志进行计数。其主要临床应用包括：①监测外周血造血干细胞的动员效果；②指导外周血干细胞采集的时机；③判断造血干细胞采集量。

四、血小板功能分析与血小板病诊断

血小板是参与生理止血的主要因素之一，其生理功能的发挥依赖于血小板表面糖蛋白如 CD41、CD61 和内部颗粒分泌的活性因子。采用多参数 FCM 可对血小板的各项功能进行检测，包括：①通过分析血小板膜表面 CD62P、CD63、PAC-1 的表达水平，观察循环血小板活化水平，为血栓性疾病的诊断和预后提供依据；②通过测定血小板膜糖蛋白 GP Ⅰ b/ Ⅸ / Ⅴ （CD42b-CD42a）、GP Ⅱ b/ Ⅲ a （CD 41-CD61）的表达，诊断巨血小板综合征和血小板无力症；③血小板自身抗体检测，包括特异性血小板抗体、血小板相关免疫球蛋白、血小板同种抗体、药物相关血小板抗体等，对于辅助诊断免疫性血小板减少症（ITP）有重要作用。此外，FCM 还可精确计算血小板数量，尤其是对血小板严重减少时的计数比血细胞分析仪更为准确，可作为血小板计数的参考方法。

五、阵发性睡眠性血红蛋白尿症（PNH）诊断

参见第五章第一节。

（屈晨雪）

第六节　血液细胞与分子遗传学检验

随着血液系统疾病遗传学异常的发现和基因诊断技术进展，血液肿瘤尤其是白血病的基因诊断已成为血液系统疾病不可或缺的研究方法。本节主要介绍染色体检验和分子生物学技术及其应用。

一、血细胞染色体检验

染色体检验主要包括染色体非显带技术、染色体显带技术、染色体高分辨技术、姐妹染色体互换技术、早熟凝集染色体技术、染色体脆性部位显示技术等；自动化染色体分析技术将细胞遗传学检验技术与计算机自动识别技术结合，使血细胞遗传学检验流程更加简便、高效，实现了自动化和智能化。20 世纪 80 年代，在细胞遗传学、分子生物学和免疫学结合的基础上又发展起来荧光原位杂交（fluorescence in situ hybridization，FISH）技术。

（一）标本采集

1. 染色体检验　恶性血液病的染色体检查通常采用肝素抗凝的骨髓标本（2 ~ 5 ml）。当白细胞总数增高，且原始、幼稚细胞比例 ≥ 10% 时，也可采用外周血液标本经短期细胞培养获得分裂中期细胞。

2. FISH　间期细胞 FISH 一般采集 EDTA 抗凝的骨髓或血液（2 ml）标本制备成细胞悬液滴片，气干备用；染色体 FISH 则需要做细胞培养或直接获取分裂中期细胞染色体，并制片备用。

（二）参考区间

染色体核型：男性 46，XY；女性 46，XX。无染色体畸变。

（三）临床意义

染色体异常（chromosome aberration）指染色体数目和（或）结构异常，又称染色体畸变。

1. 染色体数目异常　主要包括多倍体（polyploid）、非整倍体（aneuploid）、嵌合体（mosaic）3 种。用"+"或"−"置于染色体号或性染色体之前表示该染色体增加或丢失；用"+"或"−"置于染色体号或性染色体之后表示该染色体部分增加或部分丢失。

2. 常见的染色体结构异常　包括缺失（deletion，del）、重复（duplication，dup）、倒位（inversion，inv）、易位（translocation，t）、等臂染色体（isochromosome，i）、环形染色体（ring chromosome，r）、脆性位点（fragile site）等。例如 t（9；11）（p21；q23）表示第 9 号染色体短臂 2 区 1 带断裂，其远端易位至 11 号染色体长臂 2 区 3 带；inv（3）（q21；q26）表示 3 号染色体长臂 2 区 1 带和 2 区 6 带断裂，发生臂内倒位（paracentric inversion）。

3. 染色体分析的临床应用　已作为肿瘤细胞的常规检查项目。如有可能，血液系统恶性肿瘤治疗前应该进行完全的骨髓细胞遗传学分析，之后也应定期监测遗传学演变的证据。在造血与淋巴组织肿瘤中的应用参见第五章第三节。

（四）应用评价

1. 常用染色体分析技术与应用

（1）染色体非显带技术：人体增殖细胞如骨髓细胞可直接得到分裂中期细胞；而外周血淋巴细胞需经体外培养，用植物凝集素（PHA）刺激细胞分裂才能获得足够的分裂中期细胞。可在光学显微镜下直接观察分裂中期染色体，也可拍照后根据图片分析染色体的结构和形态，对染色体进行识别、分组，按照编号顺序系统地排列成一套染色体的图像，称为染色体核型分析（karyotyping）。

（2）染色体显带技术①染色体常规显带技术：染色体经特殊处理后，在其特殊部位可显示出一系列深浅不一的敏感条纹带，称为显带染色体（banding chromosome），可显示染色体的特殊结构和微小变异。通过在光镜下对进入有丝分裂中期的血细胞进行染色体数目计数及结构分析，可为出现遗传学异常的血液肿瘤提供形态学诊断依据。1971 年巴黎会议确定了四种染色体显带技术：奎吖染色法（Q 带）、Giemsa 法（G 带）、逆向 Giemsa 法（R 带）和着丝粒区异染色质法（C 带）；临床实验室常使用染色体 G 显带或者 R 显带技术。G 显带技术带纹清晰、细致，但对标本中分裂象数量和质量要求较高；R 显带技术成功率高，适用于染色体末端缺失和结构重排的分析。核型描述：染色体数目写为 46，XX/XY，以符号 p 表示短臂、q 表示长臂，染色体臂分成许多区带，常用组合数字表示，如 q23 表示长臂的 2 区 3 带。②染色体高分辨显带技术：G/R 显带技术主要用于分裂中期的染色体，此时的染色体经历了高度螺旋化、收缩变短和带纹融合过程，显示的带纹数量较少。1976 年 Yunis 采用甲氨蝶呤（methotrexate，MTX）等药物阻断 DNA 的合成达到一定时间，使细胞高度阻滞在细胞周期的同一时期；当阻断作用解除后，各细胞的 DNA 合成重新同步进行，可获得分裂较早期的细胞。在同步化的基础上再使用抑制药抑制染色体的收缩，可使染色体的长度增加 20%，显色后带纹更加丰富，可细分为亚带和次亚带，条带可多达 400～800 条，发现更多、更细微的染色体异常，即染色体高分辨显带技术。

（3）荧光原位杂交技术：FISH 是一种非放射性新型融合基因检测技术，目前已广泛应用于检测染色体重组和标记染色体。其基本原理是以荧光素直接标记的已知核酸序列作为探针与靶 DNA 进行杂交（直接标记探针）；或者用以生物素（biotin）、地高辛（digoxigenin）标记后的单链 DNA 探针与靶 DNA 进行杂交后再连接上荧光素标记物（间接标记探针），最后在荧光显微镜下观察杂交信号。通过检测分裂中期或间期细胞核染色体上的原位杂交信号，根据荧光的颜色、位置和强度，可将标本中待测核酸（靶 DNA 片段）精确定位到某条染色体的特定区带上，进行定性、定位和相对定量分析（彩图 18-2）。近二十年以来，FISH 已发展出多重荧光原位杂交（multiplex fluorescence in situ hybridization，M-FISH）、光谱核型分析（spectral karyotyping，SKY）（彩图 18-3）、交叉核素色带分析技术（cross species color banding，Rx-FISH）、比较基因组杂交（comparative genomic hybridization，CGH）等技术。

2. 染色体分析的局限性　标本制备耗时较长，结果分析要求高，发报告周期滞后，不能完全满足临床疾病快速诊断的需求；而且只能识别 > 3 Mb 的分裂中期细胞的 DNA。FISH 可检测间期及中期细胞，较染色体核型分析快速、准确，但一次只能检测一个 / 几个候选位点，成本较高，且不能检测小的缺失、重复、倒位及涉及着丝粒区和端粒区的异常。

二、分子生物学检验

血液分子生物学检验技术主要包括核酸分子杂交（nucleic acid molecular hybridization）技术、聚合酶链反应（polymerase chain reaction，PCR）技术、DNA 测序（DNA sequencing）技术、基因芯片（DNA-chip）技术等。在传统细胞遗传学的基础上，结合分子生物学技术，可检测到染色体畸变在分子水平的改变，如白血病特异性染色体易位往往表现为与白血病发病机制相关的基因重排（rearrangement）和各种融合基因（fusion gene）的形成，在病程中比较稳定，是可靠的分子标志物。

（一）标本采集

EDTA 抗凝的骨髓 / 外周血标本（2 ~ 3 ml）均可用于检测。

（二）参考区间

无血液病相关基因突变或特异性融合基因（阴性）。

（三）临床意义

近年的大量临床研究发现大部分白血病存在染色体和基因异常，这些细胞遗传学和分子生物学标志不仅与白血病的发生发展直接相关，还能提示白血病预后，对临床治疗具有重要指导意义，例如 RUNXI-RUNXITI 融合基因、*PML-RARα* 融合基因、*CBFβ-MYH11* 融合基因、*BCR-ABL* 融合基因等。其他血液肿瘤特征参见第五章第三节。

（四）应用评价

1. 常用分子生物学检验技术与应用

（1）核酸分子杂交技术：将具有同源性的两条核酸单链在一定条件下（适当的温度和离子强度等）按碱基互补原则退火形成异质双链。根据检测样品不同可分为 DNA 印迹杂交（Southern 印迹杂交）、RNA 印迹杂交（Northen 印迹杂交）、免疫杂交（immunoblotting，又称为 Western blot）和原位杂交（in situ hybridization）。目前，基于分子杂交技术的原理又发展出多种新技术，如荧光原位杂交、多色荧光原位杂交和比较基因组杂交等。

（2）聚合酶链反应技术：PCR 技术诞生于 1985 年，是一种模拟天然 DNA 复制过程的体外扩增法。通过变性、复性（退火）、延伸三个步骤的循环，在 DNA 聚合酶的参与下，以 dNTP 为原料，根据碱基互补配对原则，将微量目的基因以 2^n 的速度迅速扩增至可检测水平。随着 PCR 技术的不断成熟和发展，在其基础上衍生出多种类型的 PCR 技术，如热启动 PCR、巢式 PCR、实时荧光定量 PCR 等。PCR 及其衍生技术具有操作简便、快速，灵敏度高等优点。实时聚合酶链反应（real-time PCR，RT-PCR）技术是在常规的 PCR 反应体系中加入荧光染料或者荧光标记探针，在 PCR 指数扩增期间，通过荧光定量 PCR 仪连续监测荧光信号出现的顺序和强度变化来反映目的基因的拷贝数，再与标准品的 Ct 值（荧光信号开始由本底进入指数增长阶段的拐点所对应的循环次数）比较，最后根据标准曲线对未知模板进行定量分析。可以检测一些低频率、在染色体分析中不能观察到的基因异常，结果准确、稳定。

（3）基因芯片技术：基因芯片也称为基因微阵列（microarray），其基本原理是将大量探针（许多特定的基因片段）有序地固定于固相支持物上，形成储存有大量信息的 DNA 阵列，然后与待测样本中的多种类核酸按碱基配对原则进行杂交，检测杂交信号的强弱，再通过电子计算机控制点样和图像扫描硬件及软件分析，对基因序列及功能进行大规模、高通量、平行化及集约化的处理和研究，迅速得出待测样本生物信息和遗传学信息的分子生物学方法。基因芯片技术检测效率高，一般可在 30 min 内完成。随着人类基因组测序的完成，借助基因芯片技术，目前可得到不同类型肿瘤的转录基因表达谱（gene expression profile，GEP），通过比较不同条件下 GEP 的变化，可分析不同样品之间多个基因的表达差异，寻找白血病的功能相关基因，探寻新的治疗靶基因。

2. 分子生物学检验血液肿瘤的局限性　分子生物学检测的白血病基因异常可达 100 多种，有助于白血病的精确诊断和个体化治疗，并有效改善患者预后；但试验成本及技术要求高，对初诊基因的选择比较困难，不可能一次性排查全部基因。骨髓中非白血病细胞的多少可干扰试验结果，融合基因检测可出现假阴性。若核型分析、RT-PCR、FISH 三者结合则可大大提高血液肿瘤诊断的准确性。

（郑　磊）

第七节　血栓与止血试验

血栓与止血试验（thrombosis and hemostasis test）主要是根据止血过程中所涉及的血管内皮细胞，血小板，凝血因子，抗凝与纤溶物质的功能、成分、调控环节等进行检测，可为出血与血栓性疾病提供实验诊断支持。血栓与止血试验项目较多，实验结果的准确度与重复性常常受到标本采集、运送和检测技术与方法等因素的影响；在分析与应用实验数据时，应密切结合临床。

一、血管内皮细胞功能试验

内皮细胞功能主要包括：①合成一种大分子蛋白多聚体 - 血管性血友病因子（von Willebrand factor，vWF），介导血小板黏附于受损的血管内皮下组织，并作为血浆中 F Ⅷ的载体蛋白，从而促进血小板黏附、聚集和血液凝固；②合成和释放前列环素（PGI_2），抑制血小板功能；③合成血栓调节蛋白（TM），TM 与凝血酶结合后促进蛋白 C 系统的活化。

血管内皮细胞功能试验主要包括：血浆 vWF 抗原（vWF:antigen，vWF:Ag）和血浆 vWF 活性（vWF:activity，vWF:A）、PGI_2 的代谢产物 6- 酮 - 前列腺素 F1α（6-keto-PGF1α）或去甲基 6- 酮 - 前列腺素 F1α（DM-6-keto-PGF1α）和血浆 TM 抗原（TM:antigen，TM:Ag）测定。

【参考区间】①血浆 vWF:Ag：平均79% ～ 117%，其中41.1% ～ 125.9%（O 型）；61.3% ～ 157.8%（A、B、AB 型）。②血浆 vWF:A：38.0% ～ 125.2%（O 型）；49.2% ～ 169.7%（A、B、AB 型）。③血浆 6-keto-PGF1α（ELISA）：10.6 ～ 35.2 ng/L；血浆 DM-6-keto-PGF1α：10.9 ～ 43.3 ng/L；尿液 DM-6-keto-PGF1α（ELISA）：128 ～ 172 ng/mg 尿肌酐。④血浆 TM:Ag 20 ～ 35μg/L（RIA）；TM:A 68% ～ 120%（发色底物法）。

【临床意义】参见第六章第一节。

【应用评价】

1. vWF 的功能分析主要用于血管性血友病（vWD）诊断与分型，实验项目包括血浆 vWF 瑞斯托霉素辅因子、瑞斯托霉素诱导的血小板凝集、vWF 的胶原结合能力和 vWF 的 F Ⅷ结合能力、vWF 多聚体和 vWF 基因检测等，检测技术难度较大，仅少数实验室开展。由于 vWF 异常导致血浆 F Ⅷ不稳定，使其凝血活性（F Ⅷ：C）降低，故分析 vWF 的同时，常需要测定 F Ⅷ：C，以辅助诊断和分型。

2．血栓性疾病检查　血浆 vWF:Ag、TM:Ag 或 TM:A 升高，血浆 6-keto-PGF1α 或尿液 DM-6-keto-PGF1α 减低具有普遍性，但并无对某种血栓病诊断的特异性。由于具有较高的敏感度，vWF:Ag、TM:Ag 升高可作为血管内皮损伤的分子标志物。

3．内皮细胞合成的前列环素（PGI$_2$）半衰期较短，在 30 分钟内很快转变为无活性稳定的 6-keto-PGF1α，后者在体内可经肝氧化代谢转变为去 DM-6-keto-PGF1α，测定二者含量可间接反映内皮细胞合成 PGI$_2$ 的多少。DM-6-keto-PGF1α 比 6-keto-PGF1α 受体外因素影响更小，能更准确地反映体内 PGI$_2$ 的生成水平。

二、血小板功能试验

血小板功能试验（platelet function test，PFT）主要检测血小板的黏附（adhesion）、聚集（aggregation）、花生四烯酸代谢（arachidonic acid，AA）、释放反应（release reaction）等功能。由于各项试验的方法学及影响因素较多，目前尚无统一的参考区间。

【参考区间】①血小板功能分析仪（PFA-100/200）封闭时间（closure time，CT）：60 ~ 100 s（ADP）；②光学法（LTA）血小板最大聚集率（MAR%）：ADP 53% ~ 87%（11.2 μmol/L）；胶原 47% ~ 73%（20 mg/L）；花生四烯酸 56% ~ 82%（20 mg/L）。④瑞斯托霉素：60% ~ 78%（1.5 g/L）。③血浆 TXB$_2$ 28.2 ~ 124.4 ng/L；尿液 DM-TXB$_2$ 168 ~ 2440 ng/L；11-DH-TXB$_2$ 249 ~ 339 ng/L。④血浆 β-TG：19.4 ~ 31.2 μg/L；血浆 PF4 1.6 ~ 4.8 μg/L。

【临床意义】参见第六章第一、二节。

【应用评价】

1．血小板功能分析仪（PFA-100/200）可用于检测胶原、二磷酸腺苷（ADP）或肾上腺素等诱导剂激活后在高剪切力作用下的血小板的黏附、聚集功能，其封闭时间是血小板数量与功能的综合反映。

2．血小板聚集试验（platelet aggregation test，PAgT）有光学法和阻抗法，前者应用较多。PAgT 影响因素较多，特别是在在选用诱导剂时，应根据目的不同选择不同种类和浓度。检测血小板聚集功能亢进时，宜选用低浓度（例如 ADP2 ~ 3 μmol/L）的诱导剂；检测血小板聚集功能缺陷时，如诊断血小板无力症，应选用高浓度（例如 ADP10 ~ 20 μmol/L）的诱导剂；用多种诱导剂均出现血小板聚集减低或不聚集时，才能确定血小板聚集功能缺陷。服用阿司匹林时，花生四烯酸（AA）比 ADP 诱导的血小板聚集减低更为灵敏，适合于剂量与药效监测。

3．血小板花生四烯酸代谢（arachidonic acid，AA）合成和释放的血栓烷 A$_2$（thromboxane A$_2$，TXA$_2$）促进血小板聚集和血管收缩，TXA$_2$ 很快转变为稳定而无活性的血栓烷 B$_2$（TXB$_2$），TXB$_2$ 经肝氧化酶或脱氢酶代谢形成去二甲基 -TXB$_2$（DM-TXB$_2$）和 11- 脱氢 - TXB$_2$（11-DH-TXB$_2$）并经肾排出。血浆 TXB$_2$、β 血小板球蛋白（β-thromboglobulin，β-TG）、血小板因子 4（PF4）测定时，应特别注意避免血小板体外活化，否则可致假性增高，但尿液 DM-TXB$_2$ 和 11-DH-TXB$_2$ 的浓度不受体外因素或操作的影响。此外，当肾排泄功能异常、血小板破坏过多时，血浆 β-TG、PF4 也可增高。

4．血小板功能测定前 7 ~ 10 天应停用抗血小板药物，如阿司匹林、潘生丁、氯吡格雷等，但观察药物疗效时不用停药。血小板显著减少一般不适于测定血小板功能。

三、血小板膜糖蛋白

流式细胞术（FCM）分析血小板膜糖蛋白（glycoprotein，GP）对血小板功能缺陷病具有特异性诊断价值，对血小板活化检测也具有较高的灵敏度与特异性。GP Ⅰ b - Ⅸ - Ⅴ 复合物（又称 CD42）、GP Ⅱ b - Ⅲ a 复合物（又称 CD41-CD61）、活化 GP Ⅱ b - Ⅲ a [又称纤维蛋白原受体

（fibrinogen receptor，FIB-R）]、P- 选择素（P-selectin）或 CD62P 是常用的检测项目。

【参考区间】糖蛋白阳性血小板百分率：GPIb（CD42b）、GPIIb（CD41）、GPIIIa（CD61）、GPIX（CD42a）：95% ～ 99%；CD62P、CD63 < 2%，FIB-R < 5%。

【临床意义】

1. 血小板功能缺陷病　①血小板无力症：参见第六章第一节。②巨血小板综合征：血小板膜 GP I b- IX - V 含量显著减少或缺乏，变异型的分子结构缺陷，但含量可正常。③血小板贮存池缺陷病：致密颗粒缺乏（I 型）患者，活化血小板膜 CD62P 表达正常。α 颗粒缺乏（II 型）或 α 颗粒与致密颗粒联合缺陷（III 型）患者，活化血小板膜 CD62P 表达减低或缺乏，但 GP I b、GP II b、GP III a、GP V 和 GP IX 表达正常。

2. 血栓前状态与血栓性疾病　循环血小板膜 GP II b - III a 分子数量增加、FIB-R 表达量增加、CD62P 或 CD63 表达增加是血小板活化的特异性分子标志，尤其是 FIB-R 高表达时，表明血小板的黏附、聚集性显著增高，易导致血栓形成。血栓病可见血小板活化显著增加。

【应用评价】血小板膜 FIB-R 数增加可以反映早期的血小板活化。在分析循环血小板活化时，必须注意血液采集与标本处理过程中可能导致的体外激活，采血后尽快送检，避免出现假阳性结果。

四、凝血功能试验

20 世纪 60 年代初期 Davie 和 Ratnoff 等分别提出了凝血过程的"瀑布学说"，经不断研究完善，该学说已被广泛认可。凝血过程启动主要分为外源性凝血途径（extrinsic coagulation pathway，ECP）、内源性凝血途径（intrinsic coagulation pathway，ICP）和共同凝血途径（common coagulation pathway，CCP），最终形成凝血酶并裂解纤维蛋白原，使之形成纤维蛋白凝块而引起血液凝固。凝血功能试验（coagulation function test）可检测三种凝血途径中的多个或单个凝血因子的功能或含量，筛查、诊断凝血功能缺陷或亢进。

（一）凝血功能筛查试验

凝血功能筛查试验主要是检测三种凝血途径中所涉及的主要凝血因子功能及含量，了解凝血过程有无异常。临床常用凝血酶原时间（PT）筛查外源凝血途径和共同凝血途径异常；活化部分凝血活酶时间（APTT）筛查内源和共同凝血途径；凝血酶时间（TT）筛查纤维蛋白原、抗凝物和纤溶活性；血浆纤维蛋白原（FIB）定量可直接反映 FIB 合成、消耗或功能变化。

【参考区间】见表 18-3。

【临床意义】参见第六章。

【应用评价】①标本采集：标本用 109 mmol/L（3.2%）的枸橼酸钠抗凝血，抗凝剂与血液的体积比为 1：9。空腹采集静脉血后 1 h 时内送检，4 h 内完成检测。②参考区间：由于所用试剂和仪器不同，检测结果的灵敏度（例如对凝血因子、抗凝物等）存在差异，各实验室应根据所用检测系统建立不同实验项目的参考区间。③ PT：少数重型血友病乙（hemophilia B）患者由于 F IX 严重缺乏，使 F VII a 活化 F IX 的途径障碍，也可导致 PT 延长，但其延长的程度不如 F VII、FX、凝血酶原和纤维蛋白原缺乏时显著。肾病综合征、某些抗生素、化疗、肝素抗凝及溶栓治疗时 PT 也可延长。PT 缩短不常见，偶见于血液高凝状态。④ APTT：部分轻型和亚临床型患者（F VIII：C > 25%）APTT 可不延长或延长不明显。新生儿由于止凝血系统发育尚未完善，VitK 依赖性凝血因子（F II、F VII、F IX、F X）和接触因子（F XI、F XII、高分子量激肽原、激肽释放酶原）不到成年人的 70%，APTT 可延长。⑤甲苯胺蓝纠正试验：在 TT 延长的受检血浆中加入甲苯胺蓝后，若 TT 缩短 5 s 以上，提示受检血浆中肝素或类肝素样抗凝物增多。⑥ FIB 是一种急性时相反应蛋白，其增高往往是机体的一种非特异性反应。在感染、炎症、恶性肿瘤、大面积烧伤、放射治疗等情况下，往往可以增高。

表18-3　凝血酶原时间的四种报告方式及参考区间

序号	项目名称	英文名称及缩写	含义	参考区间
1	凝血酶原时间	prothrombin time，PT	血浆凝固时间（秒数）	一般 10 ~ 14 s，大于参比血浆 3 s 以上有意义
2	凝血酶原时间比值	prothrombin time ratio，PTR	被检血浆与参比血浆 PT 值之比	0.85 ~ 1.15
3	凝血酶原活性	prothrombin activity，PA	相当于参比血浆凝血活性的百分比	70% ~ 130%
4	国际标准化比值	international normalized ratio，INR	由公式 $INR = PTR^{ISI*}$ 计算	2.0 ~ 3.5（口服抗凝药监测）
5	活化部分凝血活酶时间	activated partial thromboplastin time，APTT	血浆凝固时间（秒数）	一般 26 ~ 36 s，大于参比血浆 10 s 以上有意义
6	凝血酶时间	thrombin time，TT	血浆凝固时间（秒数）	一般 16 ~ 18 s，大于参比血浆 3 s 以上有意义
7	纤维蛋白原	fibrinogen，FIB	血浆浓度	2.0 ~ 4.0 g/L

ISI*. 为所用组织因子（如兔脑粉）的国际敏感指数（international sensitive index）

（二）凝血因子诊断试验

当凝血功能筛查试验异常，或部分疑为轻型或亚临床型凝血因子缺陷，或浓缩凝血因子制剂治疗监测等，可直接测定相应凝血因子的促凝血活性或含量。若需要判断某种凝血因子（例如凝血酶原）激活水平，也可以检测活化分子标志物，例如凝血酶原转化为凝血酶后释放的小分子肽片段 l+2（fragment 1+2，F1+2）。凝血酶裂解纤维蛋白原肽链释放出小分子纤维蛋白肽 A（fibrin peptide A，FPA）并生成纤维蛋白单体。

【参考区间】各种凝血因子活性：70% ~ 150%。血浆 F1+2：0.4 ~ 1.1 nmol/L。

【临床意义】主要参见第六章。①凝血因子活性增高主要见于血栓前状态和血栓性疾病，如静脉血栓形成。由于 FⅧ由肝间质组织等单核 - 巨噬细胞系统细胞合成，肝病时其他凝血因子活性降低，但 FⅧ：C 增高。②血友病、血管性血友病（VWD）和其他凝血因子严重缺陷等疾病需要浓缩凝血因子制剂治疗时，可进行所输入因子的凝血活性血浆水平监测，为制剂的剂量调整提供依据。

【应用评价】①临床需要明确患者凝血因子缺陷是合成减少，还是因子结构异常时，可同时测定因子的促凝血活性和含量；②凝血因子活化分子标志物：F1+2 和 FPA 可以间接反映凝血酶的形成及活性，是血液处于高凝状态（hypercoagulable state）较灵敏的早期分子标志物，对血栓性疾病的早期诊断与治疗有指导意义。

五、抗凝血功能试验

血浆中主要的生理性抗凝物包括①抗凝血酶（antithrombin，AT）：其抗凝活性占血浆中总抗凝活性的 50% ~ 70%，当其与肝素（heparin，Hep）结合后，能迅速灭活多种活化凝血因子和凝血酶，后者与 AT 结合后生成凝血酶抗凝血酶（thrombin antithrombin，TAT）无活性复合物。②蛋白 C 系统：血管表面的血栓调节蛋白（thrombomodulin，TM）与凝血酶结合后，使血浆中蛋白 C（protein C，PC）转变为活化蛋白 C（activated protein C，APC），APC 在蛋白 S（protein S，PS）的辅助下，使 FVa、FⅧa 灭活，起到有效的负反馈凝血调节作用。若 FV、FⅧ基因突变或存在其他抗 APC 的因素，则可出现活化蛋白 C 抵抗（activated protein C resistance，APCR），导致 PC 系统功能下降或缺陷。

在某些疾病状态下，机体可产生一些病理性抗凝物，例如狼疮抗凝物（lupus anticoagulant，LAC）、肝素类抗凝物和凝血因子抑制物（factor inhibitor，FI）等，促进血栓形成或出血。

（一）生理性抗凝物

生理性抗凝物的活性与含量检测在临床较为常用，有助于一些易栓症（thrombophilia）和血栓病的诊断和监测。

【参考区间】①血浆 AT 活性：80%～120%，AT 含量：0.19～0.31 g/L。②血浆 TAT：1.0～4.1 μg/L。③血浆 PC 活性：70%～140%，PC 含量：70%～140%。血浆 PS 活性：65%～140%，游离 PS 含量：70%～140%，总蛋白 S 含量：70%～140%。④活化蛋白 C 敏感度比值（activated protein C-sensitivity ratio，APC-SR）> 2.0，标准化 APC-SR > 0.84。

【临床意义】参见第六章第二、三节。

【应用评价】① AT：严重缺乏时，用肝素作为抗血栓治疗的效果较差。用肝素作为抗凝剂采血时，若抗凝效果差或不能达到抗凝作用，应考虑有无 AT 缺陷。②血浆 TAT：浓度升高，表明凝血酶活性升高，AT 被大量消耗，对血栓前状态与血栓性疾病的早期诊断有较高的灵敏度。③药物对 PC 与 PS 的影响：口服香豆素类抗凝药治疗初期，由于 PC 比其他依赖 VitK 的凝血因子的半衰期短，首先迅速减低 40%～50%，导致产生短暂的血液高凝状态。若患者本身存在 PC 缺陷，则极易发生血栓栓塞并发症或香豆素（coumarin）诱导的皮肤坏死。口服雌激素或避孕药时，PS 活性明显降低。临床遇 PC 或 PS 减低时，应注意排除 VitK 缺乏的影响。④ APCR：APC-SR 可更灵敏地判断 APCR，对 F Ⅴ Leiden 突变检测的灵敏度和特异性均可达 100%。此外，也可采用实时定量 PCR 直接检测 F Ⅴ Leiden 基因突变。

（二）病理性抗凝物

狼疮抗凝物（LAC）因最初发现于系统性红斑狼疮患者而得名，是抗磷脂成分的抗体。因子抑制物（factor inhibitor，FI）主要是由于部分患者（例如血友病）反复多次输注新鲜血浆、全血或浓缩凝血因子（例如 F Ⅷ）制剂，产生抗凝血因子抗体，以 F Ⅷ抑制物常见。肝素类抗凝物多是由于肝素在肝的降解作用下降、导致肝素类抗凝物增多。临床上鉴别不同病理性抗凝物，有助于查明患者发生血栓形成或出血的病因。

【参考区间】血浆 LAC 阴性；血浆 FI < 0.6 BU/ml；血浆肝素 0.001～0.009 U/L。

【临床意义】① LAC 和肝素类抗凝物参见第六章第二节；② FI 也可见于一些自身免疫病。不同人之间的抑制物水平各不相同，同一人的抑制物水平也可随时间变化。

【应用评价】①若临床上有 APTT 延长并能除外凝血因子缺陷，可能系异常抗凝物，例如 LAC 或 FI 所致，选用 LAC 的筛查和确认试验检测 LAC，或检测血浆 FI；②血浆 FI 浓度通常以灭活 50% 某种凝血因子的活性（例如 F Ⅷ：C 降低 50%）作为 1 个 Bethesda 抑制单位（BU）来表示。> 5/ml BU 称高滴度，< 5 BU/ml 为低滴度。一般来说，高滴度抑制物作用强，可迅速中和输注的凝血因子浓缩剂。

六、纤维蛋白溶解功能试验

纤维蛋白溶解，简称纤溶，是指纤溶酶原（plasminogen，PLG）被其激活物激活后转变为纤溶酶（plasmin，PL）并降解纤维蛋白、纤维蛋白原及其他蛋白质的过程。纤溶酶活性主要受纤溶酶原激活物、激肽释放酶（kallikrein，KK）、组织型纤溶酶原激活物（tissue type plasminogen activator，tPA）等和抑制物，包括纤溶酶原激活物抑制剂 1，2（plasminogen activator inhibitor-1，2，PAI-1，2）、凝血酶激活纤溶抑制物（thrombin activable fibrinolysis inhibiter，TAFI）及 α_2- 抗纤溶酶（α_2-antiplasmin，α_2-AP）等的调节，使纤溶活性维持在一定的水平，与凝血系统保持着动态平衡。纤溶系统的功能及其调节机制见第六章第二节图 6-2。

纤维蛋白溶解功能试验，简称纤溶功能试验，主要通过检测纤溶活性及纤溶成分了解纤溶功能。

（一）纤溶活性筛查试验

纤维蛋白原、可溶性纤维蛋白和纤维蛋白多聚体和交联纤维蛋白（cross-linked fibrin，CLF）均可被纤溶酶降解，生成纤维蛋白原降解产物（fibrinogen degradation products，FDPs）。FDPs 是纤维蛋白（原）降解碎片的总称，包括多种不同分子量的肽段（图 6-2）；其中 D- 二聚体（D-dimer，DD）只能在纤溶酶降解交联纤维蛋白后生成，是继发性纤溶活性亢进的特异性分子标志物。FDPs 和 DD 同时检测可反映机体纤溶活性是否存在原发性或继发性亢进，对纤溶活性降低不敏感。

【参考区间】①血浆 FDPs：< 5 mg/L（乳胶凝集试验），0 ~ 3.2 mg/L（胶乳颗粒浊度免疫定量分析）。FDPs > 10 mg/L（临界值）有临床意义。②血浆 DD：0.05 ~ 1 mg/L（酶联免疫荧光法）；0.2 ~ 0.47 mg/L（胶体金免疫渗透试验）；0.05 ~ 0.37 mg/L（散射免疫比浊法）；< 0.5 mg/L（透射免疫比浊法）。DD > 0.5 mg/L 有临床意义。WHO 推荐 0.5 mg/L 为血浆 DD 的临界值（ELISA 法）。

【临床意义】参见第六章。

【应用评价】①血浆 FDPs 与 DD 标本采集后尽快送检，否则易出现假阳性。检验方法不同，参考区间有显著差异，各临床实验室应建立方法特异的参考区间。②血浆 FDPs 增高，间接反映纤溶活性亢进，对无纤维蛋白形成的 FDPs 增高，提示出血风险性增加。③ DD 检测易受血浆类风湿因子（RF）、胆红素、肝素、血脂和血红蛋白等因素影响。一般认为，游离胆红素 < 17 mg/dl，结合胆红素 < 21 mg/dl，血红蛋白 < 5 g/L，乳糜 < 1960 浊度单位，类风湿因子 < 500 U/ml，对测定值无影响。④血浆 FDPs 与 DD 临界值（cut-off）水平：应建立本实验室方法特异的临界值，并非参考区间的上限。当不同测定方法的血浆 DD 临界值的临床敏感度 ≥ 97%、阴性预测值（NPV）≥ 98%、95% 可信区间的（CI）低值 ≥ 97% 时，一般可用于静脉血栓栓塞症（VTE）的排除性诊断。

（二）血浆纤溶成分

某种血浆纤溶成分的增加或降低，可影响整个纤溶系统的活性，例如血浆 PLG、tPA、PAI 和 α_2-AP 等。循环血液中纤溶酶与 α_2-AP 结合生成的无活性纤溶酶 α_2 抗纤溶酶（PAP）复合物可以更灵敏地、早期反映纤溶活性变化。

【参考区间】①血浆 PLG 活性 75% ~ 140%，PLG 含量 0.16 ~ 0.28 g/L；②血浆 t-PA 活性 0.3 ~ 0.6 U/ml，t-PA 含量 1 ~ 12 μg/L；③血浆 PAI-1 活性 0.1 ~ 1.0 U/ml，PAI-1 含量 < 1 U/ml；④血浆 α_2-AP 活性 80% ~ 120%，α_2-AP 含量 0.06 ~ 0.1 g/L；⑤血浆 PAP 含量 120 ~ 700 μg/L。

【临床意义】参见第六章。

【应用评价】①由于血浆 PLG 水平受多种因素的影响，不能灵敏地反映纤溶活性亢进。PLG 减低，可能是因消耗而减低，也可能由于合成减少所致；血浆 α_2-AP 比其更敏感。血浆 α_2-AP 的含量通常较为恒定，若 α_2-AP 减低，可较为灵敏地反映纤溶亢进，PAP 升高则更为灵敏和特异。②对于一些伤口愈合慢，出血时间延长，PT、APTT 正常的患者，有可能是由于 α_2-AP 缺乏所致。③由于检验方法不同，各种纤溶成分的参考区间有显著差异，各临床实验室应建立方法特异的参考区间。

（王学锋）

第19章

临床体液学实验诊断技术与应用

临床体液学实验诊断技术主要包括尿液、体腔液、排泄物、分泌物的常规试验和一些特殊检测，对尿液、粪便、浆膜腔积液和脑脊液、精液、前列腺液以及阴道分泌物异常相关疾病的诊断、鉴别诊断具有重要价值。

第一节 尿液常规试验

尿液（urine）成分及其含量的改变不仅受泌尿生殖系统的影响，而且与血液循环、内分泌、代谢、呼吸等系统的生理或病理变化有关。通过检测尿液中那些与疾病特异或相关的代谢物、细胞、管型、结晶等可获得大量重要的疾病相关信息。尿常规试验（urine routine test，URT）是临床最常用的试验之一，常作为疾病筛查、辅助诊断、监测及健康体检的必查项目之一。尿液检验中常用不同时段的标本①晨尿（first morning urine）：空腹 8 小时后清晨未进早餐和运动之前第一次排出的尿液，称为晨尿。应留取中段尿，适用于尿液理学特性、细胞成分和管型检验。②随机尿（random or spot urine）：随时留取的中段尿，对门诊和急诊患者均适宜。③清洁中段尿（midstream urine）：导尿和膀胱穿刺取得的尿液标本。

尿常规试验（URT）包括尿液理学检验、常见化学成分的干化学检验以及尿有形成分的显微镜检验，总计项目多达 20 项以上，不同实验室略有差别。参考区间：参见第七章第一节表 7-1。

一、尿液理学检验

（一）尿液颜色与透明度

1. 血尿（hematuria） 包括肉眼血尿和镜下血尿（microscopic hematuria）。出血量多时可见尿液成鲜红或暗红色，外观混浊，甚至出现血凝块。

2. 血红蛋白尿（hemoglobinuria） 当尿液血红蛋白含量 > 0.3 mg/L 时尿液可呈浓茶色、红葡萄酒色或酱油色，称为血红蛋白尿，隐血试验阳性。血尿与血红蛋白尿的鉴别：前者含大量红细胞，离心后上清液无色；后者含血红蛋白，离心后上清液仍为红色。如在酸性尿中，则表现为酱油色、紫褐色或紫黑色尿，是亚铁血红蛋白转变为高铁血红蛋白所致，属于血红蛋白尿的特殊类型，常见于慢性血管内溶血，如阵发性睡眠性血红蛋白尿（PNH）。血红蛋白尿常见于急性溶血，如血型不合的输血反应、急性溶血性贫血等。

3. 肌红蛋白尿（myoglobinuria） 当心肌或骨骼肌组织出现严重损伤时，肌红蛋白释放，但迅速从血中清除，从尿中排出。尿液呈粉红色或暗褐色，肌红蛋白检验呈阳性，称肌红蛋白尿。肌肉损伤时也常伴有红细胞破坏，因此肌红蛋白尿也常伴随血红蛋白尿。肌红蛋白尿常见于急性心肌梗死、横纹肌溶解症、创伤、剧烈运动等。

4. 胆红素尿（bilirubinuria） 正常成人尿中仅含 0.2 mg/L 结合胆红素，一般检测方法检测不出。当尿中含有大量结合胆红素时称胆红素尿，尿液呈深黄色，震荡后出现黄色泡沫且不易消失，常见于阻塞性黄疸和肝细胞性黄疸、急性黄疸性肝炎、急性胆囊炎、胆石症、胰头癌等。

5．脓尿（pyuria）　尿液中含有大量白细胞或脓细胞及炎性渗出物等，新鲜尿液呈白色混浊，常可见脓丝状悬浮物，加热加酸均不能使混浊消失。脓尿常见于泌尿生殖道感染，如急性肾盂肾炎、膀胱炎、淋病、前列腺炎、尿道炎等。

6．菌尿（bacteriuria）　尿液中含有大量细菌时，新鲜尿液呈云雾状混浊，加热加酸均不能使混浊消失，称为菌尿。显微镜检验可见大量细菌，但确诊菌尿需要中段尿培养。

7．乳糜尿（chyluria）和脂肪尿（lipiduria）　乳糜尿主要由于淋巴回流受阻或淋巴管破裂致使尿中混有淋巴液而呈乳白色稀牛奶状。尿中出现脂肪小滴则称为脂肪尿。常见于肾病综合征、长骨或骨盆骨折。尿离心后无变化，加入脂溶剂如乙醚提取后，乳白色混浊变清，可与其他的混浊尿鉴别。提取物用苏丹Ⅲ染色后在显微镜下可见橘红色脂肪滴。若同时混有血液，称为乳糜血尿（hematochyluria）。乳糜尿或乳糜血尿可见于腹腔结核、肿瘤，丝虫病等，脂肪尿见于脂肪挤压损伤、骨折等创伤。

8．盐类结晶尿（crystalluria）　尿液含较多的盐类结晶，可呈灰白色或淡粉红色，混浊状，常见的有磷酸盐、碳酸盐、尿酸盐类和草酸盐结晶尿。

（二）尿液比密与酸碱度

尿常规试验常用干化学试带法检测比密、pH和各种生化成分，可用肉眼观察试带颜色变化，但仪器检测更为可靠。一般能检测8～11个项目不等。

1．比密（SG）　尿SG的高低与尿量及尿中可溶性物质的量及性质有关，可粗略反映肾小管的浓缩与稀释功能。在病理状况下，SG还受尿中的蛋白、糖及细胞等成分的影响。连续监测尿液SG改变比一次测定更有意义。正常成人在水摄入充足时24 h内尿比重应为1.015～1.022，但正常肾可将其控制在1.003～1.030。此外，尿比密检验对临床接受输液和休克患者的扩容治疗有良好的指导作用。如休克抢救扩容治疗中，尿比密从高减低、血压恢复，说明扩容有效；如尿比密持续偏低，保持在1.010左右，则提示有急性肾衰竭，应限制液体入量。

2．尿液酸碱度（pH）

（1）pH降低，可见于代谢性和呼吸性酸中毒患者，可滴定酸及铵离子浓度升高，糖尿病酮症酸中毒患者可排出大量氢。口服维生素C、氯化铵等酸性药物。低血钾性代谢性碱中度排酸性尿为其特征之一。

（2）pH增高，见于碱中毒、尿潴留、醛固酮增多症、高血钾症、泌尿系感染、肾小管性酸中毒以及服用碱性药物如碳酸氢钠等。代谢性碱中毒碱性尿的产生是由于碳酸氢根产生更多，而铵离子水平下降，尿pH可达7.8。呼吸性碱中毒碱性尿的产生主要是由于碳酸氢根排泄增多所致。

（3）尿pH检测时标本必须新鲜，放置过久细菌可分解尿液成分使其pH改变，例如变形杆菌分解尿素产生氨，尿液变碱。

二、尿干化学试验

尿干化学试验通常是用试带法检测尿液中的生化成分，方法简便、快速，适用于临床筛查，但不如湿化学法结果稳定、可靠。

1．尿蛋白

（1）正常尿蛋白：肾小球滤过膜只允许分子量＜50～60 KD的蛋白质通过；而中分子白蛋白（69 KD）仅有极少量滤过；大分子（＞90 KD）的球蛋白不能通过。近曲肾小管能将原尿中95%的小分子蛋白重吸收，故正常尿液中蛋白含量微小（＜150 mg/24 h），其中一半蛋白来自远端肾小管和髓袢升支上皮细胞分泌的 Tamm-Horsfall 蛋白以及其他尿道组织蛋白；另一半蛋白成分为白蛋白、免疫球蛋白轻链、β2 微球蛋白和多种酶等血浆蛋白。

（2）蛋白尿的原因：根据蛋白尿产生的机制可分为①生理性蛋白尿，包括功能性蛋白尿（多表现为一过性、微量的尿蛋白，并常与剧烈运动、寒冷刺激、交感神经兴奋等有关）和直立性蛋白尿（仅见于直立体位，卧位时消失）；②肾前性蛋白尿：属于溢出性蛋白尿，如多发性骨髓瘤患者大量小分子量异常轻链形成的本 - 周蛋白、肌肉损伤时的肌红蛋白尿和血管内溶血导致的血红蛋白尿；③肾性蛋白尿：由于各种疾病导致的肾病所致蛋白尿，主要见于各种类型原发性肾炎综合征、肾病综合征以及继发性肾病，如糖尿病肾病、高血压肾病、狼疮性肾病等，基于病情轻重不同、尿蛋白排出量不同及排出蛋白质分子量大小不同可分为选择性蛋白尿和非选择性蛋白尿，对于诊断、治疗评估和观察肾病预后均具有重要价值；④肾后性蛋白尿：多为偶然性蛋白尿，尿中混有脓血及黏液等成分而出现尿蛋白阳性，常见于急性膀胱炎、尿道炎，或有阴道分泌物或精液混入尿中，一般肾无病变，故亦称为假性蛋白尿。

（3）影响因素：干化学试带法大多使用指示剂蛋白误差原理测定尿蛋白，会受到来自尿液 pH、尿液蛋白质种类及药物等因素影响。因此，测定时尿液一定要新鲜。尿液偏酸（pH < 4.5）或偏碱（pH > 9.0）可致尿蛋白假阴性或假阳性，应将尿液 pH 调至 5 ～ 7 再行检测。试带法主要对白蛋白敏感，对球蛋白敏感度只有白蛋白的 1/50 ～ 1/100，对本 - 周蛋白无反应。此外，当使用大剂量青霉素类药物时，可出现假阴性结果。

2. 尿糖

（1）意义：①健康人尿液中几乎不含葡萄糖或有微量（< 2.0 mmol/L），24 h 尿糖定量为 0.56 ～ 5.0 mmol/L。当血糖浓度超过肾糖阈（一般为 8.88 mmol/L）或血糖浓度虽未升高但肾糖阈降低，将导致过多的葡萄糖从肾小球滤出，使尿中出现大量葡萄糖，尿糖定性试验呈阳性（> 2 ～ 5 mmol/L），称为葡萄糖尿。②尿糖阳性是诊断糖尿病的重要线索，但尿糖阳性只是提示血糖值超过肾糖阈，因而尿糖阴性不能排除糖尿病的可能。③当肾功能减退，肾小管对葡萄糖重吸收能力减低，导致肾糖阈下降，尽管血糖浓度正常，但仍可出现糖尿，见于先天性肾小管疾病所致家族性糖尿、慢性肾盂肾炎、肾病综合征、某些药物中毒、妊娠、新生儿等，称为肾性糖尿（renal glucosuria）。④大量糖类饮食、含糖饮料、静脉输注大量葡萄糖、颅脑外伤、脑血管意外、急性心肌梗死时可出现暂时性血糖升高而致糖尿，称为暂时性糖尿。

（2）影响因素：尿中大量 VitC 可竞争抑制试带酶活性而导致假阴性结果。此外，尿量对其结果亦有影响，尿少时可增强尿糖阳性，尿量多时阳性可减弱。临床可见糖尿病治疗后血糖下降但尿糖阳性不减弱，可能是患者喝水减少引起尿量减少所致。因此，结果判断应结合尿比重或尿肌酐情况。

3. 尿酮体

（1）意义：①酮体（ketone bodies）是脂肪代谢的中间产物，包括丙酮（2%）、乙酰乙酸（20%）和 β- 羟丁酸（78%），均属酸性物质。健康人血中酮体含量极微，定性试验阴性，定量检验（以丙酮计算）为 0.34 ～ 0.85 mmol/24 h。干化学法测定尿酮体半定量结果分别报告为阴性、+、++、+++。②酮症分为糖尿病性酮症和非糖尿病性酮症。糖尿病加重时，胰岛素绝对缺乏，糖、脂肪、蛋白质代谢紊乱，脂肪分解活跃，但氧化不完全，可产生大量酮体，过多的酮体排入尿中形成酮尿，尿液酮体定性试验阳性（> 50 mg/L）。③当糖尿病并发酮症酸中毒时，尿酮和尿糖浓度明显增高，尿酮升高多早于血清。在疾病未控制的早期，尿中酮体以 β- 羟丁酸为主，由于干化学法不能检测 β- 羟丁酸会导致假阴性结果，可能会与临床症状不符，应检测血 β- 羟丁酸予以综合判断。④非糖尿病性酮症如婴幼儿急性发烧、妊娠剧吐、饥饿、禁食过久、严重腹泻、全身麻醉、剧烈运动等也可出现酮尿。

（2）影响因素：尿酮体中丙酮和乙酰乙酸都具有挥发性，后者更易受热分解为丙酮；尿液被细菌污染后，酮体会消失，使阳性反应强度减弱或假阴性，因此标本一定要求新鲜。试带法对尿液中酮体不同成分敏感度不同，乙酰乙酸最敏感，丙酮次之，不与 β- 羟丁酸反应。因此，不同病程酮体成分变化会给检测结果带来影响。如糖尿病酮症酸中毒早期酮体成分以 β-羟丁酸为主，乙酰乙酸很少或缺乏可出现假阴性结果，这会导致对总酮体量估计不足；而在糖尿病酮症酸中毒逐步缓解之后，乙酰乙酸量反而增高，可能会影响对患者的病情分析。

4．尿胆红素与尿胆原

（1）意义：①正常成人尿胆红素含量极少（≤ 2 mg/L），定性试验为阴性，尿胆原为 0 ～ 20 μmol/L，定性试验呈阴性或弱阳性，干化学法测定尿胆红素和尿胆原的半定量结果分别报告为阴性、+、++、+++。②当患肝病、胆道阻塞时，血中结合胆红素浓度增高，可出现胆红素尿；溶血性疾病和肝病等可见尿胆原排泄增多。③尿胆红素和尿胆原检测有助于黄疸类型的鉴别诊断。

（2）影响因素：尿胆红素与尿胆原检测要求尿液必须新鲜并避光，否则可致胆红素氧化降解成胆绿素，使阳性结果减弱或转为阴性；尿胆原可转变为尿胆素。尿中存在高浓度 VitC 和亚硝酸盐时，尿胆红素可呈假阴性；一些药物，如大量氯丙嗪、盐酸苯偶氮吡啶亦可致其假阴性。此外，正常人每天尿胆原排出量波动较大，午后 2 ～ 4 时达高峰，上午和夜间较少。排泄率还与尿 pH 相关。

5．亚硝酸盐

（1）意义：①许多泌尿道病原菌能够将硝酸盐还原成亚硝酸盐，当其在膀胱尿浓度达到 > 10^5 ～ 10^6/ml 时就会出现亚硝酸盐阳性反应；②如果亚硝酸盐试验阳性，应考虑采取清洁中段尿进行细菌培养；③连续三天晨尿检测亚硝酸盐阳性率与细菌培养符合率达 93%。

（2）影响因素：尿液标本放置时间过久，并被细菌污染或尿液中色素含量过高可使结果呈假阳性；粪肠球菌等非利用硝酸盐细菌感染、尿液在膀胱中停留时间过短、使用利尿药、低比密尿、大量 VitC 干扰、食物中缺乏硝酸盐等均可致假阴性。

6．白细胞酯酶

（1）意义：①人中性粒细胞的嗜苯胺蓝颗粒内含有 10 余种具有酯水解活性酶类。中性粒细胞及其他种类细胞在尿中易破坏，利用白细胞酯酶活性可以显示显微镜下不可见的白细胞残余。②尿白细胞酯酶阳性结果与中性粒细胞数量显著相关，无论细胞是完整的还是溶解的。③多项临床研究已经证实白细胞酯酶结合亚硝酸盐对排除年龄大的儿童和成人尿路感染有较高的阴性预测价值。④该试验虽对泌尿系统感染筛查有参考价值，但对尿中单核细胞和淋巴细胞不敏感，不适于免疫性肾病、泌尿系结核和肾移植后排异的检验。

（2）影响因素：尿白细胞酯酶对尿路感染有较好的辅助诊断作用，但当尿液中存在高浓度胆红素、服用呋喃坦啶等药物时，试带法可出现假阳性结果；低比密尿，大量蛋白尿（> 5 g/L），尿糖浓度过高，大剂量使用先锋霉素Ⅳ、庆大霉素或尿中 VitC 浓度增高、高浓度草酸均可致试带法呈假阴性结果；肾移植患者观察排异反应时不适合采用试带法检测白细胞（淋巴细胞）。

7．隐血

（1）意义：尿隐血（occult blood，OB）阳性提示尿液中存在红细胞或血红蛋白和（或）肌红蛋白，当尿液中红细胞为 5 ～ 10 个 /μl 时或 Hb > 150 μg/L 时，OB 试验呈阳性，主要提示血尿、血红蛋白尿或两者同时存在；OB 试验具有较高的灵敏度，临床上常用于血尿、肌红蛋白尿的筛查。主要见于①泌尿系统疾病，如肾病、尿道结石、肿瘤、结核等；②全身性疾病，如白血病、心力衰竭、系统性红斑狼疮等；③尿路附近病变，如急性阑尾炎、急性和慢性盆腔炎、结肠炎和肿瘤等；④药物毒性反应，如磺胺药、水杨酸、乌洛托品及抗凝药物；⑤生理原因，如运动。

（2）影响因素：干化学试带法是基于血红蛋白中亚铁血红素具有过氧化物酶样活性的检测原理，当尿液中含有肌红蛋白、热不稳定酶或细菌时，可导致其假阳性；泌尿系统感染时，某些细菌产生的过氧化物酶也可出现假阳性反应；试带法与显微镜法检测尿中完整红细胞具有一定的相关性，但当肾病、糖尿病患者红细胞已溶解、破坏时，试带法与镜检法结果出现差异，应结合临床综合分析，动态观察。此外，高浓度蛋白尿、低比密尿、酸性尿 pH < 5.0、尿中存在高浓度 VitC 或其他还原物质时可造成假阴性。

三、尿有形成分检验

近年来，自动化尿有形成分分析仪在实验室广泛应用，其操作简便，速度快，报告参数多，方便标准化，但结果仅为筛检，目前还不能替代人工显微镜对尿沉渣中病理成分的确认。显微镜可以检测尿中干化学法无法检测到的细胞和非细胞等有形成分。显微镜检验能够作为干化学法检测红细胞、白细胞及细菌的确证试验，对于判断细胞、管型、结晶等形态仍为"金标准"。不同实验室尿有形成分的参考区间有所不同，应与临床医师沟通后建立合适的参考区间。尿中细胞成分的各种影响因素较多，如尿酸碱度、尿比重以及尿液放置时间等，很容易使其退化、溶解，所以尿液一定要新鲜；女性尿中常混有来自阴道脱落的鳞状上皮细胞，应注意排除阴道分泌物的污染。

1. 红细胞　血尿中红细胞形态变化与血尿发生的解剖部位有关，因此临床上用相差显微镜或普通显微镜观察红细胞形态特点，以鉴别血尿来源。例如①畸形红细胞：红细胞体积减小，形态各异，如面包圈样、出芽样、头盔样、皱缩红细胞、影形红细胞、裂片样红细胞等，提示为肾小球源性血尿，多见于各种急、慢性肾小球疾病；②形态正常红细胞，称为非肾小球源性血尿，常见于肾盂肾炎、泌尿系结石、肾结核、肾或膀胱肿瘤以及肾外伤等；其余同尿隐血意义。

2. 白细胞　尿中的中性粒细胞是炎症反应的主要细胞，在炎症过程中出现退化变性，导致细胞形态不规则、结构不清，单个或成堆出现，常称为脓细胞。中性粒细胞增多（脓尿）主要见于各种类型的细菌感染，如急慢性尿路及生殖系统感染等；淋巴和单核细胞增多见于急性间质性肾炎、肾小球肾炎、肾移植后排异反应、系统性红斑狼疮等；嗜酸性粒细胞增多可见于药物变态反应、急性间质性肾炎等。在室温放置的低渗或碱性尿液样本中的白细胞可在 2 ～ 3 小时内迅速溶解破坏达 50% 左右。样本采集后应尽早检验。

3. 上皮细胞　尿沉渣中所见上皮细胞由尿路不同部位脱落而来。鳞状上皮细胞，正常女性和男性尿中可见少量，尿道炎时可大量出现或片状脱落，并伴有较多白细胞或脓细胞；移行上皮细胞，正常人尿中无或偶见，泌尿系感染时增多，见于肾盂肾炎、膀胱炎，并常伴白细胞增多；肾小管上皮细胞，健康人尿中无肾小管上皮细胞，尿中出现表明有肾小管损伤，急性肾小管坏死时常见成堆肾小管上皮细胞；慢性肾小球疾病时，可见其增多并脂肪变性，称为脂肪颗粒细胞。

4. 管型　正常人可见少量透明管型，急慢性肾小球肾炎、急性肾盂肾炎、肾病综合征、原发性高血压病、肾动脉硬化、肾衰竭等尿中可显著增多；尿中出现红细胞管型，提示肾小球性出血，主要见于急性肾小球肾炎活动期、狼疮性肾炎，也可见于急性肾小管坏死等；白细胞管型主要见于肾间质病变，如急性肾盂肾炎、肾脓肿、急性肾小球肾炎甚或肾病综合征等；肾小管上皮细胞管型主要见于急性肾小管坏死、重金属及多种化学药物中毒；颗粒管型常见于慢性肾炎、肾盂肾炎或某些药物引起的肾小管损伤，在慢性肾功能不全晚期，可见宽而短的颗粒管型，称为宽大管型或肾衰竭管型；蜡样管型常见于慢性肾炎晚期、慢性肾衰竭、肾淀粉样变性；脂肪管型与大量蛋白尿相关，是肾病综合征特点之一。

在分析尿管型的临床意义时，一定要结合尿蛋白的性质、浓度、尿 pH 和尿量多少综合考虑，因为这些因素影响管型的出现和类型。

5. 结晶　尿液中析出各种无机盐类或代谢物、药物结晶等，称为结晶尿。结晶尿可分为代谢性和病理性两大类：代谢性尿盐类结晶，正常人尿中出现一般无临床意义，但在新鲜尿液中大量出现且伴有红细胞、白细胞或尿路刺激症状，可能与尿路结石或感染有关；病理性结晶①磺胺结晶：在少数服用磺胺药患者尿液中可见，一般认为与用药过量有关；②亮氨酸和酪氨酸结晶：两种结晶如在尿中同时出现，多见于急性肝萎缩、急性磷中毒、白血病等；③胆固醇结晶：可见于肾淀粉样变、肾盂肾炎、膀胱炎和乳糜尿中；④胆红素结晶：见于阻塞性黄疸、重症肝炎、急性有机磷农药中毒等。

（李　智）

第二节　尿液特殊试验

一、尿液有形成分计数

尿液有形成分的检验大多采用的是随机尿或晨尿标本，受尿量、尿液留取时间、患者饮水量、活动状态和检验方法等多种因素影响。因此，必要时尿液标本应计时（例如 1 h、12 h、24 h）、计量采集，以准确检测在一定时间内尿液中有形成分的绝对数量，且更有助于对病情的判断。

【参考区间】①1 h 成人尿液细胞与管型排泄率：红细胞 男性 $< 3 \times 10^4$/h，女性 $< 4 \times 10^4$/h；白细胞男性 $< 7 \times 10^4$/h，女性 $< 14 \times 10^4$/h；管型 $0 \sim 0.34 \times 10^4$/h。②12 h 尿细胞与管型计数（又称 Addis 计数）：红细胞 $0 \sim 50 \times 10^4$/12 h；白细胞 $0 \sim 100 \times 10^4$ 个 /12 h；管型 $0 \sim 0.5 \times 10^4$ 个 /12 h。

【临床意义】临床应用参见第七章。1 h 尿细胞与管型排泄率和 Addis 计数相比，前者方法简便，不受饮食影响（但注意不能大量饮水），适合于门诊及住院患者，临床较常用。Addis 计数由于标本留取时间过长，患者标本留取困难，加防腐剂仍不能完全保证细胞和管型的形态不受影响或溶解，故目前临床应用较少，但对于住院患者疗效监测仍具有一定意义。

二、24 h 尿蛋白定量

随机尿液蛋白受尿量、标本留取时间及生物节律的影响，因此对临床已出现蛋白尿的患者应排除上述因素的影响；观察 24 h 计时尿（timed urine）内尿蛋白量的变化，对了解病情、观察疗效意义更大。

【参考区间】尿蛋白：成人 < 0.15 g/24 h 或者 < 0.1 g/L，青少年 < 0.3 g/24 h。

【临床意义】临床应用参见第七章第一节。蛋白尿轻重程度分级①轻度蛋白尿：成人尿蛋白 $> 0.15 \sim 1.0$ g/24 h；②中度蛋白尿：成人尿蛋白 $> 1.0 \sim 3.5$ g/24 h；③重度蛋白尿：成人尿蛋白 > 3.5 g/24 h，对判断肾受损程度有意义。尿液收集的影响：24 h 尿蛋白定量结果的准确与否主要取决于标本的收集，若尿液收集不完全、混匀不充分、加防腐剂不当或未加防腐剂导致细菌生长等，都可致定量误差。

三、尿蛋白电泳

蛋白尿有多种病因，尿蛋白定性或定量检验只能判断蛋白的排出量及估计病情的轻重。尿蛋白电泳（electrophoresis）可通过对尿蛋白组分的分析，确定尿蛋白的类型，并有助于病因的确定和预后判断。

【参考区间】

1. 醋酸纤维膜电泳　采用浓缩尿液，从阴极至阳极各种蛋白及其比例分别为白蛋白（37.9%）、α₁ 球蛋白（27.3%）、α₂ 球蛋白（19.5%）、β 球蛋白（8.8%）、γ 球蛋白（3.3%）、Tamm-Horsfall 黏蛋白（1%～2%）。

2. 聚丙烯酰胺电泳（SDS）　可以用来鉴别肾小球与肾小管蛋白尿，能按分子量大小分离尿中蛋白，以区分生理性、小球性、小管性或混合性蛋白尿。可采用非浓缩尿液，从阳极至阴极分别为低分子量蛋白（α₁ 微球蛋白、溶菌酶等）、中分子量蛋白（主要是白蛋白）、大分子量蛋白（主要是 γ 球蛋白）。

【临床意义】主要应用参见第七章第一节。凡属持续性蛋白尿患者均应进行尿蛋白电泳，可协助临床判断肾损伤的部位。对临床症状不典型及微量蛋白尿或肾病患者治疗过程中病情的动态变化，尿蛋白 SDS 电泳分析也很有价值。

四、尿肌红蛋白

当肌肉组织受损伤时，肌红蛋白大量释放到细胞外进入血流，因分子量低由肾小球滤出。尿肌红蛋白检验呈阳性，称为肌红蛋白尿。新鲜肌红蛋白尿呈红色或无改变，放置后可呈棕色。肌红蛋白尿在酸性尿中不稳定，应冷藏待查。

【参考区间】尿肌红蛋白试验：阴性。

【临床意义】肌红蛋白尿常见于急性心肌梗死、横纹肌溶解症、挤压综合征、创伤、剧烈运动等。由于肌肉损伤也常伴有红细胞破坏，故肌红蛋白尿同时也伴有血红蛋白尿。血尿、血红蛋白尿和肌红蛋白尿仅从尿液常规试验很难区分，血浆部分检验有所不同。血红蛋白尿患者血浆为粉红色，结合珠蛋白下降，而肌红蛋白尿患者血浆正常，结合珠蛋白正常，肌酸激酶（CK）升高。针对肌红蛋白特异的免疫学试验已开始应用；基于不同电泳迁移率的毛细管电泳法可将尿中血红蛋白与肌红蛋白分离。

五、尿本 - 周蛋白

本 - 周蛋白（Bence-Jones protein，BJP）是游离免疫球蛋白轻链或其聚集体，分子量小，能自由通过肾小球滤过膜，当浓度超过近端肾小管重吸收能力时，自尿中排出，称为本 - 周蛋白尿，又称轻链尿。BJP 在一定的 pH 条件下加热至 40～60℃时发生沉淀凝固，温度升高至 100℃时，沉淀溶解，温度降低后又可重新沉淀凝固，故又称为凝溶蛋白。

【参考区间】尿本 - 周蛋白：阴性。

【临床意义】BJP 对多发性骨髓瘤、巨球蛋白血症、轻链病、恶性淋巴瘤等单克隆免疫球蛋白病的诊断和预后判断有一定意义。基于 BJP 凝溶特性的检验方法为加热凝固法，敏感度较低；目前用免疫法直接检测轻链 κ 和 λ，敏感度和特异性有较大提高。

六、乳糜尿与脂肪尿

乳糜尿是指乳糜微粒与蛋白质混合，致使呈乳化状态样浑浊的尿液。脂肪尿是指混有脂肪的尿液，主要因为丝虫或其他原因阻塞淋巴管，使泌尿系统淋巴管压力增高，曲张破裂而形成乳糜尿（chyluria）。

【参考区间】乳糜尿与脂肪尿：阴性。

【临床意义】乳糜尿中主要含卵磷脂、胆固醇、脂肪酸盐及少量纤维蛋白原、白蛋白等，合并泌尿系感染时可出现乳糜脓尿。乳糜尿可见于累及淋巴循环的相关疾病，如腹腔结核、腹腔肿瘤压迫、先天性淋巴管畸形、腹腔创伤损伤淋巴管等。丝虫病引起的乳糜尿中常见红细胞和大量淋巴细胞，并可找到微丝蚴。脂肪尿多见于脂肪挤压损伤、骨折和肾病综合征。

尿中含有大量非晶形磷酸盐或尿酸盐时，肉眼观察可类似乳糜尿，加热或加酸可溶解。离心法可简单区别乳糜尿、脓尿和结晶尿。乳糜尿离心后外观不变，尿沉渣中无或仅有少量细胞；脓尿和结晶尿离心后上清尿液澄清，尿沉渣中可见大量脓细胞/白细胞，或非晶形磷酸盐、尿酸盐结晶。

（潘　琳）

第三节　粪便检验

食物经消化道消化和吸收后的食物残渣、消化道分泌物、水和无机盐、黏膜脱落物等成分经直肠排出就形成了粪便（feces）。粪便检验的意义：①了解消化道、肝、胆道、胰腺等器官有无炎症、溃疡、出血、寄生虫感染、肿瘤等疾病；②根据粪便的性状和组成判断肝、胆道、胰腺、胃肠等器官功能；③检测有无致病菌或肠道菌群失调，以防治肠道传染病。粪便检验的标本采集至关重要，是保证检验结果质量的重要环节。

一、粪便常规试验

粪便常规试验在消化系统疾病的实验诊断中常常作为首选的筛查试验，检验内容主要包括粪便外观、性状和针对有形成分的显微镜检验。

1. 粪便的颜色　正常人的粪便因含粪胆原呈黄色或褐色。婴儿的粪便因含胆绿素呈黄绿色。粪便颜色易受进食及药物的影响，但明显的颜色改变具有临床意义，具体见表19-1。

表19-1　粪便颜色改变的常见原因

颜色	常见原因
鲜红色	肠道下段出血：结肠息肉、结肠肿瘤、肛裂、痔等
暗红色	阿米巴痢疾
淡黄色	食用牛奶、大黄、山道年、脂类等
灰白色（白陶土样）	梗阻性黄疸、服用硫酸钡等
（暗）绿色	婴幼儿消化不良性腹泻，食用大量含叶绿素的植物性食物等
黑色	上消化道出血（柏油样），服用铁剂、铋剂、活性炭，食用动物血等

2. 粪便的性状　粪便的形状、硬度与粗细常受食物的种类与性质的影响。观察粪便的形状、硬度及粗细，能了解肠道的消化、吸收、运动情况及有无狭窄的改变。正常情况下粪便的性状：成人为黄褐色，成形软便；婴儿为黄色、糊状便。病理情况下，粪便性状可发生改变，具体原因见表19-2。

表19-2　粪便性状改变的常见原因

性状	常见病因
异型样便	球形硬便见于习惯性便秘（粪便在肠道内停留过久、水分过度吸收所致），老年排便无力；扁平带状便，见于直肠或肛门狭窄
乳块状便	多见于婴儿对脂肪或酪蛋白消化不完全

续表

性状	常见病因
黏液便	正常便也含有少量黏液，但与粪便混合不易察觉。大量黏液见于各类肠道炎症、细菌性痢疾、阿米巴痢疾、急性血吸虫病、肠套叠、结肠炎、回肠炎
鲜血便	痔疮、肛裂、直肠损伤、直肠息肉、结肠肿瘤
脓便及脓血便	细菌性痢疾、溃疡性结肠炎、局限性肠炎、结肠或直肠肿瘤、结核
柏油样便	上消化道出血 > 50 ml
米泔样便	重症霍乱、副霍乱
胶胨状便	肠易激综合征
稀糊（汁）样便	各种原因引起的腹泻：婴幼儿腹泻、食物中毒、急性肠道传染病、急性肠炎、小儿肠炎、肠蠕动加速、副溶血性弧菌感染、大量并有膜状物时多为伪膜性肠炎及隐孢子虫感染
水样便	食物中毒可见洗肉水样便，出血性小肠炎可见红豆汤样便

3. 粪便的气味　正常粪便有臭味，原因是食物在肠道中经细菌作用后，产生吲哚、硫化物、粪臭素等多种有臭味的物质。一般食用肉食多时臭味较浓，食用素食多时臭味相对较淡。具体见表 19-3。

表19-3　粪便气味的常见原因

气味	常见原因
恶臭味	慢性肠炎、胰腺疾病、消化道大出血、结肠或直肠溃烂、重症痢疾
鱼腥味	阿米巴性肠炎
酸臭味	脂肪酸分解或糖类异常发酵

4. 粪便的酸碱度　一般食肉多时呈碱性，食用糖类及脂肪多时呈酸性。细菌性痢疾、血吸虫病时粪便呈碱性，阿米巴痢疾、病毒性肠炎时粪便呈酸性。

5. 粪便中的各种细胞　临床意义见表 19-4。

表19-4　粪便中各种细胞的临床意义

细胞	临床意义
白细胞	①小肠炎症时白细胞数量不多（< 15/HPF），因细胞部分被消化而不易辨认；②细菌性痢疾、溃疡性结肠炎出现大量白细胞或脓细胞，亦可见到吞有异物的小巨噬细胞；③过敏性肠炎、肠道寄生虫病（阿米巴痢疾或钩虫病）时，粪便涂片染色还可见较多的嗜酸性粒细胞，可伴有夏科 - 雷登结晶（Charcot-Leyden crystals）
红细胞	①肠道下段炎症或出血时，粪便中可出现红细胞，如痢疾、溃疡性结肠炎、结肠癌、直肠息肉、急性血吸虫病等；②细菌性痢疾时，红细胞常少于白细胞或脓细胞，多分散存在且形态正常；③阿米巴痢疾者红细胞多于白细胞，多成堆存在并有残碎现象
巨噬细胞	见于细菌性痢疾、溃疡性结肠炎、直肠炎等
上皮细胞	可见鳞状上皮细胞，柱状上皮细胞极少见，但在下列病理状况时可增加：①肠道炎症，如结肠炎、伪膜性肠炎；②霍乱、副霍乱；③坏死性肠炎、溃烂的结肠癌等
癌细胞	乙状结肠癌、直肠癌患者的血性粪便涂片中，可见到胞体巨大、散在或成堆的疑似肿瘤细胞，但需经苏木素 - 伊红或巴氏染色才能确认

6．常见寄生虫及其虫卵（parasite ova） 肠道寄生虫感染时可在粪便中检查到蛔虫、鞭虫、钩虫、蛲虫、血吸虫、绦虫等的虫卵、虫体或节片。

7．常见肠道寄生原虫（protozoa） 如阿米巴、蓝氏贾第鞭毛虫、人毛滴虫、结肠小袋纤毛虫、隐孢子虫、人芽囊原虫等，均可引起腹泻。

8．细菌及真菌 成人粪便中主要的菌群是大肠埃希菌、肠球菌和厌氧菌，还有少量产气杆菌、变形杆菌、芽孢菌及酵母菌。健康婴幼儿粪便中主要是双歧杆菌、肠杆菌、肠球菌拟杆菌、葡萄球菌等。长期使用广谱抗生素、免疫抑制药和慢性消耗性疾病会导致肠道菌群失调，引起假膜性肠炎。正常粪便中少见真菌，大量真菌检出见于长期使用广谱抗生素、免疫抑制药、激素和化疗后等患者。

9．食物残渣 正常情况下，食物被充分消化，粪便中仅见不定型的细小颗粒残渣。食物消化不完全时可见淀粉颗粒、脂肪、肌肉纤维、结缔组织、植物纤维、植物细胞等。

二、粪便化学试验

1．粪便隐血试验（occult blood test，OBT） 消化道出血量少（＜5 ml/24 h），粪便肉眼外观颜色无明显变化，显微镜下由于红细胞溶解破坏，也观察不到红细胞，这种肉眼和显微镜均不能证明的、需要用化学或免疫学方法检测才能证实的出血，称为隐血。粪便隐血试验，即指需要用化学或免疫学方法证实消化道有微量出血的试验。健康人粪便 OBT 为阴性。阳性见于消化道出血、溃疡、肿瘤、药物对胃肠黏膜的损伤、钩虫病、结肠息肉等。粪便 OBT 可作为消化道肿瘤普查的筛选指标，对消化系统出血相关疾病的诊断、治疗，及病情判断有重要临床意义。

2．脂肪检测 脂肪定量用于了解肝、胰腺和肠道功能。在普通饮食情况下，脂肪占粪便干重的 10%～20%。正常成人粪便中脂肪总量 2～5 g/24 h，若超过 6 g/24 h，称为脂肪泻。粪便中脂肪增加见于慢性胰腺炎、胰腺癌、胰腺纤维囊性病、梗阻性黄疸及小肠病变。

（潘　琳）

第四节　胸腔积液和腹腔积液检验

正常成人胸腔、腹腔仅有少量液体（胸膜腔液＜20 ml，腹膜腔液＜50 ml），一般不易采集到。在病理情况下，胸腔、腹腔可产生较多的液体，分别称胸腔积液（pleural effusion）、腹腔积液（peritoneal effusion，PE），也称为胸水或腹水。根据积液产生的原因及性质不同，分为漏出液和渗出液。漏出液为非炎性积液，渗出液为炎性积液；因此，区分积液性质、寻找病因对疾病的诊断和治疗有重要意义。积液的检验包括常规试验、生物化学试验和微生物学试验等。根据检验结果可鉴别渗出液与漏出液，参见第九章第一节表9-1。

一、胸腔积液和腹腔积液常规试验

主要有一般性状检验和显微镜检验两部分，一般性状包括量、色、气味、比密、透明度和凝固性；显微镜检验包括细胞计数、有核细胞分类计数。

1．一般性状检验 红色：多为血性，除穿刺、内脏损伤外，常见于结核性胸腹膜炎、出血性疾病和恶性肿瘤；黄色脓性：见于化脓性感染，如葡萄球菌肺炎。乳白色混浊：离心后，如上清液变清，则混浊为细胞或碎片所致；若上清液仍混浊，可能是乳糜液或假性乳糜液。真性乳糜液多见胸导管或淋巴管阻塞，假性乳糜液多含有大量胆固醇或卵磷脂。绿色：见于铜绿假单胞菌感染或腹腔积液中混有胆汁；棕色：见于阿米巴肝脓肿累及胸膜。

2. 显微镜形态学检验　①中性粒细胞增多（> 50%）：常见于化脓性感染、结核性胸腔积液早期、肺梗死等。若以中性粒细胞 > 250×10^6/L 为临界值，对细菌性腹膜炎诊断的特异性约为 90%。②淋巴细胞增多（> 50%）：主要见于结核性、病毒性、肿瘤、乳糜性胸腔积液，以及结缔组织病和尿毒症等。非霍奇金淋巴瘤、慢性淋巴细胞白血病与良性淋巴细胞增多的积液难以区分时，可借助免疫细胞化学检验或流式细胞术免疫分型做出正确判断。③嗜酸性粒细胞增多（> 10%）：最常见于血胸和气胸，也见于肺梗死、寄生虫感染、真菌感染、过敏综合征、药物反应、间皮瘤、风湿病、系统性红斑狼疮、腹膜透析、充血性心力衰竭、血管炎、淋巴瘤等。④间皮细胞增多：见于结核病并发积脓、慢性恶性积液等。⑤红细胞增多：当积液中红细胞 > 5×10^9/L 时，即呈淡红色；红细胞 > 100×10^9/L 应考虑恶性肿瘤、结核病、肺栓塞或创伤所致。⑥寄生虫及虫卵：乳糜性胸腔积液中可查到微丝蚴，阿米巴性肺脓肿的胸腔积液可见阿米巴滋养体。⑦肿瘤细胞：在恶性积液中，经巴氏或 H-E 染色显微镜检验可见成堆或散在分布的恶性肿瘤细胞，其中易见呈腺腔样排列的腺癌细胞。胸腹腔积液中 98% 的癌细胞是转移性的，胸腔转移性肿瘤中最常见的是原发性肺癌，其次是乳腺癌和肺的转移癌；而腹腔转移性肿瘤中以卵巢癌（32%）、乳腺癌（24%）、淋巴瘤（16%）、胃癌、大肠癌多见，其次为肝癌、胆囊癌、胆管癌、子宫体癌等。采用流式细胞 DNA 倍体分析，对检测胸腔积液中的恶性细胞有重要意义，染色体分析可作为恶性胸腔积液的诊断指标之一，阳性率达 75% 左右。

二、胸腔积液和腹腔积液的临床化学试验

主要包括胸腔积液和腹腔积液的 pH，蛋白质、糖、氯化物和酶类等定量检测。

1. pH　胸腔化脓性感染及食管破裂所致积液 pH < 7.0，pH 减低还见于风湿病、结核、红斑狼疮性胸膜炎等。

2. 蛋白定量　腹腔积液与血浆白蛋白的差值 ≥ 11 g/L，见于肝硬化、酒精性肝炎、充血性心力衰竭等；差值 < 11 g/L，见于腹膜肿瘤、结核性腹膜炎（不伴肝硬化）、胰性腹腔积液（不伴肝硬化）、胆道破裂、肾病综合征、系统性红斑狼疮、肠梗阻等。

3. 葡萄糖定量　化脓性细菌感染、结核性积液葡萄糖减低最明显。肿瘤广泛转移的癌性腹腔积液，葡萄糖减低。

4. 乳酸定量　胸腔积液和腹腔积液中乳酸含量有助于鉴别细菌性感染与非细菌性感染。当乳酸高达 6 mmol/L 以上时，高度提示有细菌感染，尤其在应用抗生素治疗后的胸腔积液和腹腔积液，一般细菌检验为阴性时更有价值；类风湿病、充血性心力衰竭及恶性肿瘤引起的积液乳酸含量轻度升高。

5. 脂类检测　如三酰甘油含量 > 4.52 mmol/L，胆固醇含量不高，苏丹Ⅲ染成红色，为乳糜积液，见于胸导管破裂。如胆固醇 > 2.59 mmol/L，三酰甘油正常，为胆固醇性胸腔积液，见于陈旧性结核性胸膜炎、恶性胸腔积液、肝硬化、类风湿病等。乳糜性胸腹腔积液：可见于恶性肿瘤或由肝硬化肠淋巴管扩张破裂、淋巴液外漏引起，此时可检测三酰甘油，前者含量较低，主要含胆固醇；而后者三酰甘油含量高。脂类测定对鉴别真性与假性乳糜积液具有一定意义。

6. 酶学试验　胸腔积液乳酸脱氢酶（LDH）、腺苷脱氨酶（ADA）、淀粉酶（AMY）、溶菌酶（Lys）的临床意义参见第十章第五节。若同时测定胸腔积液的 Lys 和 LDH 活性，发现结核性积液两者均升高，心力衰竭引起的漏出液两者均较低，恶性胸腔积液时 Lys 较低而 LDH 活性较高。测定腹腔积液铁蛋白和溶菌酶具有一定的鉴别价值，癌性腹腔积液时铁蛋白多大于 600 μg/L，腹腔积液铁蛋白 / 血浆铁蛋白比值 > 1，Lys 水平不高，多为癌性腹腔积液；结核性腹腔积液时，铁蛋白和 Lys 水平均增高。

三、胸腔积液和腹腔积液的免疫学试验

1. 胸腔积液　参见第十章第五节。

2. 腹腔积液　①癌胚抗原（CEA）：积液中 CEA > 20 μg/L，积液与血清 CEA 比值 > 1.0 时，应高度怀疑为恶性积液。胰腺癌时显著升高。② AFP：腹腔积液 AFP 与血浆浓度呈正相关，当 > 25 μg/L 时，对诊断原发性肝癌所致腹腔积液有诊断意义。③ CA125：腹腔积液 CA125 增高常作为卵巢癌转移的指标之一，其诊断的灵敏度和特异性分别可达 85% 和 95%。④鳞状细胞癌抗原（SCCA）：腹腔积液中 SCCA 增高与宫颈癌浸润或转移程度有关。

四、胸腔和腹腔积液的微生物学试验

漏出液一般无细菌。怀疑为渗出液时，标本需做细菌、真菌等培养及涂片染色。常见的致病菌有葡萄球菌、链球菌、大肠埃希菌、肺炎球菌、脆弱类杆菌、铜绿假单胞菌等，少数病例可见厌氧菌。对怀疑为结核分枝杆菌引起的结核性胸膜炎、腹膜炎时，经抗酸染色，镜下可找到抗酸杆菌，但阳性检出率低，需要多次反复检测。目前用 PCR 技术检测结核分枝杆菌核酸可提高检出率。

（李树平）

第五节　脑脊液检验

脑脊液（cerebrospinal fluid，CSF）是存在于脑室和蛛网膜下隙内的一种无色透明液体。其生理功能有：①保护脑和脊髓，免受外力对脑和脊髓的冲击损伤；②调节颅腔、脊髓腔的容积，保护颅压的相对恒定；③参与营养代谢，完成神经细胞与体液间物质交换；④调节中枢神经系统的碱储备，调节和维持中枢神经系统的酸碱平衡。正常情况下，由于脑室脉络丛上皮细胞选择性的分泌和超滤作用，使得正常 CSF 中的细胞和化学成分与血浆成分显著不同。在病理情况下，中枢神经系统发生器质性病变时，引起脑室脉络丛上皮细胞通透性发生改变，血液中的物质可通过血 - 脑屏障进入 CSF，使其浓度增高。通过检验 CSF 中各项指标，有助于神经系统疾病的诊断、疗效观察和预后判断。

CSF 检验的适应证：①有脑脊膜刺激症状者；②疑有颅内出血者；③有剧烈头痛、昏迷、抽搐或瘫痪等症状和体征而原因不明者；④疑有脑膜白血病患者；⑤中枢神经系统疾病进行椎管内给药治疗、手术前腰麻、造影等。

CSF 检验的禁忌证：疑有颅内压升高，患者处于休克、衰竭或濒危状态以及局部皮肤有炎症、颅后窝有占位性病变或伴有脑干症状。

CSF 检验一般可分为常规试验和特殊检验两大类。

一、脑脊液常规试验

脑脊液常规试验包括一般性状检验（颜色、透明度、凝固性）、显微镜检验（细胞计数和分类、病原体检验）、生物化学检验（蛋白质定性与定量、糖、氯化物）。

【参考区间】脑脊液常规检验项目的参考区间见表 19-5。

表19-5 脑脊液常规检验项目的参考区间

检验项目	参考区间
性状与比密	无色、清澈透明。久置不凝,无薄膜形成。比密:1.006～1.008
细胞计数	白细胞:成人(0～8)×10^6/L,儿童(0～15)×10^6/L;无红细胞
有核细胞分类	多为淋巴细胞及单核细胞,二者比例约为7:3。偶见内皮细胞
细菌	无
寄生虫	无
蛋白定性(潘氏试验)	阴性或极弱阳性
蛋白定量(g/L)	成人0.2～0.4,儿童0.1～0.2,幼儿0.4～0.8,新生儿0.4～1.5 脑室0.05～0.15,小脑延髓池0.1～0.25,腰部蛛网膜下隙0.2～0.4
葡萄糖(mmol/L)	成人2.5～4.4,儿童:>10岁2.8～4.4,<10岁1.9～4.7,新生儿3.9～5.0 脑室3.0～4.4,小脑延髓池2.8～4.2,腰部蛛网膜下隙2.5～4.4
氯化物(mmol/L)	成人120～130,儿童111～123,婴儿110～130

【临床意义】

1. 颜色变化 正常 CSF 无色透明,在病理情况下,脑脊液可呈现不同的颜色改变。但 CSF 颜色正常不能排除神经系统疾病,如病毒性脑炎、轻型结核性脑膜炎、脊髓灰质炎、神经梅毒等。

(1)红色:红色混浊提示 CSF 中有红细胞,常由穿刺损伤、蛛网膜下隙或脑室出血引起。CSF 穿刺损伤出血与病理性出血的鉴别见表 19-6。

表19-6 脑脊液穿刺损伤出血与病理性出血的鉴别

鉴别要点	穿刺损伤出血	病理性出血
三管标本	逐渐变淡	均匀一致
放置试验	可凝成血块	不凝
离心后上清液颜色	无色透明	红色、黄色或柠檬色
离心后上清液隐血试验	阴性	阳性
红细胞形态	正常、完整	皱缩,可见含红细胞的吞噬细胞

(2)黄色:CSF 若呈黄色或淡黄色,称黄变症。①出血性黄变症:见于蛛网膜下隙出血,出血 4～8 h 开始出现黄色,48 h 最深,至 21 d 左右消失;②梗阻性黄变症:见于各种原因导致的椎管梗阻;③各种原因导致的重症黄疸,当 CSF 中胆红素>0.5 mmol/L 时,CSF 即黄染;④胡萝卜素血症、一氧化碳中毒等其他原因引起。

(3)乳白色或灰白色:CSF 中含有大量脓细胞时,出现白色浑浊,常见于化脓性脑膜炎。

(4)褐色或黑色:常见于脑膜黑色素瘤及黑色素肉瘤等。

(5)绿色:见于铜绿假单胞菌性脑膜炎、急性肺炎链球菌性脑膜炎及甲型链球菌性脑膜炎。

2. 透明度 正常 CSF 清澈透明。CSF 浑浊常见于:①白细胞总数>300×10^6/L;②蛋白含量增高或含有大量细菌、真菌等,如结核性脑膜炎常呈毛玻璃样微浑,化脓性脑膜炎常呈明显灰白样浑浊;③穿刺过程中带入红细胞可呈轻度浑浊。而病毒性脑炎、神经梅毒等疾病的脑脊液可呈透明外观。

3.薄膜或凝块　正常脑脊液无薄膜、凝块或沉淀物。当蛋白质＞10 g/L时，可出现薄膜、凝块或沉淀。①化脓性脑膜炎多在1~2 h内出现凝固或沉淀；②结核性脑膜炎在12~24 h内形成膜状物或纤维蛋白凝块，取此膜涂片查抗酸杆菌，可提高阳性检出率；③神经梅毒、脊髓灰质炎可以出现小絮状凝块而不形成薄膜；④蛛网膜下隙阻塞时，其远端部分的CSF因蛋白含量高常呈黄色胶冻状。

4.细胞计数　CSF细胞数增高见于中枢神经系统病变，其增高程度及细胞种类与病变性质有关。

（1）红细胞增加：正常CSF无红细胞。红细胞增加提示中枢神经系统内有出血，见于脑脊髓血管畸形、动脉瘤破裂、脑出血、脑脊髓外伤、脑卒中或垂体卒中以及其他出血性疾病等。

（2）白细胞总数增加：①轻度增高（16~30×10⁶/L）见于脑肿瘤（内皮细胞瘤）、浆液性脑膜炎或穿刺出血等；②中度增高（31~200×10⁶/L）见于中枢神经系统病毒感染、梅毒、结核、真菌性脑膜炎、乙型脑炎、脊髓灰质炎、脑寄生虫病（囊虫病）、钩端螺旋体脑膜炎等；③高度增高（200~500×10⁶/L）见于化脓性脑膜炎、流行性脑膜炎、脑和脊髓脓肿等；④显著增高（＞500×10⁶/L）见于化脓性脑膜炎、脑室积脓等。

（3）白细胞分类计数异常①中性粒细胞增高：见于中枢神经系统急性感染或慢性感染的急性发作期，如化脓性脑膜炎，结核性脑膜炎初期；②淋巴细胞增高：见于慢性感染性疾病，如病毒性脑炎、脑膜炎、结核性脑膜炎的中后期；③单核细胞增高：见于中枢神经系统的慢性感染；④嗜酸性粒细胞增高：见于中枢神经系统寄生虫或原虫感染等；⑤出现原始或幼稚细胞：见于脑膜白血病。

5.脑脊液常规化学试验

（1）蛋白质定性：化脓性脑脊髓膜炎、结核性脑脊髓膜炎、梅毒性中枢神经系统疾病、脊髓灰白质炎、流行性脑炎等脑组织和脑膜炎症性病变时常呈阳性反应。脑出血时多呈强阳性反应，但外伤性血液混入脑脊液中，亦可呈阳性反应。

（2）蛋白质定量①蛋白含量增加：指成人CSF中蛋白含量高于0.45 g/L。见于颅内炎症、颅内出血性疾病、神经根病变、退行性病变、脊髓麻醉、椎管梗阻、血浆蛋白增高等。②蛋白含量减低：指CSF中蛋白含量低于0.15 g/L。见于CSF大量丢失、良性颅内压增高症、身体极度虚弱、营养不良等。③蛋白与细胞计数的相关变化：a.细胞数、蛋白含量均增高：见于结核性脑膜炎、化脓性脑膜炎、真菌性脑膜炎、脑炎、脊髓炎及脑脊髓脓肿等。b.细胞数正常、蛋白含量减低：见于脑积水等。c.蛋白含量增高、细胞数正常或轻度增高：见于急性感染性多发性神经炎和铅、砷、汞等中毒性多发性神经炎，以及神经梅毒、脑脊髓肿瘤、脑脊髓血管病变、脑萎缩、血卟啉病、黏液性水肿和多发性硬化症等。d.细胞数增高、蛋白质正常或轻微增加：见于急性无菌性脑膜炎、脊髓灰质炎、硬膜外脓肿、脑炎等。

（3）葡萄糖：正常CSF内葡萄糖含量为血糖的50%~80%。早产儿及新生儿因血脑屏障通透性增高，葡萄糖含量比成人高，一般无临床意义。CSF中葡萄糖含量减低较增高更具临床意义。葡萄糖减低见于①脑部细菌性或真菌性感染：急性化脓性脑膜炎、结核性脑膜炎、隐球菌性脑膜炎等。②脑寄生虫病：脑囊虫病、锥虫病、血吸虫病、肺吸虫病、弓形虫病等。③脑膜肿瘤：淋巴瘤、神经胶质瘤、白血病、黑色素瘤、脑膜转移瘤等。弥散性脑膜肿瘤浸润时减低，甚至消失。④低血糖症：低血糖性昏迷、胰岛素过量等。⑤神经梅毒：梅毒性脑膜炎和麻痹性痴呆等。葡萄糖增高见于①脑或蛛网膜下隙出血；②急性颅脑外伤、一氧化碳中毒、缺氧性脑病、感染中毒性脑病、脑炎、脑出血、弥漫性脑软化等丘脑下部损伤；③影响脑干的急性颅脑外伤或中毒；④糖尿病或静脉注射葡萄糖后、精神分裂症等。

（4）氯化物：由于正常CSF中的蛋白含量较少，为维持渗透压平衡，氯化物含量较血液中含量高 20% 左右。①氯化物减低：见于 a. 细菌性脑膜炎和真菌性脑膜炎早期、结核性脑膜炎，后者的氯化物减低早于葡萄糖的减低，因血氯含量减低、脑膜渗透性改变，以及脑脊液内蛋白质增高，导致氯离子代偿性流向血液所致；b. 呕吐、肾上腺皮质功能减退症和肾病变；c. < 85 mmol/L 可能导致呼吸中枢抑制出现呼吸停止。②氯化物含量增高：见于尿毒症、心力衰竭、浆液性脑膜炎等。③氯化物含量不减低或稍减低：见于病毒性脑炎、脊髓灰白质炎、脑肿瘤等。

【应用评价】① CSF 常规试验是中枢神经系统疾病最常用的检验项目，凡是疑有颅内炎症或出血等疾病以及疑为原因不明的神经系统疾病时，都可借助 CSF 常规试验进行初步诊断或鉴别诊断；②生理状况下，CSF 中葡萄糖含量约为血糖含量的 60%，在具体判断 CSF 葡萄糖含量是否异常时，应结合血糖含量判断；③ CSF 细胞学检验是早期诊断中枢神经系统白血病的重要手段，尤其是对那些尚未出现神经系统症状的白血病患者，CSF 细胞学检查到典型的白血病细胞时，即可确诊。

二、脑脊液特殊检验

特殊检验包括蛋白质（蛋白电泳、免疫球蛋白、C 反应蛋白、β_2 微球蛋白、髓鞘碱性蛋白等）、酶类（乳酸脱氢酶、肌酸激酶、腺苷脱氢酶、溶菌酶等）、其他试验（病原体抗体、肿瘤标志物等），可根据临床需要选择。

【参考区间】脑脊液特殊检验项目的参考区间见表 19-7。

表19-7　脑脊液特殊检验项目的参考区间

检验项目	参考区间
蛋白电泳（%）	前白蛋白：4 ~ 5；白蛋白：50 ~ 70；球蛋白：α_1 4 ~ 6，α_2 4 ~ 8，β 7 ~ 13，γ 7 ~ 8
免疫球蛋白（Ig，mg/L）	IgG：10 ~ 40；IgA：0 ~ 16；IgM：0 ~ 13；IgE、IgD 含量甚微
免疫球蛋白指数	IgG 指数 ≤ 0.7，IgA 指数 ≤ 0.6，IgM 指数 ≤ 0.06
C 反应蛋白	低于检测下限
β_2- 微球蛋白（mmol/L）	1.51 ± 0.72
髓鞘碱性蛋白（μg/L）	< 4
tau 蛋白（ng/L）	51.1 ± 7.3
乳酸脱氢酶（U/L）	成人 < 40，新生儿 < 70，$LD_{CSF}/LD_{血清}$ < 0.1
肌酸激酶（U/L）	0.5 ~ 2（主要是 CK-BB 同工酶）
天门冬氨酸氨基转移酶（U/L）	< 20
腺苷脱氢酶（U/L）	< 8
溶菌酶（μg/L）	0 或 < 0.1
胆碱酯酶（U/L）	0.5 ~ 1.3

【临床意义】

1. 蛋白质

（1）蛋白电泳：在 CSF 蛋白含量增高、疑为神经系统免疫性疾病或全身免疫性疾病神经系统受累时可选择蛋白电泳。①前白蛋白：神经系统炎症时前白蛋白减低，但在急性病变时增高；脑萎缩、舞蹈病、帕金森病、手足搐动症、脑积水及中枢神经变性疾病等也可增高。②白蛋白：白蛋白增高与血脑屏障通透性增加有关，见于脑血管病变（脑梗死、脑出血）、椎管阻塞等；减低多见于 γ- 球蛋白增高。③球蛋白：球蛋白增高见于脑膜炎和脑肿瘤等。α- 球蛋白增高见于急性化脓性脑膜炎、结核性脑膜炎（急性期）、急性脊髓灰白质炎、脑部转移瘤、胶质瘤等。β- 球蛋白增高见于动脉硬化、脑血栓、癫痫、重症脑外伤、脂代谢障碍性疾病等。γ-球蛋白增高见于多发性硬化症、慢性细菌性脑膜炎、脑脓肿、周围神经炎等。

（2）免疫球蛋白（Ig）：正常 CSF 中 Ig 含量极低，仅在 CSF 蛋白含量增高时测定。① Ig 增高：IgG 增高见于亚急性硬化性全脑炎、多发性硬化症、急性化脓性脑膜炎、结核性脑膜炎、麻疹脑炎、急性病毒性脑膜炎、神经梅毒、脊髓腔梗阻等；IgA 增高见于脑血管病、化脓性脑膜炎、结核性脑膜炎、神经梅毒等；IgM 增高见于中枢神经系统急性感染性疾病等。② Ig 减低：IgG 减低见于癫痫、类固醇药物治疗等；IgA 减低见于支原体性脑脊髓膜炎、小脑性共济失调、癫痫等。

（3）C 反应蛋白（CRP）：正常 CSF 中无 CRP。CSF 中的 CRP 主要来源于血浆，其浓度取决于血浆 CRP 浓度及血脑屏障通透性。CSF 中 CRP 增高是细菌性脑膜炎的重要诊断指标。化脓性或结核性脑膜炎的 CSF 和血清中 CRP 的含量显著增高。病毒性脑膜炎一般不增高或仅轻度增高。

（4）β_2- 微球蛋白：增高见于颅内感染、癫痫、肿瘤、脑梗死等。

（5）髓鞘碱性蛋白（myelin basic protein，MBP）：是脑组织和神经细胞实质性损伤的特异性标记和灵敏指标，其水平高低与损伤范围和病情的严重程度有关。在多发性硬化症的急性期脑脊液 MBP 显著增高，慢性活动期略增高，非活动期不增高，MBP 可作为多发性硬化症的辅助诊断。神经性梅毒、脑血管病及外伤患者的 CSF 中 MBP 也可增高。

（6）tau 蛋白：脑脊液 tau 蛋白是阿尔茨海默症（Alzheimer disease）的生物标志物。从早期至晚期阿尔茨海默病患者脑脊液 tau 蛋白均增高。但痴呆、急慢性脑损伤、脑膜病变等也可导致 CSF tau 蛋白水平增高。

2. 酶类　绝大多数酶不能通过血脑屏障，因此生理状况下，CSF 各种酶的活性显著低于血液，且不受血清酶活性高低的影响。神经系统疾病时，CSF 中酶活性可增高。

（1）乳酸脱氢酶（LD）增高见于：①细菌性脑膜炎、脑梗死、脑及蛛网膜下出血急性期等；②脱髓鞘病，尤其是多发性硬化急性期与恶化期；③转移性脑瘤、白血病、淋巴瘤，颅外伤、脑脓肿、脑积水、中枢神经系统退化变性等；但病毒性脑膜炎多在正常水平，对鉴别细菌性脑膜炎与病毒性脑膜炎有一定意义。

（2）肌酸激酶（CK）增高见于：感染性多发性神经炎、脑供血不足、脑梗死、脑血栓、蛛网膜下隙出血、多发性硬化症、继发性癫痫以及肌营养不良症和严重颅脑损伤、慢性硬膜下血肿等。CSF 中 CK 对脑膜炎鉴别诊断有一定意义，化脓性脑膜炎增高最明显，其次是结核性脑膜炎，病毒性脑膜炎仅轻度增高。

（3）天门冬氨酸氨基转移酶（AST）增高见于①脑血管病：脑出血、蛛网膜下隙出血、脑栓塞等；②脑部炎症：结核性脑膜炎、脑炎、感染中毒性脑病、脊髓灰质炎等。

（4）溶菌酶（lysozyme）增高：见于化脓性脑膜炎、脑瘤、血脑屏障破坏等。结核性脑膜炎时增高明显，且增高程度与病情轻重正相关。

（5）腺苷脱氨酶（ADA）增高：见于化脓性脑膜炎、脑出血、脑梗死等，以结核性脑膜炎增高最显著。

（6）胆碱酯酶（chE）增高：chE 有乙酰胆碱酯酶（AchE，特异性）和拟胆碱酯酶（PchE，非特异性）两类。当血脑屏障破坏时 PchE 和 Ache 活性增高。头部外伤、脑膜炎、脊髓灰质炎时 PchE 增高而 AchE 活性减低。多发性硬化症时 AchE 显著增高。

（7）神经元特异性烯醇化酶（neuron-specific enolase，NSE）增高：见于脑梗死、脑出血、癫痫、脑外伤、Alzheimer 病、血管性痴呆、精神分裂症、中枢神经系统感染等。

3. 其他指标

（1）病原体抗体：①抗结核分枝杆菌抗原或结核菌纯化蛋白衍生物（PPD）的特异性 IgG 抗体滴度高于血清，对结核性脑膜炎的诊断有意义；②梅毒螺旋体抗体对神经梅毒的诊断有意义；③寄生虫抗体检测可辅助诊断脑寄生虫感染，如脑囊虫病等。

（2）肿瘤标志物① CEA：约 90% 的脑膜肿瘤、45% 的中枢神经系统转移性肿瘤可检测到 CEA；② AFP：增高见于转移性胚胎细胞瘤；③ β-hCG：增高见于转移性绒毛膜癌、睾丸癌、畸胎瘤累及中枢神经系统等。

【应用评价】CSF 的特殊检验对中枢神经系统有关疾病的诊断、疗效观察等有重要价值，有条件时应尽可能进行检验。

（李树平）

第六节　精液和前列腺液检验

精液主要由精子（sperm）（约 5%）和精浆（spermatic plasma）（约 95%）组成。精子产生于睾丸，由生精细胞，经精原细胞、初级精母细胞和次级精母细胞及精子细胞几个阶段的分化演变，生成精子进入附睾，在附睾中成熟。精浆由男性附属性腺分泌，是输送精子的介质，也是提供精子营养、激发精子活力的重要物质，其中精囊液占 50% ~ 80%，含有果糖、凝固酶（使精液凝固呈胶冻状，防止射入阴道内的精液外流），呈碱性；前列腺液占 15% ~ 30%，含有酸性磷酸酶、纤溶酶（使精液液化，以利于精子运动），呈酸性。

一、精液常规试验

精液常规试验包括理学检验和显微镜检验，对男性不育和男性生殖系统疾病的诊断、疗效观察等具有重要意义。应用正确的标本采集方法，避免精子失活。

【参考区间】见表 19-8。

表19-8　精液常规试验的参考区间

指标	参考区间
性状	刚排出的精液呈灰白色或乳白色，不透明；液化精液呈均质性，灰白或乳白色，半透明或稍有浑浊。久未射精者，可略带淡黄色
液化时间和黏稠度	30 ~ 60 分钟内液化；液化后滴管法和玻璃棒法拉丝长度均 < 2 cm
pH	7.2 ~ 8.0
精液量	一次排精量 1.5 ~ 6 ml
精子凝集	无凝集
精子活动力	总活动力（PR + NP）≥ 40%，前向运动（PR）≥ 32%
精子存活率	≥ 58%
精子计数	精子浓度 ≥ 15×10^9 /L；精子总数 ≥ 39×10^6 /1 次射精。
精子形态	正常形态精子 ≥ 4%（严格标准）；正常形态精子 ≥ 30%（一般标准）
其他细胞	①精细胞：< 1%；②白细胞与上皮细胞：< 5/HPF；③偶见红细胞

【临床意义】

1．理学检验

（1）颜色：黄色脓性见于精囊炎或前列腺炎；红色或酱油色见于精囊腺炎、前列腺炎、结核、结石或肿瘤。

（2）液化时间和黏稠度：液化时间（liquefaction time）是指精液排出后由胶冻状转变为流动状液体所需要的时间。黏稠度（semen viscosity）是指精液完全液化后的黏度，一般采用玻璃棒挑起或滴管滴落方法观察其黏丝长度。①液化不完全或不液化：精液超过 1 h 或数小时不液化称为精液延迟液化症（semen delayed liquefaction），见于前列腺炎（纤溶酶分泌减少）。精液延迟液化可抑制精子活动力，进而影响生育能力。②精液凝固障碍，黏稠度减低：新排出的精液呈米汤样，见于精囊腺炎（凝固酶分泌减少）或输精管缺陷、先天性无精囊腺、精子少或无。③黏稠度增加：多与附属腺功能异常有关，常伴有精液不液化。

（3）pH：主要反映碱性的精囊腺分泌液和酸性的前列腺分泌液之间的平衡。① pH < 7.0 并伴有精液量减少，可能是输精管、射精管阻塞或先天性双侧输精管缺如以及精囊腺发育不良所致。② pH > 8.0 可能是精囊腺分泌过多或前列腺分泌过少所致。

（4）精液量：主要反映附属性腺的分泌活性。精液量过少可造成精子生存环境缺陷，精液过多则精子可被稀释，精子浓度降低，均不利于生育。①精液减少（oligospermia）（< 1.5 ml）：见于逆行射精（逆行射入膀胱）、雄激素分泌不足、附属性腺感染等；②无精液症（azoospermia）（数滴甚至无）：见于逆行射精、生殖系统感染（如淋病、结核）等；③精液增多症（polyspermia）（> 6.0 ml）：见于附属性腺功能亢进，如雄性激素水平过高。

2．精液显微镜检验

（1）精子凝集（sperm agglutination）：活动的精子相互黏附在一起，如头对头、尾对尾、尾尖对尾尖或混合型相互黏附在一起的现象。精子常呈旺盛的摇动式的运动，但有时也因凝集太严重，而使精子运动受到限制。精子凝集提示免疫不育，需要做进一步检验以明确是否存在抗精子抗体。

（2）精子活动力（sperm motility）：精子前向运动的能力。WHO 将其分为 3 级，即前向运动（progressive motility，PR）、非前向运动（non-progressive motility，NP）和无运动（immotility，IM）。精子活动力是评价男性生育能力的重要指标。如连续监测，精子总活力不足 40%，可能为男性不育的原因之一。精子活动力低下常见于精索静脉曲张（静脉血回流不畅，睾丸组织缺氧）、生殖系统感染、使用某些药物（抗代谢药、抗疟药、雌激素、氧化氮芥等）。

（3）精子存活率（sperm motility rate）：活精子占精子总数的比例，主要通过检测精子膜的完整性来评价。常采用伊红 Y 等活体染色方法（死亡精子细胞膜完整性受损，容易着色），也可用低渗肿胀试验（hypo-osmotic swelling，HOS）（活精子细胞膜完整，在低渗介质中会于 5 分钟内膨胀）。精子总活动力不足 40%，就必须进行精子存活率检验，判断不运动精子是否存活：若不运动但活精子所占比例较大，提示精子鞭毛存在结构性缺陷；若不运动且死精子比例大，可能与附睾、精囊、前列腺等的炎症有关。

（4）精子计数：精子浓度（计数单位体积内的精子数量）受精浆量的影响，每次射精的精子总数（以精子浓度乘以本次的精液量）可更准确地衡量睾丸产生精子的能力和男性输精管道畅通的程度。少精子症（精子浓度持续 < 15×10^9/L）和无精子症（精液多次检验无精子）常见于睾丸疾病（如精索静脉曲张、睾丸炎症、结核等）、输精管疾病（输精管阻塞、输精管先天性缺如）和免疫性不育（睾丸创伤和感染使睾丸屏障的完整性受到破坏，产生抗精子抗体所致）等。精子计数可用于判断男性结扎术效果：一般结扎术后第 6 周开始检验，每周 1 ～ 2 次，连续检验 3 次无精子，则表明手术成功。

（5）精子形态（sperm morphology）：是反映男性生育能力的一项重要指标。畸形精子增多见于精索静脉曲张、感染、外伤、高温、放射线、乙醇中毒、药物、环境污染、激素失调或遗传因素导致的睾丸生精异常。

（6）非精子细胞：①未成熟生精细胞增多，提示存在睾丸损伤；②精液中红细胞、白细胞增多见于生殖道和（或）附属性腺炎症、结核、恶性肿瘤等；③精液中检验到癌细胞，对生殖系统恶性肿瘤的诊断有重要意义。

【应用评价】①精液检验影响因素多，因此连续做 2 ～ 3 次检测才可得出较为客观的评价；②由于各个实验室精液检测方法不一致（尤其精子形态检验），导致不同实验室间检测结果可比性差。

二、精液特殊检验

男性不育的患者，若精液常规检验异常，可进一步选择精子功能试验、精浆生物化学和免疫学试验等，其参考区间和临床意义见表 19-9（有助于进一步明确病因）。

表19-9　精液特殊检测指标

指标	参考区间	临床意义
精子功能试验		
体内穿透试验，又称性交后试验 （观察女性排卵期性交后 2 ～ 8 h 内宫颈内口黏液中活动精子的情况）	正常可见有正常活力的精子 > 10 个 /HPF	直接反映精子穿透宫颈黏液的能力，当宫颈黏液异常或有抗精子抗体时，精子体内或体外穿透能力减弱或丧失
体外穿透试验 （用精液与宫颈黏液在玻片上形成的界面，观察精子穿入宫颈黏液的能力）	正常定性阳性	
精子穿透去透明带金黄地鼠卵试验 （人精子与去透明带的仓鼠卵细胞一起孵育，获能的精子有穿透此种卵细胞的能力）	正常人精子受精率（穿透率）≥ 10%	判断人精子体外受精能力
精浆生化和免疫学检验		
精浆果糖 （精囊腺分泌）	9.11 ～ 17.67 mmol/L（间 苯二酚比色法）	评价精囊腺功能
精浆锌 （主要前列腺产生）	（1.259±0.313）mmol/L 或 ≥ 2.4 μmol/1 次射精（比色法）	评价男性生育功能和诊治不育症的指标之一
精浆酸性磷酸酶 （前列腺分泌）	48.8 ～ 208.6 U/ml（磷酸苯二钠比色法）	评价前列腺功能
乳酸脱氢酶 -X（LD-X） （睾丸分泌）	相对活性 ≥ 42.6%，绝对活性 1430±940 U/ L（聚丙烯酰胺电泳法）	评价睾丸生精功能
精浆中性 α- 葡萄糖苷酶 （附睾分泌）	≥ 20 mU/1 次射精（比色法）	评价附睾功能状态指标
精浆抗精子抗体	阴性	诊断免疫性不育（亦可在血清、宫颈黏液中查到）

三、前列腺液检验

【参考区间】数滴~2 ml，乳白色稀薄液体，pH 6.3~6.5。高倍镜下可见大量磷脂酰胆碱小体（lecithin bodies），又称卵磷脂小体，满布视野；红细胞＜5个/HPF，白细胞＜10个/HPF，前列腺颗粒细胞 0~1个/HPF，可见极少量上皮细胞；老年人的前列腺液中可见较多的淀粉样小体。

【临床意义】参见第十六章第一节。

（唐　敏）

第七节　阴道分泌物检验

阴道分泌物（vaginal discharge）为阴道内排出的分泌物，俗称"白带"（leucorrhea）。正常情况下，阴道分泌物主要成分为大小阴唇、前庭大腺、宫颈腺体、子宫内膜及输卵管分泌的黏液、阴道黏膜的渗出物、子宫和阴道脱落的表皮细胞，以及少量白细胞和阴道乳酸杆菌等。阴道分泌物的检验对女性生殖系统炎症诊断及疗效观察有较大的意义，其脱落细胞检验也可用于雌激素水平判断和肿瘤诊断等。

【参考区间】白色稀糊状，无味。量和成分随月经或生殖周期发生改变：临近排卵期，量多、稀而透明；排卵期后，量逐渐少、黏稠、混浊；月经前，量逐渐增多；妊娠期，量增多。pH 常保持在 4.0~4.5。清洁度为Ⅰ~Ⅱ级。无病原体。

【临床意义】

1．一般性状检验

（1）颜色与性状：具体见表 19-10。

表19-10　阴道分泌物颜色性状改变及临床意义

颜色	性状	临床意义
无色透明	黏液性	大量可见于应用雌激素药物后，卵巢颗粒细胞瘤等
黄色/黄绿色	脓性、泡沫状	可见于化脓性感染或滴虫性阴道炎（多有泡沫感）
黄色	水样	病变组织坏死所致，可见于阴道癌、子宫黏膜下肌瘤等
乳白色	豆腐渣、凝乳状	见于外阴阴道假丝酵母菌病，常伴有严重外阴瘙痒或灼痛
灰白色	稀薄、奶油样	常见于细菌性阴道病，多有鱼腥臭味
红色	血性	中老年患者注意排除恶性肿瘤

（2）pH　pH 升高见于各种阴道炎及绝经期妇女。

2．阴道清洁度　阴道分泌物生理盐水涂片显微镜检验，根据阴道乳酸杆菌、杂菌、鳞状上皮细胞和白细胞的多少划分为 4 度，是阴道炎症和生育期妇女卵巢性激素分泌功能的判断指标。注意：判断是否有炎症，应结合病原体等综合分析，不能仅用阴道清洁度作为判断是否存在感染的唯一标准。具体见表 19-11。

表19-11　阴道清洁度的显微镜检验判断标准及临床意义

清洁度	乳酸杆菌	杂菌	鳞状上皮细胞	白细胞	临床意义
Ⅰ	++++	–	++++	0 ~ 5	正常
Ⅱ	++	+	++	6 ~ 15	大致正常
Ⅲ	+	++	+	16 ~ 30	轻度炎症，如老年性阴道炎
Ⅳ	–	++++	–	> 30	炎症较重，如外阴阴道假丝酵母菌病

3．病原体检验

（1）直接涂片检验：参见第十六章第一节。

（2）生物化学检验：阴道微环境中的微生物会产生多种代谢产物，不同微生物适宜生长的环境也不同，阴道中常见微生物的代谢产物及部分生长特性见表 19-12。通过对微生物的代谢产物进行生物化学（主要是干化学酶法）检测，结合阴道 pH 和白细胞的信息，可大致判断病原微生物的种类。病原微生物的生化检验仍然属于筛查项目，必要时应结合分离培养、血清学和分子生物学试验等进行确诊。

表19-12　阴道常见微生物的部分特性

微生物种类	特性
乳酸杆菌	产生乳酸、过氧化氢
多种病原体	引起白细胞增多（中性粒细胞含白细胞酯酶）
加德纳菌、其他厌氧菌	产生唾液酸苷酶、脯氨酸氨肽酶
假丝酵母菌	产生脯氨酸氨肽酶、乙酰氨基葡萄糖苷酶，低 pH 环境易繁殖
滴虫	产生乙酰氨基葡萄糖苷酶，适宜 pH 为 5.5 ~ 6.0

【应用评价】

1．月经期间不宜进行；采集前 24 h 禁性交、盆浴、上药等；取样器材应清洁干燥（不含任何化学药品或润滑剂）；考虑滴虫感染时送检注意保温；细菌性检测注意无菌操作。

2．目前，我国学者已建立并逐渐推广阴道微生态评价体系及阴道炎症诊断平台，即通过阴道分泌物革兰氏染色进行形态学检验，结合阴道微生物功能性指标（pH、过氧化氢、白细胞酯酶等）对阴道微生态环境进行全面综合性评价，指导临床阴道炎诊断和阴道微生态环境评估。

（唐　敏）

临床免疫学实验诊断技术与应用

临床免疫学实验诊断（laboratory diagnosis of clinical immunology）技术主要基于抗原与抗体及其特异性结合原理而建立，并通过多种免疫标记方法检测各种标本中的抗原与抗体，从而使临床免疫学实验诊断具有高度的敏感度和特异性。免疫学实验诊断技术与方法多种多样，例如酶联免疫吸附试验（enzyme-linked immunosorbent assay，ELISA）、免疫浊度分析（immunoturbidimetry）、化学发光试验（chemiluminescence immunoassay，CLIA）、免疫荧光试验（immunofluorescence assay，IFA），可揭示出多种生理与病理状态下机体的体液与细胞免疫反应特征，特别是在感染免疫、自身免疫、变态反应、肿瘤免疫实验诊断中得到广泛的应用。根据临床需要，免疫检验技术分为定性和定量试验两类；根据应用目的又可分为筛查试验、诊断试验和确认试验。正确、快捷选择适用的临床免疫学实验诊断技术，有助于多种与免疫异常相关疾病的实验诊断。

第一节　免疫功能试验

机体的免疫功能是指参与免疫应答过程的各种免疫器官、细胞、分子的相关功能的总称。免疫功能试验主要是通过检测血清免疫球蛋白、血液淋巴细胞免疫表型（或免疫亚群）、血清补体含量、免疫细胞活化过程中合成的细胞因子等作为免疫功能评价的指标，可为风湿免疫疾病及多种免疫相关疾病的诊断、疗效观察、预后判断提供客观依据。

一、免疫球蛋白

免疫球蛋白（immunoglobulin，Ig）是由浆细胞合成和分泌的一类具有抗体活性或化学结构与抗体相似的球蛋白。Ig 的基本功能是与入侵的病原微生物发生免疫反应，保护机体免受病原体的侵害，清除体内自身抗原物质，参与免疫调控，保持机体内环境稳定。

免疫球蛋白

人类 Ig 按重链性质分为五大类，包括 IgG（γ）、IgA（α）、IgM（μ）、IgD（δ）、IgE（ε）。血清 IgG 占 Ig 的 70% ~ 80%；IgM 是个体发育过程中出现最早和初次免疫反应产生的主要 Ig，占血清总 Ig 的 5% ~ 10%；其次是 IgA、IgD，IgE 含量最少。Ig 由两条重链（heavy chain，H 链）和两条轻链（light chain，L 链）组成，轻链分为 κ（kappa）和 λ（lambda）两型。健康人血清中各类 Ig 所含 κ 及 λ 轻链的比例较为恒定，约为 2 : 1，无游离的轻链。当机体免疫功能异常时，可有过多的 Ig 轻链产生或重链合成被抑制，导致血浆中出现游离轻链。血浆中过多的游离 Ig 轻链，由于分子量（45 KD）较小，可经肾滤过进入尿中，使尿中出现游离 Ig 轻链，又称本 - 周蛋白（Bence-Jones protein，BJP）。Ig 可主要分为单克隆和多单克隆两类，在一些疾病时也可出现双克隆或寡克隆 Ig。当 Ig 定量出现某一类 Ig 异常增高，或血清蛋白电泳出现单克隆蛋白（monoclonal protein），简称 M 蛋白等异常区带时，常需采用免疫固定电泳（immunofixation electrophoresis，IFE）等方法进行异常 Ig 分类或克隆性鉴定。通过检测血清或血浆、尿液、脑脊液（CSF）、浆膜腔积液等 Ig 水平的变化，可反映机体的免疫功能变化。

【参考区间】①血清 Ig（免疫比浊法）：IgG 8.6 ～ 17.4 g/L，IgA 1.0 ～ 4.2 g/L，IgM 0.3 ～ 2.2 g/L（男），0.5 ～ 2.8 g/L（女），IgD 0.6 ～ 2.0 mg/L，IgE 0.1 ～ 0.9 mg/L（ELISA）。尿液 Ig：IgG 0.1 ～ 0.5 mg/L，IgA 0.4 ～ 1.0 mg/L，IgM 0.4 ～ 1.0 mg/L（速率散射比浊法）。脑脊液 Ig：IgG 10 ～ 40 mg/L，IgA 0 ～ 6 mg/L，IgM 0 ～ 13 mg/L（速率散射比浊法）。② Ig 轻链：血清 κ 5.98 ～ 13.29 g/L，λ 2.80 ～ 6.65 g/L；尿液 κ ＜ 18.5 mg/L，λ ＜ 51 mg/L（速率散射比浊法）。③血清蛋白电泳：α2-γ 区为染色浅、弥散的多克隆球蛋白沉淀带；血清免疫电泳为染色浅、弥散的多克隆 Ig 沉淀带，无 κ、λ 轻链区带。尿液、脑脊液无克隆性 IgG、IgA、IgM 区带和 κ、λ 轻链区带。

【临床意义】主要参见第五、七、八、十三、十五章相关内容。① Ig：主要可用于辅助诊断免疫反应异常相关性疾病，例如异常丙种球蛋白血症、慢性肝病、自身免疫性疾病、多发性骨髓瘤、巨球蛋白血症、肾病、免疫缺陷病、多发性硬化症、慢性感染性疾病等。② Ig 轻链：常用于多发性骨髓瘤、轻链病等的诊断与鉴别诊断。③克隆性免疫球蛋白的分类与鉴定：主要用于确诊单克隆免疫球蛋白病（图 20-1，图 20-2），常见于多发性骨髓瘤、巨球蛋白血症和良性单克隆免疫球蛋白病等；轻链病或本 - 周蛋白血症（Bence-Jones proteinemia）和本 - 周蛋白尿症，见于轻链型骨髓瘤等；重链病、寡克隆免疫球蛋白病（oligoclonal gammopathies）、双克隆免疫球蛋白病可见于极少数多发性骨髓瘤病例；多克隆 γ 球蛋白病（图 20-3）见于慢性感染性疾病、自身免疫性疾病等。

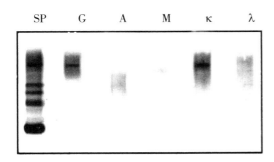

图 20-1　血清蛋白免疫固定电泳（immunofixation electrophoresis，IFE）。左侧为血清蛋白电泳（SP），可见 M 蛋白；右侧（G\A\M\κ\λ 轻链电泳道）为免疫电泳，出现单克隆性 IgG、κ 浅染区带（轻度增高）。患者为多发性骨髓瘤早期

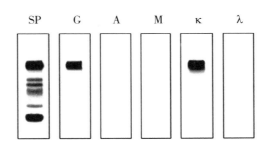

图 20-2　血清 IFE：左侧为血清蛋白电泳（SP），M 蛋白显著，其他 γ 球蛋白几乎完全缺乏；右侧（G\A\M\κ\λ 分别为 IgG\IgA\IgM\κ\λ 轻链电泳道）为免疫电泳，单克隆性 IgG、κ 深染区带（显著增高）。患者为多发性骨髓瘤晚期

【应用评价】①血清、尿液、脑脊液 Ig 定量有助于免疫异常相关疾病的诊断与鉴别，但定量测定不能反映异常 Ig 的克隆性。因此，Ig 定量异常或临床怀疑为克隆性免疫性疾病时，应进一步做血清蛋白电泳与免疫固定电泳分析。②免疫球蛋白含量的波动与疾病的活动性呈一定的相关性，动态观察血液或体液中免疫球蛋白量的变化，可协助分析疾病的进展或转归。③一些肾病，如肾小球肾炎、肾盂肾炎、肾小管坏死、慢性肾功能不全等，尿中可出现具有本 - 周蛋白凝

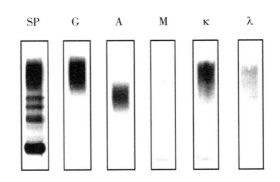

图 20-3　血清 IFE：左侧为血清蛋白电泳（SP），γ 球蛋白呈多克隆性增高；右侧 G\A\M\κ\λ 分别为 IgG\IgA\IgM\κ\λ 轻链电泳道，为免疫电泳，多克隆性 IgG、IgA 和 κ 轻链弥漫深染（显著增高）。患者为慢性感染

溶特性的蛋白质，其实质为 Ig 的片段，可能是由于尿路感染的细菌或白细胞等释放的酶类使完整的 Ig 分子分解所致，但多为一过性，与多发性骨髓瘤时出现的持续性本 - 周蛋白尿有明显区别。④尿本 - 周蛋白阳性不一定表明罹患恶性疾病，有少数病例属于良性轻链病。轻链病尿中可检出本 - 周蛋白，但血清常呈阴性，是由于本 - 周蛋白分子量小，易迅速从肾排出。轻链出现是浆细胞肿瘤化的一种表现，应长期追踪观察。

二、补体

补体（complement，C）是一组具有酶样活性和功能上连续反应的糖蛋白，它主要包括①固有成分：C1（C1q、C1r、C1s）~ C9；②调节因子：如 C1 抑制物、C4 结合蛋白；③补体受体（complement receptor，CR）等。补体系统与抗体和免疫细胞共同参与抗感染免疫反应，同时也参与破坏自身组织或自身细胞的免疫损伤。血清总补体活性和主要补体成分的定量检测可用于观察机体的免疫功能，辅助疾病的诊断和治疗等。

【参考区间】①血清总补体活性：50 ~ 100 U/ml（CH50 溶血法）；75 ~ 160 U/ml（脂质体法）。②血清 C3：0.7 ~ 1.4 g/L，C4：0.1 ~ 0.4 g/L（免疫比浊法）。

【临床意义】参见第七、八、十三章相关内容。

【应用评价】补体成分不同在不同的在疾病中有特征性的表现，补体含量的变化与疾病的进展呈一定相关性，动态测定血清中补体量可用于免疫性疾病诊断或作为某些疾病活动期的指标。

三、细胞因子

细胞因子（cytokine，CK）主要有白细胞介素（interleukin，IL）、干扰素（interferon，IFN）、肿瘤坏死因子（tumor necrosis factor，TNF）等；细胞因子受体（cytokine receptor，CR）包括细胞膜受体和可溶性受体。CK 与 CR 相互作用在细胞间传递信息、介导调节免疫应答及炎症反应，发挥抗病毒、抗肿瘤等作用，对机体抵御疾病和维持生理平衡具有重要意义。在病理状态下，可出现细胞因子异常表达、细胞因子及其受体缺陷等。

【参考区间】①血清或血浆可溶性 IL-2 受体（soluble IL-2 receptor，sIL-2R）$< 1 \times 10^6$ U/L（ELISA）；②血清或血浆 IL-6 $<$ 10 ng/L，血浆 IL-8 $<$ 10 ng/L。

【临床意义】参见第八、十三章相关内容。

【应用评价】①血清或血浆细胞因子与其受体的定量主要用于间接评价患者免疫状态、炎症反应，连续动态观察结合临床表现和其他检查综合分析更有意义；②活化免疫细胞内的细胞因子检测，可用于研究产生细胞因子的细胞类型、产量、所产细胞因子种类、作用等，也可用于一些疾病的辅助诊断，例如全血 γ 干扰素释放试验可辅助诊断结核病。

四、外周血淋巴细胞免疫亚群计数

根据淋巴细胞表面表达的不同 CD 抗原，可以区分功能不同的亚群以及活化与静止的细胞。外周血淋巴细胞主要分为 T 细胞（主要表达 CD3、CD4、CD8）、B 细胞（主要表达 CD19）和 NK 细胞（主要表达 CD16、CD56）三大免疫细胞亚群。应用流式细胞术（FCM）结合单克隆抗体可以计数外周血中各种淋巴细胞免疫亚群的百分率或绝对数量。

【参考区间】常用的见表 20-1。每个实验室可依据不同人群、不同检测系统、不同地区等建立或应用合适的参考区间。

【临床意义】参见第八、十三章等相关内容。

【应用评价】①外周血淋巴细胞免疫亚群计数可评价机体的淋巴细胞免疫功能，对一些反复感染、多种抗生素或其他药物治疗效果差的患者，应进行筛查，排除原发性或获得性免疫功能缺陷症；②临床疑为慢性淋巴细胞肿瘤并伴有血液淋巴细胞表型异常时，可影响淋巴细胞免疫亚群计数，应进一步做血液肿瘤免疫表型分析；③近年对外周血淋巴细胞亚群的研究发现，除 T 细胞、B 细胞、NK 细胞外，有很少比例的淋巴细胞对机体的免疫调节及疾病的发生发展过程均起到很重要的作用，例如调节 T 细胞与自身免疫性疾病等相关。

表20-1　健康成年人外周血淋巴细胞常见免疫亚群的参考区间*

项目	百分比（%）	绝对计数（个/μl）	比值
总 T 细胞（CD3$^+$CD19$^-$）	50 ~ 84	955 ~ 2860	
总 B 细胞（CD3$^-$CD19$^+$）	5 ~ 18	90 ~ 560	
辅助 / 诱导 T 细胞（CD3$^+$CD4$^+$）	27 ~ 51	550 ~ 1440	
抑制 / 细胞毒 T 细胞（CD3$^+$CD8$^+$）	15 ~ 44	320 ~ 1250	
辅助 / 抑制 T 细胞比值（CD3$^+$CD4$^+$CD8$^-$/CD3$^+$CD4$^-$CD8$^+$）			0.71 ~ 2.78
NK 细胞（CD3$^-$/CD16 + CD56$^+$）	7 ~ 40	150 ~ 1100	
T 细胞 +B 细胞 +NK 细胞	95 ~ 105	1530 ~ 3700	

* 双色直接免疫荧光染色分析，绝对计数值为各类淋巴细胞百分率与血细胞分析仪的淋巴细胞计数的乘积

（秦　雪）

第二节　感染免疫学试验

各种病原体，包括细菌、病毒、寄生虫、螺旋体、支原体和衣原体等感染人体后，可引起机体免疫反应，产生相应的特异性抗体。通过检测血清等标本中出现的病原体的抗体或抗原，可以直接诊断或辅助诊断、监测一些感染相关疾病。

一、感染筛查试验

当临床怀疑患者有病原体感染、炎症时，一般首选感染筛查试验，了解是否有感染？可能是那种类型病原体感染？感染程度如何？初步筛查后有助于进一步选择特异性试验明确诊断。临床常用的感染免疫学筛查试验主要有血清 C 反应蛋白（CRP）、血清降钙素原（PCT）和血清淀粉样蛋白 A（serum amyloid A，SAA）。

【参考区间】 血清或全血 CRP ≤ 6.0 mg/L（免疫比浊法）。血清 PCT < 0.1ng/ml。血清或全血 SAA < 10 mg/L（免疫散射比浊法）。

【临床意义】参见第七章、第八章第一节、第十章及其他与感染筛查相关章节。

【应用评价】① CRP：CRP 常与血常规试验（RBT）、红细胞沉降率（ESR）联合应用，有助于筛查或鉴别感染类型；细菌感染性疾病常显著升高，并与感染程度相关，但并非特异；在一些急性时相反应，例如急性心肌梗死、大手术后、恶性肿瘤、风湿性疾病活动期等，血液 CRP 也可增高。② PCT：在细菌感染时显著升高，与 CRP 一致，在病毒感染时不升高或升高不明显。脓毒症患者 PCT 的临界值 > 0.5 ng/ml，严重脓毒症和脓毒症休克患者 PCT 浓度常在 5 ~ 500 ng/ml 之间波动，极少数严重感染患者血浆 PCT 水平可超过 1000 ng/ml。③在感染性疾病早期诊断中，SAA 联合 CRP 检测可对病毒和细菌感染进行早期识别：当 SAA 与 CRP 同时升高，提示细菌感染的可能；如果 SAA 升高而 CRP 不升高，提示病毒感染的可能。临床疗

效评估需动态监测。

二、细菌感染的免疫学试验

1. 血清细菌感染性抗体　临床常检测的血清细菌感染性抗体主要包括：① A 组溶血性链球菌感染后的链球菌溶血素 O 刺激机体产生的抗链球菌溶血素 O（anti-streptolysin O，ASO）抗体；②肥达试验（Widal test）检测的伤寒、副伤寒沙门菌感染后的抗菌体抗原（O 抗原）和鞭毛抗原（H 抗原）的抗体；③抗布鲁菌抗体、抗结核分枝杆菌（*M. tuberculosis*，TB）抗体、抗幽门螺杆菌（*helicobacter pylori*，HP）抗体和抗嗜肺军团菌抗体等。若细菌感染性抗体阳性，可辅助诊断相应细菌感染的相关疾病及疗效观察等。

【参考区间】①血清抗 ASO 抗体＜ 1∶400（乳胶凝集试验），＜ 200 U/ml（速率散射比浊法）；②血清伤寒沙门菌 O 抗体＜ 1∶80、H 抗体＜ 1∶160，A、B、C 三型副伤寒沙门菌 H 抗体＜ 1∶80；③抗布鲁菌抗体＜ 1∶80（玻片凝集试验）；④血清抗嗜肺军团菌抗体、抗 TB 抗体、抗 HP 抗体：阴性。

【临床意义】①抗 HP 抗体：HP 感染后，血清中可出现 IgM、IgG 及 IgA 型抗体。IgG 抗体滴度升高并可持续数年，若在两周内滴度增加超过 4 倍，多为急性感染。IgG 抗体滴度升高被认为是 HP 慢性感染的标志；约 70% 的活动性胃炎患者血清中可查到抗 HP 抗体，60% ~ 90% 的溃疡病患者的病情与抗 HP 抗体相关。在胃炎或溃疡病治疗约 6 个月后，IgG 抗体滴度明显下降提示治疗有效。②军团菌肺炎由嗜肺军团菌引起，但军团菌的分离培养较为困难，故血清抗嗜肺军团菌抗体阳性是诊断军团菌肺炎的重要依据。IgM 抗体增高提示急性感染早期。IgG 抗体可在体内持续数月。一般恢复期比急性期抗体的滴度增加 4 倍以上有诊断意义。③抗布鲁菌抗体：当布鲁菌感染后还未出现临床表现之前，血液中仅有低滴度的抗体；症状明显时抗体滴度急剧升高，且在患病后一年内还维持较高滴度，以后可维持较低的滴度或转阴。若抗体滴度再次升高，提示复发或重复感染。④其他：抗 ASO 抗体参见第七章第一节；肥达试验参见第九章第五节；抗 TB 抗体参见第八章第四节。

【应用评价】①抗 ASO 抗体：由于 A 组溶血性链球菌感染较为常见，健康人群中也存在一定滴度的 ASO，但一般＜ 1∶400 或＜ 200 U/ml。②肥达试验：少数伤寒、副伤寒病例在整个病程中，肥达试验结果为阴性，其原因可能是早期使用抗生素治疗、患者免疫功能低下或用免疫抑制药治疗所致，发生率为 10% 左右。③抗 TB 抗体：TB 感染在健康人群较为常见，血清中可出现一定滴度的抗 TB 抗体。④抗 HP 抗体：由于 HP 感染后的血清 IgG 抗体维持时间较长，不宜作为胃炎或溃疡病治疗后是否根除的诊断试验。⑤嗜肺军团菌抗体：检测方法较多，敏感度 70% ~ 90%，特异性可达 95% 以上；军团菌抗原与假单胞菌、变形杆菌、支原体、螺旋体等有交叉，可导致假阳性反应，但抗体的滴度较低。⑥抗布鲁菌抗体：约有 10% 布鲁菌感染患者的玻片凝集试验呈阴性；判断抗体的阳性滴度时，应注意考虑当地的布鲁菌的隐性感染水平。

2. γ干扰素释放试验　结核分枝杆菌（TB）特异的混合抗原刺激外周血单个核细胞（PBMCs），与之产生免疫反应的效应 T 细胞分泌 γ 干扰素（interferon-gamma，γ-IFN），故称干扰素释放试验（interferon-gamma release assays，IGRAs），通常用酶联免疫斑点试验（enzyme-linked immunospot assay，ELISPOT）检测其释放 γ-IFN 阳性细胞的数量，故此试验又称为 T-SPOT· TB，可用于结核分枝杆菌感染的辅助诊断。

【参考区间】以每 10^6 个外周血 PBMCs 中斑点形成细胞（SFCs），即释放 γ 干扰素的细胞数量（SFCs/10^6 PBMCs）判断阴性或阳性。阴性：＜ 24 SFCs/10^6 PBMCs。美国 CDC 指南的参考区间：≤ 16/10^6 PBMCs 为阴性，≥ 32/10^6 PBMCs 为阳性。

【临床意义】IGRAs 主要用于辅助诊断结核分枝杆菌感染，参见第八章第四节。

【应用评价】IGRAs 试验对结核病尤其具有独特的临床诊断价值。有研究表明：T-SPOT·TB 对成人活动性结核（不含免疫抑制患者）的敏感性、特异性、阳性似然比、阴性似然比分别是 0.88（95% CI：0.86-0.91），0.89（95% CI：0.86-0.92），8.86（95% CI：5.42-14.46），0.13（95% CI：0.10-0.17）。此外，T-SPOT·TB 对结核性脑膜炎、结核性胸膜炎都有诊断意义。

三、病毒感染的免疫学试验

1．肝炎病毒抗原与抗体　肝炎病毒（hepatitis virus，HV）主要包括甲型肝炎病毒（hepatitis A virus，HAV）、乙型肝炎病毒（hepatitis B virus，HBV）、丙型肝炎病毒（hepatitis C virus，HCV）、丁型肝炎病毒（hepatitis D virus，HDV）和戊型肝炎病毒（hepatitis E virus，HEV）等；这些病毒感染人体后可分别引起甲、乙、丙、丁、戊型病毒性肝炎，患者血清或其他标本中可检测到病毒的抗原，例如 HAV 抗原（HAV-Ag）、HBV 表面抗原（HBsAg）、HBV e 抗原（HBeAg）、HCV 抗原（HCV-Ag）等；HV 感染后刺激机体引起免疫反应，主要产生 IgM 和 IgG 型抗体，例如抗 HAV、HCV、HDV、HEV 抗体（主要包括 IgM 和 IgG 型）、HBV 表面抗体（HBsAb）、HBV 核心抗体（HBc-IgM、HBc-IgG）、HBV e 抗体（HBeAb）等。这些 HV 抗原、抗体是目前病毒性肝炎实验诊断的主要标志物。

【参考区间】血清：上述 HV 的抗原和抗 HV 的 IgM、IgG 型抗体均为阴性；血清和粪便：HAV 抗原阴性。

【临床意义】参见第八章第二节。

【应用评价】① HV 抗原：一般都可作为各种病毒性肝炎的诊断标志物，结合 HV 核酸，例如 HAV-RNA、HBV-DNA 等和相应的血清抗体，诊断与监测病毒性肝炎将更为可靠；② HV 抗体：HV 感染后的 IgM 型抗体出现早、维持时间短，阳性一般提示早期或现症感染。成人抗 HV 的 IgG 型抗体产生较晚，持续时间长，阳性提示可能慢性持续性感染、感染恢复期或既往感染，应结合其他 HV 标志物和患者临床症状综合判断。

2．其他病毒抗体　常见感染人体的病毒有多种，例如经呼吸道、消化道、生殖道和血流感染的病毒等；病毒感染后在血清或其他标本中通常可检测到相应病毒的抗原或抗体，可用于病毒感染及相关疾病的辅助诊断与疗效监测等。

【参考区间】血清病毒 IgM、IgG 抗体：阴性。

【临床意义】①风疹病毒（rubella virus，RV）感染后机体可产生特异性抗 RV 抗体，检测其 IgM 型和 IgG 型抗体对筛查风疹病毒感染及评估人体免疫状况、筛查出生缺陷等有重要意义。②巨细胞病毒（cytomegalovirus，CMV）感染后机体可产生 IgM、IgG 型抗体，检测血清抗 CMV 抗体对辨别急性或活动性 CMV 感染，了解机体对原发感染的免疫反应，筛选供血者、器官供体、产前筛查等有一定意义。③单纯疱疹病毒（herpes simplex virus，HSV）在人群中感染较为普遍，可导致多种疱疹性疾病，一经感染终身携带，当机体免疫功能异常时引起复发感染。HSV 有一定致畸性，先天感染后影响新生儿神经系统发育，孕早期感染影响胎儿发育，故也作为早孕临床筛查项目。④EB 病毒感染：参见第五章第二节。⑤流行性乙型脑炎病毒简称乙脑病毒，是乙脑的病原体，检测 IgM 抗体对乙脑早期诊断有一定意义。⑥人类轮状病毒（human rotavirus，HRV）是引起婴幼儿腹泻的主要病原体，HRV 感染后机体可产生特异性抗体，HRV-IgM 抗体阳性提示现症感染。⑦汉坦病毒（Hantaan virus）感染可引起肾综合征出血热（hemorrhagic fever with renal syndrome，HFRS），又称流行性出血热，是一种急性传染病。HFRS 病毒感染后可产生 IgM、IgG 抗体，对早期诊断有一定意义。⑧人类免疫缺陷病毒（human immunodeficiency virus，HIV）感染：参见第八章第三节。

【应用评价】在检测病毒感染的血清抗体时，单份血清 IgM 型抗体阳性，双份血清 IgG 型抗体滴度升高 4 倍或 4 倍以上，一般对现症感染有诊断意义。抗病毒抗体应结合病毒抗原与核酸，尤其是病毒 RNA 或 DNA 定量检测，对病毒感染性疾病诊断更为可靠。

四、寄生虫抗体

1. 囊虫抗体　囊虫病（cyticercosis）是链状带绦虫（taenia solium）（又称猪肉绦虫）的幼虫（囊尾蚴或囊虫）寄生于人体皮下，肌肉，眼部和脑部等组织、器官所引起的严重的寄生虫病。脑和深部组织的囊虫病诊断比较困难，血清学试验检测囊虫的特异性 IgG 抗体可作为临床筛查或辅助诊断。

【参考区间】IgG 抗体：血清 < 1∶64，脑脊液 < 1∶8（ELISA）。

【临床意义】囊虫病患者血清和脑脊液特异性 IgG 抗体滴度增高，阳性率可达 90%，特异性达 99%，但应注意除外棘球蚴感染所致的交叉反应。

【应用评价】人感染囊尾蚴后产生相应抗体，抗体在体内持续时间较长，所以抗体只能证实机体曾感染过囊尾蚴。而检测循环抗原既可判定现症感染，又可考核杀虫治疗的近期效果。

2. 弓形虫抗体　弓形虫病（toxoplasmosis）是由刚地弓形虫（Toxoplasma gondii）感染所致的一种人兽共患疾病。母体妊娠时感染可传递给胎儿，常导致胎儿畸形，且病死率高。成人感染一般多为无症状带虫状态，当免疫功能受损时隐性感染可活化，致重症弓形虫病。刚地弓形虫感染后，机体可产生特异性抗体，血清学试验检测弓形虫的特异性抗体有一定的临床诊断价值。

【参考区间】血清弓形虫 IgM、IgG 抗体：阴性。

【临床意义】①弓形虫感染较为普遍，我国人群中弓形虫抗体的阳性率平均达 5.3%。血清特异性 IgM 抗体阳性提示急性感染，对早期诊断弓形虫病有意义。特异性 IgG 抗体的动态变化对慢性感染或既往感染诊断有一定价值。②孕前 IgG 抗体阳性，提示已获保护性免疫；若孕前抗体为阴性、而孕期呈阳性，则胎儿有感染弓形虫的危险；孕妇应自怀孕之日起每 6 周复查一次，如果抗体滴度逐渐升高，胎儿感染的危险性增大。

3. 日本血吸虫抗体　日本血吸虫（schistosome japonicum）属于在我国流行的血吸虫病的病原体，寄生于人及多种哺乳动物的静脉血管内，患者常因严重感染出现肝纤维化门脉高压综合征。

【参考区间】血清环卵沉淀试验（circumoval preciptin test，COPT）：阴性；ELISA：血清 IgM、IgG 抗体均为阴性，IgE 抗体为 0 ~ 150 U/L。

【临床意义】① COPT 阳性是宿主体内存活日本血吸虫卵的指征，也可作为疗效观察的指标。患者 COPT 阳性率为 94.1% ~ 98.6%，有早期诊断价值。好转后 COPT 下降，但转阴时间较长。治疗后 1 年转阴率仅达 27%；健康人假阳性率为 3% 左右。②血吸虫早期感染时，IgM、IgE 抗体阳性，有诊断意义。IgG 抗体阳性提示处于感染的恢复期或既往感染。

五、螺旋体抗原与抗体

1. 钩端螺旋体抗体　钩端螺旋体（leptospira）为细长、弯曲成钩状的螺旋体，感染人体后引起钩端螺旋体病。患者轻似感冒，重者可因钩端螺旋体产生的毒素出现中毒症状、黄疸、DIC、休克，甚至死亡。钩端螺旋体感染后机体可产生特异性抗体，血清学诊断有一定意义。

【参考区间】血清和脑脊液显微镜凝集试验（microscopic agglutination test，MAT）、乳胶凝集试验（LAT）、ELISA 钩端螺旋体抗体：阴性。

【临床意义】感染一周后开始产生抗体，5 ~ 8 周达到高峰。① MAT 凝集滴度 ≥ 1∶300 或恢复期血清比早期血清滴度 ≥ 4 倍时有诊断意义；② LAT 凝集滴度 > 1∶2 为阳性；③ ELISA 可检出特异性抗体，IgM 抗体对早期诊断更有意义。

2．梅毒螺旋体抗原与抗体　参见第八章第三节。

六、支原体、衣原体和立克次体抗原与抗体

支原体（mycoplasma）是一类缺乏细胞壁、呈高度多形性，能通过除菌滤器，在无生命培养基中能生长繁殖的最小原核细胞型微生物。从人体分离的 16 种支原体中，5 种对人有致病性，即肺炎支原体（M.pneumoniae）、解脲脲原体（Ureaplasma urealyticum）、人型支原体（M.hominis）、生殖支原体（M.genitalium）及发酵支原体（M.fermentans）。

1．肺炎支原体抗体　肺炎支原体是引起呼吸道感染的一种病原体，患者可发生支气管炎、肺炎和肺外并发症。支原体肺炎占肺炎的 20% 左右。

【参考区间】血清肺炎支原体抗体：阴性。

【临床意义】单份血清肺炎支原体的 IgM 抗体滴度 ≥ 1∶（64 ~ 128）对早期诊断支原体肺炎有意义，或双份血清抗体滴度增加 4 倍以上也有诊断意义。

2．生殖道支原体和沙眼衣原体抗原与抗体　参见第八章第三节。

3．立克次体抗体　立克次体（rickettsia）是一类微小的杆状或球状体、革兰氏染色阴性、专性寄生（除极少数外）在宿主细胞内的微生物。立克次体感染可引起多种疾病，如流行性斑疹伤寒、恙虫病等。由于立克次体分离培养与鉴定较为困难，因此，检测血清中立克次体的特异性抗体或交叉反应抗体（外斐试验），进行免疫学诊断具有重要的临床意义。

【参考区间】血清外斐反应（Weil-Felix reaction）阴性；立克次体特异性抗体：免疫荧光试验（IFA）、ELISA、补体结合试验（CFT）阴性。

【临床意义】外斐反应：凝集反应滴度 > 1∶25，病程中持续增高为阳性。立克次体感染发病一周后可产生与变形杆菌菌体抗原（OX）交叉反应的抗体，3 ~ 4 周达高峰，后很快下降。流行性斑疹伤寒的 OX_{19} 凝集反应阳性率可达 100%。特异性抗体滴度 ≥ 1∶160 时有意义，≥ 1∶320 或恢复期与急性期的双份血清试验凝集的滴度增加 4 倍以上有诊断意义。

【应用评价】变形杆菌性泌尿系统感染、伤寒、钩端螺旋体病、回归热、疟疾、布氏杆菌病、严重肝病等可出现外斐反应假阳性，因此对外斐反应结果应结合临床综合分析。

（郑　芳）

第三节　自身抗体

由各种原因造成的机体免疫细胞产生针对自身组织、细胞成分的抗体，称为自身抗体（autoantibodies）。自身抗体可以是生理性的，也可以是病理性的。正常人中生理性自身抗体的存在相当普遍，但通常滴度很低。大多数自身免疫性疾病（autoimmune disorders，AID）在发生和发展过程中都会出现一种及一种以上自身抗体，这类抗体在 AID 中常常滴度或浓度高，与自身抗原的亲和力也高。自身抗体数量很多，目前大多按照靶抗原来源进行分类：器官特异性和器官非特异性，相对应的疾病也是器官特异性 AID，例如自身免疫性脑炎、自身免疫性肌炎；器官非特异性 AID 大多为系统性风湿免疫病，例如系统性红斑狼疮、系统性硬化症等。自身抗体检测已成为诊断 AID 的重要工具，目前主要的检测技术有间接免疫荧光试验（indirect immunofluorescence assay）、乳胶颗粒凝集试验、对流免疫电泳、免疫双扩散法、ELISA、放射性核素法、免疫印迹法、流式荧光法、酶免疫斑点法和化学发光法等，特别是间接免疫荧光试验检测抗核抗体时的各种荧光模型，有助于不同自身抗体的检出。

一、类风湿因子

类风湿因子（rheumatoid factor，RF）是以变性 IgG 为靶抗原产生的抗变性 IgG 的 Fc 片段的自身抗体。常见的 RF 有 IgM 型，IgG 型、IgA 型和 IgE 型，其中 IgM 型是 RF 的主要类型。

【参考区间】血清 RF：速率散射比浊法 < 35 U/ml。乳胶凝集试验、ELISA 均为阴性。

【临床意义】参见第十三章第一节。

【应用评价】人体内低滴度的 RF 有一定的生理作用，如清除感染的微生物及免疫复合物、调节机体的免疫反应等。只有 RF 定量检测达到一定的量或定性检测达到一定的滴度时才判为 RF 阳性。RF 阳性是类风湿性关节炎的诊断指标之一，类风湿关节炎（rheumatoid arthritis，RA）早期诊断可同时选择抗环瓜氨酸肽（CCP）抗体和抗角蛋白抗体（AKA）等指标。

二、抗核抗体

抗核抗体（antinuclear antibody，ANA）是一组将自身各种细胞成分作为靶抗原的自身抗体的总称。靶抗原可以来自细胞核、细胞浆以及有丝分裂时特有成分等。ANA 主要是 IgG，也有 IgM 和 IgA 型抗体，无器官和种属特异性。ANA 主要存在于血清中，也可存在于胸腔积液、关节滑膜液和尿液中。目前最常用 IFA 作为血清 ANA 的检测，通过在荧光显微镜下观察基质 HEp-2 细胞的荧光染色图像，并根据荧光模型对 ANA 分型。除间接免疫荧光试验外，还可以采用 ELISA、流式荧光法、化学发光法检测血清总 ANA。

【参考区间】血清 ANA 阴性，滴度 < 1∶100（IFA）。

【临床意义】参见第十三章第一节。根据 ANA 荧光模型（antinuclear antibody fluorescence model）不同，其临床意义有差别，见表 20-1。

表20-1　血清抗核抗体不同免疫荧光模型与常见或罕见自身免疫病

彩图序号	荧光模型	常见或罕见自身免疫病
彩图 20-1	均质型	系统性红斑狼疮、药物诱发性狼疮、青少年特发性关节炎
彩图 20-2	核颗粒型：致密细颗粒型	系统性红斑狼疮、原发性干燥综合征、系统性硬化症
彩图 20-3	核颗粒型：细颗粒型	系统性红斑狼疮、原发性干燥综合征、皮肌炎
彩图 20-4	核颗粒型：粗颗粒型	混合型结缔组织病、系统性红斑狼疮、系统性硬化症
彩图 20-5	着丝点型	局限性皮肤系统性硬化症、原发性胆汁性胆管炎
彩图 20-6	核点型：多核点型	原发性胆汁性胆管炎、系统性自身免疫性疾病、皮肌炎
彩图 20-7	核点型：少核点型	原发性干燥综合征、系统性红斑狼疮、系统性硬化症、多发性肌炎、无症状个体
彩图 20-8	核仁型：均质核仁型	系统性硬化症、系统性硬化症/多发性肌炎重叠
彩图 20-9	核仁型：斑块核仁型	系统性硬化症
彩图 20-10	核仁型：斑点核仁型	系统性硬化症、原发性干燥综合征
彩图 20-11	核膜型：光滑核膜型	系统性红斑狼疮、原发性干燥综合征、血清阴性关节炎
彩图 20-12	核膜型：斑点核膜型	原发性胆汁性胆管炎
彩图 20-13	核多形态型：增殖细胞核抗原样	系统性红斑狼疮及其他
彩图 20-14	核多形态型：着丝点蛋白 F样	肿瘤及其他

续表

彩图序号	荧光模型	常见或罕见自身免疫病
彩图 20-15	胞浆纤维型：胞浆纤维肌动蛋白型	罕见于混合型结缔组织病、慢性活动性肝炎、肝硬化、重症肌无力、Crohn`s 病、原发性胆汁性胆管炎、长期血透
彩图 20-16	胞浆纤维型：胞浆纤维微丝型	感染或炎症、长期血透、酒精性肝病、银屑病、系统性自身免疫性风湿病、健康对照
彩图 20-17	胞浆纤维型：胞浆纤维节段性	重症肌无力、Crohn`s 病、溃疡性结肠炎
彩图 20-18	胞浆颗粒型：胞浆散在点型	原发性胆汁性胆管炎、系统性自身免疫性风湿病、神经性自身免疫性疾病
彩图 20-19	胞浆颗粒型：胞浆致密细颗粒型	抗合成酶综合征、多发性肌炎 / 皮肌炎、系统性红斑狼疮、青少年系统性红斑狼疮、神经精神性系统性红斑狼疮
彩图 20-20	胞浆颗粒型：胞浆细颗粒型	抗合成酶综合征、多发性肌炎 / 皮肌炎、局限性系统性硬化症、特发性胸膜渗出
彩图 20-21	胞浆内质网 / 线粒体型	原发性胆汁性胆管炎、系统性硬化症，罕见其他系统性自身免疫性风湿病
彩图 20-22	胞浆高尔基样型	罕见于原发性干燥综合征、系统性红斑狼疮、类风湿关节炎、混合型结缔组织病、肉芽肿性多血管炎、特发性小脑共济失调、副瘤性小脑变性、病毒感染
彩图 20-23	胞浆杆和环型	干扰素 /ribavirin 治疗后 HCV 患者，罕见于系统性红斑狼疮、甲亢和健康对照
彩图 20-24	有丝分裂中心体型	罕见于系统性硬化症、雷诺现象、感染（病毒和支原体）
彩图 20-25	有丝分裂纺锤体纤维型	罕见于原发性干燥综合征、系统性红斑狼疮、其他结缔组织病
彩图 20-26	有丝分裂 NuMA 样型	原发性干燥综合征、系统性红斑狼疮及其他
彩图 20-27	有丝分裂细胞间桥型	罕见于系统性硬化症、雷诺现象、恶性肿瘤
彩图 20-28	有丝分裂染色体外套型	罕见于盘状红斑狼疮、慢性淋巴细胞白血病、原发性干燥综合征、风湿性多肌痛

【应用评价】目前临床上自身免疫性疾病的诊断在很大的程度上有赖于自身抗体检测，但在选择和应用时应注意：①对疑有器官特异性自身免疫性疾病者，应同时作 ANA 和器官特异性自身抗体检测；对系统性自身免疫性疾病者，应作 ANA 检测；ANA 筛查的首选技术是IFA。②自身抗体阳性标本应继续进行滴度或定量检测，例如 ANA 滴度＞1：100 才有临床意义，这有助于病情判断、疗效观察、预后判断等。③健康人也可出现自身抗体，并随年龄增大而阳性率增高，但自身抗体的滴度和亲和力较低。

三、抗双链脱氧核糖核酸抗体

抗双链脱氧核糖核酸（double-stranded DNA, dsDNA）抗体，又称抗天然 DNA 抗体（anti-native DNA antibodies），在细胞核的反应位点的 DNA（外围区）脱氧核糖磷酸框架上。临床上常用的检测方法是以马疫锥虫或绿蝇膜虫的 dsDNA 作为抗原基质，用 IFA 具有高度的特异性（彩图 20-29）。

【参考区间】血清抗 dsDNA 抗体：阴性。

【临床意义】参见第十三章第一节。

【应用评价】抗 dsDNA 抗体是 SLE 的特征性标志抗体，如果健康人血清中检测到抗 dsDNA 抗体，其中约 85% 的人在 5 年内可发展为 SLE。由于抗 dsDNA 抗体检测的敏感性仅约为 40%，因此，抗 dsDNA 抗体阴性不能排除 SLE 的诊断。

四、抗可提取核抗原抗体

可提取核抗原（extractable nuclear antigens，ENA）是核物质中一类蛋白的总称，可从细胞核中提取，故称为 ENA。抗 ENA 抗体主要包括抗 U1- 核糖核蛋白（U1-ribonucleprotein，RNP）、Sm（Smith）、干燥综合征 A 抗原（Sjögren syndrome A antigen，SSA）、干燥综合征 B 抗原（Sjögren syndrome B antigen，SSB）、硬化病 -70（scleroderma-70，Scl-70）、Jo-1（John-1）、多发性肌炎 -1（polymyosiitis-1，PM-1）抗体等，统称为抗 ENA 抗体。

【参考区间】血清抗 ENA 抗体：阴性。

【临床意义】参见第十三章第一节。在各种自身免疫性疾病，例如系统性红斑狼疮（systemic lupus erythematosus，SLE）、混合性结缔组织病（MTCD）、进行性系统性硬化病（progressive systemic sclerosis，PSS）、多发性肌炎（polymyositis，PM）、皮肌炎（dermatomyositis，DM）、干燥综合征（Sjogren syndrome，SS）、类风湿关节炎（rheumatoid arthritis，RA）中，不同的抗 ENA 抗体阳性百分率有差别，见表 20-2。

表20-2 抗ENA抗体在各种自身免疫性疾病中的阳性百分率比较

自身抗体种类	SLE（%）	MCTD（%）	PSS（%）	PM/DM（%）	SS（%）	RA（%）
抗 U1-RNP 抗体	25 ~ 40	100	10 ~ 22	0 ~ 20	0 ~ 14	10
抗 Sm 抗体	20 ~ 40	少见	少见	少见	少见	—
抗 SSA 抗体	20 ~ 60	少见	0 ~ 10	少见	40 ~ 95	5 ~ 20
抗 SSB 抗体	10 ~ 20	0 ~ 20	0 ~ 5	少见	40 ~ 95	0 ~ 5
抗 Scl-70 抗体	—	—	25 ~ 70	—	—	—
抗 Jo-1 抗体	—	—	—	25 ~ 35	—	—
抗 PM-1 抗体	—	—	50 ~ 70	50 ~ 70	—	—

【应用评价】虽然抗 ENA 抗体对部分自身免疫性疾病具有较高的特异性，但灵敏度并不高，阴性结果时常不能做排除性诊断，必要时应进行动态观察。

五、抗中性粒细胞胞浆抗体

抗中性粒细胞胞浆抗体（anti-neutrophil cytoplasmic antibodies，ANCA）是一组针对中性粒细胞胞浆抗原所产生的自身抗体。用间接免疫荧光法（IFA）检测 ANCA，主要表现为两种阳性免疫荧光模型：胞浆型（彩图 20-30）ANCA（cytoplasmic patten ANCA，cANCA），靶抗原主要为蛋白酶 3（proteinase3，PR3）；核周型 ANCA（perinuclear patten ANCA，pANCA），靶抗原主要为髓过氧化物酶（myeloperoxidase，MPO）。

【参考区间】血清 ANCA：阴性，滴度 < 1∶100（IFA）。

【临床意义】ANCA 最初于 1982 年在坏死性肾小球肾炎患者血清中发现，已证实为系统性血管炎（systemic vasculitis）的血清标志抗体。cANCA 主要见于肉芽肿性多血管炎，阳性率为 80% ~ 95%，是活动性肉芽肿性多血管炎的高度特异和敏感性抗体；也可见于其他 ANCA 相关性血管炎。pANCA 主要与显微镜下多血管炎、嗜酸性肉芽肿性血管炎相关，在快速进行性血管炎性肾炎、多动脉炎阳性率约 70%，原发性硬化性胆管炎阳性率可达 80%，抗体滴度与疾病的活动性相关。

【应用评价】血清 ANCA 的滴度与原发性小血管炎病情的活动性相关，滴度增高或持续增高，常提示病情加重或缓解后复发，而且滴度升高常常在疾病复发之前，故可预测疾病的复发。

六、抗磷脂抗体

抗磷脂抗体（anti-phospholipids antibody，APLA）是一组针对各种带负电荷磷脂的自身抗体，自身抗原包括心磷脂、磷脂酰丝氨酸、磷脂酰胺醇、磷脂酰甘油、磷脂酸、β_2 糖蛋白 I 等。临床常用的抗磷脂抗体主要是指狼疮抗凝物（LAC）、抗心磷脂抗体（anti-cardiolipin antibodies，ACLA）和抗 β_2- 糖蛋白 I（β_2-GPI）抗体这三类。

【参考区间】血浆 LAC、ACLA 和抗 β_2-GP I 抗体：阴性。

【临床意义】① APLA 是抗磷脂综合征（anti-phospholipid syndrome，APS）（包括血栓形成、自发性流产、血小板减少和 CNS 病变）的诊断指标之一；② APLA 阳性可见于系统性红斑狼疮、类风湿关节炎、干燥综合征等风湿病，以及反复自然流产、肿瘤、感染（AIDS、麻风、疟疾等）、血小板减少症、脑卒中、心肌梗死等。

【应用评价】虽然 APLA 是 APS 的标志性抗体，但并不特异，也可在其他多种疾病中检测到。

七、抗甲状腺抗体

抗甲状腺抗体主要包括抗甲状腺球蛋白抗体（anti-thyroglobulin antibody，TGA）、抗甲状腺微粒体抗体（thyroid microsome antibody，TMA）、抗第二胶原抗体（抗 CA_2）、抗甲状腺细胞膜抗体（抗 TCM）、抗 TSH 受体抗体。甲状腺过氧化物酶（thyroid peroxidase，TPO）是甲状腺微粒体的主要有效抗原成分。血清 TGA、TMA 在临床中应用最广，诊断意义也较明确。

【参考区间】血清 TGA、TMA：阴性。

【临床意义】① TGA 是诊断甲状腺自身免疫疾病的一个特异性抗体，大约 60% 的甲状腺功能亢进、80%～90% 的慢性甲状腺炎患者抗甲状腺球蛋白抗体表现为强阳性。TGA 阳性者倾向于诊断为慢性淋巴细胞性甲状腺炎，而较少考虑甲状腺肿瘤，故可作为甲状腺肿块的鉴别手段。②血清 TMA（或抗 -TPO）的阳性率在甲状腺功能亢进和桥本甲状腺炎中分别为 42.2% 和 77.7%，甲状腺肿瘤为 13.1%，单纯性甲状腺肿为 8.6%，亚急性甲状腺炎为 17.2%～25%。

【应用评价】抗甲状腺抗体还可见于多种其他疾病，例如系统性红斑狼疮、干燥综合征、类风湿关节炎、自身免疫性溶血性贫血等，须密切结合临床，才能做出正确诊断。

（仲人前）

第四节　变态反应试验

变应原（allergen）测定的目的是确定引起患者变态反应（allergy）的致敏物，以便进行特异性治疗或预防。变应原测定方法最早是使患者直接暴露于可疑致敏物或致敏环境中，以观察患者的反应。变应原相关检验项目主要包括体外试验和体内试验等。

一、免疫球蛋白 E

免疫球蛋白 E（immunoglobulin E，IgE）可分为总 IgE（total IgE，tIgE）和变应原特异性

IgE（specific IgE，sIgE）。

1. 血清总 IgE 血清 tIgE 水平对鉴别过敏与非过敏有一定价值，但 tIgE 高不一定是过敏，过敏者 tIgE 也不一定高。因此 tIgE 不能作为 I 型变态反应病的筛查指标。目前 IgE 的测定方法包括 ELISA、免疫印迹法（immune blotting test，IBT）、荧光酶联免疫吸附法（fluorescence enzyme immunoassay，FEIA）等，其中以 FEIA 定量测定 tIgE 和各种 sIgE 应用最广泛。

【参考区间】血清 tIgE ＜ 100 KU/L（FEIA 法）（1 U = 2.4 ng）。

【临床意义】① I 型变态反应病时，血清 tIgE 升高虽不能说明对何种变应原过敏，但提示有患变态反应病的可能。②婴儿高水平 tIgE 预测未来可能患变态反应病。③寄生虫感染可使血清 tIgE 水平明显升高。在我国，特别是农村，寄生虫感染率很高，因此 tIgE 水平也偏高。④ tIgE 水平升高还可见于其他一些非变态反应病，如感染性疾病、IgE 型骨髓瘤、高 IgE 综合征（hyper-IgE syndrome）、嗜酸性粒细胞增多症、SLE、类风湿关节炎等。

【应用评价】影响血清 tIgE 水平的因素①年龄：新生儿 tIgE 水平非常低，随着年龄的增长，tIgE 的水平随之增高，学龄前儿童 tIgE 可接近成人水平（＜ 100.0 KU/L），青春期水平最高，30 岁后逐渐下降，老年人 tIgE 水平较低；②性别：男性高于女性，其机制尚不清楚；③种族：混血人种的 tIgE 比白种人高 3 ～ 4 倍，黑种人水平更高，黄种人水平也较高。

2. 血清变应原特异性 IgE 人体针对不同的变应原产生不同的 sIgE，通过测定血清 sIgE，可确定引起 I 型变态反应病的变应原，从而明确病因。

【参考区间】血清变应原 sIgE：阴性（＜ 0.35 KU/L，FEIA）。

【临床意义】根据患者病史及临床表现，检测相应的血清 sIgE，了解患者对何种物质过敏。定期检测血清 sIgE 量的动态变化，观察疗效，若治疗有效，sIgE 量将逐渐下降。

【应用评价】

1. 变应原有明显的地域性，生产国的试剂所采用的变应原与使用国的不一定完全符合。此外还大量存在同属不同种系，这些都可造成皮试与血清 sIgE 不一致，应予注意。某些小分子的变应原（半抗原）sIgE 测定的灵敏度不高，对这些变应原如测不出 sIgE 并不能除外过敏的可能。

2. 交叉反应的糖类抗原决定簇（carbohydrate cross-reactive determinants，CCD）是一类广泛存在于动植物糖蛋白中的糖类基团，可诱导人体产生与多种变应原交叉反应的抗 CCD 特异性 IgE（anti-CCD IgE）。CCD 引起交叉反应的核心结构为 α（1，3）海藻糖和 β（1，2）木糖，目前研究已经证实该结构广泛存在于各类糖蛋白抗原中。由于 anti-CCD IgE 能与多种变应原交叉反应，因此 anti-CCD IgE 的存在是降低血清学检验准确性的因素之一。当患者无过敏症状而 sIgE 阳性或多种变应原 sIgE 阳性时应考虑 anti-CCD IgE 的干扰。

二、变应原其他相关试验

1. 血清变应原特异性 IgG 变应原特异性脱敏治疗后，可在体内产生相应的特异性 IgG（specific IgG，sIgG）型封闭抗体。

【参考区间】血清 sIgG：阴性（ELISA）。

【临床意义】参见十三章第三节。

2. 嗜酸性粒细胞阳离子蛋白 在变态反应病中，嗜酸性粒细胞被各种途径激活，释放许多活性物质如嗜酸性粒细胞阳离子蛋白（Eosinophil cationic protein，ECP）等。ECP 是嗜酸性粒细胞的特异性标志。

【参考区间】血清 ECP ＜ 13 μg/L（FEIA 法）。

【临床意义】参见十三章第三节。

【应用评价】激活的嗜酸性粒细胞主要分布在组织中，故测定肺泡灌洗液中的 ECP 可能更有意义，但由于取材困难，在临床的实用性不大。鉴于肺泡灌洗液中的 ECP 水平与血清 ECP 有一定的相关性，故临床多以血清 ECP 代替。

3. 血清循环免疫复合物　Ⅲ型变态反应的发生主要是中等大小可溶性免疫复合物引起的，可检测循环免疫复合物（circulating immune complex，CIC）含量，辅助诊断变态反应病及疗效观察等。

【参考区间】血清 CIC：阴性（ELISA）。

【临床意义】免疫复合物阳性主要见于感染性疾病、自身免疫性疾病。

【应用评价】通过检测血清 CIC 一般可反映病情的严重程度、监测治疗效果，但一次检测的意义不大。

三、变应原体内试验

常用的变应原体内试验包括皮肤试验（皮肤点刺试验、皮内试验、斑贴试验）、小剂量变应原激发试验（provocation test）和支气管舒张试验等，通常在临床专科实验室完成。

【参考区间】体内试验：阴性。

【临床意义】虽然变应原体内试验有些干扰因素，但能反映各种因素对机体作用的实际免疫状况，结果可信度大，因此在临床中广泛应用：①寻找变应原；②预防药物或疫苗过敏；③评价机体细胞免疫功能状态。

【应用评价】体内试验是变态反应病病因诊断的重要措施，被认为是变态反应诊断的金标准。但体内试验存在一定的风险，试验前应询问有无严重过敏反应史、目前是否处于过敏反应的发作状态，并有必要的抢救措施。另外，皮内试验假阳性较高，且受多种因素的影响。若患者近期服用抗组胺药会造成体内试验假阴性结果。体内试验与体外试验应作为互补试验，完整的变应原特异性诊断应包括病史、临床表现、体内试验和体外试验。

（冯珍如）

第五节　肿瘤标志物

肿瘤标志物（tumor marker，TM）是指在恶性肿瘤的发生和增殖过程中，由肿瘤细胞的基因表达而合成、分泌或是由机体对肿瘤细胞的异常反应而产生和（或）升高的一类物质。主要包含以下几类：①胚胎抗原及蛋白类；②酶及其同工酶；③激素类；④糖类抗原；⑤癌基因产物；⑥特殊蛋白类。TM 多存在于血液、体液、组织和细胞中，其中血清 TM 应用较多，常用 ELISA、化学发光分析（CLIA）和电化学发光分析（ECLIA）等技术检测其含量，但不同检测系统的参考区间可有差别。

一、胚胎抗原及蛋白类

胚胎抗原及蛋白类 TM 主要包括癌胚抗原（carcinoembryonic antigen，CEA）、甲胎蛋白（α-fetoprotein，AFP）、AFP 异质体、人类附睾蛋白（human epididymis protein 4，HE4）。CEA 最早在成人结肠癌组织中发现，但在多种肿瘤可见升高。AFP 最早发现在肝细胞癌患者血清中升高。AFP 异质体（α-fetoprotein heterogeneity）是指 AFP 对刀豆素（Con A）或小扁豆凝集素（LCA）结合能力的差异。按照其与 LCA 亲和力大小，AFP 分为 AFP-L1、AFP-L2、AFP-L3；其中 AFP-L1 多见于良性肝病，AFP-L2 多由卵黄囊肿瘤产生，AFP-L3 与 LCA 亲和力最强，为肝细胞癌所特有。HE4 最早发现于附睾上皮组织，在卵巢癌患者组织和血清中均高度表达。

【参考区间】血清 CEA ≤ 5 ng/ml（CLIA）。血清 AFP：≤ 7.0 ng/ml（CLIA）。血清 AFP-L3%（AFP-L3/ 总 AFP）：< 10%。血清 HE4 < 140 pmol/L（CLIA）。

【临床意义】参见第十四章相关内容。

【应用评价】HE4 水平与健康女性年龄相关，绝经前的中位水平明显低于绝经后。不同检测方法测定 HE4 的结果有较大差别，各实验室应建立检测系统相关的参考区间。HE4 与 CA125 联合应用可提高卵巢癌的检出率；多数卵巢癌 HE4 和 CA125 水平同时升高，但 HE4 比 CA125 敏感性高，更利于卵巢癌的早期检出，且能更好地反映治疗效果。

二、酶及其同工酶

酶及其同工酶的 TM 主要包括前列腺特异性抗原（prostate specific antigen，PSA）、神经元特异性烯醇化酶（neuron specific enolase，NSE）和胃泌素释放肽前体（pro-gastrin-releasing peptide，ProGRP）。

PSA 是一种由前列腺上皮细胞合成和分泌的特异性单链糖蛋白，具有丝氨酸蛋白酶活性。在生理状况下，血清中只存在极低浓度的 PSA。血清中大部分 PSA 与 α_1- 抗糜蛋白酶和 α_2- 巨球蛋白（丝氨酸蛋白酶抑制物）形成稳定的复合物，称作复合 PSA（c-PSA）。少量的 PSA 以未结合状态存在，称为游离 PSA（f-PSA）。血清 c-PSA 和 f-PSA 之和为总 PSA（total PSA，t-PSA），含量基本稳定。当前列腺组织结构破坏时，PSA 自由弥散进入血液中。

NSE 是烯醇化酶的一种同工酶，是小细胞肺癌（SCLC）和神经母细胞瘤的肿瘤标志物之一，是一种酸性蛋白酶，参与糖酵解。肿瘤组织糖酵解作用加强，细胞内的 NSE 释放进入血液增多。

ProGRP 是胃泌素释放肽（gastrin-releasing peptide，GRP）的前体结构，广泛存在于神经纤维、非胃窦组织、脑和肺的神经内分泌细胞中，可代表 GRP 的表达水平。在正常成人中，GRP 仅存在于神经组织和小部分肺的神经内分泌细胞中，呈低水平表达。肺癌组织细胞亦可产生并分泌 GRP，低水平 GRP 即可刺激 SCLC 细胞生长。

【参考区间】①血清 PSA：t-PSA < 4 μg/L，f-PSA < 0.93 μg/L，f-PSA/t-PSA > 0.25（CLIA）；②血清 NSE：< 13 ng/ml（ELISA），< 16.3 ng/ml（ECLIA）；③血清 ProGRP：≤ 63 pg/ml（CLIA），< 46 pg/ml（ELISA）。

【临床意义】参见第十四章相关内容。

【应用评价】① PSA：前列腺按摩可导致血清 PSA 的升高。做对前列腺有影响的活动如骑自行车、射精等，建议 24 小时后再行检查以减少影响。临床上有 5% 左右的前列腺癌患者，血清 t-PSA 水平不增加。② NSE：也存在于正常红细胞和血小板中，标本溶血会影响测定结果，因此采血时要特别注意避免溶血。③ ProGRP：肾小球滤过率降低的患者将出现 ProGRP 假性升高，对于血肌酐 > 353.6 mmol/L 的患者，需注意此干扰因素。

三、糖类抗原

糖类抗原（carbohydrate antigen，CA）包括多种，例如糖类抗原 72-4（CA72-4）、糖类抗原 19-9（CA19-9）、糖类抗原 242（CA242）、糖类抗原 15-3（CA15-3）和癌抗原 125（cancer antigen 125，CA125）。CA72-4 是胃肠道肿瘤和卵巢癌的标志物；CA19-9 是一种胃肠道肿瘤相关抗原；CA242 多用于消化道等恶性肿瘤的早期筛查；CA15-3 被认为是恶性乳腺上皮细胞的分化抗原，与乳腺癌相关；CA125 主要存在于女性生殖道上皮细胞表面，与卵巢癌相关。

【参考区间】血清 CA72-4：< 6 U/mL（ECLIA）。血清 CA19-9：≤ 30 U/mL（CLIA、罗

氏检测系统）。血清 CA242：≤ 20 U/ml（ELISA）。血清 CA153：≤ 24 U/mL（CLIA、罗氏检测系统）。血清 CA125（CLIA、罗氏检测系统）：男 ≤ 24 U/ml；女（18 ～ 49 岁）≤ 47 U/ml；女（≥ 50 岁）；≤ 25 U/ml。不同方法，不同检测系统的参考区间有差异。

【临床意义】参见第十四章相关内容。

【应用评价】① CA72-4：在卵巢癌、胃癌时升高；是监测胃癌的首选肿瘤标志物，灵敏度优于 CA19-9 和 CEA，若三者联合检测效果更好。② CA19-9：作为一种胃肠道肿瘤相关抗原，在胰腺癌和胆管癌中阳性率最高。③ CA242：在胰腺癌的诊断中敏感性为 66% ～ 72%，优于 CA199；与 CEA、CA199 联合应用可以提高胰腺癌、结直肠癌诊断的敏感性。④ CA15-3：乳腺癌的首选血清肿瘤标志物，但在其他肿瘤如胰腺癌、肺癌、卵巢癌、子宫颈癌、胃癌、结肠直肠癌及肝癌等，血清 CA15-3 也可升高。⑤ CA125：卵巢癌首选血清肿瘤标志物，患者可高达 5000 U/mL 以上；但在非卵巢性恶性肿瘤如胰腺肿瘤、肝癌及乳腺癌等也可增高，特别是子宫内膜癌和子宫内膜异位症患者 CAl25 常增高明显，故也常作为子宫内膜癌的首选标志物。

四、特殊蛋白类

特殊蛋白类 TM 主要包括：细胞角蛋白 19 片段可溶性片段（CYFRA21-1）、鳞状上皮细胞癌（squamous cell carcinoma antigen，SCC）抗原。CYFRA21-1 与肺癌等多种肿瘤相关；SCC 可作为鳞状上皮细胞癌的标志物，但并非特异性标志物。

【参考区间】血清 CYFRA21-1：≤ 1.8 ng/ml（ELISA），≤ 3.3 ng/ml（ECLIA）。血清 SCC 抗原 < 1.5 μg/L（CLIA）。

【临床意义】参见第十四章相关内容。

【应用评价】① CYFRA 21-1：非器官特异性，增高可见于多种实体肿瘤，例如 NSCLC 阳性率较高（40% ～ 64%），其他恶性肿瘤较低；而且一些良性疾病，例如肺病、胃肠病、妇科病、泌尿系统疾病等也可见轻微升高。② SCC 抗原：作为子宫颈癌、肺癌、食管鳞状上皮细胞癌的肿瘤标志物，与肿瘤的分期、治疗、临床表现和复发等相关，但缺乏足够的临床灵敏度和特异性，一般不适合作为肿瘤筛查指标。

（欧启水　王忠永）

临床化学实验诊断技术与应用

临床化学实验诊断主要以生物化学检测技术为主，并融合一些交叉学科技术，包括生物学、免疫学、遗传学、分子生物学、质谱分析及生物标记等技术与方法，检测人体在生理与病理过程中出现的多种器官、组织与细胞的生物化学功能、代谢与物质成分改变等，从而为临床疾病筛查、诊断、治疗监测、药物疗效和预后判断、疾病预防及健康状态评估等提供信息与决策依据。

第一节 肝功能试验

肝（liver）是人体内体积最大、功能最复杂的器官，主要有代谢、分泌与排泄和生物转化功能。肝功能试验（liver function test，LFT）的目的：①了解肝有无损伤及损伤程度；②对肝功能状态进行动态监测；③术前准备和用药监护；④健康普查。LFT 常用新鲜或冷藏的血清或血浆标本，不同检测项目的标本保存时间有差别，明显溶血等可影响检测结果。

一、血清酶学试验

肝细胞酶可分为①质膜酶：肝胆疾病时，肝细胞的质膜酶被淤积液洗脱或酶水解及肿瘤、化学物质刺激等释放入血；②胞质酶：多因肝细胞膜损伤或通透性增加而释放入血；③线粒体酶：在肝细胞损伤较为严重或发生变性坏死释放入血。因此，根据血清中肝酶的种类及其活性升高或降低，可了解肝病变的性质和程度。

（一）转氨酶

机体内存在 60 多种氨基转移酶，简称转氨酶（transaminase），丙氨酸氨基转移酶（alanine aminotransferase，ALT）和天冬氨酸氨基转移酶（aspartate aminotransferase，AST）是其中最重要的两种，是肝细胞损伤的标志酶。

AST 广泛存在于多种器官中，按含量由多到少顺序为心脏、肝、骨骼肌和肾，还有少量存在于胰腺、脾、肺及红细胞中。肝细胞中 AST 绝大多数存在于线粒体，占 60% ~ 80%。

ALT 也广泛存在于多种器官中，按含量由多到少依次为肝、肾、心脏、骨骼肌等。与 AST 相比，ALT 在各器官中含量都比 AST 少，肝细胞中 ALT 绝大多数存在于细胞质中，只有少量在线粒体中。

【参考区间】成年男性：血清 ALT 9 ~ 50 U/L，AST 15 ~ 40 U/L；成年女性：ALT 7 ~ 40 U/L，AST 13 ~ 35 U/L。均为速率法测定。

【临床意义】参见第九章第一、二节。

【应用评价】血清转氨酶升高能敏感反映肝细胞损伤，是目前最敏感、最常用于肝病诊断的酶。由于全身很多组织都含有转氨酶，而且这些组织损伤都可以使血清转氨酶上升，从而导致其诊断肝病的特异性减低。遇单项 ALT 升高时，应密切结合临床分析。

（二）碱性磷酸酶（alkaline phosphatase，ALP）

广泛分布于机体各组织器官中，其中以肝、肾、胎盘、小肠、骨中含量较多。由于肝细胞内 ALP 浓度比血中 ALP 的浓度仅高 5 ~ 10 倍，其浓度梯度差远低于转氨酶，加之 ALP 是一种膜结合酶，在肝细胞内与脂性膜紧密结合而不易释放，故肝病时血清 ALP 升高不明显。ALP 对干扰肝胆汁流动的肝内、外因素却很敏感，胆汁酸凭借其表面活化作用，可将 ALP 从脂性膜上溶析下来，使血清 ALP 明显升高。ALP 对肝内占位性及浸润性病变的诊断也有参考价值，但并不是反映肝细胞损害的敏感指标。

从不同器官来源的 ALP，在理化性质上有些差异；在病理状况时还可能出现高分子的 ALP，以及一些和肿瘤有关的变异 ALP。根据不同组织来源的 ALP 在电泳中移动速度不同而把 ALP 同工酶分为 ALP_2（肝）、ALP_3（骨）、ALP_4（胎盘）及 ALP_5（肠）等。

【参考区间】

1．血清 ALP 活性（速率法）　①成年男性：45 ~ 125 U/L；②成年女性（20 ~ 49 岁）：35 ~ 100 U/L；③成年女性（50 ~ 79 岁）：50 ~ 135 U/L；④儿童 < 250 U/L。

2．ALP 同工酶　①健康人血清中以 ALP_2 为主，占总 ALP 的 90%，出现少量 ALP_3；②发育中儿童 ALP_3 增多，占总 ALP 的 60% 以上；③妊娠晚期 ALP_4 增多，占总 ALP 的 40% ~ 65%；④B 型和 O 型血者可有微量 ALP_5。

【临床意义】参见第九章第一、二节，第十一章第五节相关内容。

【应用评价】ALP 变化与年龄密切相关，受妊娠的影响，高脂饮食餐后血清 ALP 活性升高，ALP 同工酶分析尚未普遍开展。

（三）γ- 谷氨酰基转移酶（γ-glutamyl transferase，GGT 或 γ-GT）

广泛分布于人体各组织中，其中以肾活性最高，其次为前列腺、胰、肝、脾、肠等。血清中的 γ-GT 主要来自肝。肝细胞内的 γ-GT 在微粒体产生，主要分布于肝细胞和胆管上皮的细胞膜，若肝细胞合成增多、胆汁淤积等可致血清中 γ-GT 增高。

【参考区间】血清 γ-GT（速率法）：男性 10 ~ 60 U/L，女性 7 ~ 45 U/L。

【临床意义】参见第九章第一、二节。

1．原发性与转移性肝癌　①肿瘤组织引起肝内阻塞，破坏和胆道受压等，同时癌细胞合成 γ-GT 亢进，使血清 γ-GT 明显升高，可高于参考区间的几倍或几十倍，且升高程度与肝肿瘤组织的大小及浸润范围相关。血清 γ-GT 与甲胎蛋白联合检测诊断肝癌的阳性率可达 95%。非肝癌患者如 γ-GT 升高常提示有肝转移。

2．胆道阻塞性疾病　原发性胆汁性胆管炎、硬化性胆管炎、胆道梗阻等导致慢性胆汁淤积，γ-GT 排泄障碍，随胆汁逆流入血，致使血清 γ-GT 明显升高，可达参考区间上限的 10 倍以上。若梗阻解除，血清 γ-GT 可逐渐恢复。

3．肝实质性病变　①多数急性肝炎在转氨酶升高后和慢性活动性肝炎的 γ-GT 活性可较高，但远较肝癌和阻塞性黄疸低。②慢性迁延性肝炎和稳定型肝硬化，γ-GT 多为正常；而进行性肝硬化 γ-GT 可轻度上升，明显增加应考虑是否有癌变。③肝炎时，γ-GT 持续升高提示可能发展为慢性肝炎。

4．酒精性肝损伤　乙醇可诱使肝细胞生成 γ-GT。①长期饮酒者，即使无肝损伤，也有半数人的 γ-GT 升高，甚至达参考区间的数倍以上，戒酒后可逐渐恢复正常；②酒精性肝损伤或肝硬化，γ-GT 明显上升，可达参考区间的数十倍。

【应用评价】γ-GT 是一种诱导酶，不少药物能使血中 γ-GT 活性升高，在分析 γ-GT 增高的临床意义时，应注意有关药物的影响。健康人男性血清 γ-GT 活性明显高于女性，可能与前列腺有丰富的 γ-GT 有关。

（四）胆碱酯酶

血清中的胆碱酯酶（cholinesterase，ChE）由肝细胞合成后以一定速度释放入血中，并受血清酶水平的反馈性调节，保持较稳定的含量。

【参考区间】血清 ChE：男性 4620 ～ 11500 U/L，女性 3930 ～ 10800 U/L。

【临床意义】参见第九章第一节。

1. 肝病　肝实质损害如急性肝炎、慢性活动性肝炎、肝硬化活动期时，血清 ChE 总活力降低，其降低程度与肝功能损害的严重程度平行，如持续减低常提示预后不良。

2. 有机磷化合物中毒　有机磷农药与 ChE 活性中心结合，使血清中 ChE 活性显著减低。

3. 肝外病变　如急慢性感染、全身消耗性疾病、重症肌无力、皮肌炎、口服雌激素等 ChE 可降低；而肾病综合征、甲状腺功能亢进、肥胖型糖尿病患者血清 ChE 活力常升高。

【应用评价】新生儿 ChE 活性约为成人的 50%，以后随年龄的增长而升高。

二、血清蛋白质

肝内蛋白质的代谢极为活跃，而且更新速度较快。肝除合成自身所需蛋白质外，还合成多种分泌蛋白质。如血浆蛋白中，90% 以上的蛋白和全部的白蛋白（albumin，Alb）是由肝合成的，当肝的功能受到损害时，这些蛋白质含量减少；肝病时肝内单核细胞 - 巨噬细胞系统受到免疫刺激的作用，γ- 球蛋白生成增多，血中含量增加，而且质量也有所改变。

（一）血清总蛋白、白蛋白与球蛋白比值

血清总蛋白（total protein，TP）主要为 Alb 与球蛋白（globulin，Glo）的总和。一般只测定血清 TP 和 Alb，从 TP 中减去 Alb 即为 Glo 的含量。Glo 是多种蛋白质的混合物，其中包括含量高的免疫球蛋白、补体、多种糖蛋白、金属结合蛋白、多种脂蛋白及酶类。血清 TP 及 Alb 与 Glo 的比值（A/G 比值）的变化可以反映肝蛋白质代谢的宏观水平。

【参考区间】血清 TP 65 ～ 85 g/L（双缩脲法），Alb 40 ～ 55 g/L（溴甲酚绿 / 溴甲酚紫法），Glo 20 ～ 40 g/L，Alb/Glo 比值（A/G）1.2 ～ 2.4 : 1。

【临床意义】参见第九章第一节。①慢性肝实质损伤：如慢性肝炎、肝硬化、肝癌时，血清 TP 减低，以 Alb 减少为主，Alb 水平与肝功能损害程度成正比；Glo 持续性增加，并可随病情的加重而越见明显。②γ-Glo 减低相关疾病：低 γ- 球蛋白血症或先天性无 γ- 球蛋白血症，肾上腺皮质功能亢进和应用免疫抑制药等，TP 减低，A/G 比值明显增高。

【应用评价】血清 TP 和 A/G 比值受多种因素影响，测定结果异常时应进一步检验，如采用血清蛋白电泳分析、各种免疫球蛋白定量等。

（二）血清蛋白电泳（serum protein electrophoresis，SPE）

主要用于蛋白质紊乱血症的诊断。依据蛋白泳动速度不同，可将血清蛋白顺序区分为白蛋白、α_1、α_2、β 及 γ 球蛋白五条电泳区带。有时在白蛋白前有一条前白蛋白（prealbumin，preAlb）带，健康人与不同疾病患者血清蛋白琼脂糖电泳图谱比较见图 21-1。

【参考区间】SPE（琼脂糖电泳）：Alb 48% ～ 63%，α_1-Glo 2.8% ～ 5.4%、α_2-Glo 8.3% ～ 14%、β-Glo 8.7% ～ 15%、γ-Glo 12% ～ 25%。血清 preAlb 男：200 ～ 430 mg/L；女：180 ～ 350 mg/L（免疫比浊法）。

【临床意义】①急、慢性肝炎：SPE 各种蛋白比例变化与病程相关，但急性肝炎早期变化不大；②肝硬化：参见第九章第一节；③肝癌 SPE 改变与肝硬化相似；④单克隆球蛋白血症：参见第五章第三节；⑤肾病综合征：Alb 显著减低；α_1-Glo 正常，α_2、β-Glo 显著增加，γ-Glo 减低；⑥血清蛋白缺乏症，例如先天性无 γ 球蛋白血症、无白蛋白、β 球蛋白血症等，在 SPE 相应的区带出现缺如；⑦血清 preAlb：由于半寿期仅为 1.9 d，血清中含量低，在反映肝合成与分泌蛋白质功能方面比 Alb 更敏感，临床意义基本与 Alb 相同。

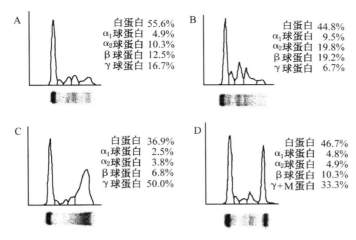

图 21-1　健康人与不同疾病患者血清蛋白琼脂糖电泳图谱比较

A. 健康人　　　　　　　　　　　　　B. 肾病综合征，α₂、β 球蛋白增高
C. 肝硬化，出现 β-γ 桥　　　　　　　D. 多发性骨髓瘤，出现 M 蛋白带

【应用评价】SPE 一般不用于直接诊断疾病，根据 SPE 的模式可解释一些临床疾病的病因和监测某些疾病的进程，对单克隆球蛋白血症的筛查具有诊断意义。

三、血清胆红素与总胆汁酸

胆红素（bilirubin，BIL）与胆汁酸（bile acids）均为肝所分泌胆汁的主要成分。胆红素为含血红素辅基的蛋白质在肝中分解代谢生成，胆汁酸则是胆固醇在肝细胞内经过复杂的化学反应转变而来，二者均随胆汁分泌排泄。肝的胆红素与胆汁酸代谢状况可反映肝功能的一部分。

（一）血清胆红素

血清胆红素包括未结合胆红素（unconjugated bilirubin，UBil）和结合胆红素（conjugated bilirubin，CBil），两者之和为总胆红素（total bilirubin，TBil）。UBil 来源于红细胞破坏等，在血液中主要与白蛋白结合形成胆红素 - 白蛋白复合物，为脂溶性，不能由肾小球滤过，所以尿中不含 UBil。UBil 随血流进入肝后在葡萄糖醛酸转移酶存在下，与胆红素尿苷二磷酸葡萄糖醛酸结合，形成单葡萄糖醛酸胆红素和双葡萄糖醛酸胆红素，即 CBil。CBil 为水溶性，可以通过肾排泄和胆汁排入肠道。CBil 在肠道细菌的作用下被还原为粪胆原（stercobilinogen），进一步氧化为粪胆素（stercobilin）。肠道中生成的粪胆原有 10% ~ 20% 被小肠重吸收，经门静脉入肝，其中 90% 以原形再排入肠道，小部分经体循环由肾滤过，排入尿中，称为尿胆原（urobilinogen）。凡是胆红素生成过多或肝细胞对胆红素的摄取、结合与排泄障碍，均可使血液中胆红素浓度升高，出现高胆红素血症或黄疸。

【参考区间】见表 21-1。

表21-1　中国成人（20 ~ 79岁）血清总胆红素与直接胆红素的参考区间

血清胆红素类型	分组	参考区间（μmol/L）
总胆红素（TBil）	男	≤ 26.0（重氮法 / 钒酸盐氧化法）
	女	≤ 21.0（重氮法 / 钒酸盐氧化法）
	男 / 女	≤ 23.0（重氮法 / 钒酸盐氧化法）
结合胆红素 / 直接胆红素（CBil/DBil）	男 / 女	≤ 8.0（重氮法）

【临床意义】

1．黄疸的诊断 黄疸（jaundice）是指高胆红素血症引起皮肤、巩膜和黏膜等组织黄染的现象。①当血清总胆红素（TBil）>参考区间上限～ 34.2 μmol/L 时，出现肉眼难于察觉的黄疸，为隐性黄疸或亚临床黄疸；②如血清总胆红素 > 34.2 μmol/L 即为显性黄疸，根据 TBil 含量，显性黄疸可分为轻度黄疸（TBil 34.2 ～ 171 μmol/L）、中度黄疸（TBil 172 ～ 342 μmol/L）和重度黄疸（TBil > 342 μmol/L），梗阻性黄疸常常 > 342 μmol/L。

2．黄疸的分类与鉴别 见表21-2。

表21-2 临床黄疸类型的实验鉴别诊断

黄疸类型	血清结合胆红素	血清未结合胆红素	尿胆原	尿液胆红素	粪便颜色
溶血性黄疸	↑	↑↑↑	↑↑↑	−	深棕色
肝细胞性黄疸	↑↑	↑↑	↑↑	+ ～ ++	棕黄色
梗阻性黄疸	↑↑↑	↑	↓ /−	++ ～ +++	浅黄或 灰白色

注：↑升高；↓减低；－阴性；＋阳性

3．判断肝细胞损害的程度和预后 血清 TBil 明显增高反映肝细胞损害严重。病毒性肝炎时，肝细胞损害越严重，血清 TBil 越高，而且 CBil 可持续升高；爆发性肝炎时，血清 TBil 仅中度升高；胆汁淤积性肝炎时，虽肝损害较轻，但血清中 TBil 却可以很高；成人溶血性黄疸时，血清总胆红素很少超过 85.5 μmol/L，超过此值常提示有肝损害或胆道梗阻；急性酒精性肝炎时，如血清 TBil 超过 85.5 μmol/L，提示预后不良。

（二）血清总胆汁酸

胆汁酸（bile acid，BA）是胆汁的主要成分，当肝细胞损伤或胆道阻塞时都会引起胆汁酸代谢障碍，导致血清总胆汁酸（total bile acid，TBA）增高。胆汁酸含量可反映肝细胞合成、摄取及分泌功能，并与胆道排泄有关。

【参考区间】血清 TBA 0 ～ 10 μmol/L（酶法）。

【临床意义】①肝胆疾病：例如急、慢性肝炎，重症肝炎等；胆道梗阻，例如胆结石、肝癌、胆汁性胆管炎等，血清 TBA 均明显升高，增高的程度与病情轻重有一定的相关关系。②肝硬化：参见第九章第一节。③血清 TBA 变化与临床肝胆疾病的病程有一定关系。

四、肝纤维化标志物

正常肝胶原（collagen）的含量较少。肝纤维化时，肝实质细胞减少，间质细胞和细胞外间质，尤其是胶原明显增加。通过检测血清中的一些胶原蛋白，如Ⅲ型前胶原肽（procollagen Ⅲ peptide，P-Ⅲ-P）、Ⅲ型前胶原（procollagen Ⅲ，PC-Ⅲ）、Ⅳ型胶原（collagen type Ⅳ，C-Ⅳ）和细胞外基质成分，如透明质酸（hyaluronic acid，HA）、层黏连蛋白（laminin，LN）的含量变化，可在一定程度上反映肝纤维化的程度。

【参考区间】血清 P-Ⅲ-P：0.3 ～ 0.6 μg/L（RIA）；PC-Ⅲ：41 ～ 163 μg/L（RIA）；C-Ⅳ：13 ～ 74 μg/L；HA：2 ～ 115 μg/L；LN：48 ～ 114 μg/L。

【临床意义】参见第九章第一节。

【应用评价】联合检测肝纤维化血清标志物，可提高其灵敏度和特异性，对肝早、晚期纤维化及其程度更有意义。血清Ⅳ型胶原在肝纤维化时升高最早；Ⅲ型前胶原可反映慢性肝纤维化的活动性，早期也显著升高；LN 升高与纤维化程度和门脉高压正相关，在纤维化后期升高尤为显著，HA 反映肝损伤程度。

（姜晓峰）

第二节 胰腺酶学试验

正常胰腺分泌的消化酶有两种形式：一种是有生物活性的，如淀粉酶和脂肪酶等；另一种是以前体或酶原形式存在的无活性的酶，如胰蛋白酶原、糜蛋白酶原等。正常胰腺分泌的酶几乎全部进入十二指肠，只有极少部分因各种原因而入血。胰腺酶学检验中，血、尿淀粉酶、血脂肪酶及尿胰蛋白酶原 -2 测定最常用，对急性胰腺炎的早期诊断、疗效监测有重要意义。

一、淀粉酶

血或尿液中淀粉酶（AMY）水平作为一种胰腺外分泌功能试验具有重要的意义，用于急性胰腺炎的诊断和腹痛、腹肌紧张、恶心、呕吐等急腹症表现的鉴别诊断。

【参考区间】总 AMY：血浆（清）35 ～ 135 U/L（麦芽七糖法），随机尿 < 1000 U/L 或尿总 AMY/ 尿肌酐（Cr）比值 < 680 U/g Cr，24 h 尿 < 900 U/24 h。

【临床意义】参见第九章第三节。由于 AMY 升高除见于急性胰腺炎外，还可出现在许多胰外疾病（如腮腺炎、穿孔性溃疡、肠梗阻、急性胆囊炎、巨淀粉酶血症、异位妊娠、糖尿病酸中毒、肺炎、急性阑尾炎、支气管肿瘤、卵巢恶性肿瘤等），使 AMY 敏感度和特异性受限。有研究报告，AMY 测定诊断急性胰腺炎的灵敏度为 70% ～ 95%，特异性仅为 33% ～ 34%，可能主要与每位患者的个体状况、发病时间、病情轻重程度和检测时间不同等有关。因此，在患者发病后尽快测定 AMY，尤其是尿总 AMY/ 尿肌酐（Cr）比值，并做动态观测，可提高诊断的阳性率。

【应用评价】AMY 升高程度与病情轻重不相关，病情轻者可能很高，病情严重者如暴发性胰腺炎因腺泡组织受到严重破坏，AMY 生成大为减少，测定 AMY 不升高或升高不明显。重症急性胰腺炎的中、重度脏器功能衰竭、全身或局部并发症的产生和死亡率均与最初的酶水平高低无关。血 AMY（及脂肪酶）轻度升高的患者同样可存在发展为重症胰腺炎的可能，尤其在血 AMY 升高幅度较低的酒精性急性胰腺炎更是如此。

二、脂肪酶

血清或血浆脂肪酶（lipase，LIP/LPS）主要用于急性胰腺炎诊断和急腹症鉴别诊断。LPS 在急性胰腺炎时的变化特征：① LPS 和 AMY 多呈平行性改变，但 LPS 的升高一般早于 AMY，而且在 LPS 升高的胰腺炎患者中约 20% 的患者血 AMY 不增高，同时测定 AMY 和 LPS 对诊断急性胰腺炎更有意义；②由于血 LPS 的组织来源比 AMY 少，故 LPS 对诊断急性胰腺炎比 AMY 总量具有更高的特异性；③由于 LPS 升高的幅度大，持续时间长，而血 AMY 升高的时间短，对急性胰腺炎发作后间隔时间长的病例测定 LPS 更具临床意义。

【参考区间】血清或血浆 LPS：比浊法（37℃）：36 ～ 160 U/L 或 0 ～ 190 U/L；偶联酶分光光度法（37℃）：7 ～ 58 U/L 或 < 220 U/L。

【临床意义】LPS 升高：参见第九章第三节。LPS 降低：①在慢性胰腺炎后期，腺泡组织严重破坏，导致进入循环的酶量减少，LPS 活性降低；②胰腺癌或结石引起胰腺导管梗阻，可使血 LPS 活性降低，但下降的程度取决于梗阻的部位、程度和剩余组织的功能；③儿童十二指肠液中 LPS 过低，提示儿童胰腺囊性纤维化。

【应用评价】①测定 LPS 的方法较多，不同方法的参考区间有差异，对胰腺炎的诊断敏感度也不同，在使用前必须了解所用方法及本实验室检测系统特异的参考区间；②腮腺炎和巨淀粉酶血症患者 LPS 不增高，与急性胰腺炎有鉴别诊断意义；③慢性胰腺炎诊断敏感性同 AMY 一样都较低。

三、胰蛋白酶原 -2

胰腺组织受损时，尿中胰蛋白酶原 -2（trypsinogen-2，Try-2）浓度明显增高。可用于急性胰腺炎诊断和急腹症鉴别诊断。

【参考区间】尿胰蛋白酶原 -2：阴性（免疫层析法）。

【临床意义】参见第九章第三节。

【应用评价】急性胰腺炎时，与疾病的严重程度有相关性，敏感性和特异性均高于淀粉酶，变化比 AMY 时间早、幅度大、持续时间长，但其他一些消化道疾病及肾衰竭时也可呈阳性。

（梁红艳）

第三节　肾功能试验

肾的主要生理功能是排泄代谢产物及调节水、电解质和酸碱平衡，维持机体内环境稳定。肾小球滤过功能是代谢产物排泄的主要方式，其中尿素、肌酐多由肾小球排出。肾小球滤过功能降低可导致血液肌酐、尿素等浓度升高。肾小管病变则可引起重吸收功能减弱或丧失。通过对肾功能状态，尤其是肾早期损伤的了解，有助于肾病的诊断、治疗及预后判断等。

一、肾小球滤过功能试验

肾小球滤过率（glomerular filtration rate，GFR）是指单位时间（通常为 1 min）内两肾生成滤液的量，正常成人为 80 ～ 120 ml/min。通常以肾清除率（clearance rate，Cr）测定肾小球滤过率，肾清除率是指单位时间内（通常以分钟为单位）清除血浆中某一物质的能力。推算出每分钟（min）能清除多少毫升（ml）血浆中的该物质，并以体表面积校正。结果以毫升 / 分（ml/min）或升 /24 小时（L/24 h）表示，计算式为：Cr =（U×V）/P，计算公式中 U 为尿中某种物质的浓度，P 为血浆中某种物质的浓度，V 为每分钟的尿量（ml/min）。利用肾清除率可分别测定肾小球滤过率、肾血流量、肾小管对各种物质的重吸收和分泌作用。

1. 内生肌酐清除率　肾单位时间内把若干毫升血液中的内生肌酐全部清除出去，称为内生肌酐清除率（creatinine clearance，Ccr），可较好地反映肾小球的滤过功能，在临床上最为常用。通过检测血清与尿液肌酐浓度、尿量 / 每分钟（根据 24 h 尿量计算），并校正体表面积后，计算得到 Ccr，其计算公式：

$$内生肌酐清除率 = \frac{尿中肌酐含量（\mu mol/L）}{血清肌酐含量（\mu mol/L）} \times 每分钟尿量（ml/min）$$

$$矫正\ Ccr = 实际清除率\ Ccr \times \frac{1.73\ m^3（欧美成人体表面积）}{受试者体表面积（m^3）}$$

【参考区间】成人 Ccr：80 ～ 120 ml/min；40 岁后随年龄增加逐渐降低，70 岁时约为青壮年的 60%；2 岁以内小儿偏低，新生儿：25 ～ 70 ml/min。

【临床意义】参见第七章第一节。

【应用评价】① Ccr 可较早判断肾小球损伤，当 GFR 降低至参考区间的 50% 时，血清肌酐和尿素仍可在参考区间内。② Ccr 替代 GFR 存在一定的缺陷 a. 在 GFR 下降时，肾小管可以少量分泌肌酐；b. 肾衰竭时，肠道细菌可以分解肌酐；c. 不同个体的肉食摄入量和肌肉总量的差异影响血浆肌酐浓度，一些药物可以减少肾小管排泌肌酐，使血浆肌酐升高，从而出现肾功能不全的假象。因此，Ccr 评价急性肾衰竭和恢复阶段有一定偏差。

2．血清肌酐　血清肌酐（serum creatinine，Scr）主要由肾小球滤过排出体外，其浓度取决于肾小球的滤过能力。常用酶法或苦味酸法测定 Scr 的含量。

【**参考区间**】Scr：男性（20 ～ 59 岁）：57 ～ 97 μmol/L；男性（60 ～ 79 岁）：57 ～ 111 μmol/L；女性（20 ～ 59 岁）：41 ～ 73 μmol/L；女性（60 ～ 79 岁）：41 ～ 81 μmol/L。

【**临床意义**】参见第七章第一节。① Scr 初步评估肾功能损害的程度：肾功能代偿期 133 ～ 177 μmol/L；肾功能失代偿期 186 ～ 442 mmol/L；肾衰竭期 451 ～ 701 mmol/L；尿毒症期 > 707 mmol/L。② Scr 鉴别肾前性和肾实质性少尿：器质性肾衰竭 > 200 mmol/L，而肾前性少尿（如心衰、脱水、肝肾综合征、肾病综合征等）一般 ≤ 200 mmol/L；器质性肾衰竭时，Scr 与血清尿素（Sur）同时增高，Sur /Scr ≤ 10∶1；而肾前蛋白分解代谢旺盛或蛋白摄入过多时，Sur 可快速上升，但 Scr 不相应升高，此时，Sur/Scr > 10∶1。

【**应用评价**】① Scr 日内生理波动为 10% 以内，与个体肌肉量有关，肌肉发达者与消瘦者相比生理水平有明显差异。老年人、身体消瘦者血肌酐浓度可能偏低，一旦其浓度升高，应警惕肾功能减退。②妊娠时由于血浆稀释而比正常人偏低，多在 35.2 ～ 52.8 mmol/L，如果孕妇 Scr > 70.4 mmol/L 则被认为有升高倾向。

3．血清尿素　尿素是蛋白质代谢的终产物之一，只有在蛋白质代谢较为恒定的状态下，血清尿素（serum urea，Sur）浓度才与肾排泄的速度有关，故 Sur 只能在一定程度上反映肾小球的滤过功能。一般在肾功能不全的失代偿期或氮质血症时，尿素会明显增高。

【**参考区间**】Sur（酶法）：男性（20 ～ 59 岁）3.1 ～ 8.0 mmol/L；男性（60 ～ 79 岁）3.6 ～ 9.5 mmol/L；女性（20 ～ 59 岁）2.6 ～ 7.5 mmol/L；女性（60 ～ 79 岁）3.1 ～ 8.8 mmol/L。

【**临床意义**】参见第七章第一节。

【**应用评价**】由于尿素较少受肾外因素影响，因此，Scr 和 Sur 应同时检测，作为肾功能不全患者的病情观察和治疗效果评价指标。

4．血清半胱氨酸蛋白酶抑制剂 C　血清半胱氨酸蛋白酶抑制剂 C 简称胱抑素 C（cystatin C，Cys C），是近年来发现的反映肾功能受损的良好标志物，属于一种理想的反映肾小球滤过率（GFR）的内源性标志物。Cys C 存在于所有体液中，脑脊液中浓度最高，尿中的浓度最低。

【**参考区间**】成人血清 Cys C 浓度：0.59 ～ 1.03 mg/L。

【**临床意义**】参见第七章第一节。

二、肾小管功能试验

1．肾小管损伤试验　近端肾小管主要承担原尿的重吸收功能，通过检测 β_2- 微球蛋白（β_2-microglobulin，β_2-MG）、α_1- 微球蛋白（α_1-microglobulin，α_1- MG）、视黄醇结合蛋白（retinol-binding protein，RBP）、N- 乙酰 -β-D- 氨基葡萄糖苷酶（N-acetyl-β-D-glucosaminidase，NAG）等的变化，可以反映其功能是否有损伤。

【**参考区间**】① α_1-MG：血清 10 ～ 30 mg/L；尿液 < 15 mg/24 h，或 < 10 mg/g Ucr（尿肌酐）；② β_2-MG：血清 18 ～ 59 岁：1 ～ 2.3 mg/L；≥ 60 岁：1.3 ～ 3.0 mg/L。尿液 < 0.2 mg/g Ucr；③ NAG：速率法 < 2.37 U/mmol Ucr 或 < 21 U/g Ucr；终点法 < 1.81 U/mmol Ucr 或 < 16 U/g Ucr；④ RBP：成人尿 < 0.7 mg/L。

【**临床意义**】① α_1-MG、β_2-MG、NAG：参见第七章第二节。②尿 BRP：升高提示近端肾小管损伤和功能异常，可见于肾小管间质性肾炎、重金属或肾毒性药物引起的肾小管中毒；肾小球肾病和肾血管疾病合并肾小管损伤。

【**应用评价**】①尿 NAG 活性增高主要见于早期肾小管毒性损伤；尿 α_1-MG 增高则主要见于肾小管重吸收功能损伤，彼此不能替代，联合运用更有价值。血清 β_2-MG 和尿中 α_1-MG 可随年龄增长而有升高。② RBP 不随尿 pH 升高或降低而降解，也不受性别、体位的影响，故尿 RBP 在临床上常作为肾小管损伤的标志物。

2. 肾小管功能试验 远端肾小管是调节尿液最终成分的主要场所，可通过尿浓缩 - 稀释试验、尿渗量等反映其功能变化。尿渗量（urine osmol，Uosm）是指尿内全部溶质的微粒总数量，以毫渗摩尔数量 / 千克水（mOsml/kg H_2O）为单位表示。

【参考区间】①成年人 24 h 尿量为 1000 ~ 2000 ml；夜尿量（晚 8 时~次晨 8 时）< 750 ml；昼夜尿量之比为 3 ~ 4∶1；日间各次的尿比密因尿量不同有变化，可波动在 1.002 ~ 1.030，最高与最低尿比密之差 > 0.009；尿液最高比密应在 1.020 以上。②禁饮（8 h）尿渗量为：600 ~ 1 000 mOsmol/ kg H_2O，平均值 800 mOsmol/ kg H_2O；血浆渗量为：275 ~ 305 mOsmol/kg H_2O，平均值 300 mOsmol/ kg H_2O。尿 / 血浆渗量（Uosm/Posm）比值：（3 ~ 4.5）∶1。

【临床应用】参见第七章第二节。

【应用评价】①渗量测定不受温度影响，重复性好，优于尿比密测定；②尿渗量与血浆渗量比值比单独测定更有意义；③血浆渗量测定应选用肝素抗凝剂。

（李燕平）

第四节　心功能试验

心功能试验在特定心血管疾病的诊断、风险评估、疗效及预后判断中起着重要作用。常用心功能试验包括心肌损伤标志物、继发性高血压诊断指标、心力衰竭标志物、心血管疾病风险因子的检测与应用。

一、心肌损伤标志物

冠状动脉粥样硬化性心脏病发生时，心肌细胞因受损而发生坏死，致使组织中的蛋白及酶类释放进入血循环，临床将此类物质称之为"心肌损伤标志物"。在冠心病的不同阶段，释放入血的心肌损伤标志物类型和水平不尽相同，心肌损伤标志物释放量与心肌损伤严重程度密切相关。检测患者血心肌损伤标志物类型与水平在冠心病心肌损伤的诊断及风险评估中发挥了重要的作用。动态分析心肌损伤标志物的变化可提示临床治疗效果，并可作为判断患者预后的实验诊断辅助指标。

1. 心肌肌钙蛋白 心肌肌钙蛋白（cardiac troponin，cTn），主要包括 cTnI、cTnT 两种，是现今心肌组织损伤时可在血液中检测到的特异性和敏感性最高的标志物，是诊断和鉴别诊断 ACS 以及对心脏疾病进行危险分层的首选标志物。

【参考区间】血清 cTnI < 0.20 μg/L；cTnT < 0.13 μg/L；hs-cTnI < 0.034 μg/L；hs-cTnT < 0.014 μg/L（化学发光分析）。

【临床意义】参见第十二章第一节。

【应用评价】① cTn 是诊断心肌损伤特异的指标，对于一些不能通过心电图改变判断，无临床典型症状的微小心肌损伤患者，cTn 的检测是目前最佳的辅助诊断指标。超敏 cTn（hs-cTn）对于心肌损伤具有较高的阴性预测价值，可以减少 cTn 诊断盲区，应用时应注意动态监测。②不同检测系统的参考区间有明显差异，在比较检测结果时应注意。

2. 肌酸激酶同工酶 MB 质量 肌酸激酶同工酶 MB（CK-MB）主要存在于心肌细胞中，心脏疾病发生时，CK-MB 含量可达总 CK 的 15% ~ 20%。CK-MB 酶活力会受到 CK-BB、线粒体 CK 及巨 CK 的干扰，在临床上有可能出现假性升高的情况，因此目前临床多直接采用 CK-MB。

【参考区间】男< 3.61 ng/ml；女< 4.87 ng/ml（化学发光分析）。

【临床意义】参见第十二章第一节。

【应用评价】① CK-MB 目前在临床上主要用于没有条件使用 cTn 时的替代标志物。在其他一些疾病中，如肌病、多发性肌炎或挤压综合征等也发现 CK-MB 升高，可结合 cTn 加以鉴别。②不同检测系统的参考区间有明显差异，在比较检测结果时应注意。

3．肌红蛋白（Mb）　肌红蛋白（Mb）具有分子量较小、诊断窗口期较早、敏感性强等特点，在发病 6 h 以内的心肌损伤标志物中，Mb 是首选的早期标志物。

【参考区间】血清 Mb：男 28 ~ 72 ng/ml；女 25 ~ 58 ng/ml（化学发光法）

【临床意义】参见第十二章第一节。

【应用评价】① Mb 特异性较差，在骨骼肌损伤及终末期肾功能不全时均有可能升高，因此，在发病 6 h 内，Mb 阴性结果能有效排除急性冠脉综合征（ACS），但其阳性结果必须通过 cTn 检测来确认。Mb 对于需冠脉手术的心肌损伤患者的早期诊断价值优于其他标志物。②不同检测系统的 Mb 参考区间有差异，应制订适合本实验室的参考区间。

二、继发性高血压实验诊断指标

继发性高血压是由某些确定的疾病或因素引起的血压升高，占所有高血压的 5% ~ 10%。实验检查在高血压诊断、治疗中均起到了十分重要的作用。

1．肾素 - 血管紧张素 - 醛固酮　肾素 - 血管紧张素 - 醛固酮系统（rennin-angiotensin -aldosterone system，RAAS）主要是调节人体血压、水与电解质平衡，保持人体内环境稳定。检测血浆肾素、血管紧张素（AT-Ⅰ/Ⅱ）和醛固酮（ALD）的浓度变化，可辅助高血压的诊治。临床常用化学发光法检测。

【参考区间】①血浆肾素：卧位：0.05 ~ 0.79 ng/（ml·h）；立位：0.3 ~ 1.9 ng/（ml·h）；醛固酮 / 肾素活性< 20：1。②血浆 AT-Ⅰ：11 ~ 88 ng/L；AT-Ⅱ：12 ~ 36 ng/L。③血浆 ALD：卧位 48.5 ~ 123.5 ng/L；立位：63 ~ 233.6 ng/L。

【临床意义】参见第十二章第二节。

【应用评价】①不同检测系统的参考区间有差异，应制订适合本实验室的参考区间；②多种药物，例如 β 受体阻滞药、血管扩张药、利尿药、甾体激素、肾上腺盐皮质激素受体拮抗药等可影响血浆肾素 - 血管紧张素 - 醛固酮水平，一般应在停药后 2 周以上测定；α 受体拮抗药对其检测影响较小。

2．促肾上腺皮质激素与皮质醇　血浆促肾上腺皮质激素（ACTH）与皮质醇浓度变化对明确高血压病因和治疗监测有一定意义，临床常用化学发光法检测。

【参考区间】①血浆 ACTH：上午 8 时：25 ~ 100 ng/L；下午 6 时：10 ~ 80 ng/L；②血浆皮质醇：上午 8 时：140 ~ 630 nmol/L；下午 2 时：55 ~ 165 nmol/L；昼夜皮质醇浓度比值> 2。

【临床意义】参见第十二章第二节。

【应用评价】①不同检测系统的参考区间有差异，应制订适合本实验室的参考区间；② ACTH 与皮质醇释放呈昼夜节律变化，应了解血浆样本采集时间（与结果解释相关）。

三、心力衰竭标志物

实验诊断指标在心力衰竭（简称心衰）诊断中虽然不是金标准，但是在其诊断、鉴别诊断、疗效监测及预后评价方面的价值得到了越来越广泛的认可。目前常用的心衰标志物有 B 型利钠肽（BNP）和氨基末端 -B 型利钠肽前体（NT-proBNP）。BNP 是由心室分泌的活性多肽，半衰期为 22 min；NT-proBNP 是 BNP 生成过程中释放出的 N 端的一段肽，其半衰期为 120 min，体外稳定性强，在心衰患者中的水平较 BNP 高，更有利于心衰的诊断。

【参考区间】血清或血浆：BNP 0 ～ 35 pg/ml；NT-proBNP 0 ～ 125 pg/ml（化学发光法）。

【临床意义】参见第十二章第二节。

【应用评价】① NT-proBNP 与 BNP 对心衰诊治的临床应用价值相似，没有必要同时检测。BNP 具有生物学活性，半衰期短，体外稳定性差，采集标本后应立即检测，NT-proBNP 体外较稳定；②慢性肾功能不全影响 BNP/NT-proBNP 诊断心衰时的最佳临界值，NT-proBNP 的清除主要由肾小球滤过，因此其血浓度受肾功能影响大于 BNP；③血液中的 BNP/NT-proBNP 水平受性别、年龄和肥胖的影响，应综合分析。

四、心血管疾病风险因子

某些标志物作为危险因素虽不是心血管疾病发生的病因，也不能作为疾病诊断的依据，却与疾病的发生、发展和预后密切相关，可作为独立的风险评估因子提示疾病发生的危险性。目前常用的评估心血管疾病危险性的标志物有超敏 C 反应蛋白（hs-CRP）和同型半胱氨酸（Hcy）等。

1. 超敏 C 反应蛋白　用高敏感的方法检测到体内低水平的 CRP，称为超敏 C 反应蛋白（hs-CRP）；血清 hs-CRP 水平升高提示粥样硬化病灶的炎症活动增强，与心血管疾病的发病关系密切，可能是比低密度脂蛋白胆固醇（LDL-C）更有效的独立心血管疾病预测指标。

【参考区间】血清 hs-CRP：0 ～ 3.0 mg/L（免疫比浊法）。

【临床意义】①急性冠脉综合征（ACS）患者风险评估：ACS 患者无论有无症状，均可用 hs-CRP 进行风险评估：hs-CRP < 1.0 mg/L 为低风险性；1.0 ～ 3.0 mg/L 为中度风险性；> 3.0 mg/L 为高度风险性。② ACS 预后评价：hs-CRP 可作为 ACS 患者预后及复发的独立预测指标。

【应用评价】在应用 hs-CRP 作为心脑血管疾病的炎症性病变生物标志物时，首先要排除组织感染、组织损伤、恶性肿瘤的存在。

2. 血清同型半胱氨酸　同型半胱氨酸（homocysteine，Hcy）增多可导致血管内皮细胞损伤，促进血管中层细胞增殖以及血管外膜激活，促进炎症反应、氧化应激及凝血系统异常等，是心脑血管疾病发生的独立危险因子。

【参考区间】血清 Hcy：5.08 ～ 15.39 μmol/L（化学发光法）。

【临床意义】①血清 Hcy 每升高 5 μmol/L，可使冠心病的风险增加 33%；而 Hcy 每降低 3 μmol/L，可以降低 11% 的缺血性心脏病发病风险。②糖尿病患者血 Hcy 水平每升高 5 μmol/L，未来 5 年内死亡率增加 3 倍。③慢性肾病患者由于肾功能障碍，导致肾清除血液同型半胱氨酸的能力减退，造成动脉粥样硬化和心血管病死亡率增加。④血 Hcy 水平每升高 5 μmol/L，患脑血管疾病的风险增加 1.5 倍。血 Hcy 水平 > 14 μmol/L，老年痴呆症的发病风险增加 1 倍。⑤ Hcy 水平升高增加妊娠并发症的风险，如先兆子痫、习惯性流产、早产、胎盘早剥或胎盘梗死。

【应用评价】不同检测系统的检测结果存在一定的差异，在临床应用判定体内 Hcy 基础水平或进行疗效评估时，应选择同一检测系统的检测结果作为评判标准。一些抗肿瘤药物因抑制叶酸代谢引起血清 Hcy 增高。

（刘彦虹）

第五节　物质代谢试验

物质代谢试验主要包括糖代谢、脂类代谢、核酸代谢、骨代谢试验，电解质与水平衡试验和酸碱平衡与血气分析，这些试验对机体物质代谢性疾病的实验诊断最常用且必不可少。

一、糖代谢试验

糖代谢试验主要包括血浆葡萄糖、口服葡萄糖耐量试验（oral glucose tolerance test，OGTT）、胰岛素及 C- 肽、糖化血红蛋白（glycated hemoglobin，GHb）、β- 羟丁酸和乳酸等常用项目，可基本判断糖代谢有无异常，并辅助诊断糖代谢异常相关疾病。WHO 推荐应用 OGTT 作为诊断糖尿病的常规试验：①无糖尿病症状但有随机或空腹血糖异常；②无糖尿病症状，有一过性或持续性糖尿；③有糖尿病症状但空腹或随机血糖达不到诊断标准；④无糖尿病症状，但有明显的家族史；⑤妊娠期妇女筛查糖尿病；⑥甲状腺功能亢进症、肝病或感染时出现高血糖；⑦原因不明的肾病或视网膜病变。

【参考区间】① WHO 推荐 OGTT：空腹血浆葡萄糖（FPG）3.9 ~ 6.1 mmol/L；服糖后 30 ~ 60 min 血糖达高峰，一般在 7.8 ~ 9.0 mmol/L，峰值 < 11.1 mmol/L；服糖后 2 h 血糖（2 h-PG）< 7.8 mmol/L；服糖后 3 h 血糖应恢复至空腹水平。②成人 GHb：血液 HbA1c：3.6% ~ 6.0%（HPLC 法、酶法）；血清糖化白蛋白：10.8% ~ 17.1%（酮胺氧化酶法）。③成人血清胰岛素浓度（化学发光法）：空腹 2.6 ~ 11.1 mU/L；峰时为服糖后 30 min ~ 1 h，峰值为空腹胰岛素值的 5 ~ 10 倍；3 h 降至空腹水平。④血清 C- 肽（化学发光法）：空腹 0.78 ~ 1.89 ng/ml；峰时为服糖后 30 min ~ 1 h，峰值为空腹值的 3 ~ 4 倍；3 h 降至空腹水平。⑤成人血清 β- 羟丁酸浓度：0.03 ~ 0.30 mmol/L。⑥安静状态下，成年人空腹静脉血乳酸浓度：0.6 ~ 2.2 mmol/L。

【临床意义】参见十一章第一节。

【应用评价】

1. 血糖　标本采集推荐用加氟化钠的真空采血管，可减少葡萄糖因体外消耗而降低。推荐检测血浆葡萄糖，标本空腹全血葡萄糖比血浆葡萄糖浓度低 12% ~ 15%，空腹静脉血血糖比毛细血管高约 0.22 mmol/L，比动脉血高约 0.56 mmol/L。采用便携式血糖仪用毛细血管全血标本测定血糖，只适用于血糖监测，不作为诊断依据。

2. HbA1c 水平　由血液平均葡萄糖浓度和红细胞寿命两种因素决定，在有溶血性贫血或其他原因引起红细胞寿命缩短时，或近期有大量失血、新生红细胞大量生成时，HbA1c 水平明显降低。高 HbA1c 水平也可见于缺铁性贫血患者，可能与较多的衰老红细胞有关。对于糖尿病患者，推荐至少 3 个月检测一次 HbA1c，在糖尿病患者妊娠或调整治疗方案时，可 1 个月监测一次。

3. 糖化白蛋白（glycated albumin，GA）　可反映 2 ~ 3 周前血糖的控制状况，作为观察糖尿病近期治疗效果的指标，制订短期的治疗方案；结合 GHb 结果，可以制订更有效的治疗办法。白蛋白浓度和半衰期发生明显变化时，可对 GA 产生很大影响，故对肾病综合征、肝硬化、异常蛋白血症或急性时相反应的患者，糖化血清蛋白结果不可靠。

4. C- 肽　与胰岛素无免疫交叉反应，血中浓度不受外源性胰岛素和抗胰岛素抗体的干扰，故其测定结果能更准确地反映胰岛 β 细胞生成和分泌胰岛素的功能。

5. 血清乳酸　采血时应用止血带或握拳可增加乳酸水平，应尽量避免。采血后立即送检，及时测定，尽量避免体外糖酵解作用，增加乳酸含量。

二、脂代谢试验

脂代谢试验主要包括血浆脂类、脂蛋白、载脂蛋白，必要时还可检测相关受体和酶等。

1. 血浆脂类　包括游离胆固醇（free cholesterol，FC）、胆固醇酯（cholesterol ester，CE）、三酰甘油（triglyceride，TG）、磷脂（PL）、糖酯、游离脂肪酸（free fatty acid，FFA）等，可反映全身脂类代谢的状态。血浆总胆固醇（total cholesterol，TC）主要包括 CE 和 FC，CE 占 60% ～ 70%，FC 占 30% ～ 40%。三酰甘油，又称中性脂肪，血浆中 90% ～ 95% 的甘油酯是三酰甘油。血液中的磷脂包括卵磷脂、溶血卵磷脂、神经磷脂、脑磷脂等。FFA 由油酸、软脂酸、亚油酸等组成，是三酰甘油的水解产物，也可由脂肪细胞及肝细胞合成，在血中浓度很低。

【参考区间】①血浆 TC（胆固醇氧化酶法）：合适范围：< 5.18 mmol/L；边缘升高：5.18 ～ 6.19 mmol/L；升高：≥ 6.22 mmol/L。②血浆 TG（磷酸甘油氧化酶法）：合适范围：< 1.70 mmol/L；边缘升高：1.70 ～ 2.25 mmol/L；升高：≥ 2.26 mmol/L。③血清 PL（酶法）：1.3 ～ 3.2 mmol/L。④血浆 FAA（酶法）：0.4 ～ 0.9 mmol/L。

【临床意义】主要参见第十一章第二节。①血清 PL：与 TC 水平变化相关，高胆固醇血症时常有高磷脂血症，但 PL 的增高一般迟于胆固醇；TG 增高时 PL 也常增高。临床 PL 增高常见于胆汁淤积、原发性胆汁淤积性肝硬化、高脂血症（Ⅱa、Ⅱb、Ⅲ、Ⅳ、Ⅴ型）、脂肪肝、肾病综合征等。② FFA：增加见于糖尿病、甲状腺功能亢进症、心肌梗死、糖供给或利用障碍等；减低见于甲状腺功能减退症、胰岛素瘤、垂体功能减退等。

【应用评价】①判断 TC 水平高低或决定是否需要治疗的依据是由心血管病危险分层得出的医学决定限，而非基于 TC 人群分布的参考区间；② TG 和 PL 的波动范围较大，随年龄、性别、饮食结构和生活习惯等不同。

2. 血浆脂蛋白　脂蛋白是一种含有蛋白质、胆固醇和磷脂的复合体，目前尚无一种较为理想的定量方法。由于脂蛋白中胆固醇含量较为稳定，目前以测定脂蛋白中胆固醇总量的方法作为脂蛋白的定量依据，即测定血浆高密度脂蛋白（HDL）、低密度脂蛋白（LDL）中的胆固醇，并分别称为高密度脂蛋白胆固醇（HDL-C）、低密度脂蛋白胆固醇（LDL-C）。LDL、极低密度脂蛋白（VLDL）和中密度脂蛋白（IDL）中的胆固醇之和被称为非高密度脂蛋白 - 胆固醇（non-HDL-C），无须单独测定，为血浆 TC 减去 HDL-C 值。脂蛋白 a 即 Lp（a），和 LDL 结构相似，作为心脑血管动脉粥样硬化性疾病的独立危险因素已得到公认。

【参考区间】①血浆 HDL-C（匀相测定法）：合适范围 ≥ 1.04 mmol/L；升高 ≥ 1.55 mmol/L；降低 < 1.04 mmol/L。②血浆 LDL-C（匀相测定法）：合适范围：< 3.37 mmol/L；边缘升高：3.37 ～ 4.12 mmol/L；升高：≥ 4.14 mmol/L。③血浆 non-HDL-C：4.00 ～ 4.60 mmol/L。④血浆 Lp（a）< 300 mg/L（免疫比浊法）。

【临床意义】参见第十一章第二节。

【应用评价】①影响血浆 HDL-C 水平的因素：主要有年龄、性别、种族、饮食、肥胖、饮酒与吸烟、运动和药物等，在应用检测结果时应予以重视。② LDL-C 水平：随年龄增高而上升，青年与中年男性高于女性，老年前期与老年期女性高于男性。高脂血症对 LDL-C 检测可产生干扰。③ Lp（a）：个体间差异很大。目前认为 Lp（a）水平高低主要是由遗传因素决定，有家族聚集性，基本不受性别、年龄、饮食营养和环境影响。

3. 血浆载脂蛋白　脂蛋白中的蛋白质部分称为载脂蛋白（Apo）。人体 Apo 种类很多，一般分为 5 ～ 7 类，用英文字母顺序如 A、B、C、D、E 命名，每一类还有亚类如 AⅠ、AⅡ、B48、B100 等。临床应用较多的是载脂蛋白 AⅠ（ApoAⅠ）、载脂蛋白 B（ApoB）。

【参考区间】血浆 ApoⅠ：1.2 ～ 1.6 g/L；ApoB：0.6 ～ 1.12 g/L（免疫比浊法）。

【临床意义】

1. ApoAⅠ 是 HDL 颗粒的主要蛋白质成分，具有抗炎和抗氧化效应。① ApoAⅠ降低：多见于动脉粥样硬化性心脑血管疾病，还见于肾病综合征、酒精性肝炎、糖尿病、某些遗传性疾病，如家族性 α 脂蛋白缺乏症、家族性 ApoA Ⅰ 缺乏症、家族性 LCAT 缺乏症、家族性低 HDL 症等。② ApoA Ⅰ 升高：见于高 α 脂蛋白血症，某些家族其 ApoA Ⅰ 和 HDL-C 平行升高，此外也可见于肝病、人工透析等。

2．ApoB　为致动脉粥样硬化的 LDL 颗粒的主要结构成分，含 ApoB 的颗粒过量是致 AS 进程的主要触发器。① ApoB 降低：见于肝病、恶性肿瘤、营养不良、甲状腺功能亢进症及一些遗传性疾病，如无 β 脂蛋白血症、低 β 脂蛋白血症等。② ApoB 升高：多见于动脉粥样硬化、CHD，脑血管疾病和 Ⅰ、Ⅱ、Ⅳ、Ⅴ 型高脂蛋白血症，胆汁淤积，糖尿病，肾病综合征，甲状腺功能减退症等。

3．ApoB/ApoA Ⅰ 的比值　研究表明，TC/HDL-C 和 ApoB100/ApoA Ⅰ 比值对评估心脏病风险具有预测价值。ApoB 与 ApoA Ⅰ 之比可以反映胆固醇运输的平衡。比值越大，沉积在动脉壁的胆固醇越多，引发 AS 和冠心病的风险增大。

【应用评价】血浆载脂蛋白和 HDL-C、LDL-C 对评估 AS 心脑血管疾病的危险性可相互配合、相互补充，其各有侧重，更利于全面了解病情。

三、核酸代谢试验

1．血清尿酸　尿酸（uric acid，UA）是嘌呤代谢的终产物，来源于内、外源性核蛋白的降解和直接来源于嘌呤核苷酸等。人体内尿酸每日生产量和排泄量大约相等。尿酸 1/3 是由食物而来，2/3 是体内自行合成。主要从肾排出。

【参考区间】血清尿酸：①酶法：男性 208 ～ 428 μmol/L，女性 155 ～ 357 μmol/L；②磷钨酸还原法：男性 262 ～ 452 μmol/L；女性 137 ～ 393 μmol/L。

【临床意义】

1．血清尿酸增高　①主要见于痛风，但少数患者在痛风发作时血尿酸正常。②血友病、慢性白血病、多发性骨髓瘤、真性红细胞增多症患者，由于其细胞增殖周期快、核酸分解代谢增加所致；当肿瘤化疗后血尿酸升高更明显。③某些肾病引起肾功能减退。④化学中毒，如氯仿、四氯化碳及铅中毒。⑤妊娠反应及食用富含核酸的食物。

2．血清尿酸降低　①恶性贫血、范科尼综合征等疾病；②某些药物，肾上腺皮质激素、促肾上腺皮质激素（ACTH）、阿司匹林、嘌呤醇等治疗后。

【应用评价】多个流行病学研究证实，血尿酸是高血压发病的独立危险因素，血尿酸水平每增高 59.5 μmol/L，高血压发病相对危险增高 25%。临床研究发现，原发性高血压患者 90% 合并高尿酸血症，而继发性高血压患者只有 30% 合并高尿酸血症，提示高尿酸血症与原发性高血压有因果关系。

2．腺苷脱氨酶　腺苷脱氨酶（adenosine deaminase，ADA）为氨基水解酶，广泛存在于人体多种组织，以胸腺、脾和其他淋巴组织中含量最高。ADA 含量在血液中以淋巴细胞和红细胞最多，且其活性远远高于血清中的 ADA 活性，可检测血清、全血、浆膜腔积液 ADA。

【参考区间】血清 4 ～ 18 U/L（酶比色法）

【临床意义】①血清 ADA：升高可见于肝病、肿瘤、血液病、结核病等；降低可见于重症联合免疫缺陷（SCID）病。②胸腔积液 ADA 增高参见第十章第五节。

四、骨代谢试验

钙、磷、镁是骨无机物的主要成分，具有广泛的生理功能。血浆中钙、磷、镁的浓度受肠道吸收、骨质沉积和吸收、肾排泄分泌等的调节。骨代谢包括成骨（骨形成）和破骨（骨吸收）两个过程，在甲状旁腺素（PTH）、活性维生素 D、降钙素和 PTH 相关蛋白等的调控下维持动态平衡。这种平衡的失调，将导致骨质疏松、骨软化症等骨代谢病。成骨细胞和破骨细胞活动释放至血和尿中的基质成分可作为骨代谢的生化标志物，检测这些指标，对代谢性骨病的早期诊断、预测骨丢失和监测药物疗效等均具有极其重要的临床意义。

1. 血清骨矿物质   骨矿物质是骨中以无机盐形式存在的多种元素的总称，主要包括钙、磷和镁。血液中的钙以结合钙（与白蛋白结合钙）、复合钙（与阴离子结合钙）和游离钙（离子钙）的形式存在。血液中的磷以有机磷和无机磷两种形式存在。血液中的镁有三种存在形式：离子镁约占 55%，蛋白结合镁约占 30%，与磷酸盐、枸橼酸盐等阴离子形成复合物的镁约占 15%。

【参考区间】①钙：血清总钙：成人 2.11 ~ 2.52 mmol/L（邻甲酚酞络合酮比色法或间接离子选择甲极法换算）；血清离子钙：成人 1.13 ~ 1.32 mmol/L；尿总钙：成人 2.5 ~ 7.5 mmol/24 h。②血清无机磷：成人 0.85 ~ 1.51 mmol/L（磷钼酸紫外法）。③血清总镁：成人 0.75 ~ 1.02 mmol/L（二甲苯胺蓝法）。

【临床意义】参见第十一章第三节。①尿总钙：增高见于甲状旁腺功能亢进症、恶性肿瘤骨转移、维生素 D 过多症。减低见于甲状旁腺功能减退症、乳糜泻、维生素 D 缺乏病、尿毒症等。②血镁：降低常见于摄入不足、吸收不良，随尿液排镁过多，慢性酒精中毒时抑制镁的重吸收等；增高常见于肾功能不全及肾衰竭等。

【应用评价】①血磷和血钙之间有一定的浓度关系，健康人血钙和血磷浓度的乘积为一个常数，如以 mg/dl 为单位计算，应为 35 ~ 40。当疾病引起钙、磷浓度发生变化时，若血钙升高，则血磷降低，反之亦然。此关系对成骨作用极为重要，当钙、磷乘积过低时可发生佝偻病或软骨病；乘积超过 40，钙、磷可以骨盐的形式沉积在骨组织。②低镁血症：患者常同时伴有水和其他电解质紊乱，例如，低镁血症时可有低钙、低钠、低磷等同时存在。低镁血症和低钙血症症状相似，不易区分，有疑问时应进行血镁测定。如血镁过低，虽血钙正常，也可出现肌肉震颤、手足反射亢进，甚至谵妄等精神症状。

2. 血清骨转换标志物   血清骨转换标志物（bone turnover markers，BTMs）包括反映骨形成的骨性碱性磷酸酶（bone alkaline phosphatase，B-ALP）、骨钙素（osteocalcin，OC）、Ⅰ型前胶原羧基前肽（carboxyterminal propeptide of type Ⅰ procollagen，PICP）、骨连接蛋白等；反映骨吸收的有血清抗酒石酸酸性磷酸酶（tartrate-resistant acid phosphatase，TRAP）、Ⅰ型胶原 C 端肽（carboxy-terminal telopeptide of type Ⅰ collagen，CTX）、羟脯氨酸（hydroxyproline，HOP）、尿吡啶酚（pyridinoline，Pyr）等。

【参考区间】①血清 B-ALP（免疫化学法）：男性 15.0 ~ 41.5 U/L，女性 11.6 ~ 30.6 U/L；②血清 OC（化学发光）：男性 3.11 ± 1.4 nmol/L，女性 2.10 ± 0.77 nmol/L；③血清 PICP（ELISA）：男性 76 ~ 163 μg/L，女性 69 ~ 147 μg/L；④血清 TRAP（ELISA）：男性 61 ~ 301 μg/L，女性 41 ~ 288 μg/L（绝经前）、129 ~ 348 μg/L（绝经后）。

【临床意义】参见第十一章第三节。

【应用评价】

（1）B-ALP：在血清中比 OC 稳定，半衰期为 1 ~ 2 天，不受昼夜变化影响，标本不需特殊处理。B-ALP 反映成骨细胞活性和骨形成有较高特异性，但目前检测应用的抗 B-ALP 抗体特异性不高，与肝性 ALP 存在 5% ~ 20% 的交叉反应。

（2）血清 OC：变化具有生物节律性，早晨高，下午和傍晚达到最低点，其后逐渐上升，午夜和凌晨 4：00 间达到最高浓度。OC 不受骨吸收因素的影响，但随年龄变化以及骨更新率的变化而不同。骨更新率越快，骨钙素越高，反之降低。在原发性骨质疏松中，绝经后骨质疏松症是高转换型的，所以骨钙素明显升高；老年性骨质疏松症是低转换型的，因而骨钙素升高不明显。故可根据骨钙素的变化情况鉴别骨质疏松是高转换型还是低转换型。

3．骨代谢调节激素　骨代谢调节激素主要有甲状旁腺激素（parathyroid hormone，PTH）、降钙素（calcitonin，CT）及维生素 D（Vitamin D）。PTH 是维持血钙、血磷平衡的重要激素，主要通过骨、肾以及小肠黏膜来实现升高血钙、降低血磷的作用。CT 主要作用是降低血钙，并和甲状旁腺激素共同调节钙、磷代谢。25-羟基维生素 D（25-hydroxy-vitamin D，25-O-HD）是维生素 D 在体内的主要存在形式，血清 25-OH-VD 的高低可以反映人体维生素 D 的储存水平，并且与维生素 D 缺乏的临床症状相关。

【参考区间】①血清 PTH（免疫化学发光法）：1 ~ 10 pmol/L；②血清 CT（免疫化学发光法）：男性 0.56 ~ 13.4 pmol/L，女性 0.56 ~ 2.8 pmol/L；③血清 25-O-HD：充足或适宜水平 > 50 nmol/L 或 > 20 ng/L。

【临床意义】参见第十一章第三节。

【应用评价】

（1）CT 可作为肿瘤标志物：血清 CT 浓度增高（> 100 ng/L）见于绝大多数甲状腺髓样癌，并被认为是其早期诊断的重要标志。尤其是有家族史者应早期筛查，约 75% 的甲状腺髓样癌 CT 阳性，可作为诊断、治疗和复发监测的指标。在肺小细胞癌、乳腺癌、胃肠道癌及肿瘤骨转移时，血中 CT 也增高。

（2）由于在临床中对于普通个体的维生素 D 实际需求量并不清楚，为了保证个体的维生素 D 储量足够，建议个体的维生素 D 应达充足或适宜水平。

五、电解质与水平衡试验

临床生化检验中电解质与水平衡试验主要有钾、钠、氯、钙、镁和无机磷检测，碳酸氢盐检测常包含在血气、酸碱平衡分析项目中。

阴离子间隙（anion gap，AG）是判断电解质失衡和酸碱失衡的计算指标。根据电中性原理，细胞外液中阳离子的电荷总数与阴离子的电荷总数相等，即各可测和未测阴离子之和等于各可测和未测阳离子之和。常规测定电解质的项目一般仅包括 K^+、Na^+、Cl^- 和 HCO_3^-，未测定阳离子的量很少，且很稳定如 Ca^{2+}、Mg^{2+} 等；未测定阴离子包括各种有机酸（如乙酰乙酸、β-羟基丁酸、丙酮酸、乳酸等）、无机酸和蛋白质等，临床上把可测阳离子和可测阴离子的差值称为 AG。钾、钠、氯检测通常采用间接离子选择性电极法。

【参考区间】①钾：血清钾 3.5 ~ 5.3 mmol/L；尿液钾 25 ~ 100 mmol/24 h；②血清钠 137 ~ 147 mmol/L；尿液钠 130 ~ 260 mmol/24 h；③血清氯 99 ~ 110 mmol/L；尿液氯 100 ~ 250 mmol/24 h；④血清阴离子隙 $AG = (K^+ + Na^+) - (Cl^- + HCO_3^-)$：8 ~ 18 mmol/L；或 $AG = Na^+ - (Cl^- + HCO_3^-)$：7 ~ 14 mmol/L。

【临床意义】参见十一章第四节。

【应用评价】

1．血钾测定的准确性极易受标本采集和处理不当的影响。①标本采集和处理不当引起溶血的任何操作。②血液凝固过程中，血小板可以释放钾。因此，血清钾较血浆钾高 0.1 ~ 0.5 mmol/L；血小板增多的患者，血清钾增高的幅度会更大。③标本采集后要及时检测或分离血清或血浆，以免红细胞内钾外移。

2．由于细胞内外钠、氯的分布差异不明显，因此，轻度溶血一般不会引起血钠、氯的显著变化，但仍要避免严重的溶血。

3．AG 结果是根据钾、钠、氯和 HCO_3^- 浓度计算而得，结果准确性受上述各项试验检测结果影响，且计算方式也有包含钾的 AG 和不含钾的 AG 两种，使用时应加以注意。此外，AG 的作用也是对电解质检测质量控制的一种补充，如 AG 结果与临床不符，尤其是明显低于正常的 AG，要考虑电解质检测结果的准确性。

六、血液酸碱和气体分析

机体维持和调节酸碱平衡的主要因素有①缓冲系统：对酸碱平衡的调节最为敏感和快速，包括碳酸盐、磷酸盐、血红蛋白和血浆蛋白系统的缓冲对；②呼吸系统：对酸碱平衡的调节是通过调节体内二氧化碳分压（PCO_2）来实现；③肾：对酸碱平衡的调节作用是通过维持细胞外液 HCO_3^- 的适当浓度，同时排出 H^+ 实现的；肾的调节作用最慢，多在数小时后发生，但其调节作用最强、最持久，几乎是非挥发性酸、碱性物质的唯一排出途径。在这三种因素中，缓冲系统只起暂时的缓冲作用，过多的酸和碱性物质还需要通过肺和肾来清除。

一般而言，血液气体（血气）是指血液中所含的 O_2 和 CO_2。血液酸碱和气体分析是指通过血气 - 酸碱分析仪直接测定血液的酸碱度（pH）、氧分压（PaO_2）、二氧化碳分压（PCO_2）、动脉血氧饱和度（SaO_2），利用公式推算其他指标，由此来评价人体呼吸功能和酸碱平衡状态。

【参考区间】① pH：7.35 ～ 7.45；② PaO_2：10.64 ～ 13.3 kPa（80 ～ 100 mmHg）；③ $PaCO_2$：4.65 ～ 5.98 kPa（35 ～ 45 mmHg）；④标准碳酸氢盐（SB）和实际碳酸氢盐（AB）：21 ～ 26 mmol/L；⑤缓冲碱（BB）：45 ～ 55 mmol/L；⑥剩余碱（BE）：-3 mmol/L ～ +3 mmol/L；⑦二氧化碳总量（TCO_2）：23 ～ 28 mmol/L；⑧动脉血氧饱和度（SaO_2）：90% ～ 98%；⑨动脉血氧含量（CaO_2）150 ～ 220 ml/L；⑩肺泡 - 动脉氧分压差（$P_{A-B}O_2$）：15 ～ 20 mmHg（2 ～ 2.7 kPa）。

【临床意义】参见十一章第四节。

【应用评价】

1. 标本采集的正确性和及时送检是保证酸碱血气分析结果准确的首要因素。关键步骤包括采动脉血、立即排气泡、隔绝空气、及时混匀、马上送检和使用专用的血气采样器等。

2. **酸碱平衡紊乱的分类**　①单纯性酸碱平衡紊乱包括代谢性酸中毒、代谢性碱中毒、呼吸性酸中毒和呼吸性碱中毒。②混合性酸碱平衡紊乱包括相加型二重酸碱平衡紊乱（代谢性酸中毒合并呼吸性酸中毒、代谢性碱中毒合并呼吸性碱中毒）；相抵型二重酸碱平衡紊乱（代谢性酸中毒合并呼吸性碱中毒、呼吸性酸中毒合并代谢性碱中毒、代谢性酸中毒合并代谢性碱中毒）。③三重性酸碱平衡紊乱。正确判断酸碱失衡类型需要在充分了解患者的病史、临床症状、用药情况、吸氧和肺通气状况等的基础上，结合电解质的检验结果，根据酸碱血气分析结果进行综合分析。酸碱平衡紊乱的判断主要关注 pH、$PaCO_2$ 和 AB（或 SB）三个指标。缺氧和通气情况的判断主要依靠 PaO_2、$PaCO_2$。

（段　勇　梁红艳　周永列）

第六节　激素代谢试验

激素是由内分泌腺或内分泌细胞分泌的高效生物活性物质，在体内作为信使传递信息，对机体生理过程起调节作用。人体主要有甲状腺、肾上腺、性腺三大腺体，下丘脑是神经系统和内分泌系统的枢纽，可合成、分泌激素进入腺垂体，调节腺垂体激素的合成与分泌。下丘脑 - 垂体 - 靶腺之间存在着负反馈和正反馈调节，通过精细的调节从而维持机体各系统的功能协调和内环境稳定，一旦出现任何偏离将导致多系统甚至全身代谢或功能失衡。临床上常通过检测靶腺激素的水平来推测垂体或下丘脑的功能状态，也可通过检测垂体激素的水平来了解其相应靶腺的功能状态。

一、促甲状腺激素

促甲状腺激素（thyroid stimulating hormone，TSH）是腺垂体分泌的重要激素，其功能是促进甲状腺激素合成和分泌。促甲状腺激素释放激素（TRH）可促进 TSH 的分泌，而甲状腺素可反馈抑制 TSH 的分泌。

【参考区间】血清或血浆 TSH（化学发光免疫分析法）：0.34 ~ 5.60 mU/L，不同年龄有差异。

【临床意义】参见第十一章第五节。

【应用评价】是反映下丘脑 - 垂体 - 甲状腺轴功能的首选指标。对甲亢和甲减的诊断均具有重要的意义。可应用于甲亢的筛查，而且是诊断亚临床型甲亢的最重要指标，是反映甲状腺功能改变最早、最敏感的指标。

二、甲状腺激素

循环中几乎全部的甲状腺素（thyroxine，T_4）和大约20%的三碘甲腺原氨酸（triiodothyronine，T_3）是由甲状腺滤泡细胞分泌的含碘酪氨酸衍生物，其余80%的 T_3 由 T_4 转化而来。T_3 的生理活性比 T_4 高，占正常甲状腺激素总活性的2/3。T_3 和 T_4 绝大部分与血浆甲状腺素结合球蛋白（TBG）结合运输，但只有游离的甲状腺激素才有生物活性。甲状腺激素测定包括①总 T_4（Total T_4，TT_4）；②总 T_3（Total T_3，TT_3）；③游离 T_4（free T_4，fT_4）和④游离 T_3（free T_3，fT_3），常用化学发光免疫分析法检测血清甲状腺激素。

【参考区间】

1. 血清 TT_4 ①< 1 岁：124 ~ 244 nmol/L；②1 ~ 6 岁：118 ~ 194 nmol/L；③7 ~ 12 岁：97 ~ 175 nmol/L；④13 ~ 17 岁：82 ~ 171nmol/L；⑤18 ~ 60 岁：66 ~ 181 nmol/L；⑥> 60 岁：男 65 ~ 129 nmol/L，女 71 ~ 135 nmol/L。

2. 血清 fT_4 ① < 1 岁：13.9 ~ 26.1 pmol/L；②1 ~ 6 岁：12.1 ~ 22.0 pnmol/L；③7 ~ 12 岁：13.9 ~ 22.1 pmol/L；④13 ~ 17 岁：13.6 ~ 23.2 pmol/L；⑤18 ~ 60 岁：12.0 ~ 22.0 pmol/L。

3. 血清 TT_3 ①< 3 天：1.3 ~ 1.9 nmol/L；②4 ~ 30 天：1.2 ~ 4.6 nmol/L；③1 ~ 12 个月：1.2 ~ 5.0 nmol/L；④1 ~ 6 岁：1.3 ~ 6.1nmol/L；⑤7 ~ 12 岁：1.2 ~ 5.4 nmol/L；⑥13 ~ 17 岁：1.8 ~ 4.0nmol/L；⑦18 ~ 60 岁：1.3 ~ 3.1 nmol/L；⑧> 60 岁：男 1.6 ~ 2.7 nmol/L，女 1.7 ~ 3.2 nmol/L。

4. 血清 fT_3 ①< 1 岁：4.5 ~ 10.5 pmol/L；②1 ~ 6 岁：3.8 ~ 8.2 pnmol/L；③7 ~ 12 岁：3.8 ~ 8.6 pmol/L；④13 ~ 17 岁：3.7 ~ 7.7 pmol/L；⑤18 ~ 60 岁：2.8 ~ 7.1 pmol/L。

【临床意义】参见第十一章第五节。

【应用评价】①血清 TT4 是判定甲状腺功能的基本筛查指标，血循环中 TT_3 浓度的变化常与 TT_4 的改变平行；②TT_3 为诊断早期甲亢、观察疗效及评估停药后复发的较敏感指标，是诊断 T_3 型甲亢的特异性指标；③FT_3、FT_4 不受血 TBG 变化的影响，直接反映了甲状腺功能状态，其敏感性和特异性高于 TT_3、TT_4；④检测甲状腺激素时，必须同时检测 TSH，便于分析甲状腺激素异常的原因。

三、促肾上腺皮质激素

下丘脑分泌、释放促肾上腺素释放激素促进腺垂体分泌促肾上腺皮质激素（ACTH）。ACTH 分泌有昼夜节律变化，早晨 6 ~ 8 时为分泌高峰，午夜最低。

【参考区间】早晨（7：00-10：00）血清 ACTH：7.2 ~ 63.3 ng/L（电化学发光免疫分析法）。

【临床意义】① ACTH 和皮质醇均升高，提示为丘脑、垂体病变或异位 ACTH 综合征所致的继发性肾上腺皮质功能亢进或严重的应激反应；② ACTH 减低、皮质醇升高，可见于肾上腺腺瘤、肾上腺癌所致的原发性肾上腺皮质功能亢进，或者单纯性肥胖；③ ACTH 升高、皮质醇减低见于原发性肾上腺皮质功能减退；④ ACTH 和皮质醇均减低，提示为丘脑、垂体病变所致的继发性肾上腺皮质功能减退。

【应用评价】ACTH 增高或减低、昼夜节律消失均表明存在肾上腺皮质功能紊乱。ACTH 与皮质醇测定可鉴别原发性与继发性肾上腺皮质功能紊乱。

四、皮质醇

血液皮质醇由肾上腺皮质束状带合成，受 ACTH 的调控，有昼夜节律变化，高峰时间在 6：00 ～ 8：00，最低值在 23：00 ～ 2：00。循环中的游离皮质醇通过肾小球滤出，成为尿游离皮质醇，正常占肾上腺分泌皮质醇的 1% 左右。在皮质醇增多症时，皮质醇的增加超过皮质类固醇结合球蛋白（cortisol-binding globulin，CBG）的结合能力，使大量游离皮质醇通过肾小球滤出。

【参考区间】血清或血浆皮质醇：上午：67 ～ 226μg/L；下午：< 100 μg/L；尿皮质醇：未经提取尿液：58 ～ 403 μg/24 h；经提取尿液：21 ～ 111 μg/24 h（化学发光免疫分析法）。

【临床意义】参见第十一章第五节。尿皮质醇：①筛查或监测肾上腺皮质功能亢进和减退、双侧肾上腺增生、肾上腺瘤和肾上腺癌、异位 ACTH 肿瘤（均可使尿游离皮质醇增高）；②原发性和继发性肾上腺皮质功能减退、先天性肾上腺皮质增生可致尿游离皮质醇减少；③单纯肥胖患者尿游离皮质醇多在参考区间，库欣综合征患者尿游离皮质醇增高。

【应用评价】尿皮质醇不受药物、CBG、昼夜节律的影响，比测定血皮质醇更有意义。

五、儿茶酚胺及其代谢产物

儿茶酚胺主要包括肾上腺素、去甲肾上腺素及微量的多巴胺。肾上腺素和去甲肾上腺素代谢的主要终产物是 3- 甲氧基 -4- 羟苦杏仁酸，即香草扁桃酸（vanillymandelic acid，VMA），大部分 VMA 与葡萄糖醛酸或硫酸结合后，随尿排出体外。

【参考区间】血清或血浆肾上腺素 < 480 pmol/L，去甲肾上腺素 615 ～ 3240 pmol/L（高压液相色谱法）。尿 VMA < 13.6 mg/24 h 或 < 68.6 μmol/24 h（柱层析法）。

【临床意义】参见第十一章第六节。

【应用评价】在患者血压正常和无症状时，儿茶酚胺正常不能排除嗜铬细胞瘤的诊断。

六、促性腺激素与泌乳素

黄体生成素（luteinizing hormone，LH）是垂体前叶分泌的糖蛋白激素，和卵泡刺激素（follicle stimulating hormone，FSH）同属于促性腺激素，两者同时检测有助于判断丘脑 - 垂体 - 性腺轴功能。泌乳素（prolactin，PRL）是腺垂体细胞分泌的肽类激素，主要功能为促进乳腺的发育与泌乳，对性腺发育、分泌也起重要作用。常用化学发光免疫分析法检测这几种激素在血清或血浆中的含量。

【参考区间】①成年妇女月经周期时的血清或血浆 LH：卵泡期 2.12 ～ 10.89 U/L，排卵期 19.18 ～ 103.13 U/L，黄体期 1.20 ～ 12.86 U/L；绝经后：10.87 ～ 58.64 U/L。成年男性 1.24 ～ 8.62 U/L。②成年妇女月经周期时的血清或血浆 FSH：卵泡期 3.85 ～ 8.78 U/L，排卵期 4.54 ～ 22.51 U/L，黄体期 1.79 ～ 5.12 U/L；绝经后 16.74 ～ 113.59 U/L。成年男性：1.27 ～ 19.26 U/L。③血清或血浆 PRL：女性（绝经前）3.34 ～ 26.72 μg/L，（绝经后）2.74 ～ 19.64 μg/L。男性

$2.64 \sim 13.13$ μg/L。

【临床意义】

1. LH ①增高：见于先天性性腺功能不全、卵巢功能衰竭、多囊卵巢综合征、真性卵巢发育不全、原发性闭经、Tumer 综合征、真性性早熟等；②降低：见于垂体功能减退、继发性闭经、无生殖力综合征、性功能减退、假性性早熟、女性染色体病等。

2. FSH ①增高：见于男性睾丸精原细胞瘤；女性卵巢功能高度低下，如先天性无卵巢或卵巢发育不全、原发性闭经、原发性性腺功能低下、中枢神经性及垂体性早熟、肥胖等；更年期综合征或绝经期妇女。②降低：见于席汉综合征、垂体嫌色细胞瘤、库欣综合征、嗜酸性粒细胞瘤（肢端肥大症）以及原发性垂体促性腺功能低下等；肥胖性生殖无能综合征、下丘脑病变（如闭经泌乳综合征、多囊性卵巢综合征）等；长期服用避孕药，大量应用性激素。

3. PRL PRL 检测主要应用于垂体细胞瘤的诊断和疗效观察。垂体 PRL 瘤是临床上最常见的垂体肿瘤之一，主要表现为闭经、泌乳（男性乳房发育）和不孕症。血清 PRL 增高是垂体 PRL 瘤的重要诊断和疗效观察指标；腺垂体缺血性坏死、巨大肿瘤、炎症、外伤时血清 PRL 水平明显降低，可导致乳汁分泌减少和黄体功能不全。

【应用评价】 ① LH：血清中 LH 在排卵时出现在时间上比雌二醇、FSH 更为准确的峰值，是目前首选的判定排卵的指标；②结果解释应密切结合女性生理周期。

七、性激素

血清性激素主要包括雌二醇（estradiol，E_2）、孕酮（progesterone）和睾酮（testosterone，T）。女性 E_2 主要由卵巢产生，发育成熟后，E_2 随月经周期性变化。在男性 E_2 主要来自睾丸。孕酮主要由正常月经周期后半期的黄体分泌，在卵泡期含量很低，排卵后孕酮分泌增加，持续约 14 天，随黄体萎缩而下降，测定孕酮可了解排卵和黄体功能。睾酮主要由男性睾丸间质细胞合成分泌，呈现日节律和脉冲式分泌现象，一般上午睾酮水平较晚上高约 20%。女性卵巢可产生少量睾酮。常用化学发光免疫分析法检测血清性激素。

【参考区间】 ①血浆 E_2：成年男性：$< 20 \sim 47$ μg/L；成年女性：绝经后且未使用激素治疗 $< 20 \sim 40$ μg/L，卵泡期 $27 \sim 122$ μg/L，黄体期 $49 \sim 291$ μg/L，排卵期 $95 \sim 433$ μg/L。②血浆孕酮：成年男性：$0.14 \sim 2.06$ μg/L。成年女性：排卵期：$0.31 \sim 1.52$ μg/L；黄体期：$5.16 \sim 18.56$ μg/L；绝经后：$< 0.08 \sim 0.78$ μg/L；妊娠期：$4.73 \sim 50.74$ μg/L。③血浆睾酮：成年男性 $1.75 \sim 7.81$ μg/L，成年女性 $< 0.10 \sim 0.75$ μg/L。

【临床意义】

1. 血清雌二醇 ①增高：卵巢癌、性腺母细胞瘤、垂体瘤、畸胎瘤、肝硬化、性早熟、男性乳房发育等。妊娠时可显著升高。②降低：无排卵性月经、原发或继发性卵巢功能减退、卵巢发育不全垂体卵巢性闭经、皮质醇增多症等。口服避孕药和雄激素后可见减低。

2. 血清孕酮 ①增高：妊娠、葡萄胎、排卵、卵巢肿瘤等；②降低：黄体功能不良、胎盘功能低下、胎儿宫内发育迟缓、流产或胎儿死亡等。

3. 血清睾酮 ①升高：性早熟、睾丸间质细胞瘤、肾上腺皮质增生症、多囊性卵巢综合征、多发性子宫内膜癌、女性多毛症等；②降低：原发性睾丸发育不全症、睾丸不发育症、垂体前叶功能减退、皮质醇增多症、部分男性乳房发育等，睾丸的炎症、肿瘤、外伤等血清睾酮亦可降低。

【应用评价】

1. 雌二醇 是评价卵巢功能状态的重要指标，对诊断性早熟和性发育不良也有一定价值。妊娠期间胎盘是雌激素的主要来源，E_2 可逐渐升高。

2. 孕酮 用于评价妊娠早期流产危险和流产情况，妊娠头 3 个月的自然流产在妊娠之前，伴有孕酮浓度降至正常水平以下。孕酮的分泌随黄体生成呈周期性变化，孕酮的分泌呈脉冲式，单次血孕酮水平不一定能正确评价黄体功能。使用复方口服避孕药时，由于不能排卵，孕酮浓度维持在低水平；使用促排卵药物，如氯米芬和人绝经期促性腺激素，可使孕酮浓度升高。

3．在男性青春期睾酮分泌增加，40岁后随年龄缓慢下降。女性睾酮水平受月经周期和妊娠等多种因素的影响，服用复方避孕药物、肾上腺皮质类固醇可抑制睾酮分泌。

（张德太）

临床微生物学实验诊断技术与应用

临床微生物学实验诊断常用技术包括显微镜检验技术、分离培养与鉴定技术、抗原抗体检测、核酸检测、毒力基因与耐药基因检测等。按照检测病原体的不同，分为细菌、病毒、真菌感染和寄生虫感染的检验及其他非典型病原体感染的检验。正确的检验项目选择、标本选择和采集是获得正确的微生物检验结果的前提。

第一节 细菌感染的检验

细菌感染（bacterial infection）的检验包括直接和间接检验两类。直接检验针对人体标本直接得出结果，主要包括显微镜直接镜检（简称镜检），抗原与抗体、毒素、病原体核酸、耐药基因检验等。间接检验指基于分离培养获得的分离株进行的检验，包括菌种鉴定、药敏试验、毒素检测、耐药基因检测等；可根据临床需要、感染部位、预期病原体和标本类型进行选择。分离培养获得致病菌具有重要的诊断价值，在某些情况下阴性结果并不能完全除外细菌感染的可能。

一、显微镜检验

临床标本直接用湿片或涂片染色后镜检。根据其形态、结构和染色反应等，可初步推测细菌的种类，既为进一步鉴定提供参考，也为临床诊断、治疗提供初步依据。

1. 不染色标本 根据检验项目和要求，可采集粪便、尿液、阴道分泌物、脓液等。常用的方法有悬滴法、压滴法和毛细管法，通常以普通光学显微镜观察，特殊情况下用暗视野或相差显微镜。

【结果报告】见到可疑病原菌的种类，如粪便标本直接悬滴镜检找到动力阳性细菌。

【临床意义】参见第八章第一节。

2. 染色标本 染色标本在普通光学显微镜、荧光显微镜下，可以清楚地看到细菌等病原体的形态、大小、排列方式和某些结构，及与人体细胞（组织细胞、炎症细胞等）的相互作用，初步推断病原体的种类，判断感染及其严重程度。可采集伤口、组织、痰液、脓液、脑脊液等。常用革兰氏染色（Gram stain）、抗酸染色（acid-fast stain）和荧光染色（fluorescence stain）。

【结果报告】报告见到的病原体是革兰氏阳性和（或）革兰氏阴性球菌或杆菌及其特点、抗酸染色阳性杆菌等。

【临床意义】参见第八章第一节。

【应用评价】单纯涂片染色方法的阳性率较低。可通过离心浓缩、荧光染色等提高阳性率。对某些感染性疾病，涂片镜检有确诊价值，如细菌性阴道病。

二、分离培养与鉴定

临床标本中的细菌通过适合的培养基进行分离培养，获得单一菌落后，通过形态学、生化反应、抗原抗体反应、基质辅助激光解吸电离飞行时间质谱（MALDI-TOF MS）或核酸测序等进行种属鉴定。

1．分离培养

（1）增菌培养：血液、脑脊液、胸腔积液、腹腔积液、关节液等正常无菌体液，闭合性脓液，腹膜透析液等，接种在液体培养基中进行增菌培养。有正常菌群的标本如咽拭子、咳痰标本等不适合做普通增菌培养。特殊情况下可增菌培养，如粪便检测霍乱弧菌。

【结果报告】①有细菌生长，如血培养初步报告革兰氏染色结果，或见到革兰氏阳性球菌成簇排列，呈葡萄串样。转种固体培养基分离单个菌落的鉴定结果为最终报告。②无细菌生长时则报告无菌生长。③正常菌群，无致病菌生长。

【临床意义】增菌培养可以提高病原菌的阳性检出率。全自动化血液培养仪能自动监测液体培养基中有无细菌生长，若有细菌生长则可报警提示。

【应用评价】血液细菌增菌培养一般情况下培养 5～7 天，特殊情况（如布鲁菌培养）延长培养时间。

（2）分离培养：对混有多种细菌的临床标本或其他培养物，经过划线接种到合适的选择性或非选择性固体培养基表面，一般培养 18～24 h 后形成单个菌落（colony）。将单个菌落转种至另一培养基中，生长出来的细菌为遗传背景近乎完全相同的纯菌，称为纯培养（pure culture）。

【结果报告】初步报告病原种类，如疑似脑膜炎奈瑟菌、葡萄球菌、β-溶血性链球菌。

【临床意义】①为进一步的间接检验提供前提；②有利于半定量或定量，如尿液、痰液、支气管吸出液、透析液等标本的细菌计数；③有利于判断污染。

2．鉴定　根据纯培养细菌的菌落特点、染色形态、生化反应和血清学试验、MALDI-TOF MS、核酸测序等结果，对分离培养的病原体做出最后的种属鉴定。既有手工法，也有自动化仪器法。应尽可能将细菌鉴定到种，必要时鉴定到亚种、亚型或血清型。

【结果报告】细菌的种名，如大肠埃希菌、金黄色葡萄球菌。

【临床意义】细菌感染性疾病确诊、靶向治疗、预防、控制及流行病学调研等。

【应用评价】鉴定细菌因采用的方法不同，鉴定结果的准确性不完全相同。微生物自动化鉴定系统和 API 系统较手工法鉴定快速、准确；近年来分子生物学方法和质谱分析也逐渐应用到细菌鉴定领域，使检测结果更为快速、准确，特别当培养基、培养时间以及其他培养条件等外部因素影响细菌生化表型特征时更有意义。

三、抗微生物药物敏感性试验

抗微生物药物敏感性试验（antimicrobial susceptibility test，AST）简称药敏试验，是测定抗微生物药物在体外抑菌或杀菌能力的试验。因抗微生物药物的长期广泛应用，新型耐药菌株不断出现，特别是多耐药、泛耐药株的流行，给临床治疗带来困难；及时、快速检测并报告其体外敏感性十分重要。

1．药敏试验和特殊耐药性检验的主要目的　①预测抗菌药物的疗效；②作为靶向治疗和经验治疗的选药根据；③发现或提示细菌耐药机制的存在；④监测细菌的耐药性，分析耐药菌的变迁，掌握耐药菌感染的流行病学特点，用以编写抗微生物药物使用指南，以控制和预防耐药菌感染的发生和流行；⑤新药研究。

2．药敏试验选药的原则　临床微生物学实验室在分离出病原体后，必须选择合适的抗菌药物和合适的方法进行药敏试验。抗菌药物的选择应遵循有关指南，并与本院感染科、药事委员会和感染控制委员会共同讨论决定。在我国主要依据美国临床和实验室标准化委员会（CLSI）制订的抗菌药物选择原则。CLSI 规定的分组原则为：A 组，包括对特定菌群常规试验并常规报告的药物；B 组，包括一些临床上重要的，特别是针对医院内感染的药物，也可用于常规试验，但只是选择性报告；C 组，包括一些替代性或补充性的抗菌药物，在 A、B 组敏感或者耐药时选用；U 组，仅用于治疗泌尿道感染的抗菌药物；O 组，对该组细菌有临床适应证但一般不允许常规试验并报告的药物。如果全面监测医院感染菌株的耐药性，A、B、C、U 组的药物均应选择。

CLSI 指南规定了不同种类菌株或从不同标本中分离的菌株应该选择的抗菌药物。例如沙门菌属和志贺菌属菌株，一代和二代头孢菌素类，头霉素及氨基糖苷类药物在体外对其可能有活性，但临床上无效，因此不能报告这些药物敏感，所以只需做氨苄西林、喹诺酮类和磺胺甲噁唑 / 甲氧苄啶（TMP/SMZ）药敏试验。肠球菌属：头孢菌素类、氨基糖苷类（除了筛选高水平耐药性外）、克林霉素和 TMP/SMZ 在体外对其可能有活性，但临床上无效，因此不能报告这些药物敏感。而利福平不能单独治疗，因此用于肠球菌药敏试验的药物比较有限。

3. 常用药敏试验方法　AST 常用的方法有纸片扩散法（disc diffusion test）、稀释法（dilution test）、E-test 法等，可依据菌种选择不同方法。AST 规范性操作和结果读取参照 CLSI 制订的标准。

【**结果报告**】①纸片扩散法（改良 Kirby-Bauer 法，K-B 法）一般分为三级报告：敏感（susceptible，S）、中介（intermediate，I）和耐药（resistant，R）。对部分细菌需要报告剂量依赖型敏感（SDD）或非敏感（NS）。②稀释法：定量测定抗菌药物抑制试验菌生长的方法，测量结果是最小抑菌浓度（minimal inhibitory concentration，MIC），MIC 值（μg/ml）或对照 CLSI 标准用 S、I 和 R 报告。③ E-test：结合了稀释法和扩散法的原理，直接检测抗菌药物对试验菌的 MIC。

【**临床意义**】参见第八章第一节。

【**应用评价**】①纸片扩散法的抑菌圈大小反映试验菌对测定药物的敏感程度。该方法简单方便，容易发现抑菌圈内有无污染菌和耐药菌株生长，易于观察细菌的耐药表型。② MIC 检测采用商品化稀释法试剂盒，操作简便，适用于单个细菌检测。③ E-test 适用菌种范围很广，操作简便，易发现污染菌；其 MIC 值与 CLSI 稀释法 MIC 值有高度相关性。缺点为费用高，应用不广泛。

四、细菌特殊耐药性试验

1. β- 内酰胺酶（beta-lactamases）　能水解 β- 内酰胺类抗生素的 β- 内酰胺环，使酰胺键断裂而失去活性。检测方法有液体法和纸片法，常用头孢硝噻吩（Nitrocefin）纸片法。

【**结果报告**】β- 内酰胺酶阳性或阴性。

【**临床意义**】葡萄球菌 β- 内酰胺酶阳性表明分离菌株对青霉素，氨基、羧基和脲基青霉素耐药。流感嗜血杆菌 β- 内酰胺酶阳性预测分离菌株对氨苄西林和阿莫西林耐药。淋病奈瑟菌 β- 内酰胺酶阳性可预测分离菌株对青霉素、氨苄西林和阿莫西林耐药。

2. 超广谱 β- 内酰胺酶（extended spectrum beta-lactamases，ESBLs）　指由质粒介导的能水解所有青霉素类、头孢菌素类和单环 β- 内酰胺类的一类酶，不能水解头霉素类和碳青霉烯类药物，能被克拉维酸、舒巴坦和他唑巴坦等 β- 内酰胺酶抑制药所抑制。检测方法有 CLSI 制订的纸片扩散法和稀释法的筛选试验和确证试验；还有双纸片协同法和 E-test 法。

【**结果报告**】相应的分离菌产或不产 ESBLs。

【**临床意义**】产 ESBLs 菌株对所有青霉素类、头孢菌素类及单环类药物如氨曲南耐药，临床用这些药物治疗无效。

3．耐甲氧西林葡萄球菌（methicillin resistance Staphylococci，MRS）　包括耐甲氧西林金黄色葡萄球菌（methicillin resistance *Staphylococcus aureus*，MRSA）和耐甲氧西林凝固酶阴性葡萄球菌（methicillin resistance Coagulase-negative *Staphylococcus*，MRCNS）。常用方法为头孢西丁纸片扩散法 / 稀释法或苯唑西林稀释法。

【结果报告】相应的分离菌是或不是 MRS。

【临床意义】对于 MRS，所有 β- 内酰胺类药物，包括青霉素族，β- 内酰胺类 /β- 内酰胺酶抑制药复合物、头孢类（新的"具有抗 -MRSA 活性的头孢菌素"例外）和碳青霉烯类等，可在体外显示活性，但临床上治疗无效。

4．克林霉素诱导耐药试验（D- 试验）　克林霉素能被红霉素诱导产生耐药，靠近红霉素纸片的克林霉素纸片抑菌圈出现"截平"现象，像字母 D，故也称为"D- 试验"。该试验用来检测葡萄球菌、肺炎链球菌、β 溶血链球菌对克林霉素的耐药性。

【结果报告】克林霉素能被红霉素诱导产生耐药性，报告克林霉素耐药。反之，按照测定的抑菌圈直径进行解释并报告。

【临床意义】D- 试验阳性意味着克林霉素耐药，不能选用克林霉素进行治疗。

5．高水平氨基糖苷类耐药（high-level aminoglycoside resistance，HLAR）肠球菌　肠球菌对低水平氨基糖苷类天然耐药。通过检测肠球菌对 HLAR 来判断是否可以联合治疗。检测方法包括纸片扩散法、琼脂稀释法和微量肉汤稀释法。

【结果报告】对高水平庆大霉素和高水平链霉素敏感或耐药。

【临床意义】肠球菌对 HLAR，说明与作用于细胞壁的抗菌药物如氨苄西林、青霉素和万古霉素没有协同杀菌作用，不能联合应用；若敏感，提示与对该菌敏感的氨苄西林、青霉素和万古霉素有协同杀菌作用，可以联合应用。

6．耐万古霉素肠球菌　肠球菌属有些菌种对万古霉素天然耐药。常用琼脂筛选法、E-test 法和显色培养基法等。

【结果报告】相应的分离株对万古霉素耐药或敏感。

【临床意义】若对万古霉素敏感，可联合对肠球菌敏感的氨基糖苷类药物治疗严重感染，反之不能联合氨基糖苷类药物治疗。

7．青霉素耐药肺炎链球菌　纸片法（1 μg/ 片苯唑西林）和稀释法。纸片法抑菌圈直径 ≤ 19 mm 时，可能对青霉素耐药、中介或敏感，应检测青霉素 MIC 以确证是否为耐青霉素肺炎链球菌（penicillin resistance *Streptococcus pneumonia*，PRSP）。

【结果报告】肺炎链球菌对青霉素耐药或敏感。

【临床意义】肺炎链球菌对 1 mg/ 片苯唑西林敏感，可以认为对青霉素、氨苄西林、阿莫西林、阿莫西林 / 克拉维酸、氨苄西林 / 舒巴坦、头孢克洛、头孢曲松、头孢噻肟、头孢吡肟等头孢菌素及碳青霉烯类等药物敏感。在肾功能正常状态下，静脉注射大剂量青霉素或氨苄青霉素对中介的肺炎链球菌有效。

【应用评价】分离自脑脊液的菌株，仅按脑膜炎解释标准报告结果；分离自非脑脊液标本，需按脑膜炎和非脑膜炎解释标准报告结果。

8．碳青霉烯类耐药的肠杆菌科细菌　常用 CLSI 指南纸片扩散法和肉汤稀释法。当所有碳青霉烯类结果均为中介或耐药时，对临床而言，直接报告结果，不必进行表型确证试验。该试验可用于感染控制、流行病学目的。

【结果报告】相应分离株对碳青霉烯类耐药或敏感。

【临床意义】碳青霉烯类耐药的肠杆菌科细菌（carbapenem-resistant *Enterobacteriaceae*，CRE）所致感染，应该避免碳青霉烯类药物的使用，选择其他的敏感药物。

9．碳青霉烯类耐药的铜绿假单胞菌和碳青霉烯类耐药的鲍曼不动杆菌　常用 CLSI 指南纸片扩散法和肉汤稀释法。当所有碳青霉烯类结果均为中介或耐药时，对临床而言，直接报告结果，不必进行表型试验。该试验可用于感染控制、流行病学目的。

【结果报告】相应的分离株对碳青霉烯类耐药或敏感。

【临床意义】碳青霉烯类耐药的铜绿假单胞菌或碳青霉烯类耐药的鲍曼不动杆菌所致感染，应该避免碳青霉烯类药物的使用，选择其他的敏感药物。没有其他敏感药物时，联合治疗可以考虑碳青霉烯类。

10．细菌耐药基因　常见耐药基因包括①大肠埃希菌：耐 β- 内酰胺类基因 bla_{TEM}、bla_{SHV}、bla_{OXA}、bla_{ROB}，耐大环内酯类基因 $ereA$、$ereB$，耐磺胺类基因 $sulI$、$sulII$，耐氨基糖苷类 ant（2"）- Ia、ant（4'）- Ia，aac（3'）- Ia、aac（6'）- Ia 等；②金黄色葡萄球菌：耐氨基糖苷类基因 ant（4'），耐 β- 内酰胺类基因 $mecA$，耐大环内酯类基因 $ermA$、$ermC$；③粪肠球菌、屎肠球菌：HLAR 基因 ant（6'）- Ia、aac（6'）- Ie- aph（2"）- Ia、耐四环素基因 tet、耐万古霉素 $vanA$、$vanB$ 基因；④鲍曼不动杆菌对亚胺培南耐药基因 bla_{OXA} 等。

检测方法常用聚合酶链式反应（polymerase chain reaction，PCR）和基因芯片等。PCR 产物测序后，登陆 Blast 检索，与 GenBank 公布的耐药基因比较，以确认试验的准确性，有助于发现新的基因亚型。

耐药基因检测有助于理解相应药物的耐药机制，对治疗、流行病学研究有价值，如万古霉素耐药屎肠球菌，如同时携带 $vanA$ 和 $vanB$ 基因，对万古霉素和替考拉宁均耐药；如仅携带 $vanA$ 基因，对万古霉素耐药，但替考拉宁治疗可能有效。

五、细菌感染的分子诊断

在基因水平上对细菌感染进行的诊断称为细菌感染的分子诊断（molecular diagnosis）。主要技术包括核酸扩增技术（PCR）、核酸分子杂交和生物芯片技术等。

【临床意义】参见第八章第一节。分子诊断能够检测不能培养或生长缓慢的细菌或同时检测多种病原体，例如 16S rRNA 基因测序可进行菌种鉴定；微生物亚型分析判断疾病的预后；病原体核酸定量判断疾病严重程度；微生物耐药性检测预测治疗效果。

【应用评价】以核酸为基础的检测方法已部分取代培养成为"金标准"，例如淋病奈瑟菌引起的生殖道感染；而对于结核病等，核酸扩增技术可作为辅助诊断技术。16S rRNA 基因序列作为稳定的遗传标记，可将微生物鉴定到属或种的水平。利用多重 PCR 技术可同时检测多种病原微生物及耐药基因。核酸杂交适用于直接检出标本中的病原微生物，而不受非病原微生物的影响。在细菌感染的快速、早期诊断中已应用于多种致病因子的检测，例如致病性大肠埃希菌、空肠弯曲菌、结核分枝杆菌等。

（孙自镛）

第二节　病毒感染的检验

病毒学检验技术近年来进展迅速，已由传统的病毒分离、显微镜检验和经典血清学诊断，发展到现代免疫学检测技术、核酸杂交、PCR、基因芯片和测序等更加敏感、特异和简便的检测方法。病毒感染检验的程序见图 22-1。本节主要介绍病毒形态学检验技术、病毒培养与鉴定技术及病毒非培养检验技术的原理、检测方法与临床意义、评价。

一、病毒形态学检验技术

病毒形态学检验（viral morphological examination）是用光镜或电镜观察病毒感染的细胞

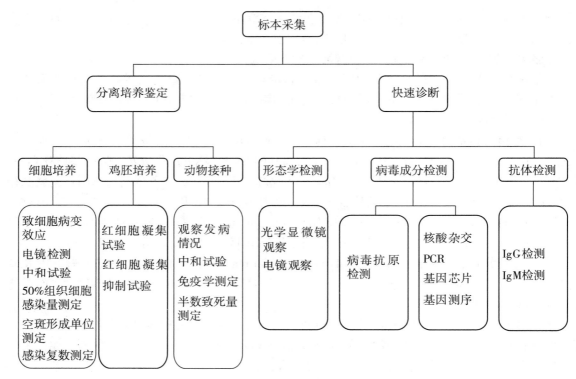

图 22-1   病毒感染的检验程序

及组织发生的特征性改变或直接观察病毒颗粒。病毒为细胞内寄生的非细胞性微生物，在细胞中增殖时可导致宿主细胞结构和功能改变，不同种类的病毒与宿主细胞相互作用，可表现出不同的结果，利用这些细胞的变化可以检测病毒的存在。

（一）光镜技术

光学显微镜仅用于大病毒颗粒和病毒包涵体的检验（表 22-1），但仅有少数病毒感染可通过形态学检验得到初步诊断，且需要进一步鉴定才能确诊。

表22-1   病毒诱导的细胞形态改变

病毒	病毒诱导的变化
单纯疱疹病毒	细胞增大或退化，染色质边集，细胞质呈"毛玻璃"样，核内出现包涵体
水痘 - 带状疱疹病毒	细胞增大或退化，细胞核内出现嗜酸性包涵体，出现多核巨细胞
巨细胞病毒	细胞及核巨大化，核内出现嗜碱性包涵体，核被清晰亮圈环绕，形似猫头鹰眼睛
腺病毒	细胞内出现双染性或嗜碱性包涵体
细小病毒	骨髓或胎儿肝中前体红细胞的核内出现包涵体
麻疹病毒	细胞巨大化，出现多核合胞体，细胞质和核内出现包涵体
呼吸道合胞病毒	细胞质出现罕见的、粉红色包涵体
狂犬病病毒	细胞质出现嗜酸性的包涵体（内基小体）
人类乳头瘤病毒	被称为凹空细胞（koilocytosis），核周空泡和核增大
传染性软疣病毒	出现充满细胞质的嗜酸性包涵体
JC 病毒	出现增大的、双染性少突神经胶质核

（二）电镜技术

病毒电镜检验技术有多种，如透射电镜技术（transmission electron microscopy）、免疫电镜技术（immune electron microscopy）、扫描电镜技术（scanning electron microscopy）、冷冻蚀刻免疫电镜技术和核酸原位杂交电镜技术等。电镜检验可直接观察病毒的形态、大小、所处部位和数量；动态检验还可观察到其复制过程和判断复制率。电镜检验不但可发现新的病毒，还可用于临床病毒感染性疾病的病原学诊断。

（三）临床意义

观察感染病毒特征性形态有助于病毒感染的诊断。通过光镜观察有无病毒感染导致形态异常的细胞及大致数量，以及电镜观察临床标本或培养物中是否有特征性的病毒颗粒，可以迅速做出初步诊断，为进一步的病毒分子生物学检测提供参考。

（四）应用评价

光镜检验技术虽操作简单，但缺乏特异性，在临床病毒学实验室很少作为常规方法。电镜技术由于敏感性低、仪器昂贵和结果判读复杂等因素也很少在常规临床实验室使用，而更多应用于新发、突发病毒疫情监测及病毒结构的研究。

二、病毒培养与鉴定技术

病毒培养与鉴定技术（viral culture and identification）是指用含有病毒的标本接种活细胞或组织，病毒大量增殖获得纯种病毒后，应用传统或现代的技术方法对获得病毒的生物学特性进行鉴定分析，区分病毒的种和型。病毒培养与鉴定是病毒病原学诊断的金标准，也是进行病毒药物敏感性试验的基础。由于病毒具有严格的细胞内寄生性，故根据病毒的种类选用相应的组织细胞、鸡胚或敏感动物可以对标本中的病毒进行分离与鉴定。一般在下述情况进行病毒的分离与鉴定：①出现未知的病毒性病原；②其他检测方法比病毒培养耗费更大；③活动性感染的确诊；④抗病毒药物敏感性试验；⑤评估抗病毒治疗疗效；⑥病毒血清型分型；⑦疫苗研发等。

（一）检测流程

病毒分离鉴定主要涉及标本的采集、运送、处理和保存，标本的组织细胞、鸡胚或敏感动物接种，接种培养阳性产物进行病毒检测，其检测流程见图 22-2。

（二）病毒培养

病毒培养方法有细胞培养、鸡胚培养和动物接种。

1. 细胞培养　病毒在合适细胞系与适宜生长条件下能够在细胞中复制增殖，是病毒分离培养中最常用的方法。根据细胞来源、染色体特性及传代次数等可分为：①原代细胞（primary cell）；②二倍体细胞系（diploid cell strain）；③连续细胞系（continuous cell line），对病毒敏感性稳定，易于获取和保存，广泛用于病毒分离，如 HeLa 细胞和 Hep-2 细胞等。根据培养细胞的生长方式，又可将细胞培养分为单层细胞培养（monolayer cell culture）和悬浮细胞培养（suspended cell culture）。常见的培养细胞及适合分离的病毒见表 22-2。

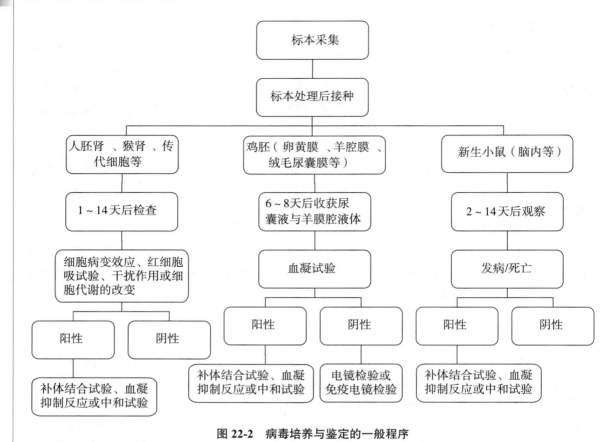

图 22-2　病毒培养与鉴定的一般程序

表22-2　常用的细胞及适合分离的病毒

细胞种类	适合分离的病毒
原代细胞	
非洲绿猴肾细胞	HSV、VZV、腮腺炎病毒、风疹病毒
人外周血单核细胞	HIV-1、HIV-2、HTLV-1、HTLV-2、HHV-6
人胚肾细胞	HSV、VZV、腺病毒、腮腺炎病毒
兔肾细胞	HSV
恒河猴或短尾猴肾细胞	肠道病毒、流感病毒、副流感病毒、RSV、麻疹病毒、腮腺炎病毒
二倍体细胞	
人包皮成纤维细胞	HSV、CMV
人胚肺成纤维细胞	HSV、CMV、VZV、鼻病毒
人胚肺 WI-38、MRC-5	HSV、CMV、VZV、鼻病毒、腺病毒、肠道病毒
传代细胞系	
人肾细胞 293	腺病毒 5、40、41 型
人肺细胞 A549	腺病毒（不包括 40 和 41 型）、HSV
人宫颈癌细胞 HeLa	痘病毒、RSV、鼻病毒、肠道病毒
人喉上皮癌细胞 Hep-2	腺病毒、RSV、麻疹病毒
犬肾细胞 MDCK	流感病毒、副流感病毒

续表

细胞种类	适合分离的病毒
貂肺细胞 Mink lung	HSV
人横纹肌肉瘤细胞 RD	肠道病毒 A 群
兔肾细胞 RK13	风疹病毒、痘病毒
绿猴肾细胞 BGMK、Vero、CV-1	HSV、VZV、RSV、肠道病毒、麻疹病毒、痘病毒、风疹病毒、副流感病毒

2. 鸡胚培养　鸡胚对多种病毒如痘类病毒、疱疹病毒和黏液病毒等敏感，按病毒种类不同接种于鸡胚不同部位。鸡胚培养较早采用病毒分离培养技术，目前除用于分离流感病毒外，其他病毒的分离基本被细胞培养所取代。

3. 动物接种　动物接种是按病毒亲嗜性不同选择敏感动物及接种部位，是最早采用的病毒分离技术。目前除用于狂犬病病毒和乙型脑炎病毒的分离外，已很少用于其他病毒的分离。

（三）病毒鉴定

将含有病毒的标本培养分离后，需根据病毒的不同特性选择相应的鉴定方法。

1. 形态学鉴定　可通过光学显微镜观察病毒增殖形成的细胞质或细胞核包涵体，也可通过电镜和免疫电镜对病毒颗粒形态进行直接观察鉴定。

2. 培养细胞中病毒增殖指标鉴定

（1）细胞病变效应（cytopathic effect，CPE）：大多数病毒在敏感细胞内增殖后会引起细胞出现特有的细胞病变，称为 CPE。不同病毒的 CPE 特征不同，例如腺病毒和肠道病毒等引起细胞圆缩、团聚或呈葡萄串状（图 22-3）。

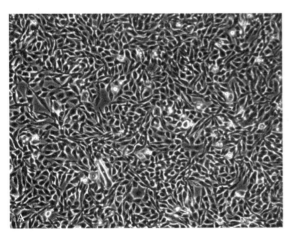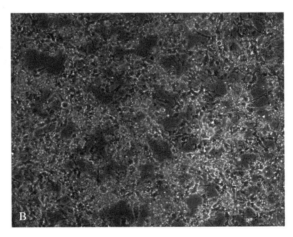

图 22-3　EV71 病毒感染所致 CPE（40 倍放大）

A. 未感染的 RD 细胞；B. 感染 EV71 病毒的 RD 细胞（细胞圆缩、聚集及出现空斑）

（2）红细胞吸附（hemadsorption，HAd）：含有血凝素（haemagglutinin，HA）的病毒感染敏感细胞后，血凝素会出现于感染细胞膜表面，这种细胞具有吸附个别种类脊椎动物（如鸡、豚鼠和猴等）红细胞的能力，此现象称为红细胞吸附。这是鉴定正黏病毒和部分副黏病毒增殖的间接指标。如流感病毒感染细胞后不会出现明显 CPE，但会出现 HAd 现象。

（3）干扰作用（interference）：某些病毒感染细胞后不出现 CPE，但可干扰其后感染同一细胞的另一种病毒的正常增殖，从而阻抑后者产生特有的 CPE，此现象称为干扰作用。风疹病毒在感染猴肾细胞后不产生 CPE，但可抑制随后接种的埃可病毒 11 型出现 CPE。

（4）细胞代谢改变：病毒感染细胞的结果可使培养液的 pH 改变，说明细胞的代谢在病毒感染后发生了变化。这种培养环境的生化改变也可作为判断病毒增殖的指标。

3. 免疫学鉴定技术

（1）补体结合试验（complement fixation test，CFT）：是用免疫溶血机制做指示系统（图 22-4A）来检测另一待检系统中抗体的试验。将待检血清与某已知病毒抗原结合，该已知病毒为此患者的疑似感染病原，再向其中加入限量补体，如果患者血清中含有该病毒抗原的抗体，则会形成抗原 - 抗体复合物。此抗原 - 抗体复合物会结合所有补体，再向上述反应体系中加入指示系统中的绵羊红细胞和溶血素，由于反应液中已没有游离的补体而不会出现溶血，此结果判定为补体结合试验阳性（图 22-4 B）。补体结合试验目前主要用于呼吸道病毒和虫媒病毒感染的检测和定量分析。

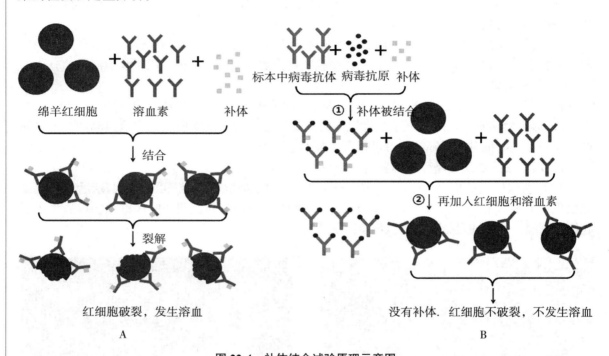

图 22-4　补体结合试验原理示意图

注：A. 补体裂解红细胞原理图；B. 病毒抗原 - 抗体结合补体抑制红细胞裂解原理图

（2）血凝抑制试验（hemagglutination inhibition test，HI）：当含有血凝素的病毒与其血凝素特异性抗体作用后，可抑制组织病毒的血凝素与红细胞结合，称为血凝抑制试验。本方法主要用于病毒血清学鉴定、流行病学调查和病毒型别的鉴定等。

（3）凝胶免疫扩散试验（gel immnuodiffusion test）：本试验是在半固体（琼脂糖、明胶或果胶等）中测定抗原抗体的沉淀反应。方法简便、特异性和敏感性均较高。此方法用于乙型肝炎病毒和乙型脑炎病毒等感染的检测。

4. 分子生物学鉴定技术　指应用分子生物学技术对培养分离的病毒进行核酸检测，其方法主要包括核酸杂交、核酸扩增、基因芯片和测序技术等。

（四）临床意义

病毒的培养与鉴定是病原学诊断的金标准。病毒的培养方法中，细胞培养在临床中应用较广泛，从理论上讲，只要有合适的细胞，几乎所有病毒都可通过细胞培养分离来检测。

（五）应用评价

传统细胞培养法具有结果可靠、敏感性较高等优点，特别适用于新病毒或变异株的检测，也是抗病毒药物体外敏感性试验的基础；但传统细胞培养法对技术要求较高、检测周期相对较长，且多种病毒缺乏敏感细胞株或敏感细胞株不易获取，因此限制了其在临床实验室的推广。

三、病毒非培养检验技术

病毒非培养检验技术是指绕过病毒的培养鉴定过程，直接检测标本中的病毒成分（抗原和核酸）以及 IgM 型和 IgG 型等病毒特异性抗体。病毒非培养检验技术一般是快速诊断技术，是临床实验室对病毒感染进行早期快速诊断的首选方法。病毒感染患者的血液、体液、分泌液、排泄物和活检组织等标本中常含有病毒颗粒、病毒核酸、病毒抗原或特异性抗体。因此，选择其作为检测的指标，采用免疫学及分子生物学等技术，能快速、准确地对患者标本中的病毒进行直接检测。

（一）免疫学诊断技术与应用

病毒感染机体后，病毒颗粒或病毒抗原会存在于血液、体液、分泌液、排泄物和组织细胞中；病毒颗粒或病毒抗原又可刺激机体的免疫系统，使机体发生免疫应答，产生抗病毒特异性抗体。临床上，可通过检测标本中上述病毒抗原或特异性抗体，来确定患者是否存在该病毒感染，以明确诊断。同时，有些病毒抗原或抗体量的变化，与患者疾病治疗方案的选择及疗效判断有关。前面介绍的中和试验、血凝抑制试验、补体结合试验和凝胶免疫扩散试验等传统免疫学方法也可用于病毒抗原或特异性抗体的直接检测，但现代免疫学试验更为常用，根据这些方法所采用的指示系统的差异，可分为：①酶免疫试验（enzyme immunoassay，EIA），其指示系统是可与底物反应的酶；②免疫荧光试验（immunofluorescence assay，IFA），其指示系统是荧光染料；③放射免疫试验（radioimmunoassay，RIA），其指示系统是放射性同位素。此外还有乳胶凝集试验（latex agglutination，LA）、免疫印迹试验（immunoblot assay，IBA）和免疫层析试验（immunochromatography assay）等。

1. 酶免疫试验（EIA）　是用酶标记的抗原或抗体检测病毒抗原或特异性抗体，标记的酶可催化相关底物产生可被仪器测量到的可溶性产物。当酶标记抗原或抗体是结合在塑料等固相表面时，又将此固相 EIA 称为酶联免疫吸附试验（enzyme-linked immunosorbent assay，ELISA）。EIA 中最常用的酶是碱性磷酸酶（alkaline phosphatase，AP）、辣根过氧化物酶（horseradish peroxidase，HRP）和葡萄糖氧化酶（glucose oxidase，GOX）。另外，β- 半乳糖苷酶（β-Galactosidase）、脲酶（urease）、碳酸酐酶（carbonic anhydrase）等也有使用，但主要用于免疫组化或其他终点测定等。

用 EIA 检测病毒抗原通常有三种方法：直接法［又称为双抗体夹心法（double-antibody sandwich assay）］、间接法［又称为双抗体夹心抗抗体法（indirect double-antibody sandwich assay）］和抗原竞争法（antigen competitive EIA）。

（1）双抗体夹心法的原理（图 22-5 A）：在临床上常用于 HBV 的 HBsAg 和 HBeAg 抗原、HIV-1 p24 抗原、腺病毒抗原和 B19 病毒抗原等的检测。

（2）双抗体夹心抗抗体法原理（图 22-5 B）：放大了结合反应，比双抗体夹心法灵敏度更高，同时酶标记的二抗具有普适性，且未标记的一抗更容易获得，应用更为广泛。

（3）抗原竞争法原理（图 22-5 C）：多用于小分子激素和药物等检测，临床上已很少用于病毒抗原检测。

用 EIA 检测病毒抗体通常有四种方法：双抗原夹心法（double-antigen sandwich assay）、抗原 - 抗体夹心法（antigen-antibody sandwich assay）、抗体竞争法（antibody competitive EIA）和 IgM 捕获法（IgM capture assay）。

抗体竞争法在临床上常用于 HBV 的 anti-HBc 和 anti-HBe 抗体、甲型肝炎病毒抗体等的检测。IgM 捕获法（图 22-6）在临床上常用于腮腺炎病毒 IgM、麻疹病毒 IgM、风疹病毒 IgM

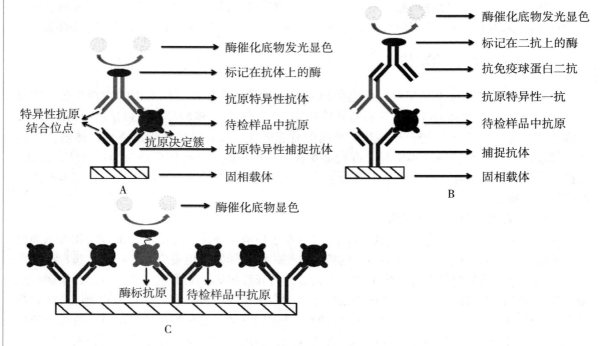

图 22-5   EIA 检测病毒抗原的三种技术示意图

和虫媒病毒 IgM 等的检测。

2．免疫荧光试验（immunofluorescence assay，IFA）   是将标本中细胞涂布固定到载玻片上后，用荧光素标记的病毒特异性抗体以直接法检测病毒抗原（图 22-7A），或先与未标记的病毒特异性抗体结合，再用荧光素标记的抗免疫球蛋白二抗以间接法检测病毒抗原（图 22-7B），最后均在荧光显微镜或荧光阅读仪下观察结果。IFA 常用于标记的荧光素有异硫氰酸荧光素（fluoresceinisothiocyanate，FITC）、四乙基罗丹明（rhodamine，RIB200）和四甲基异硫氰酸罗丹明（tetramethylrhodamineisothiocyanate，TRITC）。

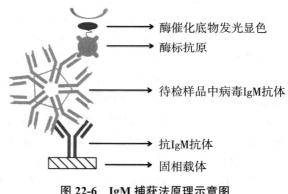

图 22-6   IgM 捕获法原理示意图

用发射光波段不同的荧光染料分别标记不同抗体，可在一个标本中检测到多种病毒抗原。将一个标本均分为多份，使用一组含不同病毒特异性抗体和同一种荧光素标记的抗免疫球蛋白二抗，以间接荧光法可检测多种病毒抗原，这一方法已用于鼻咽标本中多种呼吸道病毒的同时检测。

3．放射免疫试验（radioimmunoassay，RIA）   是利用放射性同位素标记特异性抗原或抗体，对标本中抗体或抗原进行检测。常用于标记的同位素有 ^{125}I 和 ^{3}H。传统的 RIA 由于同位素的辐射危害已被其他高灵敏度的方法所取代，最新的 RIA 朝着自动化方向发展。

4．乳胶凝集试验（latex agglutination，LA）   是利用待检标本中抗原或特异性抗体与包被在乳胶颗粒表面的特异性抗体或抗原结合后能使乳胶颗粒发生肉眼可见的凝集这一原理所发明的检测方法。LA 可用于轮状病毒抗原、肠道腺病毒抗原、风疹病毒抗体、水痘 - 带状疱疹病毒抗体和 EB 病毒抗体等的快速检测，仅需几分钟即可出结果。

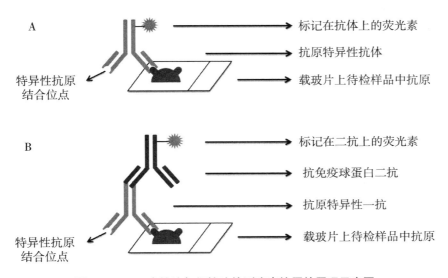

图 22-7　IFA 直接法与间接法检测病毒抗原的原理示意图

5．免疫印迹试验　是利用固定在硝酸纤维素膜或聚偏二氟乙烯膜上的病毒抗原或抗体，检测标本中相应病毒抗体或病毒抗原的试验。免疫印迹试验主要用于初筛试验中得到的阳性标本的进一步确证或补充，目前临床上常用于 HIV-1、HTLV-1 和 HCV 等阳性结果的确认。另外，免疫印迹试验也用于单纯疱疹病毒与抗 HIV-1 抗体的分型。

6．免疫层析试验（**immunochromatography assay**）　在试纸条的点样区加入液体状标本，标本中的抗原或抗体可被肉眼观察或仪器检测（图 22-8）。最常见的标记物为胶体金，操作简单、耗时短（10 ～ 30 分钟），近年来应用广泛，临床上已用于 HIV-1、流感病毒、呼吸道合胞病毒和登革热病毒抗体的快速检测。

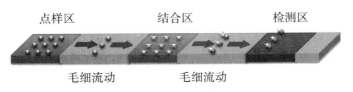

图 22-8　免疫层析原理示意图

（二）分子生物学检验技术与应用

分子生物学检验技术在病毒感染的诊断、病毒含量的测定、抗病毒疗效的监测和病毒型别的鉴定等方面已成为临床诊疗工作中重要的工具和手段，尤其适用于部分不能培养的病毒、生长缓慢的病毒或因含量太低而不易通过免疫学方法检出的病毒。另外，由于核酸杂交或扩增的产物通常不具有感染性，因此比培养法和部分免疫学方法大大降低了实验室内感染的危害性。目前分子生物学检测方法主要有核酸杂交（nucleic acid hybridization）、聚合酶链反应（polymerase chain reaction，PCR）、基于转录的扩增（transcription-based amplification）、基因芯片技术和基因测序技术等。

1．核酸杂交　是应用同位素或非同位素标记的病毒特异性核苷酸单链作为探针，在一定条件下按碱基互补原则与标本中靶序列结合，通过对标记物的检测确定标本中有无相应的病毒核酸。按核酸性质及制备方法不同，探针可分为基因组 DNA 探针（genomic DNA probe）、cDNA 探针（cDNA probe）、RNA 探针（RNA probe）和寡核苷酸探针（oligonucleotide probe）。与核酸探针结合的标记物分为同位素标记物和非同位素标记物，同位素标记物有 ^{32}P、

^{3}H 和 ^{35}S，非同位素标记物有地高辛、生物素、荧光素和酶等，根据标记物性质的不同，可采用放射自显影、酶促显色反应、荧光法和化学发光法等进行检测。常用于病毒检测的核酸杂交技术有斑点杂交（dot blot hybridization）、原位杂交（in situ hybridization）、DNA 印迹（Southern blot）和 RNA 印迹（Northern blot）。

（1）斑点杂交：是将待检标本点到膜上，再加入探针杂交结合后检测信号呈现斑点样的杂交方法。斑点杂交在临床上用于 EB 病毒、肠道病毒、虫媒病毒、B19 细小病毒、单纯疱疹病毒、巨细胞病毒和水痘 - 带状疱疹病毒等的检测。

（2）原位杂交：是把已标记的病毒特异性核苷酸分子作为探针，与细胞或组织切片中病毒核酸进行杂交并对其进行检测的方法。原位杂交方法在临床上常用于组织标本中 EB 病毒、丙型肝炎病毒、单纯疱疹病毒、巨细胞病毒、人疱疹病毒 6 型、腺病毒、多瘤病毒和 B19 细小病毒等的检测。

（3）DNA 印迹：是将琼脂糖凝胶电泳分离的 DNA 转移到膜上，用标记的病毒特异性核苷酸探针对 DNA 进行检测的方法。DNA 印迹在临床上主要用于 HTLV-1、呼吸道合胞病毒、肠道病毒、丙型肝炎病毒、虫媒病毒、单纯疱疹病毒、EB 病毒、腺病毒、多瘤病毒和 B19 细小病毒的检测。

（4）RNA 印迹：原理、操作过程与 DNA 印迹类似，不同之处在于 RNA 印迹是检测标本中 RNA，且在操作过程中不需对 RNA 进行碱变性处理。

2．聚合酶链反应（PCR） 是选择病毒保守区的特异性片段作为扩增的靶序列，用设计的特异性引物序列在聚合酶的作用下扩增病毒特异性序列，对标本中病毒核酸进行检测的方法；也可选择病毒变异区的片段作为靶序列，结合限制性片段长度多态性（restriction fragment length polymorphism，RFLP）分析或测序等技术对病毒进行检测、分型和突变位点分析等。随着 PCR 技术在病毒检测领域衍生出了一系列新技术和方法，根据不同的检测目的可选用相应的方法。如实时荧光定量 PCR（real-time PCR，RT-PCR）可对病毒进行定性和定量分析，原位 PCR（in situ PCR）可定位检测细胞或组织中的病毒感染，槽式 PCR（nested PCR）可提高 PCR 的敏感性和特异性。PCR 技术在病毒诊断上应用越来越广泛，常见病毒感染均有相应的 PCR 检测方法。

3．基于转录的扩增 是一种将 RNA 靶序列扩增产生大量 cDNA 的技术，具体主要包括基于核酸序列的扩增（nucleic acid sequence-based amplification，NASBA）和转录介导扩增（transcription-mediated amplification，TMA）。在临床上 TMA 已被用于 HCV 和 HIV-1 的检测，NASBA 被用于肠道病毒和呼吸道病毒的检测以及 HIV-1 的检测与定量分析。

4．基因芯片技术 是利用病毒基因测序获得的生物信息，将已知的成千上万病毒特异的基因探针高密度有序排布于微型硅片等载体上，产生二维 DNA 探针阵列，与待检标本中的病毒核酸序列相互作用和并行反应，在激光的顺序激发下，产生的荧光光谱信号被接受器收集，经计算机分析和处理数据得出结果。基因芯片技术一次可完成高通量标本病毒核酸的检测，也可包括病毒所有已知的耐药相关基因的检测和分析。第一个用于临床的基因芯片是检测 HIV-1 基因组中与耐药相关的突变，主要根据 HIV-1 gag 基因末端 18bp、pol 基因全长 297bp 和反转录酶基因前端 123bp 设计探针，芯片表面有 18 495 个探针位点，只需要很少量的血清或者血浆标本即可完成检测；可诊断患者是否感染 HIV-1 以及 HIV-1 是否携带可导致耐药的基因突变。

5．基因测序 包括病毒全基因测序和特征性基因片段的测序。目前对已发现的致病性病毒的全基因组测序已基本完成，故可将所检测的病毒进行特征性基因序列测定并与这些病毒基因组序列数据库进行比对，以达到诊断病毒感染的目的。基因测序技术除用于病毒感染诊断外，还用于病毒耐药相关位点突变分析和病毒型别鉴定等。

（孙自镛）

第三节　真菌感染的检验

真菌感染性疾病是常见病，包括浅部真菌感染（如甲癣、股癣、手癣等）及深部真菌感染（如真菌肺炎、真菌脑膜炎、真菌血症等）。检验真菌的方法有直接涂片、分离培养鉴定、质谱及分子诊断等方法。多种标本，例如脑脊液、血液、痰液、支气管肺泡灌洗液、尿液、腹腔液、组织、表浅皮肤病标本等均可用于真菌检验。

一、涂片显微镜检验

不染色或染色标本镜检对真菌感染的检验常常是不可缺少的。

【结果报告】不染色或染色标本涂片镜检可见真菌孢子、菌丝、假菌丝等。染色标本镜检查到新生隐球菌、卡氏肺孢菌或曲霉等。

【临床意义】直接镜检阳性：①有诊断意义，如浅部真菌病、隐球菌病、皮肤黏膜假丝酵母菌病等；②可以确定某些致病性真菌属或种，如皮肤癣菌、曲霉等。染色镜检能快速报告部分病原体或菌丝的形态与结构、数量，例如墨汁负染法观察新生隐球菌（图 22-9）；乳酸棉兰染色检测丝状真菌；六胺银染色能快速检出卡氏肺孢菌的包囊（彩图 8-1）。

【应用评价】①镜检阴性结果不能排除真菌感染，镜检的敏感性随标本类型、数量、采集时间和质量等有所不同；②在健康人体的口腔和粪便中有酵母样真菌存在。在患者的痰液或粪便中见到大量的真菌孢子和菌丝，需要结合临床表现判断其意义。

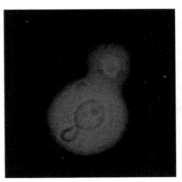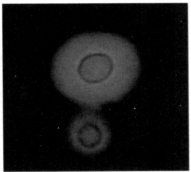

图 22-9　墨汁负染脑脊液新型隐球菌

二、分离培养与鉴定

标本接种在合适的培养基，在一定条件下真菌生长、繁殖，根据其菌落特征及菌丝、孢子形态等鉴定菌种。

1. 分离培养　最常用的培养基为沙堡弱培养基（sabouraud dextrose agar，SDA）和马铃薯培养基。真菌因菌种不同，生长繁殖一代所需要的时间也不同。假丝酵母菌、曲霉菌、毛霉菌等生长比较快；有些菌株如申克孢子菌、新生隐球菌等生长较慢。一般情况下，分离培养并能鉴定到种至少需要 2～4 周，但根据真菌培养的菌落性质、大小、颜色、嗜琼脂特点、菌丝和孢子的形态、染色特点可以初步报告。

【结果报告】初步报告真菌的种类，如酵母菌、曲霉、毛癣菌、毛霉、根霉等，或报告到种的水平。

【临床意义】分离培养出纯的真菌菌落，为菌种的进一步鉴定及体外药敏试验提供基础。

【应用评价】标本直接镜检见到孢子或菌丝但是培养阴性，有可能与取材、药物的使用、培养条件和环境有关。

2. 鉴定　酵母样真菌可以采用自动化微生物鉴定仪器配套试剂卡、API 20C AUX 鉴定系统及色原底物培养基进行鉴定。丝状真菌可根据菌落生长特点、颜色、菌丝和孢子的形态特点、生化试验及其他试验进行鉴定。基质辅助激光解吸电离飞行时间质谱（matrix assisted laser desorption ionization time-of-flight mass spectrometry，MALDI-TOF MS）在酵母样真菌和丝状真菌中得到快速、广泛应用，使得鉴定的速度及准确性大大提升。

【结果报告】报告真菌的种名，如白念珠菌、新型隐球菌、烟曲霉、红色毛癣菌等。

【临床意义】由于特定的菌种天然耐药，准确鉴定真菌的种类对临床诊断和治疗、流行病学调查和预防控制感染有重要意义。

三、真菌感染的免疫学试验

应用乳胶凝集试验、免疫荧光试验和酶联免疫吸附试验等可以检测标本中的真菌抗原、抗体等，有助于真菌感染的辅助诊断。例如乳胶凝集试验、胶体全免疫渗透试验等检测血清或脑脊液中新生隐球菌荚膜多糖抗原，有助于新生隐球菌感染的快速诊断，其特异性和敏感度可达到 90% 以上；间接免疫荧光法检测白念珠菌芽管抗体，有助于侵袭性白念珠菌感染的辅助诊断及疗效监测。

四、真菌感染的分子诊断

与传统的形态、培养及表型鉴定相比，分子诊断技术大大缩短了真菌感染诊断所需时间，同时提高了敏感性和特异性，且操作简便、易于重复。分子诊断方法大多在培养的基础上进行病原真菌分子鉴定，也有报道某些分子生物学技术可直接从液体培养瓶，甚至临床样本中直接进行病原真菌的检测。核糖体 RNA 基因（rDNA）以及 28 s 5' 端 D1/D2 区序列测定、DNA 分子杂交（Southern blot）、PCR- 电喷射电离质谱技术（PCR coupled with electrospray ionization mass spectrometry，PCR/ESI-MS）和原位杂交等技术等可用于真菌鉴定、诊断和菌种的分型、监测耐药菌株、流行病学分型等。

（徐元宏）

第四节　寄生虫感染的检验

寄生虫感染（parasitic infection）的检验主要包括病原学、免疫学和分子生物学试验。病原学试验是确诊寄生虫感染的主要依据，但是在感染早期、轻度感染、单性感染（仅有雄虫感染）、隐性感染或某些寄生虫感染后因寄生的部位特殊而难于查出病原体，导致临床诊断困难时，免疫学试验可以辅助诊断寄生虫感染，对流行病学调查等也有意义。

一、病原学试验

用显微镜或肉眼直接从各种标本中检出病原体，从而诊断各系统或器官的寄生虫感染。

1. 消化道寄生虫　消化道寄生虫的某些发育阶段可随粪便排出体外，如原虫滋养体、包囊、卵囊或孢子囊，蠕虫卵、幼虫、成虫或节片。某些非肠道寄生虫的某一发育阶段可通过一定的途径进入肠道，随粪便排出。采用粪便检验或肛门周围检验是对消化道寄生虫检验的主要手段。正确的标本采集对检出消化道寄生虫尤为重要。

　　粪便样本是实验室诊断寄生虫感染的最常见样本，可以通过生理盐水直接涂片法进行检验。①直接涂片法要求粪便新鲜，可以查见活动的原虫滋养体、原虫包囊、蠕虫虫卵和幼虫；②厚涂片透明法（又称改良加藤法）：适用于各种蠕虫卵的定性与定量检验；③定量透明法：可检出一定量粪便内全部虫卵的数量；④饱和盐水浮聚法和自然沉淀法可提高原虫包囊、球虫卵囊、微孢子虫孢子及蠕虫虫卵和幼虫的检出率；⑤肛门拭子法：对蛲虫、带绦虫孕节两种虫体的检出率远比粪便检验法高；⑥涂片染色法：可对湿片中发现的可疑物进行确认及鉴定；⑦钩蚴培养法：可提高钩虫卵检出率；⑧毛蚴孵化法：适用于早期血吸虫病患者的粪便检验，最常与自然沉淀法或尼龙筛集卵法联用，有助于血吸虫感染的诊断；⑨粪便标本成虫的检验：检出和鉴定排出的寄生虫虫体可作为诊断和疗效考核的依据，如肉眼可见的大型蠕虫、猪肉绦虫和牛肉绦虫的孕节等。

　　【参考区间】无寄生虫及虫卵或原虫。

　　【临床意义】粪便中找到虫卵、原虫、成虫或寄生虫的孕节等可确诊寄生虫病；根据虫卵形状、大小、颜色、卵壳、内含物及有无卵肩、小钩、小棘等特殊结构，钩虫丝状蚴，毛蚴孵化出的幼虫形态特点等进行种属鉴定；定量法可判定体内的虫荷，也可判断药物驱虫效果；可进行流行病学调查。

　　【应用评价】①定量透明法适用于各种粪便内蠕虫卵的检验及计数，可测定人体内蠕虫的感染程度（虫荷），也可判断药物驱虫效果。②饱和盐水浮聚法适用于检验线虫卵、带绦虫卵及微小膜壳绦虫卵，以检验钩虫卵效果最好，不适用于检验吸虫卵和原虫包囊；而硫酸锌浮聚法主要用于检验原虫包囊、球虫卵囊、线虫卵和微小膜壳绦虫卵。③肛门拭子法如首次检验钩虫卵阴性，可连续检验 2 ~ 3 天。④涂片染色法：铁 - 苏木素染色法和三色染色法不易识别隐孢子虫和环孢子虫卵囊，隐孢子虫和环孢子虫卵囊建议使用抗酸染色或免疫测定试剂盒检验。⑤钩蚴培养法：检出率为直接涂片法的 7 倍，也优于饱和盐水浮聚法，孵出的丝状蚴可做虫种鉴定；但在操作时应有必要的防护措施。

　　2. 血液寄生虫　间日疟和三日疟的采血时间宜在发作后数小时至 10 余小时，恶性疟应在发作开始时采血。微丝蚴具有夜现周期性，故采血应在晚 9 时至次日凌晨 2 时进行。血涂片法（薄血膜和厚血膜法）是诊断血液寄生虫感染的常用方法。

　　【参考区间】无疟原虫、微丝蚴、巴贝虫病和锥虫等病原体。

　　【临床意义】血液检验是诊断疟疾、丝虫病、巴贝虫病和锥虫病的基本方法，血液中找到病原体可确诊寄生虫病。

　　【应用评价】厚血膜制备时标本用量大，检出率高，但鉴定虫种要求较高技术水平；薄血膜更容易观察寄生虫的形态特征，适用于虫种鉴定。厚血片通常需要检验大约 100 个油镜视野，薄血片需要检验 ≥ 300 个油镜视野，若在厚血片上发现了疑似物，则需增加在薄血片上检验的视野数。

　　3. 呼吸道寄生虫　痰液及肺部病变组织抽出液中可能查见肺吸虫卵、粪类圆线虫幼虫、蛔虫幼虫、钩虫幼虫、溶组织内阿米巴大滋养体、细粒棘球蚴头节或游离的小钩、粉螨和螨卵。有时也可见卡氏肺孢菌包囊。痰液直接涂片或消化沉淀（浓集法）涂片显微镜观察。

　　【参考区间】无寄生虫幼虫、虫卵、原虫等病原体。

　　【临床意义】痰液中找到病原体可确诊寄生虫病。

　　【应用评价】①直接涂片法适用于卫氏并殖吸虫卵及溶组织阿米巴大滋养体的检验；②消化沉淀法（浓集法）适用于检验肺吸虫卵、细粒棘球蚴头节、蛔蚴、钩蚴、粪类圆线虫幼虫及粉螨。

　　4. 胆道寄生虫　十二指肠引流液通常指十二指肠液（D 液）、胆总管液（A 液）、胆囊液（B 液）和肝胆管液（C 液）的总称。将各部分十二指肠引流液分别滴于载玻片或浓缩后涂片镜检。

【参考区间】无虫卵、原虫等病原体。

【临床意义】十二指肠引流液中找到病原体可确诊寄生虫病，常见的寄生虫有兰氏贾第鞭毛虫、华支睾吸虫卵、肝吸虫卵、布氏姜片虫卵、蛔虫卵、粪类圆线虫幼虫和隐孢子虫等。

5. 泌尿生殖道寄生虫　阴道、尿道分泌物及前列腺分泌物或尿沉渣的湿片镜检，可查到部分泌尿生殖道寄生虫。

【参考区间】无寄生虫幼虫、虫卵、原虫等病原体。

【临床意义】尿液、阴道分泌物和前列腺液中找到病原体可确诊寄生虫病。阴道分泌物可检出阴道毛滴虫，偶尔可查见蛲虫成虫或虫卵、溶组织内阿米巴大滋养体。尿液沉淀物可检出某些丝虫；尿液离心浓集可检出埃及血吸虫卵和微孢子虫等。

【应用评价】直接涂片法冬季检验要注意保温，以增加阴道毛滴虫的活动力，使其易与白细胞及巨噬细胞等鉴别。

6. 中枢神经系统寄生虫　通常用脑脊液标本滴片或浓缩后涂片镜检，可查到部分中枢神经系统寄生虫。

【参考区间】无寄生虫幼虫、虫卵、原虫等病原体。

【临床意义】脑脊液中找到寄生虫病原体可确诊寄生虫病。脑脊液中检出的寄生虫有阿米巴滋养体、致病性自由生活阿米巴（例如福氏耐格里阿米巴、卡氏棘阿米巴）以及棘球蚴的原头蚴或小钩、粪类圆线虫幼虫、棘颚口线虫幼虫、广州管圆线虫幼虫、弓形虫、肺吸虫卵和异位寄生的血吸虫卵等。

【应用评价】由于寄生于脑脊液中虫量非常少，故病原学检验阴性不能排除中枢神经系统寄生虫感染。

二、免疫学试验

免疫学试验是通过检测患者血清的特异性抗体、抗原或免疫复合物，协助诊断寄生虫病，此外，全血、各种体液及排泄分泌物等也可用于检验。

【参考区间】血清或其他体液寄生虫抗原或抗体：阴性。

【临床意义】寄生虫免疫学试验的结果不具有确诊的价值，可协助诊断。适用于感染早期或轻度感染，病原体检查为阴性者；深部组织感染，病原体检查标本不易获得；血清流行病学调查等。

【应用评价】① ELISA 和免疫胶体金技术在寄生虫免疫学试验中应用最普遍，用于多种寄生虫的免疫诊断、流行病学调查、疗效考核和监测；②免疫酶染色试验（immunoenzymatic staining test，IEST）具有高度特异性和敏感性，用于血吸虫病、丝虫病、肝吸虫病、猪囊尾蚴病、肺吸虫病、旋毛虫病等的实验诊断和流行病学调查；③间接荧光试验（indirect fluorescent assay，IFA）是诊断疟疾最常用的方法之一，且能用于疗效考核；对弓形虫病的诊断敏感性低于 ELISA 和 IEST 法；诊断杜氏利什曼原虫的敏感性和特异性均高，但患者治愈后抗体转阴率很低，因此无疗效考核价值；对阿米巴肝脓肿的检出率高，但对肠阿米巴病的检出率低，不宜作肠阿米巴病的辅助诊断；对血吸虫病诊断的敏感性与 ELISA 和 IEST 相似。

三、分子生物学试验

通过传统的病原学试验或免疫学试验可以诊断大多数寄生虫感染，因此，分子生物学方法在寄生虫感染诊断中应用较少。聚合酶链反应（polymerase chain reaction，PCR）技术是寄生虫感染，尤其是原虫感染检测最敏感和特异的分子生物学检验技术，PCR 结果阳性表明被检者体内有寄生虫病原体存在，但不能区分是隐性感染者、带虫者或现症患者。

（孙自镛）

第五节　螺旋体、支原体和衣原体感染的检验

一、螺旋体感染的检验

对人和动物有致病性的螺旋体（spirochaeta）主要有 3 个属：疏螺旋体属、密螺旋体属和钩端螺旋体属。螺旋体的检验主要包括病原学试验和免疫学试验。

1. 钩端螺旋体　钩端螺旋体（leptospira）感染引起人类或其他动物的钩端螺旋体病。患者临床表现差异很大，轻者仅出现轻微的自限性发热，重者可出现黄疸、出血、DIC、休克，甚至死亡。钩端螺旋体感染后，机体可产生特异性抗体，免疫学试验有一定意义。

【参考区间】病原体或抗体：阴性。

【临床意义】①直接镜检和分离培养可检出病原体，获得确诊的依据；②显微镜凝集试验（MAT）：血清凝集效价在 1∶400 以上或双份血清标本效价增长 4 倍以上有辅助诊断价值；③间接凝集试验中单份血清标本乳胶凝集效价大于 1∶2，炭粒凝集剂效价大于 1∶8 可判为阳性，双份血清标本效价呈 4 倍或 4 倍以上增长更有诊断价值。

【应用评价】MAT 是钩体病的实验室确诊方法，使用标准活钩体作为抗原，是唯一能对钩体病进行分群分型的血清学方法。分子生物学检验：聚合酶链反应（PCR）和实时荧光 PCR 技术等均可快速、特异地检测标本中钩端螺旋体的 DNA 片段。限制性核酸内切酶指纹图谱可用于钩端螺旋体株的鉴定和分型。

2. 梅毒螺旋体　梅毒螺旋体（treponema pallidum）感染引起人类梅毒病。人是梅毒螺旋体的唯一传染源，主要通过性接触传播。梅毒螺旋体几乎可在人体内任何组织或器官引起多变的临床表现。硬性下疳分泌物或梅毒疹渗出液、局部淋巴结的抽取液、血液、尿液、脑脊液和皮肤组织均可用于检测。

【参考区间】阴性。

【临床意义】参见第八章第三节。①标本直接暗视野镜检可快速报告螺旋体感染。免疫学检验是目前临床诊断梅毒的主要方法，非梅毒螺旋体试验（NTT）检测非特异性抗体为筛查试验。②梅毒螺旋体试验（TT）包括梅毒螺旋体明胶凝集试验（TPPA）、梅毒螺旋体微血凝试验（MHA-TP）、荧光螺旋体抗体吸收试验（FTA-ABS）、酶联免疫吸附试验（ELISA）、化学发光免疫测定梅毒螺旋体（CIA-TP）、梅毒螺旋体 IgG 抗体免疫印迹试验等，可作为梅毒感染的确认试验。③性病研究实验室（VDRL）试验和快速血浆反应素环状卡片（RPR）试验阳性反应的滴度对评价梅毒的疗效有一定意义。脑脊液的 VDRL 试验对神经性梅毒有重要的诊断价值。

【应用评价】PCR 技术检测标本中梅毒螺旋体的特异性 DNA 片段、扩增的目的片段大多选择梅毒螺旋体外膜蛋白的基因片段，对一期梅毒的敏感性和特异性分别为 94.7% 和 98.6%，对二期梅毒则分别为 80.0% 和 98.6%。

二、支原体感染的检验

与人类疾病相关的支原体（mycoplasma）主要是支原体属和脲原体属中的肺炎支原体、解脲脲原体、人型支原体等，可引起人类非典型肺炎、泌尿道与生殖道感染等疾病。

1. 肺炎支原体　肺炎支原体（M. pneumonia）是引起上呼吸道感染、非典型肺炎、支气管炎和肺外症状（皮疹、心血管和神经系统症状）等疾病的病原体，肺炎常为间质性。支原体肺炎占肺炎的 20% 左右。鼻咽拭子、口咽拭子、痰、组织、支气管灌洗液、脑脊液等标本可用于检测。

【参考区间】肺炎支原体培养、冷凝集试验：阴性。

【临床意义】①肺炎支原体培养阳性结果具有诊断意义；②冷凝集试验对肺炎支原体感染具有辅助诊断价值；③肺炎支原体基因扩增能够早期检测感染并可监测治疗效果、进行耐药性分析，为临床提供诊断依据和用药指导，是临床早期诊断肺炎支原体感染最有价值的方法之一。

【应用评价】①肺炎支原体培养对诊断的特异性高，同时能获得致病菌株，可用于分型或药敏试验；②冷凝集试验方便快捷，可作为常规检测，但是此反应为非特异性反应；③分子生物学技术的特异性和灵敏度高，但其检测阳性需与感染后携带状态鉴别；支原体感染后 1 个月，DNA 的检出率仍然高达 50%，DNA 持续携带的中位数时间为 7 周，个别可达 7 个月之久。RNA 的检测技术可以避免此类问题，用于疗效监测。

2. 解脲脲原体和人型支原体　解脲脲原体（mycoplasma urealyticum）和人型支原体是引起非淋菌性尿道炎的两种病原体，存在于泌尿系和生殖器中，可以引起泌尿系感染和生殖器炎症。尿道分泌物、宫颈分泌物、精液、前列腺液、阴道分泌物、尿液和性病淋巴肉芽肿等标本均可用于检测。

【参考区间】阴性。

【临床意义】参见第八章第三节。实验结果阳性与临床表现相结合，辅助诊断或诊断解脲脲原体或（和）人型支原体所致的泌尿系与生殖道感染。

【应用评价】病原体分离培养与鉴定的特异性高，其药敏试验可指导临床用药。

三、衣原体感染的检验

对人类致病的衣原体主要为沙眼衣原体（chlamydia trachomatis，Ct）和肺炎嗜衣原体（chlamydophila pneumoniae）等。沙眼衣原体可引起人类沙眼、包涵体结膜炎、泌尿道与生殖道感染及性病淋巴肉芽肿。肺炎嗜衣原体主要引起肺炎、支气管炎、心肌炎等。

1. 沙眼衣原体

直接镜检：沙眼衣原体的大量原体和始体或称网状体聚集在细胞内形成包涵体。标本直接涂片，经过碘染色或姬姆萨染色，在油镜下观察上皮细胞内有无包涵体。

衣原体培养：标本接种鸡胚卵黄囊或传代细胞经过培养，细胞内出现沙眼衣原体的包涵体，经碘染色或姬姆萨染色为阳性，可确定为沙眼衣原体感染。

分子生物学检验：用 PCR-RFLP 和 PCR-SSCP 等技术可鉴定沙眼衣原体的基因型、基因突变株和血清型。

【参考区间】阴性。

【临床意义】参见第八章第三节。

【应用评价】直接镜检包涵体，阳性结果只能作为可疑诊断的指标。培养虽然是诊断和鉴定沙眼衣原体感染的金标准，但阳性率较低。

2. 肺炎嗜衣原体　肺炎嗜衣原体寄生于人类，主要通过飞沫或呼吸道分泌物传播，它是呼吸道疾病重要的病原体，主要引起肺炎、支气管炎、咽炎和鼻窦炎等。痰液、咽拭子、肺泡灌洗液等常用于检测。

【参考区间】阴性。

【临床意义】①直接镜检查到包涵体，对肺炎嗜衣原体感染具有辅助诊断价值；②分离培养的阳性结果可明确诊断肺炎嗜衣原体感染；③分子生物学检验阳性结果与临床表现相结合，辅助诊断或明确诊断肺炎嗜衣原体感染；④微量免疫荧光试验（MIF）：早、晚期双份血清抗体滴度增高 4 倍或 4 倍以上，或单份血清 IgM 滴度大于等于 1 : 16，或 IgG 滴度大于等于 1 : 512，可确定为急性感染。IgG 滴度大于等于 1 : 16，表示既往感染。

【应用评价】直接镜检包涵体，阳性结果只能作为可疑诊断的指标。

（徐菲莉）

第六节　医院感染的监测

医院感染（nosocomial infection）或医院获得性感染（hospital acquired infection）主要是指患者在入院时既不存在、亦不处于潜伏期，而在住院期间获得的感染，包括在医院内获得而于出院后发生的感染。

属于医院感染的是：①无明确潜伏期的感染，入院 48 h 后发生的感染；有明确潜伏期的感染，自入院时起，超过其常见潜伏期而发生的感染。②本次感染是在上次住院期间获得的感染。③在原有感染基础上出现其他部位新的感染（除外脓毒症迁徙灶）。④在已知病原体感染部位分离出新的病原体（排除污染菌）。⑤新生儿经产道时获得的感染。⑥由于诊疗措施激活的潜伏性感染，如疱疹病毒、结核分枝杆菌等的感染。⑦医务人员在医院工作期间获得的感染。

不属于医院感染的是：①新生儿经胎盘获得的感染，例如巨细胞病毒、弓形体感染等；出生后 48 h 内发生的感染。②由创伤或非生物因子刺激产生的炎症反应。③皮肤黏膜开放性伤口只有细菌定植而无炎症表现。

医院感染是全球普遍存在的问题，也是当前一个非常突出的公共卫生问题。不同国家和不同地区的感染率不同。美国的医院感染率为 5% ~ 6%，澳大利亚为 8.6%、英国为 11.2%、德国为 4.4%、泰国为 7.6%；我国医院感染率为 3.9% ~ 5.2%。

一、医院感染的类型及传播途径

医院感染根据病原菌感染的部位可分为下呼吸道感染、泌尿道感染、消化道感染等；按感染病原体的来源分为内源性感染和外源性感染。

（一）医院感染的类型

1. 内源性感染（endogenous infection）　或称自身感染（self-infection），是指病原体来自住院患者本身。一种是体内细菌移位引起的感染；另一种为广谱抗生素大量、长时间应用后，正常菌群中敏感菌株被杀死，耐药菌株或真菌过度繁殖，导致菌群失调（dysbacteriosis）或真菌性二重感染（superinfection）。

2. 外源性感染（exogenous infection）　是患者身体以外的病原体通过一定的途径进入体内引起的感染。

（二）医院感染的传播途径

1. 感染源　①患者或病原携带者：感染来源于患者自身、其他患者或处于潜伏期的感染者，甚至病原携带者；②环境：医院环境中常有微生物污染，可通过一定的方式将微生物传播给易感的患者；③动物：在动物感染源中，鼠类的意义最大。

2. 传播途径　①接触传播：是医院感染的最常见传播方式。直接接触（direct contact）传播，主要是指病原体从感染源直接传染给接触者，不需外界环境中传播因素的参与。间接接触（indirect contact）传播，主要指病原体经过某种或某些传播媒介，如医务人员的手等，传播给易感者。②飞沫传播：住院患者或医务人员吸入悬浮于空气中的、经呼吸道传播的细菌（如结核分枝杆菌）、病毒（如冠状病毒）或真菌孢子等飞沫或气溶胶微粒后发生的感染。③经水或食物传播：医院水源或供应给患者的食物受到病原体污染，可引起医院感染暴发。④医源性传播：常见的传播方式包括血液及血制品、输液制品、药品及药液、诊疗器械及设备、一次性无菌医疗用品等。

3. 易感人群　主要指所患疾病严重影响或损伤机体免疫功能者、老年及婴幼儿患者、营养不良者、接受各种免疫抑制疗法者、长期使用抗生素者、接受各种损伤性或侵入性诊疗者。

二、医院感染的常见病原体

医院感染常见病原体主要为条件致病菌或机会致病菌（opportunity pathogen）：①革兰氏阴性杆菌：大肠埃希菌、肺炎克雷伯杆菌、阴沟肠杆菌、铜绿假单胞菌、鲍曼不动杆菌，其中多重耐药菌株（multi-resistant bacterium），例如产 ESBLs 菌株、产头孢菌素（AmpC）酶、产金属酶菌株和泛耐药鲍曼不动杆菌的感染不断增加；②革兰氏阳性球菌：金黄色葡萄球菌、表皮葡萄球菌及其他凝固酶阴性葡萄球菌、肠球菌等，其中多重耐药菌株如 MRSA、VRE 的感染不断增加；③真菌：酵母样真菌最常见，是由于抗菌药物的长期应用，使医院获得性真菌感染增多。

三、医院感染的微生物学监测

（一）医院环境微生物监测

环境（物体表面、空气和水）及医务人员标本因无标准化操作规范，结果难以解释，极少提供有价值的信息，无须常规监测。只有当流行病学调查提示，医务人员或环境与医院感染传播有关时，才进行患者或医务人员标本培养、医疗物品的抽样检测、呼吸治疗设备培养、腹膜透析液培养、空气培养等。

（二）消毒灭菌效果的监测

高压蒸汽灭菌、紫外线杀菌及化学消毒剂效果的监测均分别应用指定的标准指示菌，在消毒后培养指示菌的同时用质控菌株做阳性对照，保证实验的可靠性。如果消毒结果不达标，应该重新消毒灭菌。

1. 高压蒸汽灭菌效果的监测　常用微生物监测法，用嗜热脂肪芽孢杆菌（ATCC7953 或 SSIK31 株）为指示菌，每张纸片含菌量为 $5.0 \times 10^5 \sim 5.0 \times 10^6$ CFU，消毒灭菌后将指示菌纸片放入溴甲酚紫蛋白胨水培养基中，置 56 ℃ 培养 2 ~ 7 天（按说明书操作），观察培养基颜色变化；如果培养基不变色为无细菌生长，说明灭菌合格；如果培养基由紫色变为黄色表示有细菌生长，查找原因后重新灭菌，同时用质控菌株做阳性对照。

2. 紫外线杀菌效果监测　测定紫外线灯管辐照度值。微生物监测法是用枯草芽孢杆菌黑色变种（ATCC9372）作为指示菌，确定杀菌有效的距离和时间后，杀菌率达到 99.9% 以上为合格。

3. 化学消毒剂效果的监测　主要是检测化学消毒剂对一定浓度的标准菌株 [例如金黄色葡萄球菌（ATCC6538）、菌液终浓度为 10^6 CFU/ml] 的最低杀菌浓度（MBC），以及化学消毒剂的杀菌率。根据对照组菌数（Nc）和消毒组回收菌数（Nd），以消毒剂作用时间 5 min，可计算出杀菌率，杀菌率 ＝ [（Nc–Nd）/ Nc] ×100%。一般要求中效杀菌剂的杀菌率应＞99.9%，高效杀菌剂的杀菌率应＞99.999%。

（三）医院感染暴发调查

当医院感染暴发（或流行）或常规监测发现感染率增加的时候，应立即启动调查预案。调查报告应该有流行病学和微生物学证据，包括流行病学分析（感染人数、住院时间、感染时间、是否同一病房、是否接受过相同的诊疗技术或手术）、病原体分离及分型结果。

病原体分型技术包括表型分型（如抗菌药物敏感试验药敏谱等）、生物分型（如生长代谢特性等）、特殊分型（如特异性血清分型、噬菌体分型、细菌素分型等）以及分子生物学分型（如脉冲场凝胶电泳技术、限制性片段长度多态性技术、随机引物扩增多态性 DNA 分析、多位点序列分析等）。

四、医院感染的预防与控制措施

医院感染监测系统通过对可能导致医院感染的各个环节进行有效监测，分析医院感染的危险因素，具体实施标准预防与控制措施，降低了医院感染率。标准预防（standard precaution）是对所有患者的实施诊断、治疗、护理等操作的全过程采取预防性措施。

（一）具有潜在感染的标本实施严格处理

将具有潜在感染危险性的标本（包括患者的血液、体液、分泌物、排泄物及被这些物质污染的物品等）放置于有明显标识的医用垃圾袋里，由专人收集并在指定的地点焚烧，有助于切断传染源播散，避免医院感染。

在收集具有潜在感染危险的标本时，有双方签名，责任明确。应确保医用垃圾袋完好，最好使用双层袋包装各种废弃标本；运输过程防止医用垃圾袋损坏，避免污染物外漏。病原体纯培养物应高压灭菌处理，避免传染性强的病原体播散。

（二）对各种医疗器具统一消毒、灭菌及处理

用于注射、穿刺、采血等有创操作的医疗器具必须一用一灭菌。一次性使用的医疗器械、器具不得重复使用。一次性应用的注射器、针头、刀片和其他锐利物品应放置锐器盒内，由专人收集和处理。

（三）双向防护应成为常规

既要防止感染从患者传染医务人员，又应防止医务人员将病原传给患者。医务人员一定要注意洗手，必要时戴手套、面罩、护目镜和口罩、穿防护衣等。隔离的方法是根据感染的主要传播途径，采取相应的隔离措施，包括接触隔离、空气隔离和微粒隔离。对损伤的皮肤、黏膜采取标准水平消毒。

（四）加强实验室生物安全管理

临床实验室一般是二级实验室，主要分为清洁区、缓冲区、污染区，要有严格管理措施，特别是临床微生物室为高危区域，传染性强的结核分枝杆菌和有气生菌丝的真菌标本的处理和检测应在独立空间，各工作区域必须有生物安全标识，配置生物安全柜、洗手装置、洗眼器、紫外灯、消毒剂等，保证实验室空气流通，避免自身感染，切断感染源播散。

（五）成立医院感染管理机构

医院感染管理办公室、微生物耐药监测组以及抗菌药物管理组、多学科专家组成的医院感染管理委员会和药事管理委员会应制订医疗机构内医院感染控制措施及抗菌药物使用规范，预防医院感染暴发及不合理用药导致的自身二重感染和耐药菌的产生。

（徐元宏）

临床细胞与分子遗传学实验诊断技术与应用

遗传性疾病是人类疾病谱中病种最多的一类疾病，可分为染色体病、单基因遗传病、多基因遗传病（包括肿瘤）、线粒体基因病以及体细胞遗传病等，对人类健康产生很大的影响。目前，大多数遗传性疾病尚无有效的治疗措施，这给家庭和社会带来严重的精神和经济负担，因此，对遗传性疾病进行筛查与早期诊断（尤其是产前诊断）具有非常重要的临床意义。细胞与分子遗传学技术是诊断各类遗传性疾病的经典方法，随着其日趋成熟及广泛应用，通过染色体分析、荧光原位杂交、基因突变分析等可为遗传性疾病，肿瘤的诊断、治疗与预后提供极为重要的实验诊断依据。

第一节　染色体分析

染色体（chromosome）是由 DNA、RNA 和蛋白质组成的核蛋白物质，是遗传物质的载体，具有储存和传递遗传信息的作用。人的体细胞的染色体数目为 46 条，并根据大小、形态配成 23 对，其中包括 22 对常染色体及 1 对性染色体。女性的性染色体为 XX，男性则为 XY。染色体病是指染色体数目和结构异常导致的疾病。此外，染色体病也可根据染色体类别分为常染色体病和性染色体病两大类。

现已发现人类染色体数目异常和结构畸变近万种，染色体病综合征 100 余种，大部分染色体病患者都存在智力低下、发育迟缓、多发畸形等共同特征。染色体病患者通常缺乏生活自理能力，部分患者在幼年即夭折，因此染色体病患者无论对家庭还是社会都是沉重的负担。因此，通过染色体检验发现染色体异常和诊断由染色体异常引起的疾病具有重要的临床意义。

染色体核型（karyotype）是指个体体细胞的全部染色体通过一定的方法和程序所显示的染色体数目和形态特征，它表示个体的染色体组成。将染色体标本与国际通用的核型模式图进行比较分析，确定被检个体或细胞的染色体组成形态及结构的过程称为核型分析（karyotype analysis or karyotyping）。染色体核型分析对某些遗传性疾病和肿瘤性疾病等的诊断、鉴别诊断、预后估计和治疗监测等具有重要的意义。

染色体畸变可以指整个染色体组成倍增减，也可以是个别染色体整条或部分增减或位置移动。畸变的实质是染色体或染色体节段上成群基因的增减或位置移动，其结果可能导致基因表达异常或基因相互作用之间的失衡，从而影响正常的新陈代谢、生长发育等生命活动，在临床上可表现出多种形式的综合征。

一、外周血细胞培养及染色体分析

正常情况下，人外周血中没有中期分裂象细胞，外周血染色体检验的基本原理是在植物血凝集素（phytohemagglutinin，PHA）的作用下，使处于 G_0 期的淋巴细胞转化为淋巴母细胞，进行有丝分裂，并获得大量分裂细胞，利用秋水仙素使分裂期细胞停止于分裂中期；再经过低渗处理、固定、烤片、显带等细胞学处理，在显微镜下可观察到人染色体的结构和数量。外周血细胞染色体核型分析流程见图 23-1（彩图见二维码）。

染色体结果分析：选取染色体分散良好、长度适中、相对清晰的染色体 G 显带核型照片，进行计数并记录。利用"同源染色体大小、形态、带型相同，而非同源染色体大小、形态、带型各异"的原理，根据照片上染色体的大小、形态、着丝粒的位置、随体的有无和 G 显带带型等特征，将 46 条染色体配成 23 对。并按大小次序进行排列，一对性染色体排在最后；如图23-2A（彩图见二维码）为正常染色体核型图。

图 23-1

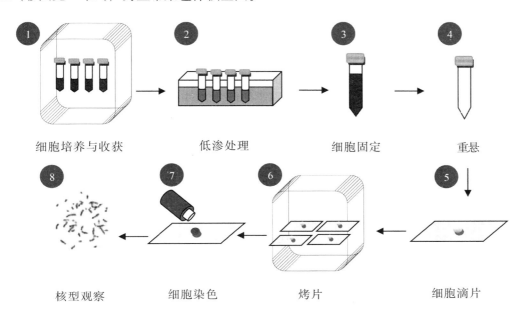

图 23-1　外周血细胞染色体核型分析流程

【参考区间】正常男性染色体核型：46，XY；正常女性染色体核型：46，XX。

【临床意义】

1. 染色体病的诊断　染色体病是指染色体数目或结构异常所致的疾病，可分为常染色体病与性染色体病。依据数目或结构畸变的不同，又可将染色体病分为以下几种类型：①数目畸变综合征：包括整倍体和非整倍体型；②结构畸变综合征：包括缺失、易位、倒位、插入及环状染色体等引起的综合征；③嵌合体：带有两种或两种以上不同核型的细胞系，其嵌合可以是常染色体和性染色体异常的嵌合，也可以是数目和（或）结构畸变之间的嵌合。

（1）常染色体病（autosomal disease）：是指由 1 ~ 22 号染色体先天性数目异常或结构畸变所引起的畸变综合征，其共同的临床表现为先天性非进行性智力低下，生长发育迟缓，可伴五官、四肢、内脏或皮肤等方面的畸形。依染色体畸变的特点大致分为三体征、单体征、部分单体征、部分三体征、其他结构异常综合征和嵌合体等，临床上以三体征最为多见，例如 21- 三体综合征（Down syndrome）核型中可见 3 条 21 号染色体（图 23-2B）；18- 三体综合征患者核型中可见 3 条 18 号染色体（图 23-2C）；13- 三体综合征患者核型中可见 3 条 13 号染色体（图 23-2D）。

（2）性染色体病（sex chromosome disease）：是指由于 X 或 Y 染色体先天性数目异常或结构畸变引起的疾病。至今已报道的性染色体综合征有多种，其共同的特征是性发育不全或两性畸形，有些患者可表现为生育力下降、闭经、自然流产、反复流产、不孕不育、智力低下等。较常见的数目异常有单体性 45，X；三体性 47，XXY，有 2 条 X 染色体与 1 条 Y 染色体（图 23-2E）；47，XXX，有 3 条 X 染色体（图 23-2F）；47，XYY；多体性 48，XXXX；48，XXXY；48，XXYY 等。结构畸变较常见的有 46，X，i（Xq）、46，X，del（Xp）、46，X，del（Xq）

等。性染色体数目和结构嵌合的现象也较常见。

2. 染色体异常携带者诊断　携带者（carrier）是带有结构异常的染色体核型而表型正常的个体，可以分为易位和倒位两大类；至今已报道1600余种，几乎涉及每条染色体的每个区带；它们的共同临床特征是患者表型正常，婚后发生流产、死胎、新生儿死亡、生育畸形儿或智力低下儿等。因此，为防止各种染色体病患儿的出生，检出携带者具有重要的意义。

（1）相互易位携带者：两条染色体同时发生一处断裂和重排而形成的一条结构上重排的染色体叫相互易位（translocation）。若三条或三条以上的染色体同时发生一次断裂和重排而形成具有结构重排的染色体叫复杂易位。同源染色体间的相互易位携带者与非同源染色体间的相互易位携带者的遗传效应是不同的，例如46，XX/XY，t（9；22）（p13；p12）。

（2）整臂易位携带者：两条染色体之间在着丝粒处发生整个臂的交换称为整臂易位（whole-arm translocation），它包括同源和非同源染色体之间的易位。已记载的整臂易位核型达几十种，它们涉及1、2、4、6、7、8、9、11、12、13、14、18、19号和X等染色体，如46，XX，t（9；19）（p10；q10）。

（3）罗伯逊易位携带者：由D组、G组的同源或非同源染色体间通过着丝粒融合或短臂断裂重排所形成的易位叫罗伯逊易位。目前报道的100多种类型中，非同源t（13q；14q）携带者最多，占50%，t（14q；21q）携带者次之，约占40%。同源型中以t（21q；21q）多见，其次为t（13q；13q）、t（22q；22q）。

（4）倒位携带者：倒位是指某一染色体同时具有两处发生断裂，其中节段与两端节段变位重排，断裂发生在同一臂形成臂内倒位（paracentric inversion），发生于两条臂的则称为臂间倒位（pericentric inversion）。前者已报道了23种，后者达214种，其中9号染色体的臂间倒位在人群中发生率达1%。臂内和臂间倒位在减数分裂中形成了不同染色体结构重排，因此有不同的遗传效应及相应的临床表现，如46，XY，inv（3）（p13；q25）和46，XY/XX，inv（7）（q11；q22）。

（5）移位携带者：移位（shift）携带者是指某一条染色体发生三处断裂，其中的一个断片插入到另一断裂片重接，移位可顺向或反向重接，它们几乎能发生在所有的染色体。

3. 致畸、致突变及致癌因子的检出　致畸、致突变及致癌三者具有共同的作用机制，都是由于DNA受到损伤所致。利用致畸、致突变及致癌因子诱发的改变可反映在染色体上的特性，进行染色体核型、姐妹染色互换（sister chromatid exchange，SCE）、微核细胞及染色体畸变率等检测，可通过染色体水平的改变判断待测物是否为致畸、致突变及致癌物质；并可协助诊断某些肿瘤性疾病，如视网膜母细胞瘤、胃癌、肝癌、结肠癌、鼻咽癌、肺癌、宫颈癌、卵巢癌、乳腺癌、膀胱癌、肾癌等。

【应用评价】

1. 外周血染色体检验是最常用的染色体检测技术之一，外周血取材方便，对机体创伤小，因此，该检测技术广泛适用于临床上流产、性发育异常、智力低下、血液系统相关肿瘤的辅助诊断及鉴别诊断中。凡具有畸形提示或某些染色体畸变有关的临床综合征；有体格或智力发育迟缓，尤其是伴有相关畸形；两性畸形，如外生殖器或内生殖器性别难辨；女性原发闭经或男性青春期发育迟缓；具有可疑染色体综合征或已知染色体畸变患者的父母；多次原因不明的自发性流产、反复流产的夫妇；夫妇不育但已排除了妇科及泌尿科常见的不孕原因等都有必要进行染色体核型分析。

2. 在WHO造血与淋巴组织肿瘤的最新分类方案中，将染色体异常作为最重要的诊断与分型指标（参见第五章第三节）。传统的核型分析技术分辨率不够高，用传统的核型分析技术检测一些微小的染色体结构的异常，如微小易位、微小缺失有很大的难度，但原位杂交技术可较好地弥补其不足。

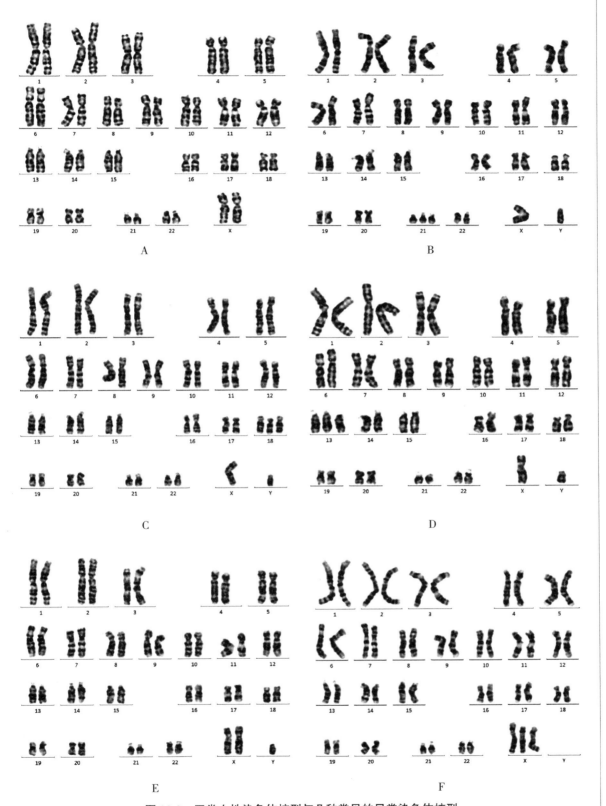

图 23-2　正常女性染色体核型与几种常见的异常染色体核型

A．正常女性染色体核型；B．21-三体综合征患者核型；C．18-三体综合征患者核型；D．13-三体综合征患者核型；
E．47，XXY 患者核型；F．47，XXX 患者核型

二、羊水脱落细胞染色体分析

羊水脱落细胞染色体分析是染色体病产前诊断的重要手段，是目前确诊胎儿是否患有染色体病较为安全可靠及常用的检验方法，是诊断胎儿染色体病的金标准。羊水脱落细胞染色体分析的原理与外周血细胞染色体分析原理类似，羊水脱落细胞培养一段时间后，形成较多分裂期细胞，利用秋水仙素使进行分裂的细胞停止于分裂中期；再经过低渗处理、固定、烤片、显带等细胞学处理，在显微镜下可观察到人染色体的结构和数量。

【参考区间】正常男性染色体核型：46，XY；正常女性染色体核型：46，XX。

【临床意义】羊水脱落细胞染色体分析主要用于诊断胎儿遗传病，主要是各型染色体病，包括染色体三体征、单体征等，例如较常见的 21- 三体、18- 三体与 13- 三体综合征和 X- 单体综合征等。对已检出的染色体异常携带者、曾经生育过异常患儿的父母，以及大于 35 岁的高龄孕妇，其生育染色体异常患儿的风险较高，应当做产前诊断，以预防患儿的出生；可在妊娠中期采取羊水细胞进行染色体核型分析。

【应用评价】

1．羊水穿刺取材为有创操作，仍存在导致胎儿流产、感染的可能性。因此，羊水脱落细胞染色体分析只适用于一些有不良妊娠史及产前筛查、超声诊断异常并怀疑为某些染色体病高风险的孕妇。

2．大多数高龄产妇进行产前诊断并未发现染色体异常，但仍有可能生出一个身体畸形或一些先天性代谢病患儿，在欧美人群中的这种危险率约为 3%；危险率随父母一方年龄的增加而上升，常规的染色体检验并未明显减低这种危险率。因此，结合家族史、遗传病史和当地某些遗传性疾病的发病率等因素，可进行进一步的基因诊断。

三、骨髓细胞染色体分析

骨髓细胞染色体分析常可作为恶性血液病诊断和预后评价的重要手段，也有助于发病机制的研究。骨髓细胞染色体分析原理与外周血、羊水细胞染色体分析类似，不同的是骨髓中常有较多的分裂期细胞，因此，临床上常不需要培养而直接进行染色体制片分析。

【参考区间】正常男性染色体核型：46，XY；正常女性染色体核型：46，XX。

【临床意义】造血与淋巴组织肿瘤诊断、分型与监测等：参见第五章第三节。监测骨髓移植状态：性染色体分析可观察移植成功与否或确定有无复发。当进行异性间骨髓移植时，若发现受者骨髓细胞被供着染色体核型取代，表示细胞发生嵌合，骨髓移植成功。若受者白血病复发，染色体则会恢复为原来的核型。

【应用评价】相对于外周血及羊水细胞染色体分析，骨髓细胞无须进行培养而直接进行制片分析，因此，可用于血液肿瘤的快速诊断。另外，骨髓细胞染色体带型常常比外周血细胞模糊，对结果分析要求高，可配合荧光原位杂交、基因分析等综合判断。

（郑   磊）

第二节   荧光原位杂交

荧光原位杂交（fluorescence in situ hybridization，FISH）技术是 20 世纪 80 年代末在放射性原位杂交技术的基础上发展起来的一种非放射性分子细胞遗传学技术。FISH 的原理是用已知的标记单链核酸为探针，按照碱基互补的原则，与待检材料中未知的单链核酸进行特异性结合，形成可被检测的杂交双链核酸。由于 DNA 分子在染色体上是沿着染色体纵轴呈线性排列的，因而探针可以直接与染色体进行杂交，从而对特定的基因在染色体上进行定位、定性、相对定量分析。与放射性同位素原位杂交相比，FISH 具有操作相对简便、探针标记稳定、检测灵敏度高、可同时进行几种不同探针的检测等优点。因此，目前 FISH 已广泛应用于分子遗传学、细胞遗传学、病理学、免疫学、肿瘤学和血液学等临床和基础研究。

一、染色体荧光原位杂交

染色体 FISH 是荧光原位杂交技术的主要应用之一，它将染色体制备技术、核酸杂交技术、荧光示踪技术结合起来，在染色体原位显示整条染色体、染色体的某一区带或某段特定的核酸序列。对染色体的准确识别、复杂染色体结构异常的检测、基因定位的研究具有重要的意义。凡是可以进行体外培养、能够形成分裂中期的组织和细胞均可以用于染色体 FISH。常规染色体 FISH 的操作流程见图 23-3（彩图见二维码）。以羊水脱落细胞染色体 FISH 分析为例，在荧光显微镜下随机计数至少 50 个细胞的杂交信号，正常情况下，核内荧光信号颗粒与正常人染色体数目一致，如用荧光标记的 21 号染色体探针胞内可见 2 个荧光信号颗粒；而异常情况下，则出现异常信号颗粒，如患有 21- 三体综合征的胎儿胞内可见 3 个荧光信号颗粒。90%以上为正常细胞则提示为正常样本，60% 以上细胞出现异常则提示为异常样本。

图 23-3

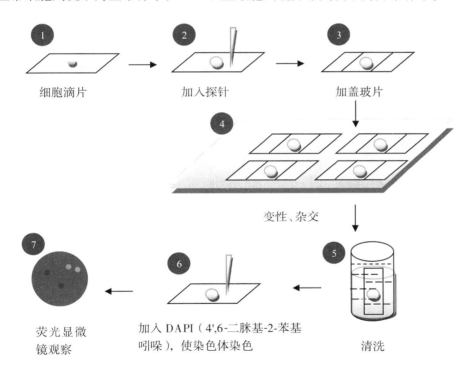

细胞滴片　　加入探针　　加盖玻片

变性、杂交

荧光显微镜观察　　加入 DAPI（4',6-二脒基-2-苯基吲哚），使染色体染色　　清洗

图 23-3　染色体 FISH 检测操作流程

【参考区间】正常男性染色体核型：46，XY；正常女性染色体核型：46，XX。

【临床意义】

1. 染色体病的诊断　染色体荧光原位杂交是传统核型分析的重要补充手段，对于复杂染色体异常如嵌合体、非整倍体、复杂易位和微小缺失等，FISH 分析更加敏感、准确和快速。

2. 产前诊断　FISH 技术可以敏感、准确、高效地检出具有复杂染色体异常的胎儿，是显带染色体分析的重要补充手段。如采用 13、18、21、X、Y 染色体特异性探针，可对胎儿常见的非整倍体进行快速诊断；与常规染色体核型分析一起进行比较，可对常见的非整倍体进行确诊。单细胞 FISH 可用于第三代试管婴儿，即种植前的诊断。

3. 体液脱落细胞染色体异常   疑为恶性胸腔积液、腹腔积液中的细胞染色体原位杂交分析，可敏感地检出肿瘤细胞染色体的多种畸变，有助于诊断。

【应用评价】染色体 FISH 是常用的基因探针杂交技术之一，具有灵敏度高、特异性强等特点；在染色体结构异常的产前诊断中，对易位性重排重复、缺失、插入性重排、标记染色体、环状染色体都能为确定其类型、来源、断裂点提供可靠的依据。

二、间期细胞荧光原位杂交

间期细胞 FISH 是 20 世纪 80 年代中期发展起来的 FISH 技术之一，该技术将分子杂交与组织化学技术相结合，在间期细胞核的原位显示与核酸探针互补的特定 DNA 序列。间期细胞 FISH 的原理是根据核酸碱基互补的原则，用荧光素标记已知序列的 DNA 或 RNA 作为探针，在一定的条件下使标记的探针与被检组织细胞中的靶核酸序列以互补的方式特异性结合，形成稳定的杂交体，通过检测系统显示特异性的探针结合部位和结合荧光强度，从而对染色质上的特定核酸序列进行定性、定位和相对定量分析。

多种标本均可用于间期细胞 FISH，例如在未培养的羊水细胞 FISH 检测中，常用 13 号、18 号、21 号、X、Y 染色体探针进行非整倍体的检测。在荧光显微镜下正常二倍体细胞内常染色体为 2 个荧光信号颗粒，而三体型个体细胞胞内可见 3 个荧光信号颗粒；单体型则为 1 个荧光信号颗粒（图 23-4，彩图见二维码）。

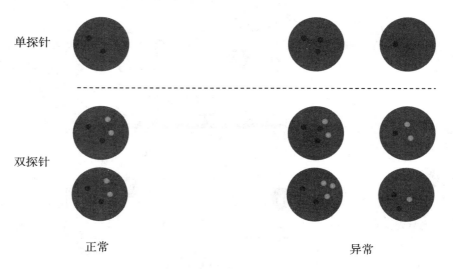

图 23-4   羊水脱落细胞 FISH 检测结果示意图

骨髓细胞、组织切片 FISH 检测常因应用不同的探针而产生不同的结果，探针可分为以下几类（以常用的红、绿色荧光探针为例）①双色单融合探针：正常状态下为红、绿色荧光颗粒均为 2 个，异常情况下则会产生融合的荧光颗粒；②双色分离探针：正常情况下为 2 个融合的荧光颗粒，异常情况下为红、绿、融合荧光颗粒各 1 个；③双色双融合探针：正常状态下为红、绿色荧光颗粒均为 2 个，异常情况下则产生 2 个融合的荧光颗粒；④额外信号探针：正常状态下为红、绿色荧光颗粒均为 2 个，异常情况下则产生红、绿、融合荧光颗粒各 1 个以及额外的信号颗粒（图 23-5，彩图见二维码）。

【参考区间】根据不同探针类型可产生不同结果，正常二倍体细胞常染色体产生荧光颗粒为 2 个。女性个体 X 染色体信号颗粒为 2 个；男性个体 X、Y 染色体信号颗粒各为 1 个。

【临床意义】目前间期细胞荧光原位杂交技术已被广泛用于遗传性疾病、肿瘤研究及临床

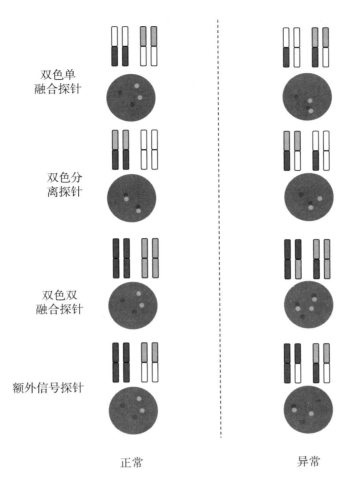

图 23-5　间期骨髓细胞 FISH 检测结果示意图

诊断和治疗监测中，主要集中在以下几个方面。

1. 恶性血液病染色体异常

（1）在恶性血液病诊断中的应用：主要参见第五章第三节。FISH 技术较常规染色体核型分析方法能够更快、准确地检出异常染色体：①染色体易位形成的融合基因，如 CML 的 *BCR-ABL* 融合基因、APL 的 *PML-RARA* 融合基因等。②复杂染色体畸变：例如 CML 的 Ph 染色体伴 4 号染色体异常 46，XY，t（4；9；22）（p16；q34；q11）；多发性骨髓瘤的微小易位 t（14；16）（q32.3；q23）等。

（2）在恶性血液病治疗过程中的应用①基因缺失的监测：染色体核型分析技术分辨率有限，无法检测到小于 4.5 Mb 的缺失，而 FISH 分辨率高，可以有效弥补该不足，用于微小缺失的检测。例如检测慢性淋巴细胞白血病患者的 *P53* 基因缺失，可用于指导选择临床化疗方案。②对异性间骨髓移植状态监测：通过性染色体计数，动态监测供/受者混合性嵌合体比例变化，对异性造血干细胞移植后植入状态进行监测。

2. 产前诊断　应用脐血细胞、绒毛细胞、羊水脱落细胞 FISH，采用 13、18、21、X、Y 染色体特异性探针，可对胎儿常见的非整倍体进行快速诊断。

3. 实体瘤的辅助诊断　检测乳腺癌 Her-2 基因，是乳腺癌免疫组化检测的重要补充手段。

【应用评价】FISH 具有操作简便、探针标记后稳定、灵敏度高、检测快速、适用于各种类型细胞检测等特点。目前 FISH 已被广泛用于遗传性疾病、肿瘤研究及临床诊断和治疗监测。间期细胞 FISH 特别适合于染色体制备困难、标本获得量少或仅有以往存储的标本的特异性 DNA 或 RNA 序列的检测。

（郑 磊）

第三节 基因诊断试验

基因诊断（gene diagnosis）是通过检测人体基因的缺失、突变或异常表达，从而辅助诊断疾病的一门技术，在疾病的早期诊断、分期分型、疗效预测及预后评估等方面都具有重要作用。目前，基因诊断已被广泛用于肿瘤、遗传性疾病的诊断，与药物代谢有关的基因检测可以指导个体化用药，这些应用催生并促进了精准医疗的发展。

一、恶性肿瘤的基因诊断

随着肿瘤生物学及药物基因组学的发展，肿瘤相关基因检测不仅可对肿瘤的诊断起到重要作用，而且也应用于化疗及靶向药物选择。常用于基因诊断的标本是经福尔马林固定、石蜡包埋的肿瘤组织，经支气管刷检细胞、经支气管穿刺针吸细胞和淋巴结穿刺针吸细胞，痰、血性胸腔积液等。近年来，利用外周血液标本进行肿瘤相关的基因检测备受关注。

常用的肿瘤基因检测方法包括核酸测序技术、荧光定量 PCR、扩增阻滞突变系统技术（amplification refractory mutation system，ARMS）、液相芯片技术、高分辨溶解曲线技术（high resolution melting assay，HRMA）、免疫组化、荧光原位杂交技术等。实际工作中根据标本类型及检测目的选择灵敏度、特异性、稳定性最合适的方法进行检测。

目前，应用不同技术对不同肿瘤进行基因诊断时仍存在以下问题：①肿瘤组织的异质性，被检测组织中肿瘤细胞纯度不高，石蜡标本所提取基因组 DNA 的质量有限，以及采取的检测方法灵敏度限制等，容易导致检测的假阴性；②对于部分机制未明的基因，尚需结合患者其他指标，基因诊断只可起辅助作用。

1. 原癌基因与抑癌基因检测 大量研究表明，部分基因突变与肿瘤发生发展有关，它们通过影响胞内不同激酶受体对不同信号通路进行调控，从而影响细胞的分化、生长、增殖以及凋亡。此外，同一肿瘤往往涉及多个原癌基因与抑癌基因突变，同一原癌基因或抑癌基因也可见于多种肿瘤。常见肿瘤的原癌基因及抑癌基因参见第十四章第二节。

2. 与肿瘤靶向药物疗效相关的基因检测 随着靶向药物的不断发明与应用，人们发现靶向药物的疗效与患者的某些基因有关，针对特定患者的基因检测结果采用不同的治疗方案是个体化医疗（personalized medicine，PM）和精准医疗的核心，也是决定靶向药物疗效的关键。

（1）*EGFR* 基因突变：表皮生长因子受体（epidermal growth factor receptor，EGFR）是一种酪氨酸激酶活性跨膜蛋白，也被称作 HER1、ErbB1；其与表皮生长因子结合形成二聚体后激活酪氨酸激酶，启动下游细胞信号分子活化，从而促进肿瘤增殖、侵袭、转移及新生血管形成。因此，阻断 *EGFR* 活性的靶向药物治疗成为非小细胞肺癌（non-small cell lung cancer，NSCLC）的重要治疗手段。

【临床意义】*EGFR* 基因突变与吉非替尼、厄洛替尼等酪氨酸激酶抑制药（TKI）的疗效有关。与无突变患者相比，*EGFR* 突变的患者使用 TKI 获益的可能性更大。不同突变位点和突变类型的患者疗效差异很大。*EGFR* 外显子 19 缺失或外显子 21 突变（L858R、L861Q）的患者，靶向药物吉非替尼的有效率高达 80% 以上，外显子 18 突变（G719C/S/A）患者对吉非替尼敏感性增加。

【应用评价】临床实践表明，并不是所有 *EGFR* 突变的 NSCLC 患者都对 TKI 有效。超过 50% 对 EGFR-TKI 治疗有效的患者可出现 EGFR-TKI 耐药，这与 EGFR 基因 20 号外显子 *T790M* 突变有关。此外，*BRAF V600E* 突变和 *PI3KCA* 突变（H1047R/L、E542K、E545K/D）

可导致部分 K-ras 基因野生型患者对 EGFR-TKI（吉非替尼或厄洛替尼）及 EGFR 单抗药物（西妥昔单抗或帕尼单抗）治疗不敏感。另外，EGFR 基因突变与性别、吸烟等预后因素有交叉，单独分析 EGFR 基因突变与否用于判断预后的意义不大。

（2）EML4-ALK 融合基因：棘皮动物微管相关蛋白样 4（echinoderm microtubule-associated protein-like 4，EML4）与间变型淋巴瘤受体酪氨酸激酶基因（anaplastic lymphoma receptor tyrosine kinase，ALK）发生倒位融合形成 EML4-ALK 融合基因。EML4-ALK 融合基因可见于多种肿瘤，其通过自身磷酸化激活下游信号通路导致细胞向恶性转化。

【临床意义】EML4-ALK 融合基因检测主要用于预测药物疗效和评价预后，阳性者对 TKI 的基础治疗耐药，但对克卓替尼（crizotinib）等针对 ALK 基因的小分子抑制药敏感。因此，在使用针对 ALK 基因的小分子抑制药前，需进行 EML4-ALK 融合基因的检测；携带 EGFR 基因野生型的肺腺癌患者，EML4-ALK 融合基因预示患者的总生存期更长，预后较好。

【应用评价】EML4-ALK 融合基因亚型不同的患者在接受克卓替尼治疗时，疗效可能存在差异。因此，使用克卓替尼治疗 EML4-ALK 融合基因阳性的 NSCLC 患者，需要定期监测疗效。

（3）KRAS 基因突变：西妥昔单抗和帕尼单抗作为 EGFR 单抗，通过与 EGFR 结合，阻断 EGFR 介导的细胞效应。KRAS 是位于 EGFR 下游级联信号通路上的一个重要的 G- 蛋白，其基因包含 2 号外显子突变，可阻断 EGFR 的信号传导。第 2 号外显子的 12 个密码子 GGT 和 13 个密码子 GGC 原本均编码 Gly 氨基酸，突变导致这两个密码子分别编码 6 种和 4 种其他氨基酸，从而使抗 EGFR 的抑制药无效。

【临床意义】参见第十四章第三节。

【应用评价】参见第十四章第三节。

（4）BRAF 基因突变：鼠类肉瘤滤过性毒菌（v-raf）致癌同源体 B1（v-raf murine sarcoma viral oncogene homolog B1，BRAF）是一种原癌基因，定位于 7 号染色体，编码丝氨酸 / 苏氨酸蛋白激酶 B-raf，B-raf 与细胞表面受体结合后通过多个信号通路参与调控细胞生长、分化和凋亡。BRAF 突变主要发生在 11 外显子和 15 外显子，其中最常见的突变为 15 外显子 V600E。V600E 突变能模拟 T598 和 S601 两个位点的磷酸化作用，使 B-raf 蛋白激活。BRAF 位于 KRAS 下游级联信号通路上，一旦发生突变，其编码的蛋白产物无须接受上游信号蛋白的活化即可激活并启动下游信号转导途径，使得细胞增殖，进而使得 EGFR 抑制药效果减弱或无效。

【临床意义】①预后方面：BRAF 基因可以作为患者预后评价的独立性指标，BRAF V600E 突变患者预后更差；②治疗方面：BRAF 基因突变患者可能不能从 EGFR 单抗靶向药物治疗中获益；③对于 KRAS 基因野生型同时具有 BRAF 基因 V600E 突变的患者，抗 EGFR 单抗靶向药物治疗可能无效。

【应用评价】BRAF 基因突变仅用于预测结直肠癌化疗药物—抗 EGFR 靶向药物的治疗效果和预后判断，必要时还需结合 KRAS、PI3KCA 等基因的突变检测。

（5）HER2 基因过表达：人类表皮生长因子受体 2（human epidermal growth factor receptor-2，HER2）是一种酪氨酸激酶受体，具有刺激、调节细胞生长、生存和分化的重要作用，其过度表达可导致细胞恶性增殖。25% ~ 30% 的乳腺癌患者 Her-2/neu 基因过度表达，这些患者的病理类型多为低分化型，且具有进展迅速、激素受体阳性、易发生淋巴结转移、预后不良等特点。Her-2/neu 基因扩增，可导致 Her-2/neu 蛋白在 Her-2/neu 阳性乳腺细胞表面高度表达，可达正常乳腺细胞的 10 ~ 100 倍。最重要的是，HER2 存在于细胞表面，可作为靶向药物治疗的靶点，因此 Her-2/neu 基因表达水平还可用于靶向治疗药物疗效预测。

【临床意义】参见第十四章第三节。

【应用评价】由于肿瘤组织标本获取难度较大及疾病过程中 HER2 基因状态可能产生变化，目前无法通过 IHC 和 FISH 对患者的 HER2 基因状态进行实时动态监测，近年来，出现了

血清可溶性 *HER2* 的检测技术，其价值备受关注。

（6）*PI3KCA* 基因突变：磷脂酰肌醇 -4-5- 二磷酸盐 -3- 激酶催化亚单位 α（phosphatidylinositol-4，5-bisphosphate 3-kinase catalytic subunit alpha，*PI3KCA*）基因是一种癌基因，位于 3 号染色体，其编码的蛋白多聚体具有类脂激酶和蛋白激酶的双重活性，参与细胞的增殖、运动、黏附和分化等。*PI3KCA* 基因的突变包括基因的缺失和错义突变，以点突变为主。当 *PI3KCA* 基因突变后，将导致 *PI3KCA/Akt* 信号通路持续活化，且不受上游 *EGFR* 基因调节，促使细胞癌变。

【临床意义】在治疗上，*PI3KCA* 野生型而 *Her2* 基因表达上调的乳腺癌患者应用帕替尼、曲妥珠单抗等 TKI 制剂可显著改善患者生存率、提高生活质量。当 *PI3KCA* 突变时则建议避免使用此类药物。乳腺癌患者中 *PI3KCA* 突变率不低，因此在使用酪氨酸激酶抑制药前，需进行 *PI3KCA* 基因突变的检测，为乳腺癌患者的合理用药提供参考依据。

【应用评价】若患者存在其他突变，即使 *PI3KCA* 为野生型也可能出现 TKI 耐药。*PI3KCA* 基因突变的检测仅用于预测乳腺癌治疗药物—EGFR-TKIs 靶向药物的治疗效果。

3. 与肿瘤化疗药物疗效相关的基因　化疗是目前多数癌症常使用的一种治疗方法，可显著改善部分肿瘤患者的治疗效果，延长部分患者的生命。然而，由于人种、个体以及肿瘤的异质性，导致同一种化疗药物在不同个体使用时的有效率及毒性反应不同。某些基因表达水平或其型别作为肿瘤个体化疗的基础，在化疗药物疗效预测和药物毒性预测上起到了不可替代的作用。

（1）*ERCC1* 位点：核苷酸切除修复交叉互补组 1（excision repair cross complementation group 1，*ERCC1*）是核苷酸外切修复家族中的重要成员之一，位于 19 号染色体，参与 DNA 链的切割和损伤修复过程。已有临床研究证实 *ERCC1* 与铂类化疗药物耐药相关。*ERCC1* 基因表达水平增高则具有更强的 DNA 修复能力，从而导致铂类药物对 DNA 的破坏作用减弱。*ERCC1* mRNA 低表达水平患者对铂类药物敏感。*ERCC1* Asn118Asn 中，*CT* 或 *TT* 基因型使 *ERCCl* mRNA 水平增高，DNA 修复能力增强，患者对铂类药物的敏感性降低，而野生基因型（*CC*）患者对铂类化疗药物更敏感。

【临床意义】*ERCC1* 在所有的肿瘤细胞中都表达，而且表达水平差异很大。在药物疗效预测方面：如果肿瘤患者 *ERCC1* 基因为低表达，则使用铂类化疗药物，患者可从中获益，而高表达患者会出现铂类化疗药物抵抗。预后方面：*ERCC1* 呈低表达的肿瘤患者，存活率显著高于 *ERCCl* 基因高表达患者。

【应用评价】低表达的 *ERCC1* 人群肿瘤发生概率增加，高表达则对化疗药物的抵抗性增加。

（2）*XRCC1* 位点：X 线修复交叉互补基因 1（X-ray repair cross complementing 1，*XRCC1*）是碱基切除修复和单链断裂修复系统中的重要成分。研究发现 *XRCC1* Arg194Arg 患者对铂类药物化疗失败的风险是 Arg194Trp 或 Trp194Trp 患者的三倍以上，建议化疗时对 Arg194Arg 患者加大铂类药物剂量。携带 *XRCC1* Arg399Gln 或 Gln399Gln 基因型的患者对铂类药物化疗失败的风险是 Arg399Arg 基因型患者的 2.7 倍。

【临床意义】*XRCC1* 多态性可能影响 DNA 修复能力。通过检测 *XRCC1* 基因的多态性，可预测铂类化疗药物的敏感性。使用铂类化疗药物治疗时，*XRCC1* 基因存在 Arg194Trp 和 Arg399Gin 多态性，药物的敏感性将增强。

【应用评价】关于 *XRCCl* 基因多态性与不同肿瘤的化疗敏感性及预后关系的研究结果并不一致，若其介导的 DNA 修复能力弱，则对化疗较敏感，但肿瘤的易感性相应升高。其疗效预测价值有待进一步评估。

（3）亚甲基四氢叶酸还原酶基因突变位点：亚甲基四氢叶酸还原酶（methylenetetrahydrofolate reductase，MTHFR）是叶酸代谢过程中的关键酶，可将还原型叶酸转变成 5- 甲基四氢叶酸（5-MTHF），从而使氟脱氧尿苷酸（FdUMP）、脱氧胸苷酸合成酶（TS）与还原型叶酸组成的三元复合物减少，使得 5- 氟尿嘧啶（5-FU）的抗肿瘤作用减弱。

【临床意义】目前已发现 *MTHFR* 基因具有多种突变类型，其中最常见的是 C677T 突变和 A1298C 突变。677TT 型对 5-FU 敏感性较高，而 677CT 型和 677CC 型则敏感性较低。A1298C 基因型多态性与患者对 5-FU 的敏感性关系尚不确定，1298AA 型患者对 5-FU 的敏感性较高，但毒副反应也更加明显，需提前预防。此外，*MTHFR* 基因型还可以影响叶酸类拮抗药（化疗药物）甲氨蝶呤（MTX）的浓度及其在细胞内的分布，改变肿瘤细胞的生长及其对化疗药物的敏感性。在单用 MTX 时，基因型为 T677T 的患者药物不良反应发生率明显高于基因型 C677T、C677C 患者；而基因型为 A1298C 及 C1298C 的患者对 MTX 的疗效较好。

【应用评价】目前对 *MTHFR* 的突变位点研究尚不够全面，临床用药方案选择时仅作为参考，还需结合患者其他情况综合考虑。

（4）胸腺嘧啶合成酶突变位点：5- 氟尿嘧啶（5-FU）本身并无抗癌作用，需转变为 FdUMP 起作用。FdUMP 抑制胸腺嘧啶核苷酸合成酶（TYMS），从而阻止尿嘧啶脱氧核苷酸转变为胸腺嘧啶脱氧核苷酸，影响 DNA 的生物合成，从而导致细胞损伤和死亡。*TYMS* 基因编码的胸苷酸合成酶是嘧啶核苷酸合成的限速酶，也是 5-FU 发挥细胞毒作用的目标酶。而 *TYMS* 基因的多态性可使 TS 表达水平升高，促进细胞过度增殖、逃避衰老和凋亡，降低了 5-FU 的化疗疗效。

【临床意义】如果患者 TYMS mRNA 低表达，则对氟类化疗药物敏感，而 TYMS 过量表达时则会出现氟类药物耐药。对于不同类型的 TYMS 突变及其启动子多态性都将影响 5-FU 的疗效，如 3R/3R 基因型对 5-FU 反应差，存活率低。

【应用评价】影响肿瘤对 5-FU 的敏感性的因素有多种，应结合其他多种耐药基因及表达蛋白综合评估。

二、遗传性疾病的分子诊断

人类遗传性疾病（简称遗传病）是按一定的方式垂直传递的、由遗传物质改变所导致的。我国每年新增遗传病患儿约 120 万，给家庭和社会带来沉重负担。按照遗传方式不同，又分为单基因遗传病和多基因遗传病。按照遗传物质改变的不同，遗传病主要分为基因病、染色体病、体细胞遗传病三大类。

（一）单基因遗传病

1. 单基因遗传病定义及分类　单基因遗传病又称单基因疾病（monogenic disease），即单个基因突变所引起的遗传病。具有发病率很低、病种较多、临床表现较为复杂多样、遗传规律符合孟德尔定律的特点，故又称孟德尔式遗传病。

引起单基因遗传病的常见基因突变有以下几种：①基因的单碱基突变；②某个基因的外显子或内含子完全或部分缺失；③三核苷酸重复突变；④插入突变；⑤基因部分片段重复转录，导致基因产物大小改变。不同的基因突变导致其编码蛋白在结构、数量、性质和功能上发生变化，从而引起一系列病理生理改变，遗传个体出现相应的疾病表型。此外，即便为同一基因突变，当突变性质、程度或种类不同时，其临床表现也不会相同，甚至表现出较大差异。

根据突变基因所在的染色体和基因显性、隐性不同，单基因遗传性疾病可根据遗传方式分为以下五种。

（1）常染色体隐性遗传（autosomal recessive inheritance，AR）：致病基因位于常染色体，携带一个隐性致病基因的杂合子不表现相应症状，只有在获得一对隐性基因的纯合子时才表现出症状。从家系图上看，遗传方式是水平的，患者均在同一代人中，绝大多数病例是单发的，男女受累机会均等。

（2）常染色体显性遗传（autosomal dominant inheritance，AD）：致病基因位于常染色体上，

一对等位基因中只要有一个致病基因即可表现出基本性状，男女患病的机会相等。从家系图上看，其遗传方式是垂直的，连续数代都有患者出现，男女皆受累。

（3）X连锁隐性遗传（X-linked recessive inheritance，XR）：致病基因位于X染色体，伴随X染色体向后代传递。从家系图上看，对于女性患者，致病基因只有在纯合子时才表现出相应性状，只携带一个隐性致病基因时，为表型正常的致病基因携带者；男性只有一条X染色体，只要X染色体上有一个隐性致病基因就会发病，因此，人群中以男性患者居多。

（4）X连锁显性遗传（X-linked dominant inheritance，XD）：致病基因位于X染色体上，以显性遗传的方式传递给后代。女性获得显性致病基因的概率是男性的两倍，人群中女性患者比男性患者多一倍，前者病情常较轻。男性患者的女儿全部为患者，儿子全部正常，女性患者的子女中各有50%可能性是该病患者。遗传家系图中女性患者多于男性患者。

（5）Y连锁遗传（Y-linked inheritance，YL）：致病基因位于Y染色体上，伴随Y染色体以显性遗传方式向男性后代传递。只有男性才表现出相应性状。常见单基因遗传病的遗传方式分类见表23-1。

表23-1　常见单基因遗传病及种类

遗传方式	常见疾病
AR	白化病、苯丙酮尿症、肝豆状核变性、镰状细胞贫血、尿黑酸尿症、囊性纤维变性
AD	多指、短指、多发性家族性结肠息肉症、软骨发育不全症、家族性高胆固醇血症、视网膜母细胞瘤、先天性夜盲症
XR	血友病、红绿色盲、假肥大型进行性肌营养不良、家族性低色素贫血、鱼鳞病、睾丸女性化、G-6-PD缺乏症
XD	抗维生素D佝偻病、遗传性慢性肾炎、口面指综合征、色素失禁症、Xg血型、假性甲状腺功能减退
YL	外耳道多毛症

2. 单基因遗传病的基因诊断　单基因遗传病的诊断方法主要有两种：①表型诊断，即根据患者临床表现推断病因；②分子诊断（基因诊断），即通过检测患者DNA或其转录产物来诊断疾病。临床上，由于遗传疾病表型复杂多样，且有时表型改变不典型或出现较晚，因此，基因诊断是当前诊断遗传病最精确的方法。

（1）基因诊断的一般思路包括①由蛋白质至DNA：首先明确引起症状的蛋白产物并进行产物纯化，测定蛋白质的氨基酸序列。据此合成寡核苷酸探针，从基因文库中筛选其编码基因，或制成抗体，从cDNA文库中筛选相应克隆；然后通过DNA测序确定导致疾病的分子缺陷。但由于人们对遗传病的生化机制了解太少，80%～90%的遗传性疾病的表型特征或生化缺陷仍未阐明。因此，该策略已经较少采用。②由DNA至蛋白质：根据遗传图和物理图，先通过连锁分析确定某一致病基因的染色体定位，并进一步在该区域内搜索、分离致病基因，并比较正常和异常基因的差别，寻找导致遗传病的分子缺陷，进而阐明正常与异常基因产物（蛋白质）的生理功能和病理效应。该策略是当前遗传性疾病诊断的主要策略。③从候选基因进行筛查与鉴定：首先将某一疾病基因初步定位后，以该区域中已克隆的无名基因、cDNA等为候选基因，根据定位结构是否相同来鉴定疾病相关基因；后者依据某疾病的已知病理、生理知识，将功能可能相关的已克隆基因作为候选者，直接进行致病基因的筛选与鉴定。此方法具有速度快、效率高的优点。

（2）基因诊断的方法：对于某一遗传病的一个家系而言，首先通过临床资料和家系分析，确定是否为单基因遗传疾病，然后再确定基因检测与分析的方法。对于突变已知的单基因遗传性疾病，一般采用直接检测法；对于突变未知或突变已知但突变类型较多的遗传病则采用多态性连锁分析，利用其核心家系成员的 DNA 进行分析，以确定致病基因与所在染色体多态性位点的连锁相，从而确定受试者的基因型。多态性位点与基因连锁越紧密，所得结果越可靠；杂合率越高，应用价值越大。对于核苷酸取代、缺失或插入造成的点突变，应用 PCR 及其衍生技术进行分析。对于基因或基因片段的缺失、插入或动态突变，应用 DNA 印迹法（southern blotting）等进行分析。此外，自动化、微量化、高通量并行检测的基因芯片技术也已应用于遗传性疾病的诊断。

虽然人类的遗传性疾病由基因决定，但由于不同环境因素的影响，基因型与表型的关系十分复杂。表型相同的个体可能具有相同或不同的基因型，表型不同的个体也可能有或没有基因型差异。因此，在遗传性疾病进行诊断时，还必须考虑到遗传异质性、突变多样性并结合患者的临床诊断进行综合分析。

（二）多基因遗传病

多基因遗传（polygenic inheritance）是指生物和人类的不同表型性状由不同座位的较多基因协同决定。在多基因遗传中，每对基因的性状效应是微小的，故称微效基因（minor gene），但多对基因的作用积累之后，可形成一个明显的表型效应，此现象称为累加效应。与单基因遗传相同，多基因遗传亦受环境因素的影响。遗传因素所起的作用大小程度称为遗传率，如果遗传率越高则遗传基因导致患病的可能性起的作用越大，环境因素作用越小。多基因遗传病发病率明显低于单基因遗传病，主要是由于多基因遗传病的致病基因更多，决定性状的每对基因彼此不存在显性或隐性关系，且环境因素可以很大程度地影响其表型。在多基因遗传病中，参与决定性状的基因数越多，表型就越多，表型间差别也就越小。

多基因遗传病的基因诊断方法与单基因遗传病并无明显差别，包括直接检测法与间接检测法。

1. 基因直接检测法　对于已知基因异常的疾病，常用的基因直接检测方法包括限制性内切酶酶切分析、DNA 酶切图谱分析、PCR 产物测序、分子杂交等。以 PCR 为基础的基因诊断，尤其是实时荧光定量 PCR 技术可检测多基因遗传病细胞中 mRNA 的表达量；它通常使用基因本身或紧邻的 DNA 序列作为探针，或通过进一步分析 PCR 扩增产物，以确定基因有无突变、缺失等异常及其性质。

2. 基因间接检测法　对于致病基因未知或致病基因已知但其异常尚属未知的疾病，可以通过对受检者及其家系进行连锁分析，以推测前者是否获得了带有致病基因的染色体。连锁分析紧密连锁的基因或遗传标志物通常一起传给子代，因而考察相邻 DNA 是否传递给子代，可以间接地判断致病基因是否传递给子代。连锁分析多使用基因组中广泛存在的各种 DNA 多态性部位，特别是基因突变部位或紧邻的多态性位点作为标志物，选用的遗传标志物在人群中的杂合度应该较高。限制性片段长度多态性（RFLP）、单链构象多态性（SSCP）等技术均可用于连锁分析。

连锁分析不能完全确定致病基因是否存在，只能估计存在的可能性或概率大小，因为基因与 DNA 标志物之间可能发生重组；有时只分析一个多态位点不能把某一家系中带有致病基因的染色体识别出来，这时可同时分析更多的多态位点，即作单倍型（haplotype）分析。

（三）出生缺陷与产前分子诊断

我国是出生缺陷和残疾的高发国家，出生缺陷率仍呈上升趋势。出生缺陷和残疾日益成为影响中国人口素质的重要问题，同时也给家庭和社会造成沉重的经济负担和精神压力。实施以婚前保健、产前诊断、新生儿疾病筛查为主的三级综合性防治策略，有助于减少或防止出生缺陷与残疾。本节主要就出生缺陷与产前分子诊断两方面进行阐述。

1. 出生缺陷　出生缺陷（birth defects）或先天异常（congenital anomalies）是指胚胎或胎

儿在发育过程中所发生的结构或功能异常，包括先天畸形、先天性代谢性缺陷、染色体异常、先天性宫内感染、宫内发育迟缓、先天发育残疾、免疫性疾病、智力障碍、先天性肿瘤等。这些异常可由染色体畸变、基因突变引起，也可由环境致畸因素所致，或是两者共同作用所致。出生缺陷可有多种分类方法，从临床实用性出发，出生缺陷主要分为畸形缺陷、裂解缺陷、发育不良和变形缺陷四种。出生缺陷的发生因素多而复杂，到目前为止仍有 50% 左右的出生缺陷原因不明，可能与新的常染色体显性突变、亚超微染色体缺失等原因有关。剩余 50% 的出生缺陷发生主要与遗传物质的异常及胎儿生长发育暴露环境有关，其中遗传物质的异常主要为染色体异常和基因异常，染色体异常可以是染色体数量异常，也可以是染色体结构异常，约占出生缺陷原因的 6%；21- 三体综合征是最常见的染色体异常疾病。基因异常可以是单基因缺陷（亦称为突变）或多基因遗传。目前已有 7 000 多种单基因缺陷被发现，约占出生缺陷的 7.5%，常见的有软骨发育不全、多指等。多基因遗传可以由多个基因与环境因素相互作用所致，占出生缺陷的 20% ～ 30%。这类缺陷较多，如先天性心脏病、神经管缺陷、唇裂或腭裂、先天性髋关节脱位等。这些遗传性异常可以遗传，也可以发生在散发的单独病例中。胎儿生长发育暴露的环境导致胎儿畸形，又称为致畸因子，如射线、甲基汞、糖尿病、感染因素或药物等。

2．产前诊断　产前诊断（prenatal diagnosis）又称宫内诊断（intrauterine diagnosis），是指先天性疾病或遗传性疾病在胎儿期的诊断。根据诊断途径主要包括非侵入性检查如超声波扫描，及侵入性检查如绒毛活检、羊膜腔穿刺及脐血管穿刺取血等。

（1）产前诊断的指征：目前认为在临床上有下列情况之一的孕妇需要进行产前诊断：①女方年龄 35 岁以上、男方年龄 45 岁以上；②有不良孕史及不良生育史者；③本人患遗传病或家族中有遗传病患者的夫妇；④遗传检查异常，包括染色体异常、血液学检验异常、生化检验异常及基因检验异常等；⑤超声波检查异常；⑥母亲血清学筛查异常；⑦有毒物及射线接触史者；⑧孕期有病原感染史、服药史。

（2）产前分子诊断策略①分子细胞遗传学检验：即染色体检验或核型分析，包括经典细胞遗传学方法和分子细胞遗传学方法。经典细胞遗传学检验主要涉及染色体的非显带和显带技术，只能分析中期细胞，结果受分裂象数量和质量的高度制约，无法识别一些微小缺失、插入、倒位及标记染色体。而分子细胞遗传学检验显著提高染色体结构畸变的检出率，可作为经典细胞遗传学的补充。主要方法有：荧光原位杂交（FISH）、染色体涂染（chromosome painting）、光谱核型分析技术（spectral karyotyping，SKY）、比较基因组杂交（comparative genomic hybridization，CGH）以及微阵列 - 比较基因组杂交（microarray- comparative genomic hybridization，microarray-CGH）等。②基因诊断：基因诊断是产前诊断的主要手段，以来源于胎儿的 DNA、RNA 为原料，通过检查基因的存在、缺陷或者表达异常，对胎儿的状态或者疾病做出诊断的方法和过程称为产前基因诊断。可用于产前基因诊断的技术包括 PCR 技术、DNA 测序、DNA 芯片、MLPA 技术等。③非侵入性产前分子诊断：a. 经宫颈脱落的胎儿滋养细胞：通过分子生物学技术、遗传学技术及免疫细胞化学技术等，在宫颈脱落细胞中找到胎儿滋养细胞并进行鉴别分离，可进行胎儿的基因检测、异常染色体分析等分子水平的产前诊断。b. 母体外周血中胎儿细胞：到目前为止，孕妇母体外周血中已分离出 4 种胎儿细胞：滋养细胞、淋巴细胞、粒细胞及有核红细胞（nucleated red blood cell，NRBC）。现已经能从基因和染色体水平对孕妇外周血胎儿细胞做产前诊断。在基因水平主要是用 PCR 技术鉴别胎儿性别、诊断胎儿 β- 珠蛋白生成障碍性贫血等疾病。在染色体水平主要是用 FISH 技术诊断 21- 三体、18-三体、Klinefelter 综合征等染色体病。c. 胎儿游离 DNA：孕妇血循环中胎儿 DNA 以两种形式存在，一是存在于进入母体血循环中的胎儿的完整细胞内，二是游离于母体血浆中。胎儿游离 DNA 的平均半衰期为 16.3 min，因此应用游离 DNA 进行检测；以往妊娠对本次妊娠检测结果的影响较小。分析孕妇外周血循环中完整胎儿游离 DNA，是无创性产前诊断领域的一场技术革命，它为非侵入性产前诊断技术提供了一条新的研究途径。

（四）药物代谢酶和药物作用靶点基因检测

药物体内代谢、转运及药物作用靶点基因的遗传变异及其表达水平的变化可影响药物的体内浓度和敏感性，从而导致药物反应性的个体差异。近年来药物基因组学得到了迅猛发展，越来越多的药物基因组生物标记物及其检测方法相继涌现，已成为指导临床个体化用药、评估严重药物不良反应发生风险、指导新药研发和评价新药的重要手段。药物反应相关基因及其表达产物的分子检测是实施个体化药物治疗和精准医疗的前提。对药物代谢酶和药物靶点基因进行检测可指导临床针对特定的患者选择合适的药物和给药剂量，实现个体化用药，从而提高药物治疗的有效性和安全性，防止严重药物不良反应的发生。

1. 药物代谢酶和药物作用靶点基因　用于药物代谢酶和药物作用靶点基因检测的标本类型多样，最常用的为全血和组织标本。用于药物代谢酶和药物作用靶点基因检测的方法多样，包括 PCR- 直接测序法、PCR- 焦磷酸测序法、荧光定量 PCR 法、PCR- 基因芯片法、PCR- 电泳分析法、PCR- 高分辨率熔解曲线法、等位基因特异性 PCR 法、PCR- 限制性片段长度多态性方法、原位杂交等多种方法。目前临床上主要检测的药物代谢酶和药物作用靶点基因及其个体化应用的相关药物见表 23-2。

表23-2　药物代谢酶和药物作用靶点基因相关的药物

基因或变异名称	个体化应用的药物
药物代谢酶与转运体基因	
ALDH2	硝酸甘油
CYP2C9	华法林、塞来昔布、洛沙坦
CYP2C19	氯吡格雷、S- 美芬妥英、奥美拉唑、阿米替林、伏立康唑、安定、去甲安定
CYP2D6	他莫昔芬、阿米替林、昂丹司琼、美托洛尔、氯丙咪嗪、去甲替林、地昔帕明、多虑平、丙咪嗪、马普替林、奥匹哌醇、三甲丙咪嗪、曲马多
CYP3A5	他克莫司
CYP4F2	华法林
DPYD	氟尿嘧啶、卡培他滨、替加氟
NAT1、NAT2	异烟肼、普鲁卡因胺、吡嗪酰胺、利福平、氨基水杨酸、对氨基苯甲酸
SLCO1B1	辛伐他汀、西立伐他汀、匹伐他汀、阿托伐他汀
TPMT	6- 巯基嘌呤、6- 硫鸟嘌呤、硫唑嘌呤、顺铂
UGT1A1	伊立替康
药物作用靶点基因	
ACE I	福辛普利、依那普利、赖诺普利、卡托普利
ADRB1	β 受体阻断药如美托洛尔
APOE	普伐他汀
ANKK1	第二代抗精神病药
IFNL3	聚乙二醇干扰素 α-2a、聚乙二醇干扰素 α-2b、利巴韦林
PML-RARα	三氧化二砷
TOP2A	蒽环类化疗药物
VKORC1	华法林
ERCC1	铂类药物（顺铂、卡铂和奥沙利铂）

续表

基因或变异名称	个体化应用的药物
RRM1	吉西他滨
其他基因	
dMMR	氟尿嘧啶
G6PD	氯喹、氨苯砜、拉布立酶
HLA-B	卡马西平、苯妥英、阿巴卡韦、别嘌呤醇
MGMT	替莫唑胺
MSI	氟尿嘧啶

引自：国家卫生计生委医政医管局 . 药物代谢酶和药物作用靶点基因检测技术指南（试行），2015

2．药物代谢酶和药物作用靶点基因的临床意义

（1）临床上可根据药物基因组生物标志物检测所得到的个体遗传信息来调整用药剂量，确定用药种类，避免应用针对特定基因型个体无效或可能产生严重药物不良反应的药物，以增加药物疗效，减少药物不良反应的发生。

（2）临床常用药物代谢酶和药物作用靶点基因检测项目及用药指导建议见表 23-3。

表23-3　药物代谢酶和药物作用靶点基因检测项目及用药指导建议

检测项目	用药指导建议
*ALDH2*2* 多态性	携带 *ALDH2*2* 等位基因的心绞痛患者尽可能改用其他急救药物，避免硝酸甘油舌下含服无效
*CYP2C9*3* 多态性	将 *CYP2C9* 和 *VKORC1* 基因型代入华法林剂量计算公式计算初始用药剂量；减少携带 *CYP2C9*3* 的个体塞来昔布的用药剂量；适当增加携带 *CYP2C9*3* 等位基因的高血压患者洛沙坦的用药剂量
*CYP2C19*2* 和 *3* 多态性	增加 PM 基因型个体氯吡格雷的剂量，或选用其他不经 CYP2C19 代谢的抗血小板药物如替格瑞洛等；PM 基因型个体阿米替林的起始剂量降低至常规剂量的 50% 并严密监测血药浓度；PM 基因型患者应用伏立康唑时容易出现毒副反应，建议适当减少剂量
*CYP2D6*10* 多态性	携带 *CYP2D6*10* 等位基因的患者他莫昔芬的疗效欠佳，阿米替林的起始剂量应降至常规用药剂量的 25%
*CYP3A5*3* 多态性	减少 *CYP3A5*3/*3* 基因型患者他克莫司的用药剂量，以避免发生不良反应。可将 *CYP3A5*3* 基因型代入公式计算他克莫司的起始剂量
*CYP4F2*3* 多态性	降低 *CYP4F2*3* 纯合子基因型患者华法林及香豆素类抗凝药（醋硝香豆素、苯丙香豆素）的用药剂量
*DPYD*2A* 等位基因	携带 *DPYD*2A* 等位基因的患者应慎用 5-FU、卡培他滨和替加氟，或降低用药剂量，以避免毒性反应
慢型 NAT1/NAT2 基因型	*NAT1* 和 *NAT2* 慢代谢型基因型患者反复给予异烟肼后易出现蓄积中毒，引起周围神经炎，应引起注意
SLCO1B1 521T > C 多态性	携带 521C 等位基因的患者慎用辛伐他汀和西立伐他汀，以降低发生肌病的风险
TPMT 多态性	降低低酶活性基因型患者 MP 的用药剂量，杂合子起始剂量为常规剂量的 30% ～ 70%，携带两个突变等位基因的个体用药剂量为常规用药剂量的 1/10，或 1 周 3 次给予常规剂量的药物，或换用其他药物，以避免产生严重的造血系统毒性反应；携带 *TPMT* 活性极高基因型的患者 MP 治疗可能无效。携带 *TPMT* 突变等位基因的儿童患者建议用卡铂而不用顺铂，以避免引起耳毒性

续表

检测项目	用药指导建议
UGT1A1 多态性	*UGT1A1*28*（6/7）和（7/7）基因型个体应用伊立替康时应选用剂量较低的化疗方案，以避免引起严重腹泻；携带 *UGT1A1*6* 等位基因的患者 4 级中性粒细胞减少症的发生风险增加，应谨慎使用
ACE I/D 多态性	DD 基因型的高血压患者建议选用福辛普利进行降压治疗；DD 基因型的高血压合并左心室肥大和舒张期充盈障碍的患者建议使用依那普利和赖诺普；II 基因型患者应用赖诺普利或卡托普利治疗时应注意监测肾功能
ADRB1 多态性	Gly389 基因型高血压患者建议不选用美托洛尔降压，或适当增加用药剂量
APOE 多态性	基因型为 E2/E2 的高脂血症患者建议选用普伐他汀治疗，以提高降脂疗效
ANKK1 rs1800497 多态性	携带 rs1800497A 等位基因的患者应用第二代抗精神病药时静坐不能不良反应的发生风险增加，应注意
错配修复蛋白缺失（*dMMR*）	建议 dMMR 者接受不含 5-FU 的化疗方案
G6PD 基因多态性	携带突变等位基因的 G6PD 缺乏患者禁用氯喹、氨苯砜和拉布立酶
HLA-B 位点等位基因	携带 *HLA-B*1502* 等位基因者慎用卡马西平和苯妥英，携带 *HLA-B*5801* 等位基因者慎用别嘌醇，以免引起 SJS/TEN；携带 *HLA-B*5701* 等位基因者慎用阿巴卡韦，以免引起药物性肝损害
IFNL3 多态性	rs12979860T 等位基因携带者聚乙二醇干扰素 α-2a、聚乙二醇干扰素 α-2b 和利巴韦林治疗 HCV 感染的疗效差
微卫星不稳定性（MSI）	MSI-H 患者建议不用 5-FU 辅助治疗
*PML-RAR*α 融合基因	*PML-RAR*α 融合基因阳性的 APL 患者可用 As_2O_3 进行治疗
TOP2A 基因异常（基因扩增或基因缺失）	*TOP2A* 基因异常的乳腺癌患者建议采用含蒽环类药物的治疗方案
VKORC1 -1639 G > A 多态性	携带 -1639A 等位基因的个体应减少华法林的用药剂量，具体可根据华法林剂量计算公式确定华法林的起始用药剂量
ERCC1 mRNA 表达	建议 *ERCC1* mRNA 低表达的非小细胞肺癌患者选用以铂类为主的化疗方案
RRM1 mRNA 表达	建议 *RRM1* mRNA 低表达的患者选用吉西他滨为主的化疗方案

引自：国家卫生计生委医政医管局 . 药物代谢酶和药物作用靶点基因检测技术指南（试行），2015

3. 药物代谢酶和药物作用靶点基因检测应用评价

（1）质量保证是个体化药物基因检测的核心内容，是个体化用药基因诊断规范化和标准化的首要前提。因此药物基因检测项目的计划和准备、试验性能确认 / 验证以及检验全过程都需要建立有效的质量控制体系。

（2）不同方法间灵敏度差异较大，临床应用时需注意其灵敏度不同的应用局限。如 PCR-直接测序法因灵敏度的原因，其在应用于肿瘤组织体细胞突变检测时，当组织中靶基因突变比例低于 20% 时，可能出现假阴性结果。

（3）个体化医学分子诊断实验室应配备具有相关资质、取得国家权威培训机构合格证的咨询人员，以对检测项目提供咨询服务，同时负责对检测报告在临床上出现的各种情况进行解释。

（欧启水）

临床输血学实验诊断技术与应用

常用临床输血学实验诊断技术主要包括血型鉴定、血型抗体检测和交叉配血试验等。输血前检验是选择适合于患者的血液或血液制品，使输注的各种血液成分能在受血者体内有效存活而达到预期的治疗目的；输血后不良反应监测主要是通过对血型抗原与抗体等的检测，做出输血不良反应的实验诊断。

第一节　血型鉴定

血型是血液成分中遗传多态性的总称。狭义的血型指红细胞膜上的抗原多态性。广义的血型还包括其他血液成分如白细胞、血小板、血浆蛋白等的抗原多态性。ABO 血型和 Rh 血型是免疫原性最强，也是临床上最重要的血型。同样，在血小板、粒细胞膜上由于各自血型糖蛋白的多态性所导致的同种免疫性抗体的产生，是血小板输注无效、同种免疫性血小板减少症的原因。而供受者 HLA 抗原的匹配，是进行移植与判断预后的关键。

一、ABO 血型鉴定

血型通常是指红细胞膜上特异性抗原的类型，ABO 血型系统根据红细胞表面 A 与 B 抗原划分为 A、B、O、AB 四型。ABO 血型系统正定型血型鉴定：将检测红细胞分别加入已知含有 A 抗原或 B 抗原特异性血型抗体试剂中；反定型血型鉴定：将待测血清分别与已知 A 或 B 特异性血型红细胞反应，根据凝集现象是否发生及其凝集强度来确定待检血液的血型。红细胞凝集的机制是抗原抗体反应。玻片法、试管法、微柱凝胶血型卡法等是常用的检测方法。ABO 血型正、反定型结果判读见表 24-1。在血型鉴定中，只有被鉴定红细胞的抗原和血清中的抗体完全符合，且无异常凝集状态（如混合视野凝集等）时才能肯定血型的类别。

表24-1　ABO血型正、反定型结果判读表

正定型（标准血清+被鉴定的红细胞）			反定型（标准红细胞+被鉴定的血清）			ABO血型
抗-A	抗-B	抗-A，B（可选择）	A	B	O	
+	−	+	−	+	−	A
−	+	+	+	−	−	B
+	+	+	−	−	−	AB
−	−	−	+	+	−	O

注：对于正常的 ABO 血型人群，正定型阳性应为强凝集（通常为 4+），反定型阳性凝集强度通常为 2+ ～ 4+。反定型中待检血清与 O 细胞应不发生凝聚

【临床意义】①临床输血：首选同型或同亚型血型用于输血。由于人体天然存在 IgM 型抗 A 和抗 B 抗体，临床输血前首先要鉴定 ABO 血型，从而避免由 ABO 血型不合引起急性溶

血反应；②器官移植：因为 ABO 抗原是一种强移植抗原，供血者与受血者的血型"配合"或"相容"'才能移植，否则极易引起急性排斥反应导致移植失败；③ ABO 胎儿与新生儿溶血病（hemolytic disease of the fetus and newborn，HDFN）的相关检测；④其他：如个体的遗传识别等。

【应用评价】① ABO 血型是临床输血中最重要的血型，每次输血前必须对供血者与受血者的 ABO 血型进行鉴定，并确认正、反定型结果相同。②新生儿 ABO 血型鉴定只须检测红细胞血型抗原，抗原性较弱的 Ax 型可以通过特殊试剂如抗 H、人源抗 A、人源抗 B 来鉴定血型，避免误定为 O 型。用于检测不规则抗体的是 O 型标准红细胞。当怀疑有抗 A1 时，必须用 A2 细胞。③红细胞抗原性异常可导致全凝集现象，如类 B 抗原；自身免疫性溶血性贫血等干扰血型鉴定。

二、Rh 血型鉴定

Rh 血型系统是红细胞血型中最为复杂的一个血型系统，该系统包括 D、C、c、E、e 5 个抗原，按其免疫原性的强弱排序为 D＞E＞c＞C＞e，其中 D 抗原的抗原性最强，其临床意义最为重要。抗 D 抗体可引起溶血性输血反应和 Rh-HDFN。Rh 血型鉴定若仅用抗 D 抗体，则简单地称含 D 抗原的红细胞为 Rh 阳性，不含 D 抗原的为 Rh 阴性。Rh 血型系统不同于 ABO 血型系统，血清中并无针对性的天然抗体；因此，检测红细胞上是否存在相应的 Rh 血型抗原是通过采用已知的特异性抗体来鉴定。目前临床实验室多采用高效价特异性的单克隆抗 D 抗体试剂。根据抗原性不同以及 D 抗原的数量和质量不同，将 D 抗原分类为正常 D 阳性抗原和 D 变异型，后者包括：①弱 D（weak D），质无变化，只是 D 抗原量少；②表位不完全型 D（partial D），D 抗原数目基本正常，但是正常 D 抗原上的部分抗原表位缺失；③表位不完全型弱 D，D 抗原数目减少同时缺失部分 D 抗原决定簇；④增强 D：抗原性大大增加的同时，D 抗原数量很大程度增多。

由于 D 抗原的出现频率高、抗原性强、临床意义大，故临床采用正向定型法鉴定红细胞膜的 D 抗原。D 抗原检测包括供血者和受血者，对供血者还需确定其弱 D 抗原。Rh 血型系统鉴定可选用玻片法、盐水试管法、微柱凝胶血型卡法和分子生物学技术等进行鉴定；D 阴性确认试验通常采用抗人球蛋白试验鉴定。试管法和凝胶卡法 Rh 血型判读见表 24-2。

表24-2 Rh血型系统鉴定

与Rh血型抗血清的反应					表型	通称
抗D	抗C	抗E	抗c	抗e		
+	+	+	−	−	CCDEE	Rh（+）
+	+	+	−	+	CCDEe	Rh（+）
+	+	−	−	+	CCDee	Rh（+）
+	+	+	+	−	CcDEE	Rh（+）
+	+	+	+	+	CcDEe	Rh（+）
+	+	−	+	+	CcDee	Rh（+）
+	−	+	+	−	ccDEE	Rh（+）
+	−	+	+	+	ccDEe	Rh（+）
+	−	−	+	+	ccDee	Rh（+）
−	+	+	−	−	CCdEE	Rh（−）
−	+	+	−	+	CCdEe	Rh（−）

与Rh血型抗血清的反应					表型	通称
抗D	抗C	抗E	抗c	抗e		
－	＋	－	－	＋	CCdee	Rh（－）
－	＋	＋	＋	－	CcdEE	Rh（－）
－	＋	＋	＋	＋	CcdEe	Rh（－）
－	＋	－	＋	＋	Ccdee	Rh（－）
－	－	＋	＋	－	ccdEE	Rh（－）
－	－	＋	＋	＋	ccdEe	Rh（－）
－	－	－	＋	＋	ccdee	Rh（－）

注：盐水试管法 2+ ～ 4+ 凝集强度为 Rh 抗原阳性；RhD 凝集强度低于 2+ 可能为 D 变异型，不凝集可能为 D 阴性或 D 变异型，必要时需进行 D 阴性确认

【临床意义】①临床输血：首选同型输血。Rh-D 抗原与输血的关系仅次于 ABO 血型。对受血者血清中已有抗 D 时，不可输用弱 D 型红细胞，因该受血者血清抗 D 可极快地破坏输入的弱 D 型红细胞。对于弱 D 表型的受血者，在一般情况下应视为 D 阴性受血者。对于弱 D 的供血者应作为 D 阳性对待，不能输给 D 阴性的受血者。②近年研究显示 20% ～ 30%Rh 阴性的个体，通过输血或妊娠可产生免疫性抗 D 抗体，若再次输入 Rh 阳性供血者的血液则会发生溶血性输血反应。③也可以用于个体的遗传识别等。

【应用评价】①不同个体、不同批次的抗 D 血清的凝集反应强度有差别，弱 RhD 型红细胞可能不出现阳性结果，需通过抗球蛋白试验、吸收放散试验或基因分型等其他技术才能检出。②在我国，汉族人中 Rh 阴性者仅占 0.4%，新生儿 Rh 溶血病较为少见，但 Rh 阴性的频率在某些少数民族中较高。

三、白细胞血型鉴定

供者与受者之间在组织、器官或骨髓移植中相容与否由其组织特异性决定，代表个体特异性的组织抗原系统称主要组织相容性系统（major histocompatibility system，MHS），编码 MHS 的基因群称为主要组织相容性复合体（major histocompatibility complex，MHC）。人类的 MHC 又称人类白细胞抗原（human leukocyte antigen，HLA），是目前为止发现的人体最复杂的多态性系统。受者血液中有无同种异体 HLA 抗体、供受者 HLA 基因型别是否有差异是移植过程中最为重要的检测内容。HLA 分型试验指某一个体的表型和（或）基因型的 HLA 特异性鉴定，称为移植前的 HLA 配型或组织相容性试验。

【临床意义】

1. 器官或骨髓移植　移植成功的关键是选择适合的供者，首先供、受者的 ABO 血型必须相同或相容，HLA 型别相同或相近。与移植关系最为密切的 HLA 基因位点主要包括 HLA-A、HLA-B、HLA-C、HLA-DR、HLA-DQ、HLA-DP。因此，在临床器官或骨髓移植时，主要检查的是供者和受者这些 HLA 位点，其中最重要的是 HLA-A、HLA-B、HLA-DR 的基因型。

由于各个 HLA 位点有多个等位基因，使每个个体的 HLA 基因组成有高度多样性，导致在无关受者中寻找与受者 HLA 基因型别完全相合的供者极为困难。同卵（同基因）双生兄弟姐妹 HLA 完全相合的概率是 100%，非同卵（异基因）双生或亲生兄弟姐妹 HLA 完全相合的概率是 1/4。人类非血缘关系的 HLA 相合率是 1/400 ～ 10 000，在较为罕见的 HLA 型别中，

相合的概率只有几万甚至几十万分之一。当供受者之间 HLA 基因型不一致时，至少需要多少个位点相合才能进行器官或骨髓移植，应视具体情况确定。

2. 输血　在成分输血时，若输入 HLA 同型血液，则能提高疗效。在临床输血的发热反应中，有些是由 HLA 抗体引起，尤其是多次输血的患者。

3. HLA 与疾病　已发现一些疾病与 HLA 有关，例如约 90% 强直性脊柱炎（ankylosing spondylitis，AS）患者与 HLA-B27 有关，而普通人群携带 HLA-B27 的只有 4% 左右。携带 HLA-B27 等位基因的个体发生 AS 的危险性为不携带此等位基因个体的 80 倍。

4. 个体识别与亲子鉴定　HLA 因其高度多态性而成为最能代表个体特异性并伴随个体终身的稳定的遗传标志，在无关个体之间 HLA 型别完全相同的概率极低。法医学通过 HLA 基因型或表型检测而进行个体识别；同时因其单倍型遗传特征，也是亲子鉴定的重要手段。

【应用评价】HLA 分型试验主要有三大类，分别是血清学、细胞学和 HLA 基因分型，目前 HLA 基因分型最为常用和准确，前两种分型技术的应用逐渐减少。

四、血小板血型鉴定

血小板有两类抗原：一类是人类血小板抗原（human platelet antigen，HPA），另一类是血小板非特异性抗原，又称血小板相关抗原。人类血小板有 30 多个 HPA，如 HPA-1、HPA-2、HPA-3、HPA-4、HPA-5 等。在绝大部分 HPA 中，编码抗原等位基因的单核苷酸多态性（single nucleotide polymorphism，SNP）或碱基缺失（如 HPA-14）导致 HPA 的同种异型。PCR-SSP 方法是目前血小板血型分型最常用的技术之一。

【临床意义】①血小板 HPA 抗原的同种免疫：由输血或妊娠等同种免疫产生，可引起新生儿同种免疫性血小板减少症、输血后紫癜、血小板输注无效症、被动免疫性血小板减少症、移植相关的同种免疫血小板减少症等，多为 IgG 型；②血小板上红细胞抗原的同种免疫：进行 ABO 血型不合的血小板输注，血小板寿命缩短；③血小板的自身免疫作用可导致原发免疫性血小板减少性紫癜。

【应用评价】由于血小板表面抗原众多且复杂，患者反复大量输注血小板产生血小板同种抗体的概率比红细胞产生同种抗体高几十倍，该类抗体可引发新生儿同种免疫血小板减少症、输血后紫癜、被动免疫血小板减少症等。因此血小板血型鉴定有助于增加血小板输注的安全性和有效性。

第二节　血型抗体检测

血型抗体检测是临床输血诊断中重要的组成部分，主要包括红细胞抗体、血小板抗体和白细胞抗体的检测。红细胞抗体的检测不仅对红细胞相容性输注、输血不良反应监测具有重要意义，同时对某些血液系统疾病具有重要的实验诊断价值；对血小板抗体的检测可用于免疫因素导致的血小板减少症的实验诊断；对白细胞抗体的检测主要用于移植排异反应的监测等。

一、红细胞游离抗体检测

红细胞游离抗体是指针对红细胞抗原的血清中存在的不规则抗体，这些抗体可以和红细胞表面的相应抗原结合并可以引起红细胞破坏和溶血。红细胞游离不规则抗体检测方法包括盐水试管法、间接抗球蛋白法、聚凝胺法、微柱凝胶卡法和酶法等。必要时，针对游离抗体的标本可能还需进行吸收试验区分不同抗体特异性，并通过抗体效价监测特异性抗体的浓度变化。

【参考区间】阴性

【临床意义】参见第五章第一节和第十七章第一节。

【应用评价】参见第十七章第一节和第十八章第三节。

二、红细胞结合抗体检测

红细胞结合抗体是指存在于红细胞上的针对红细胞抗原的抗体，抗体和红细胞表面的相应抗原结合后激活补体可引起自身免疫性溶血性贫血（AIHA）。直接抗人球蛋白试验和释放试验可检测红细胞表面的抗体，是判断 HDFN 和 AIHA 等最为有力的证据。直接抗人球蛋白试验参见第十八章第三节，释放（或放散）试验是将新生儿或 AIHA 患者红细胞上致敏的血型抗体通过特殊的放散方法放散下来，检测放散液中是否存在游离抗体。

【参考区间】直接抗人球蛋白试验及释放试验：阴性。

【临床意义】参见第五章第一节和第十七章第一、二节。

【应用评价】释放试验比直接抗人球蛋白试验的灵敏度更高，是用于判断 HDFN 最有价值的试验。

三、血小板抗体检测

血小板抗体主要包括两类：①非特异性血小板抗原产生的相应抗体；②特异性血小板抗原产生的相应抗体。血小板抗体检验主要是检测患者血清中是否存在针对血小板的抗体。临床常用的检测血小板抗体以及进行血小板交叉配合试验的方法是单克隆抗体固相血小板抗体试验。

【参考区间】血清血小板抗体：阴性

【临床意义】①引起免疫性血小板输注无效和输血后紫癜最重要的原因是同种免疫引起的血小板减少，尤其是多次输血后出现的血小板输注无效。针对血小板抗体阳性的患者，可用血小板配合型输注，提高血小板治疗效率和保证输血安全。②血小板抗体阳性可辅助诊断原发免疫性血小板减少性紫癜、胎儿新生儿同种免疫性血小板减少症等。

四、抗 HLA 抗体检测

抗 HLA 抗体多由免疫产生，移植受者体内因多次妊娠、反复输血和血液制品输注，接受过异种或异体移植，或者某些微生物感染后由类属抗原诱生抗 HLA 抗体或其他抗体，尤其是与血管内皮细胞相应抗原结合的抗体。这些预存的抗体与其血管内皮细胞的抗原结合形成抗原抗体复合物，激活补体导致移植物血管损伤。移植前筛选出这些抗体对于防止超急排斥和急性排斥反应，提高移植物存活率具有重要作用。

检测受者血液中的同种异体抗体主要通过①群体反应性抗体（panel reactive antibodies，PRA）检测：PRA 是指群体反应性抗 HLA 抗体，因为抗原的多样性，相应的抗体也多种多样。PRA > 10% ~ 50% 为轻度致敏，PRA > 50% ~ 80% 为中度致敏，PRA > 80% 为高度致敏；②补体依赖淋巴细胞毒试验（complement dependent cytotoxicity，CDC）：检测受者体内针对供体的淋巴细胞毒抗体。CDC：11% ~ 20% 为阴性可疑，21% ~ 40% 为阳性可疑，41% ~ 80% 为阳性，80% ~ 100% 为强阳性反应。

【参考区间】血清 PRA < 10%（阴性或未致敏），CDC：0% ~ 10%（阴性）。

【临床意义】①移植前筛查致敏受者：移植受者体内是否预存抗体，是影响移植物存活和排斥反应的重要因素；②监测移植后排斥反应：移植后抗 HLA 抗体水平的动态监测，有助于判断抗体的免疫状态，帮助调整治疗方案及指导免疫抑制药的应用；③在输血前检测 HLA 抗体可有效避免 HLA 抗原引起的输血反应。55% ~ 75% 的非溶血性输血反应是发热反应，一般认为是白细胞被抗体破坏后致热原物质释放所致。

【应用评价】① CDC 是检测受者抗供者淋巴细胞的抗体，PRA 是检测受者体内抗群体抗原的抗体，两者针对的抗原不完全一致；因此 CDC 阴性的受者，若体内存在 PRA 抗体，移植排斥反应的发生率也增高明显，所以二者同时检测意义更大。②根据受者水平，移植后 6 个月内 PRA 中度致敏者约有 46% 发生急性排斥反应，而非致敏者只有 38%，且存活率明显低于未致敏的患者。除非找到 HLA 完全相配的供者，因为高度致敏通常认为是移植的禁忌证。

第三节　交叉配血试验

交叉配血试验（cross matching test）又称为血液相容性试验，主要是指红细胞血型系统的配合性试验，目的是为了避免输血引起的红细胞凝集或溶血反应。通常情况下，输注血小板不需要进行交叉配血试验，但是在受血者存在血小板抗体的情况下，需要对输注的血小板进行交叉配血试验，尽量选择相应抗原阴性的血小板进行输注，以提高输注疗效。

一、红细胞交叉配血试验

在交叉配血反应体系中，若血清存在的抗体针对红细胞膜 ABO 血型或其他血型抗原时，可在离心力作用和不同介质条件下，抗体抗原结合而发生肉眼可见的凝集，如补体参与也可进一步引起溶血效应。交叉配血试验包括主侧试验和次侧试验，主侧试验：受血者血清加供血者红细胞，主要是检查受血者血清中有无破坏供血者红细胞的抗体；次侧试验：供血者血清加受血者红细胞，主要是检查供血者血清中有无与受血者红细胞不相合的抗体。

【参考区间】主、次侧试验：不凝集、无溶血。

【临床意义】

1．为保证输血安全，输血前必须进行交叉配血试验。同型血之间进行交叉配血时，主侧试验与次侧试验均无凝集或溶血反应，表示配血完全相合，供者的血液成分可以输注给受者。

2．在急需输血但无同型血时，异型血之间进行交叉配血。如供血者为 O 型，受血者为 A 型、B 型、AB 型；或供血者 A 型、B 型，受血者为 AB 型，此时主侧试验应无凝集或溶血，次侧试验应有凝集，但凝集较弱，效价＜ 1∶200，无溶血，则可以输少量血液（不超过 200 ml）。

3．若 48 h 内需要输入多名供血者的血液时，除了进行受血者与各供血者的交叉配血外，还应做供血者之间的交叉配血试验，避免供血者之间存在输血禁忌。

【应用评价】

1．交叉配血试验的主要目的是进一步验证供血者与受血者的 ABO 血型鉴定是否正确，以及检测是否含有不相配合的抗原和抗体成分。当配血试验发现有不合时，首先应考虑受血者和供血者的 ABO 血型鉴定是否有错误，必要时进行 Rh 血型的详细定型。其次，应注意有无免疫性抗体存在等。

2．如发生输血反应，应立即停止输血，采取抢救措施，然后查找原因。每次配血、输血后，受血者和供血者的血液标本应在 2 ～ 6℃保存 3 ～ 7 d，以备复查。

二、血小板特殊配血试验

有些患者在输血、妊娠或器官移植后可产生抗 HLA 或 HPA 的抗体，血小板的生存时间因这些抗体作用缩短。因而接受随机献血者的血小板后难治性病例常不能达到临床效果。对于这些患者应采用血小板抗体筛选及血小板交叉配合试验。

对血小板输注无效症、输血后紫癜和移植相关的同种免疫性血小板减少症等，通过血小板交叉配血试验选择 HPA 与 HLA 抗原配合的血小板输注，可避免同种免疫的发生而获得显著疗效。

（谢明章）

中英文专业词汇索引

主要参考文献

[1] 王建中，康熙雄．实验诊断学．3 版．北京：北京大学医学出版社，2013

[2] 何赏，陈琛，王成彬．精准医疗、精准检验、检验精准．中华检验医学杂志，2017，40（4）：221-223

[3] 潘柏申．迎接质谱技术进入检验医学领域．中华检验医学杂志，2017，40（10）：733-736

[4] 徐克前．检验医学教育：挑战与机遇．中华检验医学杂志，2017，40（11）：904-906

[5] Cayer DM，Nazor KL，Schork NJ．Mission critical：the need for proteomics in the era of next-generation sequencing and precision medicine．Human Molecular Genetics，2016，25（R2）：R182-R189

[6] Delvin E．Laboratory Medicine：Advances and challenges．Clinical Biochemistry，2017，50：251-252

[7] 王前，王建中．临床检验医学．北京：人民卫生出版社，2015

[8] 尚红，王兰兰．实验诊断学．3 版．北京：人民卫生出版社，2015

[9] 张曼．检验诊断报告体系与应用规范．北京：人民卫生出版社，2017

[10] Palmer L，Briqqs C，McFadden S，et al．ICSH recommendations for the standardization of nomenclature and grading of peripheral blood cell morphological feature．Int J Lab Hematol，2015，37（3）：287-303

[11] 中华医学会血液学分会红细胞疾病（贫血）学组．自身免疫性溶血性贫血诊断与治疗中国专家共识（2017 年版）．中华血液学杂志，2017，38（4）：265-268

[12] Swerdlow SH，Campo E，Harris NL，et al．WHO classification of tumors of haematopoietic and lymphoid tissues．Revised 4th ed．Lyon：IARC Press．2017

[13] Swerdlow SH，Campo E，Pileri SA，et al．The 2016 revision to the World Health Organization classification of lymphoid neoplasms．Blood，2016，127（20）：2375-2390

[14] 中华医学会血液学分会白血病淋巴瘤学组等．B 细胞慢性淋巴增殖性疾病诊断与鉴别诊断中国专家共识（2018 年版）．中华血液学杂志，2018，39（5）：359-365

[15] Naka K，Hoshii T，Hirao A．Novel therapeutic approach to eradicate tyrosine kinase inhibitor resistant chronic myeloid leukemia stem cells．Cancer Sci，2010，101（7）：1577-1581

[16] Arber DA，Orazi A，Hasserjian R，et al．The 2016 revision to the World Health Organization classification of myeloid neoplasms and acute leukemia．Blood，2016，127：2391-2405

[17] 沈梯，赵永强．血液病诊断标准．4 版．北京：科学出版社，2018

[18] 王学锋．常用止凝血检测的临床应用与评价．临床血液学杂志，2014，27（7）：550-554

[19] 王鸿利，丛玉隆，王建祥．临床血液实验学．上海：上海科学技术出版社，2013：371-479

[20] 林果为，欧阳仁荣，陈珊珊，等．现代临床血液病学．上海：复旦大学出版社，2013：1380-1388

[21] Dai J，Lu Y，Ding Q，et al．The status of carrier and pernatal diagnosis of haemophilia in China．Haemophilia，2012，18（2）：235-240

[22] Liang Q，Qin H，Ding Q，et al．Molecular and clinical profile of VWD in a large cohort of Chinese population：application of next generation sequencing and CNVplex® technique．Thromb Haemost，2017，117（8）：1534-1548

[23] Hunt BJ．Bleeding and coagulopathies in critical care．N Engl J Med，2014，370：847-859

[24] Lassilia R．Platelet function tests in bleeding disorders．Semin Thromb Hemost，2016，42（3）：185-190

[25] Kearon C，AKLEA，Comerota AT，et al．Antithrombotic Therapy for VTE Disease Antithrombotic Therapy and Prevention of Thrombosis．9 th ed：American College of chest physicians Evidence-Based Clinical practice Guidelines．Chest，2012，141：e419s-e494s

[26] 张春娇，王丽华．RT-PA 溶栓治疗急性缺血性脑卒中所致脑出血的研究进展．卒中与神经疾病，2017，24（02）：153-155

[27] 尚红，王毓三，申子瑜．全国临床检验操作规程．4 版．北京：人民卫生出版社，2014

[28] 万学红，卢雪峰．诊断学．8 版．北京：人民卫生出版社，2016

[29] 葛均波，徐永健．内科学．8 版．北京：人民卫生出版社，2013

[30] Andrew S．Levey，Tufts Medical Center Boston，et al．Glomerular Filtration Rate and Albuminuria for Detection and Staging of Acute and Chronic Kidney Disease in Adults：A Systematic Review．JAMA，2015，313（8）：837-846

[31] J．Floege，K．Amann．Primary glomerulonephritides．Lancet，2016，387（10032）：2036-2048

[32] 陈灏珠，陆再英，钟南山．内科学．8 版．北京：人民卫生出版社，2013

[33] 中华医学会．临床诊断指南肾脏病学分册．北京：人民卫生出版社，2011

[34] 陈楠，任红．肾小管疾病的诊断思路．实用医院临床杂志，2008，5（4）：6-7

[35] 邵怡，王安平，王先令等．肾小管酸中毒的诊疗进展．国际内分泌代谢杂志，2017，37（1）：56-58

[36] 郭晓倩，李艳，彭锐．血、尿轻链水平检测在肾脏疾病中的应用．检验医学与临床，2017，14（8）：1054-1055，1059

[37] Escobar L，Mejia N，Gil H，et al．Distal renal tubular acidosis a hereditary disease with an inadequate urinary H⁺excretion．Nefrologia，2013，33（3）：289-292

[38] 那彦群．中国泌尿外科疾病诊断治疗指南（2014 版）．北京：人民卫生出版社，2014

[39] 尿路感染诊断与治疗中国专家共识编写组．尿路感染诊断与治疗中国专家共识（2015 版）——复杂性尿路感染．2015，36（4）：241-248

[40] 中华人民共和国国家卫生和计划生育委员会．尿路感染临床微生物实验室诊断．2016

[41] 李兰娟，任红．传染病学．北京：人民卫生出版社，2012

[42] 贾梅，王雪梅．实用临床检验诊断学丛书：消化系统疾病．北京：科学技术出版社，2014

[43] 张学军．皮肤性病学．8 版．北京：人民卫生出版社，2013

[44] World Health Organization．Policy framework for Implementing Tuberculosis Diagnostics，2015

[45] World Health Organization．Global Tuberculosis Report，2016

[46] Amy L．Leber．Clinical Microbiology Procedures Handbook，4TH edition．American Society for Microbiology，2016

[47] 中华人民共和国卫生与计划生育委员会．人感染 H7N9 禽流感诊疗方案（2017 版）

[48] 中华人民共和国卫生与计划生育委员会．登革热诊疗指南（2014 年第 2 版）

[49] 中华人民共和国卫生与计划生育委员会．埃博拉出血热防控方案

[50] 李兰娟，王宇明．感染病学．3 版．北京：人民卫生出版社，2015：368-385

[51] 翁心华，张文宏，黄玉仙．疑难感染病和发热病例精选与临床思维．上海：上海科学技术出版社，2016

[52] Nicasio Mancini．Sepsis Diagnostic Methods and Protocols．Humana Press，Springer New York Heidelberg Dordrecht London，2015

[53] 于学忠，姚咏明，周荣斌．中国脓毒症／脓毒性休克急诊治疗指南（2018）．临床急诊杂志，2018，19（9）：567-588

[54] European Association for the Study of the Liver（EASL），European Association for the Study of Diabetes（EASD），European Association for the Study of Obesity（EASO）．EASL-EASD-EASO Clinical Practice Guidelines for the Management of Non-Alcoholic Fatty Liver Disease．J Hepatol，2016，64（6）：1388-402

[55] European Association for the Study of Liver．EASL clinical practical guidelines：management of alcoholic liver disease．J Hepatol，2012，57（2）：399-420

[56] 中华医学会风湿病学分会．自身免疫性肝病诊断和治疗指南．中华风湿病学杂志，2011，15（8）：556-558

[57] 刘梅颜，胡大一．从症状到诊断——循证学指导．2 版．北京：人民军医出版社，2015

[58] 马明信，贾继东．物理诊断学．3 版．北京：北京大学医学出版社，2013

[59] Claydon M A，Davey S N，Eowards Jonesv，et al．The rapid identification of intact microorganisms using mass spectrometry．Nat Biotechnol，1996，14（11）：1584-1586

[60] 李兆申，廖专．慢性胰腺炎——基础与临床．上海：上海科学技术出版社，2013：138-151

[61] 邓长生．消化疾病急症学．北京：人民卫生出版社，2009：310-311

[62] 刘婷，赵冠．急性胰腺炎实验室诊断的研究进展．临床军医杂志，2014，42（10）：100-1072

[63] 王洛伟，李兆申．慢性胰腺炎研究进展．世界华人消化杂志，2007，15（34）：3598-3603

[64] 中华医学会．临床诊疗指南呼吸病学分册．北京：人民卫生出版社，2010

[65] 朱毅．最新呼吸科疾病诊疗指南荟萃．南京：东南大学出版社，2013

[66] Liberman P，Nicklas RA，Oppenheimer J，et al．The diagnosis and management of anaphylaxis practice paramrter：2010 Update．J Allegy Clin Immunol．2010，126:477-480

[67] GINA，Global Initiative for Asthma．2011 GINA Global Strategy for Asthma Management and Prevention

[68] http：//www．ginasthma．org/guidelines-gina-report-global-strategy-for-asthma．html7．James H．Jorgensen，Michael A．Pfaller，Karen C．Carroll，et al．Manual of Clinical Microbiology．11th edition．ASM Press，2015

[69] Andre C．Kalil，Mark L．Metersky，Michael Klompas，et al．Management of Adults With Hospital-acquired and Ventilator-associated Pneumonia：2016 Clinical Practice Guidelines by the Infectious Diseases Society of America and the American Thoracic Society．CID，2016：

63

[70] Ellen Jo Baron，J．Michael Miller，Melvin P．Weinstein，et al．A Guide to Utilization of the Microbiology Laboratory for Diagnosis of Infectious Diseases：2013 Recommendations by the Infectious Diseases Society of America（IDSA）and the American Society for Microbiology（ASM）．CID，2013

[71] 肖毅，蔡柏蔷．北京协和医院医疗诊疗常规 呼吸内科诊疗常规．2 版，北京：人民卫生出版社，2012

[72] 范红，陈雪融．简明临床血气分析．3 版，北京：人民卫生出版社，2016

[73] 王兰兰．医学检验项目选择与临床应用．北京：人民卫生出版社，2010

[74] 中华医学会内分泌学分会．中国成人 2 型糖尿病患者动脉粥样硬化性脑心血管疾病分级预防指南．中华内分泌代谢杂志，2016，32（7）：540-545

[75] 母义明，纪立农，杨文英等．中国 2 型糖尿病患者餐后高血糖管理专家共识．中国糖尿病杂志，2016，24（5）：285-391

[76] 诸骏仁，高润霖，赵水平等．中国成人血脂异常防治指南（2016 年修订版）．中国循环杂志，2016：937-953

[75] 中华医学会骨质疏松和骨矿盐疾病分会．骨代谢生化标志物临床应用指南．中华骨质疏松和骨矿盐疾病杂志，2015，8（4）：283-293

[77] 陈孝平，汪建平．外科学．北京：人民卫生出版社，2013

[78] 尹一兵．临床生物化学检验．北京：人民卫生出版社，2015

[79] Richard A，McPherson，Metthew R．．Henry's Clinical Diagnosis and Management by Laboratory Methods（23 rd Edition）．Elsevier Saunders，Philadelphia，2016

[80] 陈文彬，潘祥林．诊断学．8 版，北京：人民卫生出版社，2013

[81] 中华医学会心血管病分会，中华医学会检验医学分会．急性冠脉综合征患者检测心肌肌钙蛋白的专家共识．中华医学杂志，2017，97（16）：1212-1213

[82] 中国高血压防治指南修订委员会．中国高血压防治指南，2010．中华心血管病杂志，2011，7：39（7）：519

[83] 李建平，卢新政，霍勇等．H 型高血压诊断与治疗专家共识．中华高血压杂志，2016，24：123-127

[84] 中华医学会心血管病学分会，中华心血管病杂志编辑委员会．中国心力衰竭诊断和治疗指南 2014．中华心血管病杂志，2014，42（2）：98-122

[85] Li JS，Sexton DJ，Mich N，et al．Proposed modifications to the Duke criteria for the diagnosis of infective endocarditis．Clin Infect Dis，2000，30：633-638

[86] 中华医学会心血管病分会，中华心血管病杂志编辑委员会．成人感染性心内膜炎预防、诊断和治疗专家共识．中华心血管病杂志，2014，42（10）：806-815

[87] Larosa M，Iaccarino L，Gatto M，et al．Advances in the diagnosis and classification of systemic lupus erythematosus．Expert Rev Clin Immunol，2016，8：1-12．[Epub ahead of print]

[88] Chan EKL，Damoiseaux J，Carballo OG，et al．Report of the First International Consensus on Standardized Nomenclature of Antinuclear Antibody HEp-2 Cell Patterns 2014-2015．Front Immunol，2015，6：412

[89] Chan EKL，Damoiseaux J，de Melo Cruvinel W，et al．Report on the second International Consensus on ANA Pattern（ICAP）workshop in Dresden 2015．Lupus，2016，25：797-804

[90] 李金明，刘辉．临床免疫学检验技术．北京：人民卫生出版社，2015

[91] 吴俊英，陈育民．临床免疫学检验．武汉：华中科技大学出版社，2013

[92] 冯珍如，于峰．实用临床检验诊断学丛书：免疫性疾病，北京：中国科学技术出版社，2014

[93] 郑佩燕，孙宝清．屋尘螨致敏蛋白组分 Der p1、Der p2 和 Der p10 检测的临床意义．中华临床免疫和变态反应杂志，2014，8（2）：150-154

[94] 李艳，李金明．个体化医疗中的临床分子诊断．北京：人民卫生出版社，2013

[95] Lothar Thomas．Clinical laboratory diagnosis：use and assessment of clinical laboratory results．Frankfurt：TH-books verlagsgesellschaft mbH，1998

[96] Sturgeon CM，Duffy MJ，Hofmann BR，et al．National Academy of Clinical Biochemistry Laboratory Medicine Practice Guidelines for use of tumor markers in liver，bladder，cervical，and gastric cancers．Clinical Chemistry，2010，56（6）：e1-48

[97] Sturgeon CM，Duffy MJ，Stenman UH，et al．National Academy of Clinical Biochemistry laboratory medicine practice guidelines for use of tumor markers in testicular，prostate，colorectal，breast，and ovarian cancers．Clinical Chemistry，2008，54（12）：e11-79

[98] 李小龙，张旭．神经系统的检验诊断．北京：人民卫生出版社，2016

[99] 王介明．脑血管病学．北京：中国科学技术出版社，2004

[100] 刘坚．临床常见疾病诊疗手册．2 版．北京：人民军医出版社，2010

[101] 陈尔真．临床医学概要．北京：人民卫生出版社，2015

[102] 谢幸，苟文丽．妇产科学．8 版．北京：人民卫生出版社，2013

[103] 周铁丽，郑飞云．妇产科疾病的检验诊断．2 版．北京：人民卫生出版社，2016

[104] 颜卫华，张奕荣．泌尿系统疾病的检验诊断．2 版．北京：人民卫生出版社，2015

[105] 傅松滨．医学遗传学．3 版．北京：北京大学医学出版社，2013

[106] 中华医学会．临床诊疗指南（辅助生殖技术与精子库分册）．北京：人民卫生出版社，2016

[107] 李芬，王和．优生学．北京：人民卫生出版社，2014

[108] 杨青，牟鸿江，汪俊华．我国新生儿遗传代谢疾病筛查进展．中国妇幼卫生杂志，2017，8（04）：1-4

[109] 刘景汉，王德清．临床输血学．北京：人民卫生出版社，2011

[110] 杨成民，刘进，赵桐茂．中华输血学．北京：人民卫生出版社，2017

[111] Carson JL，Triulzi DJ，Ness PM．Indications for and Adverse Effects of Red-Cell Transfusion．N Engl J Med，2017，377（13）：1261-1272

[112] Osterman JL，Arora S．Blood Product Transfusions and Reactions．Hematol Oncol Clin North Am，2017，31（6）：1159-1170

[113] Pham HP，Shaz BH．Update on massive transfusion．Br J Anaesth，2013，111 Suppl 1：i71-i82

[114] Geaghan SM．Diagnostic laboratory technologies for the fetus and neonate with isoimmunization．Semin Perinatol，2011，35（3）：148-154

[115] Fung MK，Grossman BJ，Hillyer CD，et al．Technical manual．18th ed．Bethesda：AABB Press，2014：561-570

[116] 王鸿利，丛玉隆，王建祥．临床血液实验学．上海：上海科学技术出版社．2013，371-479

[117] Lassilia R．Platelet function tests in bleeding disorders．Semin Thromb Hemost，2016，42（3）：185-190

［118］ 廖秦平．女性阴道微生态图谱．北京：人民卫生出版社，2014

［119］ Jequier AM，刘强，季灵艳等．精液分析：新版《世界卫生组织人类精液分析实验室技术手册》及其在精液和精液病理学研究中的应用．国际生殖健康 / 计划生育杂志，2010，29（03）：136-138

［120］ Mody L，Juthani-Mehta M．Urinary tract infections in older women：a clinical review．J，2014：311（8）：844-854

［121］ 中华医学会儿科学分会儿童保健组，《中华儿科杂志》编辑委员会．儿童微量营养素缺乏防治建议．中华儿科杂志，2010，48（7）：502-509

［122］ Kim HJ，Ji M，Song J，Moon HW，Hur M，Yun YM．Clinical Utility of Measurement of Vitamin D-Binding Protein and Calculation of Bioavailable Vitamin D in Assessment of Vitamin D Status．Ann Lab Med，2017，37（1）：34-38

［123］ 中华人民共和国卫生行业标准，抗菌药物敏感性试验的技术要求 WS/T 639—2018

［124］ 边旭明，邬玲仟，江玉新．实用产前诊断学．北京：人民军医出版社，2008

［125］ Cheng L，Zhang S，Wang L，MacLennan GT，Davidson DD．Fluorescence in situ hybridization in surgical pathology：principles and applications．J Pathol Clin Res，2017，3（2）：73-99

［126］ 左伋．医学遗传学．6 版．北京：人民卫生出版社，2013

［127］ 府伟灵，黄君富．临床分子生物学检验．北京：高等教育出版社，2013

［128］ 国家卫生计生委医政医管局．药物代谢酶和药物作用靶点基因检测技术指南（试行）．2015

［129］ Fung MK，Grossman BJ，Hillyer CD，et al．Technical manual．18th ed．Bethesda：AABB Press，2014：561-570

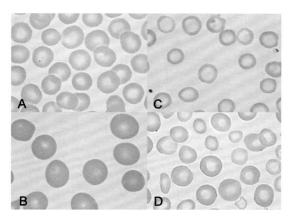

彩图 5-1　各种红细胞形态（血涂片，瑞氏染色，×1000）：A. 正常红细胞；B. 大红细胞；C. 小红细胞；D. 红细胞大小不均

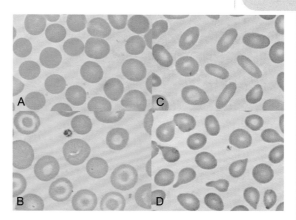

彩图 5-2　各种红细胞形态（血涂片，瑞氏染色，×1000）：A. 球形红细胞；B. 靶形红细胞；C. 椭圆形红细胞；D. 泪滴形红细胞

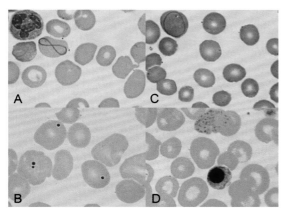

彩图 5-3　各种红细胞形态（血涂片，瑞氏染色，×1000）：A. 卡博环；B. 豪－周小体；C. 卡博环；D. 嗜碱性点彩红细胞、晚幼红细胞

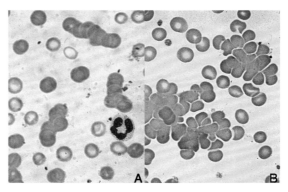

彩图 5-4　两种红细胞分布异常（血涂片，瑞氏染色，×1000）：A. 红细胞缗钱状形成；B. 红细胞凝集

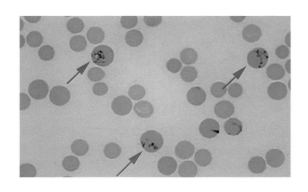

彩图 5-5　网织红细胞（血涂片，煌焦油蓝活体染色，×1000）

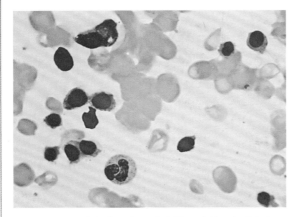

彩图 5-6　缺铁性贫血骨髓象（骨髓涂片，瑞氏染色，×1000）：中、晚幼红细胞增生为主

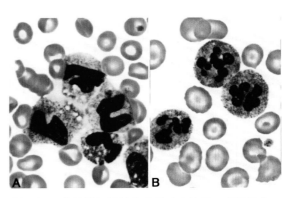

彩图 5-7　中性粒细胞核象变化（血涂片，瑞氏染色，×1000）：**A.** 核左移伴中毒颗粒和空泡变性；**B.** 核右移

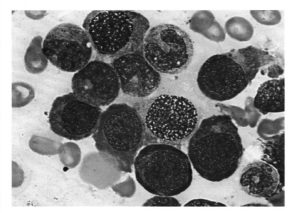

彩图 5-8　巨幼细胞贫血骨髓象（骨髓涂片，瑞氏染色，×1000）：巨早幼和巨中幼红细胞增生为主，中性巨晚幼和巨杆状核粒细胞增多

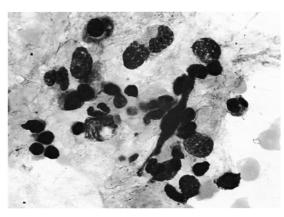

彩图 5-9　再生障碍性贫血骨髓象（骨髓涂片，瑞氏染色，×1000）：造血岛中仅见浆细胞、组织嗜碱细胞、巨噬细胞、淋巴细胞等，造血细胞缺乏

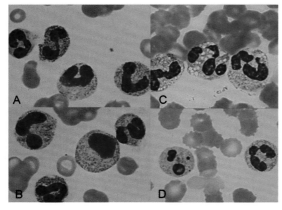

彩图 5-10　中性粒细胞中毒性改变（血涂片，瑞氏染色，×1000）：**A-B.** 核左移、中毒颗粒；**C.** 空泡变性；**D.** 核固缩、核碎裂

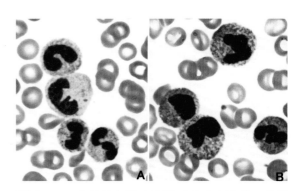

彩图 5-11　中性粒细胞中毒性改变（血涂片，瑞氏染色，×1000）：**A.** 杜勒小体；**B.** 杜勒小体和中毒颗粒同时存在

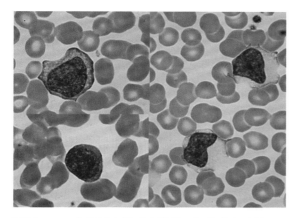

彩图 **5-12**　各种形态的反应性淋巴细胞（血涂片，瑞氏染色，×1000）

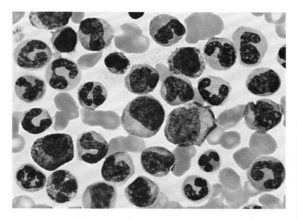

彩图 **5-13**　慢性髓细胞白血病（**CML**）骨髓象（骨髓涂片，瑞氏染色，×1000）：粒系细胞极度增生，主要为中晚幼粒细胞及其以下阶段成熟粒细胞

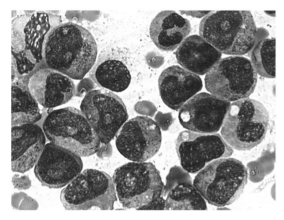

彩图 **5-14**　急性髓系白血病伴 **t**（8；21）（q22；q22）；**RUNX1-RUNX1T1** 骨髓象（骨髓涂片，瑞氏染色，×1000），原粒细胞显著增多，胞体较大，细胞核核周清晰，核凹陷处淡染，核仁 1～2 个；细胞浆丰富，嗜碱性强；胞浆中常见 **Auer** 小体和粗大颗粒

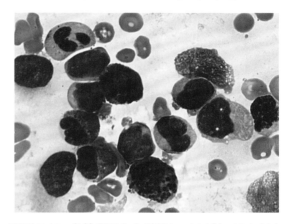

彩图 **5-15**　急性髓系白血病伴 **inv**（16）（p13.1q22）或 **t**（16；16）（p13.1；q22）；**CBFB-MYH11** 骨髓象（骨髓涂片，瑞氏染色，×1000），原粒细胞和幼单核细胞伴各阶段的异常嗜酸性粒细胞显著增多

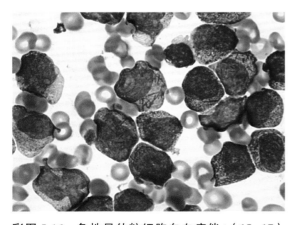

彩图 **5-16**　急性早幼粒细胞白血病伴 **t**（15；17）（q22；q12）；**PML-RARA** 骨髓象（骨髓涂片，瑞氏染色，×1000），以异常早幼粒细胞增生为主，细胞浆中有大量粗大的嗜天青颗粒和较多奥尔小体

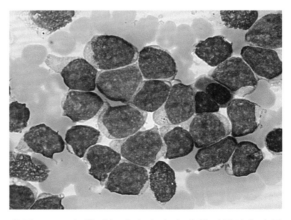

彩图 **5-17**　急性髓细胞白血病未成熟型骨髓象（骨髓涂片，瑞氏染色，×1000），大量原粒细胞，部分细胞胞浆中有少量嗜天青颗粒

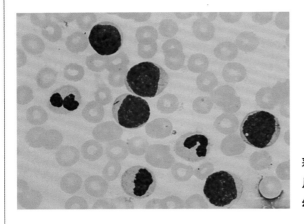

彩图 5-18　急性髓细胞白血病成熟型骨髓象（骨髓涂片，瑞氏染色，×1000），原粒细胞增生为主，伴少量幼稚和成熟粒细胞，部分原粒细胞胞浆中可见奥尔小体

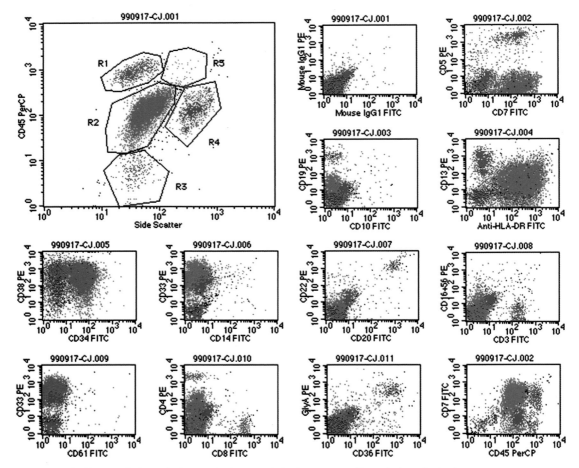

彩图 5-19　急性髓细胞白血病（AML）骨髓细胞免疫分型：原粒细胞（R2）表达 CD7、CD13、CD33、CD34、CD38、HLA-DR，CD4 弱表达。R1 内为淋巴细胞，R3 内为幼红细胞，R4 内为单核细胞，R5 内为中性粒细胞

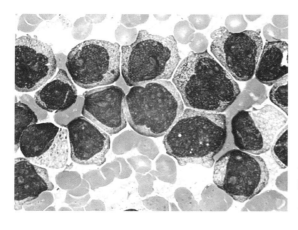

彩图 5-20　急性粒单核细胞白血病骨髓象（骨髓涂片，瑞氏染色，×1000），原粒细胞和原、幼单核细胞增生为主

彩图 5-21　急性单核细胞白血病骨髓象（骨髓涂片，瑞氏染色，×1000），幼单核细胞增生为主，少量原单核细胞

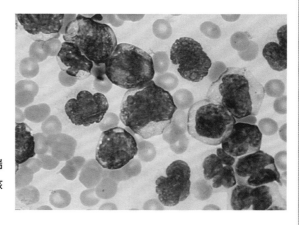

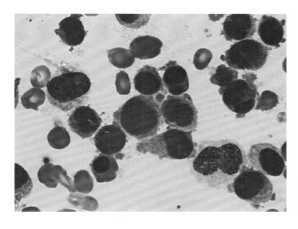

彩图 5-22　急性巨核细胞白血病骨髓象（骨髓涂片，瑞氏染色，×1000），大量原巨核细胞增生

彩图 5-23　急性 B- 原淋巴细胞白血病骨髓象（骨髓涂片，瑞氏染色，×1000），大量 B- 原淋巴细胞增生，胞体明显大小不均

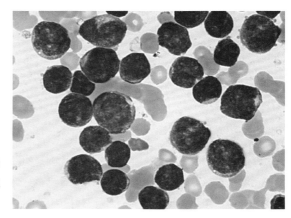

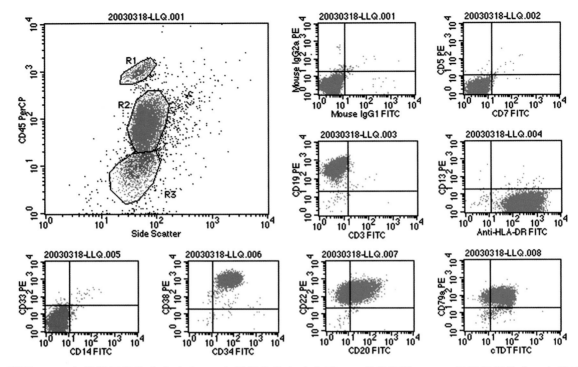

彩图 5-24　急性淋巴细胞白血病（ALL）骨髓细胞免疫分型：B- 前体细胞 ALL，原淋巴细胞（R2）表达 **CD19、CD20、CD22、CD34、CD38、CD79a、HLA- D R、TdT**。R1 内为淋巴细胞，R3 内为幼红细胞

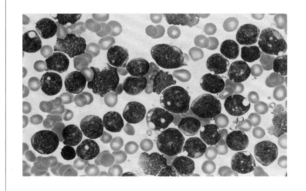

彩图 5-25　急性 T 原淋细胞白血病骨髓象（骨髓涂片，瑞氏染色，×1000），大量 T 原淋巴细胞，部分细胞核形不规则伴少量空泡

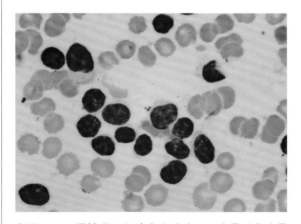

彩图 5-26　慢性淋巴细胞白血病（CLL）骨髓象（骨髓涂片，瑞氏染色，×1000）：大量成熟样淋巴细胞

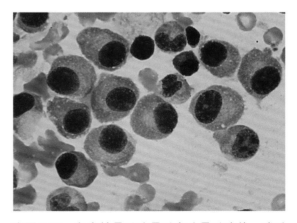

彩图 5-27　多发性骨髓瘤骨髓象（骨髓涂片，瑞氏染色，×1000）：大量骨髓瘤细胞

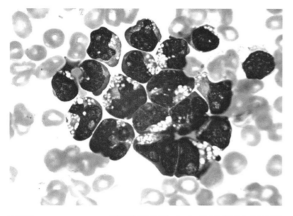

彩图 5-28　Burkitt 淋巴瘤细胞白血病骨髓象（骨髓涂片，瑞氏染色，×1000），原淋巴细胞为主，大小较一致并易见成堆分布，细胞浆强嗜碱性并含有大量脂质空泡

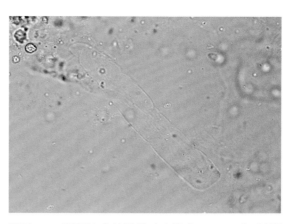

彩图 7-1　尿沉渣直接涂片（未染色，×400）：透明管型

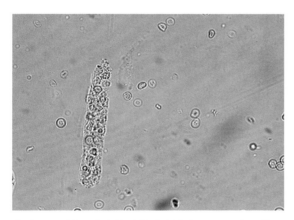

彩图 7-2　尿沉渣直接涂片（未染色，×400）:血尿，红细胞管型和部分红细胞，红细胞形态大致正常

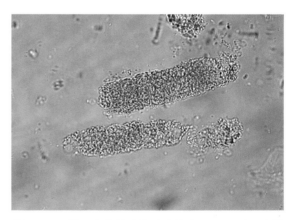

彩图 7-3　尿沉渣直接涂片（未染色，×100）：大量颗粒管型

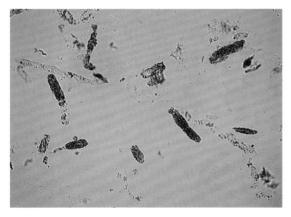

彩图 7-4　尿沉渣直接涂片（未染色，×400）：两个颗粒管型

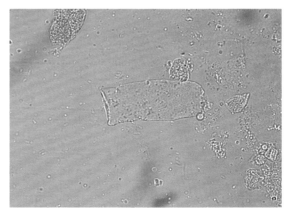

彩图 7-5　尿沉渣直接涂片（未染色，×400）：宽大管型或肾衰竭管型

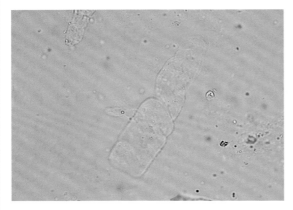

彩图 7-6　尿沉渣直接涂片（未染色，×400）：蜡样管型

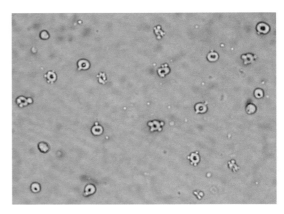

彩图 7-7　尿沉渣直接涂片（未染色，×400）：变形红细胞尿，大量红细胞，体积减小、形态各异

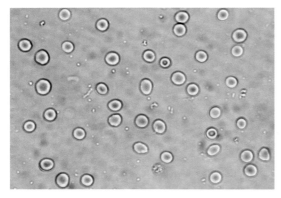

彩图 7-8　尿沉渣直接涂片（未染色，×400）：均一性红细胞尿，大量红细胞，形态基本正常

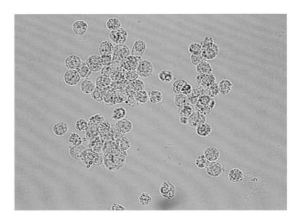

彩图 7-9　尿沉渣直接涂片（未染色，×400）:脓尿，大量白／脓细胞

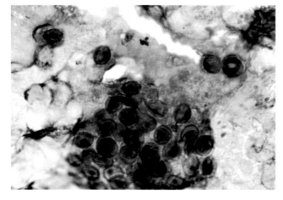

彩图 8-1　支气管肺泡灌洗液离心涂片（六胺银染色，×1000）：卡氏肺孢子菌包囊，圆形或椭圆形，直径 4～6 mm,形如皮球塌陷状，中央有点状深染，可聚集或散在分布

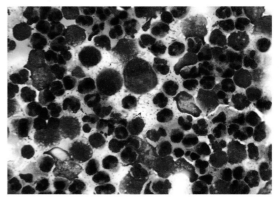

彩图 9-1　腹水离心涂片（瑞氏染色，×1000）：急性腹膜炎，大量中性粒细胞和退化细胞，视野中央为 3 个间皮细胞

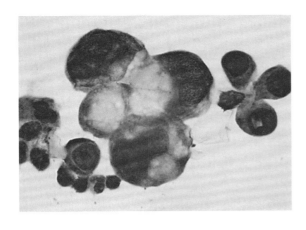

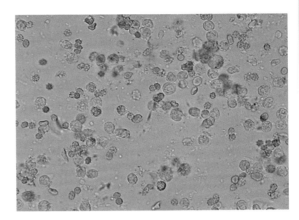

彩图 9-2　腹水涂片（瑞氏染色，×1000）：巨大的腺癌细胞

彩图 9-3　粪便直接涂片（×400）：细菌性痢疾，大量白／脓细胞和红细胞

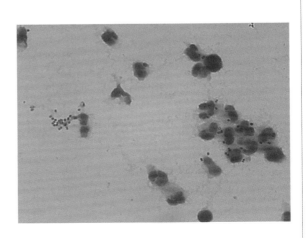

彩图 10-1　胸腔积液涂片（抗酸染色，×1000）大量抗酸杆菌

彩图 15-1　脑脊液图片（革兰氏染色，×1000）：在中性粒细胞质内和细胞外可见脑膜炎奈瑟菌

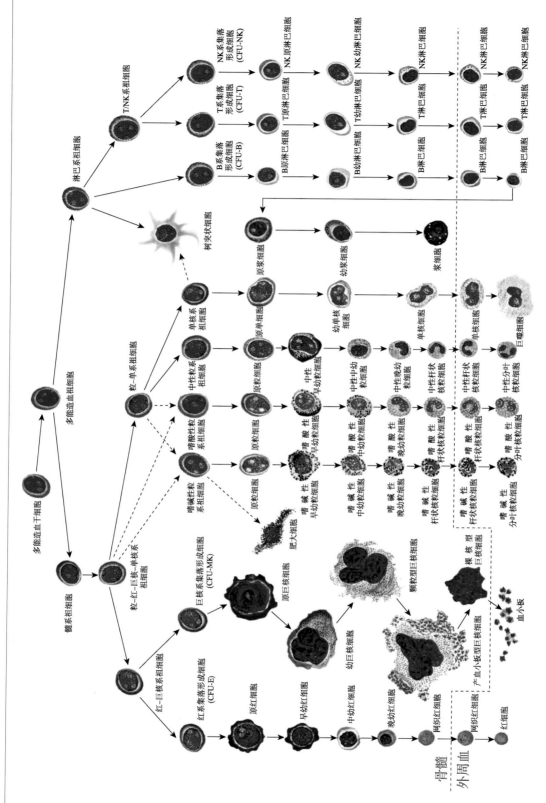

彩图 18-1 骨髓血细胞分化、发育、成熟演变规律示意图

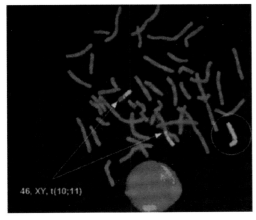

彩图 18-2 染色体荧光原位杂交分析，t（10；11）

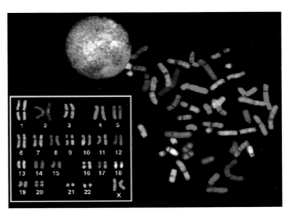

彩图 18-3 健康女性血液淋巴细胞光谱染色体核型分析

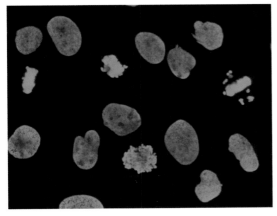

彩图 20-1 血清抗核抗体间接免疫荧光染色模型（×200）：核均质型

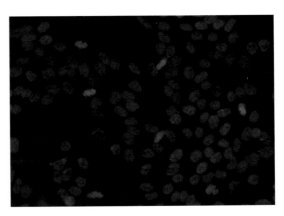

彩图 20-2 核致密颗粒

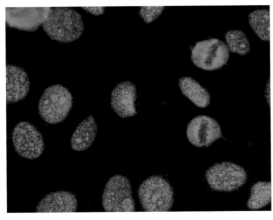

彩图 20-3 核细颗粒

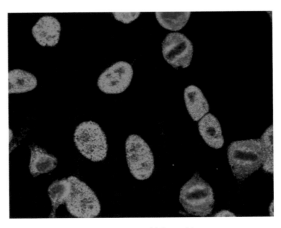

彩图 20-4 核粗颗粒

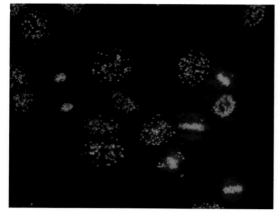

彩图 20-5　核着丝点型

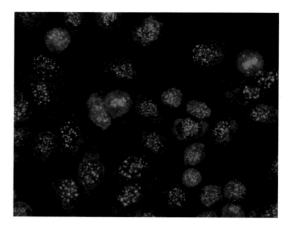

彩图 20-6　核多点

彩图 20-7　核少点型

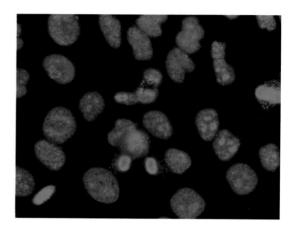

彩图 20-8　核仁均质

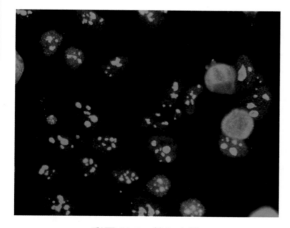

彩图 20-9　核仁斑块

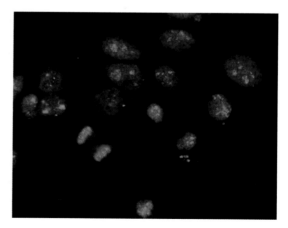

彩图 20-10　核仁斑点

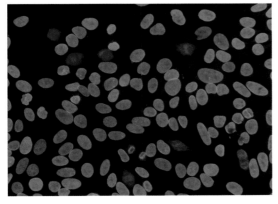

彩图 20-11　核膜光滑

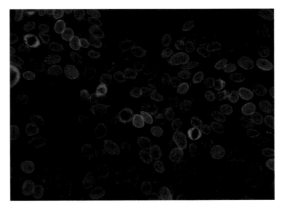

彩图 20-12　核膜斑点

彩图 20-13　PCNA

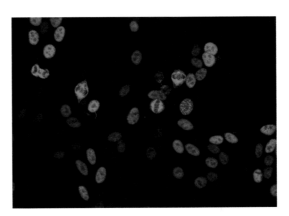

彩图 20-14　CENP-F

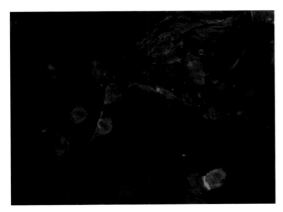

彩图 20-15　胞浆纤维肌动蛋白

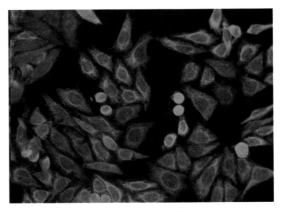

彩图 20-16　胞浆纤维微丝

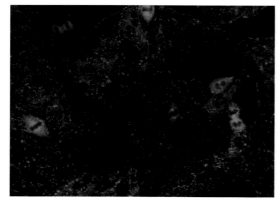

彩图 20-17　胞浆纤维节段

彩图 20-18　胞浆散点型

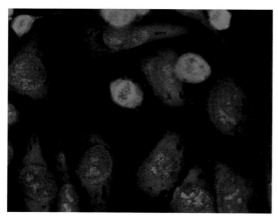

彩图 20-19　胞浆致密颗粒型

彩图 20-20　胞浆细颗粒

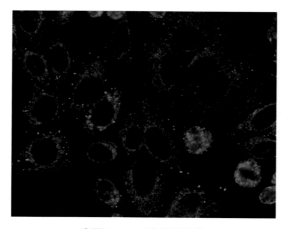

彩图 20-21　胞浆线粒体

彩图 20-22　胞浆高尔基

彩图 20-23　胞浆杆和环型

彩图 20-24　有丝分裂中心粒

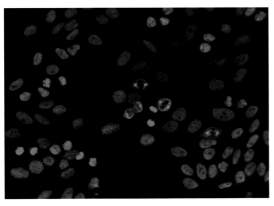

彩图 20-25　有丝分裂纺锤体

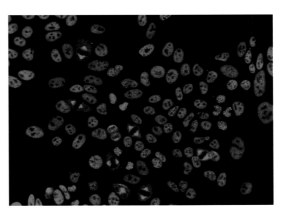

彩图 20-26　有丝分裂 NuMA 样

彩图 20-27　有丝分裂细胞间桥

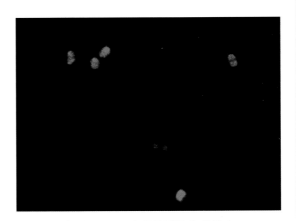

彩图 20-28　有丝分裂染色体外套

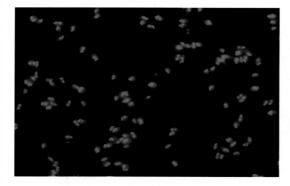

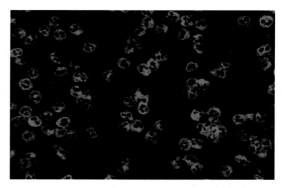

彩图 20-29　血清抗 dsDNA 抗体检测（间接免疫荧光染色，FITC 染色，×100），以绿绳膜虫作为抗原基质，绿蝇膜虫的动基体免疫荧光染色阳性

彩图 20-30　血清抗中性粒细胞胞浆抗体检测（间接免疫荧光染色，FITC 染色，×100），抗中性粒细胞胞浆抗体阳性（胞浆型）